AF193766

Cuidados Enfermeros
en la Infancia y la Adolescencia

Cuidados Enfermeros en la Infancia y la Adolescencia

Directoras

María Gema Cid Expósito

Enfermera Especialista en Enfermería Pediátrica.
Profesora Permanente Laboral. Departamento de Enfermería y Estomatología.
Universidad Rey Juan Carlos (Madrid)

María Teresa Alcolea Cosín

Profesora Colaboradora LOU. Departamento de Enfermería.
Universidad Autónoma de Madrid (Madrid)

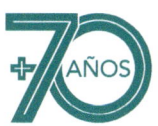 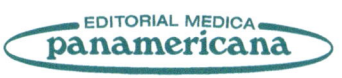

Desde 1953 formando Profesionales de la Salud

Buenos Aires - Bogotá - Madrid - México
www.medicapanamericana.com

Gracias por comprar el original. Este libro es producto del esfuerzo de profesionales que, con su dedicación en el arte y la ciencia de cuidar o enseñar, han encontrado tiempo para escribir esta obra.

Respetar la propiedad intelectual es evitar reproducir, descargar, distribuir o compartir estos contenidos a través de cualquier medio sin el permiso del autor y del editor.

Las ciencias de la salud están en permanente cambio. A medida que las nuevas investigaciones y la experiencia clínica amplían nuestro conocimiento, se requieren modificaciones en las modalidades terapéuticas y en los tratamientos farmacológicos. Los autores de esta obra han verificado toda la información con fuentes confiables para asegurarse de que esta sea completa y acorde con los estándares aceptados en el momento de la publicación. Sin embargo, en vista de la posibilidad de un error humano o de cambios en las ciencias de la salud, ni los autores, ni la editorial o cualquier otra persona implicada en la preparación o la publicación de este trabajo, garantizan que la totalidad de la información aquí contenida sea exacta o completa y no se responsabilizan por errores u omisiones o por los resultados obtenidos del uso de esta información. Se aconseja a los lectores confirmarla con otras fuentes. Por ejemplo, y en particular, se recomienda a los lectores revisar el prospecto de cada fármaco que planean administrar para cerciorarse de que la información contenida en este libro sea correcta y que no se hayan producido cambios en las dosis sugeridas o en las contraindicaciones para su administración. Esta recomendación cobra especial importancia con relación a fármacos nuevos o de uso infrecuente.

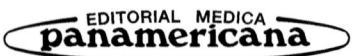

Visite nuestra página web:
http://www.medicapanamericana.com

ARGENTINA
Maipú 1300, Piso 3 (C 1006ACT)
Ciudad Autónoma de Buenos Aires, Argentina
Tel.: (54-11) 5031-6919
e-mail: cinfo@medicapanamericana.com

COLOMBIA
Carrera 7a A. N.º 69-19 - Bogotá DC - Colombia
Tel.: (57-1) 235-4068
e-mail: infomp@medicapanamericana.com.co

ESPAÑA
Sauceda, 10 - 5ª planta - 28050 Madrid, España
Tel.: (34-91) 131-78-00
e-mail: info@medicapanamericana.es

MÉXICO
Av. Miguel de Cervantes Saavedra, n.º 233, piso 8, oficina 801
Col. Granada, Alcaldía Miguel Hidalgo
CP 11520 Ciudad de México, México
Tel.: (52-55) 5250-0664
e-mail: infomp@medicapanamericana.com.mx

ISBN: 978-84-9110-380-6 (Versión impresa + Versión digital)
ISBN: 978-84-9110-381-3 (Versión digital)

TODOS LOS DERECHOS RESERVADOS. Este libro o cualquiera de sus partes no podrán ser reproducidos ni archivados en sistemas recuperables, ni transmitidos en ninguna forma o por ningún medio, ya sean mecánicos, electrónicos, fotocopiadoras, grabaciones o cualquier otro, sin el permiso previo de Editorial Médica Panamericana, S. A. Queda expresamente prohibida la extracción, el almacenamiento y la puesta a disposición de los usuarios de todo o parte del contenido de la presente obra a los efectos de minería de textos y datos de conformidad con el Real Decreto Ley 24/2021 de 2 de noviembre y legislación complementaria. Queda expresamente prohibido el ejercicio del derecho de transformación y la realización de obras derivadas sobre la presente obra, en todo o en parte, mediante el uso de programas de inteligencia artificial sin el permiso expreso de los titulares de derechos. Prohibido el uso total o parcial de esta obra con el propósito de entrenar tecnologías o sistemas de inteligencia artificial.

© 2026, EDITORIAL MÉDICA PANAMERICANA, S.A.
Sauceda, 10 - 5ª planta - 28050 Madrid - España
Depósito legal: M-16026-2025
Impreso en España

Autores

Alcolea Cosín, María Teresa
Profesora Colaboradora LOU, Departamento de Enfermería,
Universidad Autónoma de Madrid (Madrid).

Álvarez Álvarez, Marta
Enfermera Especialista en Enfermería Pediátrica.
Psicóloga Clínica, Unidad de Neonatos, Área de Pediatría,
Servicio de Neonatos, Hospital Universitario Puerta
de Hierro, Majadahonda (Madrid).

Antoñanzas Baztán, Elena
Subdirectora de Cuidados Ambulatorios
y Apoyo al Diagnóstico, Dirección de Cuidados,
Complejo Universitario de Navarra (Navarra).
Profesora Asociada, Departamento de Enfermería,
Universidad Pública de Navarra (Navarra).

Bosch Alcaraz, Alejandro
Enfermero Especialista en Enfermería Pediátrica.
Profesor Agregado, Facultad de Enfermería,
Universidad de Barcelona (Barcelona).

Bravo Fernández, Francisco Javier
Enfermero, Unidad de Hospitalización de Pediatría,
Tutor de Residentes de Enfermería,
Hospital Universitario Fundación Alcorcón (Madrid).

Cabrejas Casero, Ana María
Enfermera Especialista en Enfermería Pediátrica,
Servicio de Neonatos, Hospital de Fuenlabrada (Madrid).

Cano Morán, Tania
Enfermera Especialista en Enfermería Pediátrica,
Servicio de Neonatología,
Hospital Universitario Severo Ochoa (Madrid).
Colaboradora Docente, Departamento de Enfermería,
Universidad Rey Juan Carlos (Madrid).

Carrillo Mezquita, Andrea
Enfermera Especialista en Enfermería Pediátrica,
Unidad de Cuidados Intensivos Neonatales,
Servicio de Pediatría, Hospital Universitario de Getafe (Madrid).
Profesora Asociada, Departamento de Enfermería
y Estomatología, Universidad Rey Juan Carlos (Madrid).

Casal Angulo, María del Carmen
Enfermera, Servicio de Emergencias Sanitarias,
Servicio SES-SAMU (Valencia).
Profesora Asociada, Departamento de Enfermería,
Universidad de Valencia (Valencia).

Cid Expósito, María Gema
Enfermera Especialista en Enfermería Pediátrica.
Profesora Permanente Laboral,
Departamento de Enfermería y Estomatología,
Universidad Rey Juan Carlos (Madrid).

Corral Liria, Inmaculada
Profesora Contratada Doctora, Departamento de Enfermería
y Estomatología, Universidad Rey Juan Carlos (Madrid).

Escobar Ortega, Cristina
Enfermera, Dirección de Enfermería,
Supervisión General Tardes/Noches,
Hospital Infantil Universitario Niño Jesús (Madrid).

Espinosa Bayal, Mª Ángeles
Profesora Titular, Departamento de Psicología
Evolutiva y de la Educación,
Universidad Autónoma de Madrid (Madrid).

Fernández y Fernández-Arroyo, Matilde
Matrona, Unidad de Atención Primaria,
Centro de Salud Barrio del Pilar (Madrid).
Profesora Asociada, Departamento de Enfermería,
Escuela de Enfermería y Fisioterapia San Juan de Dios,
Universidad Pontificia Comillas (Madrid).

Fontanet Gay, Judith
Enfermera Especialista en Enfermería Pediátrica,
Supervisora de Pediatría, Neonatología y
Urgencias Pediátricas, Unidad de Pediatría/Neonatología,
Hospital Universitario Fundación Alcorcón (Madrid).
Profesora Asociada, Departamento de Enfermería
y Estomatología, Universidad Rey Juan Carlos (Madrid).

González Gil, María Teresa
Profesora Contratada Doctora,
Departamento de Enfermería,
Universidad Autónoma de Madrid (Madrid).

González Villanueva, Purificación
Enfermera (jubilada), Departamento de Enfermería
y Fisioterapia, Universidad de Alcalá (Madrid).

Herráiz Soria, Helena
Enfermera SUMMA 112 (Madrid).
Profesora Asociada, Departamento de Enfermería
y Estomatología, Universidad Rey Juan Carlos (Madrid).

Jiménez Chiarri, Carlos
Enfermero, Unidad de Aparato Digestivo,
Servicio de Digestivo, Hospital Universitario
Puerta de Hierro, Majadahonda (Madrid).

Jiménez Rodríguez, Isidoro
Profesor Honorífico, Departamento de Enfermería
y Estomatología, Universidad Rey Juan Carlos (Madrid).

Lamoglia Puig, Montserrat
Profesora Titular, Departamento de Enfermería,
Campus Docent Sant Joan de Déu (Barcelona).
UVic-Universidad Central de Cataluña.

López Álvarez, Lydia
Enfermera, Hospital Infantil, Unidad de Reanimación
Infantil, Hospital Universitario La Paz (Madrid).

Luna Castaño, Patricia
Profesora Contratada Doctora,
Universidad Alfonso X El Sabio (Madrid).

Martín Salinas, Carmen
Profesora (jubilada), Departamento de Enfermería,
Universidad Autónoma de Madrid (Madrid).

Martín Salvador, Adelina
Profesora Permanente Laboral,
Departamento de Enfermería,
Universidad de Granada (Granada).

Martín-Crespo Blanco, María Cristina
Profesora Ayudante, Departamento de Enfermería,
Área de Investigación, Universidad Pontificia de Comillas
(Madrid).

Miguel Atanes, Cristina
Enfermera, Unidad de Cuidados Paliativos,
Hospital Universitario La Paz (Madrid).

Moreda Aragón, Héctor
Enfermero, Área de Pediatría, Equipo de Infusión y Acceso
Vascular Pediátrico, Hospital Universitario La Paz (Madrid).

Moreno Almendro, Raquel
Enfermera, Área Materno-Infantil,
Servicio de Obstetricia y Ginecología,
Hospital Universitario Severo Ochoa (Madrid).
Profesora Asociada, Departamento de Enfermería,
Universidad Rey Juan Carlos (Madrid).

Ocaña Pérez-Cerdá, Celia Marina
Enfermera, Unidad de Cuidados Intensivos Pediátricos,
Hospital Universitario La Paz (Madrid).

Oter Quintana, Cristina
Profesora Colaboradora (LOU),
Departamento de Enfermería,
Universidad Autónoma de Madrid (Madrid).

Piqué Prado, Eva
Enfermera, Responsable de Enfermería,
Centro de Salud Manoteras (Madrid).

Piqueras Rodríguez, Pedro
Enfermero, Servicio de Cuidados Intensivos Pediátricos,
Hospital Universitario La Paz (Madrid).
Colaborador Docente, Departamento de Enfermería,
Universidad Autónoma de Madrid (Madrid).

Robles Álvarez, Ana
Enfermera, Unidad de Reanimación Infantil,
Hospital Universitario La Paz (Madrid).
Profesora Asociada, Departamento de Enfermería,
Universidad Autónoma de Madrid (Madrid).

Rodríguez Vázquez, Rocío
Profesora Contratada Doctora,
Departamento de Enfermería y Estomatología,
Universidad Rey Juan Carlos (Madrid).

Ruiz Azcona, Laura
Enfermera, Área de Hospitalización,
Hospital Universitario Marqués de Valdecilla (Santander).
Profesora Asociada, Departamento de Enfermería,
Universidad de Cantabria (Santander).

Sáenz Mendía, Raquel
Enfermera, Departamento de Ciencias de la Salud,
Universidad Pública de Navarra (Navarra).

San Miguel Simonin, Diana
Enfermera, Unidad de Fibrosis Quística, Área de Pediatría,
Hospital Universitario Ramón y Cajal (Madrid).

Saz Roy, Mª Ángeles
Enfermera Especialista en Enfermería Pediátrica.
Profesora Colaboradora LOU, Facultad de Enfermería,
Universidad de Barcelona (Barcelona).

Sola Cía, Sara
Profesora Sustituta de Docencia, Departamento de Ciencias
de la Salud, Universidad Pública de Navarra (Navarra).

Tamame San Antonio, Marta
Enfermera Especialista en Enfermería Pediátrica.
Gestora Asistencial, Servicio de Hospitalización Pediátrica,
Corporación Sanitaria Parc Taulí (Sabadell, Barcelona).
Profesora Asociada, Facultad de Enfermería,
Universidad de Barcelona (Barcelona).

Tapia Serrano, Gema
Enfermera Especialista en Enfermería Pediátrica,
Servicio de Pediatría, Hospital Central de la Defensa
Gómez Ulla (Madrid).
Doctora en Cuidados de Salud.

Torres Luna, Raquel
Enfermera Especialista en Pediatría,
Unidad de Dolor Infantil,
Servicio de Anestesia, Reanimación y Terapia del Dolor,
Hospital Universitario La Paz (Madrid).

Vaquero Vaquero, María Dolores
Enfermera, Asesora de Lactancia Materna,
Hospital Universitario Severo Ochoa, Leganés (Madrid)

Vidorreta Martínez de Salinas, Mª Jesús[†]
Enfermera, Unidad de Alergia, Consorcio Hospital General
Universitario de Valencia (Valencia).

Vozmediano Adán, Sandra
Enfermera, Unidad de Hematooncología, Área de Pediatría,
Hospital Universitario La Paz (Madrid).
Colaboradora Docente, Departamento de Enfermería,
Universidad Autónoma de Madrid (Madrid).

Prólogo

Es una gran satisfacción tener la oportunidad de prologar este libro que constituye una valiosa aportación para la asignatura *Enfermería de la infancia y la adolescencia*. En su elaboración han trabajado cuarenta y seis autores de diferentes ámbitos, tanto académicos como asistenciales, lo que ha facilitado la integración de la evidencia científica más actual con la experiencia práctica asistencial.

La obra ha sido coordinada por dos destacadas profesionales del ámbito académico de la enfermería pediátrica: las profesoras María Gema Cid Expósito y María Teresa Alcolea Cosín. Gracias a su sólida formación y amplia experiencia, han aportado el rigor científico, la coherencia y la calidad pedagógica que exige un texto de este nivel.

La atención enfermera a la infancia y la adolescencia es un área esencial dentro del currículo formativo de los futuros profesionales de Enfermería. La atención pediátrica, por su complejidad y especificidad, va mucho más allá del conocimiento técnico: exige comprender cómo crecen y se desarrollan las personas en estas etapas tempranas, entender el papel de la familia, del entorno social y comunitario, y actuar siempre guiados por sólidos principios éticos.

Estructurado en seis secciones, el libro aborda progresivamente los cuidados de la infancia y adolescencia desde la contextualización de la atención de Enfermería a la población infantojuvenil, hasta la atención en situaciones agudas, crónicas, urgentes y críticas. Asimismo, se dedica un espacio específico al seguimiento y promoción del crecimiento y desarrollo infantil, así como a los procedimientos más frecuentes en la práctica de la enfermería pediátrica.

Cabe destacar que este texto incorpora los lenguajes enfermeros más actuales, las taxonomías enfermeras NANDA, NOC y NIC, que están presentes a lo largo de toda la obra, aportando una base sólida para planificar y evaluar los cuidados siguiendo estándares reconocidos a nivel internacional. Gracias a esta integración, el contenido resulta especialmente útil y aplicable en la práctica clínica diaria.

Además del contenido teórico, la obra incluye recursos complementarios, preguntas de reflexión y enlaces de interés que permiten ampliar la información, estimular el pensamiento crítico y facilitar el aprendizaje autónomo.

Con un formato manejable y una extensión de algo más de 400 páginas, este libro se presenta como una herramienta eficaz para la formación de estudiantes de Enfermería, con un enfoque actualizado, didáctico y adaptado a las necesidades actuales del ejercicio profesional.

Esperamos que esta obra sea una herramienta valiosa para el crecimiento profesional de quienes se están formando en Enfermería, ya que más allá de brindar conocimientos académicos y clínicos, busca abrir espacios de reflexión sobre los aspectos éticos, sociales y humanos del cuidado en las etapas iniciales de la vida.

Mi más sincera felicitación y agradecimiento a todas las autoras y autores que han hecho posible este libro, y muy especialmente, reconocer la labor de María Gema Cid Expósito y María Teresa Alcolea Cosín, coordinadoras de la obra. Gracias a su dedicación y liderazgo este proyecto ha cobrado vida, y su trabajo ha sido el hilo que ha unido todas las voces y saberes aquí reunidos.

¡Gracias por hacer posible un libro que enseña e inspira a cuidar a la infancia y adolescencia!

ISABEL MARÍA MORALES GIL
Presidenta de la Asociación Española
de Enfermería Pediátrica (AEEP)

Prefacio

La población infantil y juvenil es el futuro de la sociedad y, en palabras de Nelson Mandela, un reflejo de su alma. Debe ser objetivo prioritario para la humanidad poner en valor el cuidado de los niños y adolescentes y fomentar los máximos niveles de salud y una atención de calidad por personal especializado capaz de dar respuesta a sus principales necesidades.

El crecimiento y desarrollo del ser humano hasta la etapa adulta, constituye un camino de especial vulnerabilidad, que requiere un cuidado específico e individualizado, centrado tanto en la persona en desarrollo (neonato, lactante, preescolar, escolar, adolescente) como en su familia y el contexto sociocultural, tan diverso en el siglo XXI. Para esto, la enfermera debe desarrollar un papel fundamental no solo en lo relativo a la promoción de la salud y la prevención de la enfermedad, sino también en la atención integral y humanizada a los menores y sus familias.

Este libro nace con la intención de ser una herramienta formativa rigurosa, práctica y accesible para los estudiantes universitarios del Grado en Enfermería. Su objetivo principal es proporcionar una visión clara y actualizada del rol de la enfermera en el ámbito asistencial pediátrico, abordando los aspectos más relevantes del cuidado enfermero desde una perspectiva biopsicosocial, ética y basada en la evidencia científica disponible.

Cada capítulo ha sido diseñado con una estructura pedagógica que facilita el aprendizaje progresivo y significativo. Se inicia con una serie de objetivos de aprendizaje que orientan al lector sobre los conocimientos y competencias que se esperan adquirir.

A continuación, se desarrolla el contenido teórico, que incluye una introducción al tema, datos de epidemiología, aspectos de fisiopatología y una valoración enfermera detallada. Esta valoración permite identificar los principales problemas de salud y necesidades del niño y su familia, y da paso a la descripción de las actividades enfermeras más adecuadas para cada situación clínica.

Con el fin de enriquecer la comprensión y fomentar una experiencia de aprendizaje más dinámica, el texto incorpora diversos recursos visuales como tablas, figuras y algoritmos. Además, se incluyen elementos destacados que subrayan conceptos clave, preguntas de reflexión que invitan al pensamiento crítico, y recuadros que amplían o contextualizan la información presentada.

Al final de cada capítulo, el lector encontrará un resumen con los puntos más relevantes, que facilita la revisión y consolidación de los contenidos.

Asimismo, se proponen preguntas tipo test que permiten autoevaluar el grado de comprensión, junto con casos clínicos con su resolución, diseñados para aplicar los conocimientos adquiridos a situaciones reales, favoreciendo el desarrollo del razonamiento clínico y la toma de decisiones.

La elaboración de esta obra ha estado guiada por un compromiso firme con la calidad docente y la formación integral del futuro profesional de enfermería. La bibliografía utilizada ha sido cuidadosamente seleccionada y actualizada, garantizando la validez y pertinencia de los contenidos.

Este libro no pretende ser un manual cerrado, sino una guía abierta al diálogo, a la reflexión y a la mejora continua. Invita al estudiante a adoptar una actitud crítica y reflexiva que va más allá, frente a los desafíos que plantea el cuidado de la infancia y la adolescencia en los distintos contextos asistenciales desde la atención primaria a la hospitalaria incluyendo la atención enfermera en situación urgente o crítica.

Esperamos que esta obra contribuya a fortalecer las competencias de quienes se preparan para ejercer una profesión exigente, como es la Enfermería pediátrica, es nuestra semilla para establecer puentes entre la teoría y la práctica, entre el aula y el entorno clínico, y para inspirar a cuidar con ciencia, conciencia, compasión e ilusión.

M. G. Cid Expósito y M. T. Alcolea Cosín

Dedicatoria

A Granada que nos puso en el camino de iniciar este libro y nos ha hecho construir una gran amistad.

A nuestros padres que nos acompañaron en la vida, enseñándonos que trabajando duro se cumplen los sueños. A nuestras madres que nos mostraron cómo hacerlo.

A nuestros hijos que nos hicieron ver lo compleja que es la realidad de la crianza, siempre superando lo que hemos podido aprender en nuestro estudio.

A nuestros compañeros de vida, por el aliento en tantos momentos difíciles y por compartir los gratos.

A nuestras predecesoras en la escritura de libros de texto para acompañar el proceso de aprendizaje, que han sido fuente de inspiración: Isabel Chaure, María Inarejos, Carmen Crespo, Marta Díaz Gómez, Carmen Gómez García, Mª Jesús Ruiz García, María José Aguilar, Purificación González Villanueva, María Dolores Ruiz González, María Rosa Martínez Barellas y Pilar González Carrión.

A los estudiantes de enfermería, semillas de las futuras enfermeras pediátricas y fuente de reflexión sobre los cambios que acontecen a nuestra disciplina y cómo mejorar su aprendizaje.

Índice

**SECCIÓN VI. CUIDADOS ENFERMEROS EN SITUACIONES
URGENTES Y CRÍTICAS**   **367**

Contextualización de la atención enfermera en la infancia y adolescencia

I

Fundamentos de la atención enfermera a la infancia y adolescencia

1

M. G. Cid Expósito, I. Jiménez Rodríguez y M. T. Alcolea Cosín

 OBJETIVOS

- Describir el concepto de infancia a lo largo de la historia, así como el concepto de atención a la infancia.
- Determinar la trayectoria de la disciplina enfermera en la atención a la infancia.
- Proponer un marco conceptual de atención a la infancia y la adolescencia.
- Estructurar la valoración enfermera en la infancia según patrones funcionales.

INTRODUCCIÓN

La infancia y la adolescencia conforman unas etapas, dentro del ciclo vital de los seres humanos, con un importante componente de vulnerabilidad: la crianza del ser humano necesita los cuidados de la madre, del padre y del grupo familiar para adquirir la capacidad biológica y los conocimientos necesarios para poder sobrevivir en el entorno donde se desarrolla y crece. La provisión de cuidados básicos (alimento, vestido, sueño, protección) hasta otros más avanzados que favorecen el desarrollo cognitivo y psicomotor, requiere de una gran inversión de energía y tiempo de los progenitores[1-3].

Como ya indicó Bronfenbrenner[1,3], sobre el desarrollo humano influyen multitud de sistemas y a distintos niveles. La familia y las creencias religiosas, el grupo de iguales, la escuela y los servicios de salud influyen de manera más directa, pero también el entorno social, económico, político y ecológico donde el niño se desarrolla. Poco tiene en común ser niño ahora con serlo hace 40 años, o incluso 200, al igual que tampoco es lo mismo crecer y desarrollarse siendo niña o niño en Uganda, Siria, Oslo o Madrid. La salud de niñas, niños y adolescentes es un factor esencial para el desarrollo económico y social de cualquier país y un determinante de la salud de la persona a lo largo de la vida[2].

Los niños no son adultos en miniatura, ni seres incompletos en lo referido a capacidades motoras o cognitivas, son seres en continuo desarrollo con características específicas y ritmos concretos de evolución, según avanzan en las etapas de la vida. A efectos prácticos, en este libro se utilizarán las etapas[2] descritas en la **tabla 1-1**.

HISTORIA DE LA ATENCIÓN ENFERMERA A LA INFANCIA Y LA ADOLESCENCIA

En el principio de los tiempos, la división sexual del trabajo hizo protagonistas a las mujeres del cuidado de los hijos; el cuidado estaba relacionado con la noción de supervivencia de los seres humanos como especie, y se plasmaba en prácticas de subsistencia como alimento, abrigo y protección. Los **niños** eran una inversión a largo plazo, mano de obra futura, colocados en los últimos puestos cuando las condiciones de subsistencia requerían la priorización del alimento. En las culturas antiguas, el niño era valorado como un futuro bien productivo que contribuiría al sostenimiento de la sociedad. En Grecia, el infanticidio fue práctica habitual para la eliminación de aquellos niños que padecían defectos o enfermedades estando, incluso, legislado. Aparecen las primeras menciones en textos del *Corpus Hippocraticum* a las enfermedades exclusivas de niños. En Roma, Galeno escribió sobre la relación entre nutrición y el desarrollo de enfermedades en la infancia, y aunque se legisló contra el infanticidio, el abandono o exposición en la calle cuando no se reconocía la paternidad, todas ellas fueron prácticas habituales de esa época[3,4-6].

La aparición del cristianismo provocó un cambio de modelo tanto en las familias como en la consideración del niño, que será el fruto de la institución del matrimonio. El infanticidio y el aborto se convierten en delito en el *Fuero Juzgo*, código legal visigodo del año 654. Las familias más humildes abandonan

Tabla 1-1. Etapas del desarrollo humano

Etapas del desarrollo	Duración
Neonato	De 0 a 28 días de vida
Lactante	De 1 a 12 meses de vida
Preescolar	De 1 a 5 años
Escolar	De 6 a 12 años
Preadolescente	De 12 a 14 años
Adolescente	De 15 a 18 años

Adaptada de: Moro Serrano M *et al.*[2] y Rodríguez López MA *et al.*[3]

a los niños en las puertas de las iglesias. En la Edad Media, la infancia se mantiene como época de vulnerabilidad dadas las malas condiciones de vida que se plasman en altas tasas de mortalidad infantil. Empiezan a crearse instituciones para acoger a niños abandonados, como el Hospital del Nuncio en Toledo (España), que refleja en sus constituciones el acogimiento de 33 niños expósitos. Las condiciones de hacinamiento, unidas a la transmisión de enfermedades infectocontagiosas propias de la infancia, generaban altas tasas de morbimortalidad en estas instituciones, ligadas en España a órdenes religiosas[3,4,6].

En el siglo XVI, en la línea de algunas publicaciones de tratados médicos renacentistas, se publica en Mallorca el *Libro del arte de las comadres o madrinas y del regimiento de las preñadas y paridas y de los niños*, escrito por Damián Carbón, que incluye varios capítulos sobre alimentación, crianza y enfermedades de los infantes. No es hasta finales del siglo XVII cuando comienza a utilizarse el término **adolescente**; hasta entonces solo se hablaba de niños y adultos, una vez producidos los cambios puberales[3,4].

En el siglo XIX, en plena Revolución Industrial y con la infancia incorporada como mano de obra en múltiples ámbitos laborales, tanto la mortalidad como la morbilidad infantil suponen un motivo de preocupación para las autoridades públicas, que se traduce en la creación de centros asistenciales específicos para la infancia, como el Hospital San Juan de Dios en Barcelona (1867) o el Hospital Niño Jesús de Madrid (1877). A lo largo del siglo XX los gobiernos de las diferentes naciones van a tomar conciencia de su deber de proteger a la infancia. En España se promulga la Ley de Protección a la Infancia (1904) y el Reglamento de Puericultura (1910), normas que asignan al Consejo Superior de Protección a la Infancia la misión, entre otras, de extender su acción tutelar a la salud física de los menores de 10 años[3,4-6].

 La Convención sobre los Derechos del Niño promovida por la ONU en 1989, reconoce en su artículo 24 el derecho del niño «al disfrute del más alto nivel posible de salud y a servicios para el tratamiento de las enfermedades y la rehabilitación de la salud». Para esto, los estados firmantes se comprometen a reducir la mortalidad infantil, asegurando asistencia médica y sanitaria a niños y a sus madres en el período prenatal y posnatal, fomentando la atención preventiva desde la atención primaria de salud; además de abolir prácticas tradicionales perjudiciales para la salud de los niños, y combatir las enfermedades y la malnutrición[2-4].

La infancia en las enseñanzas de las enfermeras

La primera regulación de los estudios de Enfermería en España se produce en 1915, a través de la Real Orden de 7 de mayo que aprueba el «Programa de los conocimientos necesarios para habilitar de enfermeras» (BOE de 21 de mayo de 1915). Uno de los 70 temas que se especifican, recoge los «Cuidados especiales del recién nacido. Lactancia natural, artificial y mixta. Asfixia del recién nacido. Eclampsia»[3,5,6].

La Real Orden de 23 de mayo de 1923 crea la Escuela Nacional de Puericultura y Laboratorio de Investigaciones (Gaceta de 25 de mayo de 1923), cuyo objetivo principal es «evitar la muerte de millares de niños». Entre las funciones de esta Escuela se citan la educación complementaria de los médicos puericultores, así como la «preparación del personal femenino, de niñeras, visitadoras y encargadas de la atención y cuidados higiénicos de los menores, entendiéndose que el personal de visitadoras se reclutará entre enfermeras sanitarias». Se establecen dos cursos cuatrimestrales para enfermeras visitadoras y puericultoras, un examen al finalizar la formación y, con el título otorgado, se tendrá preferencia para ocupar plazas de las instituciones de puericultura del estado. Se podría considerar esta la primera especialización en la atención a la infancia. Varios son los manuales que desarrollarán estos contenidos; a partir de 1934 la Escuela de Enfermeras de la Casa de Salud de Valdecilla (Santander) comenzará a editar libros coordinados por su director, Manuel Usandizaga, donde se desarrollan contenidos sobre las particularidades anatomofisiológicas del lactante, la lactancia e higiene del niño, así como el cuidado del niño enfermo, su alimentación y la patología digestiva más propia de los lactantes[3,5,6].

Con la unificación en 1953 de las profesiones de enfermeras, practicantes y matronas bajo la denominación de **Ayudante Técnico Sanitario** (ATS), se inicia una formación reglada de tres cursos regulada por la Orden Ministerial de 4 de julio de 1955 (BOE de 2 de agosto). Entre las asignaturas del último año se encuentra la de Puericultura e Higiene de la Infancia, a la que se dedica un total de 15 horas teóricas. El tomo II de la séptima edición del *Manual de la Enfermera y el Practicante* de Usandizaga, dedica a esta materia 159 páginas, con nuevas lecciones sobre desarrollo anatómico, fisiológico y psíquico, higiene, alimentación, prematuridad y enfermedades y anomalías del recién nacido, enfermedades y cuidados del lactante, higiene social y desarrollo en la infancia[3,6].

Entre 1957 y 1975 se van a establecer nueve especialidades para los ATS, entre las que se encuentra Pediatría y Puericultura (1964). En el Decreto 3524/1964 (BOE de 11 de noviembre) que anuncia la creación de la especialización de Pediatría y Puericultura se recoge que esta especialidad está enfocada a perfeccionar «la preparación del personal que desempeña las funciones auxiliares sanitarias», aunque también se persigue «contribuir a mejorar la asistencia a los enfermos». Tales estudios se podrán cursar en las Escuelas de ATS autorizadas para una ampliación de estos estudios, o bien en escuelas independientes acreditadas. En ambos casos dependerán de las facultades de Medicina de su distrito, y en concreto de sus cátedras de Pediatría y Puericultura. Los alumnos tendrán un régimen de internado y su formación un carácter esencialmente práctico. Dos años después de autorizarse la especialidad de Pediatría y Puericultura, por Orden de 25 de febrero de 1966 se aprueba su programa de estudios (BOE de 18 de marzo)[5-7].

En 1977, la Comunidad Europea marca las directrices de los estudios de Enfermería en la universidad a través de sendas Directivas publicadas el 27 de junio: 77/452, donde se articula el reconocimiento del título de enfermero responsable de cuidados generales y el derecho de establecimiento y libre prestación de servicios, y 77/453, donde se establece la reglamentación de estas titulaciones, así como la duración de la enseñanza teórico-práctica (4.600 horas), y donde se especifica la materia de «Cuidado de los niños y Pediatría». En España, Las Escuelas de ATS se convierten en **Escuelas Universitarias de Enfermería** por el Real Decreto 2128/1977 de 23 de julio (BOE de 22 de agosto). Ese mismo año, la Orden Ministerial de 31 de octubre establece las directrices para la elaboración de los planes de Estudios de las Escuelas Universitarias de Enfermería (BOE de 26 de noviembre). Esta última norma mantiene en tres años la formación y divide las enseñanzas en cinco áreas de conocimientos: ciencias básicas, ciencias médicas, ciencias de la enfermería, ciencias de la conducta y salud pública. Dentro de las asignaturas de Ciencias de la Enfermería a impartir en el segundo curso, figura Enfermería maternoinfantil[3,5-7].

La Orden Ministerial de 9 de octubre de 1980 (BOE de 18 de octubre) establece que los **Diplomados en Enfermería** puedan realizar las especialidades reconocidas para los ATS. La nueva regulación para la obtención del título de enfermero especialista de los ya diplomados universitarios se lleva a cabo por el Real Decreto 992/1987 de 3 de julio (BOE de 1 de agosto). Se mantiene la especialidad motivo de análisis, ahora con el nombre de **Enfermería Pediátrica**. En el preámbulo de esta norma leemos «la idea de que la progresiva especialización no debe impedir la posibilidad del ejercicio polivalente de la actividad profesional, ni menoscabar las competencias profesionales que corresponden al Diplomado en Enfermería»[5].

No se produce el desarrollo normativo de la especialidad de Enfermería Pediátrica hasta la publicación del Real Decreto 450/2005, de 22 de abril (BOE de 6 de mayo), la cual supone una nueva regulación de las especialidades de Enfermería, fundamentándose dicha normativa en la evolución experimentada por «los conocimientos científicos, los medios técnicos y el propio sistema sanitario». También se justifica por «la modificación de los patrones epidemiológicos, la evolución de la pirámide de población y las necesidades de atención y cuidados especializados que demandan los pacientes y los usuarios del Sistema Nacional de Salud». Se llevará a cabo mediante el sistema de residencia en unidades docentes que hayan sido acreditadas. El ciclo formativo será a tiempo completo, constando de una formación simultánea a la prestación de un trabajo, «que permita al enfermero aplicar y perfeccionar sus conocimientos y le proporcione una práctica profesional programada»[7].

La Comisión de Enfermería Pediátrica configuró el programa formativo de la especialidad en la Orden SAS/1730/2010 (BOE de 29 de junio). Como consta en la introducción, se justifica la necesidad de este campo del cuidado en base a:

- Las directrices dadas por organismos internacionales, como la OMS y la UNICEF, sobre el cuidado y protección del niño, la familia y su entorno.
- El valor de la infancia y la adolescencia para el futuro de la sociedad, lo que se traduce en que la morbilidad y mortalidad infantiles bajas son consideradas como un elemento de progreso.
- Según el padrón municipal de 2008, el 14,42 % de la población es menor de 14 años; elevándose tal porcentaje al 18,69 %, si se tiene en cuenta a los menores de 18 años.

- La mejora en la atención a la salud infantil en las últimas décadas: avances tecnológicos, eficacia de tratamientos, calidad de los cuidados, promoción de la salud, prevención de la enfermedad.
- Nuevos retos sociales en los adolescentes derivados de embarazos, infecciones de transmisión sexual, interrupciones voluntarias del embarazo o el consumo de drogas.
- Planteamiento de problemas que originan graves riesgos para la salud, como los relacionados con la alimentación (anorexia, bulimia, obesidad, dietas inadecuadas) o con la salud mental.
- El fenómeno de la inmigración y la asistencia pediátrica, considerando que uno de cada cinco nacimientos es de madre extranjera.

Se define a la **enfermera especialista en enfermería pediátrica** como «el profesional capacitado para proporcionar cuidados de enfermería especializados de forma autónoma, durante la infancia y adolescencia, en todos los niveles de atención, incluyendo la promoción de la salud, la prevención de la enfermedad y la asistencia al recién nacido, niño o adolescente sano o enfermo y su rehabilitación, dentro de un equipo multiprofesional y en colaboración con enfermeras especialistas de otras áreas».

Los datos referidos a la especialidad indican que existen más de 13.000 enfermeras especialistas en pediatría en España, de las cuales 2.554 serían convalidaciones de títulos de la especialidad de ATS Pediatría y Puericultura, unas 9.000 habrían obtenido el título por la vía extraordinaria (certificación de experiencia profesional más un examen en el año 2015), y algo más de 1.000 se habrían formado ya por la vía de enfermero residente. Algunas comunidades autónomas (Aragón, Islas Baleares y Canarias, Cantabria, Castilla La Mancha, Castilla León, Comunidad Valenciana, Extremadura, Galicia y Murcia) han creado la categoría profesional de enfermera especialista en Pediatría[7].

Con la instauración del Espacio Europeo de Educación Superior, regulado por la Secretaría de Estado de Universidades e Investigación en 2008, se establece un cambio en la organización de los títulos universitarios, pasando a ser grados universitarios. En el caso de Enfermería, profesión regulada en su ejercicio, se organiza el plan de estudios en base a 240 créditos distribuidos en 4 años. Se posibilita, tras la realización de un máster universitario oficial, el acceso a estudios de doctorado[3,5,6].

MARCO CONCEPTUAL PARA LA PRÁCTICA ENFERMERA

El marco teórico propuesto para la atención integral a niños, niñas y adolescentes, además de a sus familias, se sustenta en los fundamentos teóricos de dos enfermeras: **Dorothea Orem** y **Lynda Carpenito**.

La primera ofrece el fundamento teórico sobre la idoneidad de los cuidados profesionales a la hora de cubrir aquellas necesidades que los individuos, o los cuidadores en el caso de niños y adolescentes, no pueden satisfacer por sí mismos. La segunda, ofrece el marco teórico aplicado a la práctica, donde

Tabla 1-2. Elementos del metaparadigma enfermero de Orem[8] y Carpenito[9]

Elemento	Dorothea Orem	Lynda Carpenito
Persona	Ser biopsicosocial con potencial para aprender los cuidados necesarios para desarrollarse de forma consciente y deliberada	Todo unificado en busca del equilibro que tiene la facultad de curarse y tomar decisiones según sus prioridades
	Individuo, familia, grupo con características similares	Individuo, grupo o comunidad. Cliente
Salud	Aspectos físicos, psicológicos, sociales e interpersonales que producen un adecuado funcionamiento corporal	Expresión del nivel óptimo de bienestar. Estado dinámico. Responsabilidad de cada individuo
Entorno	Factores ambientales, las condiciones del entorno y los elementos ambientales para el desarrollo	Ambiente físico y ecológico, así como acontecimientos vitales y las modalidades de tratamiento recibidas
Enfermería	Profesión con conocimientos y capacidades específicas desarrolladas para ayudar a las personas a cubrir sus necesidades de cuidados, cuando tienen falta de capacidad, conocimiento o motivación	Profesionales que ayudan a las personas a mejorar, restaurar o mantener la salud, así como a lograr una muerte apacible. Fomenta la autorresponsabilidad y la participación activa de la persona en su curación

de forma paralela, se producen juicios clínicos donde la enfermera es responsable última del diagnóstico y la prescripción de cuidados, junto a actividades en colaboración con otros profesionales donde la enfermera no es responsable última del juicio clínico o terapéutico. Los elementos fundamentales del **metaparadigma enfermero** que ambas teóricas describen (Tabla 1-2), se integran para conformar el marco teórico de la atención integral a niños, niñas, adolescentes y sus familias[8,9].

Teoría del déficit de autocuidado de Orem

Dorothea Orem[8] propuso una teoría general que sirviera de marco organizador para el cuerpo de conocimientos propio de la disciplina enfermera; esta teoría general explica de forma descriptiva, la labor de la enfermera en las distintas situaciones en las que se puede encontrar en la práctica asistencial.

Elaboró cuatro teorías que relacionaban los elementos conceptuales fundamentales en base a los que enmarcar el trabajo enfermero:

- **Teoría del autocuidado**: donde se define el *autocuidado* como un sistema de acción, donde cada persona debe aprender a realizar y llevar a cabo de forma deliberada y continua, en función de su etapa del desarrollo y de sus características de salud particulares, las actividades para mantener la vida y la salud, así como promover el desarrollo personal y el bienestar. Estos requerimientos para el mantenimiento de la salud y el bienestar conforman la *demanda de autocuidado* de la persona; la *agencia de autocuidado* se refiere al conjunto de acciones y habilidades que la persona aprende y desarrolla para cubrir su demanda de autocuidado.
- **Teoría del cuidado dependiente**: donde se define el *cuidado dependiente* como la situación en la cual una persona necesita ayuda para cubrir sus demandas de autocuidado y otra persona se encarga de realizar dichas actividades. Todas aquellas actividades dirigidas a mantener la vida, un funcionamiento y desarrollo personal óptimo durante las etapas del desarrollo vital humano estarían contempladas aquí:

madre, padre o cuidador de un recién nacido es el *agente de cuidado dependiente*, quien cubre todas sus demandas de autocuidado mediante acciones deliberadas y apropiadas (agencia de cuidado dependiente).

- **Teoría del déficit de autocuidado**: donde se establece el concepto de *déficit de autocuidado*, entendido como la situación en la cual las necesidades de autocuidado (demanda) no son cubiertas de forma adecuada por la persona o el agente de cuidado dependiente, esto es, la agencia de cuidado o agencia de cuidado dependiente no es capaz de cubrir la demanda de autocuidado que la persona requiere para mantener la vida y la salud, además de promover el desarrollo y bienestar personal.
- **Teoría de los sistemas enfermeros**: donde se establecen las formas de relación entre las enfermeras y las personas. La *agencia enfermera*, en el ejercicio deliberado de las capacidades profesionales del colectivo, cubre aquellas *demandas de cuidado terapéutico* que son derivadas del proceso de salud-enfermedad, esto es, aquellas acciones que son necesarias para cubrir las necesidades conocidas de autocuidado de una persona y que deben ser cubiertas por el profesional con conocimientos y capacidad cientificotécnica. La enfermera identifica la demanda de autocuidado terapéutico de las personas, grupos de iguales y familias. Orem plantea tres sistemas de acción enfermera, para cubrir la demanda de cuidado terapéutico:
  - *Sistema totalmente compensador*: la enfermera cubre la demanda de autocuidado terapéutico de la persona, que se encuentra en una situación de incapacidad para realizar las acciones propias del autocuidado en su totalidad.
  - *Sistema parcialmente compensador*: la persona realiza algunas acciones de autocuidado y la enfermera compensa las limitaciones en la demanda de autocuidado terapéutico de la persona; ambos, persona y enfermera, realizan distintas medidas de autocuidado.
  - *Sistema de educación y apoyo*: la persona mantiene un ajuste adecuado entre la demanda de autocuidado y es capaz de desarrollar acciones para cubrirla; la enfermera orienta y guía el ejercicio y desarrollo de la actividad de autocuidado que la persona realiza.

En el caso de la atención a niños y adolescentes, según la etapa de desarrollo en la que se encuentren, la demanda de autocuidado recae sobre un adulto responsable; este realiza o guía en la realización de las actividades necesarias para cubrir la demanda de cuidado, en tanto el niño o adolescente pasa por el proceso vital de ir adquiriendo la responsabilidad de su autocuidado. En este caso no se produce un déficit de autocuidado en el niño, siempre que la agencia de cuidado dependiente cubra la demanda existente. Si la agencia de cuidado dependiente no cubre la demanda de autocuidado, será el profesional de enfermería quien se encargue de aplicar los cuidados de forma directa al niño o adolescente, así como ayudar a los progenitores en el aprendizaje de los mismos[8].

La **relación terapéutica** por establecer ha de estar basada en la confianza y la relación de ayuda, adaptadas siempre a la edad del niño, su estado de salud y su momento del crecimiento y desarrollo. El objeto de cuidado de las enfermeras pediátricas no solo será el niño o adolescente; se establece una relación dual donde la familia (madre, padre, cuidador) es, también, el objeto de cuidado en sí mismo[8]. Esta relación de atención dual se desarrollará con profundidad en el capítulo 2, *Cuidados centrados en la familia*.

Modelo bifocal de la práctica clínica de Lynda Carpenito

Lynda Carpenito[9] propone un modelo para organizar la práctica clínica de las enfermeras que tiene un doble foco: el tratamiento que realiza de las respuestas de la persona de forma independiente y cuya responsabilidad es única para la enfermera, así como el tratamiento de aquellas situaciones que requieren colaboración con otros profesionales y cuya responsabilidad es compartida.

Con este planteamiento se abarcan todas las situaciones en las que las enfermeras intervienen realizando el tratamiento de las respuestas humanas de sus clientes, bien sean diagnósticos enfermeros o complicaciones potenciales.

Un **diagnóstico enfermero** según la NANDA-I[10] es «un juicio clínico en relación con una respuesta humana a una afección de salud/proceso vital o vulnerabilidad para esa respuesta, de una persona, familia, grupo o comunidad». Para Carpenito[9], el diagnóstico enfermero orienta la acción de la cual las enfermeras son responsables únicas.

Una **complicación potencial** se define como la posible complicación fisiológica de un proceso de salud-enfermedad, y es probable que aparezcan o puedan aparecer asociados a una enfermedad, prueba diagnóstica o tratamiento específico. Es un problema de colaboración o interdisciplinario, dado que las enfermeras trabajan con la responsabilidad en su acción sobre esa posible complicación fisiológica utilizando intervenciones propias e intervenciones prescritas por otros profesionales, pero la responsabilidad final del proceso está compartida por ambos profesionales[9].

Ante una complicación potencial, la actuación enfermera se centra en monitorizar la aparición de sintomatología relacionada con la posible complicación fisiológica, para poder orientar precozmente el tratamiento médico a su resolución;

a su vez, informará al resto de profesionales del equipo sanitario de los posibles cambios que se hayan producido para instaurar el tratamiento necesario para su resolución[9].

Ante el nacimiento de un neonato prematuro, en la semana 33 de edad gestacional, en lo referente a la alimentación, la enfermera recabará datos sobre la capacidad de succión del neonato, la coordinación del reflejo de succión y deglución con la respiración y la producción de leche materna valorando los diagnósticos enfermeros *Lactancia ineficaz* (00371), *Riesgo de producción de leche humana inadecuada* (00334) y *Riesgo de aspiración* (00039), generando intervenciones propias de las que es responsable. Además, trabajará en colaboración con el equipo médico de la unidad neonatal por una posible complicación potencial: enterocolitis necrotizante. Monitorizará la tolerancia digestiva a la ingesta de leche materna, así como el resto de las constantes vitales, avisando al equipo de cualquier cambio para poder tratar precozmente la complicación.

PROCESO ENFERMERO

La atención sistemática, dinámica, proactiva y basada en la mejor evidencia posible y mediatizada por el pensamiento crítico es la definición del **proceso enfermero**, que es la aplicación del método científico como método de resolución de problemas en la asistencia sanitaria a los niños, adolescentes y sus familias[1,3,11].

Las fases de este proceso dinámico son[10,11]:

- **Valoración**: proceso sistemático, continuo y estructurado de recogida de datos sobre la situación de salud del niño y su familia, además de la validación y registro de dichos datos. M. Gordon[12] propone un formato de valoración organizado en once *patrones funcionales de salud*, aplicado a la población infantil (**Tabla 1-3**).
- **Diagnóstico**: identificación de problemas en base al análisis de los datos recabados en la valoración. Según la propuesta de Carpenito[9], se identificarán aquellos problemas de salud que la enfermera pueda resolver, prevenir o mitigar de forma autónoma (*diagnósticos enfermeros*, DE), así como aquellos problemas que se resuelvan, prevengan o mitiguen en colaboración con otros profesionales (*complicaciones potenciales*, CP).
- **Planificación**: priorización de aquellos problemas que bien por el riesgo vital que suponen, la vivencia del niño y/o su familia, ser un problema causante de otro, o bien el plan global de tratamiento, priman esta ordenación. Incluye el establecimiento de objetivos a cumplir, así como la determinación de intervenciones[13] para resolver los problemas diagnosticados.
- **Ejecución**: puesta en acción del plan de cuidados, que implica una revaloración continuada del niño y su familia, la supervisión de las actividades delegadas, así como el registro del proceso en la historia clínica.
- **Evaluación**: medición del logro de objetivos mediante la cuantificación de criterios de resultados[14] y determinación del mantenimiento, modificación o finalización del plan de cuidados del niño y la familia.

Tabla 1-3. Valoración de lactantes y niños pequeños según patrones funcionales de salud

1. Patrón de percepción y manejo de la salud

Gestación y factores de riesgo prenatal	• Edad materna, serologías maternas (VHB, VHC, VIH, etc.), enfermedades maternas. Portadora SGB. Hábitos tóxicos maternos • Edad gestacional al nacimiento. Gestación múltiple o única. Grupo sanguíneo
Tipo de parto e incidencias, (factores de riesgo intraparto y posparto)	• Eutócico, distócico, cesárea por diversas causas, signos de sufrimiento fetal (bradicardias fetales intraútero, alteraciones del pH, etc.), líquido amniótico meconial, tipo de reanimación utilizada en la transición a la vida extrauterina. Test de Apgar • Administración de vitamina K al nacimiento. Administración de colirio antibiótico para la prevención de la oftalmia neonatal • Administración de inmunoglobulina y/o vacuna antihepatitis B, si procede
Percepción de la salud	• Percepción de los padres sobre la situación de salud de su hijo recién nacido. Actitud de los padres • Estado de salud del niño desde su nacimiento • Estado de salud de los padres y la familia
Prevención de enfermedades	• Estado vacunal. Inmunizaciones recibidas
Prevención de accidentes	• Prácticas de seguridad en relación con la prevención de accidentes: medicamentos y productos domésticos de limpieza • Caídas: elementos de prevención, factores de riesgo • Dispositivos de seguridad en el automóvil: viaje a contramarcha, dispositivos homologados • Exposición indirecta a luz solar: frecuencia, modo. Protección solar que se utiliza
Hábitos tóxicos de los cuidadores	• Aquellos tóxicos de la familia que influyan en la salud del neonato (tabaquismo pasivo, consumo de otros tóxicos, etc.)

2. Patrón nutricional-metabólico

Tipo de alimentación	• Lactancia materna exclusiva, artificial o mixta • Datos de la valoración de una toma al pecho (enganche adecuado, succión mantenida, tiempo mamando, edad y motivo del abandono de la leche materna) o una toma al biberón (leche de inicio, cantidad, forma de administración, preparación e higiene de los biberones, etc.) • Bienestar o dificultades de la madre según el tipo de lactancia realizada • Tiempo entre tomas. Expulsión de gases durante y tras la toma. Regurgitación. Vómitos. Higiene oral adecuada • Reflejos de búsqueda y succión activos • Uso de chupete • Toma de vitamina D 400 UI/día (0-12 meses) • Introducción de alimentación complementaria a la lactancia: aporte de nutrientes en 24 horas. Preferencias y conflictos con la comida • Estilo de alimentación familiar
Medidas antropométricas	• Peso en gramos y relación con la edad gestacional al nacimiento. Evolución en gráficas de crecimiento • IMC = peso kg/talla m² • Talla en centímetros • Perímetro craneal en centímetros: tomar como referencia el mayor perímetro craneal
Piel y mucosas	• Coloración, integridad, hidratación y turgencia • Erupciones, lesiones
Temperatura corporal	• Temperatura central y periférica
Otros	• Realización del cribado neonatal frente a enfermedades endocrinometabólicas a las 48 horas de vida. Resultados

3. Patrón de eliminación

Urinaria	• Características de la orina: color, olor, número y frecuencia, relación con las tomas • Uso de pañal. Control de esfínter
Intestinal	• Características de las heces: color, olor, consistencia, número y frecuencia de evacuación, presencia de ruidos intestinales. Necesidad de estimulación para la evacuación • Expulsión de gases entre tomas • Control de esfínter
Otros	• Sudoración y olor corporal

Continúa

Tabla 1-3. Valoración de lactantes y niños pequeños según patrones funcionales de salud (*Cont.*)

	4. Patrón de actividad-ejercicio
Constantes vitales	• Características de la respiración: ritmo, frecuencia respiratoria, tipo • Pulsioximetría. Auscultación. Test de Silverman • Toma de frecuencia cardíaca central o periférica. Ritmo, frecuencia • Toma de tensión arterial con registro de localización de la toma
Valoración del tono muscular y la postura	• Movimientos coordinados y simétricos • Tono muscular adecuado a la etapa de desarrollo • Valoración de reflejos arcaicos
Higiene corporal	• Frecuencia y características del baño: cuándo, cómo, dónde, tipo de jabón y/o emolientes. Participación en su autocuidado sobre higiene • Cambio de pañal: frecuencia, método, estado de la piel en relación con el cambio de pañal
Actividad	• ¿Realiza un paseo diario? ¿Se despierta y reclama atención de forma activa por hambre o pañal sucio? ¿Cuál es su nivel de actividad general? • Actividad física diaria o semanal en niños que caminan. ¿Actividades extraescolares con actividad física o sedentarias? ¿Actividades de ocio?
	5. Patrón de sueño-descanso
Características del sueño-descanso	• Cantidad y calidad del sueño. Posición para dormir • Rutinas del sueño: horario regular; duerme en brazos, en cuna o cama; ¿llora y se duerme? • Descansos diurnos: número y duración • Número de horas nocturnas de sueño. ¿Pesadillas? ¿Nicturia? • Se levanta descansado
Espacio físico del sueño	• Duerme con los padres en la misma habitación, solo o con hermanos. Colecho, cuna • ¿Colchón firme, sin almohadas, ropa de abrigo ligera?
	6. Patrón cognitivo-perceptivo
Reflejos lactantes	• Valorar su ausencia, asimetría, debilidad o persistencia: Moro o susto, tónico del cuello, Babinski, prensión palmar y plantar, marcha automática, incurvación del tronco
Conducta: escala de Brazelton	• Llanto como forma de comunicación de necesidades: persistente, agudo, débil, estridente, etc. • Valoración del paso de sueño a vigilia • Capacidad de respuesta del niño: a la voz, al ruido, al contacto
Desarrollo psicomotor, cognitivo y psicosocial	• Hay diversos test que evalúan distintas dimensiones del desarrollo en diferentes períodos evolutivos • Test de Denver. Test de Haizea-Llevant. Escala de Desarrollo de Gesell. Escala de Bayley • Sabe indicar su nombre, dirección, un número de teléfono de sus padres.
Órganos de los sentidos	• Vista: responde a la luz intensa cerrando los ojos. Fija la mirada en sus padres. Sigue objetos con la mirada • Optotipos. Valoración de la agudeza visual según la edad • Oído: reconoce la voz de la madre y el padre. Se sobresalta con sonidos fuertes • Realización de cribado para la detección precoz de hipoacusia. Resultados • ¿Identifica el niño sus necesidades de hambre, sed, dolor o malestar?
Valoración del dolor	• Escalas validadas según la etapa neonatal: PIPP-R, CRIES, LLANTO, posquirúrgicos, etc. • Características del dolor: tipo, localización, intensidad; cede con tratamiento o no • Alteraciones de la conducta, irritabilidad, intranquilidad o agitación por el dolor
	7. Patrón de autopercepción y autoconcepto
Temperamento y carácter	• Rasgos conductuales, personalidad del niño • Estado de ánimo. ¿Rabietas? Comportamiento general • Autoconcepto: sensación del niño de valía personal, identidad, competencia • ¿Tiene amigos en el colegio? ¿Cómo se relaciona? ¿Es solitario?
Autopercepción de los padres en el nuevo rol	• Cómo se ven los padres desempeñando este rol: vínculo maternofilial/paternofilial, desempeño en los cuidados • Dudas e inseguridades respecto al rol materno/paterno

Continúa

Tabla 1-3. Valoración de lactantes y niños pequeños según patrones funcionales de salud (*Cont.*)

8. Patrón de rol-relación	
Cuidador principal	• ¿Quién es? Características personales • Actitud de los padres respecto al niño: satisfacción con el rol, capacidad y motivación. Compatibilidad con trabajo, pareja, familia • Cansancio en el desempeño del rol de cuidadores
Estructura familiar	• Tipo de familia. Número de hermanos y posición que ocupa. Interacción de los miembros de la familia y el niño. Situación económica y sociofamiliar. Divorcio. Orfandad • Rutinas de juegos. Relaciones con sus iguales.
Instituciones educativas	• Cómo se relaciona con sus iguales y con sus profesores. ¿Buena adaptación escolar?
Indicadores de maltrato	• Apoyo familiar y social insuficiente, cuidados negligentes, etc. Violencia doméstica. Abusos
9. Patrón de sexualidad-reproductivo	
Desarrollo sexual	• Valoración desarrollo puberal. Escala de Turner • Menarquia
Sexualidad	• ¿Pregunta sobre sexualidad? ¿Cómo responden los padres?
10. Patrón de afrontamiento/tolerancia al estrés	
Actuación paterna ante situaciones de estrés	• Vivencias estresantes en la familia: nuevo rol, patologías, ingreso, situaciones discapacitantes, enfermedad crónica, etc. • Manejo del niño: frustración, cólera • Soporte familiar o dispositivos sociales • Percepción de habilidades paternas para controlar o dirigir situaciones estresantes
11. Patrón de valores-creencias	
Creencias y valores en torno a las prácticas de salud	• Elementos culturales que influyen en el cuidado: circuncisión, mutilación genital femenina • Religión y aspectos que pueden influir en la salud del niño y/o adolescente • Expectativas en relación con la salud y sus creencias y valores • Mitos en torno al cuidado del bebé, lactancia, desarrollo del niño y del adolescente

CRIES: escala CRIES (*Cry, Requires oxygen, Increased vital signs, Expression, Sleeplessness*); IMC: índice de masa corporal; LLANTO: escala LLANTO (llanto, actitud, normorrespiración, tono postural y observación facial), Tono, y Observaciones adicionales); PIPP-R: escala Premature Infant Pain Profile Revised; SGB: *Streptococcus agalactiae* del grupo B; VHB: virus de la hepatitis B; VHC: virus de la hepatitis C; VIH: virus de la inmunodeficiencia humana.

En este libro se referirán las taxonomías NANDA-I[10], NOC[14] y NIC[13] sobre problemas, criterios de resultados e intervenciones enfermeras, respectivamente. Las tres taxonomías facilitan un lenguaje común en pro de la categorización, la precisión clínica y la investigación. Además, su uso está extendido en más de 40 países del mundo. En concreto, en España, es de uso obligatorio en los registros de la historia clínica de los usuarios[15].

PUNTOS CLAVE

- El cuidado de la infancia ha evolucionado de un cuidado basado en la supervivencia hasta la actitud de promoción de la salud y búsqueda del máximo bienestar personal y familiar.
- La especialización de la atención enfermera en la infancia y adolescencia ha sido paralela a la formación en sí de la disciplina enfermera y la evolución tecnológica y científica de la asistencia sanitaria.
- El marco conceptual de atención a la infancia y la adolescencia incluye las propuestas de Dorothea Orem relativas a la teoría del déficit de autocuidado, donde la agencia de cuidado dependiente (madre, padre o cuidador) cubre los requerimientos de autocuidado del niño, y la enfermera, aquellas demandas de cuidado terapéutico derivadas del proceso de salud-enfermedad; y de Lynda Carpenito, que propone un foco dual en la atención, según se establezca colaboración con otros profesionales o sean las enfermeras las que resuelvan el problema de salud de los niños y sus familias.

REFERENCIAS

1. Ball JW, Bindler RC. Enfermería pediátrica. Asistencia infantil. Madrid: Pearson; 2010.
2. Moro Serrano M, Málaga Guerrero S, Madero López L. Cruz. Tratado de pediatría. 11ª ed. Madrid: Panamericana; 2014.
3. Rodríguez López MA, González Fernández CT, Megías Plata D (Coords.). Enfermería del niño y el adolescente. Vol. I. 3ª ed. Madrid: Difusión Avances de Enfermería (DAE); 2019.
4. González Villanueva P (Coord.). Enfermería de la infancia y la adolescencia. Madrid: Editorial Universitaria Ramón Areces; 2011.
5. Sellán Soto MC. La profesión va por dentro. 2ª ed. Madrid: FUDEN; 2010.
6. Siles González J. Historia de la enfermería. Madrid: DAE; 2011.
7. Morales Gil IM: La especialidad de enfermería pediátrica. Rev ROL Enferm 2017;40(5):346-8.
8. Orem DE, Savannah GA. Modelo de Orem. Conceptos de enfermería en la práctica. Barcelona: Masson; 1993.
9. Carpenito LJ. Manual de diagnósticos enfermeros. 15ª ed. Barcelona: Wolters Kluwer; 2017.
10. Herdman TH, Kamitsuru S, Lopes CT. Diagnósticos enfermeros: definiciones y clasificación, 2024-2026, 13ª ed. Barcelona: Elsevier; 2024.
11. Berman A, Snyder S. Fundamentos de enfermería. Kozier & Erb. Vol I. 9ª ed. Madrid: Pearson; 2013.
12. Gordon M. Manual de diagnósticos enfermeros. 10ª ed. Madrid: Elsevier-Mosby; 2003.
13. Wagner CM, Butcher HK. Clasificación de Intervenciones de Enfermería (NIC), 8ª ed. Barcelona: Elsevier; 2024.
14. Moorhead S, Swanson E, Johnson M, Mass M. Clasificación de Resultados de Enfermería (NOC), 7ª ed. Barcelona: Elsevier; 2024.
15. Real Decreto 1093/2010, de 3 de septiembre, por el que se aprueba el conjunto mínimo de datos de los informes clínicos en el Sistema Nacional de Salud. BOE núm. 225, de 16 de septiembre de 2010. p. 48742-67.

 CASO   **AUTOEVALUACIÓN** 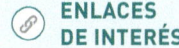 **ENLACES DE INTERÉS**

Cuidados centrados en la familia

2

M. T. González Gil

 OBJETIVOS

- Explorar los diferentes marcos teóricos que dan soporte a los cuidados centrados en la familia.
- Describir las diferentes características y atributos que definen la filosofía de los cuidados centrados en la familia.
- Reflexionar sobre las dificultades y barreras para la aplicación de la filosofía de los cuidados centrados en la familia en la práctica clínica.
- Identificar las fortalezas y oportunidades que ofrece la aproximación al cuidado de los niños desde la filosofía de los cuidados centrados en la familia.

INTRODUCCIÓN: LA FAMILIA COMO SISTEMA

Hablar de cuidados de enfermería en la infancia y en la adolescencia requiere un abordaje más amplio incorporando a la unidad familiar como objeto de cuidado en su conjunto.

Se define la **familia** o **unidad familiar** como un grupo autoidentificado de dos o más individuos cuya asociación se caracteriza por la interconectividad, la cercanía emocional y el soporte mutuo, que pueden o no estar relacionados con la consanguinidad o la legalidad, pero que funcionan de tal modo que se consideran a sí mismos como una familia[1].

Diferentes modelos teóricos en torno a la Enfermería de la Familia (*Family Nursing*) trabajan bajo la propuesta de la teoría de sistemas y con la imagen de la familia como un móvil (estructura articulada generalmente suspendida del techo y cuyas partes se mueven con el aire)[2]. Normalmente, el móvil mantiene un equilibrio balanceado: mientras unas piezas se mueven mucho otras están más estacionarias, mientras que unas son más livianas otras pesan más controlando el punto de equilibrio, etc. (**Fig. 2-1**). Bajo este símil del móvil se pueden clarificar algunos atributos que dan entidad al concepto de familia:

- La familia es un sistema formado por subsistemas y, a su vez, es parte de un suprasistema más amplio.
- La familia es algo más complejo y con más entidad que la suma de sus partes.
- Un cambio en uno de los miembros de la familia afecta al resto de los miembros.
- La familia es capaz de crear y garantizar un equilibrio entre el cambio y la estabilidad.
- Los comportamientos de los miembros de la familia se entienden mejor desde una visión circular e integrada que desde una visión lineal de causalidad.

La **Enfermería Pediátrica** no se concibe si no es desde la noción de la Enfermería de la Familia, desde donde cada individuo es entendido como en constante definición y construcción en interacción y relación con su familia. En este sentido, el niño ha de ser interpretado como una proyección de su entorno familiar, del mismo modo que la familia lo es del niño. Cuando un niño tiene un problema de salud-enfermedad, el total de la familia, como sistema, entra en una situación potencial de crisis. Al mismo tiempo, la familia como sistema de cohesión, de adaptación, de protección y

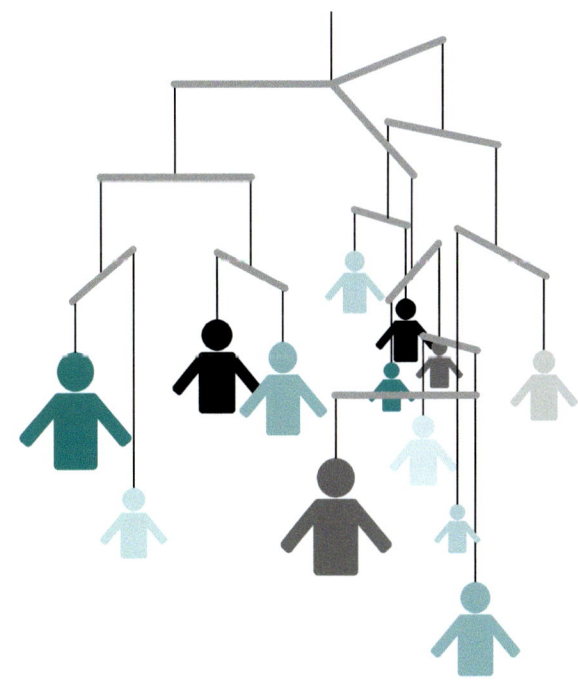

Figura 2-1. La familia como sistema. Metáfora del móvil.

de acompañamiento contaría con potenciales capacidades de autocuidado, afrontamiento y resolución de problemas para afrontar la situación de crisis.

Las familias, en el devenir de la vida, se enfrentan a diferentes situaciones de transición y cambio a partir de las cuales van desarrollando recursos y estrategias, fortalezas y capacidades que les permiten ir adaptándose a las nuevas circunstancias, configurándose como un recurso básico de cuidado, protección y apoyo de sus miembros[3]. Este proceso constituye una realidad natural: en la medida en que la familia es capaz de lidiar con los cambios transitando con consciencia y recursos, se la podría considerar un sistema sano y, por tanto, una familia resiliente o familia cuidadora sostenible, o lo que es lo mismo, con la capacidad y habilidad de responder a las situaciones eventuales de cambio y crisis a lo largo de su ciclo vital[1].

Cuando se produce un cambio de salud-enfermedad en uno de los miembros de la familia, se produce una ruptura en su biografía que precisará de la puesta en marcha de una serie de recursos. Cuando este ajuste se hace con solvencia, la familia restablece el normal funcionamiento sin necesidad de soporte. Sin embargo, en otras ocasiones, la familia puede partir de una situación inestable o desequilibrada, puede carecer de recursos (o estos no ser suficientes ante un estresor de gran envergadura) y, en consecuencia, carecer de la capacidad para resolver los problemas y realizar un reajuste apropiado[4].

CUIDADOS CENTRADOS EN LA PERSONA Y EN LA FAMILIA

 La aproximación al cuidado desde la propuesta de los **cuidados centrados en la persona** constituye un escenario perfecto para contextualizar el papel de la Enfermera Pediátrica en la filosofía de los **cuidados centrados en la familia** (CCF).

Tomando como referencia la *Guía de Buenas Prácticas Clínicas sobre los Cuidados Centrados en la Persona y la Familia*[5], se identifican seis elementos fundamentales que dan contenido a esta propuesta: el reconocimiento de la persona como un ser integral; la colaboración basada en la confianza, la comunicación, la cooperación y el compromiso; el establecimiento de una relación de empoderamiento y la promoción de la implicación activa y significativa; y la participación en la toma de decisiones. El reconocimiento, desde una perspectiva humanista, de cada uno de estos elementos define el *cuidado* como una relación de ayuda y como un proceso de acompañamiento.

Se entiende la **relación de ayuda** o **relación terapéutica** como una relación interpersonal en la que una de las partes acompaña a la otra en su proceso de crecimiento, de desarrollo y de maduración. Esta relación está focalizada y centrada en la persona receptora, en sus necesidades y problemas, y se desarrolla desde el respeto a la autodeterminación y al autocuidado estimulando, ayudando y dando soporte para el descubrimiento de los propios recursos y capacidades para afrontar la situación de salud-enfermedad. En este sentido,

hablar de cuidados centrados en la persona es hablar de cuidados entendiendo que el cuidado no se da si no es en el contexto de una relación terapéutica[6].

Esta noción de lo relacional implica considerar algunos fundamentos básicos como son: el respeto y reconocimiento del otro y la honestidad y compromiso de uno mismo. Estas acciones son el punto de partida para la génesis de una actitud compasiva que, desde la empatía y la escucha activa, impulse a la acción. Es, desde aquí, que surge una relación de confianza que abre las puertas al espacio íntimo del otro desde donde el cuidado es verdadero acompañamiento.

 Los **cuidados centrados en la persona** consisten en acompañar, en caminar junto al otro, en hacerse presente al otro a través del encuentro respetando su espacio, sus capacidades y sus propias decisiones desde una confianza proveedora de seguridad y confort[7].

Es, en la medida en que entendemos a la persona como parte de un sistema más grande, como elemento en expansión intrínsecamente conectado con los otros miembros que conforman su familia, que todo lo anteriormente contemplado en relación con el cuidado de la persona se extiende, por antonomasia, al global de la familia (**Fig. 2-2**).

Los CCF han sido descritos en la literatura como una filosofía de cuidados[8]. Así, el punto de partida clave consiste en el planteamiento de preguntas de carácter ontológico tales como: ¿cuál es la realidad del cuidado?, ¿cómo se puede acceder a la vivencia de la familia en su relación dialógica con la salud-enfermedad para poder adaptar la práctica del cuidado y que esta tenga sentido para ella?

La realidad del **cuidado** es versátil y tremendamente rica en tanto que depende de la experiencia vivencial de la familia. Aproximarse al cuidado desde esta prenoción implica estar ahí, junto a la familia, en interacción con ella, reflexionando sobre su contexto existencial para poder comprender la interpretación que hace de su proceso de salud-enfermedad y del propio proceso de cuidado[9]. Esto implica considerar los siguientes principios fundamentales[10,11]:

- La familia es una constante en la vida del niño y su núcleo de socialización y protección primario.
- La colaboración entre la familia y los profesionales debe de ser facilitada en todos los niveles asistenciales y servicios de cuidados.
- La colaboración debe de ser contemplada en los diferentes momentos del proceso de atención (valoración, elaboración de juicios clínicos, planificación de cuidados y evaluación) y en la toma de decisiones acerca de políticas y normativas de cuidados.
- Los aspectos étnicos o raciales, culturales y socioeconómicos deben de ser siempre contemplados y respetados.
- Los modelos y estrategias de afrontamiento propios de la familia deben de ser respetados.
- Se debe siempre compartir con la familia información completa, clara y sin sesgos.
- El soporte a través de pares debe de ser promovido y facilitado.

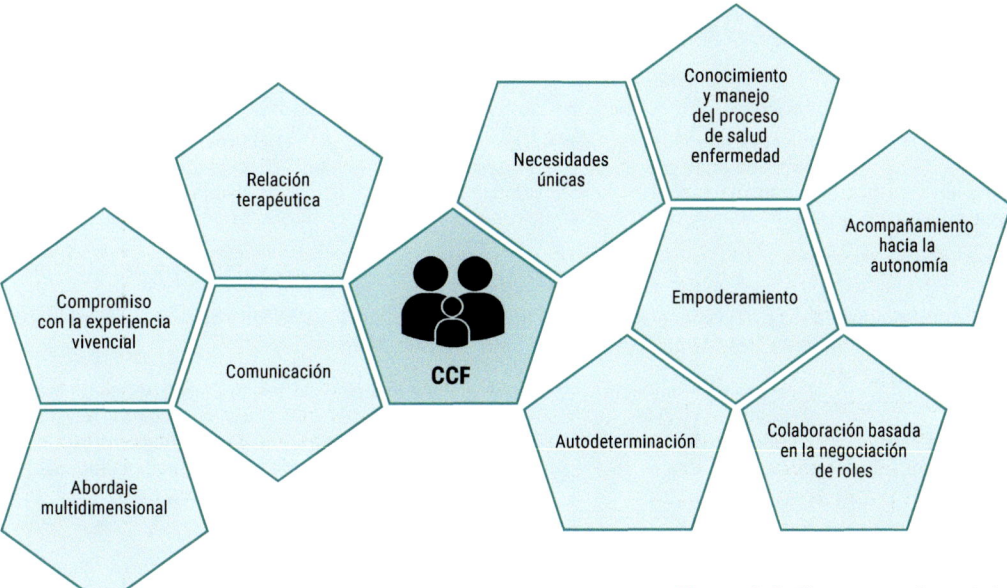

Figura 2-2. Elementos clave de la filosofía de los CCF.

- Las prácticas e intervenciones de cuidado deben responder siempre a las necesidades de desarrollo y respuestas de la familia.
- Las políticas y normativas de cuidados deben contemplar y dar provisión de cuidados a los aspectos psicoemocionales y espirituales de las familias, así como a sus realidades y dificultades socioeconómicas.
- El diseño y planificación de los cuidados debe ser flexible y de carácter adaptativo, según las necesidades particulares de cada familia.

A la hora de entender en su complejidad la filosofía de los CCF es importante, sin embargo, poder diferenciar entre términos y conceptos que, a priori, pueden parecer similares, tales como implicación, participación o colaboración. Hutchfiled[11], a partir de su trabajo de análisis de concepto en torno a los CCF, plantea una propuesta de niveles a través de un proceso de pensamiento desde la conceptualización más simple a la más compleja de los CCF. Probablemente, el explorar con detenimiento esta propuesta, permite reflexionar sobre los errores que se cometen al entender ciertas intervenciones como CCF cuando, realmente, no lo son (en tanto que no se fundamentan en los principios antes enunciados) o, sencillamente, constituyen los primeros pasos (a recorrer necesariamente) de un largo camino hacia los CCF (**Tabla 2-1**). Los CCF son un proceso gradual que parte desde la participación transaccional de la familia en los cuidados, pasando por una participación transicional, hasta una participación transformacional. Esta última fase contemplaría el máximo alcanzable, y se traduciría en lo que Hutchfiled plantea como una relación de verdadero diálogo entre los profesionales de enfermería y la familia (con un reconocimiento mutuo de maestría y un depósito de verdadera confianza). Esta relación sería el resultado de una interacción continua basada en una comunicación abierta, de una profunda valoración de la familia y de sus estilos y recursos de afrontamiento, de una negociación de roles y de una colaboración mutua desde

un liderazgo compartido que oriente a la toma de decisiones llevando al diseño e implementación de modelos pluralistas de toma de decisiones[12].

En relación con la valoración de la familia, esta resulta un elemento crítico dentro de los CCF. Consiste en un proceso exploratorio entre la enfermera y la familia que permite conocer la perspectiva familiar sobre la experiencia que se está viviendo y sus circunstancias, sus fortalezas y recursos para hacerla frente, las carencias, dificultades y necesidades de apoyo. Este proceso de indagación debe contemplar diferentes áreas tales como: la estructura familiar (composición familiar, identificación cultural, étnica y espiritual, estado económico, estilo de vida, comportamientos relacionados con la salud, estadio de desarrollo, poder y roles dentro de la familia, estilo comunicativo y persona de contacto), los datos relativos al entorno (tipo y características del hogar, características de la comunidad y del entorno donde se desarrollan y con el que conviven), los puntos fuertes de la familia (creencias y valores con respecto a la salud, experiencias previas, estilos de afrontamiento, capacidad de resolución de problemas etc.) y los apoyos familiares (respaldo y apoyo que la familia recibe ante circunstancias difíciles e inesperadas)[2].

APLICACIÓN DE LA FILOSOFÍA DE LOS CUIDADOS CENTRADOS EN LA FAMILIA: DIFICULTADES, BARRERAS Y POTENCIALIDADES

En ocasiones, la transferencia de los marcos teóricos de referencia y filosofías de cuidados a la práctica puede plantear algunas dificultades[8,13]. Es importante hacer un análisis profundo de ellas para identificar estrategias plausibles que nos permitan seguir avanzando en la línea del cuidado por la que se apuesta, logrando que las expectativas de familias y clínicos se satisfagan.

Algunas de estas limitaciones estarían relacionadas con las actitudes, valores individuales y prejuicios de los profesionales

Tabla 2-1. Niveles relacionales y de participación de la familia en los cuidados

	Relación	Comunicación	Rol de la familia	Rol del profesional enfermero
NIVEL 1 Implicación/ involucración de la familia	• De extraños • Centrada principalmente en el niño y la familia	• Abierta y honesta • Centrada en la provisión de información	• Defensores del niño y proveedores de soporte emocional	• Proveedores de cuidados de enfermería • Ayuda a los padres a la provisión de cuidados básicos • Defensora de la familia
	Los padres se sienten **involucrados** en el proceso del niño, participan de los cuidados básicos y del apoyo emocional al niño. Los cuidados son orientados y guiados por el profesional de enfermería (*Nurse-led Care*)			
NIVEL 2 Participación de la familia	• De confianza	• Centrada en compartir conocimiento y reforzar la importancia del rol parental	• Participación en los cuidados básicos y en algunos cuidados enfermeros, si lo desean	• Proveedores de cuidados de enfermería • Ayuda a los padres a la provisión de cuidados básicos • Defensora de la familia
	La **participación** de la familia es voluntaria y negociada. Los profesionales de enfermería hacen de porteros acogiendo y dando salida a sus demandas			
NIVEL 3 Colaboración con la familia	• De igualdad • Centrada en la promoción del bienestar de la familia	• Negociación de roles • Identificación de las necesidades de apoyo y soporte	• Cuidadores principales (incluyendo la provisión de cuidados enfermeros)	• Proveedores de soporte, consejo, asesoramiento • Expande su responsabilidad de cuidado hacia la familia en su globalidad garantizando su bienestar
	Colaboración de la familia en los cuidados al mismo nivel que los profesionales enfermeros. Los padres tienen conocimientos y habilidades avanzadas			
NIVEL 4 Cuidados centrados en la familia	• De respeto mutuo • Centrada en la implicación de la familia en su conjunto (diferentes miembros) en el cuidado	• Dialógica • Las familias están inmersas en la toma de decisiones	• Experto en todos los aspectos del cuidado del niño	• Consultor/consejero
	Los padres son parte del global proceso de toma de decisiones planificación y provisión de los cuidados. Cuidados orientados y guiados por los padres (*Parents-led Care*)			

Adaptada de: Hutchfield[11] y Smith *et al.*[8]

hacia las familias y la propia filosofía de los CCF. Es, en este sentido, que la formación de los profesionales, así como el trabajo intrapersonal son fundamentales.

 Interiorizar el rol de acompañamiento y trabajar la consciencia de las limitaciones de los profesionales desde la honestidad son puntos clave para una apertura hacia el trabajo en equipo con las familias, considerando el cuidado.

Los conflictos de roles resultan también, a veces, complejos de manejar. Con respecto a esto, los profesionales deben ser expertos en el proceso de negociación desde una comunicación asertiva[14]. La negociación debe basarse en un diálogo abierto donde las expectativas sean compartidas en libertad. La definición de los roles, no obstante, forma parte de un proceso. A lo largo de este proceso se va construyendo una relación de confianza mutua necesaria para desarrollar un cuidado colaborativo. Paralelamente, el profesional enfermero ha de ir valorando las capacidades de la familia y adiestrándola en aquellos cuidados en los que desee tomar parte. Las competencias asignadas a los roles variarán en el caso de cada familia, tomando especial importancia las familias que conviven con problemas crónicos y que precisan dar continuidad a cuidados avanzados en el domicilio y en el contexto de la vida cotidiana. La negociación de roles, por tanto, habría de contemplar[13,15]: la valoración de las necesidades de la familia; la consulta de las expectativas de colaboración; el consenso del nivel de participación en los cuidados; la apertura de líneas de comunicación directas, claras, libres de prejuicios y asertivas; la educación y soporte de las familias; el establecimiento de una confianza mutua hacia el cuidado que proporciona el otro; y la revaloración continua de los roles.

Por otra parte, se identifican también barreras relacionadas con la falta de recursos normativos reflejo de la misión, visión y valores de las instituciones sanitarias (p. ej., políticas de cuidados, guías de práctica clínica, protocolos, etc.), así como organizacionales que pueden condicionar o limitar la participación de la familia (p. ej., políticas de visitas, horarios de información, flexibilidad a la hora de ver a quién se le considera familia, etc.).

Por último, es importante contemplar la importancia de los recursos de carácter humano, materiales y ambientales como fundamentales para la acogida y facilitación de la noción de pertenencia al equipo y espacio de cuidados. Esto es, trabajar en el compromiso de generar centros sanitarios que, realmente, sean espacios de cuidado para las familias.

En relación con los recursos humanos, la evidencia contempla como principal barrera para la aplicación de la filosofía de los CCF la falta de tiempo secundaria a las ratios elevadas enfermera-paciente, así como las elevadas cargas de trabajo. Por otro lado, se hace imprescindible el contemplar nuevas figuras o roles profesionales en la línea del acompañamiento, soporte y transferencia y continuidad de los cuidados. Un ejemplo de ello se observa en la figura profesional del *Child Life Specialist*[16] (v. **Cap. 20**), cuyo rol principal consiste en ayudar a mejorar la experiencia de la familia en relación a su proceso de salud-enfermedad y durante el proceso asistencial (ya sea a nivel hospitalario o en el ámbito comunitario) focalizando la atención en los patrones de rol relaciones, afrontamiento tolerancia al estrés y valores y creencias e implementando intervenciones psicosocioemocionales (p. ej., terapia con juegos, terapia de relajación, imaginación simple dirigida, distracción, etc.).

En relación a los aspectos estructurales y ambientales se identifica la necesidad de mejorar las facilidades para cubrir las necesidades de las familias tales como: espacios para el descanso, la higiene y la alimentación; salas para el acompañamiento y para la información que proporcionen privacidad y confidencialidad; aulas educativas para familias; aulas escolares para los niños; salas de convivencia para los adolescentes; áreas de recreo y juego; espacios verdes para pasear; salas de lactancia; espacios de guardería para los hermanos; habitaciones individuales, etc. Todo ello contribuye a generar un ambiente parecido al hogar y al entorno comunitario donde la familia se desarrolla en su día a día.

A pesar de todas estas dificultades y barreras, los CCF proporcionan beneficios y ofrecen posibilidades desempeñando un papel fundamental en la prestación de unos cuidados de excelencia. Esta excelencia, en términos de calidad, tendría como principales criterios de resultado la sensación de control de la familia sobre su propio proceso de salud-enfermedad (que deriva en una percepción subjetiva de bienestar emocional), la autogestión (con la consecuente normalización de los procesos

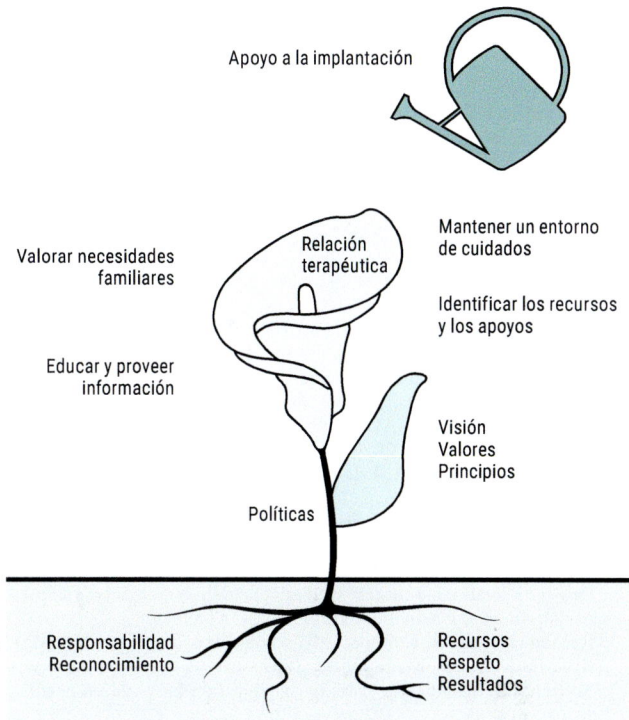

Figura 2-3. Fortalecer y ayudar a las familias con el *Flower (Em) power*.
Adaptada de: Registered Nurses' Association of Ontario (RNAO)[3].

y reducción de costes) y la disminución de los problemas de salud mental y otras comorbilidades a menudo ligadas con los cambios sobrevenidos y no abordados con solvencia (p. ej., cansancio del rol de cuidador, ansiedad, baja autoestima crónica, impotencia, etc.), entre otros[17,18]. Sin embargo, la evidencia al respecto es aún muy limitada y de moderada calidad. En este sentido, es necesario seguir investigando sobre el impacto real de las intervenciones concretas que se gestan desde la filosofía de los CFF con diseños potentes (ensayos clínicos preferiblemente) en los diferentes contextos de cuidado, con poblaciones diversas y considerando distintas variables resultado, capaces de ser medidas con instrumentos potentes[19].

Con todo ello, se concluye que es necesario seguir trabajando en fortalecer y ayudar a las familias comprometidos con el acompañamiento (educación, apoyo y promoción de sus capacidades) a través de la implantación de iniciativas en entornos de cuidado generados a la sombra de políticas con una misión, visión y principios congruentes con los CCF (**Fig. 2-3**).

📄 **PUNTOS CLAVE**

- La familia es un grupo de individuos ligado por relaciones, consanguíneas o no, sustentadas en la cercanía emocional y el soporte adaptativo a los cambios, especialmente los relacionados con procesos de salud-enfermedad.
- Los cuidados centrados en la familia se plasman en la colaboración dentro del proceso de atención, organizados en función de los aspectos socioculturales de la familia y con el niño como centro de los cuidados.
- Es fundamental la construcción de una relación terapéutica basada en la confianza mutua, el respeto y una comunicación fluida, que permita la participación de las familias en la toma de decisiones.
- Los cuidados centrados en la familia permiten una mejor autogestión del proceso de salud-enfermedad del niño para la familia, con una sensación de mayor bienestar emocional y disminución de comorbilidades en niño y familia.

REFERENCIAS

1. Feetham SL, Meister SB, Bell JM, Gillis CL (eds.). The Nursing of Families. London: Sage Publications, 1993.
2. Wright LM, Leahey M. Nurses and families. A guide to family assessment and intervention. Philadelphia: F. A. Davis Company, 1994.
3. Registered Nurses' Association of Ontario (RNAO). Guía de Buenas Prácticas Clínicas. Atención y apoyo a las familias ante circunstancias previsibles e inesperadas. Disponible en: https://rnao.ca/sites/rnao-ca/files/2014_ApoyoFamilia_022014_-_with_supplement.pdf [actualizado 29 Dic 2014; citado 20 Ag 2020].
4. Weber, JG. The Resiliency Model of Family Stress, Adjustment, and Adaptation. En: Individual and Family Stress and Crises, 171-196. Thousand Oaks, CA: SAGE Publications, Inc., 2011.
5. Registered Nurses' Association of Ontario (RNAO). Guía de Buenas Prácticas Clínicas. Cuidados centrados en la persona y la familia. Disponible en: https://rnao.ca/sites/rnao-ca/files/bpg/translations/D0003_CUIDADOS-CENTRADOS-PERSONA-FAMILIA_2015_redited.pdf [actualizado 22 Jun 2011; citado 20 Ag 2013].
6. Bermejo JC, Carabias R. Relación de ayuda. Material de Trabajo. Tres Cantos, Madrid: Salterrae, 2012.
7. Domínguez Prieto XM. El arte de acompañar. Boadilla del Monte, Madrid: PPC, 2017.
8. Smith J, Swallow V, Coyne I. Involving parents in managing their child's long-term condition-a concept synthesis of family-centered care and partnership-in-care. J Pediatr Nurs. 2015;30(1):143-59.
9. Rocamora Bonilla A, González Gil T. El niño, la enfermedad y la familia. Boadilla del Monte, Madrid; PPC, 2009.
10. Shelton TL, Stepanek JS. Family-centered care for children needing specialized health and developmental services. 3ª ed. Washington, DC: Association for the Care of Children's Health; 1994.
11. Hutchfield K. Family-centred care: a concept analysis. J Adv Nurs. 1999; 29(5):1178-87.
12. Haines KJ, Kelly P, Fitzgerald P, Skinner EH, Iwashyna TJ. The Untapped Potential of Patient and Family Engagement in the Organization of Critical Care. Crit Care Med. 2017;45(5):899-906.
13. Coyne I. Families and health-care professionals' perspectives and expectations of family-centred care: hidden expectations and unclear roles. Health Expect. 2015;18(5):796-808.
14. Corlett J, Twycross A. Negotiation of parental roles within family-centred care: a review of the research. J Clin Nurs. 2006;15(10):1308-16.
15. Coyne I, O'Neill C, Murphy M, Costello T, O'Shea R. What does family-centred care mean to nurses and how do they think it could be enhanced in practice. J Adv Nurs. 2011;67(12):2561-73.
16. Association of Child Life Specialists. The Child Life Profession. Disponible en: https://www.childlife.org [actualizado 20 Sept; citado 20 Sept 2020].
17. Kuo DZ, Houtrow AJ, Arango P, Kuhlthau KA, Simmons JM, Neff JM. Family-centered care: current applications and future directions in pediatric health care. Matern Child Health J. 2012;16(2):297-305.
18. Ding X, Zhu L, Zhang R, Wang L, Wang TT, Latour JM. Effects of family-centred care interventions on preterm infants and parents in neonatal intensive care units: A systematic review and meta-analysis of randomised controlled trials. Aust Crit Care. 2019;32(1):63-75.
19. Shields L, Zhou H, Pratt J, Taylor M, Hunter J, Pascoe E. Family-centred care for hospitalised children aged 0-12 years. Cochrane Database of Systematic Reviews 2012, Issue 10. Art. No.: CD004811.

  CASO **AUTOEVALUACIÓN** **PREGUNTAS DE REFLEXIÓN**

Epidemiología

3

S. Sola Cía, E. Antoñanzas Baztán y R. Sáenz Mendía

OBJETIVOS

- Analizar las características demográficas de la población infantil.
- Describir los determinantes del bienestar que afectan a la salud de los menores.
- Analizar la morbimortalidad de la edad pediátrica.
- Identificar los problemas de salud emergentes en la población pediátrica en España.

INTRODUCCIÓN

La sociedad actual se caracteriza por la diversidad y por el cambio permanente. Este cambio afecta tanto a los determinantes y condicionantes socioeconómicos, como a los culturales, valores, estilos de vida y modos de relación social, y se considera la causa más influyente en la aparición de nuevos o emergentes **problemas de salud**[1]. Paralelamente, se vislumbran las situaciones de riesgo psicosocial, obesidad infantil, alimentación inadecuada, sedentarismo, problemas emocionales del menor, trastornos del comportamiento, adicciones con y sin sustancias, situaciones de violencia, maltrato infantil, acoso o *bullying*, aumento exponencial de la prevalencia de trastornos del espectro autista, trastornos por déficit de atención con o sin hiperactividad y aumento de alergias[1].

 La mayor parte de los problemas sanitarios emergentes en la infancia y adolescencia, están condicionados por determinantes sociales que requieren, para su correcta atención, de intervenciones multidisciplinares, concediendo protagonismo a la coordinación intersectorial.

A lo largo de los últimos años los avances en la atención a la salud infantil son evidentes. Los cambios en las dimensiones sanitarias y epidemiológicas muestran mejoras en las tasas de mortalidad de la infancia, en la supervivencia de los niños con discapacidad o con problemas crónicos, en la estabilización de patologías tumorales, o en la reducción de enfermedades infecciosas.

Las disparidades en la supervivencia y las perspectivas de salud de los niños de distintos entornos no son aleatorias. Son el reflejo sistemático de situaciones de desventaja social, ligadas no solo al nivel de ingresos, sino también al origen étnico, al nivel educativo y a la diferencia entre las zonas rurales y urbanas, entre otros factores[2]. Así, en la mayoría de los países del mundo, incluida España, se ha puesto en evidencia la existencia de desigualdades en los resultados de salud, siendo las personas de clases sociales menos favorecidas las que presentan un peor estado de salud.

CARACTERÍSTICAS DEMOGRÁFICAS DE LA POBLACIÓN INFANTIL

El análisis de los datos demográficos aporta información sobre la configuración de una sociedad, y es un aspecto importante a la hora de plantear los problemas y necesidades en la salud de la infancia y la adolescencia.

Situación mundial

Desde 1960, cuando se estimaba que la población mundial estaba en torno a 3.021 millones de personas, el número de habitantes ha crecido hasta alcanzar los 8.061 millones en 2023, de los cuales el 25,4 % tiene entre 0 y 14 años. La distribución de la población a lo largo de la geografía mundial no es uniforme. El 60,2 % de la población mundial vive en Asia, el 16,6 % en África, el 13,1 % en América, el 9,6 % en Europa y el 0,6 % en Oceanía. Los países con mayor población del mundo son India y China, ambos cuentan con más de 1.400 millones de personas[3], con un 25 y 16 % de población de entre 0 y 14 años, respectivamente.

Este crecimiento tan drástico se ha producido en gran medida por la disminución de la mortalidad infantil y ha venido acompañado de grandes cambios en la tasa de natalidad (nacidos vivos en un año por cada 1.000 personas) y en la tasa de fecundidad (media de hijos por mujer). La tasa de natalidad mundial ha descendido desde 1960, cuando se situaba en 32, hasta 17 nacidos vivos por cada 1.000 personas en 2022. De forma paralela, se ha producido un descenso en la tasa de fecundidad, que ha pasado de 4,7 hijos por mujer en 1960 a 2,3 hijos en 2022.

Las tasas de natalidad más bajas se encuentran en las regiones de América del Norte, Europa y Asia central y oriental donde se sitúan por debajo de 11 nacidos vivos por cada 1.000 habitantes; la tasa más alta se encuentra en la región de África situada al sur del Sahara, que presenta una tasa de natalidad superior a 34 nacidos vivos por cada 1.000 habitantes.

Además de este cambio en las tasas de natalidad y fertilidad, se ha producido una disminución tanto de la tasa de mortalidad general (número de muertes en un año por cada 1.000 personas), que ha pasado de 17,7 muertes por cada 1.000 habitantes en 1960 a 8 en 2022, como de las tasas de mortalidad infantil, que se consideran uno de los indicadores fundamentales de la salud de la población.

Las tasas de mortalidad infantil[3] mantienen una tendencia descendente desde 1990 hasta 2022:

- **Tasa de mortalidad neonatal**: muertes de niños menores de 28 días por cada 1.000 nacidos vivos en un año, que ha pasado de 37 a 17.
- **Tasa de mortalidad infantil**: muertes de niños menores de 1 año por cada 1.000 nacidos vivos en un año, que ha pasado de 64 a 28.
- **Tasa de mortalidad infantil en menores de 5 años**: muertes de niños menores de 5 años por cada 1.000 nacidos vivos en un año, que ha pasado de 93 a 37.

Tanto la mortalidad infantil por debajo de 5 años como la neonatal han disminuido, en torno a un 50 % respecto al año 2000: la primera ha pasado de 76,4 a 37,1, y la segunda de 30,7 a 17,3 en 2022[4]. Sin embargo, como otros muchos indicadores, la esperanza de vida y la mortalidad infantil se distribuyen de manera desigual por las diferentes regiones, y las tasas más altas tanto de mortalidad infantil en menores de 5 años como la neonatal se encuentran en África, al sur del Sahara y Asia Meridional, mientras que las más bajas corresponden a las regiones de América de Norte, Europa y Asia Central. En 2022, la esperanza de vida en los países menos desarrollados era inferior en 7,7 años a la media mundial, debido en gran parte a los altos niveles de mortalidad infantil y materna, así como la violencia, los conflictos y el impacto continuo de la epidemia del VIH[3].

 Según las previsiones realizadas, se espera que la población mundial aumente en 2.000 millones de personas en los próximos 25 años, llegando a los 9.700 millones en 2050. Más de la mitad de este crecimiento demográfico mundial se estima que tendrá lugar en África. Además, se espera que la esperanza de vida al nacer aumente, de manera global, hasta los 77,1 años en 2050[3].

Situación en la Unión Europea

La población de los países miembros de la Unión Europea (UE) a 1 de enero de 2024 era de 449,3 millones de personas. A pesar de que desde 1960 la población ha aumentado en 93,2 millones, la tasa de crecimiento de la población se ha ralentizado gradualmente en las últimas décadas debido a que las muertes superan a los nacimientos y que, desde 1992, este crecimiento se ha debido, principalmente, a la migración, que aumentó considerablemente a partir de mediados de la década de 1980[3,5].

El crecimiento vegetativo negativo que se viene produciendo en Europa desde 2012 se debe, por un lado, a la disminución progresiva de la tasa de natalidad, que en 1970 se situaba en 16,4 nacidos vivos por cada 1.000 habitantes, en 1985 en 12,8, en el año 2000 bajó a 10,5, y en 2022 se situó en 8,7 y, por otro lado, al aumento de la mortalidad[5]. Cabe destacar que este indicador se ve significativamente afectado por la distribución de la población por edad, de forma que, en los países con una población más envejecida, como ocurre en Europa, la tasa de mortalidad general puede aumentar a pesar del descenso continuo de la mortalidad en todas las edades. En la UE la tasa de mortalidad se situó en 2021 en 11,9 muertes por 1.000 habitantes.

Otra de las consecuencias que la disminución de la natalidad ha provocado es el descenso del número de hijos por mujer, que se situó en 1,46 hijos de media en 2022 (España 1,16; Malta 1,08, y Bulgaria 1,78). La edad media antes del nacimiento del primer hijo presenta una tendencia ascendente de 28,8 años en 2013 a 29,7 años en 2022[5].

Fruto del descenso continuo de la tasa de natalidad y del aumento de la esperanza de vida, que se estimó en 80,6 años en 2022, 83,3 años para las mujeres y 77,9 años para los hombres, se está produciendo un cambio en la forma de la pirámide de población europea hacia una estructura de población mucho más envejecida. De hecho, el porcentaje de población de 0 a 14 años en la UE en 2022, representa el 15 %, 10 puntos menos que la media mundial. La mayor proporción de población infantil se observa en Irlanda, con 19,3 %, y la más baja se registró en Italia con 12,4 %, siendo en España un 13,6 %[5].

Durante los diez años comprendidos entre 2012 y 2022, la tasa de mortalidad infantil en la UE disminuyó de 3,8 muertes por 1.000 nacidos vivos a 3,3 muertes por 1.000 nacidos vivos; ampliando el análisis a los últimos 20 años, la tasa se redujo casi a la mitad (6,6 muertes por 1.000 en 1998). Las reducciones más significativas de la mortalidad infantil se registraron, generalmente, en aquellos estados miembros que tendían a presentar niveles más altos de mortalidad infantil en años anteriores, en comparación con la media de la UE. En 2022, las tasas de mortalidad infantil más altas en la UE se registraron en Rumanía y Bulgaria, con 5,7 y 5,4 muertes por 1.000 nacidos vivos, respectivamente, y la más baja correspondió a Finlandia, con 2,0 muertes por 1.000 nacidos vivos[5].

 Teniendo en cuenta que el número de muertes aumentará a medida que la población continúe envejeciendo y, suponiendo que la tasa de fertilidad se mantenga en un nivel relativamente bajo, el saldo demográfico natural negativo podría continuar. En este caso, es probable que la disminución o el crecimiento de la población general de la UE dependa, en gran medida, de la contribución de la migración[4].

Situación en España

Según los datos publicados por el Instituto Nacional de Estadística (INE)[6], la población residente en España a 1 de enero de 2022 era de 47.615.034 habitantes, manteniendo la tendencia ascendente de las últimas décadas.

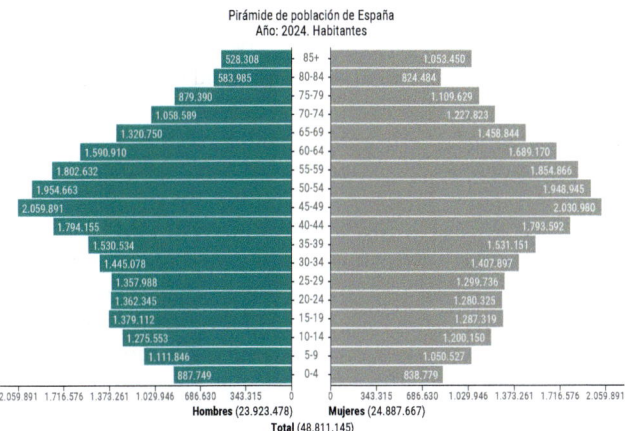

Figura 3-1. Pirámide de población de España (año 2024).
Adaptada de: INE (https://inclasns.sanidad.gob.es/report/population/).

El análisis de la población española refleja la misma situación que en Europa, aunque más acentuada si cabe. En España, la diferencia entre inmigrantes y emigrantes (saldo migratorio) es positivo desde 2016, mientras que la diferencia entre natalidad y mortalidad (saldo vegetativo) se situó en negativo en 2017; por lo tanto, este aumento de población durante 2019 se debió al crecimiento de la población de nacionalidad extranjera, ya que la de nacionalidad española se redujo.

La distribución de la población es desigual a lo largo del territorio español, siendo las comunidades autónomas con más habitantes Andalucía, Cataluña, Comunidad Valenciana y la Comunidad de Madrid. Estas cuatro comunidades acumulan el 59 % de la población.

La población infantil de 0 a 16 años asciende a 6.974.590 niños, según datos publicados en 2022, lo que representa un 14,34 % del total de población y una disminución del 1,13 % respecto al año anterior.

La **pirámide de la población española** tiene forma de bulbo o pirámide regresiva (**Fig. 3-1**). Es más ancha en los grupos de edad superiores que en la base. Indica un descenso de la natalidad y un envejecimiento continuo de la población. Es típica de países desarrollados.

Siguiendo la tendencia de las últimas décadas, los nacimientos en España mantienen la tendencia descendente, situándose la tasa de natalidad en 6,61 nacidos por 1.000 habitantes en 2023, una de las cifras más bajas dentro de la UE. Al diferenciar

por la nacionalidad de la madre, los datos de natalidad son 5,76 para madres españolas y 12,35 para madres de otras nacionalidades, suponiendo el 31,3 % del total de nacimientos. Como consecuencia, la media de hijos por mujer cae a 1,12 en 2023[6].

Por otra parte, la esperanza de vida se encuentra por encima de los 83 años, 80,4 para hombres y 85,7 para mujeres. Estas cifras colocan a España como el país de Europa con una esperanza de vida más larga. La tasa de mortalidad a los 65 años se sitúa en 8,31 fallecidos por cada 1.000 habitantes (11,65 para hombres y 5,24 para mujeres).

En lo que respecta a la mortalidad infantil en menores de 5 años, se ha pasado de una tasa de 9,43 en 1990 a 3,31 muertes por cada 1.000 nacidos vivos en 2023[6] (**Fig. 3-2**). La tasa de mortalidad neonatal se situó en 2023 en 1,77 mientras que en 1990 era de 4,97 muertes por 1.000 nacidos vivos[6].

 En España, en los últimos 30 años, se ha producido un descenso en las tasas de mortalidad infantil, ligado a las mejores condiciones de vida, los programas de seguimiento de la salud maternoinfantil, la atención obstétrica y los planes de vacunación infantil, manteniéndose tasas de mortalidad neonatal por debajo de 1,88 puntos, de mortalidad infantil en menores de 1 año por debajo de 2,73, y de mortalidad en menores de 5 años por debajo de 4 desde 2015[7].

De mantenerse las tendencias demográficas actuales en cuanto a fecundidad, mortalidad y migraciones, la población continuará creciendo gracias a la migración, pero se intensificará el proceso de envejecimiento de la población residente en España. Además, el descenso de la natalidad provocará una disminución significativa de niños menores de 15 años y, por el contrario, un incremento en la mitad superior de la pirámide de población[6,7].

 Estas estadísticas cambian anualmente y deben actualizarse las series de datos en estas fuentes:

- **Datos a nivel mundial** en el Banco Mundial: https://datos.bancomundial.org.
- **Datos a nivel europeo** en Eurostat: https://ec.europa.cu/curostat.
- **Datos de España** y sus comunidades en el INE: https://www.ine.es.

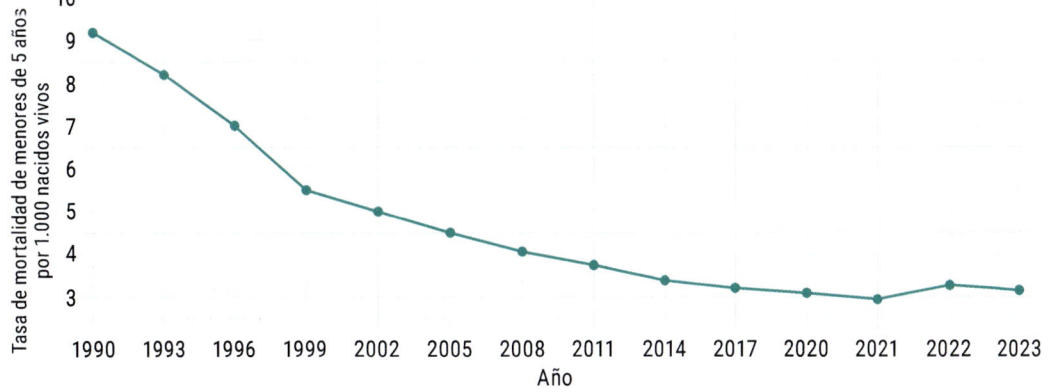

Figura 3-2. Evolución de la mortalidad infantil en menores de 5 años. Serie 1990-2023.
Adaptada de: INE[6].

DIMENSIONES DE BIENESTAR EN LA SALUD DE LOS MENORES

Los análisis de los determinantes sociales de la salud han dejado claro que las condiciones de vida en las cuales crece y se desarrolla la infancia tiene repercusiones muy importantes en su salud.

El bienestar de los niños de un país va más allá de los índices globales de nutrición y vacunaciones, según ha evidenciado el informe elaborado por el Centro de Estudios Innocenti de UNICEF, con datos de 21 países industrializados, donde se analizaron varias dimensiones de bienestar infantil[8]. El informe puso de manifiesto que la mayoría de los países podrían mejorar sus actuaciones en cuanto a las necesidades y protección de derechos de los más jóvenes, por lo que se objetivó la necesidad de supervisar y evaluar el bienestar infantil y juvenil de una forma más exhaustiva, siendo el punto de partida para el trabajo a desarrollar.

En coherencia con esta necesidad han surgido propuestas estratégicas de actuación en las diferentes comunidades autónomas de España, como **Planes Integrales de Apoyo a la Familia, la Infancia y la Adolescencia**, cuya finalidad es avanzar en la promoción de políticas de apoyo a las familias en el ejercicio de sus responsabilidades en el cuidado, educación y desarrollo integral de los niños, y promover acciones para alcanzar el máximo desarrollo de los derechos a la salud de la infancia y adolescencia, desde la promoción de la salud hasta la rehabilitación, dando prioridad a las poblaciones más vulnerables[9]. El tercer Plan Estratégico Nacional de Infancia y Adolescencia está pendiente de ser publicado.

Dimensiones de bienestar en la salud de los menores en España

UNICEF-España destacó entre las dimensiones de bienestar que afectan a la salud de los menores: la educación, estilos de vida, salud y seguridad, entorno social y familiar, infancia vulnerable y bienestar material, además del bienestar subjetivo. Dichos indicadores guardan relación directa o indirecta con los Objetivos de Desarrollo Sostenible (ODS). La Agenda 2030 para el Desarrollo Sostenible representa el marco global de desarrollo para los próximos años[10].

Educación

Una medida del bienestar infantil general debe incluir una consideración de la calidad con que los **sistemas educativos** atienden a los niños que pasan una gran parte de su infancia en el colegio, y que en tan alta medida dependerá probablemente su bienestar futuro[8]. A nivel mundial[3], la tasa bruta de matriculación en la escuela preprimaria en el 2020 fue de 61 % (número de niños matriculados en la enseñanza preescolar, independientemente de su edad, expresado como porcentaje del número total de niños que tienen la edad oficial para asistir a la escuela preprimaria), siendo en los países de África muy inferior al 30 %. La tasa de niños en edad de escolarización en educación primaria que están fuera de la escuela fue del 9 %, lo que representa a más de 59 millones de niños en todo el mundo, llegando al 26 % en África (número de niños con la edad oficial de la escuela primaria que no están matriculados en la escuela primaria o secundaria, expresado como porcentaje de la población con la edad oficial de la escuela primaria). Y el 77 % de niños que ingresan al primer grado de la escuela primaria completan el último grado, con valores inferiores al 50 % en África.

En Europa, en el año 2022 la tasa bruta de matriculaciones en la escuela preprimaria fue del 92 %, la tasa de niños en edad de escolarización en educación primaria fuera de la escuela fue del 5 % (954.000 niños) y el 95 % de los niños que ingresaron al primer grado de la escuela primaria completaron el último grado de la escuela primaria. Por otro lado, la Estrategia Europa 2020 en el apartado de educación y formación incluye el objetivo de alcanzar que el 95 % de los niños entre 4 años y la edad de escolarización obligatoria participen en educación infantil[5].

En España[5], las tasas netas de escolaridad, relación porcentual entre el alumnado de la edad considerada respecto al total de población de esa edad, en centros autorizados por la administración educativa correspondientes al **primer ciclo** de educación infantil (de 0 a 2 años) se han elevado significativamente en los últimos años, evolucionando desde el 15 % en el curso 2004-2005 hasta el 41 % en el curso 2019-2020, habiendo diferencias entre comunidades autónomas, donde Madrid y País Vasco superan el 50 %.

Por lo que respecta al **segundo ciclo** (de 3 a 5 años) se está alcanzando una escolarización muy próxima al 100 %. La escolaridad obligatoria comienza a los 6 años y abarca hasta los 15 años, coincidiendo estas edades con las teóricas de cursar la educación básica. En el curso 2019-2020 el 86,6 % del alumnado ha completado la Educación Primaria (**logro educativo**), destacando Cataluña con el 93,8 % y, en cuanto a rango inferior, Melilla con el 79 %. En el curso 2021-2022, la tasa neta de escolarización femenina (en **educación secundaria postobligatoria**) a los 16 años supera a la masculina (92 % en hombres y 93,0 % en mujeres).

El alumnado con **necesidades educativas especiales** integrado en centros ordinarios sobre el total de alumnos con necesidades especiales en el curso 2020-2021 supone el 82,9 % en el conjunto del territorio español.

Cabe destacar que el número de **alumnos extranjeros** matriculados en enseñanzas no universitarias del sistema educativo español aumentó a lo largo de todos los cursos desde el año 2000 hasta el año 2023: en el curso 2023-24 representa el 12,2 % del alumnado total matriculado en enseñanzas no universitarias[5].

Estilos de vida

La **conectividad a Internet** es un factor esencial para reducir las desigualdades y garantizar que todos los niños tengan acceso a información, oportunidades y opciones. El número de habitantes en el mundo que tiene acceso a Internet presenta tasas muy variables en favor de los países más desarrollados; en 71 países de ingresos bajos y medianos, menos del 50 % de la población tiene acceso a Internet. Ampliar el acceso a Internet y otras soluciones digitales para todos los niños sería una prioridad clave a largo plazo para reducir las vulnerabilidades del aprendizaje.

En España, en la actualidad es de destacar cómo la proporción de uso de **tecnologías de información y comunicación** (TIC) por la población infantil (de 10 a 15 años) es, en general, muy elevada. Así, el uso de ordenador entre los menores es prácticamente universal (94,9 %), mientras que el 97 % utilizó Internet en 2021. La evolución de los resultados según la edad sugiere que el uso de Internet y, sobre todo, del ordenador, es una práctica mayoritaria en edades anteriores a los 10 años. A este respecto hay que añadir la asociación entre niveles de renta del hogar y el uso de Internet, donde en 2021 las rentas más bajas estaban hasta 9 puntos por debajo de las más altas. Este es un hecho destacable si tenemos en cuenta que vivimos en entornos cada vez más digitalizados, en los que la adquisición de habilidades y competencias digitales durante la infancia y la adolescencia se convierte en fundamental para la inclusión social.

Del análisis de los datos de la *Infancia en datos*[10] se desprende que, en el tramo de ingresos más bajo (900 € mensuales netos o menos), **el 9,4 % de los hogares** con presencia de niños, niñas y adolescentes **carecen de acceso a Internet**, lo que supone cerca de 100.000 hogares en esta situación. Por el contrario, en los hogares con mayores ingresos, apenas llega al 0,6 % los hogares con niños, niñas y adolescentes sin Internet, un porcentaje residual[11]. Según datos referidos a 2021, el 68,7 % de la población de 10 a 15 años dispone de teléfono móvil, hasta alcanzar el 96,3 % en la población de 15 años, debiéndose considerar que está bajando la edad de adquisición del primer dispositivo móvil con conexión a Internet por debajo de los 10 años, dado que a esa edad lo tienen ya el 21,6 %.

La opinión de los españoles sobre las repercusiones del uso de las TIC[10] en las familias es bastante negativa. Tres de cada cinco encuestados perciben que contribuye a que disminuya la comunicación entre padres e hijos, y afirman que supone un atentado contra la intimidad familiar (61 %). Para más de la mitad repercute también negativamente en la posibilidad de que los miembros de la familia hagan cosas juntos (54 %), así como en la influencia de los padres sobre la educación de los hijos (50 %). Entre las cuestiones que generan mayor alarma social están las relativas a la protección del honor y de la imagen de los niños y niñas, muy vinculadas a la privacidad del uso de las TIC, y sobre todo dado el cambio del modelo de socialización digital y su cultura, tan arraigada entre los adolescentes[12].

Este contexto, se correlaciona de manera directa con la utilización abusiva y no supervisada de medios audiovisuales, que aumenta también el riesgo de que los menores puedan ser víctimas del ciberacoso o la ciberdelincuencia, con el sedentarismo, provocando un aumento explosivo de la prevalencia de la obesidad infantil que, a medio y largo plazo, es generadora de un incremento notable de las enfermedades crónicas. Un mal uso de las pantallas afecta negativamente a la salud física, mental, sexual y social, motivo por el cual se debe hacer un uso limitado e implementar un **Plan Digital Familiar**[13] (v. **Cap. 11**).

Entorno social y familiar

La familia está evolucionando en todo el mundo; su tamaño se reduce en muchos casos, mientras crece el número de hogares monoparentales. En la actualidad a nivel mundial, el 65 % de las familias está formadas por parejas que viven con niños de diversa edad (38 %) o con niños y miembros de la familia extensa, como los abuelos (27 %). Los hogares monoparentales constituyen el 8 % del total y están compuestos en su mayoría por mujeres con hijos (84 %)[14].

En España en 2020, se estima que el 33,2 % de los hogares están formados por una pareja y sus hijos, un 4,3 % de hogares de un núcleo familiar con otras personas, y un 10,2 % de hogares son monoparentales (de los cuales el 81 % están formados por la madre e hijos)[6].

La tendencia existente de disminución de familias extensas y el aumento de familias monoparentales, unido al aumento de mujeres que trabajan en los sectores formal e informal de la economía, hacen que la protección social adquiera especial relieve[14].

Según el Ministerio de Derechos Sociales y Agenda 2030[10], en la web *Infancia en Datos*, en las relaciones familiares, la población de 11 a 18 años que puede hablar de sus problemas con su familia es del 44,5 %; respecto al medio ambiente, el 12,6 % de la población de 0 a 14 años vive en zonas donde escasean mucho las zonas verdes; y sobre la vivienda, el 21,3 % de la población española menor de 18 años que vive en hogares manifiesta tener goteras, humedades o podredumbre en suelos (respecto al 15,3 % de la Unión Europea)[10].

Salud y seguridad

En casi cualquier medición disponible, la gran mayoría de los niños nacidos en las sociedades desarrolladas de hoy disfrutan de niveles sin precedentes de salud y seguridad. Así mismo, puede sostenerse que los niveles de salud y seguridad alcanzados en un país determinado son un indicador del nivel general de compromiso de la sociedad para con sus niños.

La salud y seguridad en el informe realizado por el Centro de Investigaciones Innocenti de UNICEF[8] se evaluaron mediante tres componentes para los cuales existen datos comparables internacionalmente: salud del niño al nacer, tasas de inmunización infantil para niños de edades comprendidas entre 12 y 23 meses, y muertes por accidentes y lesiones en jóvenes de 0 a 19 años.

El primer componente del índice, la **salud del niño al nacer** se obtuvo por medio de dos indicadores independientes[6]: la *tasa de mortalidad infantil*, que en España se sitúa en 2,63 muertes antes del año de vida por cada mil nacidos vivos, y la *prevalencia de bajo peso al nacer* (porcentaje de bebés nacidos con pesos inferiores a 2.500 g) que, en 2023, fue inferior al 8 %.

El segundo componente seleccionado para la valoración de la salud del niño fue la **tasa nacional de inmunización**, que refleja no solo el nivel de protección frente a enfermedades prevenibles con vacunas, sino también la extensión de los servicios sanitarios preventivos para los niños. Los niveles de inmunización sirven también como una medida del compromiso nacional con la atención sanitaria primaria para todos los niños (Artículo 24 de la *Convención sobre los Derechos del Niño*). En conjunto, en los países de la Organización para la Cooperación y el Desarrollo Económico (OCDE), organismo internacional de carácter intergubernamental del que forman parte 37 países miembros, la tasa de vacunación supera el 80 %; sin embargo, el estándar debe fijarse en un nivel más alto. En España, se considera que la cobertura es del 95-100 %, pudiendo verse modificada en función de las zonas geográficas y el contexto cultural del momento. Otro indicador es el porcentaje de **lactantes que se alimentan con leche materna de forma exclusiva hasta los 6 meses**. A pesar de las dificultades de obtener este indicador, se puede realizar una estimación a nivel mundial del 44 % de niños de 0 a 5 meses alimentados exclusivamente con leche materna, del 42 % en los países de Europa y del 58,4 % en España[10].

El tercer y último componente usado para valorar la salud y seguridad infantil es la **tasa de muertes entre niños y adolescentes, causadas por accidentes, asesinatos, suicidio y violencia**. Aunque se agrupan riesgos de clases muy diferentes, sirve no obstante como aproximación de los niveles generales de seguridad para los jóvenes de una nación. Estas cifras representan un progreso rápido y notorio; en los últimos 30 años, las muertes de niños por lesiones en los países de la OCDE han descendido aproximadamente en un 50 %. En total, unos 3.500 niños (menores de 15 años) mueren anualmente en los países de la OCDE por maltrato, abusos físicos y desatención. Los accidentes de tráfico, las muertes por ahogamiento, las caídas, los incendios y las intoxicaciones aumentan este total a más de 20.000 muertes cada año.

En España, en el año 2022, 20 menores de 15 años fallecieron por accidentes de tráfico. Desde 2018 hay una tendencia creciente de suicidios, con un incremento del 32,35 % entre 2019-2021 (pasando de 34 a 45 fallecidos) en adolescentes, que no son atribuibles a la pandemia[7].

Infancia vulnerable

Los niños corren mayor **riesgo de pobreza o exclusión social** que la población general en la mayoría de los países; nadie es más vulnerable a la pobreza que los niños[2]. Los datos obtenidos a nivel mundial muestran, de modo persistente, que los niños que crecen en la pobreza son más vulnerables. Específicamente, es más probable que padezcan problemas de salud, que tengan dificultades de aprendizaje y conducta, que presenten índices bajos de rendimiento escolar, que experimenten embarazos a edades demasiado tempranas, que muestren menores aptitudes y aspiraciones y que reciban salarios bajos, estén desempleados y sean dependientes de las ayudas sociales[8].

En España, las condiciones del entorno en que viven los niños varían mucho en función de aspectos como su nivel de renta, el tipo de núcleo familiar, e incluso el lugar de residencia.

Otros indicadores considerados de infancia vulnerable serían la **interrupción voluntaria del embarazo**, los **embarazos en la adolescencia** y el **consumo de drogas**.

Según los datos del Ministerio de Derechos Sociales[10], en 2022 la tasa de menores de 19 años por cada 1.000 mujeres en ese grupo de edad que interrumpieron el embarazo fue de

9,14, lo cual supone el segundo año con tendencia ascendente desde el 2020, en que la tasa fue de 7,41.

Por su parte, el número de nacimientos por cada 1.000 mujeres de 15 a 17 años en 2021 fue de 2,6 puntos, manteniendo la tendencia descendente iniciada en 2018. Además, en 2021, fueron víctimas de delitos contra la libertad y la identidad sexual 8.317 menores de 18 años, y 8.989 fueron víctimas de violencia familiar[10].

Según la *Encuesta sobre Uso de Drogas en Enseñanzas Secundarias en España 2023*[15], las drogas consumidas por un mayor porcentaje de estudiantes (en los últimos doce meses) son, en primer lugar, el alcohol (73,6 %) y en segundo lugar el tabaco (27,7 %), teniendo una edad media de inicio en el consumo de 13,9 años para ambas sustancias. Le siguen el cannabis (21,8 %) con inicio a los 14,65 años, y los hipnosedantes sin receta alcanzan el 7,4 % (14,35 años). El resto de las drogas tiene una prevalencia más reducida. El consumo de todas las drogas ilegales está más extendido entre los chicos que entre las chicas. Con las drogas de comercio lícito sucede lo contrario, las consumen más las chicas.

En cuanto a la percepción del riesgo, el alcohol es la sustancia que se percibe como menos peligrosa. El consumo de alcohol en los últimos 30 días aumenta del 54,5 % en 2021 al 58,7 % en 2023; también las borracheras en el último mes (el 39,4 % en 2021 frente al 42,1 % en 2023). Por su parte, desde 2010 persiste la consideración del tabaco como más peligroso que el cannabis.

EPIDEMIOLOGÍA INFANTIL

El desarrollo tecnológico asistencial, junto con otros factores esencialmente socioeconómicos expuestos en apartados anteriores, han tenido un impacto positivo que se refleja en los indicadores de salud y bienestar infantil. La información sobre la infancia en las últimas décadas en España está siendo objeto de una profunda revisión y reorganización de datos de diversas fuentes, ya que en ocasiones queda difuminada en estudios poblacionales generales. Este apartado pretende aportar una visión general por lo que para estudiar el fenómeno de la morbimortalidad infantil ha sido necesario recurrir a distintos años y diversas fuentes.

Mortalidad infantil

Para facilitar un estudio pormenorizado de estos indicadores, se establece una clasificación de las principales causas de mortalidad infantil agrupadas por edad, que permiten comprender la variabilidad de afecciones que suceden en esta etapa.

Mortalidad neonatal

Comprende las muertes acontecidas desde el nacimiento hasta los 28 días de vida. Según datos publicados en 2024, que se muestran en la **tabla 3-1**, las malformaciones congénitas y anomalías cromosómicas ocupan el primer lugar destacando las cardiopatías congénitas, seguidas de situaciones de hipoxia

Tabla 3-1. Principales causas de muerte en menores de 1 año en España en 2022[7]

Rango[1]	Causa de muerte (basada en la Clasificación Internacional de Enfermedades, 10ª revisión)		Número de defunciones	Porcentaje del total de defunciones
...	Todas las causas		869	100,0
1	Malformaciones congénitas, deformidades y anomalías cromosómicas	Q00-Q99	188	21,6
2	Hipoxia intrauterina y asfixia del nacimiento	P20-P21	58	6,7
3	Trastornos relacionados con la duración corta de la gestación y bajo peso al nacer	P07	56	6,4
4	Síndrome de la muerte súbita infantil	R95	47	5,4
5	Sepsis bacteriana del recién nacido	P36	37	4,3
6	Enterocolitis necrotizante del feto y del recién nacido	P77	34	3,9
7	Hemorragia del recién nacido	P50-52, P54	27	3,1
8	Dificultad respiratoria del recién nacido	P22	25	2,9
9	Feto y recién nacido afectados por complicaciones maternas del embarazo	P01	25	2,9
10	Trastornos cardiovasculares originados en el período perinatal	P29	22	2,5
...	Resto de causas		350	40,3

uterina o asfixia al nacimiento y, en tercer lugar, los trastornos relacionados con la prematuridad y el bajo peso al nacer[7].

Mortalidad en menores de 1 año

Comprende las muertes acontecidas desde los 29 días de vida hasta el año cumplido. En algunos de los registros de mortalidad infantil se incluye en este apartado el número de defunciones que ocurren durante todo el primer año de vida. Las causas de mortalidad en menores de 1 año y el porcentaje junto con la tasa por 100.000 nacidos vivos en el año 2022, se recogen en la **tabla 3-1**. Los avances en la atención perinatal y neonatal han incrementado sustancialmente la supervivencia de los recién nacidos pretérmino. Las características intrínsecamente ligadas a la prematuridad (bajo peso al nacer y edad gestacional) las convierten en los determinantes más importantes de la mortalidad y morbilidad neonatal[16]. Si analizamos también el porcentaje de cambio entre 2001 y 2022, existe una variación muy importante en la mortalidad en este grupo etario, con un descenso de mortalidad por todas las causas excepto en la enterocolitis necrotizante. Esta patología constituye la emergencia gastrointestinal que con mayor frecuencia afecta a los recién nacidos. Se observa un incremento en los casos de defunción por esta causa y su tratamiento, sobre todo en casos avanzados de la enfermedad supone un desafío, ya que su morbimortalidad es elevada a pesar de los avances en el tratamiento del cuidado intensivo del recién nacido.

La incidencia global de la enterocolitis necrotizante[17] se estima entre el 0,5 y el 5 % de nacidos vivos, siendo alrededor del 7 % en niños con muy bajo peso al nacer. La mortalidad es inversamente proporcional al peso y a la edad gestacional, oscilando entre el 15 y el 30 %, y guarda relación con el aumento de nacimientos de niños pretérmino ya que hasta el 90 % de los afectados son menores de 34 semanas de gestación.

Mortalidad en mayores de 1 año

Se subdivide en los siguientes períodos:

- **Mortalidad de 1-4 años**. Los tumores constituyen la primera causa de muerte por enfermedad en la infancia y la adolescencia, a partir del primer año de vida. Los tumores más frecuentes son las leucemias (30 %), seguidos de tumores del sistema nervioso central (20 %), de linfomas (15 %) y tumores de cresta neural. El tumor maligno más frecuente en este grupo de edad es la leucemia linfoblástica aguda. El pronóstico ha mejorado espectacularmente. De acuerdo con los datos del Registro Español de Tumores Infantiles (RETI-SEHOP)[18], actualizados en mayo de 2022, la supervivencia de los niños menores de 14 años con cáncer en España es del 82 %. La supervivencia en el año 1980 era del orden del 55 % a los cinco años, lo que supone un incremento del 27 % en las últimas cuatro décadas[18]. El resto de causas se recogen en la **tabla 3-2**.
- **Mortalidad de 5-9 años**. Los tumores siguen siendo la primera causa de fallecimiento en esta etapa, con mayor predominio masculino, seguidos de las caídas desde altura, que son una importante causa de morbimortalidad en el período de 5 a 14 años, comprendiendo la edad de 8-9 años uno de los puntos críticos. El traumatismo cra-

Tabla 3-2. Principales causas de mortalidad de 1 a 4 años

Tumores	• Leucemias • Tumores del sistema nervioso central • Linfomas • Tumores de cresta neural
Complicaciones del período perinatal	• Enfermedades del aparato respiratorio • Enfermedades infectocontagiosas
Patología digestiva	• Enterocolitis necrosante neonatal
Complicaciones posquirúrgicas	• Hernia diafragmática congénita • Atresia gastroesofágica, estenosis pilórica
Causas externas de mortalidad	• Accidentes de tráfico • Caídas accidentales • Ahogamientos • Otras lesiones no intencionadas

Adaptada de: Ministerio de Sanidad, Servicios Sociales e igualdad [7] y Cañete Nieto A *et al.*[18]

neoencefálico es la lesión más frecuente. Se producen sobre todo en situaciones sin supervisión del adulto, siendo el motivo traumático más frecuente de consulta en los servicios de urgencias (995 de cada 100.000 menores de 18 años al año). Los accidentes de tráfico que sufren niños constituyen un grave problema de salud y son otra de las principales causas de mortalidad en la población infantil española, la primera en el caso de los niños varones. En menor medida, las enfermedades del aparato circulatorio, endocrino, nutricional y metabólico contribuyen a la mortalidad en esta etapa.

• **Mortalidad de 10-14 años**. Los accidentes y los tumores siguen siendo la principal causa de mortalidad entre los 10 y los 14 años. Otro problema de salud pública de gran magnitud es el aumento de las tasas de suicidio entre adolescentes y jóvenes en España, siendo la primera causa de muerte en adolescentes y jóvenes de entre 12 y 29 años. El número de defunciones en 2022, en el grupo de 5 a 14 años fue de 12 y de 206 entre los 15 y 24 años (con mayor proporción de hombres que de mujeres)[7,19].

Morbilidad infantil

La presentación de enfermedades en esta etapa guarda relación con las causas de mortalidad expuestas anteriormente. En la **tabla 3-3** se recoge el número de altas hospitalarias pediátricas según la edad y el diagnóstico[6].

En el caso de los **menores de 1 año** son las enfermedades con origen en el período perinatal el primer motivo de hospitalización, seguido de las enfermedades del aparato respiratorio, enfermedades infectocontagiosas y anomalías congénitas.

En edades tempranas la afección más frecuente es el retraso en la curva ponderal, y la más grave, la parálisis cerebral. Esta enfermedad es la causa más frecuente de discapacidad motora en la edad pediátrica y el principal motivo de discapacidad física grave. Es un trastorno que aparece en la primera infancia y persiste toda la vida con un gran impacto personal y familiar[21] (v. apartado *Parálisis cerebral* en el **Cap. 30**).

En la franja de **1 a 4 años**, las enfermedades del aparato respiratorio se sitúan en primer lugar, y en lado opuesto encontramos las enfermedades con origen en el período perinatal y los trastornos mentales y del comportamiento.

Tabla 3-3. Encuesta de morbilidad hospitalaria 2022. Altas hospitalarias pediátricas según edad y diagnóstico

	Total (0-14 años)	Menores de 1 año	De 1 a 4 años	De 5 a 14 años
Enfermedades del aparato respiratorio	80.351	27.161	**35.780**	**17.410**
Enfermedades con origen en el período perinatal	56.645	**56.527**	83	35
Enfermedades del aparato digestivo	26.961	2.829	5.852	**18.280**
Lesiones y envenenamientos	22.692	1.677	4.958	**16.057**
Síntomas, signos y hallazgos anormales.	21.026	4.046	7.762	9.218
Ciertas enfermedades infecciosas y parasitarias	19.481	6.057	8.023	5.401
Anomalías congénitas	16.063	5.823	4.361	5.879
Enfermedades inflamatorias del sistema nervioso	11.567	896	3.654	7.017
Enfermedades del aparato genitourinario	11.567	4.254	2.491	4.689
Enfermedades endocrinas, nutricionales y metabólicas	5.577	566	1.652	3.359
Neoplasias	4.934	355	1.334	3.245
Trastornos mentales y de comportamiento	4.486	39	226	4.221
Enfermedades de la sangre e inmunidad	3.972	355	1.364	2.253

Adaptada de: INE[6].

Otro problema de gran magnitud que se detecta en esta etapa infantil es la prevalencia de sobrepeso y obesidad como importante factor de riesgo cardiovascular, diabetes mellitus, síndrome metabólico y afectación del ámbito emocional[21].

Cabe destacar la detección de casos de problemas del ámbito de la salud mental en niños y adolescentes, de **5-14 años**, descendiendo la edad en la que se detectan los criterios para un diagnóstico psiquiátrico. Los problemas de comportamiento son uno de los motivos de consulta más frecuentes en el ámbito de la salud mental.

Así mismo, la presencia y la evolución al alza de los problemas de salud mental relacionados con situaciones diagnosticadas, como los trastornos por déficit de atención con hiperactividad (TDAH) y/o los trastornos de la conducta en niños y adolescentes, deben ser tenidas en consideración.

Ha sido ampliamente estudiado el incremento sustancial, en todas las comunidades autónomas de España y en otros países, de los diagnósticos de TDAH, trastornos del espectro autista (TEA) y disforia de género[7].

En general se puede afirmar que el grupo de población infantil es un colectivo complejo, que comprende una variabilidad de procesos y precisa de una atención específica adecuada a cada momento evolutivo. Se trata de un período de desarrollo y de alta vulnerabilidad a los riesgos físicos y psicosociales, que conlleva enfermedades agudas y crónicas.

El desarrollo tecnológico de los últimos años y la mejora de la actuación de los equipos interdisciplinares ha contribuido a disminuir la morbimortalidad en esta etapa en nuestro país, pero todavía existen procesos patológicos que ocasionan una morbimortalidad elevada.

PUNTOS CLAVE

- El descenso general de tasas de natalidad y de mortalidad infantil generan en los países desarrollados una distribución de la población envejecida, con pirámides de población invertidas. Las mejoras tecnológicas en salud y de condiciones de vida han permitido una disminución de las tasas de mortalidad infantil, en España, con respecto a mediados del siglo XX.
- Las dimensiones de bienestar que afectan a la salud de los menores y se relacionan con los objetivos de desarrollo sostenible son: educación, estilos de vida, salud y seguridad, entorno social y familiar, además del bienestar subjetivo.
- Es fundamental realizar un análisis de datos epidemiológicos en España para comprender el contexto socioeconómico, cultural y sanitario que explica la evolución en tasas de mortalidad y morbilidad en la infancia y la adolescencia. Los cambios pueden actualizarse anualmente con los datos del Instituto Nacional de Estadística (INE).
- A los principales problemas de salud de la infancia (problemas al nacimiento, infecciones) hay que sumar la pandemia de la obesidad del siglo XXI así como nuevos problemas en el ámbito de la salud mental como trastorno del espectro autista, TDAH y las adicciones relacionadas con el desarrollo tecnológico y las sustancias.

REFERENCIAS

1. Palomino Moral PA, Grande Gascón ML, Linares Abad M. La salud y sus determinantes sociales. Desigualdades y exclusión en la sociedad del siglo XXI. Rev Int Sociol. 72(Extra_1), 45-70.
2. UNICEF. Estado mundial de la infancia 2016. Una oportunidad para cada niño. Nueva York: Fondo de las Naciones Unidas para la Infancia. (UNICEF); 2016.
3. World Bank. World Development Indicators, The World Bank Group. Disponible en: https://data.worldbank.org/indicator [consultado en abril de 2025].
4. Hug L, Liu Y, Nie W, Sharrow D, You D, and the United Nations Inter-Agency Group for Child Mortality Estimation. Levels and Trends in child mortality. Report 2023. United Nations Children's Fund. 2024.
5. Eurostat Statistics Explained. Luxemburgo: Oficina Estadística de la Unión Europea; 2024. Disponible en: https://ec.europa.eu/eurostat/statistics-explained/index.php?title=Main_Page [consultado en abril de 2025].
6. Instituto Nacional de Estadística [Internet]. Madrid: INE. Disponible en https://www.ine.es [consultado en marzo de 2025].
7. Ministerio de Sanidad, Servicios Sociales e Igualdad. Patrones de mortalidad en España, 2022. Madrid: Ministerio de Sanidad; 2024.
8. Centro de Investigaciones Innocenti de UNICEF. Pobreza infantil en perspectiva. Un panorama de bienestar en los países ricos. UNICEF; 2007.
9. Ministerio de Sanidad, Servicios Sociales e Igualdad. II Plan Estratégico y Nacional de Infancia y Adolescencia 2013-2016 (II PENIA); 2013.
10. Ministerio de Derechos Sociales, Consumo y Agenda 2030. Infancia en datos – Indicadores. [Internet]. Madrid: Ministerio de Derechos Sociales, Consumo y Agenda 2030; 2021. Disponible en: https://www.mdsocia-lesa2030.gob.es/infancia-en-datos/datos-indicadores.htm [consultado en abril de 2025].
11. Gobierno de España. Alto Comisionado para la Lucha contra la Pobreza Infantil. Brecha digital y pobreza infantil. Madrid: Gobierno de España. Alto Comisionado para la Lucha contra la Pobreza Infantil; 2020.
12. Gobierno de España. Plan Integral de Apoyo a la Familia 2015-2017.
13. Asociación Española de Pediatría. Plan Digital Familiar de la Asociación Española de Pediatría. [Internet]. Madrid: Agenda Española de protección de datos; 2025. Disponible en: https://plandigitalfamiliar.aeped.es/plandigitalfamiliar.php [consultado en marzo de 2025].
14. Aplicación de los objetivos del Año Internacional de la Familia y su proceso de seguimiento. Asamblea General Consejo Económico y Social. Naciones Unidas. Noviembre 2019.
15. Observatorio español de las drogas y las adicciones. Encuesta sobre Uso de Drogas en Enseñanzas Secundarias en España (ESTUDES) 1994-2023. Madrid: Ministerio de Sanidad; 2023.
16. Onambele L, San Martín Rodríguez L, Álvarez Álvarez I, Arnedo Pena A, Guillen-Grima F, Aguinaga Ontoso I. Mortalidad infantil en la Unión Europea: análisis de tendencias en el período 1994-2015. An Pediatr (Barc). 2019;91(4):219-27.
17. García M, Pita S, Caramés J. Análisis de las características poblacionales de neonatos afectos de enterocolitis necrosante en un centro terciario en los últimos 12 años. Cirugía y Cirujanos. 2017;85(5):411-8.
18. Cañete Nieto A, Pardo Romaguera E, Muñoz López A, Valero Poveda S, Porta Cebolla S, Barreda Reines MS, Peris Bonet R. Cáncer infantil en España. Estadísticas 1980-2021. Registro Español de Tumores Infantiles (RETI-SEHOP). Valencia: Universitat de València; 2022.

19. Pérez Diez I, Aria Rodríguez P, Sánchez Carro Y, de la Torre Luque A. Evolución del suicidio en España en población infantojuvenil (2000-2021). Informe Centro de Investigación Biomédica en Red de Salud Mental (CIBERSAM ISCIII). Plataforma nacional para el estudio y la prevención del suicidio. Disponible en: https://www.plataformanacional-suicidio.es/informes-anuales/evolucion-suicidio-infanto-juvenil [consultado en marzo de 2025].

20. Vitrikas K, Dalton H, Breish D. Cerebral Palsy: An Overview. Am Fam Physician. 2020;101(4):213-20.

21. Ramiro M, Sanz B, Royo MA. Exceso de peso infantil en España 2006-2012. Determinantes y error de percepción parental. Revista Española de Cardiología. 2017;(70)656-663.70.8.

  CASO 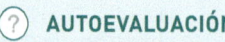 AUTOEVALUACIÓN 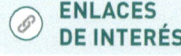 ENLACES DE INTERÉS

Aspectos éticos y legales

4

A. M. Cabrejas Casero

 OBJETIVOS

- Definir la base conceptual de la bioética, sus principios y códigos.
- Describir las principales regulaciones en el ámbito pediátrico.
- Describir los elementos éticos necesarios de la investigación en la población pediátrica.
- Analizar las competencias de los distintos comités de bioética.
- Desarrollar el método deliberativo en relación con los cuidados enfermeros en la infancia y adolescencia.

INTRODUCCIÓN: BIOÉTICA Y ENFERMERÍA

Ética y bioética

La **ética** se define como los principios, normas y conjunto de valores que posee una persona, por ello varía entre personas.

El término de bioética fue utilizado por primera vez por Potter en 1970 relacionándolo con la ecología. Actualmente, la **bioética** se define como la ética de la vida y se utiliza para fundamentar la investigación, modificar la relación clínica y la toma de decisiones en sanidad, generar debates sobre justicia y distribución de recursos y afrontar responsablemente el desarrollo de las tecnologías biomédicas[1].

La bioética[2] proporciona la base para la deliberación interdisciplinar sobre los problemas de la vida, donde la enfermera tiene un papel clave por su visión biopsicosocial de la persona. Para ello no solo se debe conocer la norma, sino que debe existir una formación en valores, desarrollando sensibilidad y un discurso ético sólido que puede partir de la ética del cuidado.

Existen numerosas ocasiones en las que a un enfermero le pueden surgir problemas éticos en su práctica con niños y adolescentes. Los niños tienen una capacidad de comprensión diferente a la de un adulto, por lo que la información se adaptará a la etapa del desarrollo; en ocasiones no serán los que finalmente tomen la decisión u otorguen el consentimiento informado, pero, aún así, siempre se les deberá escuchar. En la adolescencia pueden aparecer conflictos entre los padres, los sanitarios y el adolescente, por ello conviene saber en qué momentos el adolescente tendrá capacidad para decidir en materia sanitaria y cuándo existe la obligación de avisar a los padres[3].

Ética del cuidado

Kohlberg expuso que las niñas, frente a los niños, tenían dificultades para llegar a los niveles más elevados de desarrollo moral. Carol Gilligan, al incluir niñas en sus investigaciones, concluyó, en la publicación de su libro en 1982, que niños y niñas tienen en realidad patrones diferentes de desarrollo moral, y construyó un nuevo modelo de desarrollo moral en el que las niñas tenían que establecer vínculos con los demás y asumir la responsabilidad del cuidado; lo denominó **ética del cuidado o de la responsabilidad**, en contraste con el modelo masculino al que llamó **ética de los derechos o de la justicia**[4].

Carol Gilligan desarrolló una ética fundamentada en la voz y las relaciones, en la importancia de poder manifestarse y ser oído y escuchado con respeto. Una ética del cuidado dirige nuestra atención hacia la necesidad de responsabilidad en las relaciones (prestando atención, escuchando y respondiendo) y hacia el coste de perder la conexión con uno mismo o con los otros[4].

CAPACIDAD LEGAL EN LA INFANCIA Y ADOLESCENCIA SEGÚN LA EDAD

En España se establece la mayoría de edad a los 18 años, aunque la **mayoría de edad sanitaria** se adquiere a los 16 años. En la sanidad española el paciente menor de 16 años será representado por quien posea la patria potestad, guarda o tutela, y será quien otorgue el consentimiento por representación; pero los profesionales sanitarios deben velar porque el menor participe en la medida de lo posible en la toma de decisiones sobre su proceso de salud y siempre sea escuchada su opinión, conforme a lo dispuesto en el artículo 9 de la Ley Orgánica 1/1996, de 15 de enero, de Protección Jurídica del Menor.

La patria potestad define quién tiene la autoridad sobre el menor. Generalmente la poseen ambos progenitores, o uno solo con el consentimiento expreso o tácito del otro[3].

La emancipación sitúa al menor en una situación de capacidad de obrar intermedia entre la mayoría y la minoría de edad desde el punto de vista patrimonial. Puede darse por matrimonio, por cesión de los padres o titulares de la patria potestad o cuando la otorga un juez. Con la minoría de edad existe capacidad de obrar restringida; en ese caso será necesario un representante legal[3].

INFORMACIÓN Y CONSENTIMIENTO INFORMADO EN NIÑOS, NIÑAS Y ADOLESCENTES

La Ley General de Sanidad de 1986 y la Ley 41/2002, de 14 de noviembre, básica reguladora de la autonomía del paciente y de derechos y obligaciones en materia de información y documentación clínica[5] junto con la legislación vigente posterior, mantienen que el titular del derecho a la información es el paciente, incluso con menores de edad; por ello, al menor se le dará la información de forma progresiva y adaptada a su capacidad, según su etapa de desarrollo, pero no se le mentirá. Se tendrá en cuenta la **verdad tolerable**, que se define como la cantidad de información que el paciente es capaz de asumir sin que le cree más problemas de salud[6].

Las opiniones del menor serán siempre tenidas en cuenta en función de su edad y su grado de madurez, que será valorado por el personal sanitario a razón del desarrollo evolutivo del menor y su capacidad para comprender y evaluar el asunto concreto a tratar en cada caso, tal y como recoge en el artículo 9 la Ley 41/2002. Se considera, en todo caso, que tiene suficiente madurez cuando tenga 12 años cumplidos (Ley Orgánica 8/2015, de 22 de julio, de modificación del sistema de protección a la infancia y a la adolescencia, artículo 9.2, y Real Decreto 16/2015, de 28 de julio, de modificación del sistema de protección a la infancia y a la adolescencia)[3].

Anterior a la reforma de la Ley 41/2002, quien tomaba la decisión era el paciente con la mayoría de edad sanitaria (16 años) y el criterio subjetivo de madurez (menor maduro). Actualmente se presta el consentimiento cuando se adquiere la mayoría de edad sanitaria, pero tiene algunas excepciones en las que se requiere la mayoría de edad jurídica o consentimiento por representación (Ley 41/2002, artículo 9.3), por entenderse que se carece de la capacidad necesaria para entender la naturaleza y consecuencias de la actuación. Estas situaciones son:

- Actuación de grave riesgo para la vida o salud del menor (según el criterio del facultativo).
- Trasplantes de órganos.
- Donación de sangre.
- Técnicas de reproducción asistida y esterilizaciones.
- Participación en ensayos clínicos.
- Instrucciones previas.

 La Ley 4/2023, de 28 de febrero[7], para la igualdad real y efectiva de las personas trans y para la garantía de los derechos de las personas LGTBI, se aprobó para garantizar el derecho a la libre determinación de la identidad de género y su despatologización regulando el reconocimiento del Estado de las personas transgénero, mediante cambio en el Registro Civil eliminando la necesidad de la mediación de testigos, la hormonación durante 2 años y sin ningún informe médico que las catalogue como enfermas.

Las prácticas de modificación genital en personas menores de 12 años no están permitidas; entre 12 y 16 años se permitirán a solicitud de la persona menor, atendiendo al consentimiento informado y el nivel de madurez personal.

El procedimiento para el cambio, relativo al sexo y/o nombre, en el Registro Civil se solicita en doble comparecencia a partir de los 16 años, siendo necesaria la autorización de los progenitores ente 14 y 16 años, y un expediente de jurisdicción voluntaria entre 12 y 14 años.

- Interrupción voluntaria del embarazo (IVE).

 Ley Orgánica 2/2010[8]. El artículo 13.3 obligaba a que se solicitase con el consentimiento expreso de la mujer embarazada o del representante legal. No obstante, el artículo 9.3.c manifiesta que, en caso de actuación de grave riesgo, los padres de la gestante serán informados y su opinión será tenida en cuenta para la elección final.

Tras la reforma con la Ley 26/2015[9] para practicar un IVE, es necesario la manifestación expresa de voluntad de la menor y el consentimiento expreso de sus representantes legales. En caso de que no haya criterios unánimes entre los representantes legales y la gestante, se dictamina en el Código Civil que la patria potestad se ejercerá por aquel progenitor con quien la hija gestante conviva. Y si ocurriese conflicto mayor se deberá solicitar intervención del Ministerio Fiscal.

Con la aprobación de la Ley Orgánica 1/2023[10], de 28 de febrero, por la que se modifica la Ley Orgánica 2/2010, de 3 de marzo, de salud sexual y reproductiva y de la interrupción voluntaria del embarazo, se establece que las mujeres a partir de los 16 años, o con algún tipo de discapacidad, podrán interrumpir su gestación sin necesidad del consentimiento de sus representantes legales.

El artículo 9.6 de la Ley 26/2015[9], de 28 de julio, de modificación del sistema de protección a la infancia y a la adolescencia expone que en los casos en los que el consentimiento lo otorgue el representante legal, la decisión deberá adoptarse atendiendo al mayor beneficio para la vida o salud del menor y, en caso de que el profesional sanitario considere que esa decisión no es la idónea para el menor, tendrá que comunicarse obligatoriamente al Ministerio Fiscal. Dicho artículo manifiesta que si por razones de urgencia, no fuera posible recabar la autorización judicial, serán los profesionales sanitarios los que adopten las medidas necesarias para la salvaguarda de la vida o salud de la paciente, amparados por el estado de necesidad terapéutica.

Frecuentemente, en la práctica asistencial en pediatría aparecen confrontaciones morales con la relación clínica actual[3,8], que suele empoderar a la autonomía y evitar el antiguo modelo de relación paternalista en el que el profesional sanitario trataba al paciente como a un hijo, realizando la elección terapéutica sin tener en cuenta las prioridades del paciente.

En la actualidad, existe la obligación de obtener el consentimiento informado basándose en respetar la decisión de los pacientes y procurarles el mayor bien. Para ello, el consentimiento informado debe ser un proceso gradual[6], partir de una información completa, veraz, acorde al nivel de compresión del paciente del procedimiento y ofrecer posibles alternativas, además de ser otorgado voluntariamente, sin presión. Si, a criterio del profesional, el paciente es capaz de comprender el alcance de la intervención, deberá dar el consentimiento él mismo. Para ello hay que ser capaces de valorar la entidad de la intervención a la que se debe someter el paciente y la capacidad del menor[11].

También existe la posibilidad de que el paciente no quiera ser informado y se deberá respetar su voluntad dejando reflejado en la historia clínica su deseo.

DERECHOS Y DEBERES DE NIÑOS Y ADOLESCENTES

En el artículo 43 de la Constitución Española se recoge el derecho a la protección de la salud.

La Declaración Universal sobre el Genoma Humano y los Derechos Humanos que se aprobó el 11 de noviembre de 1997, manifiesta el respeto de los derechos humanos fundamentales y, sobre todo, los del niño[3].

En el año 2000 quedó de manifiesto en la **Declaración de Mónaco** que el niño es un ser vulnerable, pero su autonomía no debe ser obviada. Por ello, sus derechos y la protección de su desarrollo vienen avalados en este documento sobre bioética y los derechos del niño a la vida, la libertad, y a la salud física y mental.

Los niños son más vulnerables que las personas en otras etapas vitales, por su inmadurez física y mental, lo cual motiva que los profesionales sanitarios deban ser garantes de sus derechos.

En la Convención sobre los Derechos del Niño y el Instrumento de Ratificación español[12], se manifiesta que los niños y adolescentes tienen derecho a la intimidad, a recibir educación para la salud, promoción de la salud, prevención de minusvalías psíquicas y físicas, detección precoz de factores de riesgo sociofamiliares, exámenes de salud y calendario vacunal, a la atención sanitaria, a no sufrir hospitalizaciones evitables, a recibir tratamientos precisos y un tratamiento adecuado del dolor, confort y poder disfrutar de aulas escolares mientras estén hospitalizados, espacios lúdicos y biblioteca, separación de zonas pediátricas de las de adultos y estar acompañados por sus padres o tutores en las instituciones sanitarias. Tienen derecho a que se respete el nacimiento natural y la lactancia materna.

En la atención al adolescente se tendrá especial atención a promover buenos hábitos de salud, prevenir y detectar conductas de riesgo, problemas de salud mental, trastornos de la conducta alimentaria o recibir educación para la salud sobre relaciones afectivas o sexuales.

ÉTICA E INVESTIGACIÓN CLÍNICA EN NIÑOS, NIÑAS Y ADOLESCENTES

La finalidad de la bioética es generar herramientas para obtener respuestas frente a interrogantes morales vulnerando, en la menor medida, los valores enfrentados en el **conflicto ético**[3].

La **investigación clínica** consiste en que un grupo reducido de personas se presten voluntarias a recibir un fármaco

o intervención y conocer si es beneficioso o no, para beneficiar al resto de la población. En pediatría, como en otros ámbitos, existe la necesidad de investigar en esta franja de edad tan amplia (desde el nacimiento hasta los 16-18 años), que engloba múltiples peculiaridades que la diferencian de la investigación clínica en otros pacientes[14].

La bioética es la encargada de marcar límites que no debe sobrepasar el ser humano y por ello, a lo largo de la historia, se han confeccionado numerosos códigos y declaraciones. A continuación, se detallan algunos de ellos[3,6,11,13].

El **Código de Núremberg** (1947) se redactó tras las investigaciones realizadas en los campos de concentración durante la Segunda Guerra Mundial. Recoge los principios básicos para la investigación médica en humanos y el desarrollo de la responsabilidad en la praxis de la ética médica. Consta de diez preceptos, entre los cuales aparece el consentimiento informado voluntario del paciente o de su representante legal, actualmente esencial en cualquier tipo de investigación.

Con el paso del tiempo fue necesario adaptar las conclusiones anteriores a las necesidades que fueron surgiendo, y por ello, en 1964, la Asamblea Médica Mundial aprobó la **Declaración de Helsinki**, cuya finalidad fue cuidar el bienestar de la persona con la que se realiza el experimento, que tiene como objetivo mejorar la salud de la sociedad.

A pesar de contar con estas directrices, a lo largo de la historia se continuaban cometiendo atrocidades en investigación; por ello, en 1975 se firmó la **Declaración de Tokio** para disminuir o terminar con la tortura en la investigación.

Existe otro documento de gran importancia con aplicación en la investigación y en la asistencia sanitaria, ya que enunció los principios éticos básicos (respeto por las personas, beneficencia y justicia), sirvió de base de la legislación norteamericana y tuvo gran influencia en la legislación occidental: es el **Informe Belmont** (1978) que se redactó como respuesta al experimento de Tuskegee, en el que sometieron a numerosos afroamericanos a la evolución natural de la sífilis; a muchos hasta les infectaron intencionadamente, provocándoles incluso a la muerte.

Más tarde, L. Beauchamp y J. F. Chilress desarrollaron la corriente más conocida y utilizada en la práctica clínica, denominada **principialismo**, en la que proponen los principios fundamentales y básicos: autonomía, beneficencia, no maleficencia y justicia.

- El principio de justicia implica dar a cada uno lo suyo, aquello a lo que tiene derecho respetando la legalidad vigente, buscando la equidad y protección de los más vulnerables; son la eficiencia profesional, la institución y el propio sistema de salud quienes optimizan los recursos limitados extrayendo de ello el mayor beneficio posible. Los niños en numerosas ocasiones no conocen los medios disponibles y sus representantes legales puede que tampoco, por ello serán los profesionales sanitarios los que velen por impartir la justicia que toda persona necesite.
- El principio de no maleficencia consiste en, al menos, no producir daño al paciente.
- La autonomía implica que cada persona pueda ejercer su libertad para cumplir y lograr sus ideales y la plenitud respetando esa autonomía personal, aunque esté mermada,

como en es el caso de algunas edades pediátricas. En este principio se fundamenta el consentimiento informado.
- El principio de beneficencia es mucho más que hacer al paciente el mayor bien posible según su escala de valores; supone atender a la calidad de vida del paciente buscando la excelencia para obtener los mejores resultados.

Estos principios pueden entrar en conflicto entre sí, tanto en el contexto de la investigación clínica como en la asistencia sanitaria, y ello dio lugar a la clasificación de Diego Gracia de principios de primer nivel (justicia y no maleficencia) y de segundo nivel (autonomía y beneficencia), siendo prioritarios los del primer nivel sobre el segundo, en caso de conflicto[15].

Las negligencias, tanto en la investigación como en la práctica clínica fueron aconteciendo, y por ello en 1997 el Consejo de Europa impulsó el **Convenio de Oviedo**, la primera norma internacional vinculante para los estados firmantes cuyo objetivo fue la protección de los Derechos Humanos y la Dignidad del Ser Humano con respecto a las aplicaciones de la Biología y la Medicina, con la intención de evitar el abuso de la tecnología sobre los humanos, defendiendo la dignidad humana.

COMITÉS DE BIOÉTICA

Para resolver los conflictos de valores es muy útil el apoyo de los **comités de bioética**. En España, cada colegio profesional de enfermería cuenta con una **comisión deontológica** compuesta por enfermeros colegiados. Es el órgano colegial que tiene atribuida la función de instruir los procedimientos incoados a colegiados por posibles incumplimientos de las normas deontológicas que rigen la profesión enfermera: el código deontológico.

El **Código Deontológico** de la Enfermería Española[16] fue elaborado por el Consejo General de Enfermería y es de obligado cumplimiento para todos los enfermeros de España. Entró en vigor el 28 de febrero de 1990.

Consta de 13 capítulos, 85 artículos y 6 adiciones cuya finalidad es aplicar las reglas éticas del trabajo profesional, mantener un nivel profesional y procurar el bienestar de las personas basándose en los derechos humanos, partiendo de la persona como un ser integral, entendiendo la Enfermería como una profesión que contribuye a satisfacer las necesidades de las personas, de acuerdo a criterios de calidad y excelencia profesional utilizando los recursos disponibles de manera sostenible.

En su capítulo VII viene recogido el derecho del niño a crecer en salud y dignidad. Las/os enfermeras/os, en el ejercicio de su profesión, deberán salvaguardar los derechos del niño como obligación ética y responsabilidad social.

- Los protegerán de cualquier forma de abuso y denunciarán a las autoridades competentes los casos de que tengan conocimiento (artículos 38 y 39).
- Promoverán la salud y el bienestar familiar, suscitando que los niños sean deseados, protegidos y cuidados para que crezcan con salud y dignidad (artículo 40).
- Contribuirán a que reciban los cuidados preventivos y curativos necesarios, así como una adecuada alimentación vivienda y educación (artículo 41).

- Contribuirán a intensificar las formas de protección y cuidados en niños con necesidades especiales, evitando que sean maltratados y explotados, y procurarán la reinserción o adopción de niños abandonados (artículo 42).

Comité de ética asistencial

En la actividad asistencial de la disciplina enfermera se plantean constantemente conflictos éticos de difícil solución en solitario, que deben resolverse en los **comités de ética asistencial**, órgano colegiado compuesto por diferentes profesionales capacitados para la resolución de los problemas éticos que puedan surgir durante la actividad asistencial.

Se caracteriza por ser un órgano consultivo o asesor, interdisciplinar, independiente y que toma sus decisiones basándose en la deliberación. Su motivación básica ha sido la de proteger los derechos de las personas y el intento de buscar soluciones éticas a los conflictos, trabajando sobre la relación clínica con el fin de contribuir a la humanización de la asistencia sanitaria. Se plantean como comités integrados y reconocidos en los hospitales y/o áreas sanitarias. Las resoluciones que emite el comité de ética no son vinculantes, es decir, son orientativas y sirven como consejo de experto al profesional que lo consulta.

Comité de ética en la investigación clínica

Se formaron para velar por los derechos de los participantes en los estudios de investigación; para ello supervisan la metodología para que cumpla con las normas de las buenas prácticas clínicas, analizan los aspectos éticos, realizan auditorías y guardan registro de los protocolos de la investigación[17].

MÉTODO DELIBERATIVO

Los conflictos en bioética no suelen ser por hechos clínicos o profesionales, sino que tienen que ver con cuestiones de valores que son elegidos por la persona y le hacen dar importancia a algo para los seres humanos y que les exige su respeto. Los valores son la base de las obligaciones morales, lo que configura la personalidad de cada individuo y le hace actuar motivando sus elecciones en cada momento.

En las sociedades actuales hay mucha pluralidad y coexisten y conviven diferentes sistemas de valores; por ello, la enfermera necesita conocerlos e incluirlos para la toma de sus decisiones, para que sus acciones sean correctas y de calidad. En la práctica clínica se producen numerosas situaciones en las que aparecen **conflictos éticos**, es decir que se presentan situaciones en las que hay un conflicto entre valores del individuo, entre dos imperativos éticos, de tal forma que obedecer a uno de ellos implica la transgresión del otro.

La enfermera debe ser una pieza fundamental para conocer los valores importantes para el niño, el adolescente y su familia, para poder plantear una deliberación que ayude a escoger la mejor elección, utilizando el razonamiento de las posiciones, la argumentación para tomar una decisión final en un contexto de incertidumbre. Con la deliberación se fomenta la capacidad crítica de las personas, además de desafiarles para que tomen una decisión conjunta y argumenten la elección escogida. Para ello habrá que desarrollar hábitos cognitivos y emocionales, además de estrategias de pensamiento y actitudes vitales, para tomar decisiones prudentes[18].

El profesional necesita contar con información completa, verídica y fiable, tendrá que desarrollar su capacidad de escucha activa, defendiendo los intereses y valores de una manera pacífica y crítica de forma consecuente, respetando los diferentes puntos de vista del resto de personas, reflexionando sobre el pensamiento lógico, coherente, estructurado y teniendo en cuenta las alternativas posibles hasta elegir una conclusión.

El **método deliberativo**[19] precisa del esfuerzo de abrir la mente para contemplar alternativas, participar en controversias y debate, cuestionando las propias creencias y empoderando los valores del resto para crecer. Por tanto, los juicios que se emiten tras un procedimiento deliberativo no poseen la verdad universal, sino que intentan ofrecer el juicio óptimo, el curso óptimo de acción, sin ser la verdad absoluta, pero siendo una decisión prudente que lesione minoritariamente los valores positivos.

> La **deliberación** es un razonamiento práctico que tiene como fin la elección del curso de acción óptimo; para ello hay que conocer y evaluar las circunstancias concretas de los hechos, pero al reflexionar sobre qué se hará que el futuro, los juicios son inciertos.

Se debe identificar los cursos de acción posibles; por lo general es más fácil identificar los cursos de acción extremos que suelen lesionar completamente uno de los valores en conflicto, para así detectar los intermedios que conducirán a la decisión más prudente. La deliberación busca soluciones en ambientes de incertidumbre; hay que tener en cuenta que un mismo problema ético puede tener varias soluciones diferentes y todas correctas, siempre que estén argumentadas con solidez. Es necesario el diálogo y la mente abierta para poder contemplar diferentes perspectivas que completen la propia visión.

El procedimiento de la deliberación es el siguiente[19]:

1. Presentación del caso: exposición del caso y aclaraciones.
2. Discusión de los aspectos clínicos de la historia.
3. Identificación de los problemas morales.
4. Elección del problema clave moral que analizar.
5. Identificación de valores en conflicto.
6. Identificación de los cursos extremos de acción.
7. Búsqueda de los cursos intermedios.
8. Selección y análisis del curso óptimo de acción.
9. Decisión final.
10. Comprobar la consistencia de la decisión tomada, sometiéndola a la prueba de legalidad, publicidad (si estuviera dispuesto a defenderla públicamente) y a la temporalidad (si se tomara la misma decisión en caso de tener que esperar horas o días).

La deliberación tiene como objetivo resolver conflictos de valores en sociedades pluralistas, mediante la participación activa de todos los miembros implicados, que activan su pensamiento crítico desde la prudencia para encontrar la solución óptima, siempre con carácter provisional, sometido al debate racional, plural y crítico, eligiendo un curso de acción que no sea extremo.

PUNTOS CLAVE

- La bioética proporciona una base para la deliberación sobre los problemas de salud-enfermedad de los niños y sus familias, ayudando en la toma de decisiones clínicas.
- El código deontológico de la enfermera orienta su actividad profesional.
- La legislación sobre los derechos y deberes de los niños en relación con la salud ha avanzado en los siglos XX y XXI
- El método deliberativo se plantea como elemento de razonamiento para elegir la mejor opción ante una toma de decisión en un conflicto de valores.

REFERENCIAS

1. De Abajo F, Feito L, Gracia D, Júdez J. Origen, fundamentación y método de la bioética. En: La bioética en la educación secundaria. Madrid: Ministerio de Educación y Ciencia; 2007, p. 9-50.
2. Torralba F. Bioética: conceptos fundamentales. En: Gómez-Hera JM (coord.). Dignidad de la vida y manipulación genética. Madrid: Biblioteca Nueva; 2002.
3. Cabrejas Casero AM, Rodríguez González Y. Capacidad jurídica. Menor Maduro. FUDEN. Bioética para enfermería: Nivel aprendiz. 2ª ed. Madrid. 2023, p. 277-94.
4. Domingo Moratalla A. Cuidado y responsabilidad: de Hans Jonas a Carol Gilligan. PT [Internet]. 2019;75(283 S.Esp):357-73. Disponible en: https://revistas.comillas.edu/ index.php/pensamiento/article/view/11331 [consultado en 04-03-2025].
5. Ley 41/2002, de 14 de noviembre, básica reguladora de la autonomía del paciente y de derechos y obligaciones en materia de información y documentación clínica. Madrid: BOE; 2002.
6. Calvo C, Sainz T, Codoñer-Franch P, et al. La investigación en Pediatría en España: retos y prioridades. Plataforma INVEST-AEP [Paediatric research in Spain: Challenges and priorities. INVEST-AEP Platform]. An Pediatr (Barc). 2018;89(5):314.e1-314.e6. Doi:10.1016/j.anpedi.2018.09.001.
7. Ley 4/2023, de 28 de febrero, para la igualdad real y efectiva de las personas trans y para la garantía de los derechos de las personas LGTBI. Madrid: BOE; 2023.
8. Ley Orgánica 2/2010, de 3 de marzo, de salud sexual y reproductiva y de la interrupción voluntaria del embarazo. Madrid: BOE; 2010.

9. Ley 26/2015, de 28 de julio, de modificación del sistema de protección a la infancia y a la adolescencia. Madrid: BOE; 2015.

10. Ley Orgánica 1/2023, de 28 de febrero, por la que se modifica la Ley Orgánica 2/2010, de 3 de marzo, de salud sexual y reproductiva y de la interrupción voluntaria del embarazo. Madrid: BOE; 2023.

11. Gracia D, Problemas éticos en medicina. En: Guariglia, O (ed.). Cuestiones morales. Madrid: Trotta; 1996, p. 274-6.

12. Instrumento de Ratificación de la Convención sobre los Derechos del Niño, adoptada por la Asamblea General de las Naciones Unidas el 20 de noviembre de 1989. BOE núm. 313, de 31 de diciembre de 1990, páginas 38897 a 38904. Disponible en: https://www.boe.es/eli/es/ai/1989/11/20/(1).

13. Parra Sepúlveda D, Ravetllat Ballesté I. El consentimiento informado de las personas menores de edad en el ámbito de la salud. Ius et Praxis vol.25 no.3 Talca dic. 2019.

14. Report to the European Commission. 3 May 2016. EMA/795830/2015. Human Medicines Research and Development Support Division. Disponible en: https://health.ec.europa.eu/system/files/2016-11/2015_annual_report_0.pdf [consultado en 14-06-2019].

15. Gracia D. Fundamentos de Bioética. Eudema Universidad; 1989. ISBN: 9788477540458.

16. Código Deontológico Enfermería Española [Internet]. Disponible en: https://www.codem.es/codigo-deontologico [consultado en 04-03-2025].

17. Comité Nacional de Bioética. Guía para los miembros de los Comités de Ética de Investigación. 2011 [Internet]. Disponible en: https://comitedebioetica.isciii.es/wp-content/uploads/2023/10/Guia-para-Comites-de-Etica-de-Investigacion.pdf [consultado en 12-08-2019].

18. Gracia D. Procedimientos de decisión en ética clínica. San Sebastián: Triacastela; 2007.

19. Gracia D. La deliberación moral: el método de la ética clínica [Internet]. Med Clin. 2001;117(1):18-23. DOI: 10.1016/ S0025-7753(01)71998-7 [consultado en 13-03-2020].

  CASO AUTOEVALUACIÓN ENLACES DE INTERÉS 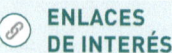 PREGUNTAS DE REFLEXIÓN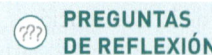

Maltrato infantil

5

I. Corral Liria y C. Escobar Ortega

 OBJETIVOS

- Definir el concepto de maltrato infantil, así como los diferentes factores, tipos y formas de clasificarlo.
- Determinar cuestiones claves para la detección y atención ante situaciones de maltrato infantil.
- Describir elementos preventivos en el maltrato para la etapa de la infancia y adolescencia.
- Identificar la importancia social y sanitaria del maltrato infantil.

INTRODUCCIÓN

La violencia ha formado parte de la sociedad como una constante histórica y actualmente se encuentra presente con independencia del estrato social o la edad. La **violencia** es «toda acción, omisión o trato negligente que priva a las personas menores de edad de sus derechos y bienestar, que amenaza o interfiere su ordenado desarrollo físico, psíquico o social, con independencia de su forma y medio de comisión, incluida la realizada a través de las tecnologías de la información y la comunicación, especialmente la violencia digital». Constituye un problema de salud pública y una violación de los derechos humanos fundamentales, incluido el derecho a la protección contra todas las formas de violencia y el derecho al goce del grado más alto posible de salud[1]. Según datos del Ministerio de Sanidad, en España en 2021 se atendieron a 1.893 niños con diagnóstico de violencia. Esta situación es percibida por un 35,7 % de los niños y adolescentes que autodeclaran haber sufrido en alguna ocasión una situación de violencia[2]. Afecta al ámbito familiar, dado que UNICEF calcula que aproximadamente 3 de cada 4 niños y niñas de entre 2 y 4 años son expuestos regularmente a violencia por parte de sus padres y cuidadores[3].

La Organización Mundial de la Salud (OMS) define el **maltrato infantil** como «cualquier forma de abuso o desatención que afecte a un menor de 18 años, abarca todo tipo de maltrato físico o afectivo, abuso sexual, desatención, negligencia y explotación comercial o de otra índole que dañe o pueda dañar la salud, el desarrollo o la dignidad del menor, o que pueda poner en peligro su supervivencia en el contexto de una relación de responsabilidad, confianza o poder»[4].

Asimismo, la Clasificación Internacional de Enfermedades (CIE-11)[5], añade el **abandono**, y el Grupo de Naciones Unidas de la Convención de los Derechos del Niño[6] los términos de **mendicidad**, **corrupción**, **explotación laboral** y **maltrato institucional**.

A continuación, se definen algunos términos[7]:

- **Omisión**: situaciones en las que no se cubren las necesidades básicas del menor, de forma temporal o permanente.
- **Negligencia**: situación en la que las necesidades básicas del menor (nutrición, salud, educación, desarrollo emocional, vivienda) son desatendidas, por falta de responsabilidad o por vigilancia deficiente, de forma temporal o permanente, por parte de la persona encargada de proporcionárselas.
- **Acción**: cualquier intervención o acto no accidental, que provoca un daño físico, una enfermedad o un grave riesgo de padecerla.
- **Corrupción**: cuando una persona adulta incita al menor a consumir drogas, o le utiliza como pieza principal en un negocio no legal.
- **Conflicto social**: cuando un menor ha cumplido 12 años y tiene una conducta de convivencia social muy negativa, pudiéndole causar daños a terceros.
- **Maltrato institucional**: cuando se realiza una acción o bien se omite, se abusa, se lleva a cabo una negligencia en una normativa, en un procedimiento de un poder público que cause un problema de salud biopsicosocial, de seguridad, o bien viole los derechos básicos del niño/a.
- **Maltrato familiar**: cuando se produce por parte de las personas de su ámbito consanguíneo o afín, generando una situación de desamparo.
- **Desamparo**: definido en el Código Civil de España, artículo 172, como «situación que se produce de hecho a causa del incumplimiento, o del imposible o inadecuado ejercicio de los deberes de protección establecidos por las leyes para la guarda de menores, cuando estos queden privados de la necesaria asistencia moral y material» o se advierta peligro físico o psíquico para el menor.
- **Desatención**: conlleva un abandono, menosprecio, desestimación en el cuidado de un menor.

Ante la aparición de los casos, es fundamental determinar la gravedad del maltrato y la vulnerabilidad de quien lo sufre/padece, evaluando la cronicidad y frecuencia y grado del maltrato, acceso de quien ejerce la violencia y la relación que mantienen, y las características y condiciones en las que se encuentra el menor.

- **Maltrato leve o moderado**: se da cuando existen indicadores que se pueden abordar desde el entorno familiar, realizando una intervención educativa por un equipo multidisciplinar, para desarrollar una **parentalidad positiva** (v. *Enlaces de interés*) y fortalecer las habilidades incompatibles con la violencia mediante un procedimiento ordinario, debido a que no existe riesgo vital físico, ni emocional, ni desprotección.
- **Maltrato grave**: es una situación urgente, existiendo indicadores que ponen en peligro la integridad y bienestar del niño. Es muy importante valorar diferentes situaciones: si el menor tiene una discapacidad, la posibilidad de ser víctima de **mutilación genital femenina**, las características de los padres o cuidadores principales, las del entorno familiar y si se ha solicitado alguna vez alguna ayuda[7].

Los datos y las cifras que muestra la OMS[4] indican que una cuarta parte de todos los adultos indican haber sufrido maltrato físico de niños; 6 de cada 10 niños menores de 5 años sufren castigos corporales o violencia psicológica a manos de sus progenitores o cuidadores; 1 de cada 5 mujeres y 1 de cada 7 hombres declaran haber sufrido abusos sexuales en la infancia; se estima que al año mueren por homicidio alrededor de 41.000 menores de 18 años[4], teniendo en cuenta que se trata de un problema muy difícil de detectar, porque pueden pasar desapercibidos o no ser desvelados.

La prevalencia real del maltrato infantil es desconocida, al no ser detectados todos los casos. Su detección viene condicionada por la naturaleza del problema, porque se puede producir en diferentes ámbitos, como el familiar, educativo y social, además de existir un gran miedo a denunciarlo. A ello, hay que añadirle la existencia de una formación insuficiente de los profesionales, cuestión que puede influir en su infradetección. Ante estas situaciones, diferentes expertos asemejan la situación a la de un **iceberg**, estimando que los casos detectados son solo un 10-20 % de los casos reales[7].

FACTORES DE RIESGO

No existe un factor que explique por sí solo por qué una persona maltrata, puesto que hay que tener en cuenta factores biológicos, psicológicos, sociales, culturales, económicos y políticos. Para ello, se utiliza el modelo ecológico, al ser necesario actuar simultáneamente en los niveles y sectores que lo componen y realizar con ello una prevención eficaz. A esto se une la dificultad en el diagnóstico (ya que en numerosas ocasiones no llega a sospecharse), la escasa formación profesional sobre el maltrato (tanto en estudios de pregrado como en posgrado), así como la propia idiosincrasia de cada profesional. La mayor presencia de factores de riesgo, genera mayor probabilidad de maltrato.

Los factores de riesgo se pueden agrupar según estén relacionados con[7]:

- **El profesional sanitario, que puede detectar el maltrato infantil, pero no notificarlo por**:
  - Lesiones consideradas de poca importancia.
  - Miedo a equivocarse, al no tener la certeza de cómo se han producido.
  - Preocupaciones profesionales sobre los procedimientos legales y sus implicaciones para el profesional, tanto a nivel económico y personal (perder horas de trabajo, número de traslados para declarar, etc.) como por la reacción de los padres y la familia del menor.
  - Experiencias anteriores con resultados negativos o traumáticos.
  - Mitos o creencias erróneas sobre las consecuencias negativas para el menor de la notificación del maltrato infantil (*los niños salen más perjudicados si se comunican los hechos*, porque el agresor actuará con más violencia si se siente investigado, o por la creencia de que es mejor tener unos malos padres que una buena institución).
  - Considerar que es un asunto privado de esa familia y que no se debe interferir.
- **Factores individuales de los progenitores o cuidadores**:
  - Haber sido objeto de abuso o negligencia en su infancia.
  - Baja tolerancia al estrés o elevados niveles de estrés.
  - Respuestas desproporcionadas e impulsivas a las conductas del menor (llanto, juego, etc.).
  - Déficit de estrategias para resolver problemas que se presentan en la crianza.
  - Estilo educativo parental excesivamente laxo o punitivo, dificultades para controlar la conducta de sus hijos.
  - Alteraciones patológicas en los padres (mentales, discapacidades, enfermedades crónicas) que puedan conllevar la ausencia de cuidados.
  - Adicción a tóxicos.
  - Participación en actividades delictivas.
- **Factores de la familia como sistema y la comunidad**:
  - Situaciones de violencia familiar, que incluye la violencia de género intrafamiliar.
  - Falta de respeto en los roles de género y en la pareja.
  - Embarazo no deseado, accidental o traumático (violación).
  - Progenitores muy jóvenes.
  - Problemas sociales (dificultad económica, paro de larga duración, prostitución, mendicidad).
  - Normalización social de la violencia.
  - Discriminación familiar por nacionalidad, etnia, religión, orientación sexual, discapacidad o estilo de vida.
  - Familia monoparental con falta de apoyo.
  - Desestructuración familiar.
  - Antecedentes de retiro de tutela, guardia o custodia de otros hijos.
- **Factores individuales del niño**:
  - Niños no deseados o que no cumplen las expectativas de los padres.
  - Prematuridad.
  - Problemas físicos o mentales.
  - Discapacidad física o mental.

– Malformaciones o enfermedades crónicas.
– Alteración en el desarrollo psicomotor.
– Problemas de conducta (oposicionista-desafiante, hiperactividad, absentismo escolar).
– Situaciones de inseguridad en la relación de apego afectivo con sus progenitores.
– Carácter difícil (irritabilidad, impulsividad, falta de autocontrol).
– Edad menor de 4 años.

TIPOLOGÍAS Y FORMAS DE MALTRATO[7,8]

En este libro se propone una clasificación en la que se entrelazan los diferentes tipos de maltrato infantil que pueden darse con las diferentes formas de aplicarlos, teniendo presente que:

- Se encuentra enmarcado dentro del momento en el que se produce, bien sea **prenatal** (sobre el feto) o posnatal (en el menor ya nacido).
- Puede ser ejercido por diferentes personas y con distintos lazos (familiares, de amistad, institucionales) pero siempre en el contexto de una relación de responsabilidad, confianza o poder.
- Las instituciones, donde en ocasiones tiene lugar esa violencia, desempeñan un papel fundamental.

En abril de 2024 el Ministerio de Sanidad[8] publicó el *Protocolo común de actuación sanitaria frente a la violencia en la infancia y la adolescencia*; cada comunidad autónoma elabora su protocolo a nivel regional con los recursos disponibles[9].

En 2022, el Registro Unificado de sospechas de Maltrato Infantil[3] (RUMI) recibió 29.770 notificaciones de sospecha de maltrato hacia niños, con un 38 % de incremento respecto a 2021, cuyas tipologías principales se describen en la **tabla 5-1**.

Maltrato físico

Es el tipo de maltrato más fácil de detectar por el profesional del ámbito sanitario. Constituye el 30 % de los casos notificados a RUMI (v. Tabla 5-1). El **maltrato físico por acción** se puede manifestar como:

- Lesiones cutáneas, tales como equimosis, heridas, hematomas, escoriaciones, escaldaduras, quemaduras, mordeduras o alopecia traumática.
- Fracturas, luxaciones y arrancamientos.

Tabla 5-1. Casos notificados en el Registro Unificado de sospechas de Maltrato Infantil (RUMI) en 2022

Abuso sexual	18 %
Maltrato físico	30 %
Maltrato emocional	46 %
Negligencia	67 %

Adaptada de: UNICEF[3].

- **Síndrome del niño zarandeado**, también conocido como *shaken baby*. Se presenta cuando el menor es agitado de forma violenta por los hombros, desplazándose la cabeza bruscamente hacia atrás y hacia delante, lo que puede ocasionar graves lesiones oculares, como ceguera, incluso bilateral, hemorragia en la retina, hemorragia cerebral o hematoma subdural. Su detección suele producirse en las unidades de cuidados críticos.
- Asfixia mecánica.
- Intoxicaciones.
- Síndrome de Münchhausen por poderes o **enfermedad generada por el cuidador** o trastorno facticio impuesto sobre otros, según el DSM-5. Se produce cuando uno de los padres o abuelos, aunque normalmente es la madre, provoca, simula o inventa una sintomatología de una enfermedad orgánica o psíquica en el menor al que cuida, y solicita una atención sanitaria con las respectivas pruebas diagnósticas y tratamientos. Se trata de un problema de salud mental en el adulto y un maltrato físico y psicológico hacia el niño. El adulto puede llegar a causar una enfermedad real, administrándole al niño medicamentos u otras sustancias de forma deliberada. Genera una elevada morbimortalidad, resultando muy difícil su diagnóstico y manejo, además de alargarse el tiempo de padecimiento. Durante su atención se puede dudar de su existencia, porque puede presentar unos hallazgos clínicos que no tienen explicación. También pueden existir fallecimientos de hermanos en circunstancias muy extrañas[7].
- Maltrato infantil en **violencia de género o intrafamiliar**. Los niños que conviven en un entorno donde existe violencia de género necesitan una atención específica al encontrarse en una situación de vulnerabilidad, siendo víctimas independientemente del tipo de maltrato, al considerarse que son nocivas tanto para su desarrollo como para su bienestar. Actualmente, se consideran a los hijos de mujeres maltratadas no como espectadores sino como víctimas directas de la situación que está viviendo su madre[6].
- **Mutilación genital femenina**. Abarca las intervenciones para amputar parcial o totalmente los genitales externos o generar lesiones en los órganos genitales femeninos por razones culturales, u otras, y no con fines terapéuticos en las niñas de entre 4-12 años[7].

El **maltrato físico por omisión**, aunque también tendrá repercusiones psicológicas, se puede manifestar como:

- **Desatención**: como privación de alimentos, asistencia sanitaria o educación.
- **Abandono**: siendo este el máximo grado de omisión. Los niños son atendidos en instituciones de protección a la infancia.
- **Retraso en el crecimiento de origen no orgánico**: se origina cuando no hay un aumento estaturoponderal acorde a su edad en ausencia de una enfermedad orgánica.
- **Niños de la calle**: se denominan así a los menores cuando carecen de hogar y de familiares que los atiendan, o bien aunque los tengan viven solos o pasan gran parte del

tiempo en la calle. Suelen ser niños sin escolarizar, que realizan actos delictivos, trabajos marginales, incluso se dedican a la prostitución.

Maltrato psicológico o emocional

Se trata de una entidad clínica por sí misma, dado que todas las formas de maltrato tienen una repercusión sobre esta área. Es el tipo de maltrato más difícil de detectar, porque puede ser muy silente y pasar desapercibido.

El **maltrato psicológico por acción** constituye el 46 % de los casos notificados a RUMI (v. **Tabla 5-1**) y se puede manifestar como:

- Rechazar, ignorar, aterrorizar, aislar, corromper o implicar a un niño en actividades antisociales.
- **Síndrome de alienación parental**: un progenitor transforma la conciencia de sus hijos mediante diferentes estrategias, para impedir, obstaculizar o destruir la relación o los vínculos con el otro (padre o madre), sobre todo en un contexto familiar de divorcio o separación.

Se trata de una de las formas más sutiles de maltrato infantil, poco conocida y que puede producir un grave daño en el ámbito emocional y en el desarrollo de los menores que lo sufren. En la mayoría de las ocasiones, la opinión de los menores dependerá del conflicto entre los mayores y de las presiones recibidas, pudiendo adquirir un papel protector e incluso defensor hacia el progenitor más débil, cuestión que no le corresponde y que le conduce a un rechazo hacia el otro justificando su postura, incluso ante un juez.

Pueden sentirse presionados para participar en actos legales, formando parte del propio conflicto. Además, dentro de esta situación, experimentan una sensación aguda de shock, intenso miedo, gran confusión, afectación psicoemocional y conductual, teniendo sentimientos de culpabilidad y abandono, rechazo, inseguridad, ansiedad, impotencia, indefensión, depresión, problemas escolares, y conductas regresivas y disruptivas.

Todo ello, genera un estado de agotamiento mental que hace disminuir su atención para responder de manera efectiva a las demandas propias de su entorno, causando un efecto muy negativo en su equilibrio psicoemocional, pudiendo ser el primer paso hacia una enfermedad mental.

El **maltrato psicológico por omisión o negligencia** constituye el 67 % de los casos notificados a RUMI (v. **Tabla 5-1**) y se puede manifestar como:

- Privación afectiva, al no atender las necesidades afectivas propias hacia un niño/a, tales como cariño, estabilidad, seguridad, estimulación, apoyo, protección y rol en la familia.
- Potenciar una falta de autoestima en el menor.
- Abuso pedagógico, donde el niño no dispone del tiempo de descanso y juego necesario y acorde a su edad, por

exigencias académicas o por obligación de asistir a clases extras sin tener en cuenta sus posibilidades, con el propósito de una mayor y mejor formación, en un ambiente progresivamente competitivo. La consecuencia es un grave estrés escolar, que se manifiesta a través de diversos trastornos psicosomáticos o alteraciones emocionales.

Violencia sexual

La violencia sexual muestra mayores diferencias por motivos de sexo, un 57 % son sufridas por el sexo femenino, siendo en su mayor parte adolescentes de 11 a 17 años. En 2022, el RUMI recogió 5.449 notificaciones de abuso sexual, un 18 % del total (v. **Tabla 5-1**)[3].

El **maltrato sexual por acción** se puede manifestar como **abuso sexual**, que hace referencia a la implicación de niños en actividades sexuales, para satisfacer las necesidades de un adulto. A su vez, este abuso puede ser:

- **Sin contacto físico**: solicitud indecente a un niño, seducción verbal, o bien, realización de un acto sexual o masturbación en presencia de este menor, exposición de los órganos sexuales, promoción de prostitución infantil o pornografía.
- **Con contacto físico**: cuando se produce una violación, incesto, pornografía, prostitución, sodomía, tocamientos y estimulación sexual.

El **maltrato sexual por omisión** se puede manifestar al:

- No atender a las necesidades del niño en el área de la sexualidad.
- No creer al niño cuando cuenta lo que le está pasando, los padres «no quieren ver» lo que está sucediendo, incluso en situaciones de incesto.
- Desatender su demanda de ayuda.

En los últimos protocolos[8] de atención al niño que ha sufrido violencia sexual se ha establecido los *Barnahus* (del noruego, «casa de los niños»), que son recursos específicos de información, prevención, asesoramiento y primera atención a las víctimas de violencia sexual, y asesoramiento y formación especializada a profesionales que necesiten apoyo sobre situaciones de sospecha o de violencia sexual, y sobre los procedimientos y recursos disponibles. En ellos tiene lugar la realización de la prueba preconstituida para que exista una única narración de los hechos del menor (evitando la victimización secundaria); esta prueba es obligatoria en menores de 14 años o menores con discapacidad.

En la actual la Ley 4/2023, de 22 de marzo, de Derechos, Garantías y Protección Integral de la Infancia y la Adolescencia de la Comunidad de Madrid[9] se recoge que «las personas obligadas conforme a la legislación estatal por el deber general de comunicación de situaciones de violencia contra la infancia que no revistieran carácter delictivo, lo realizarán ante la autoridad competente para recibir estas comunicaciones en la Comunidad. A estos efectos, la autoridad competente será cualquier profesional del Sistema

Público de Servicios Sociales de la Comunidad, ya sea de atención primaria o especializada».

Maltrato laboral

Ocurre cuando el menor es utilizado para obtener un beneficio o llegar a ser una explotación económica.

El **maltrato laboral por acción** se puede manifestar como:

- El desempeño de cualquier trabajo que entorpezca su educación, pudiendo llegar a ser perjudicial para su desarrollo biopsicosocial.
- Mendicidad.
- Trabajo profesional.
- Venta ambulante.

El **maltrato laboral por omisión** se puede manifestar como:

- Falta de preparación laboral.
- No escolarización.

Maltrato escolar o *bullying*

Conductas de acoso entre iguales, enmarcadas dentro de una institución escolar o contextos de interrelación entre iguales.

Se distinguen:

- **Acoso entre pares**. Se trata de una conducta agresiva, tanto física como psicológica y repetida en el tiempo, que realiza un menor (agresor) hacia otro (víctima), en el que el primero establece una relación de dominación sobre el segundo. Dicha relación a quien la ejerce le genera una importancia social o personal que neutraliza o incapacita a la víctima para poder hacer frente a la situación, aumentando la sensación de indefensión y aislamiento. Además, esta conducta ocasiona una serie de secuelas en la víctima, como ansiedad, depresión, baja autoestima, trastornos psicosomáticos, absentismo escolar, fobias e incluso ideas o intentos de suicidio. Las secuelas en el niño agresor pueden ser desde vandalismo, delincuencia, fracaso escolar y profesional, uso de la violencia como forma de relacionarse y abuso de sustancias tóxicas. El resto de los niños que han presenciado este tipo de violencia también quedan afectados. Los síntomas pueden ser inespecíficos y los niños y adolescentes son reacios a informar de estas situaciones que sufren, con la demora diagnóstica y una prolongada victimización[7].
- **Acoso escolar**. Se trata de una serie de acciones, conductas y situaciones originadas en el ámbito escolar (recreos, pasillos, aulas, baños, en la entrada y salida del propio colegio, de camino a casa) mediante las cuales uno o más alumnos insultan, amenazan, difaman, chantajean, pegan, roban, difunden rumores, rompen cosas, ignoran o aíslan de manera intencionada, reiterada y prolongada en el tiempo a otro u otros estudiantes. Los implicados son los agresores, los espectadores y las víctimas, produciendo en estas unos sentimientos de indefensión, sumisión e inferioridad total[10].

Violencia viral o violencia *online*

Consiste en la grabación de una agresión, física, verbal o sexual hacia una persona, que posteriormente se difunde por redes sociales, móviles, etc.[11]

- ***Ciberbullying***. Aparece cuando existen prácticas de intimidación, hostigamiento, insultos, difamaciones, humillaciones o exclusión social realizadas a través de Internet o móviles, con imágenes, vídeos o mensajes, con la intención de causar un daño. Se repiten en el tiempo y pueden durar las 24 horas del día, todos los días. Se diferencia del acoso entre pares por el hecho de que el agresor puede ser anónimo y no hay un contacto físico directo. La violencia puede ser inmediatamente publicada y el agresor estar omnipresente. El *ciberbullying* no incluye acciones de índole sexual.
- **Ciberacoso**. Es un término más amplio que el *ciberbullying*, e incorpora diferentes formas de acoso a través de las tecnologías de información y comunicación, y puede ser:
  - *Online grooming o ciberembaucamiento*. Son acciones deliberadas realizadas por un adulto y destinadas a establecer contacto con un menor por Internet con la finalidad de obtener una satisfacción sexual. Pueden existir varias fases, como establecer una amistad fingiendo ser menor, ir obteniendo información sobre la vida de la víctima e ir seduciéndola para obtener conductas o expresiones de contenido sexual. A través del chantaje se pueden obtener fotos o vídeos de contenido pornográfico.
  - *Sexting sin consentimiento*. Consiste en el envío a través del móvil de fotografías, textos y vídeos de contenido sexual, grabados por el protagonista de estos pero difundidos sin su consentimiento.

 El *sexting* en sí mismo no es una forma de violencia y muchos adolescentes han incorporado esta práctica en su forma de relacionarse. El problema surge cuando conlleva altos riesgos.

  - *Sextorsión*. Ocurre cuando una persona chantajea a un niño con la amenaza de publicar contenido audiovisual o información personal de carácter sexual.
  - *Happy slapping* (*bofetada feliz*). Consiste en la grabación de una agresión física, verbal o sexual hacia una persona y su difusión mediante redes sociales, *WhatsApp* o *Messenger*. Los agresores, normalmente, suelen ser compañeros o amigos.

CONSECUENCIAS

Los actos de maltrato pueden derivar en múltiples problemas físicos de salud, baja autoestima, fracaso educativo, problemas mentales, emocionales y de comportamiento, trastornos de estrés postraumático, trastornos del sueño, trastornos de la alimentación, fomento del consumo de tóxicos, lesiones autoinfligidas y un mayor riesgo de victimización, actos antisociales e incluso, la muerte (v. *Enlaces de interés*). En los primeros años de la vida del niño afecta negativamente al establecimiento de las relaciones de apego, pero también al desarrollo cerebral y orgánico[7,8,12].

En algunos niños la violencia puede tener consecuencias para la salud muy graves y que duren toda la vida, tales como[7,8]:

- **Lesiones**: internas, traumatismos craneoencefálicos, fracturas, quemaduras.
- **Enfermedades no transmisibles**: accidentes cerebrovasculares, enfermedades pulmonares, enfermedades cardíacas, diabetes, obesidad, cáncer, depresión y ansiedad, síndrome de estrés postraumático, riesgo de suicidios, agresiones.
- **Enfermedades transmisibles y comportamientos de riesgo**: prácticas sexuales poco seguras, múltiples parejas sexuales, infecciones de transmisión sexual, virus de la inmunodeficiencia humana, abuso de drogas, alcohol y tabaco.
- **Embarazos no deseados** con complicaciones.

La **resiliencia**[13,14] en el maltrato infantil hace referencia a un conjunto de procesos sociales y psicológicos que hacen posible que el menor tenga una vida sana en un ambiente problemático y errático, adquiriendo una capacidad de adaptación y superación ante estas situaciones tan difíciles y trágicas. Es un proceso dinámico que depende de diferentes factores, como los personales, los que le suceden en su medio o contexto y los protectores[1,7,8].

Se trata de la adecuada forma de educar y de formar a los niños, teniendo en cuenta el conocimiento del comportamiento, de las condiciones y de los recursos que se producen en las diferentes etapas de su desarrollo, estableciendo un correcto y positivo apoyo en las redes familiares y sociales, relaciones igualitarias entre niños y niñas, y una accesibilidad a los sistemas sanitarios, sociales y comunitarios. En definitiva, son las circunstancias favorables que logran disminuir la posibilidad de que suceda maltrato y que pueden equilibrar la influencia de los factores de riesgo[7,9]. Se consideran factores protectores del maltrato infantil la existencia de relaciones personales y entornos sociales saludables y seguros:

- **Factores relacionados con el niño:**
  - Desarrollo adecuado del menor con buena salud.
  - Realización de actividades recreativas como deportes, manteniendo buena relación con sus compañeros/as.
  - Presencia de habilidades sociales positivas, con un estilo de afrontamiento activo al igual que una disposición positiva.
- **Factores relacionados con el cuidador, la familia y la comunidad**[7]:
  - Relación familiar de crianza respetuosa, positiva, estable y de afecto, sin tensiones y con afrontamiento adecuado del estrés cotidiano de los progenitores y cuidadores.
  - Sensibilidad parental ante conductas de apego para favorecer un **apego seguro**.
  - Formación de los progenitores para la crianza y desarrollo infantil adecuado.
  - Conocimiento de modelos positivos de competencia y habilidades familiares/sociales de los progenitores y cuidadores.

- Vivienda adecuada.
- Redes de apoyo (familiar, comunitaria y social).
- Estructura familiar y reglas estables, supervisión y cuidado a los menores.
- Acceso a los servicios de salud y los servicios sociales.
- Mayor nivel educacional de los progenitores.
- Uso de estilos educativos familiares democráticos.
- Expectativas familiares de compromiso social.

DETECCIÓN

Existen una serie de factores que influirán en el diagnóstico y la detección, sin obviar que hay costumbres sociales que consideran actos normales lo que la OMS contempla como maltrato infantil. Ante este problema, el personal sanitario tiene una gran responsabilidad puesto que la legislación actual establece un compromiso de todo el personal para notificar la sospecha de casos de maltrato infantil o las situaciones de riesgo a los servicios sociales[6,8,9], siendo únicamente notificado el 8 % de los casos del RUMI por profesionales sanitarios[8].

Los problemas sociales que afectan a los menores no pueden descontextualizarse de su medio, haciendo imprescindible una coordinación de todas las instituciones y de los profesionales que trabajan para el menor y para la familia.

Detectar, reconocer o identificar la existencia de una posible situación de maltrato infantil es la primera condición para poder intervenir en estos casos y posibilitar la ayuda a la familia y al menor, y esta debe ser lo más precoz posible. Incluye tanto las situaciones donde existe maltrato, la simple sospecha de maltrato, y también aquellas circunstancias de riesgo en las que pueda llegar a producirse un maltrato. La detección se basa en la identificación de indicadores de sospecha, como pueden ser el miedo, reacciones de pánico, rechazo al contacto afectivo (caricias), tristeza que permanece en el tiempo, apatía, cansancio, aislamiento social, no gustarle ningún tipo de juego y no querer jugar[6-8].

Algunas lesiones en los niños menores de 2 años se han denominado «lesiones centinelas» porque inducen a sospechar de posible situación de maltrato (quemaduras, fracturas en huesos largos o lesiones en genitales), debido a que están señaladas en la historia clínica, con explicación poco creíble por parte de la persona responsable del menor o sin justificación por el desarrollo madurativo del lactante[8].

En menores de 4 años se usa el acrónimo TEN-4-FACES[8] como ayuda nemotécnica de las localizaciones de hematomas más sugestivas de causa no accidental (v. *Enlaces de interés*).

La detección de un caso de maltrato infantil debe implicar la valoración de los demás menores que conviven en el medio, ya que también están en riesgo de padecerlo. Es necesario y de gran importancia:

- Realizar una anamnesis o valoración, con una exploración general o exhaustiva, dependiendo de la situación (clasificación de Adams[8] si presenta diagnóstico de abuso sexual infantil).
- Transmitir a los menores el interés por lo que les pasa.
- Valorar su entorno y antecedentes de interés.

- Establecer la conveniencia de informar a los padres de la sospecha de maltrato, sobre todo en el entorno escolar.

PREVENCIÓN

La prevención es fundamental para reducir el impacto del maltrato infantil y evitar o mitigar sus consecuencias, teniendo presente cuestiones como la magnitud del problema, los patrones de violencia, el momento evolutivo en el que se produce y los tipos y factores de riesgo. Es necesaria una intervención multidisciplinar en varios niveles, mediante programas de salud en la familia, comunidad escolar y grupos sociales de riesgo[7-9,14].

El Programa de Actividades Preventivas de Promoción de la Salud (PAPPS)[13], recomienda a los profesionales de atención primaria explorar factores de riesgo y situaciones de vulnerabilidad a través de una entrevista clínica, y fomentar los factores de protección y conductas resilientes. Es adecuado realizar una valoración psicosocial que explore tanto las «experiencias adversas en la infancia» como las «experiencias beneficiosas en la infancia»[8], preferiblemente, dentro de las visitas programadas que supervisan el crecimiento y desarrollo en el Programa de Salud Infantil que llevan a cabo los profesionales de enfermería y pediatría de atención primaria.

Estrategias de prevención primaria

Están dirigidas a la población general con el objetivo de evitar la presencia de factores de riesgo y potenciar los factores protectores. Abarca una serie de actividades multidisciplinares:

- Fomento de la cultura del buen trato, promoción de los derechos de la infancia y espacios de armonía. El buen trato es la base del desarrollo evolutivo (físico, mental), de las relaciones interpersonales y de la resiliencia (desarrollo de recursos que permiten hacer frente a los desafíos del crecimiento, incluyendo las experiencias adversas). Una experiencia de buen trato facilita el desarrollo de competencias parentales en la época adulta y permite romper el círculo vicioso de la violencia que se perpetúa entre generaciones.
- Fomento de los programas de parentalidad positiva, educando al menor en un ambiente seguro que busque su desarrollo y bienestar.
- Fomento del uso de guías anticipadoras, para comunicar a cada edad los requerimientos que los niños necesitan, reconocer los períodos críticos o las dificultades que alberga cada etapa, orientación práctica de disciplinas constructivas y promover su estimulación y crecimiento emocional para que sea estable.
- Proporcionar educación afectivosexual, educación en valores utilizando materiales educativos apropiados.
- Intervención en foros comunitarios de educación para la salud.
- Promoción de los entornos libres de violencia.

Para la sensibilización y formación de profesionales sanitarios se recomienda ver los *Enlaces de interés*.

Estrategias de prevención secundaria

Están dirigidas a población de riesgo con el objetivo de reducir daños y atenuar o revertir los factores de riesgo presentes, potenciando los factores protectores.

La principal de ellas es el programa de seguimiento con visitas domiciliarias realizada por el equipo de atención primaria a familias en situación de riesgo, especialmente con menores de 24 meses de edad[8].

Estrategias de prevención terciaria

Están dirigidas a personas menores víctimas de maltrato o abuso sexual, con el objetivo de reducir secuelas y evitar un proceso de revictimización. La intervención ante casos de maltrato infantil debe ser prioritaria.

ACTUACIÓN

El abordaje del maltrato infantil debe ser integral, incidiendo sobre el conjunto de carencias, problemas y necesidades biopsicosociales del menor, y debe mantenerse en el tiempo. Se debe crear un clima básico de confianza y de ayuda que favorezca la expresión de sus emociones, sentimientos y pensamientos[1,6-9,14].

La actuación inicial de los profesionales de la salud vendrá determinada por el riesgo vital y la gravedad de las lesiones, teniendo presente el grado de protección del menor. La gravedad del maltrato se puede expresar a corto, medio o largo plazo, dependiendo de la frecuencia e intensidad de los indicadores de maltrato y del grado de vulnerabilidad[7,9,14].

Tal y cómo puede apreciarse, los profesionales de enfermería tienen un papel primordial para poder asegurar una atención integral al menor. En ocasiones, dependiendo de la gravedad del maltrato o la situación de vulnerabilidad, es necesaria la implicación de instituciones como los servicios sociales, servicios de protección de menores o del juzgado. Se trata de una intervención interinstitucional por parte de un equipo multidisciplinar[7,8,9].

MARCO LEGAL

El maltrato infantil no se consideró un tema importante hasta finales del siglo xix. Anteriormente habían existido leyes que abordaban este problema, pero siendo partidarias de castigar a los menores. Dentro de la normativa internacional se puede hacer referencia a la Convención sobre los Derechos del Niño (1989) y su protocolo facultativo relativo a la venta de niños, la prostitución infantil y la utilización de niños en la pornografía (2000) como las más representativas, sin olvidar la Resolución 64/145, de 18 de diciembre de 2009, aprobada por la Asamblea General de Naciones Unidas, «La Niña», que reconoce la existencia de diferentes formas de violencia hacia las niñas, como el incesto, el infanticidio femenino, la mutilación genital femenina o los matrimonios forzados[6].

En 2011, las Observaciones del Comité de los Derechos del Niño de Naciones Unidas nº 13 inciden en el derecho del niño a no ser objeto de ninguna forma de violencia.

En el ámbito europeo destaca la Directiva Europea relativa a la lucha contra los abusos sexuales de los niños y la pornografía, aprobada el 27 de octubre de 2011 por el Parlamento Europeo, que abarca disposiciones tanto al procesamiento de delincuentes, como a la protección de víctimas infantiles, así como el Convenio de Lanzarote, primer informe de aplicación de la protección de los niños contra el abuso sexual en su círculo de confianza (2015).

La Constitución Española, en el artículo 39, recoge que los poderes públicos tienen la responsabilidad de la protección integral de los niños. La Ley Orgánica 1/2004, de 28 de diciembre, de Medidas de Protección Integral contra la Violencia de Género, reconoce en su Exposición de Motivos que «las situaciones de violencia sobre la mujer afectan también a los menores que se encuentran dentro de su entorno familiar, víctimas directas o indirectas de esta violencia». La Ley Orgánica de protección integral a la infancia y la adolescencia frente a la violencia, aprobada en 2021[6], intenta hacer frente a esta violencia, donde la sociedad debe ser consciente de este grave problema y tratarlo, garantizando al menor el derecho a la información, asesoramiento y apoyo, una atención terapéutica integral y un seguimiento en los procedimientos judiciales. Sus principales aportaciones son la priorización de la prevención, con la promoción del buen trato en la atención sanitaria y el fomento de entornos seguros y protectores promoviendo la parentalidad positiva; la creación de figuras como el coordinador de bienestar y protección en el centro educativo y el delegado de protección en las entidades deportivas o de ocio para asegurar el cumplimiento de protocolos, evitar la victimización secundaria y la creación de registros unificados a nivel nacional.

PUNTOS CLAVE

- Se debe considerar el maltrato infantil como un problema de salud pública que va en aumento y sobre el que se debe intervenir para evitar los efectos tan graves y duraderos que tiene a nivel de desarrollo y salud del menor.
- Es fundamental entender que el maltrato infantil abarca situaciones de acción, omisión o trato negligente que prive al menor de sus derechos y de su bienestar.
- El maltrato infantil puede darse desde el momento prenatal o posnatal y los autores ser menores, familiares, adultos que tengan su tutela o custodia e, incluso, en las propias instituciones.
- La clave está en el buen trato a realizar, en la resiliencia del menor, una rápida detección, efectiva prevención y eficaz atención multidisciplinar.

REFERENCIAS

1. Organización Panamericana de la Salud. Cómo responder al maltrato infantil: manual clínico para profesionales de la salud. Washington, D.C.: OPS; 2023. Disponible en: https://doi.org/10.37774/9789275326824 [consultado en 17/06/2025].
2. Federación de Asociaciones para la Prevención del Maltrato Infantil (FAPMI-ecpat). Informe sobre la situación de la violencia hacia la infancia y la adolescencia desde la perspectiva de niñas, niños y adolescentes: percepciones y experiencias de niños, niñas y adolescentes sobre la violencia. 2024. Disponible en: https://www.juventudeinfancia.gob.es/sites/default/files/violencia/fapmi-ECPAT-Espana.-Informe-sobre-la-situacion-de-la-violencia-hacia-la-infancia-y-la-adolescencia...pdf [consultado en 17/06/2025].
3. United Nations International Children's Emergency Fund (UNICEF). El maltrato y la exposición a violencia familiar. Un estudio nacional desde la perspectiva de la adolescencia española. 2025. Disponible en: https://www.unicef.es/sites/unicef.es/files/communication/maltrato-violencia-familiar-2025-unicef.pdf [consultado en 17/06/2025].
4. Organización Mundial de la Salud (OMS). Maltrato infantil. 2024. Disponible en: https://www.who.int/es/news-room/fact-sheets/detail/child-maltreatment [consultado en 17/06/2025].
5. Clasificación Internacional de Enfermedades. 11ª revisión. CIE-11. Estandarización mundial de la información de diagnóstico en el ámbito de la salud. 2020. Disponible en: https://icd.who.int/es [consultado en 17/06/2025].
6. Ley Orgánica de protección integral a la Infancia y la adolescencia frente a la violencia. Boletín Oficial del Estado, 5-06-2021, nº 134, p. 68657-68730. Madrid. Disponible en: https://www.boe.es/boe/dias/2021/06/05/pdfs/BOE-A-2021-9347.pdf.
7. Gancedo Baranda A. Manual para la atención a situaciones de Maltrato Infantil. Madrid: Editorial Grupo 2 Comunicación Médica; 2021.
8. Ministerio de Sanidad. Protocolo común de actuación sanitaria frente a la violencia en la infancia y adolescencia (2023). Madrid; 2023.
9. Consejería de Sanidad. Procedimiento de notificación ante sospecha de maltrato infantil en Atención Primaria. Edición 2. Marzo 2024.
10. Barajas M, Caballero M, Martín MV, Ramos AE. Reírte con el bullying te transforma en cómplice. Guía del profesor. Fundación ANAR. 2016. Disponible en: https://www.observatoriodelainfancia.es/oia/esp/descargar.aspx?id=4925&tipo=documento [consultado en 17/06/2025].
11. Save the Children. Violencia Viral. Los tipos de violencia Online. 2019. Disponible en: https://www.savethechildren.es/actualidad/violencia-viral-9-tipos-violencia-online [consultado en 17/06/2025].
12. Fresno Rodríguez A, Spencer Contreras R, Retamal Castro T. Maltrato infantil y representaciones del apego: defensas, memoria y estrategias, una revisión. Bogotá (Colombia): Univ. Psychol. 2012;II(3):829-38.
13. Buitrago Ramírez F, Ciurana Misol R, Fernández Alonso M del C, González García P, Salvador Sánchez L, Tizón García JL, et al. Prevención de los trastornos de la salud mental. Maltrato hacia la infancia y la adolescencia. Atención primaria. 2024;56(Suppl 1):103127.
14. Fernández Alonso MC, Herrero Velázquez S. Atención a situación de violencia. En: Martín Zurro A, Cano J, Gené J. 8ª ed. Atención Primaria: Problemas de salud en la Consulta Médica de Familia. España: Elsevier; 2019, p. 950-60.

 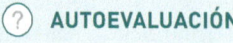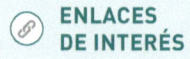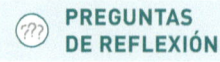

Cuidados enfermeros en el crecimiento y desarrollo

Necesidades en niños y adolescentes. Protección de la salud en el sistema sanitario

6

M. T. Alcolea Cosín y M. A. Espinosa Bayal

OBJETIVOS

- Describir las necesidades infantiles y adolescentes universales que cualquier niño o adolescente debe tener adecuadamente satisfechas para garantizar su desarrollo óptimo.
- Explicar las características de los programas de salud infantil y adolescente en atención primaria.
- Describir las herramientas de valoración del crecimiento y desarrollo más utilizadas en el primer nivel de atención.
- Explicar la importancia del desarrollo emocional del niño para el logro de la autonomía.
- Determinar la inmunización sistemática de la población menor de 18 años.

INTRODUCCIÓN

Partiendo del estudio de las necesidades humanas que nos proporcionan teóricos del desarrollo, como Max-Neef (1986) y Doyal y Gough (1992)[1], de los conocimientos procedentes de las teorías evolutivas clásicas –Piaget (1926 y 1936), Vygotsky (1978), Wallon (1941) y Werner (1948)– y de aportaciones contextualistas como las de la teoría de Bronfenbrenner (1979) y la Psicología Cultural, es posible concluir que los niños y los adolescentes, al igual que los adultos, tienen dos **necesidades básicas universales**, a saber: salud física y autonomía[3]. Ambas deben estar cubiertas para garantizar su adecuado desarrollo, tanto físico como psicológico, afectivo, social y emocional, entendiendo la salud física como una reducción al mínimo de la discapacidad, la enfermedad y la muerte, y la autonomía, como una reducción al mínimo de los desórdenes mentales, la privación de conocimientos y la limitación de facultades[1]. Dichas necesidades universales básicas deben estar en la base de los derechos que aparecen recogidos en el articulado de la Convención de Naciones Unidas sobre los Derechos del Niño[2] (1989), en adelante la Convención.

Partiendo de la idea de que salud física y autonomía son las necesidades universales básicas de la infancia y la adolescencia, es necesario proponer un catálogo de necesidades intermedias o satisfactores universales, más concretos, que puedan estudiarse de forma empírica y que permitan tener una medida objetiva, a través del uso de indicadores, del grado en que dichas necesidades universales están, o no, adecuadamente satisfechas. Dichas necesidades intermedias hacen referencia a los requisitos mínimos imprescindibles para favorecer el desarrollo de la salud física y la autonomía de todos los niños y adolescentes en todos los contextos culturales (**Tabla 6-1**).

La condición de satisfactor universal o necesidad intermedia viene dada por la evidencia empírica de que ningún niño o adolescente puede desarrollarse de manera sana, esto es, alcanzar los máximos niveles de salud física y mental, e ir construyendo su autonomía, entendida esta como la capacidad de participar activamente en el entorno que le rodea, sin que se cumplan los requisitos que se detallan en la **tabla 6-1**. Pueden existir diferencias culturales en el modo de satisfacer dichas necesidades intermedias en los diferentes períodos evolutivos. A continuación, se describen brevemente los satisfactores universales de salud física y autonomía.

Comenzando por los de **salud física**, parece existir un cierto consenso entre los autores que han analizado este tema

Tabla 6-1. Propuesta de satisfactores universales o necesidades intermedias de salud física y autonomía desde el nacimiento a la adolescencia

Salud física	Autonomía
Alimentación adecuada	Participación activa y normas estables
Vivienda adecuada	Vinculación afectiva primaria
Vestidos e higiene adecuados	Interacción con adultos
Atención sanitaria	Interacción con iguales
Sueño y descanso	Educación formal
Espacio exterior adecuado	Educación no formal
Ejercicio físico	Juego y tiempo de ocio
Protección de riesgos físicos	Protección de riesgos psicológicos
Necesidades sexuales	

Adaptada de: Ochaíta Alderete E, Espinosa Bayal MA[3].

acerca de la necesidad de que los niños y niñas dispongan de alimentos nutritivos y agua limpia, alojamientos adecuados para protegerse y atención sanitaria apropiada. Pero es necesario incluir, además, otros satisfactores como vestidos e higiene adecuados, elementos tan importantes para el desarrollo como el sueño, el ejercicio físico o disponer de un espacio exterior adecuado. También es necesario protegerles de los riesgos físicos, ya que si bien la mejor protección es dotarles de una educación adecuada para que dispongan de herramientas que les permitan cuidar de ellos mismos, no es menos cierto que la inmadurez que les caracteriza durante los primeros años de su vida y el largo período que supone la infancia en la especie humana, necesita de una protección especial. Por último, habría que señalar que las necesidades sexuales se consideran tanto satisfactores de la necesidad de salud física como de la de autonomía, en la medida en que, en la especie humana, contribuyen tanto a la supervivencia de la especie como al establecimiento de relaciones afectivas y emocionales, y ayudan al desarrollo de un buen autoconcepto y de una buena autoestima, elementos ambos fundamentales para construirse como una persona sana y autónoma.

Por lo que se refiere a los satisfactores universales de la necesidad de **autonomía**, en primer lugar se aborda la participación activa y normas estables. Los niños tienen, desde las primeras etapas de su vida, un papel activo que permite afirmar que son seres autónomos desde el nacimiento, en el sentido de ser buscadores activos de estímulos y de interacciones con el ambiente que les rodea. Ello supone la necesidad de que participen, de acuerdo con su edad, en los diferentes contextos en los que tiene lugar su desarrollo: familia, escuela, iguales, y cuando van creciendo en los entornos sociales. Pero al mismo tiempo, los adultos deben proporcionar límites y normas estables, que se perciban como justas y que sirvan como referentes para autocontrolar su conducta. En cuanto a la necesidad de vinculación afectiva, a partir de los trabajos de Bowlby[4], quedó ampliamente demostrada la importancia que tiene el establecimiento de una relación afectiva segura y estable en la primera infancia, a la que se denomina **apego**, para el desarrollo del ser humano. Todos los niños, con independencia de la sociedad en la que vivan, necesitan establecer un vínculo afectivo basado en la confianza y el apoyo incondicional que proporciona la figura de apego para desarrollarse de forma autónoma.

La necesidad de interacción con adultos está muy relacionada con el establecimiento del vínculo afectivo, al menos en las primeras etapas de la vida, aunque es necesario considerarla de forma independiente porque esa interacción implica mucho más que las relaciones afectivas. Desde las primeras etapas de la vida es la interacción del niño con los adultos la que permite adquirir las herramientas simbólicas desarrolladas por la cultura. La teoría de Vygotsky, concretamente los conceptos de «doble formación de los procesos psicológicos superiores» y el de «zona de desarrollo próximo» resultan esenciales para entender la importancia que tiene la interacción como satisfactor universal de la necesidad de autonomía[5]. Tanto en las relaciones con los adultos, como en las que se establecen con otros niños y niñas, es donde se aprenden de forma activa las normas morales y también las convenciones sociales que regulan el funcionamiento social en todas las culturas. En relación con estas últimas, las interacciones entre iguales, habría que destacar que son muy diferentes a las que se producen con los adultos. Las relaciones con los hermanos, los compañeros de juego o los amigos son más simétricas y, en muchos casos, generan procesos de negociación que sirven para aprender las normas que regulan los intercambios sociales. Esto es algo que difícilmente ocurriría en las interacciones que se establecen con los adultos, ya que estas se fundamentan en el cariño y la protección.

La **educación** formal se considera, habitualmente, el satisfactor fundamental de la necesidad de autonomía. Acceder a las herramientas culturales –como la lectura y la escritura o, en la actualidad, el manejo de las tecnologías– es un elemento esencial para el desarrollo individual, pero también para el desarrollo colectivo –entendido este como el desarrollo humano de la cultura o microcultura en la que el niño se encuentre inmerso–. Pero la importancia de la educación formal no debe hacernos olvidar la que, sin lugar a duda, también tiene la educación no formal como satisfactor de la necesidad de autonomía. Desde su nacimiento los niños participan en diferentes contextos no formales en los que tienen lugar procesos de enseñanza-aprendizaje que resultan absolutamente imprescindibles para ir configurando su desarrollo. Una buena parte de los aprendizajes realizados sobre las herramientas creadas por la cultura, como por ejemplo el lenguaje o la comprensión y expresión de emociones, tienen lugar en estos contextos no formales de aprendizaje que ejercen un componente educativo de gran valor.

El **juego** y la disponibilidad de tiempo libre para el **ocio** son también satisfactores universales de la necesidad de autonomía en la infancia y la adolescencia, aunque se expresen de manera diferente en las diferentes culturas. El juego cumple distintas funciones en el desarrollo infantil: desde la satisfacción de necesidades biológicas relacionadas con el ejercicio físico, pasando por otras tan importantes para el desarrollo psicológico y social, como la adquisición de la función simbólica, hasta llegar, en los umbrales de la adolescencia, a ser decisivo para el desarrollo moral y la comprensión del sistema democrático[6].

La protección de **riesgos psicológicos** se considera un satisfactor universal de la necesidad de autonomía, por la misma razón que la protección de riesgos físicos lo fue de la necesidad de salud física. Niños y adolescentes deben ser protegidos –especialmente por aquellos adultos que son responsables de su cuidado y atención– de cualquier riesgo psicológico; dicha protección debe estar basada en la garantía de la satisfacción de todas y cada una de las necesidades intermedias de autonomía. La educación es la mejor protección que pueden recibir los niños, pero sin menoscabo de que también deban ser protegidos de otros riesgos psicológicos concretos. Finalmente, hay que ofrecer a niños y adolescentes una educación afectivo-sexual adecuada que les permita un ejercicio de la sexualidad sano, responsable, seguro y que tenga en cuenta la perspectiva de género, ya que solo de este modo podrán alcanzar la autonomía y al mismo tiempo detectar y protegerse de cualquier situación de abuso ante la que pudieran encontrarse.

Las necesidades universales de salud física y autonomía son objetivos a alcanzar, porque determinan la integración satisfactoria del niño y adolescente en su grupo social[1].

En este capítulo se aborda la protección y servicios que desde el sistema sanitario se ofrece a este colectivo para conseguir la cobertura de ambas necesidades universales, al quedar establecido por el artículo 4 de la Convención de Naciones Unidas sobre los Derechos del Niño[2], que son los Estados los que deben adoptar las medidas adecuadas para que sean efectivos los derechos de niños y adolescentes a la salud, educación, participación, juego, buen trato, buenas condiciones de vivienda, etc. Es por ello que en el siguiente apartado se analiza cómo se articula el Sistema Sanitario de Atención Primaria en España para dar respuesta, dentro de su ámbito de competencias, a las necesidades de salud física y autonomía de niños y adolescentes.

PROTECCIÓN DE LA SALUD EN LA INFANCIA Y ADOLESCENCIA EN EL SISTEMA SANITARIO DE ATENCIÓN PRIMARIA

La atención primaria en España, regulada en la Ley General de Sanidad 14/1986, proporciona protección a toda la población infantil y adolescente, dadas las características de universalidad, gratuidad y accesibilidad del sistema público de salud. Este modelo pretende, fundamentalmente, evitar la enfermedad y promover estilos de vida saludables superando al anterior modelo centrado en la atención de la enfermedad aguda. Para ello, en 1984 en España se establecieron programas de salud infantil en atención primaria, que a partir de lactantes y preescolares se ampliaron al resto de la edad pediátrica[7] y que fueron los precursores de los que existen en la actualidad en cada comunidad autónoma. Entre 1981 y 2002, cada comunidad autónoma recibió las transferencias de competencias en materia sanitaria, adaptando posteriormente un modelo preventivo más próximo a los individuos, familias y comunidad al incluir aspectos de cuidado y promoción de la esfera socioemocional de niños y adolescentes[8].

Desde su inicio, la atención primaria unificó unas prestaciones mínimas en todo el sistema sanitario, que más adelante se denominaron **Cartera de Servicios comunes de Atención Primaria**[9]. Dicha cartera describe las prestaciones específicas dirigidas a la infancia y la adolescencia, así como a los grupos de riesgo, como los menores en situación de vulnerabilidad y exclusión social o en riesgo de maltrato, que pueden consultarse en el Ministerio de Sanidad (**Tabla 6-2**)[9].

Los citados servicios a la infancia y adolescencia se configuran en programas concretos, siendo el Programa de Salud Infantil y del Adolescente (PSIA), el referente de cuidados sanitarios que se prestan a los menores de 18 años, sujeto a modificaciones en base a la evidencia científica disponible.

Programa de Salud Infantil y del Adolescente[8]

Constituye una estrategia global de salud pública, cuyos objetivos generales son promover estilos de vida saludables y el

---

Tabla 6-2. Cartera de servicios de atención primaria dirigida a población infantil y adolescente

1. Atención de la salud de niños y niñas
   - Valoración del estado nutricional, del desarrollo pondoestatural y del desarrollo psicomotor
   - Prevención de la muerte súbita infantil
   - Consejos generales sobre desarrollo del niño, hábitos nocivos y estilos de vida saludables
   - Educación sanitaria y prevención de accidentes infantiles
   - Orientación anticipada para la prevención y detección de los problemas de sueño y de esfínteres
   - Detección precoz de los problemas de salud:
     - Metabolopatías
     - Hipoacusia, displasia de articulación de cadera, criptorquidia, estrabismo, problemas de visión, problemas del desarrollo puberal, obesidad, autismo, trastornos por déficit de atención e hiperactividad
     - Discapacidades físicas y psíquicas (incluye seguimiento)
     - Patologías crónicas (incluye seguimiento)

2. Atención de la salud de adolescentes
   - Evaluación y educación sobre hábitos que comporten riesgos para la salud: tabaco, alcohol y sustancias adictivas, incluyendo la prevención de los accidentes
   - Valoración y consejo sobre conducta alimentaria e imagen corporal
   - Promoción de conductas saludables en relación a la sexualidad, evitación de embarazos no deseados e infecciones de transmisión sexual

3. Atención a grupos de riesgo como menores en situación de exclusión social, inmigrantes o en acogida

4. Detección y atención a la violencia de género y malos tratos en menores
   - Detección de situaciones de riesgo
   - Anamnesis, y en su caso exploración, orientada al problema en las situaciones de riesgo y ante sospecha de malos tratos
   - Comunicación a las autoridades competentes de situaciones de malos tratos en menores
   - Establecimiento de un plan de intervención adaptado a cada caso

Adaptada de: Atenciones y servicios específicos relativos a la mujer, la infancia, la adolescencia, los adultos, la tercera edad, los grupos de riesgo y los enfermos crónicos del Ministerio de Sanidad y Consumo[9].

desarrollo óptimo desde las primeras etapas de la vida, y la disminución de la morbimortalidad infantil y adolescente mediante actividades preventivas y de detección precoz.

El PSIA permite a los niños y adolescentes llevar a cabo una vida más saludable y con menores riesgos para la salud a través del fomento de hábitos saludables y de las actividades preventivas de atención primaria (educación para la salud individual, grupal o en centros educativos o de prevención primaria [vacunación]), secundaria (pruebas de cribado para un diagnóstico precoz), o terciaria (prevenir las complicaciones en el niño con obesidad o asma). En el PSIA se incluye la atención al grupo familiar, que es determinante para proveer un entorno saludable para ese niño o adolescente, al promover el desarrollo a través de la estimulación, el apego, el juego, la interacción con iguales o el ejercicio físico[8].

Los objetivos específicos del PSIA[8] que contribuyen a lograr los anteriores y dan cobertura a la necesidad universal de salud física son:

- Contribuir a mejorar la alimentación y el estado nutricional de niños y adolescentes, fomentando la lactancia materna.
- Establecer hábitos saludables con relación al sueño o al ejercicio físico.
- Potenciar la autonomía parental en el cuidado de los menores.

En su mayor parte, el PSIA se centra en afianzar la atención sanitaria a través de un adecuado seguimiento de la salud de niños y adolescentes, la prevención de las enfermedades prevenibles mediante vacunación, así como de las enfermedades infecciosas y crónicas. También se ocupa de la detección y tratamiento precoz de posibles alteraciones, y de evitar los accidentes infantiles y sus posibles secuelas para dar cobertura a la necesidad de protección de riesgos físicos y proporcionar un espacio exterior seguro.

En relación con la necesidad de autonomía, desde el sistema sanitario se fomenta la prevención del maltrato infantil a través de la detección precoz de situaciones de riesgo y desamparo y mediante la promoción del buen trato (v. **Cap. 5**). Para ello, se estimula el desarrollo de un ambiente familiar protector y basado en los fundamentos de la parentalidad positiva, promoviendo el apego de los niños hacia sus cuidadores y progenitores, al tiempo que se mejoran las capacidades parentales de cuidado hacia los menores[8]. La educación informal es implementada a través de las sesiones de educación para la salud grupal o individual ofertadas a los menores o sus familias. También existen novedosas experiencias formativas con las **consultas enfermeras por rincones**[10], que permiten un acercamiento al juego y a la educación informal en el contexto sanitario. La educación formal se entiende como necesidad, aunque no se aborda al considerarse fuera del ámbito competencial sanitario. Sin embargo, recientemente también se han incluido elementos de valoración de la calidad de las relaciones con iguales, especialmente sobre la adaptación al ámbito escolar o la presencia de maltrato entre iguales. La participación activa en la sociedad y las necesidades sexuales se contemplan en los programas dirigidos a los adolescentes.

El PSIA trata de desarrollar la autonomía de los progenitores para el cuidado de sus hijos promoviendo que los menores adquieran de forma progresiva mayores competencias en el autocuidado de sus necesidades de alimentación, higiene, vestido, descanso y sueño.

Los objetivos se alcanzan a través de dos tipos de actividades dirigidas a la población de edades comprendidas entre los 0 y los 18 años: promoción de hábitos saludables y prevención de la enfermedad.

Existe un Programa de Actividades Preventivas y de Promoción de la Salud (PAPPS), proyecto de la Sociedad Española de Medicina de Familia y Comunitaria (semFYC) iniciado en 1986, dedicado a promover actuaciones preventivas en atención primaria haciendo actualizaciones basadas en la efectividad de dichas recomendaciones[11-13].

Las actividades preventivas del PAPPS en el PSIA se detallan en la **tabla 6-3**[11-13] y forman parte de las revisiones planificadas a lo largo de esta etapa vital, estando indicadas las últimas actualizaciones en la **figura 6-1**.

Cada Servicio de Salud de la Comunidad Autónoma establece una serie de visitas que, con ciertas variaciones de unas a

---

Tabla 6-3. Actividades preventivas del PAPPS en el Programa de Salud infantil y del adolescente

Prevención de la enfermedad

- Prescripción de vitaminas y oligoelementos
- Cribado neonatal
- Diagnóstico precoz de la displasia evolutiva de cadera
- Diagnóstico precoz de criptorquidia
- Actividades preventivas en el gran prematuro (< 1.500 g)*
- Cribado de enfermedad celíaca
- Vacunación sistemática y en grupos de riesgo*
- Cribado de hipoacusia*
- Cribado de trastornos visuales*
- Supervisión del desarrollo físico
- Consejo de prevención del síndrome de muerte súbita del lactante
- Cribado de trastornos del desarrollo psicomotor
- Cribado de autismo*
- Prevención del retraso psicomotor por déficit de yodo
- Prevención y diagnóstico precoz de la ferropenia
- Consejo sobre protección solar y prevención del cáncer de piel
- Cribado tuberculínico
- Cribado y prevención de hipertensión arterial
- Cribado y prevención de hipercolesterolemia
- Cribado y prevención de la obesidad infantil
- Prevención de las infecciones de transmisión sexual y embarazo no deseado en adolescentes

Promoción de hábitos saludables

- Atención de salud en la etapa prenatal
- Lactancia materna** y alimentación del lactante en el primer año de vida
- Supervisión de la alimentación infantil y juvenil
- Consejo para la prevención de accidentes**
- Promoción del buen trato y prevención del maltrato infantil***
- Consejo para prevenir la incorporación de hábitos tóxicos: tabaco, alcohol y otras drogas
- Promoción de la salud bucodental (flúor y caries)
- Consejo sobre ejercicio y actividad física**
- Actividades preventivas en niños con síndrome de Down

*Actualización 2018. **Actualización 2020. ***Actualización 2024.
Adaptada de: Grupo de la Infancia y Adolescencia del PAPPS[11-13].

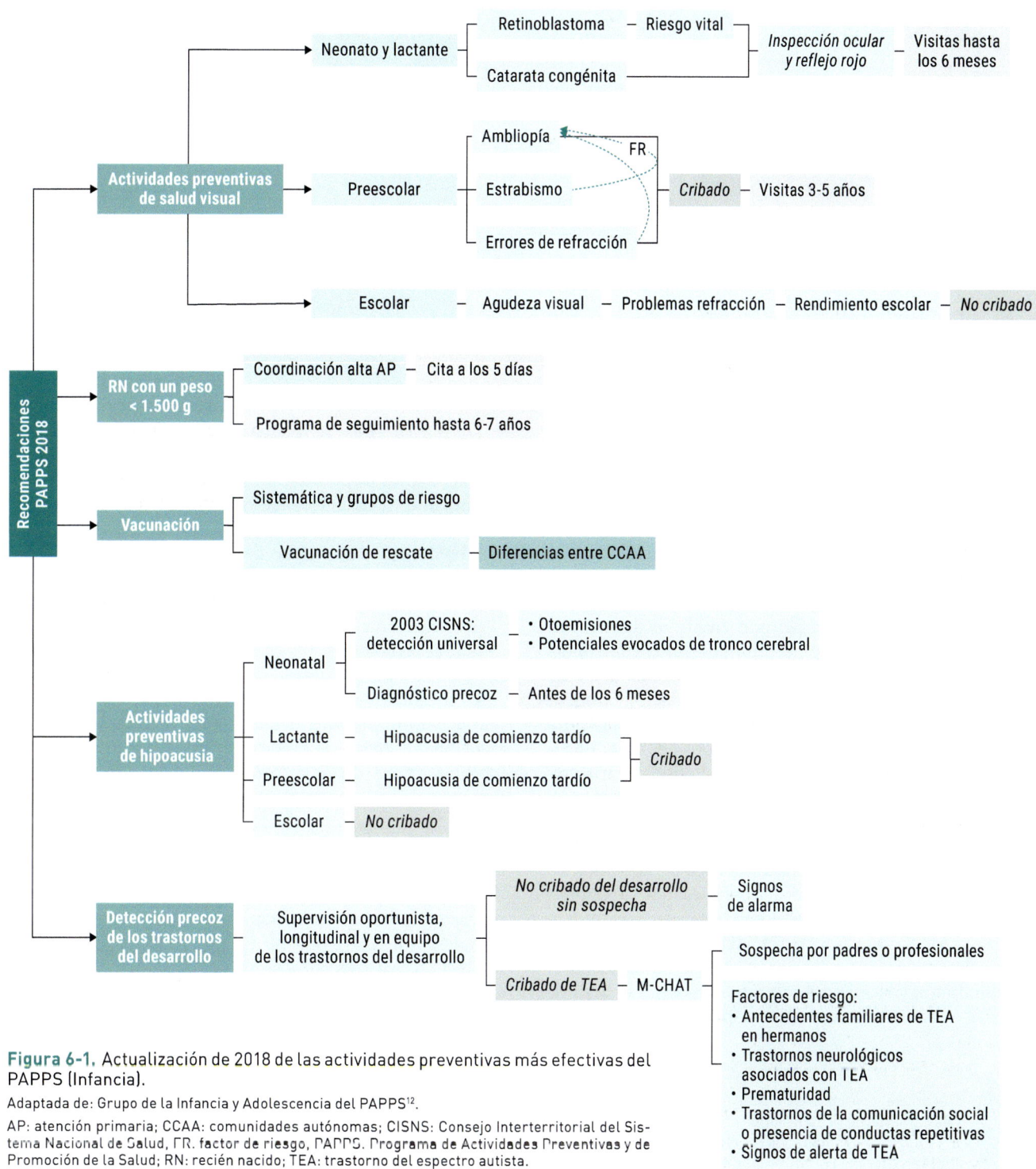

Figura 6-1. Actualización de 2018 de las actividades preventivas más efectivas del PAPPS (Infancia).

Adaptada de: Grupo de la Infancia y Adolescencia del PAPPS[12].

AP: atención primaria; CCAA: comunidades autónomas; CISNS: Consejo Interterritorial del Sistema Nacional de Salud; FR: factor de riesgo; PAPPS: Programa de Actividades Preventivas y de Promoción de la Salud; RN: recién nacido; TEA: trastorno del espectro autista.

otras, se ajustan a las que el grupo PrevInfan/PAPPS Infancia y Adolescencia establece como pertinentes. En ellas se realiza la revisión del estado de salud del menor, se administran vacunas sistemáticas y no sistemáticas, y se atiende a las posibles dificultades que puedan surgir cuando se producen importantes cambios (escolarización, pubertad y adolescencia).

Las revisiones recomendadas[11,12] deben estar ubicadas temporalmente en determinados períodos, tal como se señala en la **tabla 6-4**.

La etapa pediátrica se divide en subetapas cuya denominación y límites temporales son variables[14], y que aparecen descritas en el capítulo 1 (v. **Tabla 1-1**).

En cada revisión de salud se deben considerar tanto los elementos de valoración individual, como los factores de riesgo individuales y familiares, teniendo en cuenta las necesidades individuales del niño o niña, e incorporando las inquietudes de los padres y la situación del contexto familiar como punto central de cada visita. El contenido de cada una de

Tabla 6-4. Revisiones recomendadas del niño sano

Orden	Edad (meses y años)											
	1 m	2 m	6 m	12 m	18 m	2 a	4 a	6 a	14 a	16 a	18 a
1ª	1ª semana										
2ª		■	■								
3ª				■	■						
4ª						■	■				
5ª								■	■		
6ª										■	■

Adaptada de: Grupo PrevInfad/PAPPS Infancia y Adolescencia[29].

estas visitas se describe en los siguientes capítulos de esta sección, que se corresponden con las diferentes etapas evolutivas (v. **Caps. 8 a 12**).

La temporalización de las revisiones está determinada por las actividades de valoración e intervención a realizar, el calendario vacunal y la disponibilidad de recursos.

Los principales contenidos de las revisiones son:

- **De 0 a 23 meses**: es el período en el que se realizan la mitad de las revisiones, centrándose en el control del crecimiento y desarrollo, la promoción de la lactancia materna y la introducción de la alimentación complementaria alrededor de los 6 meses. Además, se asegura la capacitación parental en los cuidados del niño, incluyendo educación sobre la alimentación saludable y la prevención de accidentes y del síndrome de muerte súbita del lactante. También se realiza la detección de malformaciones congénitas (incluyendo hipoacusias, enfermedades endocrinometabólicas, alteraciones visuales, testiculares o de la cadera) y la prevención de enfermedades infecciosas. Incluye la salud bucodental a partir de la erupción dentaria de los 6 meses, y la ferropenia en grupos de riesgo. Se valora el riesgo social por existencia de indicadores de maltrato, y el autismo en grupos de riesgo a partir de los 18 meses ante la sospecha por parte de padres o profesionales[12].

 Durante el primer año de vida tienen lugar los mayores cambios de proporciones corporales y empiezan a adquirirse capacidades motrices y cognitivas que indican una correcta funcionalidad. Sin embargo, algunas lesiones cerebrales pueden no detectarse hasta los 6 meses de vida, debido a la presencia de reflejos a nivel neurológico, por lo que es conveniente una supervisión del desarrollo de forma frecuente[21].

- **De 2 a 5 años**: se aborda la detección de problemas del desarrollo y de la visión, así como la adquisición de hábitos saludables de alimentación, sueño, higiene y eliminación. A partir de los 2 años se monitoriza el peso, la talla, el índice de masa corporal (IMC) y la tensión arterial. También se valora la existencia de indicadores de maltrato.

- **De 6 a 18 años**: se indaga sobre hábitos saludables de alimentación, higiene, autonomía, sueño, ejercicio físico, ocio, pautas de crianza familiar, y también sobre el rendimiento y la adaptación escolar, incluyendo indicadores de maltrato entre iguales. También se recoge información sobre los cambios propios de la adolescencia y se informa de los riesgos inherentes a ella, con una adecuada promoción de la alimentación equilibrada, el ejercicio físico y la prevención del sedentarismo, así como el uso limitado de nuevas tecnologías.

La infancia y adolescencia son etapas vitales donde se produce un importante desarrollo a nivel físico, cognitivo, emocional y social, no exento de riesgos por su alta vulnerabilidad, pero, que a su vez, responde positivamente en presencia de factores de protección. Para dar una respuesta adecuada a este grupo poblacional, los profesionales del sistema sanitario deben conocer sus necesidades y problemas de salud específicos, así como las herramientas de valoración del desarrollo evolutivo y de las estrategias que fomentan el mismo en todas sus áreas. Son precisamente las herramientas que permiten valorar no solo los aspectos físicos, sino también los psicosociales, las que se describen en siguiente apartado.

Herramientas de valoración del crecimiento y desarrollo

A continuación, se describen las principales herramientas utilizadas para valorar el crecimiento y el desarrollo infantil y adolescente.

El **crecimiento infantil** es el aumento gradual del número y tamaño de las células de un individuo que produce el incremento del peso de los órganos y, por tanto, del peso y talla corporal. Constituye un indicador sensible del estado de salud de un niño, ya que cualquier alteración en el crecimiento normal puede estar indicando una patología endocrinológica o sistémica. Por ello, se monitoriza la medición del peso y la talla a lo largo de las revisiones programadas en atención primaria. El peso se debe valorar en función de la talla o como IMC, aunque esta medición no tiene en cuenta la

Tabla 6-5. Criterios diagnósticos de sobrepeso y obesidad en la infancia			
	Riesgo de sobrepeso	Sobrepeso	Obesidad
De 0 a 5 años (gráfica de peso para estatura)	> 1 DE	> 2 DE	> 3 DE
De 5 a 19 años (gráfica de IMC)		> 1 DE	> 2 DE

Adaptada de: Casabona Monteverde C[16].
DE: desviación estándar.

distribución de la grasa corporal. De ahí que últimamente, desde la aparición de la epidemia de obesidad infantil, se realiza la medición de la circunferencia de la cintura incluida en la somatometría al aportar datos sobre sobrepeso y obesidad[16]. También se mide el perímetro cefálico, que informa del crecimiento cerebral durante los dos primeros años de vida, aunque la maduración, similar en funcionalidad a la del adulto, no se alcanza hasta los 4 años.

El mayor crecimiento corporal del niño, determinado en gran medida por el aporte nutricional, se produce en los dos primeros años de vida; por ello, se considera criterio de buena atención pediátrica realizar la valoración del estado nutricional del niño mediante la somatometría y su ponderación en los percentiles adecuados, en los Patrones de crecimiento infantil de la OMS[15] o en el Estudio de Crecimiento de Bilbao (v. *Enlaces de interés*), al menos 2 veces en los 3 primeros meses de vida y 3 veces más entre los 3 meses y los 2 años. En base al exceso de peso en la infancia, el peso y talla corporal se deben monitorizar a lo largo de toda la infancia y compararlos con los estándares de la OMS[15] (para detectar problemas de delgadez, obesidad (Tabla 6-5)[16] y retraso del crecimiento, que pueden consultarse en los percentiles en formato tabla o gráfico que están en uso en 150 países[15], o bien con las guías de práctica clínica que se elaboren al efecto.

La OMS recomienda concentrar los esfuerzos en la edad preescolar para prevenir el exceso de peso infantil reforzando las mediciones corporales (con IMC) en todas las revisiones del programa del niño sano a partir de los 2 años[16].

El crecimiento lleva aparejado el logro de la maduración biológica del sujeto, alcanzando los indicadores de maduración sexual, ósea, somática o dental, que forman parte del programa del niño sano. La maduración depende de factores ambientales que pueden modificar el potencial genético, como son la nutrición, la presencia y duración de enfermedades en la infancia, las mejores condiciones de vida, el nivel socioeconómico, la actividad física y la altitud[17]. La maduración puede presentarse de forma precoz, normal o tardía en función de la correspondencia entre la edad biológica y la edad cronológica. Es posible encontrar individuos con diferente edad biológica a la misma edad cronológica.

El **desarrollo** es una secuencia de cambios en el comportamiento y en sus procesos subyacentes, que vienen determinados por la interacción de los factores biológicos con el ambiente físico y social, y que tienen como consecuencia tanto la maduración del sistema nervioso como la puesta en marcha de procesos de aprendizaje. Las experiencias que un niño recibe van dejando huella en sus conexiones sinápticas, lo que hace que el ambiente sea absolutamente imprescindible para un adecuado desarrollo, pudiendo convertirse tanto en

un factor de riesgo como de protección. De ahí que, como señala Vygotsky[5], la interacción con los otros sea fundamental para el desarrollo.

Aunque el desarrollo, tal como se ha explicado anteriormente, se produce de forma global, a efectos prácticos se evalúa por ámbitos: desarrollo psicomotor, desarrollo emocional, o psicosocial. El término **desarrollo psicomotor** fue definido por Wernicke[18] como un «fenómeno evolutivo de adquisición continua y progresiva de habilidades a lo largo de la infancia» entre las que se encuentran la comunicación, la conducta, la motricidad y la sociabilidad. Habitualmente, el término psicomotor se limita a los tres primeros años de vida, donde los principales logros del niño son la marcha autónoma, el lenguaje y la prensión, siguiendo una secuencia de hitos similar en todos los niños y las niñas, aunque con una importante variabilidad interindividual como, por ejemplo, en la adquisición de la marcha, considerando mayores intervalos temporales cuando se trata de adquirir capacidades de mayor complejidad.

La media de edad a la que se identifica a los niños con un retraso en el desarrollo son los 5 años y 9 meses. Es, por tanto, en la etapa comprendida entre el nacimiento y los 6 años cuando se debe realizar una exhaustiva valoración del desarrollo en sus múltiples facetas, psicomotora, emocional, psicosocial, cognitiva y del lenguaje, utilizando herramientas que engloban diferentes aspectos. Para evaluar el desarrollo psicomotor se abordan la esfera cognitiva, la motricidad fina y gruesa, el lenguaje y el área personal y social, que forman parte de las diferentes herramientas de cribado del desarrollo. El desarrollo es integral; por ello, la descripción de sus hitos en las diferentes esferas tiene únicamente una finalidad didáctica ya que las conductas observables son multidimensionales e implican a varios ámbitos. Es precisamente esta integralidad que caracteriza el desarrollo humano la que hace que cualquier limitación en uno o más aspectos afectará al resto y que cualquier estímulo potencie a varios de ellos.

Las herramientas utilizadas en el contexto español desde la década de 1990 para valorar el desarrollo son el Denver Developmental Screening Test (Denver-II)[14] o la Tabla de Desarrollo de Haizea-Llevant[8], cuyas principales características figuran en la tabla 6-6. Actualmente, el Fondo de las Naciones Unidas para la Infancia (UNICEF) recomienda la utilización del Cuestionario de Edades y Etapas, tercera edición (ASQ-3)[19] por ser una escala validada que permite verificar el neurodesarrollo de forma rápida, sencilla y económica, incorporando las preocupaciones de los padres y realizando indicaciones para la estimulación del menor. Actualmente, el grupo Previnfad[12] no recomienda cribado de trastornos de desarrollo y de TEA en atención primaria cuando no haya

Tabla 6-6. Características de los principales test de valoración del desarrollo

	Test de Denver II[14]	Tabla de desarrollo Haizea-Llevant[8]	Cuestionario de Edades y Etapas[19]
Edad de utilización	1 mes-6 años	0-5 años	4-60 meses
Tiempo	10-20 minutos	NC	10-15 minutos
Sensibilidad Especificidad	56-83 % 43-80 %	No validada Mayor uso en España	88 % 94 %
Signos de alerta	No	Sí (13 ítems)	No
Dimensión que valorar	Personal-social Lenguaje Motora gruesa Motora fina	Socialización Lenguaje y lógica-matemática Postural Manipulación	Social-personal Comunicación Motricidad gruesa Motricidad fina Resolución de problemas

Adaptada de: Garrido Torrecillas FJ *et al.*[8], Moro Serrano M *et al.*[14], Romero Otalvaro AM, *et al.*[19]

signos, síntomas sugerentes ni sospechas de los padres, ni factores de riesgo para edades de 1 a 4 años. Se debe realizar un seguimiento del desarrollo del niño para ver si existen retrasos o alteraciones en el mismo[20] (v. **Fig. 6-1**).

Un aspecto clave para el desarrollo de la autonomía es el desarrollo emocional, que merece un abordaje especial por su repercusión en el desarrollo futuro del sujeto.

Desarrollo emocional

Durante el primer año de vida se producen profundos cambios en el **desarrollo emocional** de los niños, entendido este como el proceso de vinculación afectiva que se inicia con su cuidador principal en un primer momento. El **apego**, entendido como una relación íntima del niño o niña con su cuidador principal, es un proceso que se inicia cuando el bebé llega al mundo, y que muestra diferentes manifestaciones a lo largo de los dos primeros años de vida. Durante los seis primeros meses se establece una estrecha comunicación con la madre a través de las primeras expresiones faciales del bebé, que acaban convirtiéndose entre el segundo y tercer mes de vida en la sonrisa social. Entre los 6 y los 9 meses, la conducta del niño cambia al diferenciar las personas conocidas y extrañas y muestra conductas de apego, como llanto, aferramiento o contacto ocular, dirigidas a la figura de apego con el objetivo de mantener la proximidad a ese adulto. En torno al año de vida, la emisión de protoimperativos (señalar con el dedo) y de protodeclarativos (señalar un objeto, mirar al adulto para compartirlo con él y señalar de nuevo al objeto) son hitos del desarrollo cognitivo y emocional que dan cuenta de la interacción emocional del niño con el adulto al estar pendiente del estado mental de este.

Entre los 18 y 36 meses el apego se hace más flexible porque aumentan los adultos que forman parte de los contextos en los que el niño se encuentra inmerso, y porque además es capaz de representarse la separación como una situación transitoria. Aparece la individualidad, la autonomía y la iniciativa con las conductas de oposición y rebeldía, con la adquisición del «no» como indicador de la diferenciación del niño de los demás. La frustración frente a sus deseos se manifiesta con rabietas.

A partir de los 2 años, el desarrollo cognitivo y emocional manifestado por el lenguaje expresivo, el juego simbólico y la permanencia del objeto hacen posible una mejor tolerancia de las separaciones temporales de los adultos referentes al tener una imagen mental de estos. Aumenta la socialización y se observan conductas proclives a la empatía desde los 18 meses, surge el miedo entre los 2 y los 3 años, siendo clave la respuesta emocional del adulto en sintonía con el estado del bebé, al constituir una corregulación afectiva que más tarde conducirá al logro de la autorregulación afectiva por parte del bebé. A los 3 años el niño o niña se autoevalúa, siendo clave para su autoestima la valoración que recibe hasta ese momento de los adultos de su entorno.

 Aquellas situaciones que permiten al niño lactante representar en su mente la separación de la figura de apego como una situación transitoria mediante juegos, como el cucú-tras, son beneficiosos para niños a partir de los 6-8 meses de edad, favoreciendo así el desarrollo de la permanencia del objeto.

Entre los 4 y 5 años el niño reconoce la relación afectiva de otro adulto, la pareja, con su figura de apego. Empieza el control emocional; hasta ahora la prohibición parental se convierte en un límite interno que le genera conflicto entre lo que desea y no puede hacer, entre las obligaciones y aquello que no le apetece hacer, entrando en juego la frustración y la demora de la satisfacción y la búsqueda de otras vías para alcanzarla. Debe aprender a negociar para conseguir sus fines[22].

Entre los 6 y los 10 años los niños desplazan parte de su afectividad desde el contexto familiar al grupo de pares, donde los amigos juegan un papel fundamental para consolidar su identidad. Aparece el concepto de **intimidad**, relación que se comparte fundamentalmente con los amigos y se avanza hacia la consecución de la autonomía.

En la adolescencia, el cuerpo infantil desaparece y la cercanía del mundo adulto provoca un cambio de posicionamiento relacional y emocional con los progenitores, que pierden protagonismo en favor de los iguales. El adolescente está en cambio constante, en la búsqueda de sus gustos y preferencias. En el proceso de construcción de su identidad, el adolescente toma distancia de las figuras parentales, que en ocasiones puede generar enfrentamiento, el cual es necesario para alcanzar la independencia de los padres. El grupo de iguales se convierte en su núcleo afectivo hasta que emerge la primera relación sentimental y/o sexual, con el riesgo implícito de fracaso que es necesario elaborar. En esta etapa, la necesidad de experimentación y de saltarse los límites, como indicador claro de desafío a las figuras de autoridad, es un factor de riesgo para la comisión de delitos, el consumo de sustancias tóxicas y, en general, la realización de todo tipo de conductas de riesgo que pueden afectar de forma negativa a su salud.

Vacunación infantil

La administración de vacunas a los niños tiene el objetivo de evitar las enfermedades infecciosas con una historia de más 200 años. Actualmente, existen 26 vacunas e inmunizaciones para hacer frente a enfermedades prevenibles mediante vacunación (EPV), 18 de las cuales forman parte de la vacunación sistemática infantil financiado por el Sistema Nacional de Salud (v. *Enlaces de interés*) con algunas variaciones en las diferentes comunidades autónomas[25]. Las vacunas están formadas por microorganismos patógenos vivos, atenuados o muertos, o partes de ellos, que estimulan el sistema inmune, y al simular una infección generan una protección en posteriores exposiciones al citado patógeno[23].

Las vacunas se clasifican según su naturaleza, su composición o su proceso de síntesis (**Tabla 6-7**). La primera es la más utilizada ya que clasifica las vacunas en formadas por microorganismos enteros (vacunas atenuadas o inactivadas) o con parte de ellos (vacunas de subunidades)[24].

Las vacunas de microorganismos enteros pueden ser, a su vez, vivas o atenuadas, tanto víricas (sarampión, rubéola y parotiditis [denominada triple vírica], varicela, poliomielitis oral) como bacterianas (tuberculosis o BCG, fiebre tifoidea oral). Las vacunas vivas de microorganismos enteros generan una respuesta humoral y celular en el sistema inmunitario del sujeto similar a una infección natural. Puede ser suficiente con la administración de una sola dosis, aunque una segunda dosis permite corregir posibles fallos.

Por el contrario, las vacunas fabricadas con microorganismos enteros muertos que se han inactivado por métodos físicos o químicos producen una respuesta menor del sistema inmunitario, por lo que se requieren varias dosis o el uso de adyuvantes para potenciar el efecto inmunológico. Por este motivo, pueden administrarse en personas inmunodeprimidas. La vacuna de la tosferina de células enteras (Pw) fue utilizada hasta 2004 pero, debido a su alta reactogenicidad, ha sido sustituida por la vacuna de tosferina acelular (Pa), la cual ha demostrado ser menos inmunógena que la anterior y con una protección de menor duración (4-9 años).

Las vacunas de subunidades contienen parte del microorganismo infeccioso, sea vírico o bacteriano. A este grupo pertenecen la mayor parte de las vacunas, pudiendo estar formadas por los polisacáridos purificados de la cápsula bacteriana (neumocócica 23 valente) o bien conjugados con una proteína transportadora que aumenta su inmunogenicidad (neumocócica 13,15,20 valente o meningococo ACWY). La principal ventaja es su menor reactogenicidad y menor complejidad en la síntesis y manipulación. Pueden contener varios antígenos de un mismo microorganismo (polivalentes) o combinadas, cuando existen varios antígenos de diferentes microorganismos (pentavalente o hexavalente)[24].

 Hay nuevas formas de síntesis de vacunas. Se producen en tres modalidades: la más tradicional es mediante purificación de antígenos, al eliminar el germen patógeno, pero mantener la toxina que produce (tétanos, difteria). Más recientemente se han comercializado con la técnica de ADN recombinante, la vacuna frente al virus de la hepatitis B (VHB) o virus del papiloma humano (VPH), al manipular el ADN e insertarlo posteriormente en otro organismo para que este fabrique las proteínas necesarias. Desde 2010, la vacunología inversa permite, a través de plataformas tecnológicas, identificar los componentes que con mayor probabilidad son inmunógenos en el patógeno (meningococo B, COVID-19) para enfocar el diseño de la vacuna. Actualmente, con motivo de la epidemia del SARS-Cov-2, se ha introducido material genético (ARN, ADN) u otros virus (adenovirus que contienen ARN del coronavirus) para que las células humanas sean las que fabriquen la respuesta inmune frente al SARS-CoV-2.

La respuesta inmunitaria depende de la edad del sujeto, composición de la vacuna, número de dosis de vacuna administradas, así como del uso de sustancias adyuvantes (sales de aluminio, MF59, AS04 o virosomas). Estas vacunas con adyuvantes aumentan la respuesta inmune, requiriendo menor cantidad de antígeno, pero provocan mayor reactogenicidad en el lugar de administración. Se usan adyuvantes en la vacuna de la hepatitis B o de la gripe para los grupos de riesgo[24].

 La importancia de las vacunas radica en la posibilidad de proteger a personas no vacunadas en lo que se denomina **inmunidad de grupo**, colectiva o de rebaño, de aquellos microorganismos que únicamente se transmiten en la especie humana, al impedir que la persona infectada llegue a poder contagiar a una persona sin vacunar[24].

Las vacunas se pueden administrar de forma individual o sistemática (cuando forman parte de calendarios de vacunación[25] que afectan a toda la población). España inició

Tabla 6-7. Clasificaciones de las vacunas		
Naturaleza	**Composición**	**Síntesis**

• Microorganismos enteros:
  – Atenuadas o vivas
  – Inactivadas o muertas
• Subunidades
	• Víricas
	• Bacterianas
		• Purificación de antígenos
		• Recombinantes
		• Vacunología inversa

Adaptada de: Comité Asesor de Vacunas e Inmunizaciones (CAV-AEP)[24].

el primer calendario de vacunación infantil en 1975 con la vacuna de difteria, tétanos y tosferina (DTP), y desde entonces la incidencia de las EPV es baja dadas las altas coberturas de vacunación existentes. En la **tabla 6-8** se describe la edad a la que se produce la vacunación, la fecha de inclusión en el calendario vacunal infantil, la cobertura y su eficacia. La vacunación sistemática infantil forma parte de la prevención primaria del programa de salud infantil y del adolescente. Aunque la Ley 33/2011 General de Salud Pública establece la existencia de un calendario de vacunación único, siguen existiendo diferencias entre las comunidades autónomas en relación con vacunas frente al neumococo, meningococo B y hepatitis A. La financiación y prescripción del calendario vacunal es competencia de cada comunidad autónoma.

La **primovacunación**, entendida como las dosis iniciales necesarias de una vacuna para generar una respuesta inicial adecuada, está justificada porque la primera dosis induce la fabricación de anticuerpos **IgM** en escasa cantidad y duración. Posteriormente, se deben administrar una segunda dosis y sucesivas dosis de refuerzo para generar una mayor cantidad de anticuerpos de **IgG** de forma rápida, responsables del mantenimiento de la respuesta inmunitaria[23].

En 2017 se modificó la pauta de primovacunación, de una pauta 3 + 1 a 2 + 1, desapareciendo la dosis de primovacunación a los 6 meses de edad y adelantando la vacunación de refuerzo a los 11 meses (previamente era a los 18 meses), lo que obligó a simultanear dos calendarios vacunales hasta 2022, con cambios en la vacuna de los 6 años, que actualmente se administra la vacuna de difteria, tétanos y tosferina acelular (DTPa) de mayor carga que la previa con la pauta 3 + 1. La diferencia entre ambas es que la DTPa tiene 30 UI de toxoide diftérico y 25 µg de antígenos de *Bordetella pertussis*, frente a la dTpa que tiene 2 UI de toxoide diftérico y entre 2,5-8 µg de antígenos de *B. pertussis* (que se administraba en la pauta previa).

La actual pauta de vacunación sistemática infantil ofertada a lo largo de los primeros años de vida debe continuarse en la edad adulta y la vejez, lo que ha motivado que exista un calendario vacunal para toda la vida[25] (v. *Enlaces de interés*) y un registro unificado en historia clínica.

Además de la vacunación sistemática, existen circunstancias personales, como en algunas enfermedades o situaciones de mayor riesgo (prematuridad) (v. **Cap. 22**) que pueden precisar la administración de vacunas como grupo de riesgo[25].

Algunas de las EPV están sujetas a un plan de eliminación, como la rubéola desde 2015 y el sarampión desde 2016 (en 2017 la OMS declaró a España «libre de transmisión endémica de sarampión»). Sin embargo, el actual aumento de casos de sarampión en Europa aleja el objetivo que se marcó de eliminar el sarampión en la Región Europea de la OMS. Aunque a más largo plazo, se debe insistir en mantener unas coberturas vacunales del 95 % con dos dosis (12 meses y 4 años), tanto a nivel nacional (no alcanzadas en la segunda dosis de los 4 años en la **tabla 6-8**) y autonómico, como local para lograr su eliminación.

También la poliomielitis ha modificado su pauta; en 1975 se administraba vacuna de poliomielitis oral (VPO) con virus vivos; sin embargo, en 2002 España quedó certificada como

libre de poliomielitis, lo que obligó a modificar a una vacuna de poliomielitis inactivada (VPI) de potencia aumentada que se administra por vía parenteral desde 2004 para evitar la diseminación de casos de origen vacunal.

Algunas EPV son causa de muerte, como la tosferina en el 0,4 % de los lactantes, el meningococo C en un 10-15 %, o la meningitis por neumococo hasta en un 30 %. Por tanto, es importante que los progenitores conozcan la alta eficacia de las vacunas (v. **Tabla 6-8**), así como las enfermedades graves frente a las que inducen protección, para combatir la incipiente actitud de rechazo vacunal.

La vacunación infantil tiene altas coberturas vacunales en menores de 24 meses, pero a medida que aumenta la edad, algunas vacunas no alcanzan el 95 % de inmunizados, objetivo clave para lograr la inmunidad colectiva, hecho especialmente importante en adolescentes (Td, VPH y MenACWY). Las ultimas vacunas incluidas en el calendario de vacunación sistemática (varicela, gripe, meningococo y VPH en varones) tienen margen de mejora en sus datos de cobertura. (v. **Tabla 6-8**), debiendo realizar captación activa de no vacunados. Hay que reforzar la administración de la segunda dosis de triple vírica para mantener el estado de eliminación del sarampión. La vacuna del VPH se comenzó a administrar a niñas en 2008 y desde el año 2022 a ambos sexos. En 2023 se incluyó la vacunación antigripal de los 6 a los 59 meses, Men B, neumococo VNC15, rotavirus, y la inmunización con anticuerpo monoclonal nirsevimab frente al VRS.

La protección prenatal del recién nacido y del lactante con las altas coberturas de vacunación frente a la tosferina en embarazadas (v. **Cap. 7**) se debe hacer de forma ideal entre las 27 y 28 semanas de gestación, para lograr el mayor paso de anticuerpos a los lactantes y así disminuir el riesgo de hospitalización y muerte por tosferina en menores de 3 meses.

La pandemia de COVID-19 tuvo sus mayores tasas de mortalidad infantil por este virus en pacientes con patologías subyacentes, dado que en los niños sanos menores de 12 años el 99,3 % de los casos de COVID-19 han sido leves o asintomáticos[26]. Esta situación y la capacidad de la sociedad de potenciar la fabricación de vacunas en un tiempo récord, dio lugar a que en menos de 2 años tras el comienzo de la pandemia ya estuvieran disponibles las primeras vacunas ARNm para niños mayores de 5 años (Pfizer, Moderna, diciembre de 2021), y en 2023 comenzaron las vacunas para niños entre 6 meses y 4 años. Debido a las mutaciones del virus, hay que realizar adaptaciones de dichas vacunas para cada campaña, lo que dificulta la protección frente al virus y el control de la enfermedad. Para facilitar la captación de la población susceptible, se ha implantado la estrategia de vacunar conjuntamente junto a la gripe[28] no requiriendo estar separadas de la vacunación sistemática[27]. Actualmente, se recomienda vacunar a los niños con condiciones de alto o muy alto riesgo, con tratamiento inmunosupresor, o convivientes con personas de riesgo, y a niños de 5 años o más internos en centros de discapacidad o en instituciones de manera prolongada[28].

Por la variabilidad de características corporales de niños y adolescentes, existe la necesidad de diferentes presentaciones en función de su edad: el laboratorio Pfizer ha proporcionado Comirnaty 3 µg para niños entre 6 meses y

Tabla 6-8. Vacunación infantil y adolescente en España, eficacia vacunal y coberturas de vacunación en 2022

Se observan las menores coberturas de vacunación en aquellas vacunas recientemente incorporadas al calendario: gripe en personas de 60-64 años, niños de 6 a 59 meses y gripe en personal sanitario, varicela en adolescentes, y segundas dosis de VPH.

Vacuna	Enfermedad	Eficacia vacunal (al mes de la 3ª dosis)	Año de inclusión en el calendario vacunal	Cobertura de vacunación (2018)	Cobertura de vacunación (2021)	Cobertura de vacunación (2023)
Prenatal	dTpa	69 al 91 %	2015	80,1 %	87 %	87 %
RN	Virus respiratorio sincitial	84 %	2023			92,2 %
6 semanas	Rotavirus	93-97 %	2023 CCAA		65,2 %	
2 meses	Hepatitis B	98,9 %	2018[a]	98,2 %	97,9 %	98 %
	Difteria	99,8 %	1975	98,1 %	97,9 %	98 %
	Tétanos	100 %	1975	98,1 %	97,9 %	98 %
	Tosferina	100 %	1975	98,1 %	97,9 %	98 %
	Poliomielitis	99,3 %	VPO: 1964 VPI: 2004	98,1 %	97,9 %	98 %
	Haemophilus influenzae b	96,6 %	2001	98,1 %	96,7 %	98 %
	Enfermedad neumocócica	89 %	2015	97,7 %	97,2 %	97 %
	Men B	84 %	2023			
4 meses	Vacunas 2 meses + Enfermedad meningocócica C	93-99 %	2000	98,1 %	93,2 %	96 %
6-59 meses	Gripe	30-80 %	2023			37 %
11 meses	Vacunas 2 meses (hexavalente)		2017 (1) cambio pauta	95,5 %	93,3 %	96 %
12 meses	Enfermedad meningocócica C	93-99 %	2015	93,4 %	90,3 %	95 %
	Enfermedad neumocócica	98 %	2015	94,8 %	93,2 %	96 %
	Sarampión	98,1-98,9 %	1978 y 1981 (TV)	97,9 %	95,8 %	97 %
	Rubéola	90,6-100 %	1978 (solo niñas) 1981 (TV)	97,9 %	95,8 %	97 %
	Parotiditis	94,4-99,3 %	1981 (TV)	97,9 %	95,8 %	97 %
15 meses	Varicela	94-99 %	2016[c]	94,2 %	93,1 %	96 %
4 años	Sarampión Rubéola Parotiditis	98,1-98,9 % 90,6-100 % 94,4-99,3 %	2001 (entre 1989 y 1996 se ponía a los 11 años)	94,5 % (TV 2ª dosis)	91,5 %	94 %
	Varicela	94-99 %		43,5 % 16,7 %[c]	87,6 % 27,6 %[a]	92 % 17 %
6 años	Difteria (d) Tétanos Tosferina (p)	99,8 % 100 % 100 %	1975 (tétanos) 1996 Td[b] 2001 P	86,2 %	89,4 %	90 %
12 años	VPH	98,2-100 %	2008 (mujeres) 2022 (varones)	89,4 % 1ª dosis 79,4 % 2ª dosis	91,3 % 81,8 %	92 % 81 %
	Enfermedad meningocócica serogrupos A, C, W e Y	97 %-68 %	2020	87,1 % (Men C)	65,4 %	90 %
14 años	Difteria (d) Tétanos	99,8 % 100 %	1975 (tétanos) 1996[d]	81,1 %	84,9 %	83 %

[a] Desde 1996 estaba incluida en adolescentes, y a partir de 2004 en recién nacidos.
[b] (d), (p) es vacuna de baja carga antigénica.
[c] Desde 2007 en adolescentes.
[d] Previamente solo tétanos.
Adaptada de: Sistema de Información de Vacunaciones del Ministerio de Sanidad (SIVAMIN)[30].
RN: recién nacido; VPH: virus del papiloma humano; VPI: vacuna parenteral de virus inactivados; VPO: vacuna oral de virus vivos atenuados.

4 años, Comirnaty 10 µg para niños entre 5 y 11 años, y Comirnaty 30 µg que se usa en adultos y adolescentes a partir de 12 años. Se debe consultar la ficha técnica para su adecuada preparación.

Para saber cuántas dosis de vacuna de COVID-19 hay que administrar a un niño, la edad y la situación vacunal determinan las dosis a administrar[28]:

- **En niños de 5 años o más y adolescentes con indicación de vacunación**: una dosis, independientemente de sus antecedentes vacunales o de infección previa por SARS-CoV-2.
- **En niños entre 6 y 59 meses con indicación de vacunación** y antecedente de vacunación o infección previa: **una sola dosis**. Si no hay antecedente de vacunación o infección previa: **tres dosis**, con una pauta de 0, 3 y 8 semanas.

El tiempo mínimo se debe corroborar en la historia clínica entre la infección y la vacunación de covid y es de 3 meses.

- **Los niños mayores de 6 meses** con alto grado de **inmunosupresión** requerirá de dosis adicionales: la primera dosis a las 12 semanas de la anterior, pudiendo adelantarse en casos especiales incluso hasta las 3 semanas de intervalo.

Los niños entre 5 y 15 años deben acudir al acto de vacunación acompañados de un adulto. Si es uno de los progenitores o el tutor legal es suficiente con la autorización verbal. En caso contrario, se requiere la autorización firmada por los padres. Si la vacunación se lleva a cabo en el medio escolar, sin la presencia de los padres o tutor legal, se debe solicitar previamente a estos la autorización escrita.

PUNTOS CLAVE

- La salud física y la autonomía son las necesidades universales básicas de la infancia y la adolescencia.
- El programa de salud infantil y del adolescente (PSIA) permite a niños y adolescentes llevar a cabo una vida más saludable y con menores riesgos para la salud a través del fomento de hábitos saludables y de las actividades preventivas, como la vacunación infantil.
- Las herramientas de valoración del desarrollo son el test de Denver II, la tabla de desarrollo de Haizea-Llevant y el Cuestionario de Edades y Etapas, tercera edición (ASQ-3).
- La vacunación infantil tiene altas coberturas vacunales en menores de 24 meses, pero a medida que aumenta la edad, algunas vacunas no alcanzan el 95 % de inmunizados, objetivo clave para lograr la inmunidad colectiva, hecho especialmente importante en adolescentes.

REFERENCIAS

1. Doyal L, Gough I. A theory of human needs. Teoría de las necesidades humanas. Barcelona: Icaria-FUHEM; 1994.
2. Convención de Naciones Unidas sobre los Derechos del Niño. Nueva York: Asamblea General de Naciones Unidas; 1989.
3. Ochaíta Alderete E, Espinosa Bayal MA. Hacia una teoría de las necesidades infantiles y adolescentes: Necesidades y derechos en el marco de la Convención de Naciones Unidas sobre los derechos del niño. Madrid: McGraw-Hill; 2004, p. 253.
4. Bowlby J. El vínculo afectivo. Buenos Aires: Paidós; 1976.
5. Vygotsky LS. El desarrollo de los procesos psicológicos superiores. Barcelona: Crítica; 1979.
6. Piaget J. El criterio moral en el niño. Barcelona: Fontanella; 1971.
7. Grupo de Trabajo del PSIAC. Programa de salud de la infancia y adolescencia de Cantabria (PSIAC) [Internet]. Cantabria: Gobierno de Cantabria; 2014. Disponible en: https://saludcantabria.es/documents/20117/34449/progama%20infancia%20adolescencia_v10_web.pdf [consultado en 13-03-2025].
8. Garrido Torrecillas FJ et al. Programa de salud infantil y adolescente de Andalucía (PSIA-A) [Internet]. Sevilla: Consejería de Igualdad, Salud y Políticas Sociales; 2014. Disponible en: https://si.easp.es/psiaa [consultado en 14-06-2024].
9. Atenciones y servicios específicos relativos a la mujer, la infancia, la adolescencia, los adultos, la tercera edad, los grupos de riesgo y los enfermos crónicos. En: Real Decreto 1030/2006, de 15 de septiembre, por el que se establece la cartera de servicios comunes del Sistema Nacional de Salud y el procedimiento para su actualización. Ministerio de Sanidad y Consumo. BOE-A-2006-16212. Disponible en https://www.boe.es/eli/es/rd/2006/09/15/1030/con [consultado en 13-03-2025].
10. Villalonga T. Consulta por rincones de salud. Madrid: Enfermería en desarrollo; 2018. Disponible en: https://enfermeriaendesarrollo.es/en-desarrollo/consulta-por-rincones-de-salud/ [consultado en 17-03-2024].
11. Grupo de la Infancia y Adolescencia del PAPPS. Resumen PAPPS infancia y adolescencia 2016. Aten Primaria. 2016;48(Supl1):127-47.
12. Grupo de la Infancia y Adolescencia del PAPPS. Resumen infancia y adolescencia. Actualización PAPPS 2018. Aten Primaria. 2018;50(Supl1):147-52. Disponible en: https://www.elsevier.es/es-revista-atencion-primaria-27-articulo-resumen-infancia-adolescencia-actualizacion-papps-S0212656718303676 [consultado en 17-03-2025].
13. Grupo de la Infancia y Adolescencia del PAPPS. Resumen PAPPS Infancia y Adolescencia 2020. Aten Primaria 2020;52(Supl2):149-60. Disponible en: https://doi.org/10.1016/j.aprim.2020.08.003.
14. Moro Serrano M, Málaga Guerrero S, Madero López L. Cruz M. Tratado de pediatría. 11ª ed. Madrid: Panamericana; 2014.
15. Normas de crecimiento infantil. Ginebra: Organización mundial de la Salud (OMS) [Internet]. Disponible en: https://www.who.int/tools/child-growth-standards/standards [consultado en 17-03-2025].
16. Casabona Monterde C. Sobrepeso y obesidad infantil: no tiramos la toalla. Curso de Actualización Pediatría 2017;39-52 [Internet]. Disponible en: https://www.aepap.org/sites/default/files/039-054_sobrepeso_y_obesidad_infantil.pdf [consultado en 17-03-2025].
17. Gómez Campos M, de Arruda E, Hobold C, Abella C, Camargo C, Martínez Salazar MA, Cossio Bolaños MA. Valoración de la maduración biológica: usos y aplicaciones en el ámbito escolar [Internet]. Rev Andal Med Deporte. 2013;6(4):151-60. Disponible en: https://www.redalyc.org/pdf/3233/323329262005.pdf [consultado en 17-03-2025].
18. Vericat A, Orden AB. El desarrollo psicomotor y sus alteraciones: entre lo normal y lo patológico. Ciência & Saúde Coletiva. 2013;18(10):2977-84 [Internet]. Disponible en: https://www.redalyc.org/articulo.oa?id=63028210023 [consultado en 17-03-2025].
19. Romero Otalvaro AM, Grañana N, Gaeto N, et al. ASQ-3: validación del Cuestionario de Edades y Etapas para la detección de trastornos del neurodesarrollo en niños argentinos. Arch Argent Pediatr 2018;116(1):7-13. Disponible en: http://dx.doi.org/10.5546/aap.2018.7 [consultado en 17-03-2025].
20. Galbe Sánchez-Ventura J, Merino Moína M, Pallás Alonso CR, Rando Diego A, Sánchez Ruiz-Cabello FJ, Colomer Revuelta J, et al. Detección precoz de los trastornos del desarrollo (parte 1). Rev Pediatr Aten Primaria. 2018;20:73-8. Disponible en: https://pap.es/articulo/12630/deteccion-precoz-de-los-trastornos-del-desarrollo-parte-1 [consultado en 17-03-2025].

21. Mancini J, Milh M, Chabrol B. Desarrollo neurológico. EMC – Pediatría. 2015;50(2):1-11. Disponible en: http://dx.doi.org/10.1016/S1245-1789(15)71152-2 [consultado en 17-03-2025].

22. Escudero Alvaro C. Etapas del desarrollo evolutivo. Form Act Pediatr Aten Prim. 2012;5(2):65-72. Disponible en: https://archivos.fapap.es/files/639-779-RUTA/02%20FAPap_2_2012.pdf [consultado en 17-03-2025].

23. Consejo Asesor de Vacunaciones de Euskadi. Manual de vacunaciones e inmunizaciones [Internet]. Vitoria: Gobierno Vasco; 2024. Disponible en: https://www.euskadi.eus/contenidos/informacion/manual_vacunaciones/es_def/adjuntos/MANUAL-VACUNACIONES-2024.pdf [consultado en 17-03-2025].

24. Comité Asesor de Vacunas e Inmunizaciones (CAV-AEP). Manual de Inmunizaciones en línea de la AEP [Internet]. Madrid: AEP; 2025. Disponible en: http://vacunasaep.org/documentos/manual/cap-1 [consultado en 17-03-2025].

25. Vacunas y Programa de Vacunación para 2025 [Internet]. Madrid: Ministerio de Sanidad; 2024. Disponible en: https://www.sanidad.gob.es/areas/promocionPrevencion/vacunaciones/calendario/docs/Calendario-Vacunacion_Todalavida.pdf [consultado en 17-03-2025].

26. Sánchez Jacob M. ¿Es pertinente la vacunación frente a COVID-19 de los niños y adolescentes desde el punto de vista bioético? Rev Pediatr Aten Primaria. 2021;23:e131-e135. Disponible en: https://pap.es/articulo/13423/es-pertinente-la-vacunacion-frente-a-covid-19-de-los-ninos-y-adolescentes-desde-el-punto-de-vista-bioetico [consultado en 17-03-2025].

27. Vacunación COVID-19 en población infantil: preguntas y respuestas. Ministerio de Sanidad. [Internet]. Madrid: Ministerio de Sanidad; 2021. Disponible en: https://www.sanidad.gob.es/profesionales/saludPublica/prevPromocion/vacunaciones/covid19/docs/Vacuna_COVID_poblacion_infantil_PreguntasyRespuestas.pdf [consultado en 17-03-2025].

28. Recomendaciones de vacunación frente a gripe y COVID-19 en la temporada 2024-2025 en España. Actualización. Ministerio de Sanidad. [Internet]. Madrid: Ministerio de Sanidad; 2024. Disponible en: https://www.sanidad.gob.es/areas/promocionPrevencion/vacunaciones/gripe_covid19/docs/RecomendacionesVacunacion_Gripe-Covid19.pdf [consultado en 17-03-2025].

29. Grupo PrevInfad/PAPPS Infancia y Adolescencia. Guía de actividades preventivas por grupos de edad. En Recomendaciones PrevInfad / PAPPS [en línea]. Actualizado mayo de 2014. Disponible en: http://previnfad.aepap.org/recomendacion/actividades-por-edad-rec [consultado en 17-03-2025].

30. Sistema de Información de Vacunaciones del Ministerio de Sanidad (SIVAMIN). Disponible en: https://pestadistico.inteligenciadegestion.sanidad.gob.es/publicoSNS/I/sivamin/sivamin [consultado en 17-03-2025].

  CASO   **AUTOEVALUACIÓN**   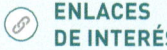 **ENLACES DE INTERÉS**

Cuidados en la etapa prenatal

7

M. Fernández y Fernández-Arroyo y R. Rodríguez Vázquez

OBJETIVOS

- Describir la importancia de la atención prenatal y su directa repercusión sobre el desarrollo fetal.
- Identificar los elementos de control y detección de malformaciones genéticas que se realizan en el curso de una gestación normal.
- Especificar las consecuencias del consumo de fármacos y hábitos tóxicos de la gestante sobre la salud fetal.
- Determinar las vacunas indicadas y/o aconsejadas en situaciones especiales, o bien contraindicadas durante la gestación por su repercusión fetal.

INTRODUCCIÓN

La ciencia ha demostrado que la salud infantil comienza en la **gestación** y que todo lo que acontece a la madre gestante, desde la dieta a las emociones, influye en la salud futura de su hijo. Según la Organización Mundial de la Salud (OMS), la atención del recién nacido es un tema crucial que debe abordarse desde la misma gestación por la gran repercusión que tiene este período en la formación y posterior salud del niño[1].

Durante el proceso de gestación, el nuevo ser que se está formando en el vientre de su madre está en íntima conexión con ella y depende directamente de ella para su adecuada formación. Esta relación hace que la atención prenatal a las embarazadas sea de máxima relevancia para el adecuado crecimiento y desarrollo del nuevo ser.

Los cuidados que la gestante recibe para salvaguardar su salud y la de su embarazo son los denominados **cuidados prenatales** o cuidados de la gestación.

Actualmente, la atención prenatal es la base para disminuir la morbimortalidad materna y neonatal. Por esto, a lo largo de este capítulo se abordan los principales cuidados de la gestación que intervienen en el desarrollo prenatal y posnatal.

La **epigenética** es el estudio de los mecanismos que regulan la expresión de los genes sin una modificación en la secuencia del ADN. Establece la relación entre las influencias genéticas y ambientales que determinan un fenotipo.

Las anomalías congénitas se denominan también defectos de nacimiento, trastornos o **malformaciones congénitas**. Implican anomalías estructurales o funcionales que ocurren durante la gestación y se detectan durante esta, en el parto o en los primeros años de vida; pueden ocasionar discapacidades crónicas con gran impacto en los afectados, sus familias,

los sistemas de salud y la sociedad. Son afecciones comunes, costosas y graves que han existido desde la Prehistoria y que siguen presentes actualmente[2].

La OMS estima que, cada año, mueren unos 240.000 recién nacidos dentro de las 4 primeras semanas de vida a causa de anomalías congénitas, y otros 170.000 antes de cumplir 5 años. Los trastornos graves más frecuentes son los defectos cardíacos, los del tubo neural y el síndrome de Down[2]. Según la Organización para la Cooperación y el Desarrollo Económicos (OCDE), España se situaba en el puesto 23 del *ranking* de 29 países con datos de 2021, con una tasa de 1,8 muertes por anomalías congénitas por 100.000 habitantes[3]. En España, en 2023, murieron por malformaciones congénitas, deformidades y anomalías cromosómicas 185 niños menores de un año, 28 niños de 1 a 4 años y 33 niños de 5 a 14 años[4].

Etiología

Existen diversas causas: genéticas (20,52 %), ambientales (3,26 %), múltiples factores (17,44 %) y desconocidas (58,79 %)[5].

La OMS indica que los factores que repercuten en el desarrollo prenatal son[2]:

- **Factores socioeconómicos y demográficos.** La incidencia del 94 % de anomalías congénitas graves, en países de bajos y medios ingresos, guarda relación con menores ingresos y menor nivel educativo de las mujeres, lo que provoca una restricción de acceso a alimentos nutritivos y una mayor exposición a agentes, como tóxicos e infecciones, que aumentan la incidencia del desarrollo prenatal anormal. La edad materna muy baja (< 18 años) o alta (> 35 años), implica también un mayor número de malformaciones.

- **Factores genéticos.** La consanguinidad aumenta la prevalencia de anomalías congénitas, la aparición de enfermedades genéticas raras, y multiplica casi por dos el riesgo de muerte neonatal e infantil y de discapacidad intelectual.
- **Infecciones.** Múltiples procesos infecciosos que padece la madre antes y/o durante la gestación, como el sida, la sífilis o la rubéola, son causa de un grupo importante de anomalías genéticas en los países de bajos y medios ingresos, en los que no se alcanza a abordar estrategias de cribado en los cuidados prenatales.
- **Estado nutricional de la madre.** Las carencias de elementos nutricionales esenciales para la formación y desarrollo del embrión y del feto están directamente relacionadas con el aumento de algunas anomalías genéticas.
- **Factores ambientales.** Existen múltiples factores en el ambiente donde vive la madre que pueden afectar al feto: productos químicos, fármacos, radiación, proximidad de la vivienda a fábricas sin control ambiental, basureros o minas le predisponen a una situación de riesgo. Fármacos y tóxicos pueden tener graves consecuencias sobre el producto de la concepción. Algunos fármacos que traspasan la barrera placentaria, como talidomida, pueden tener grandes consecuencias en la formación del nuevo ser. También los tóxicos ingeridos por la madre en la gestación, como el alcohol, el tabaco y otras drogas, repercuten en la organogénesis y pueden tener graves consecuencias.

Todos estos factores tienen una amplia influencia en la aparición de las malformaciones congénitas y determinan, en muchos casos, la mayor prevalencia de estas en algunos lugares del mundo. Las enfermeras pueden intervenir sobre estos factores etiológicos educando a la población en general, y a las gestantes en particular, y poniendo en práctica estrategias de detección precoz en los programas de seguimiento del embarazo (**Tabla 7-1**).

DESARROLLO PRENATAL

La **gestación** es el período de tiempo que va desde la concepción hasta el nacimiento (en los seres humanos 40 semanas o 280 días). Este tiempo se organiza en tres períodos[6]:

- **1ª etapa preembrionaria**: corresponde a los primeros 14 días de desarrollo después de la fecundación. Se caracteriza por una gran rapidez en la división celular. En este período las malformaciones que se producen conducen a la pérdida espontánea de la gestación.
- **2ª etapa embrionaria**: corresponde al período desde el decimoquinto día hasta la octava semana. Es el período de mayor susceptibilidad a teratogénesis en los humanos. El embrión sufre cambios rápidos que requieren proliferación, migración celular, interacciones entre las células y remodelado tisular. A lo largo de la embriogénesis hay períodos de máxima susceptibilidad para determinados tejidos que coincidirán con el período en que dichos tejidos se desarrollen.
- **3ª etapa fetal**: desde la novena semana hasta el nacimiento. En dicho período se produce diferenciación, crecimiento y maduración tisular. No se han desarrollado por completo los órganos, pero todos estarán presentes

Tabla 7-1. Pruebas de detección de malformaciones congénitas en la gestación

No invasivas		Invasivas	
1. Marcadores bioquímicos			
PAPP-A Proteína fetal	9-11 semanas	**Biopsia corial** Extracción de vellosidades correspondientes a la zona coriónica placentaria	11-14 semanas
Beta-HCG libre Gonadotropina coriónica humana placentaria	9-11 semanas		
AFP Alfafetoproteína fetal	15-20 semanas		
Estriol libre Estrógeno fetal y placentario	15-20 semanas	**Amniocentesis** Extracción de líquido amniótico por punción transabdominal	15-19 semanas
Inhibina A (placentarea)	15-20 semanas		
Eritroblastos (fetales)	15-20 semanas		
2. Marcadores ecográficos			
1er trimestre Edad gestacional. Viabilidad fetal. Patología	8-12 semanas	**Funiculocentesis** Punción del cordón umbilical para extraer sangre del feto	> 20 semanas
2º trimestre Anatomía fetal. Sexo. Signos de sospecha	18-20 semanas		
3er trimestre Normalidad fetal y de los anejos	32-34 semanas		

Adaptada de: Sociedad Española de Ginecología y Obstetricia[28].

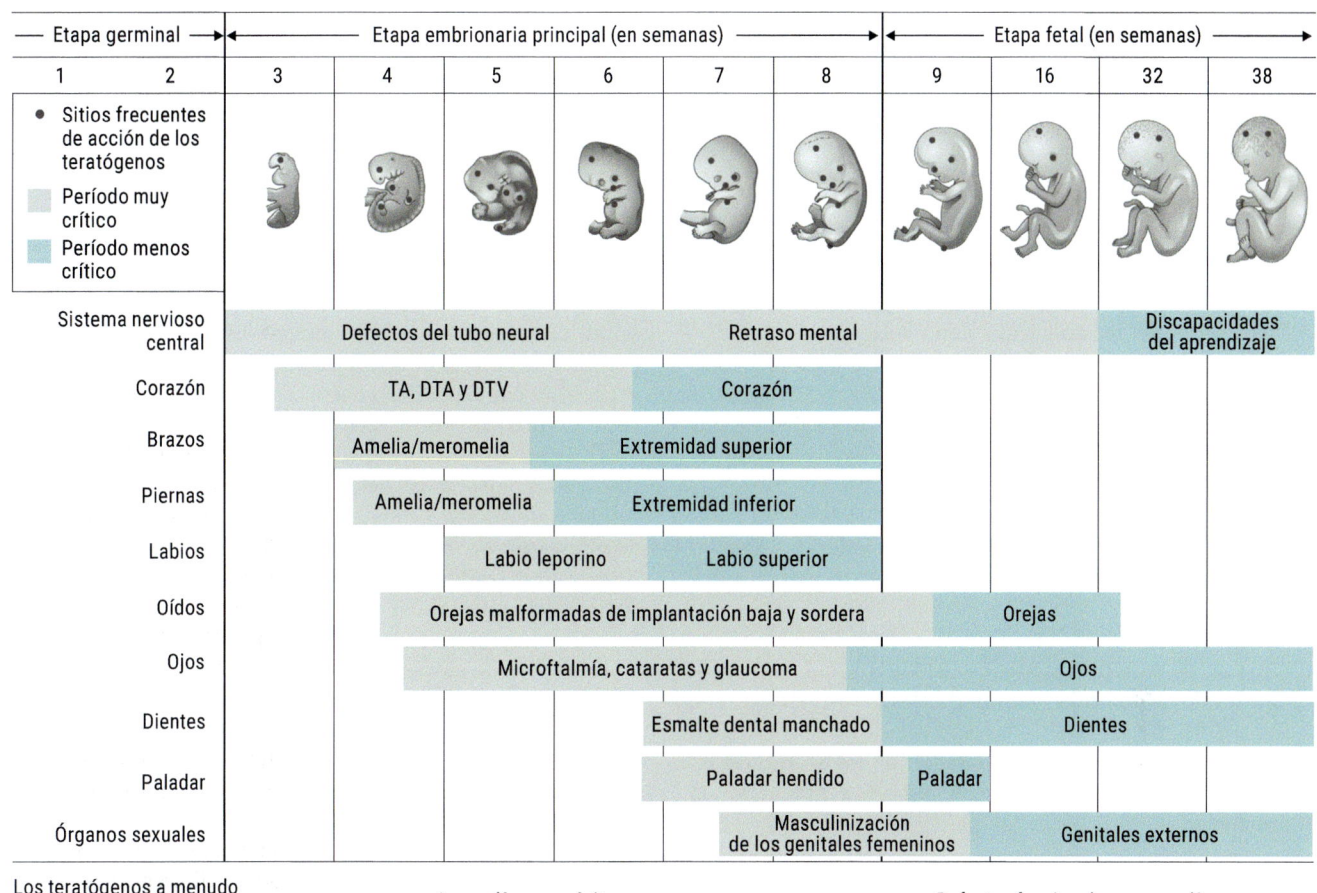

Figura 7-1. Malformaciones durante el desarrollo prenatal. Boletín informativo.

Adaptada de: Cunningham FG *et al.*[6] y Medicamentos y embarazo[7].

DTA: defecto del tabique interauricular; DTV: defecto del tabique interventricular; TA: tronco arterial.

y reconocibles. La exposición a teratógenos durante este período tendrá efectos en el crecimiento y la maduración funcional del sistema nervioso central.

Los problemas en el desarrollo pueden aparecer en cualquiera de los tres períodos. En la **figura 7-1** se exponen los principales problemas que se producen en cada período y los lugares que se ven afectados con mayor frecuencia, dependiendo del tiempo de gestación[7].

CUIDADOS PRECONCEPCIONALES Y PRENATALES

La enfermera que afronta los cuidados de un recién nacido se encuentra ante la necesidad de conocer los cuidados preconcepcionales y los elementos relevantes del control de gestación o control prenatal que ha llevado la madre durante la gestación, por su repercusión sobre la salud del recién nacido.

Los **cuidados antes de la concepción**, **preconcepcionales** o atención preconcepcional, han sido definidos como «un grupo de intervenciones dirigidas a identificar y modificar los factores de riesgo biomédicos, conductuales y sociales para la salud de una mujer, o los resultados del futuro embarazo a

través de la prevención y el tratamiento»[8]. La importancia de estos cuidados se evidencia con la estimación de que casi el 50 % de los embarazos no son planificados, lo que les infiere un riesgo mayor; por esto es fundamental disminuir la morbimortalidad prenatal e infantil en aquellas áreas susceptibles de prevención. Los cuidados preconcepcionales se inician de forma directa en cuanto la mujer y la pareja planifican una gestación. Para algunos cuidados directos existe un tiempo determinado de recomendación previo, como la ingesta de un suplemento de yodo y ácido fólico tres meses antes de la gestación. Otros cuidados preconcepcionales se dan de forma indirecta siempre que se previene la salud de la mujer antes de la primera menstruación y durante toda la etapa fértil o menstrual. Por ejemplo, en las niñas, es necesario prevenir la exposición a radiaciones y a tóxicos desde la primera infancia, ya que su efecto es acumulativo en el organismo y por su posible repercusión en gestaciones futuras.

Los **cuidados durante la gestación** o **prenatales** constituyen toda una serie de intervenciones sanitarias en relación con la promoción de la salud, el cribado, el diagnóstico, y la prevención de enfermedades. Todas estas acciones previenen alteraciones y enfermedades maternas que, de darse en la gestación, repercuten directamente sobre la salud de la embarazada y de su descendencia.

Los cuidados prenatales se organizan en tres períodos o trimestres que corresponden, respectivamente, a las semanas de 0 a 12, de 13 a 25 y de 25 hasta el parto. El Programa de seguimiento prenatal en las gestaciones no complicadas incluye entre 6 y 9 visitas, con una anamnesis que valore el estado general de la gestante e identifique posibles factores de riesgo. Se debe ofrecer a todas las gestantes y sus parejas la oportunidad de participar en un programa de educación al nacimiento con el fin de adquirir conocimientos y habilidades relacionadas con el embarazo, el parto, los cuidados del puerperio, del recién nacido y con la lactancia[9].

Teniendo en cuenta que lo más importante es la actividad enfermera encaminada a la educación para la salud, la prevención de enfermedades y defectos congénitos, los principales **diagnósticos enfermeros** según terminología NANDA-I, que se plantean son[29]:

- Conocimientos deficientes (00126).
- Disposición para mejorar el proceso de maternidad (00208).
- Riesgo de proceso de maternidad ineficaz (00227).
- Proceso de maternidad ineficaz (00221).
- Síndrome de identidad familiar alterada (00495).

Para resolver o prevenir la aparición de estos problemas, los principales cuidados preconcepcionales y prenatales se resumen en:

- Desarrollar un plan de vida reproductiva en la que la gestación sea fruto de un proyecto personal consciente.
- Detectar precozmente la gestación y realizar un seguimiento continuado por profesionales de la salud con pruebas de salud y de diagnóstico prenatal acordes al tiempo de gestación (analíticas y ecografías programadas).
- Revisar la dieta para asegurar una alimentación equilibrada que proporcione los nutrientes necesarios para la salud de la mujer y de su gestación, desde el comienzo de esta.
- Proporcionar los nutrientes esenciales para prevenir enfermedades: ácido fólico y yodo.
- Promover actividad física diaria suficiente, que junto con alimentación saludable permitan tener un índice de masa corporal (IMC) de normopeso.
- Evitar los hábitos tóxicos de consumo de tabaco, alcohol u otras drogas, así como tóxicos ambientales, radiaciones y la toma de medicamentos sin prescripción durante toda la vida, y especialmente desde 3 meses antes de la gestación y durante esta.
- Asegurar la vacunación adecuada según edad, en especial frente a rubéola y varicela, así como tétanos y tosferina.
- Realizar, previo a la gestación, los programas de cribado disponibles (cáncer de cuello de útero, mama, hiperfenilalaninemia, etc.).
- Prevenir infecciones, especialmente las que pueden afectar al feto, como son algunas de las infecciones de transmisión sexual, entre las que se encuentra el virus de inmunodeficiencia humana (VIH) y la sífilis.
- Controlar las enfermedades maternas, como la diabetes, la hipertensión, el hipotiroidismo, la epilepsia y la obesidad, por su repercusión en la gestación.

- Cuidar el estado emocional desde la perspectiva del equilibrio y la evitación del estrés.

DETECCIÓN DE MALFORMACIONES CONGÉNITAS

La atención de las malformaciones congénitas debe ser integral, por lo que debe abordar el período preconceptivo, el gestacional y el neonatal (en los primeros 28 días de vida del recién nacido). La atención en los tres períodos consta de prácticas básicas de salud, como son las determinaciones en sangre y orina que permiten la detección de infecciones de transmisión sexual y vertical, así como pruebas genéticas y ecográficas que permitan conocer directamente el estado fetal y/o neonatal.

En el período preconceptivo, las pruebas sirven para identificar a las personas en riesgo de padecer determinados trastornos o de transmitirlos a sus hijos. La estrategia consiste en el estudio de los antecedentes familiares y la detección de posibles estados de portador de los futuros padres, y es particularmente valiosa en países en los que el matrimonio consanguíneo es frecuente.

En el período gestacional, la detección de malformaciones congénitas es un requerimiento esencial del desarrollo de la atención prenatal. Por una parte, porque la detección precoz permite a los padres tomar decisiones relevantes sobre la gestación y, por otra, porque el diagnóstico precoz permite intervenciones de atención al feto durante la vida intrauterina. En los últimos años se han desarrollado complejas pruebas de detección. En general, estas pruebas se clasifican en no invasivas, si su realización no conlleva riesgo de pérdida fetal, e invasivas, si su realización conlleva riesgo de pérdida fetal. Las principales pruebas y su momento de realización se exponen en la **tabla 7-1**.

En el período neonatal se puede realizar una exploración física y pruebas para detectar trastornos hematológicos, metabólicos y hormonales. Las pruebas para detectar la sordera, las malformaciones cardíacas y la detección precoz de errores innatos del metabolismo (v. **Cap. 8**) pueden facilitar la instauración de tratamientos capaces de salvar la vida y prevenir la evolución hacia discapacidades físicas, intelectuales, visuales y auditivas. La OMS describe los componentes para la creación de programas nacionales de vigilancia, prevención y atención de las anomalías congénitas antes y después del nacimiento[8].

En España, en 1978 se estableció el Programa de Detección Precoz Neonatal de Fenilcetonuria e Hipotiroidismo Congénito, y se ha ido ampliando la cartera básica y común de enfermedades que forman parte del Programa de Cribado Neonatal de Enfermedades Endocrinometabólicas del SNS (v. **Cap. 8**), hasta más de 20 incluidas en 2025.

El programa busca la detección precoz de errores innatos del metabolismo para prevenir las discapacidades asociadas que puedan acarrear estas enfermedades, mejorar su pronóstico y aumentar la calidad de vida de las personas afectadas. Se recomienda visitar los sitios web del Ministerio de Sanidad, así como el de la comunidad autónoma donde se realice el ejercicio profesional, dado que la cartera de las enfermedades incluidas difiere según la comunidad autónoma de residencia (v. *Enlaces de interés*).

CUIDADOS PRENATALES GENERALES EN LA GESTACIÓN NORMAL

Prevención de enfermedades neonatales relacionadas con la demanda aumentada de nutrientes: ácido fólico, yodo, hierro y ácidos grasos poliinsaturados

Algunos nutrientes son especialmente importantes para el desarrollo fetal y/o para proteger las funciones fisiológicas maternas y evitar alteraciones en esta, por lo que es importante realizar una valoración nutricional en consulta preconcepcional o al inicio de la gestación, para determinar los cambios recomendables en la dieta y dar información sobre las necesidades de suplementación en cada caso, puesto que existe una demanda aumentada de algunos nutrientes[9,13]:

- **Ácido fólico**: su déficit provoca defectos del cierre del tubo neural. Se recomienda la suplementación farmacológica diaria con 0,4 mg/día de ácido fólico preconcepcional (1-2 meses previos) y durante toda la gestación. Si la gestante toma cualquier fármaco antiepiléptico, tiene antecedentes de defectos del tubo neural, tiene un hijo con estos defectos, diabetes u obesidad, la suplementación será de 4 mg diarios[13].
- **Yodo**: las necesidades aumentan más de un 45 % durante la gestación. El déficit grave puede provocar hipotiroidismo congénito, déficits neurocognitivos y, en su forma severa, cretinismo con retraso mental irreversible. Incluso el déficit leve puede producir alteraciones en el desarrollo cognitivo[10]. Se considera aporte suficiente una ingesta de 3 raciones de leche y derivados lácteos + 2 g de sal yodada al día. Si la ingesta no es suficiente, puede suplementarse farmacológicamente con yoduro potásico a dosis de 200 µg/día.
- **Hierro**: un 41,8 % de las mujeres embarazadas padecen anemia a nivel mundial, la mitad a causa del déficit de hierro. La anemia moderada o grave durante la gestación se asocia a mayor riesgo de parto prematuro, mortalidad maternoinfantil y enfermedades infecciosas; puede afectar al crecimiento y el desarrollo fetal intrauterino y al desarrollo del niño más a largo plazo[11]. En España se recomienda el cribado de anemia al inicio de la gestación y en la semana 28, y la toma de hierro farmacológico si la hemoglobina (Hb) presenta valores inferiores a 11 g/dL en el primer trimestre, 10,5 g/dL en el segundo, y 11 g/dL en el tercero. Deben tomarse 120 mg de hierro elemental hasta que se corrija la anemia y luego mantener aportes de 30-60 mg en ayunas, o dos horas después de la ingesta de alimentos[13]. La ingesta con vitamina C favorece su absorción. Puede producir estreñimiento y náuseas.
- **Vitamina D**: no se recomienda su suplementación sistemática, aunque podría ser útil ya que posiblemente reduce el riesgo de preeclampsia, diabetes gestacional, bajo peso al nacer, parto prematuro y retraso en el crecimiento intrauterino, aunque quedan por investigar posibles efectos secundarios[12].
- **Ácido docosahexaenoico (DHA)**: los ácidos grasos esenciales poliinsaturados de la serie omega-3, como el DHA de origen marino, se precisan para el desarrollo neurológico y visual del feto. En la gestación, los requerimientos maternos aumentan. Su suplementación podría tener efectos beneficiosos para prevenir la prematuridad y la eclampsia, la diabetes gestacional y para incrementar el peso de estos niños al nacimiento. Actualmente, se podría recomendar su suplementación a las mujeres más jóvenes en edad fértil si no consumen pescado azul dos o tres veces por semana con 2 g/día en los primeros 6 meses de gestación, y de 2 a 2,5 g/día durante el tercer trimestre y la lactancia[13].

Cuidados en la alimentación que influyen en la salud fetal

El desarrollo fetal depende totalmente del organismo materno ya que todos los nutrientes le llegan a través de la placenta[14], por lo que es conveniente la vigilancia, control del peso y el asesoramiento dietético de la embarazada.

El IMC patológico previo a la gestación o durante la gestación, se asocia a diabetes gestacional, hipertensión gestacional, aborto, parto pretérmino, parto por cesárea, recién nacido pequeño o grande para la edad gestacional y muerte perinatal[9].

El peso materno, tanto si es bajo (IMC < 18 kg/m^2) como excesivo (IMC > 30 kg/m^2), requiere de atención para la prevención de macrosomía neonatal[11]: es un factor de riesgo que justifica la realización de cribado para detectar la prediabetes y la diabetes tipo 2 en la consulta preconcepcional, y si el IMC ≥ 30, justifica la realización del cribado de diabetes gestacional (prueba de O'Sullivan) en el primer trimestre de embarazo[9,13]. La ganancia de peso al final de una gestación única, recomendada por la OMS[11], SEGO y SED[15], en función del IMC pregestacional es:

- 12-18 kg en gestantes con IMC < 18,5.
- 11-16 kg en gestantes con IMC = 18,5-24,9.
- 6-11 kg en gestantes con IMC = 25-29,9.
- 5-9 kg en gestantes con IMC ≥ 30.

La **diabetes gestacional** puede tener repercusiones en la gestación, como infecciones urinarias, candidiasis vaginal, polihidramnios, estados hipertensivos del embarazo y prematuridad; y efectos en el feto, como macrosomía, riesgo de pérdida del bienestar fetal, miocardiopatía hipertrófica, síndrome de distrés respiratorio y alteraciones metabólicas[13,15]. En la mayoría de los casos, un buen control basado en medidas dietéticas y realización de ejercicio físico son suficientes para el control glucémico[9].

> Si el control glucémico de la madre es óptimo, el recién nacido no tendrá aumento de riesgo en términos de morbimortalidad perinatal[15]:
>
> - Glucemia basal: < 95 mg/dL
> - 1 hora pospandrial: < 140 mg/dL
> - 2 horas pospandrial: < 120 mg/dL

La dieta debe ajustarse al peso de la mujer previo a la gestación, a sus preferencias y al tratamiento insulínico. El reparto de los grupos de nutrientes deberá guardar los siguientes porcentajes: carbohidratos (40-50 %) con predominio de los complejos y con alto contenido en fibra, proteínas (20 %) y grasas (30-40 %), preferentemente monoinsaturadas. Es conveniente que el número de ingestas aumente para la prevención de cetogénesis/hipoglucemias[15].

 Las dietas y la alimentación recomendada siempre deben ser explicadas a la gestante y ajustadas a sus gustos y posibilidades. No deben entregarse sin más, formatos rígidos preestablecidos.

Prevención de infecciones neonatales durante la gestación

En España se recomienda realizar cribado serológico de rubéola, sífilis, antígeno de superficie del virus de la hepatitis B (HBsAg) y VIH a todas las gestantes. En cuanto a la varicela, la recomendación para las gestantes no inmunizadas es evitar el contacto con personas contagiadas y consultar con el personal sanitario en caso de que este se produjera, por su efecto teratogénico sobre el feto[9], además de planificar la vacunación posparto.

 La prevención de algunas infecciones perinatales conlleva la necesidad de realizar educación para la salud sobre determinadas **conductas higienicodietéticas** que la madre debe llevar a cabo y que son específicas de cada enfermedad a prevenir.

Toxoplasmosis

La **toxoplasmosis** es producida por el *Toxoplasma gondii*, cuyo huésped definitivo es el gato y otros felinos, los cuales contaminan con sus heces el agua y el suelo, y por lo tanto los vegetales que crecen en él, desde donde pasan a otros animales y al ser humano. La gestante inmunocompetente que contrae toxoplasmosis apenas tendrá síntomas o pasarán desapercibidos (entre los que se encuentran leves adenopatías cervicales o cuadro similar al gripal). Sin embargo, en ausencia de tratamiento, el riesgo global de transmisión vertical durante la gestación es del 20-50 %. Este riesgo de transmisión vertical es menor en el primer trimestre, pero en este caso las consecuencias son graves, como el aborto espontáneo o la muerte fetal, y si el feto sobrevive, puede presentar consecuencias graves, como hidrocefalia, hepatoesplenomegalia, retraso mental y coriorretinitis[17]. En el tercer trimestre hay mayor probabilidad de ser transmitida al feto, pero con menor frecuencia de afectación y menor virulencia. La enfermedad congénita que se manifiesta clínicamente más tarde suele ser menos grave, aunque a menudo produce trastornos oculares, como la retinocoroiditis, o neurológicos asociados a calcificaciones intracraneales[16].

 Su cribado serológico universal no está recomendado[9] pero es una práctica habitual en los centros sanitarios en España.

Las gestantes deben ser informadas de las siguientes medidas de prevención[17]:

- Lavar alimentos que se tomen crudos (frutas y verduras).
- No tomar alimentos curados elaborados con carnes crudas salvo que previamente se congelen a − 20 °C/48 horas).
- Cocinar la carne a más de 70 °C.
- Lavado de manos y de utensilios de cocina tras manipular carnes crudas.
- Evitar el contacto con los gatos y sus excrementos, que son portadores de *T. gondii*.
- Usar guantes para las labores de jardinería.

Listeriosis

La **listeriosis** es producida por la *Listeria monocytogenes*, que se localiza en las heces de los animales infectados, el suelo, el forraje o el agua. Las gestantes tienen 10 veces más probabilidad de contraer infección por *Listeria* que la población general[19]. La infección en la gestante inmunocompetente produce un cuadro subclínico, aunque con mayor tasa de abortos y partos prematuros, y la transmisión vertical puede provocar bajo peso al nacimiento o muerte perinatal. Los fetos que contraen una infección tardía pueden presentar parálisis, crisis epilépticas, ceguera o trastornos cerebrales, cardíacos o renales. En recién nacidos puede provocar meningitis y sepsis. Para su prevención debe recomendarse a las gestantes evitar el consumo de[18]:

- Salchichas, fiambres y embutidos, a menos que estén bien cocinados alcanzando 74 °C en el interior del alimento.
- Quesos blandos o frescos, a menos que estén procesados con leche pasteurizada.
- Patés o pastas de carne para untar refrigerados.
- Mariscos y pescados ahumados refrigerados, salvo que estén enlatados o se hayan guisado.
- Melón que no haya sido consumido inmediatamente tras su corte y preparación, o que no haya sido refrigerado a ≤ 5 °C, o haya quedado a temperatura ambiente durante más de 4 horas.

Enfermedad por citomegalovirus

La enfermedad por **citomegalovirus** es producida por un virus de la familia de los herpes, y constituye la infección congénita más frecuente en países desarrollados. La incidencia de primoinfección en gestantes es del 1-4 %. Apenas es sintomática en la madre con estado inmunitario adecuado (síntomas parecidos a los de la gripe), pero el feto puede ser infectado por transmisión vertical: el 40 % de los fetos se infecta y un 10 % presenta síntomas al nacimiento, como parálisis cerebral y crisis convulsivas; de ellos, el 4 % fallece y la mitad presenta secuelas permanentes, especialmente hipoacusia neurosensorial y retraso mental. Actualmente, no está demostrado el beneficio del cribado universal, pero deben darse recomendaciones para evitar el contagio a mujeres en contacto con niños menores de 2 años (ya que el virus circula frecuentemente entre los niños de este rango de edad) y en contacto con personas infectadas, teniendo en cuenta que se transmite por medio de fluidos corporales, como saliva, orina, lágrimas, sangre, leche materna y semen[9,18]:

- Lavar frecuentemente las manos durante 15-20 segundos con agua y jabón o usar guantes, especialmente después de cambiar pañales, tras exposición a fluidos corporales, manejo de ropa sucia, tocar los juguetes y otros objetos del niño y tras el baño, ya que el agua puede estar contaminada con orina.
- No besar a los niños menores de 5 o 6 años de edad salvo en la cabeza o darles un abrazo.
- No compartir comida, bebida o cubiertos con niños pequeños.
- Si está embarazada y trabaja en una guardería, no trabajar con niños menores de 2 años y medio, especialmente si nunca ha tenido la enfermedad o no está segura de ello.

CONSECUENCIAS DEL CONSUMO DE FÁRMACOS Y HÁBITOS TÓXICOS DE LA GESTANTE SOBRE LA SALUD FETAL

Durante la gestación y, especialmente en el primer trimestre, el desarrollo embrionario y fetal es especialmente susceptible a la acción de algunos fármacos y sustancias teratogénicas que pueden alterar la organogénesis y el desarrollo placentario:

Fármacos

Los defectos congénitos inducidos por la administración de fármacos en la gestación suponen algo menos del 5 %. Se entiende como **fármaco teratógeno** aquel que administrado durante el período embrionario o fetal es capaz de producir, directa o indirectamente, una alteración morfológica o funcional (alteraciones bioquímicas, metabólicas, hormonales, inmunológicas, del crecimiento y del comportamiento) en el embrión, el feto o, incluso, en el niño después del nacimiento[19]. Para evitar el riesgo teratogénico por fármacos:

- Debe evitarse la administración de medicamentos en general en el primer trimestre de embarazo, y tener en cuenta que las primeras 4 semanas son las de mayor riesgo de teratogenicidad. Siempre debe contemplarse la relación riesgo/beneficio durante toda la gestación, y optar por el fármaco más seguro dentro de la clasificación de la Foods and Drugs Administration (FDA). Dentro de esta clasificación hay que tener en cuenta que algunos fármacos solo son nocivos en un período determinado de la gestación, varía su teratogenicidad o pueden inducir defectos congénitos en el embarazo, pero son inocuos en la lactancia[20].
- Es mejor administrar un medicamento ampliamente conocido y administrado que un fármaco nuevo, siempre a la mínima dosis posible y durante el menor tiempo posible para los efectos esperados. Debe informarse de que no es conveniente la automedicación, la utilización de fármacos sin receta ni los productos de herbolario sin consultar con personal sanitario[20].

Tabla 7-2. Consideración de la seguridad de algunos fármacos

Fármacos seguros	Fármacos teratogénicos contraindicados	Fármacos teratogénicos o con efectos adversos cuyo uso podría estar justificado
• Amoxicilina • Ampicilina • Anfotericina B • Antiácidos • Atropina • Bromhexina • Cefalosporinas • Clindamicina • Digoxina • Doxilamina • Eritromicina • Folinato cálcico • Hierro • Isoniacida • Levotiroxina • Metildopa • Nistatina • Nitrofurantoína • Paracetamol • Penicilinas • Vitaminas (a dosis recomendadas en el embarazo)	• Andrógenos • Dietilestilbestrol • Misoprostol • Retinoides • Talidomida • Vitamina A (a altas dosis)	• Ácido valproico • Aminoglucósidos • Carbamacepina • Ciclofosfamida • Fenobarbital • Fenitoína • IECA • Litio • Metotrexato • Tetraciclinas • Warfarina y acenocumarol

Adaptada de: Cabero L, Saldívar D, Fajardo S[14].
IECA: inhibidores de la enzima convertidora de angiotensina.

- Las mujeres que estuvieran en tratamiento por enfermedad crónica deben planificar la gestación de manera que se evalúe el riesgo y se contemple la posibilidad de sustitución de fármacos por otros más seguros y alternativas no farmacológicas[19].

La **tabla 7-2** muestra la clasificación de los fármacos comunes en función de la teratogenicidad.

Exposición a radiaciones ionizantes

Frecuentemente se utiliza radiación ionizante para la realización de pruebas de diagnóstico por imagen, siempre procurando que sea tan baja como sea razonablemente posible durante la gestación. Antes de la implantación, la dosis umbral para muerte embrionaria es de 0,15-0,2 Gray (Gy)[21]. Una dosis alta de radiaciones ionizantes puede producir la pérdida del embrión o feto, retraso del crecimiento intrauterino, malformaciones (sensibilidad máxima entre la 3ª y 8ª semanas de gestación) y disminución del cociente intelectual (sensibilidad máxima entre la 8ª y 15ª semanas de gestación)[14].

En general, las pruebas diagnósticas radiológicas comunes (tomografía computarizada, fluoroscopia o rayos X convencionales) emiten baja radiación, especialmente si se realizan en áreas lejanas al feto. En general, se considera riesgo de efecto teratógeno a partir de 10-50 cGy[21]. Como medida de prudencia, debe colocarse un delantal plomado cuando se realicen radiografías no abdominopélvicas, siempre que sea posible. Sin embargo, los procedimientos terapéuticos, como la radioterapia, por lo general implican dosis mayores de radiación con potenciales efectos lesivos para el feto. En algunos procedimientos con radiaciones ionizantes, los efectos pueden ser parcialmente reducidos mediante hidratación y micción frecuente de la gestante tras la administración, o mediante el manejo del tiempo de exposición y/o número de imágenes[21].

 La exposición a radiación diagnóstica o terapéutica en la gestante solo está justificada si es totalmente necesaria una vez establecida la relación riesgo/beneficio.

La susceptibilidad es mayor a menor edad gestacional, y es dependiente igualmente de la dosis y área de tejido radiada.

Hábitos tóxicos

Tabaco

Las principales consecuencias de fumar durante el embarazo para el feto son: retraso del crecimiento intrauterino con clara relación dosis-respuesta[14], parto prematuro, bajo peso al nacimiento, cambios genéticos, aumento de alteraciones del corazón, labio leporino o paladar hendido, gastrosquisis, defectos de extremidades, anales y alteraciones renales. Estos efectos son totalmente evitables de forma que debe indicarse a todas las gestantes y mujeres que manifiesten su deseo de quedarse embarazadas, así como a sus parejas, el abandono completo del hábito de fumar, si es posible, 3 meses antes de la gestación.

Es necesario dar información sobre los efectos negativos que conlleva, ya que no hay dosis mínima de seguridad, y trabajar desde la motivación, e incluyéndolas en programas de deshabituación. Si no fuera posible, dar información sobre la terapia de reemplazo con nicotina y sobre sus beneficios y riesgos, ya que no existe una dosis segura comprobada de su uso[9,22]. Durante la lactancia, el tabaco disminuye la producción de leche y provoca mayor riesgo de obesidad futura y menor talla. También aumenta el riesgo de muerte súbita del lactante. Además, las madres lactantes fumadoras no deben practicar el colecho.

Alcohol

No hay ninguna dosis de alcohol que se pueda ingerir durante el embarazo y la lactancia, de modo que no afecte al desarrollo del embrión, feto o lactante. Su ingesta puede causar malformaciones, defectos en el desarrollo y crecimiento y alteraciones importantes del SNC. Durante la lactancia, el alcohol pasa a la leche materna y por tanto al lactante, que no tiene maduro aún el SNC. El consumo agudo de alcohol produce sedación e inhibición de la secreción de oxitocina de la madre y del reflejo de eyección láctea, por lo que puede reducir la producción de leche entre un 10 y un 25 %.

 La creencia popular de que fumar 5 cigarrillos al día o menos en la gestación o tomar cerveza en la lactancia es inocuo, debe desmitificarse e informar claramente de que no hay dosis de seguridad.

Drogadicción

El 75 % de las gestantes drogodependientes consumen más de una droga. Los efectos en general se pondrán de manifiesto en la morbimortalidad en la gestación de madre e hijo y en el neonato, por lo que la gestación y el parto se catalogan de alto riesgo. En general, el consumo de drogas puede producir depresión del sistema nervioso, síndrome de abstinencia neonatal, alteraciones neuroconductuales, bajo peso, prematuridad, malformaciones y síndrome de muerte súbita[23].

Debe ponerse especial atención y cuidados a ciertos aspectos específicos: el 30 % de estas gestantes suele presentar anemia; se aconseja la administración de vacuna antitetánica y, en caso de amenaza de parto pretérmino, deben utilizarse con precaución los fármacos betamiméticos por el riesgo de producción de trastornos del ritmo cardíaco, ya que es frecuente que estas mujeres sufran alguna cardiopatía, especialmente las consumidoras de cocaína.

 Se desaconseja la alimentación con lactancia materna en madres consumidoras de drogas, como la heroína, cocaína o anfetaminas.

VACUNAS EN LA GESTACIÓN

El objetivo de la vacunación es proteger la salud de la madre, del feto y/o del recién nacido. Es frecuente que este último no desarrolle respuestas inmunes adecuadas hasta que pasan algunas semanas o, incluso, meses de vida.

 Lo ideal es la revisión y puesta al día del estado de vacunación, previamente a la gestación, frente a tétanos, hepatitis B, sarampión, rubéola y varicela, para una protección eficaz y minimizar riesgos dados los cambios fisiológicos en la respuesta inmunitaria que propician que las gestantes sean más susceptibles a infecciones graves[24].

La evolución de la vacunación en embarazadas ha sido variable en función su utilidad para protegerlas, prevenir la infección en el feto y transmitir inmunidad pasiva al recién nacido. En este último punto, dada la falta de un completo desarrollo del sistema inmune en el recién nacido, es clave la posibilidad de transmitir anticuerpos IgG por la vía placentaria a partir de la semana 28 de gestación, y de IgA por leche materna; de ahí que se tengan en cuenta estas vías de inmunización al recién nacido a través de la vacunación de la embarazada y la potencialidad preventiva de la lactancia materna.

Tabla 7-3. Indicación y contraindicación de vacunas en la embarazada

Indicación	Contraindicación
• Gripe inactivada parenteral • Tosferina • Difteria • Tétanos • RSVPreF (VRS) • SARS-CoV-2	• Triple vírica • Varicela • BCG • Antigripal atenuada intranasal • Fiebre tifoidea oral • Poliomielitis oral • Fiebre amarilla*

*Valoración individualizada según el riesgo de exposición.
Adaptada de: Vacunación en el embarazo[24].
BCG: bacilo de Calmette-Guérin; RSVPreF: vacuna bivalente contra la proteína F en prefusión; VRS: virus respiratorio sincitial.

De forma general y según el tipo de vacunas, se acepta que las atenuadas (v. **Cap. 6**) están contraindicadas en la gestante (**Tabla 7-3**), al no poder asegurarse la inocuidad para el feto, ya que hay posibilidades de transmisión del agente vacunal a este. No existe evidencia que contraindique la administración de vacunas inactivadas, aunque siempre ha de ponderarse el riesgo de contraer ciertas enfermedades frente a los potenciales beneficios y riesgos de la administración de vacunas durante la gestación. En el posparto llevando a cabo lactancia materna, es seguro vacunar a la madre, con excepción de la vacuna de la fiebre amarilla, que supone un riesgo alto probable para el lactante[24].

Vacunas indicadas en el embarazo

- La vacuna inactivada de la **gripe** puede administrarse en cualquier trimestre, aunque hay más datos de seguridad en el segundo. Es deseable la vacunación 15 o 30 días antes del comienzo de la gripe estacional. Confiere protección al recién nacido en los primeros meses de vida y menor número de complicaciones respiratorias. No se podría administrar la vacuna intranasal de gripe.
- La **tosferina** es una enfermedad altamente contagiosa causada por la bacteria *Bordetella pertussis* que puede producir infección grave o muerte, especialmente a lactantes menores de 6 meses. La vacunación de la gestante frente a *B. pertussis* junto con toxoide diftérico de baja carga y tétanos (dTp$_a$) confiere inmunidad hasta que el lactante reciba su primera dosis frente a tosferina, a los 2 meses de vida. Se recomienda a las gestantes la vacunación entre las 27 y las 28 semanas de gestación (administrar incluso hasta la semana 36)[24]. Se puede administrar juntamente con la de la gripe, en lugares anatómicos distintos[25].
- Para prevenir el **tétanos** maternoneonatal, se administrarán tantas dosis de la vacuna Td para completar las 5 dosis que confieren la inmunidad, como sean necesarias, posponiéndose al segundo trimestre por el principio de precaución, aunque no existe evidencia de teratogenicidad[24].
- El **virus respiratorio sincitial** (VRS) provoca la mayoría de las bronquiolitis, que originan la hospitalización en el recién nacido y en el lactante. Desde 2023 existe una vacuna

frente al VRS (la RSVPreF) para mujeres embarazadas que genera anticuerpos que, atravesando la placenta, neutralizan la proteína F del VRS protegiendo a los recién nacidos y lactantes hasta los 6 meses de edad. Se debe administrar entre las 24 y 36 semanas de gestación, preferentemente entre las 32 y 36 semanas. También existe el anticuerpo monoclonal nirsevimab que se ha incorporado recientemente a la inmunización en recién nacidos (v. **Cap. 6**).
- La vacunación contra el **SARS-CoV-2** es segura y eficaz antes y durante el embarazo (v. apartado *Vacunas frente al COVID-19 en la gestación*, a continuación).

 Las vacunas indicadas en el embarazo son: la de la gripe inactivada (cada temporada gripal), tosferina junto con difteria y tétanos (en aquellas gestantes con vacunación incompleta), VRS (RSVPreF) y COVID-19 (v. **Tabla 7-3**). Sin embargo, ante riesgo de exposición y contagio, debe realizarse vacunación selectiva frente a los virus de la hepatitis A y B (VHA y VHB), neumococo y meningococo[25].

Vacunas frente al COVID-19 en la gestación[26]

La vacuna contra el **COVID-19** está recomendada a todas las personas a partir de los 6 meses. Esto incluye a las gestantes, a las mujeres en período de lactancia, a las personas que están buscando el embarazo, y a los lactantes de 6 meses o más que han nacido de personas que se vacunaron contra el COVID-19 o que se infectaron antes o durante la gestación.

Las mujeres tienen más probabilidades de enfermar gravemente a causa del COVID-19 durante la gestación. Este coronavirus aumenta el riesgo de complicaciones que pueden afectar el curso de la gestación (p. ej., ingreso en unidades de cuidados intensivos, ventilación mecánica invasiva y necesidad de oxigenación por membrana extracorpórea, preeclampsia y mortalidad materna) y también la salud fetal (parto prematuro, muerte fetal, mortalidad neonatal)[24].

Las evidencias indican que la vacunación contra el COVID-19 es segura y eficaz antes y durante el embarazo. Los beneficios de recibir la vacuna contra el COVID-19 están en relación tanto con la salud de la gestante como con la salud para su bebé (parto pretérmino o con bajo peso para la edad gestacional)[24]. Los estudios muestran la presencia de anticuerpos generados por la vacunación en la sangre del cordón umbilical del neonato. Esto significa que la vacunación contra el COVID-19 durante el embarazo puede ayudar a proteger a los bebés al pasar los anticuerpos de la madre al feto[26].

Dado que existen diferentes vacunas frente al COVID-19, la evidencia actual indica que las gestantes pueden optar por recibir la vacuna de ARNm contra el COVID-19 (de Moderna o Pfizer-BioNTech) o la vacuna contra el COVID-19 de Novavax. La vacuna contra el COVID-19 de Janssen (Johnson & Johnson) está autorizada solo para ser empleada en ciertas situaciones limitadas debido al riesgo de trombosis con síndrome de trombocitopenia después de recibir la vacuna. Las personas embarazadas pueden vacunarse contra el COVID-19 junto con otras vacunas, incluida la vacuna contra la gripe, en el mismo momento vacunal[27].

 La vacunación durante el embarazo genera anticuerpos que pueden ayudar a proteger al recién nacido.

Vacunas para considerar con anterioridad a la gestación o en el posparto inmediato[24]

Los virus de la varicela y rubéola son teratogénicos y sus vacunas son atenuadas, por lo que están contraindicadas durante la gestación. Si se contrae la rubéola, especialmente en el primer trimestre, puede producir el síndrome de la rubéola congénita, con graves consecuencias para el recién nacido. La vacuna de la rubéola debe administrarse al menos 1 mes antes de la concepción o, en su defecto, en el posparto inmediato. Debe evitarse el embarazo hasta 4 semanas después de su administración.

En el caso de la varicela, la indicación vacunal es la misma. La infección durante el embarazo puede producir en la mujer encefalitis y neumonía con mayor probabilidad, y en el feto, síndrome de la varicela congénita, con importantes anomalías asociadas en el recién nacido, especialmente si se contrae hacia el final de la gestación, próxima al parto, por lo que

ante un caso de exposición clara debe administrarse inmunoglobulina a la gestante.

Vacunas para considerar durante los viajes[24]

Ante la necesidad de viajar de la embarazada, y siempre valorando el posible riesgo frente al beneficio vacunal al realizar el viaje a países donde estas enfermedades están presentes, se podría considerar la vacunación frente a: rabia, fiebre tifoidea (inactivada), fiebre amarilla, encefalitis japonesa y encefalitis centroeuropea.

En cualquier caso, estarán contraindicadas las siguientes: triple vírica, fiebre tifoidea (atenuada), tuberculosis y varicela. Aunque no está contraindicada, no se recomienda, la vacuna frente al virus del papiloma humano (VPH).

Vacunas durante la lactancia[24]

La administración de vacunas a la madre no tiene efectos negativos sobre el lactante, excepto la de la fiebre amarilla y la de la poliomielitis oral, aunque esta última tiene riesgo bajo y no se administra en España.

La vacuna frente al COVID-19 se considera segura con la lactancia materna.

PUNTOS CLAVE

- La salud de la mujer antes de la gestación es relevante para sus futuros hijos, por lo que hay que educar a la población.
- La salud de las mujeres durante de la gestación tiene una repercusión directa en la salud de la descendencia, por lo que hay que extremar los cuidados en este período de la vida.
- Se recomienda la suplementación farmacológica diaria con 0,4 mg/día de ácido fólico durante la gestación en gestantes sanas, y con 200 µg/día de yodo si el aporte en la dieta no es suficiente. El aporte de otros suplementos debe valorarse de forma individualizada.
- Las vacunas indicadas a todas las gestantes son las de la gripe inactivada (si coincide con la época estacional), la de la tosferina de baja carga que se comercializa junto a toxoide tetánico y toxoide diftérico de baja carga (dTpa), virus respiratorio sincitial y la vacuna del COVID-19.

REFERENCIAS

1. Plan de aplicación integral sobre nutrición materna, del lactante y del niño pequeño [Internet]. Ginebra: Organización Mundial de la Salud; 2014. Disponible en: https://www.who.int/es/publications/i/item/WHO-NMH-NHD-14.1 [consultado en marzo de 2025].
2. Anomalías congénitas [Internet]. Ginebra: Organización Mundial de la Salud; 2024. Disponible en: https://www.who.int/es/news-room/fact-sheets/detail/birth-defects [consultado en abril 2025].
3. Ranking de los países de la OCDE con mayor número de muertes por malformaciones congénitas y anomalías cromosómicas en 2021 [Internet]. Disponible en: https://data-explorer.oecd.org [consultado en abril 2025].
4. Instituto Nacional de Estadística (INE) [Internet]. INEbase. Disponible en: https://www.ine.es/jaxi/Tabla.htm?tpx=73572&L=0 [consultado en abril 2025].
5. Boletín ECEMC 2024. Anexo: Síndromes identificados en el ECEMC [Internet]. Madrid: Estudio Colaborativo Español de Malformaciones Congénitas. Instituto de Salud Carlos III; 2024. Disponible en: https://www.fundacion1000.es/wp-content/uploads/2025/03/Boletin-ECEMC-2024.pdf [consultado en abril 2025].
6. Cunningham FG, Leveno KJ, Bloom SL, Spong CY, Dashe JS, Hoffman BL, et al. Obstetricia de Williams. Brasil: McGraw-Hill; 2016.
7. Medicamentos y embarazo. Boletín informativo noviembre-diciembre 2017 del centro de información de medicamentos – CIM. Área farmacia asistencial servicio de farmacia hospital centenario [Internet]. Argentina: Facultad de Ciencias Bioquímicas y Farmacéuticas. Universidad Nacional de Rosario; 2017. Disponible en: https://rephip.unr.edu.ar/server/api/core/bitstreams/83303b84-8416-46b6-b073-8b9dd5f54783/content [consultado en abril de 2025].
8. Vigilancia de anomalías congénitas: Atlas de algunos defectos congénitos [Internet]. Ginebra: Organización Mundial de la Salud; 2015. Disponible en: http://apps.who.int/iris/bitstream/handle/10665/149821/9789243564760_spa.pdf;jsessionid=CEAF4D87DD00D2C6D57B02AD389A6BC1?sequence=1 [consultado en marzo de 2025].
9. Grupo de trabajo de la Guía de práctica clínica de atención en el embarazo y puerperio. Guía de práctica clínica de atención en el embarazo y puerperio. Ministerio de Sanidad, Servicios Sociales e Igualdad. Agencia de Evaluación de Tecnologías Sanitarias de Andalucía; 2014. Guías de Práctica Clínica en el SNS: AETSA 2011/10.
10. Jouanne M, Oddoux S, Noël A, Voisin-Chiret AS. Nutrient requirements during pregnancy and lactation. Nutrients. 2021;13(2):692.
11. World Health Organization. WHO recommendations on maternal health guidelines approved by the WHO Guidelines Review Commit-

tee. Ginebra: OMS; 2025. Disponible en: https://iris.who.int/bitstream/handle/10665/380666/9789240080591-eng.pdf?sequence=1.

12. Palacios C, Kostiuk LK, Peña-Rosas J. Vitamin D supplementation for women during pregnancy. Cochrane Database of Systematic Reviews. 2019(7).

13. Angulo Perea M, Blanco Carnero JE, González Hernández C, Magdaleno del Rey G, Rodríguez Blanco N. Guía de recomendaciones prácticas en enfermería. Consulta preconcepcional y embarazo saludable. En: Fontán Vinagre G y Domínguez Fernández S, coordinadoras. Madrid: IM&C; 2024.

14. Cabero L, Saldívar D, Fajardo S. Manual de Obstetricia y Ginecología. Madrid: Ergón; 2016.

15. SEGO. Grupo español de diabetes y embarazo. Diabetes mellitus y embarazo. Guía de práctica clínica actualizada 2020. Sociedad Española de Diabetes; Sociedad Española de Ginecología y Obstetricia; 2020. Disponible en: https://www.sediabetes.org/wp-content/uploads/Guia-Clinica-Diabetes-y-Embarazo.-Rev-COVID19_noviembre2020.pdf [consultado en abril de 2025].

16. SEGO. Asistencia a la gestante con diabetes. Guía de práctica clínica actualizada en 2014. Av Diabetol. 2015;31(2):45-59].

17. Ahmed M, Sood A, Gupta J. Toxoplasmosis in pregnancy. European Journal of Obstetrics & Gynecology and Reproductive Biology. 2020;255:44-50.

18. Centros para el control y la prevención de enfermedades [Internet]. 2020. Disponible en: https://www.cdc.gov/listeria/es/prevention/prevention.html [consultado en abril de 2025].

19. Pinheiro EA, Stika CS. Drugs in pregnancy: Pharmacologic and physiologic changes that affect clinical care. Semin Perinatol. 2020 Apr;44(3):151221.

20. FDA - Pregnancy, Lactation, and Reproductive Potential: Labeling for Human Prescription Drug and Biological Products (PPLR) (Pregnancy and Lactation Labeling Rule). Draft Guidance for Industry –July 2020. Disponible en: https://www.fda.gov/media/90160/download.

21. Kumar R, De Jesus O. Efectos de la radiación en el feto. En: StatPearls [Internet]. Treasure Island (FL): StatPearls Publishing; enero de 2025. Disponible en: https://www.ncbi.nlm.nih.gov/books/NBK564358/ [consultado en abril de 2025].

22. Havard A, Chandran JJ, Oei JL. Tobacco use during pregnancy. Addiction.2022;117(6):1801-10.

23. Hernández García JM. Hábitos tóxicos y embarazo. In: Usandizaga JA, De la Fuente P, editors. Manual Obstetricia. Madrid: Marban; 2017, p. 523-9.

24. Vacunación en el embarazo. Documento de consenso del CAV-AEP y la SEGO. Razones y bases de las recomendaciones [Internet]. Madrid: AEP, SEGO. 2024. Disponible en: https://vacunasaep.org/documentos/vacunacion-en-el-embarazo-documento-de-consenso-del-cav-aep-y-la-sego [consultado en marzo de 2025].

25. Preguntas y respuestas sobre la vacunación de la tosferina en embarazadas [Internet]. 2020. Disponible en: https://www.mscbs.gob.es/profesionales/saludPublica/prevPromocion/vacunaciones/programasDeVacunacion/embarazadas/docs/Embarazadas_Preguntas_respuestas_Vacunacion-Tosferina.pdf [consultado en marzo de 2025].

26. Prasad S, Kalafat E, Blakeway H, et al. Systematic review and meta-analysis of the effectiveness and perinatal outcomes of COVID-19 vaccination in pregnancy. Nat Commun 13, 2414 (2022). Disponible en: https://doi.org/10.1038/s41467-022-30052-w.

27. Badell ML, Dude CM, Rasmussen SA, Jamieson DJ. Covid-19 vaccination in pregnancy. BMJ. 2022 Aug 10:378:e069741. doi: 10.1136/bmj-2021-069741.

28. Sociedad Española de Ginecología y Obstetricia. Cribado y diagnóstico precoz de anomalías genéticas. Prog Obstet Ginecol. 2018;61(6):605-29.

29. Herdman TH, Kamitsuru S y Lopes CT. Diagnósticos enfermeros: definiciones y clasificación, 2024-2026, 13ª ed. Barcelona: Elsevier; 2024.

  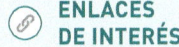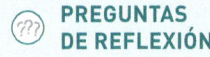

Cuidados en la etapa neonatal

8

M. G. Cid Expósito y R. Moreno Almendro

 OBJETIVOS

- Definir conceptos de la etapa neonatal relativos a la edad gestacional, el peso al nacimiento y la relación entre ambos.
- Especificar las características normales del neonato a término para realizar una valoración estructurada según patrones funcionales de salud de Marjory Gordon.
- Determinar el esquema de valoración y las pautas de actuación ante el nacimiento de un neonato a término.
- Describir los cuidados a realizar al nacimiento, al alta hospitalaria y en el primer mes de vida.

INTRODUCCIÓN

Para los seres humanos, el nacimiento es un período crítico de rápida adaptación al entorno extrauterino, y de máxima dependencia de los progenitores para los cuidados más básicos, como la alimentación, y otros más complejos, como la interacción con el entorno. A pesar de esta inmadurez general, el neonato se presenta como un ser independiente y en continuo desarrollo que debe evolucionar en los planos fisiológico, cognitivo y emocional. En este período se presentan muchos eventos[1-3]:

- Adaptación a la vida extrauterina de los sistemas cardíaco y respiratorio.
- Exposición del neonato a las agresiones ambientales extrauterinas: ruido, luz, agentes microbianos.
- Establecimiento del patrón de alimentación.
- Creación del vínculo maternofilial y paternofilial.
- Interacción con el entorno.

La **etapa neonatal** comprende los primeros 28 días de vida del recién nacido, independientemente de su edad gestacional o del tipo de nacimiento. Los neonatos se clasifican en función de la edad gestacional al nacer[1,3]: **a término**, cuando nacen entre las 37 y 41 semanas de edad gestacional; **pretérmino**, cuando nacen antes de las 37 semanas, y **postérmino**, cuando nacen a partir de la semana 42.

La **edad gestacional** está relacionada con el peso al nacimiento y se utiliza como indicador de morbimortalidad neonatal. Un recién nacido a término que pesa entre 2.500 y 4.000 g, se considera que tiene un peso adecuado para su edad gestacional; cuando el peso está por debajo del percentil 10 (peso inferior a 2.500 g) se clasificará como neonato de bajo peso para la edad gestacional, y cuando este se sitúe por encima del percentil 90 (peso superior a los 4.000 g) se considerará grande para la edad gestacional[1,3].

A nivel mundial, según datos de 2025, la tasa de mortalidad neonatal se encuentra descendiendo desde 1990, aunque con grandes diferencias entre las distintas regiones[4]. La mortalidad neonatal supone en torno al 45 % del total de muertes en menores de 5 años; según la OMS, el 75 % de fallecimientos en menores de 28 días ocurrirá en la primera semana de vida (período neonatal precoz), y alrededor de un 40 % de estos, en el primer día de vida. Las principales causas de muerte son prematuridad, complicaciones en el parto, anomalías congénitas e infecciones respiratorias[4,5]. La mortalidad neonatal supone casi el 75 % de la mortalidad en menores de 1 año, siendo las principales causas las afecciones de origen perinatal, las malformaciones congénitas y los trastornos respiratorios y cardíacos específicos del período perinatal[4,5].

En España también se confirma la tendencia descendente de la tasa de mortalidad neonatal, pasando de 4,97 niños por cada 1.000 nacidos vivos en 1990, a 1,77 niños en 2023[6]. Supone casi un 67 % de la mortalidad en menores de 1 año, y las principales causas son afecciones perinatales (75 %) y malformaciones congénitas (17,78 %)[7].

Una adecuada asistencia al recién nacido contribuirá a seguir reduciendo estas cifras y a mejorar la calidad de vida de los recién nacidos. Para esto es necesaria una formación específica de todos los profesionales implicados en la asistencia al neonato. Los profesionales de enfermería desarrollan un papel fundamental, siendo sus objetivos los siguientes[3,8]:

- Promover y facilitar una adecuada adaptación a la vida extrauterina.
- Valorar los factores de riesgo perinatales que puedan afectar adversamente el período de transición a la vida extrauterina.
- Detectar precozmente signos y/o síntomas de problemas en la adaptación extrauterina para iniciar el tratamiento apropiado.
- Proporcionar los cuidados óptimos al recién nacido durante este período.

VALORACIÓN ENFERMERA POR PATRONES FUNCIONALES DE SALUD EN LA ETAPA NEONATAL

Las características del recién nacido sano[1-3,9] orientan los datos a recabar en la valoración; se deben valorar los datos descritos en la **tabla 8-1**.

Los neonatos presentan una postura en flexión, que guarda la línea media, mostrando miembros superiores e inferiores más cortos en relación con el tronco (braquitipo). Se relacionan con el entorno mediante reflejos primitivos. Son macrocéfalos, con las fontanelas anterior y posterior abiertas para permitir el crecimiento cerebral. El perímetro cefálico será un indicador del desarrollo cerebral correcto.

Su piel es rosada y pueden presentar en el momento del nacimiento *vernix caseosa*, unto sebáceo que hidrata y protege la piel en la vida intrauterina. El lanugo aparece en la semana gestacional 20 por todo el cuerpo, desapareciendo al término de la gestación. Presentan el muñón del cordón umbilical, que caerá antes de las 2 semanas de vida. Se comunica mediante el llanto para expresar hambre, frío o suciedad en el pañal, entre otros[1-3].

Su respiración es nasal, irregular y superficial, con pausas respiratorias (apnea) inferiores a 15 segundos. El peso adecuado para un nacido a término oscila entre 2.500 y 4.000 g. En las primeras 96 horas de vida tendrá una pérdida de peso fisiológica, que no debe ser superior al 10 % del peso al nacimiento en la primera semana de vida. La talla oscilará entre 46 y 52 cm. Se puede esperar una diuresis de 1,5-2 mL/kg/h; a partir del quinto día de vida, instaurada una alimentación eficaz, se pueden esperar cinco o más pañales mojados. Los riñones tienen una escasa capacidad de concentrar la orina, de ahí la tendencia a la deshidratación de los neonatos. Debe producirse expulsión de meconio en las primeras 24 horas de vida, son heces verde oliva oscuro, muy pegajosas, que van modificando su color y consistencia hasta unas deposiciones amarillo mostaza de consistencia semisólida a partir del quinto día de vida. La alimentación con fórmula adaptada produce heces más consistentes, de olor más fuerte y con una frecuencia menor. Existe una cierta inmadurez en los mecanismos termorreguladores, generando calor con el metabolismo de la grasa parda en los primeros días de vida[1-3].

Tabla 8-1. Valoración en la etapa neonatal según patrones funcionales de salud de M. Gordon	
1. Patrón de percepción y manejo de la salud	
Características de la gestación y factores de riesgo prenatal	• Edad materna, serologías maternas (VHB, VHC, VIH, etc.), enfermedades maternas. Hábitos tóxicos maternos • Edad gestacional al nacimiento. Gestación múltiple o única. Grupo sanguíneo. Portadora SGB
Tipo de parto e incidencias	• Eutócico, distócico, cesárea por... signos de sufrimiento fetal (DIPS, bradicardias, pH, etc.), líquido amniótico meconial, tipo de reanimación utilizada en la transición a la vida extrauterina • Test de Apgar al minuto y cinco minutos de vida • Administración de vitamina K al nacimiento • Administración de colirio antibiótico para la prevención de la oftalmía neonatal • Administración de inmunoglobulina y/o vacuna antihepatitis B, si procede
Percepción de la salud	• Percepción de los padres sobre la situación de salud de su hijo recién nacido. Actitud de los padres
Prevención de accidentes	• Caídas: elementos de prevención, factores de riesgo • Dispositivos de seguridad en el automóvil: viaje a contramarcha, dispositivos homologados • Exposición indirecta a la luz solar: frecuencia, modo. Protección solar que se utiliza
Hábitos tóxicos de los cuidadores	• Aquellos tóxicos de la familia que influyan en la salud del neonato (tabaquismo pasivo, consumo de otros tóxicos, etc.)
2. Patrón nutricional-metabólico	
Tipo de alimentación	• Lactancia materna exclusiva, artificial o mixta • Datos de la valoración de una toma al pecho (enganche adecuado, succión mantenida, tiempo mamando, edad y motivo del abandono de la lactancia materna) o una toma al biberón (leche de inicio, cantidad, forma de administración, preparación e higiene de los biberones, etc.) • Bienestar o dificultades de la madre según el tipo de lactancia realizada • Tiempo entre tomas • Expulsión de gases durante y tras la toma • Regurgitación. Vómitos. Higiene oral adecuada • Reflejos de búsqueda y succión activos • Uso de chupete • Toma de vitamina D 400 UI/día desde los primeros días de vida • Alimentación enteral: a débito continuo o discontinuo. Cantidad, frecuencia, valoración de restos gástricos. Nutrición parenteral
Somatometría	• Peso en gramos y relación con la edad gestacional al nacimiento • Se pesa en condiciones similares para valorar el incremento de peso (misma báscula, mismas condiciones), minimizando las pérdidas de calor • Recuperación del peso al nacimiento entre el 10º y 14º día de vida • Talla medida con tallímetro o cinta métrica, estirando ambas piernas para una correcta medición • Perímetro cefálico, la máxima circunferencia de la cabeza

Continúa

Tabla 8-1. Valoración en la etapa neonatal según patrones funcionales de salud de M. Gordon (*Cont.*)

2. Patrón nutricional-metabólico (*cont.*)	
Otros parámetros metabólicos	• Glucemia, pH, gases venosos
Reflejos en relación con la alimentación	• Reflejo de búsqueda y succión activos • Reflejo nauseoso, presente si indica intolerancia gástrica
Piel y mucosas	• Coloración, integridad, hidratación (pellizca la piel del abdomen, al soltarla vuelve a la normalidad inmediatamente) y turgencia • Presencia de *vernix caseosa*, lanugo, milio facial (presencia de quistes epidérmicos blanco-amarillentos de las glándulas sebáceas en nariz o mentón), sudaminas (glándulas sudoríparas inflamadas), hemangiomas (tumor benigno de células endoteliales que revisten los vasos sanguíneos) y manchas mongólicas (áreas de pigmentación azulada en espalda o glúteos) • Ictericia fisiológica a partir de las 24 horas de vida, con patrón de extensión craneocaudal; valorar localización y progresión de la ictericia de forma visual. Uso de bilirrubinómetro transcutáneo a partir de las 24 horas de vida • Estado de hidratación de la piel
Temperatura corporal	• Temperatura axilar, rango de normalidad 36,5-37 °C • Valorar mecanismos de pérdida de calor evitables: dejarle expuesto sobre o cerca de superficies con menor temperatura que la corporal (radiación y conducción), dejarle expuesto a una corriente de aire seco antes o después de secarle (evaporación y convección)
Úlceras por presión	• Valoración con la escala e-NSRAS
Dispositivos	• SNG, SOG, enterostomías, etc. Fecha de inserción, localización, tipo • Dispositivos de acceso venoso: periférico, central, tipo, fecha de inserción, localización
Balance hidroelectrolítico	• Entradas
Otros	• Realización del cribado neonatal frente a errores innatos del metabolismo a las 48 horas de vida • Realización de cribado frente a hipoacusia en el primer mes de vida
3. Patrón de eliminación	
Diuresis	• Registrar el inicio de diuresis, la mayoría de neonatos (93 %) en las primeras 24 horas de vida • Características de la orina: color, olor, número y frecuencia, relación con las tomas • Pueden aparecer manchas anaranjadas o marronáceas en el pañal, son sedimentos de uratos, normal en los primeros días. Signos de alarma: presencia de sangre
Deposición	• Registrar el inicio de la deposición y valorar existencia de orificio anal para descartar agenesia o atresia anorrectal (no se introduce sonda, solo se observa la existencia del orificio) • Características de las heces (meconio, heces de transición, heces de lactancia materna o de fórmula de inicio): color, olor, consistencia, número y frecuencia de evacuación, presencia de ruidos intestinales • La frecuencia de evacuación puede variar mucho (cada toma o cada día); hay que valorar que el recién nacido está siendo bien alimentado, no presenta distensión abdominal y no se encuentra irritable • Necesidad de estimulación para la evacuación • Presencia de sangre o moco • Expulsión de gases entre tomas
Dispositivos	• Sonda vesical, bolsa recolectora de orina, punción suprapúbica, etc. Fecha de inserción, motivo, tipo • Ostomías de eliminación (intestinales, vesicales): fecha de realización, motivo, estado del estoma
Otros	• Sudoración. Secreciones nasales
Balance hidroelectrolítico	• Salidas
4. Patrón de actividad-ejercicio	
Constantes vitales	• Características de la respiración. Reflejo de estornudo presente • Pulsioximetría (SatO₂) y auscultación • Toma de FC central, entre 3° y 4° espacio intercostal, línea mamilar • Toma de TA con registro de localización de la toma (valores superiores en piernas > 10 mmHg que en brazos). Registro de TA (preductal/posductal) • El llanto y el movimiento pueden alterar los valores de las constantes vitales
Valoración del tono muscular y la postura	• Movimientos coordinados y simétricos • Tono muscular adecuado: ligera hipertonía fisiológica con extremidades en flexión. Ante la extensión de las extremidades por la enfermera, el neonato las vuelve a colocar en flexión • Valoración de reflejos arcaicos (ver *Exploración física*, al final de la tabla)
Actividad	• ¿Realiza un paseo diario? ¿Se despierta y reclama atención de forma activa por hambre o pañal sucio?
Higiene corporal	• Frecuencia y características del baño • Cambio de pañal: frecuencia, método y estado de la piel en relación con el cambio de pañal

Continúa

Tabla 8-1. Valoración en la etapa neonatal según patrones funcionales de salud de M. Gordon (*Cont.*)

5. Patrón de sueño-descanso

Sueño-vigilia	• Cantidad y calidad del sueño. Posición en la que se acuesta • Rutinas del sueño: duerme en brazos, en la cuna solo, llora y se duerme, etc. • Máximo de horas seguidas durmiendo (no superior a 4 horas en esta etapa) • La toma de constantes vitales y la valoración neurológica del neonato se realizarán en los estadios de sueño vigilia denominados somnolencia y vigilia tranquila. Los estados de sueño y vigilia de los neonatos se caracterizan por: • Sueño profundo: ojos cerrados, respiración regular y sin movimientos • Sueño ligero: ojos cerrados, respiración irregular y pequeños movimientos • Somnolencia: ojos que pueden estar abiertos, respiración irregular y movimientos poco amplios • Vigilia tranquila: ojos abiertos, respiración regular, movimientos amplios y sin llanto, mirada fina en objetos de corto alcance • Vigilia activa: ojos abiertos o cerrados, respiración irregular, inicia el llanto y ligero movimiento corporal • Llanto: ojos abiertos o cerrados, respiración irregular, movimiento descoordinado de las extremidades. Muecas
Espacio físico del sueño	• Duerme con los padres en la misma habitación, solo o con hermanos. Colecho, cuna • Colchón firme, sin almohadas, ropa de abrigo ligera

6. Patrón cognitivo-perceptivo

Reflejos	• Valorar su ausencia, asimetría, debilidad o persistencia: Moro o susto, tónico del cuello, Babinski, prensión palmar y plantar, marcha automática, incurvación del tronco
Conducta: escala de Brazelton. Valoración del paso de sueño a vigilia	• Llanto como forma de comunicación de necesidades: persistente, agudo, débil, estridente, etc. • Períodos de reactividad al nacimiento: los primeros 30 minutos de vida el neonato presenta un estado de alerta, seguida de media hora de reposo. Hasta las 6 horas de vida continuará con un estado de alerta • Valoración con la escala de Brazelton • Valoración del paso de sueño a vigilia
Desarrollo psicomotor, cognitivo y psicosocial	• Evaluación de diversas dimensiones del desarrollo en diferentes períodos evolutivos mediante: test de Denver, test de Haizea-Llevant, escala de desarrollo de Gesell, escala de Bayley (v. **Cap. 6; Tabla 6-6**) El test de Denver del nacimiento al mes de vida contempla los siguientes hitos del desarrollo: • Un recién nacido debe dormir entre 18-20 horas diarias, en decúbito supino o lateral, como prevención frente al síndrome de muerte súbita del lactante • Se tranquiliza al oír la voz de la madre, la sigue con la mirada • Levanta la cabeza al oír su voz un par de segundos si está en decúbito prono, al estar cercano al mes de vida
Órganos de los sentidos	• Vista: responde a la luz intensa cerrando los ojos. Fija la mirada en sus padres • Oído: reconoce la voz de la madre y el padre. Se sobresalta con sonidos fuertes • Cribado auditivo para detección precoz de hipoacusia: fecha de realización y resultado
Nivel de consciencia	• Glasgow pediátrico modificado
Valoración del dolor (v. **Cap. 21**)	• Escalas validadas según etapa de desarrollo y tipo de dolor. PIPP-R, NIPS • Características del dolor: tipo, localización, intensidad; cede con tratamiento o no • Alteraciones de la conducta, irritabilidad, intranquilidad o agitación por el dolor

7. Patrón de autopercepción y autoconcepto

Temperamento y carácter del neonato	• Rasgos conductuales, personalidad del neonato
Autopercepción de los padres en el nuevo rol	• Cómo se ven los padres desempeñando este rol: vínculo materno/paternofilial, desempeño en los cuidados • Dudas e inseguridades respecto al rol materno/paterno

8. Patrón de rol-relación

Cuidador principal	• ¿Quién es? Características personales • Actitud de los padres respecto al niño: satisfacción con el rol, capacidad y motivación. Compatibilidad con trabajo, pareja, familia • Conductas inefectivas de duelo ante hijo no nato o nacido con problemas (recién nacido pretérmino, sindrómico, etc.), indicativas de cansancio en el desempeño del rol
Estructura familiar	• Tipo de familia, personas que conviven en la misma casa • Número de hermanos y posición que ocupa • Interacción de los miembros de la familiar y el niño • Situación económica y sociofamiliar
Vivienda	• Condiciones higiénicas, de seguridad • Convivencia con animales • Tabaquismo pasivo
Valoración de indicadores de maltrato	• Apoyo familiar y social insuficiente, cuidados negligentes, etc. Violencia doméstica. Abusos • Interacción de los miembros de la familia y el niño

Continúa

Tabla 8-1. Valoración en la etapa neonatal según patrones funcionales de salud de M. Gordon (*Cont.*)

	9. Patrón de sexualidad-reproductivo
Efectos de carga hormonal materna	• Seudomenstruación en niñas • Intumescencia mamaria y secreción mamaria

	10. Patrón de afrontamiento/tolerancia al estrés
Actuación de los progenitores ante situaciones de estrés	• Vivencias estresantes en la familia: nuevo rol, patologías, ingreso, situaciones discapacitantes, enfermedad crónica, etc. • Soporte familiar o dispositivos sociales • Percepción de habilidades paternas para controlar o dirigir situaciones estresantes

	11. Patrón de valores-creencias
Elementos culturales que influyen en el cuidado. Creencias y prácticas en torno a la salud	• Religión y prácticas que pueden influir en el estado de salud del recién nacido. Por ejemplo, mutilación genital femenina • Creencias y valores en torno al cuidado • Expectativas en relación con la salud y sus creencias y valores • Mitos en torno al cuidado del bebé, lactancia, etc.

	Exploración física
Cabeza	• Fontanela anterior o mayor, rombo de $3-4 \times 2$ cm, se cierra a los 18 meses • Fontanela posterior o menor, triángulo de 2 cm diámetro transverso, se cierra entre 8-12 semanas • Valorar: hundimiento (deshidratación), abombamiento (aumento presión intracraneal), acabalgamiento de suturas tras parto vaginal que revertirá antes de 48 horas • Cuero cabelludo, solución de continuidad por electrodo fetal • Presencia de cefalohematoma: sangre acumulada entre hueso craneal y periostio; resolución espontánea en 3-6 semanas • Presencia de *caput*: área edematosa en el cuero cabelludo que desaparece en 3-4 días; puede cruzar las líneas de suturas
Ojos	• Simetría, tamaño y forma de los ojos • Párpados edematosos. Glándula lagrimal inmadura, lloran sin lágrimas • Reflejo pupilar y de ojo rojo presentes
Nariz	• Permeabilidad mantenida, oclusión de narinas alternativamente para valorar atresia de coanas
Boca	• Movimiento simétrico, paladar duro y blando en la inspección. Reflejo de succión y búsqueda activos. Retrognatia. Presencia de perlas de Epstein sobre encías o paladar duro • Frenillo lingual o labial. Dientes precoces. Muguet, presencia de exudado blanquecino en la mucosa oral
Orejas y oídos	• Simetría, ubicación del borde superior de la oreja sobre el borde ocular externo (implantación baja característica del síndrome de Down), audición (reflejo de Moro, susurro) • Valorar la existencia de deformidades posturales del cartílago
Boca, garganta y cuello	• Lengua gruesa (macroglosia), tráquea y glotis pequeñas. Vía aérea estrecha. Cuello con escaso control motor hasta el primer mes de vida
Tórax	• Cilíndrico con costillas flexibles. Ginecomastia por hormonas maternas • Auscultación cardiopulmonar
Abdomen: cilíndrico y prominente	• Ombligo blando y gelatinoso, presencia de dos arterias y una vena. Pinza de Barr con correcto pinzamiento • Higiene del muñón umbilical • Signos de onfalitis: induración, eritema, dolor, mal olor, exudado purulento • Nulo abombamiento abdominal puede indicar hernia diafragmática • Ruidos intestinales establecidos tras el nacimiento
Espalda	• Recta, intacta y plana. Alineación con hombros, omóplatos y crestas ilíacas • Valoración de hoyuelos en base de columna vertebral (lumbosacra): espina bífida o médula anclada
Genitales	• Masculinos: rugosidad escrotal, testículos en escroto (cribado criptorquidia), edema escrotal. Meato urinario posicionado en el centro del glande. Valorar hidrocele, epispadias e hipospadias • Femeninos: labios mayores que no cubren a los menores y al clítoris, con secreciones y/o edematizadas por efecto hormonal materno. Valorar sinequias vulvares
Ano	• Permeabilidad por observación. Sin fisuras
Extremidades	• Rango de movimiento, simetría, signos de traumatismo • Tono muscular, hipotonía o hipertonía pueden sugerir alteración • Polidactilia, sindactilia. Pliegues palmares (el pliegue simiano es propio del síndrome de Down) • Cadera: valorar mediante maniobra de Barlow-Ortolani la displasia en el desarrollo de las caderas

FC: frecuencia cardíaca; FR: frecuencia respiratoria; VHB: virus de la hepatitis B; VHC: virus de la hepatitis C; VIH: virus de la inmunodeficiencia humana; SGB: síndrome de Guillain-Barré; SOG: sobrecarga oral de la glucosa; TA: tensión arterial.

VALORACIÓN Y ACTUACIÓN EN LA TRANSICIÓN Y ADAPTACIÓN A LA VIDA EXTRAUTERINA

Para facilitar la transición a la vida extrauterina, es fundamental la preparación, coordinación, actualización y entrenamiento de los profesionales sanitarios que atienden partos. Se recomienda la formación continuada en reanimación neonatal completa para los profesionales de neonatología y enfermería implicados en la atención al nacimiento. La Sociedad Española de Neonatología ofrece, en los distintos hospitales, formación regular a este respecto.

Así, debe asistir presencialmente a cualquier parto una persona entrenada en reanimación neonatal inicial, estando localizable otra persona entrenada en reanimación neonatal completa que pudiera llegar rápidamente si no se produce una transición a la vida extrauterina adecuada. Para situaciones de partos de riesgo, serán necesarias dos profesionales con entrenamiento formando un equipo de reanimación, llegando a ser tres si se precisa administración de fármacos. Para gestaciones múltiples serán necesarios tantos equipos de reanimación como fetos haya previstos[3] en el nacimiento.

La anticipación al nacimiento debe ir precedida de la comprobación del material necesario para una reanimación complicada, que se describe a continuación:

- Reloj para marcar la hora del nacimiento.
- Cuna de reanimación, con fuente de calor radiante graduable y luz. Habrá tantas como fetos incluya la gestación. Debe incluir sistema de aplicación de PIP y PEEP en la propia cuna de reanimación.
- Bolsa autoinflable de 250 y 500 mL con mascarillas faciales de tamaños 00, 0 y 1.
- Laringoscopio con pala recta (números 00, 0 y 1), bombillas y pilas de repuesto.
- Tubos endotraqueales de los números 2 al 4, y fiadores.
- Mascarilla laríngea número 1.
- Fuente de aire medicinal y oxígeno, con mezclador de gases, humidificador y calentador de gases, así como medidores de flujo.
- Pulsioxímetro y monitor de electrocardiograma. Capnógrafo opcional.
- Aspirador con medidor de presión y sondas de distintos tamaños (de 5 a 14 Fr).
- Material que dé soporte al acceso vascular necesario: catéteres umbilicales (3,5 y 5 Fr), catéteres intravenosos (26 G a 18 G), jeringas y agujas de distintos tamaños, conectores de llaves de tres pasos, bisturís, pinzas (Iris y Kocher).
- Medicación: adrenalina, naloxona, suero salino 0,9 %, sueros glucosados (5-10 %).
- Guantes y equipos de protección necesario para el personal. Estetoscopio.
- Toallas, envoltura de plástico para prematuros. Pañales y gorro para la cabeza (evitar pérdida de calor).
- Pinza de Barr, tijeras, esparadrapo, gasas estériles, sondas gástricas (5 y 8 Fr).

Además, de los materiales, se deben determinar los factores de riesgo prenatales, intraparto y posparto, que puedan afectar adversamente a la adaptación a la vida extrauterina y, por tanto, clasificar al neonato como recién nacido de alto riesgo: aquel que presenta una morbimortalidad superior al promedio, en relación con estos factores de riesgo[1-3].

Son factores organizados en función de su momento de presentación, bien durante la gestación, el parto o tras el nacimiento[3]:

- Condiciones maternas generales como la edad inferior a 16 años o superior a 35, hábitos tóxicos (tabaco, alcohol u otras drogas) y nivel socioeconómico bajo.
- Enfermedades maternas que influyen en el desarrollo fetal durante el proceso de la gestación: diabetes o hipertensión (tanto crónicas como inducidas por el embarazo), hipertiroidismo, anemia, anomalía uterina o del cérvix, isoinmunización y sífilis. Antecedentes de muertes fetales o neonatales previas.
- Tratamiento farmacológico materno: insulina, antidepresivos, antihipertensivos, sustancias de abuso, antitiroideos, litio y/o magnesio.
- Curso de la gestación: gestación sin seguimiento, oligoamnios/polihidramnios, hemorragias del 2º o 3er trimestre, gestación múltiple, gestación pretérmino o postérmino, actividad fetal disminuida, malformaciones congénitas, infección materna o corioamnionitis.
- Curso del parto: presentación anómala, macrosomía o retraso del crecimiento intrauterino, rotura prematura de membranas superior a 24 horas, líquido amniótico meconial, patrones de frecuencia cardíaca fetal anómalos, trabajo de parto prematuro, parto precipitado o prolongado, prolapso de cordón, placenta previa, desprendimiento de placenta, rotura uterina, parto instrumentado o cesárea urgente.
- Condiciones neonatales anormales tras el parto: apnea, bradicardia, hipotermia, dificultad respiratoria, hipoperfusión, anemia, traumatismo obstétrico y/o factores de riesgo infeccioso (colonización materna por estreptococos del grupo B sin profilaxis antibiótica, parto prematuro, rotura de membranas superior a 18 horas, fiebre materna superior a 38 °C, bacteriuria materna durante la gestación).

Proceso de adaptación a la vida extrauterina[1,3,8,10]

La **adaptación a la vida extrauterina** constituye un proceso fisiológico de gran complejidad, en el que participan todos los órganos y sistemas, produciéndose los principales cambios en los sistemas pulmonar y cardiocirculatorio. Se produce el paso de una circulación fetal con intercambio de gases y nutrientes a través de la placenta, a una respiración pulmonar continua e independiente y una circulación completa.

Aproximadamente, un 10 % del total de recién nacidos pueden necesitar algún tipo de ayuda para la adaptación a la vida extrauterina, que generalmente será un soporte a la ventilación; solo un 1 % requerirán medidas de reanimación, como masaje cardíaco y/o uso de medicación[10].

Para el establecimiento de una respiración continua y efectiva tras el nacimiento, son varios los factores que intervienen:

- Maduración de la estructura alveolar con alvéolos funcionales (desde la semana 28 de gestación) y una red capilar suficientemente desarrollada que permita el intercambio gaseoso (semana 30-36 de gestación).
- Síntesis de surfactante, que es la sustancia responsable de reducir la tensión superficial de la interfase aire-alvéolo, que evita el colapso alveolar cuando se inicia la respiración pulmonar. Entre la semana 25 y 28 de gestación los pulmones comienzan a sintetizar el surfactante.
- Al pinzar el cordón umbilical, la sangre pobre en oxígeno y rica en dióxido de carbono y la situación de acidemia de la vida fetal, originan impulsos que excitan receptores en el centro respiratorio del bulbo raquídeo.
- El enfriamiento repentino del recién nacido cuando emerge al ambiente extrauterino, con unos 10-15 °C menos de temperatura que en el interior del útero, provoca impulsos sensoriales en la piel que se transmiten al centro respiratorio, estimulando la respiración.
- La disminución de la presión intratorácica tras el nacimiento por vía vaginal genera, por presión negativa, la entrada de un pequeño volumen de aire en los pulmones.
- Los distintos estímulos táctiles, principalmente, junto con los auditivos, visuales y olfativos, ejercen también cierto beneficio sobre el inicio de la respiración.

> El surfactante actúa como estabilizador del alvéolo disminuyendo la tensión superficial a medida que se hace más pequeño en la espiración. Cuando existe un déficit de surfactante, cada inspiración necesita el mismo esfuerzo respiratorio que la primera, con lo que el esfuerzo respiratorio aumenta hasta producir un síndrome de distrés respiratorio primario (v. **Cap. 23**).

En el momento del nacimiento se produce una expulsión del líquido pulmonar fetal por las vías respiratorias superiores y la entrada de aire. La primera inspiración ha de tener una presión en torno a 25-30 mmH₂O en un neonato a término[8]; las siguientes requieren de menor presión inspiratoria puesto que se produce una estabilización de los alvéolos y se va generando un volumen residual funcional que permite la difusión alveolocapilar. La respiración neonatal se caracteriza por ser nasal, diafragmática y tener una frecuencia de 30-60 respiraciones por minuto, con ritmo irregular, con pausas respiratorias inferiores a 15 segundos.

Al comenzar a respirar el neonato y ser pinzado el cordón umbilical, se produce un aumento de la resistencia vascular sistémica y se aumenta la presión del lado izquierdo del corazón, lo que provoca el cierre del foramen oval. Se produce una caída de la resistencia vascular pulmonar y un aumento de flujo sanguíneo pulmonar.

La expansión pulmonar reduce la presión transmitida a los vasos sanguíneos pulmonares, se aumenta la presión de oxígeno alveolar y se revierte la vasoconstricción pulmonar inducida por la hipoxia, propia de la circulación fetal. La inversión del estado hipoxémico fetal produce vasoconstricción del músculo liso ductal del conducto arterioso, lo cual contribuye a su cierre. La frecuencia cardíaca (FC) presenta valores entre 120-140 latidos por minuto (lpm).

Valoración inicial y estabilización inicial

Ante un nacimiento se deben responder, en los primeros segundos de vida, a tres cuestiones en un orden concreto, para realizar una **valoración inicial** de la transición a la vida extrauterina y orientar la actuación:

1. El recién nacido ¿es a término?
2. ¿Respira o llora?
3. ¿Tiene buen tono muscular?

Un neonato que nace tras una gestación a término, llorando o respirando, y que responde con una flexión de las extremidades cuando la enfermera las extiende, únicamente necesita ser colocado en contacto piel con piel sobre su madre[11], para evitar pérdidas de calor y favorecer el establecimiento del vínculo.

La enfermera a cargo del recién nacido deberá:

- Arropar con toallas calientes e ir secando y estimulando al neonato, mientras reemplaza las toallas mojadas por otras secas y calientes.
- Asegurar la apertura de la vía aérea, colocando el cuello del neonato en posición neutra o de olfateo (**Fig. 8-1**).
- Evaluar, en los primeros 30 segundos de vida, que la adaptación al ambiente extrauterino está siendo adecuada: el neonato sigue respirando y mantiene un buen tono muscular. Esto generará una ventilación adecuada, una FC superior a 100 lpm y un cambio progresivo en la coloración cutánea hacia el sonrosado, primero en tórax y después en las zonas acras. Si mantiene esta situación, se realizará el test de Apgar al minuto y a los 5 minutos de vida.

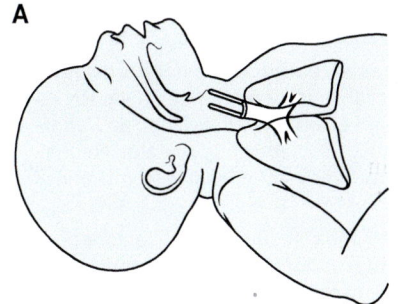
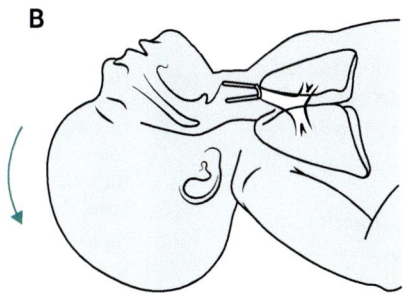
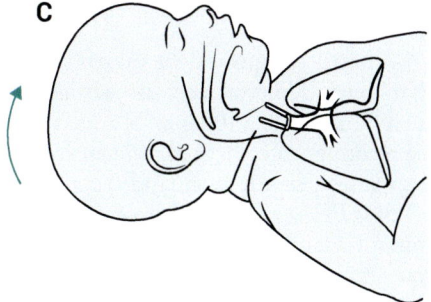

Figura 8-1. Apertura de la vía aérea en el neonato. **A)** Posición neutra o de olfateo. **B)** Hiperextensión. **C)** Flexión.

Tabla 8-2. Test de Apgar

Signo	0	1	2
Frecuencia cardíaca	Ausencia de latido	Menos de 100 lpm	Más de 100 lpm
Respiración	Ausente	Lenta, irregular, llanto débil	Regular, llanto fuerte
Tono muscular	Flácido, hipotonía	Discreto, extremidades algo flexionadas.	Movimiento activo Flexión en línea media
Irritabilidad refleja	Sin respuesta	Quejido, mueca	Tos, estornudo, llanto, retraimiento vigoroso
Coloración	Cianosis, palidez	Cianosis en pies y manos, cuerpo sonrosado	Completamente rosado

 El **test de Apgar** (Tabla 8-2) es una herramienta de evaluación del estado y vitalidad del recién nacido tras el nacimiento, pero no debe sustituir a las preguntas de valoración y estabilización inicial que se realizan en los primeros segundos de vida para evaluar la transición a la vida extrauterina.

Un neonato que nace tras una gestación a término, pero no tiene buen tono muscular o bien está haciendo un sobreesfuerzo respiratorio y no consigue establecer una serie de respiraciones eficaces, no está teniendo una adecuada transición a la vida extrauterina, por lo que la enfermera a cargo del recién nacido deberá:

- Colocarle bajo una fuente de calor radiante en decúbito supino.
- Asegurar la apertura de la vía aérea colocando el cuello del neonato en posición neutra (v. **Fig. 8-1**); en ocasiones, colocar una toalla bajo los omóplatos ayuda a salvar la protuberancia occipucio-cuello que dirige el cuello a flexión cervical.
- Secar y estimular al recién nacido para conseguir que se instaure una respiración eficaz en sus primeros 30 segundos de vida, cambiando las toallas húmedas por otras secas y calientes.
- Valorar la necesidad de aspirar secreciones en boca y faringe, nunca hacerlo de forma rutinaria ni sobrepasando los 100 mmHg de presión: se debe introducir la sonda de aspiración en orofaringe y se extrae con suaves movimientos rotatorios, aspirando durante tandas de 5 segundos.
- Reposicionar la cabeza, asegurando la apertura de la vía aérea mediante la posición neutra o de olfateo.

A partir de aquí se debe valorar si las medidas instauradas han permitido establecer un patrón respiratorio adecuado y una FC superior a 100 lpm. Si ambas respuestas son positivas, se recomienda colocar al niño en contacto piel con piel con su madre y seguir revaluando su adaptación.

Si la FC es adecuada pero existen signos de dificultad respiratoria (aumento de la frecuencia respiratoria, aleteo nasal, quejido respiratorio, retracciones intercostales o supraclaviculares), se debe valorar la instauración de presión positiva en la espiración mediante dispositivo de presión positiva continua en la vía aérea (CPAP), monitorizando la $SatO_2$ (oximetría de pulso) en la mano derecha (localización preductal).

Si, por el contrario, la FC es inferior a 100 lpm y/o está en apnea o con respiración entrecortada «a bocanadas» o *gasping*, se debe comenzar a ventilar con presión positiva intermitente, en la que se debe ajustar la mascarilla con los dedos 1º y 2º de una mano, mientras los dedos 3º, 4º y 5º aseguran la posición neutra para la apertura de la vía aérea. Se recomienda el uso de reanimadores con pieza en T (tipo Neopuff®) que administran presiones más controladas y constantes que las bolsas autoinflables (tipo Ambú®). Además se comenzará con la monitorización de FC, $SatO_2$ (oximetría de pulso) y ECG:

- Una vez confirmado que la ventilación está siendo efectiva se debe mantener durante 30 segundos, revaluando a la mitad del período que la FC está mejorando con la ventilación aportada.
- Si la FC es inferior a 60 lpm habrá que realizar compresiones torácicas, en el tercio inferior del esternón, alcanzando una profundidad tal que se deprima el tórax un tercio de su diámetro y a una velocidad de 90 compresiones por minuto. Se recomienda la técnica del abrazo, que genera presiones sistólicas más altas que la técnica de los dos dedos. Las compresiones irán coordinadas con ventilaciones, en relación 3:1, 90 compresiones/3 ventilaciones por minuto.
- Si la FC no aumenta a pesar de la correcta ventilación y el adecuado masaje cardíaco, se administrará adrenalina a razón de 10 µg/kg, por una vía intravenosa, como el acceso a través de la vena umbilical (v. **Cap. 15**) y con una dilución de 1 mg/10 mL, con bolos sucesivos de 10-30 µg/kg.

 Puede consultar las actualizaciones del «Algoritmo de Asistencia a la transición y reanimación del RN en la sala de partos» en el sitio web del Grupo de Reanimación Neonatal de la Sociedad Española de Neonatología (https://www.seneo.es/index.php/comisiones/comisiones/rcp).

Se actualizan cada 5 años, según las publicaciones del ILCOR, siglas de International Liaison Committee on Resuscitation, organismo internacional que desarrolla estas guías y recomendaciones.

CUIDADOS EN LA ETAPA NEONATAL

A continuación, se describen los cuidados que todo recién nacido debe recibir en función de sus horas y días de vida, y del nivel asistencial que ofrece dichos cuidados. Se encuadran en las etiquetas diagnósticas de NANDA[20] de *Conocimientos de salud inadecuados* (00435), en relación con la falta de exposición a la situación del nacimiento o a la desinformación sobre el desempeño del rol, expresados en *Riesgo de deterioro de la conducta de crianza* (00437) o *Deterioro de la conducta de crianza* (00436).

Cuidados al nacimiento en paritorio

Una vez que se ha producido un nacimiento a término con una transición adecuada a la vida extrauterina, el recién nacido debe recibir los siguientes cuidados en su estancia en el paritorio tras las primeras 2 horas posparto:

- Se recomienda que, al menos, durante los 60 minutos posteriores al nacimiento se mantenga el **contacto piel con piel**, siempre que la situación clínica no lo contraindique. El neonato sigue colocado en decúbito prono o lateral sobre la madre, lo cual favorece la adaptación a la vida extrauterina, mejora la regulación térmica y la adaptación cardiorrespiratoria. Además, se promueve el establecimiento del vínculo maternofilial y el inicio de la lactancia materna con un correcto agarre al pecho[1,3,11].
- **Cuidados del cordón umbilical**. El pinzamiento tardío del cordón umbilical aporta beneficios al recién nacido en las concentraciones de hemoglobina y hierro; una vez cortado por la matrona, la enfermera procede a colocar la pinza de Barr y a comprobar la existencia de dos arterias y una vena umbilical. Así mismo, se aplica una solución de clorhexidina. Se desaconseja el uso de antisépticos yodados[1,3,12,13].
- **Identificación**. La correcta identificación del recién nacido tras su nacimiento constituye un derecho y confiere una garantía de seguridad para este y su familia, así como para el personal sanitario que le cuida durante su estancia en el centro hospitalario. Todo recién nacido debe ser correctamente identificado desde el momento de la ligadura del cordón umbilical. Existen varios métodos para la correcta identificación: *1)* la colocación de codificadores neonatales, que incluye un juego de pulseras con cierre inviolable para neonato y madre, y pinza para ligar el cordón umbilical, codificadas con un código de barras exclusivo para cada recién nacido; *2)* la huella dactilar, que se forma en la época fetal alrededor de la semana 16 de gestación, es útil para la identificación, si la toma que se realiza es perfecta, y *3)* análisis de ADN de sangre tomada en el paritorio después del nacimiento, tanto de la madre como del recién nacido. Se recomienda evitar la separación de los progenitores y su descendencia durante su estancia hospitalaria.

  La suma de la utilización de codificadores neonatales junto con una muestra de sangre materna y sangre del extremo placentario del cordón umbilical es el método más recomendable[1-3,14].

- **Profilaxis oftálmica**. Administración de colirio o pomada de eritromicina 0,5 % o tetraciclina 1 % en la primera hora de vida, en prevención de oftalmía neonatal (conjuntivitis en las primeras 4 semanas de vida por *Neisseria gonorrhoeae* o *Chlamydia trachomatis*). Es recomendable que estos colirios o pomadas se usen en formatos unidosis para aumentar la seguridad. Se debe asegurar la administración de la sustancia en el saco conjuntival de dos gotas de colirio o una cinta de pomada antibiótica, masajeando ligeramente los párpados y evitando lavados oculares en las siguientes horas[3,15].
- **Profilaxis antihemorrágica**. Administración de vitamina K para prevenir la enfermedad hemorrágica del recién nacido (EHRN). En las primeras 2 horas de vida, se administrará 1 mg de fitomenadiona para los neonatos de peso superior a 1.500 g, por vía intramuscular profunda, en el tercio medio del músculo vasto externo, siempre que sea posible con medidas no farmacológicas de control del dolor (v. **Cap. 21**). A aquellas familias que no quieran que se realice la administración intramuscular, o cuando existan contraindicaciones (p. ej., coagulopatías) se les ofrecerá la pauta de administración oral, explicándoles los riesgos que esta pauta implica: problemas de cumplimiento, alteraciones en la absorción y menor efectividad que la administración intramuscular, sobre todo para la EHRN en su forma tardía. Para los nacidos a término con peso superior a 1.500 g, la administración oral consistirá en tres dosis de 2 mg vía oral: al nacimiento, entre el 4º y el 6º día de vida y entre la 4ª y la 6ª semana de vida[1,3,16].
- **Inicio precoz de la lactancia materna**. Tras el nacimiento, se describen dos períodos de reactividad donde se establece un estado de alerta del recién nacido, que favorecerá el inicio de la alimentación: los primeros 30 minutos de vida y a partir de la primera hora de vida. Estos momentos de alerta son los idóneos para iniciar la alimentación y favorecer, al estar piel con piel el recién nacido, un enganche precoz, si la forma de alimentación es lactancia materna[1-3].

Transcurridas 2 horas desde el nacimiento, y si no han surgido complicaciones y el estado materno evoluciona favorablemente, se produce el traslado hacia la planta de hospitalización obstétrica.

Cuidados en la planta de hospitalización obstétrica

El papel de los profesionales de enfermería en esta unidad es la detección precoz de posibles complicaciones, así como proporcionar la educación para la salud necesaria a los progenitores para el correcto cuidado de su descendencia. Se puede hablar de las etiquetas diagnósticas de NANDA[20] de *Conocimientos de salud inadecuados* (00435), *Amamantamiento ineficaz* (00371), *Riesgo de amamantamiento ineficaz* (00406) y *Disposición para mejorar el amamantamiento* (00479).

La Iniciativa para la Humanización de la Asistencia al Nacimiento (IHAN), promovida por la OMS y UNICEF, se ha integrado en más de cien hospitales en España. Esta iniciativa establece la adopción de prácticas «que protejan, promuevan y apoyen la lactancia materna exclusiva desde el nacimiento»[17], para lo cual han certificado realizar unos cambios en las rutinas y estructuras hospitalarias, formación del personal, así como un programa de educación a las madres y padres sobre los beneficios y el manejo de la lactancia. Los pasos para acreditarse como centro IHAN, hospital o centro de salud, están disponibles en *Enlaces de interés*.

Una vez que llegan madre y recién nacido a la planta son recibidos por el equipo de enfermería de la unidad, que comprueba la identificación de ambos y les acompaña a la habitación; allí se realizan los siguientes cuidados:

- **Exploración física y constantes vitales.** Es en este momento donde se realiza la exploración física general, de reflejos, la antropometría y la toma de constantes vitales del recién nacido, según el protocolo de la unidad y los factores de riesgo del neonato[1-3].
- **Educación para la salud durante la hospitalización.** Son varios los temas sobre los que informar/educar a los recientes padres sobre los cuidados del recién nacido[1-3,5,16].
- **Alimentación con lactancia materna.** La instauración de la lactancia materna ha de ser precoz, generalmente se inicia en el paritorio, pero en la planta es donde surgen las dudas y las primeras dificultades en su establecimiento. La leche es el alimento ideal, adaptado y preparado para el neonato; todas las mujeres tienen capacidad lactogénica y producen leche en cantidad suficiente para amamantar a su hijo. Es importante recordar que el estímulo de succión favorece la «subida de la leche» que se produce entre las 48-72 horas de vida del recién nacido, por lo que es importante amamantar a demanda, siempre que lo pida el neonato y durante el tiempo que lo demande, las 24 horas del día. Se debe evitar la interferencia de suplementos de fórmula adaptada, sueros glucosados, chupetes y tetinas (estos últimos hasta que la lactancia materna esté bien instaurada, en torno al mes de vida) y, también, de las visitas que puedan interferir en esta demanda.

  La lactancia materna no es solo una forma de alimentación, sus beneficios están ampliamente contrastados: mejora la recuperación materna, favorece el establecimiento del vínculo maternofilial, revierte positivamente sobre el estado inmune y la tolerancia digestiva del recién nacido, además de tener ventajas económicas y ecológicas.

  La valoración de una toma para determinar que el enganche es correcto previene complicaciones asociadas como la ingurgitación, mastitis o grietas. Un enganche correcto es aquel en el que la boca está bien abierta, la nariz pegada al pecho, el labio inferior evertido, cogiendo no solo el pezón sino también parte de la areola, y las mejillas están llenas (**Fig. 8-2**).

- **Alimentación con fórmula adaptada.** Para aquellas madres que no pueden (infección VIH, consumo de drogas de abuso social, psicofármacos y fenindiona) o no quieren administrar lactancia materna, es importante recalcar que no solo es una forma de alimentación, es un momento que favorece el establecimiento del vínculo materno/paterno-filial. La administración del biberón se realiza a demanda. Se debe hacer especial hincapié en la expulsión de gases al finalizar la toma, y en cambiar de posición al bebé en cada toma. Es importante conocer las características de la preparación de los biberones que se debe realizar siempre tras lavarse las manos:
  - El biberón se prepara justo antes de ser consumido y la cantidad que el niño no tome, se debe tirar.
  - Se prepararán 30 mL de agua del grifo previamente hervida o agua embotellada de mineralización débil, por cada medida rasa de leche en polvo según el dosificador del envase (revisar siempre las indicaciones específicas de cada zona geográfica y de cada fabricante de fórmula). Se preparan siempre múltiplos de 30 mL.
  - Se introduce en el biberón primero el agua a unos 36-37 °C y luego la fórmula adaptada, y se mezcla realizando movimientos rotatorios sobre el eje vertical.
  - La higiene de los dispositivos utilizados se realizará inmediatamente con agua y jabón, haciendo especial hincapié en el aclarado. La esterilización se realizará una vez al día.

> Los primeros días de vida, un recién nacido toma unos 10-20 mL en cada toma; al final del mes quizás tome 50 mL cada 3 horas. ¿Cómo se prepara entonces el biberón? Siempre se preparan múltiplos de 30 mL, por lo que se prepararían 60 mL y se desecharía lo que no quiera tomar.

- **Eliminación.** Tras confirmar que el neonato ha iniciado la expulsión de diuresis y meconio en las primeras 24 horas de vida, un recién nacido debe manchar de orina un mínimo de 4 pañales al día, en los primeros días de vida, para saber que la alimentación está siendo suficiente para cubrir sus necesidades. A partir del quinto día de vida deben ser 5 pañales o más. Las deposiciones son más variables: puede haber una en cada toma o una al día, aunque es habitual 2-3 deposiciones de transición desde el tercer día de vida, que serán amarillentas y semilíquidas desde el quinto día de vida. Es habitual una menor frecuencia de deposición en la alimentación con fórmula adaptada, en comparación con la producida con la alimentación al pecho.
- **Higiene corporal.** Es importante realizar una correcta higiene del pañal y revisarlo en cada toma. La dirección del lavado en los genitales femeninos es desde la vulva hacia el ano. El neonato varón presenta fimosis fisiológica, y no se debe forzar hacia atrás la piel del prepucio. El primer

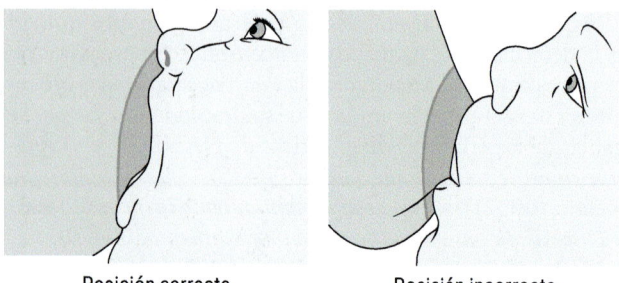

Posición correcta   Posición incorrecta

Figura 8-2. Posición de enganche al pecho: correcta e incorrecta.

baño puede esperar a las 24-48 horas de vida. Es necesario constatar que la temperatura corporal es estable en el rango de 36,5-37 °C.

- **Cuidados del cordón umbilical**. Se lava con agua y jabón y no es necesario aplicar ningún antiséptico, pero sí secar muy bien[3,18]. Se cae en torno a los 15 días de vida. Si presenta enrojecimiento de la piel circundante, secreción o mal olor, se debe consultar con un profesional sanitario.
- **Madres con serología VHB positiva**[3]. Se administrará inmunoglobulina hiperinmune frente a hepatitis B (30-100 UI/kg) por vía intramuscular en el tercio medio del vasto externo, y en la otra pierna la vacuna dentro de las primeras 12 horas de vida. En el caso de serología materna desconocida, se administrará la vacuna y, si el resultado serológico fuese positivo, debería recibir la inmunoglobulina dentro de las primeras 72 horas de vida. Los neonatos vacunados aquí recibirán un total de 4 dosis al seguir el calendario vacunal infantil[3,19].

> A los hijos de madre AgHBs positivo se les realizará una determinación de AgHBs, 2-3 meses después de recibir la última dosis de hepatitis B, según el calendario de vacunación sistemática.

- **Detección precoz de errores innatos del metabolismo** (enfermedades endocrinometabólicas). A las 48 horas de vida (± 6 horas) o justo antes del alta hospitalaria, se realiza a todos los recién nacidos la **prueba del talón**. Se toma una muestra de sangre capilar sobre una tarjeta de papel absorbente, para realizar el cribado de un número determinado de enfermedades endocrinometabólicas (variable entre comunidades autónomas en España). Estas patologías tienen una sintomatología inespecífica y de difícil detección clínica, pero provocan graves problemas de salud con altas tasas de discapacidad y morbimortalidad. En esta tarjeta, los padres firmarán la autorización para realizar este estudio analítico, cuyos resultados recibirán en los datos en ella consignados: por correo postal, en torno al mes de vida, si los resultados son negativos para estas enfermedades; por vía telefónica, antes de los 15 días de vida, si algún resultado es positivo y se requiere iniciar estudio diagnóstico (v. **Cap. 14**).
- **Detección precoz de hipoacusia**. Se estima que 5 de cada 1.000 recién nacidos presentan problemas de audición. Su detección precoz es muy importante ya que un tratamiento temprano puede mejorar la comunicación y el desarrollo del niño, así como prevenir la discapacidad asociada. Por ello, los primeros días de vida, y siempre antes del mes del recién nacido, se valorará su audición mediante los potenciales evocados auditivos de tronco cerebral automatizados (PEATC-A). La técnica se realizará cuando el recién nacido esté tranquilo o incluso dormido. Los factores de riesgo para padecer hipoacusia son: antecedentes familiares de hipoacusia neurosensorial congénita o hereditaria, infecciones en el embarazo (toxoplasmosis, sífilis, rubéola, citomegalovirus, herpes y VIH), bajo peso al nacer, prematuridad, accidentes hipoxicoisquémicos perinatales, encefalopatía y parada cardiorrespiratoria en el momento del parto.

Cuidados al alta hospitalaria

Actualmente, se fomenta desde las instituciones sanitarias el alta hospitalaria precoz. Si se trata de un parto eutócico y tanto la madre como el recién nacido no han sufrido complicaciones, esta se produce a las 48 horas del nacimiento. En el caso de que el nacimiento haya sido por cesárea, se demora a las 72 horas[3].

La estancia en el hospital debe ser lo suficiente como para permitir la identificación de problemas y asegurar que la madre está suficientemente recuperada y que junto con el resto del grupo familiar están preparados para ofrecer los cuidados necesarios al binomio madre-recién nacido. La madre ha de recibir en el informe las indicaciones de continuidad de cuidados que precise, así como la derivación a su enfermera de atención primaria. Se podrán evaluar los diagnósticos enunciados en el apartado anterior y valorar cuáles de ellos han de constar en el informe de continuidad de cuidados para orientar la labor de la enfermera de atención primaria[3].

Las principales áreas de cuidados son[21]:

- **Alimentación**: la lactancia ha de estar instaurada correctamente, sea con leche materna, con fórmula adaptada o mixta. Se entregará información sobre grupos de ayuda mutua y se recomendará asistir a los grupos de cuidados del recién nacido que organice el centro de salud. Es importante confirmar que la pérdida de peso no ha superado el 10 % en los primeros 5 días de vida[3], por lo que se recomendará que haga un control de peso en la farmacia cada dos días (con la misma ropa, en las mismas condiciones). El peso al nacimiento se debe recuperar entre el 10º y el 14º día de vida.

  Respecto a la alimentación con biberón, se recordarán los cuidados en la preparación, administración e higiene de los dispositivos. Se derivará a los profesionales sanitarios del centro de salud a las puérperas que tengan dificultades en la lactancia para que se realice un seguimiento continuado de la alimentación del recién nacido.
- **Eliminación**: valorar la técnica de expulsión de gases tras la alimentación. Hay que confirmar que el recién nacido hace un mínimo de 4-5 micciones al día; respecto a las deposiciones, informar de la variabilidad y características de las mismas.
- **Higiene**: cambio de pañal frecuente, y preferiblemente lavar con agua y jabón procurando usar lo menos posible toallitas desechables. Lo más importante es secar muy bien la zona, con especial hincapié en los pliegues cutáneos. La crema o bálsamo para las irritaciones no debe utilizarse hasta que la zona esté irritada. No se deben usar polvos de talco ya que retienen la humedad y su inhalación puede ser tóxica. Se recomienda baño con agua templada (36-37 °C) y con jabón adecuado al pH de la piel del recién nacido; es importante realizar un secado profuso en pliegues. Ha de ser un baño breve, menos de 3 minutos hasta que se caiga el cordón umbilical, y más adelante entre 5 y 10 minutos.
- **Detección precoz de alteraciones**: vigilar coloración de la piel; el tinte ictérico puede indicar la elevación de los

niveles de bilirrubina en sangre. Existe riesgo de hiperbilirrubinemia en nacidos con edad gestacional inferior a 38 semanas, aquellos con hermanos que necesitaron fototerapia y los lactados al pecho de forma exclusiva[3,21].

- **Entregar el documento de salud infantil junto con el informe de alta de enfermería**, informar de los datos relevantes registrados en él (grupo sanguíneo, Rh, Coombs directo si la madre tiene grupo 0 negativo, etc., y hacer hincapié en la necesidad de que sea un documento vivo y que rellene en él aquellos hitos referentes al crecimiento y desarrollo del recién nacido.
- **Solicitud de cita con los profesionales de enfermería y pediatría del centro de salud** para realizar el seguimiento del recién nacido en el **programa de salud infantil**. Acudir siempre con el documento de salud infantil.

Cuidados en atención primaria

Los cuidados comunitarios se orientan a reforzar y continuar avanzando en contenidos de **educación para la salud** del cuidado del recién nacido. En el territorio español se realizan visitas antes de cumplir la primera semana de vida, a los 15 y los 30 días de vida, según los programas de salud infantil de las distintas comunidades autónomas, donde se orientan los cuidados en las siguientes áreas:

- Entrevista sobre antecedentes perinatales, familiares y los hábitos adquiridos desde la llegada del recién nacido a casa, en relación con su alimentación, eliminación, sueño y roles de los progenitores.
- Evaluación del crecimiento: valoración de peso, talla, perímetro cefálico y sus percentiles.
- Exploración física de cabeza a pies (v. **Tabla 8-1**).
- Promoción de la alimentación: lactancia a demanda y exclusiva hasta los 6 meses[1-3,5], entre 8-12 tomas diarias el primer mes de vida. No introducir ningún otro alimento hasta los 6 meses de vida:
  - Evaluación del establecimiento de la lactancia materna y su relación con la ganancia ponderal y la adaptación familiar.
  - Evaluación del establecimiento de la lactancia con fórmula (preparación, administración e higiene de biberones) y su relación con la ganancia ponderal y la adaptación familiar.
  - Manejo de estrategias para calmar el llanto del recién nacido, enseñanza del masaje infantil (v. **Cap. 9**).
  - Se recomienda pasar una gasa impregnada en agua sobre las encías del neonato para realizar la higiene bucodental.
  - En época de calor los neonatos no necesitan beber agua entre tomas, se pueden acortar los tiempos entre ellas.
- Se aconseja la ingesta de vitamina D por vía oral, 400 UI/día, hasta que el neonato cumpla un año de vida o tome 1 L de leche diario. Esta recomendación incluye a los niños alimentados tanto con leche materna como con fórmula adaptada.
- Evaluación del desarrollo psicomotor (test de Denver) y de la conducta/comportamiento (escala de Brazelton).

- Confirmación de resultados de cribado para enfermedades endocrinometabólicas e hipoacusia.
- El cordón umbilical se lava con agua y jabón durante el baño y siempre que se manche. No es necesario aplicar ningún antiséptico en casa, solo mantenerlo bien seco. Se cae en torno a los 15 días de vida. Si presenta enrojecimiento de la piel circundante o mal olor, se debe consultar con un profesional sanitario[18].
- Los recién nacidos duermen 18-20 horas al día, a intervalos de 2 horas. Es importante distinguir el sueño diurno, con las actividades y ruidos propios del día, frente al nocturno, con más oscuridad en la habitación y menor nivel de ruido. La creación de rutinas del sueño es algo muy particular de cada familia: dormir en la misma habitación que los padres, en colecho o en una cuna, dormir en otra habitación o con otros hermanos, etc., son elecciones personales. La cuestión sobre la seguridad del sueño lleva a la recomendación de evitar el colecho si la madre está excesivamente cansada, toma medicación, alcohol u otras drogas.
- Prevención del síndrome de muerte súbita del lactante, que implica la muerte repentina e inexplicable de un niño menor de un año: se recomienda acostar al neonato en decúbito supino, el uso del chupete durante el sueño (una vez establecida la lactancia materna), colchón de cuna firme y ropa de cama que no esté suelta y no abrigue demasiado, así como evitar el uso de almohadas o collares. La lactancia materna es un factor protector frente al síndrome de muerte súbita del lactante.
- Se deben evitar los efectos del tabaquismo pasivo; los neonatos expuestos al humo del tabaco tienen mayor riesgo de padecer enfermedades de las vías respiratorias y de desarrollar síndrome de muerte súbita del lactante.
- Se aconseja cortar las uñas con unas tijeras de punta roma, diseñadas para el corte de uñas en el recién nacido. Es preferible no utilizar cortaúñas ni limas. El corte de las uñas de las manos se hace en redondo, según la línea del pulpejo de cada dedo; el de las uñas de los pies, se hace recto. Es mejor cortar las uñas que poner manoplas, ya que los bebés necesitan sus manos para relacionarse con el medio y las manoplas son un impedimento.
- Se recomienda el uso de ropa de algodón y tejidos naturales; de prendas holgadas que permitan los movimientos del bebé, sin lazos, cordones, imperdibles ni botones delanteros, y mejor con corchetes en la parte trasera. Debido a la inmadurez del sistema circulatorio y los mecanismos de termorregulación, manos y pies pueden estar fríos, pero esto no indica que el recién nacido tenga frío. La temperatura ambiental se recomienda que esté entre 21-26 °C. Para la higiene de la ropa se recomienda el uso de jabón neutro, realizar la colada aparte del resto de ropa de la familia, sin utilizar lejías ni suavizantes.
- Se aconseja el paseo diario en zonas verdes, aprovechando las horas de sol en invierno y evitando las horas centrales (12-18 horas) en verano. La exposición a la luz solar no debe ser directa.
- No se recomienda la utilización de fotoprotectores en menores de 6 meses.
- La correcta manipulación del neonato disminuye el riesgo de caídas accidentales: aunque la movilidad que tienen es

aún limitada no se les debe dejar solos en superficies elevadas. Es importante sujetar con una mano la cabeza, que durante el primer mes de vida tiene escaso control motor, y sostener el peso del cuerpo apoyando su zona sacra en la otra mano.

- Se aconseja colocar al bebé boca abajo durante unos minutos: al oír la voz materna o paterna, intentará levantar la cabeza unos segundos.
- Prevención de accidentes de automóvil haciendo un uso adecuado de los sistemas de retención infantil en relación a la estatura del niño y posicionados a contramarcha*, como mínimo hasta los 15 meses y en los asientos trase-

_____

*http://acontramarcha.com.

ros. Tanto la OMS como la AAP, y distintos organismos de tráfico europeos y norteamericanos, concluyen que el uso de sistemas de retención infantil disminuye la morbimortalidad en accidentes de tráfico.
- Detección precoz de alteraciones:
  - Valoración del tinte ictérico de la piel.
  - Exploración de caderas como cribado de la displasia evolutiva de caderas, sobre todo tras un nacimiento por cesárea por indicación de podálica o nalgas y en niñas.
  - Palpación de pulsos periféricos y medición de pulsioximetría como cribado de cardiopatías congénitas.
  - Confirmación de reflejo pupilar y de ojo rojo, para descartar alteraciones visuales.

PUNTOS CLAVE

- El nacimiento es un período crítico de rápida adaptación y de máxima dependencia de los progenitores. La relación entre peso y edad gestacional al nacimiento es un indicador de morbilidad neonatal.
- La actuación en la transición a la vida extrauterina viene determinada por la anticipación al nacimiento e implica preparación tanto de recursos humanos como materiales, además de conocimiento del algoritmo de actuación.
- Los cuidados en las dos primeras horas de vida, tras una adaptación a la vida extrauterina satisfactoria, implican contacto piel con piel con la madre, inicio precoz de la lactancia materna y medidas profilácticas.
- Los cuidados en las primeras 48 horas de vida se fundamentan en educación para la salud sobre el desempeño del rol de los progenitores en relación con la cobertura de las necesidades básicas del recién nacido (alimentación, termorregulación, higiene).
- Los cuidados una vez la familia regresa a su domicilio están centrados en la promoción de la salud, la detección precoz de distintas alteraciones (enfermedades endocrinometabólicas, hipoacusia, hiperbilirrubinemia, etc.) y la inclusión en un programa de salud infantil que acompañará a la persona durante su desarrollo hasta la edad adulta.

REFERENCIAS

1. Bazo Hernández L, Llorca Porcar A, Padró Hernández M, editores. Neonatología para Enfermería. Madrid: Editorial Médica Panamericana; 2024.
2. Hockenberry M, Wilson D (1950-2015), Rodgers C. Wong. Enfermería pediátrica. 10ª ed. Barcelona: Elsevier; 2019.
3. Sociedad Española de Neonatología (SeNeo). Protocolos de la Sociedad Española de Neonatología 2023 [Internet]. Madrid: SENEO; 2023. Disponible en: https://www.seneo.es/index.php/publicaciones/protocolos-de-la-seneo-2023 [consultado en 19-04-2025].
4. United Nations Inter agency Group for Child Mortality Estimation (UN IGME). Levels & Trends in Child Mortality: Report 2024. New York: United Nations Children's Fund (UNICEF); 2025.
5. Organización mundial de la Salud (OMS). Mortalidad neonatal. Ginebra: World Health Organization [Internet]. Disponible en: https://www.who.int/es/news-room/fact-sheets/detail/newborn-mortality [consultado en 19-04-2025].
6. Instituto Nacional de Estadística de España. Tasa de mortalidad infantil neonatal según sexo [Internet]. Disponible en: https://www.ine.es/jaxiT3/Tabla.htm?t=1678&L=0 [consultado en 27-03-2025].
7. Instituto Nacional de Estadística (INE). Defunciones de menores de un año por causas (lista reducida), sexo y edad [Internet]. Madrid: INE; 2025. Disponible en: https://www.ine.es/jaxi/Tabla.htm?tpx=72027&L=0 [consultado en 20-04-2025].
8. Zeballos Sarrato G, Avila-Alvarez A, Escrig Fernández R, Izquierdo Renau M, Ruiz Campillo CW, Gómez Robles C, et al. Guía española de estabilización y reanimación neonatal 2021. Análisis, adaptación y consenso sobre las recomendaciones internacionales. An Pediatr (Engl Ed). 2022;96(2):145.e1-145.e9.
9. Gordon M. Manual de diagnósticos enfermeros. 10ª ed. Madrid: Elsevier-Mosby; 2003.
10. Weiner GM. Libro de texto para la reanimación neonatal. 8ª ed. Asociación Americana del corazón y Academia Americana de Pediatría; 2022.
11. Moore ER, Bergman N, Anderson GC, Medley N. Early skin-to-skin contact for mothers and their healthy newborn infants. Cochrane Database of Systematic Reviews 2016, Issue 11. Art. No.: CD003519. Disponible en: https://doi.org/10.1002/14651858.CD003519.pub4 [consultado en 22-03-2025].
12. McDonald SJ, Middleton P, Dowswell T, Morris PS. Effect of timing of umbilical cord clamping of term infants on maternal and neonatal outcomes. Cochrane Database Syst Rev. 2013 Jul 11;2013(7):CD004074. Disponible en: https://doi.org/10.1002/14651858.CD004074.pub3 [consultado en 22-03-2025].
13. Sinha A, Sazawal S, Pradhan A, Ramji S, Opiyo N. Cuidado de la piel o el cordón con clorhexidina para la prevención de la mortalidad y las infecciones en neonatos. Cochrane Database of Systematic Reviews 2015 Issue 3. Disponible en: https://www.cochrane.org/es/CD007835/NEONATAL_cuidado-de-la-piel-con-clorhexidina-para-la-prevencion-de-la-mortalidad-y-las-infecciones-en [consultado en 22-03-2025]
14. Sanz López E, Sánchez Luna M, Rite García S, Benavente Fernández I, Leante Castellanos JL, Pérez Muñuruzi A, Ruiz Campillo CW, Sánchez Redondo MD (Comité de estándares de la Sociedad española de neonatología). Recomendaciones para la identificación inequívoca del recién nacido. An Pediatr (Barc). 2017;87(4):235.e1-235.e4.
15. Report of the Committee on Infectious Diseases. American Academy of Pediatrics. Prevention of neonatal ophtalmia. Red Book 2018. 31ª ed. Elk Grove Village: American Academy of Pediatrics; 2018.
16. Morales Betancourt C, Pallás Alonso CR, Colomer Revuelta J, Cortés Rico O, Esparza Olcina MJ, Galbe Sánchez-Ventura J, et al. Uso profiláctico de la vitamina K para prevenir la enfermedad hemorrágica del recién nacido. Rev Pediatr Aten Primaria [Internet]. 2021;23:195-205. Disponible en: https://pap.es/articulo/13379/uso-profilactico-de-la-vitamina-k-para-prevenir-la-enfermedad-hemorragica-del-recien-nacido [consultado en 19-04-2025].

17. Iniciativa para la Humanización de la Asistencia al Nacimiento y la Lactancia (IHAN). Madrid: IHAN. Disponible en: https://www.ihan.es [consultado en 20-11-2018].

18. Martín Masot R, Orejón de Luna G. ¿Es necesario limpiar el cordón umbilical con antisépticos? Evid Ped. 2017;13:16.

19. Álvarez Garcia FJ, Iofrío de Arce A, Álvarez Aldean J, en representación del Comité Asesor de Vacunas de la Asociación Española de Pediatría (CAV-AEP). Calendario de inmunizaciones de la Asociación Española de Pediatría: recomendaciones 2025. An Pediatr (Barc). Volume 102, Issue 1, Enero 2025, 503713. Disponible en: https://www.analesdepediatria.org/es-pdf-S1695403324002339 [consultado en 22-03-2025].

20. Herdman TH, Kamitsuru S y Lopes CT. Diagnósticos enfermeros: definiciones y clasificación, 2024-2026, 13ª ed. Barcelona: Elsevier; 2024.

21. Gobierno de Canarias. Salud infantil - Información para profesionales [Internet]. Canarias: Gobierno de Canarias; 2025. Disponible en https://www3.gobiernodecanarias.org/sanidad/scs/contenidoGenerico.jsp?idDocument=6fa7664b-59f2-11e9-9f25-d3cfb121f997&idCarpeta=61e907e3-d473-11e9-9a19-e5198e027117 [consultado en 13-05-2025].

  CASO AUTOEVALUACIÓN ENLACES DE INTERÉS 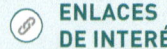 PREGUNTAS DE REFLEXIÓN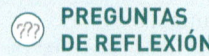

Cuidados en la etapa lactante

9

M. T. Alcolea Cosín y M. D. Vaquero Vaquero

OBJETIVOS

- Diferenciar los conceptos de crecimiento, desarrollo psicomotor, cognitivo, psicosocial y bienestar infantil.
- Reconocer las capacidades y habilidades que adquiere el lactante durante el primer año de vida.
- Reconocer los aspectos a valorar en un niño lactante según los patrones funcionales de Marjory Gordon, con los diferentes hitos a alcanzar en cada momento evolutivo.
- Describir los cuidados a realizar en las revisiones del primer año de vida.
- Identificar los problemas de salud o de desarrollo más frecuentes en el lactante que la enfermera de atención primaria aborda, o cuándo precisa derivar a otros profesionales.
- Determinar la intervención enfermera ante un lactante con dificultades en la ganancia ponderal (desarrollado en caso clínico).

INTRODUCCIÓN

Para los seres humanos, la etapa del lactante abarca desde los 29 días hasta el primer año de vida, aunque algunos autores lo amplían hasta los 2 años estableciendo la distinción entre lactante menor hasta el año y lactante mayor de 1 a 2 años. El crecimiento y el desarrollo, principales características de esta etapa, son dos fenómenos íntimamente ligados, que se ven influidos por factores genéticos y ambientales. Es la etapa de mayor crecimiento del cuerpo en el período posnatal, motivo por el cual el lactante con un mayor metabolismo basal requiere alimentarse frecuentemente para cubrir las necesidades energéticas. El lactante precisa una alimentación láctea en los primeros 6 meses de vida, que posteriormente, tras la maduración del sistema gastrointestinal, le permite la introducción de nuevos alimentos para conseguir una dieta variada y el establecimiento de unos nuevos hábitos alimentarios, como la masticación de alimentos sólidos, que permitan un crecimiento y desarrollo adecuados, y así como una buena salud física y psíquica[1].

Su relación con el mundo exterior está determinada por el desarrollo de las funciones sensoriales, como la audición o la vista, cuya valoración es muy relevante en esta etapa, para poder enriquecer el desarrollo cerebral que se manifiesta, entre otros aspectos, a través de la adquisición del lenguaje.

En el desarrollo psicomotor (v. **Cap. 6**), el lactante alcanza la posición de bipedestación en torno al año de vida y en algunos casos la deambulación, dando lugar a una nueva relación con el entorno y siendo más proclive a nuevas experiencias. A nivel de autonomía, el lactante inicia las actividades de ingesta independiente al manipular los utensilios o los alimentos, y a través de la manipulación de objetos continúa su desarrollo cognitivo.

En el lactante, el desarrollo emocional se concreta en el establecimiento del **apego** que le va a permitir vincularse afectivamente con sus progenitores o cuidadores, con los que establecerá la primera relación social, basada en la confianza en el cuidador primario, que es el marco referente de las relaciones sociales futuras para el niño[2].

CRECIMIENTO DE 1 A 12 MESES

Se entiende por **crecimiento** un aumento progresivo de la masa corporal, tanto por el incremento del número de células como por su tamaño, lo que conlleva un aumento del peso y de las dimensiones de las partes de todo el organismo que lo conforman; este proceso se inicia en el momento de la concepción del ser humano y continúa a través de la gestación, la infancia, la niñez y la adolescencia.

Durante el primer año de vida hay un período de crecimiento rápido, aunque menor al que existe en el período neonatal o intraútero, pero mayor al que presenta el niño o niña en las etapas preescolar o escolar, siendo su monitorización un indicador del estado de salud del niño.

Los patrones de crecimiento son:

- **Aumento de peso** de 25 a 33 g/día en el primer trimestre, va a depender de cada niño. Pueden tener una ganancia entre 700 g y 1 kg/mes, por ello, al finalizar su primer año de vida pueden haber triplicado el peso de nacimiento.
- **Incremento de talla** de 25 cm en el primer año de vida, aumentando su altura en un 50 % respecto al nacimiento.
- El **perímetro cefálico**, al medir la circunferencia máxima de la cabeza, guarda relación con el crecimiento del cerebro: crece 2 cm/mes durante el primer trimestre de vida.

Los datos de somatometría que mejor sintetizan el crecimiento infantil son la talla y el peso (**Tabla 9-1**).

Tabla 9-1. Incremento de valores antropométricos durante el primer año de vida

	Primer trimestre	Segundo trimestre	Tercer trimestre	12 meses
Peso	150-250 g/semana	150 g/semana	91-105 g/semana	1-2,5 kg/año
Talla	2,5-3 cm/mes	7 cm/mes	5 cm/mes	9-12,5 cm/año
Perímetro cefálico	2 cm/mes	1 cm/mes	0,5 cm/mes	2,5-3 cm/año

Adaptada de: Furones Blanco M[29].

Los datos de medición corporal de un niño se comparan con la población de referencia; para ello es necesario disponer de datos actualizados con una periodicidad de 10-15 años, teniendo en cuenta la aceleración secular de la talla de la población. Actualmente, se recomienda el uso de las gráficas de la OMS[3] para comparar los valores antropométricos con el grupo de referencia, de niños y niñas, siendo las idóneas para valorar a los lactantes que reciben lactancia materna exclusiva, de madres no fumadoras, como así recomienda la Iniciativa para la Humanización de la Asistencia al Nacimiento y la Lactancia (IHAN)[3]. Para los lactantes con lactancia artificial o mixta se recomienda utilizar las tablas de la Fundación Orbegozo, realizadas en población española antes de la epidemia de obesidad infantil[4]. También hay gráficas especiales para su uso en niños prematuros o con síndrome de Down.

El **crecimiento físico** de cada persona está sujeto a diversos factores condicionantes: genético, nutricional, función endocrina, entorno psicosocial, estado general de salud y afectividad.

DESARROLLO INFANTIL DE 1 A 12 MESES

El **desarrollo infantil** es definido por Souza[5] como «parte fundamental del desarrollo humano, un proceso activo y único para cada niño, expresado por la continuidad y los cambios en las habilidades motoras, cognitivas, psicosociales y del lenguaje, con adquisiciones cada vez más complejas en las funciones de la vida diaria y en el ejercicio de su rol social. El período prenatal y los primeros años iniciales de la infancia son cruciales en el proceso de desarrollo, lo cual constituye la interacción de las características biopsicológicas, heredadas genéticamente, con las experiencias que ofrece el entorno. El alcance del potencial de cada niño depende del cuidado que responde a sus necesidades de desarrollo», dado que los circuitos neuronales tienen gran plasticidad, siendo muy sensibles a los estímulos externos. En este capítulo se trata el desarrollo psicomotor, cognitivo, psicoemocional y el bienestar infantil del lactante, señalando aquellos hitos de especial vigilancia en este período. Es un proceso con gran variación individual en el ritmo o tiempo requerido para alcanzar las diferentes funciones.

Desarrollo psicomotor

Establece el orden secuencial en el cual el niño adquiere las habilidades motrices, de lenguaje y socialización en los tres primeros años de vida por mielinización de la corteza cerebral. Es un proceso gradual que progresa en dirección cefalocaudal, de la zona axial a la distal y de lo más global a lo más preciso. Se inicia con el control del raquis cervical, al extender la curvatura del cuello formando la lordosis cervical, continúa al controlar los movimientos del tronco como el giro del cuerpo, para, en un último paso, controlar las extremidades en los movimientos de mayor precisión. Las principales capacidades a alcanzar en esta etapa se describen en la **tabla 9-2**[6]. Con el **desarrollo psicomotor**, el lactante adquiere una progresiva independencia y adaptación al medio[6]. Dicho desarrollo requiere una madurez integradora del sistema nervioso central, junto a la de los órganos de los sentidos, y de un entorno psicoafectivo adecuado y estable[1,2]. Una pobre estimulación sensorial durante esa primera etapa de la vida puede afectar a la estructura cerebral y ser responsable de retraso en el desarrollo psicomotor.

Existen varias herramientas para evaluar el desarrollo psicomotor del lactante, siendo los más utilizados el test de Denver II y la tabla de Haizea-Llevant[7], que permiten la valo-

Tabla 9-2. Principales hitos evolutivos del desarrollo psicomotor del lactante

Edad (meses)	Hito motor grueso	Hito motor fino	Hito social
3	Control cefálico	Une las manos en línea media	Sonrisa social/balbucea
4	Giro de tronco	Coge objetos	Ríe a carcajadas
6	Sedestación con apoyo	Pasa objetos de una mano a otra	Balbuceo monosilábico
9	Sedestación sin apoyo Gateo	Pinza dedo índice-pulgar inmadura (fina)	Llora ante extraños
12	Bipedestación con apoyo	Pinza dedo índice-pulgar con precisión	Señala objetos Ansiedad de separación

Adaptada de: Gómez Andrés D, Pulido Valdeaolivas I, Fiz Perez L[6].

ración del desarrollo hasta los 6 y 5 años, respectivamente. Están disponibles en los programas de salud infantil para su consulta, recayendo en los profesionales la responsabilidad de evaluar el desarrollo de forma diacrónica, siendo sensibles a las cuestiones o preocupaciones de los padres y vigilando signos de alerta ante la posibilidad de ceguera, autismo, sordera, parálisis cerebral y deficiencia mental[7].

Los principales elementos de valoración de dichas herramientas (Tabla 9-2) son la motricidad fina y gruesa, y el lenguaje o comunicación, que se describen a continuación:

- La **motricidad fina** es la coordinación de los movimientos musculares pequeños que ocurren en partes del cuerpo, como los dedos, generalmente en coordinación con los ojos. Esta habilidad permite algunas destrezas motoras que se pueden observar en el lactante cuando coge objetos o alimentos, como el chupete, el sonajero, pan, brócoli, etc. En ocasiones, le permite la exploración de ese objeto cuando lo lleva a la boca. En este sentido, la capacidad prensil entre el dedo índice en oposición al pulgar o pinza superior es específica del ser humano y suele estar presente al año.
- La **motricidad gruesa** es la coordinación de movimientos amplios, como rodar, saltar, caminar, correr, bailar, etc. Sus primeros indicios en el desarrollo se sitúan en el control del raquis cervical, al realizar la extensión del cuello, la sedestación, el volteo o gateo, así como al desplazar el cuerpo de forma autónoma al caminar.
- Otro aspecto que valorar del desarrollo es el **lenguaje o comunicación**. El lactante establece a través del llanto su primera forma de comunicación con su entorno social.

A partir de los 2 meses aparece la risa, la carcajada, y alrededor de los 6 meses los balbuceos con consonante vocal. Alrededor del año pronuncia las primeras palabras, reconoce su nombre y comprende una prohibición. El lenguaje es la manifestación de la inteligencia humana, siendo deficiente o ausente en casos de deterioro neurológico o si existe hipoacusia.

Desarrollo cognitivo según Jean Piaget: etapa sensoriomotora (niños de 0-2 años)

Piaget describió el **desarrollo cognitivo** configurado por una serie de etapas, desde el nacimiento hasta la edad adulta, en función de su capacidad para usar la experiencia e interactuar con su entorno. La primera etapa se denomina sensoriomotora, abarca de 0 a 2 años, con 6 subetapas, cuatro de las cuales están en el primer año de vida (Tabla 9-3)[8].

Desarrollo psicoemocional del lactante

Erikson propuso un modelo basado en 8 etapas a lo largo del ciclo vital, cuya primera fase se ubica en la etapa del lactante, caracterizada por la confianza que desarrolla cuando el padre o cuidador responde a sus necesidades y le calma. Cuando esto no sucede, el lactante desarrolla una desconfianza hacia su entorno social (Tabla 9-4). En el lactante el desarrollo es un proceso continuo y activo donde la relación con el adulto de su entorno inmediato es determinante para el éxito del proceso.

Tabla 9-3. Etapas de desarrollo cognitivo en el niño lactante durante el primer año de vida

Edad (meses)	Subetapa	Descripción
1-4	Reacciones circulares primarias	• Las conductas reflejas se mantienen y aparecen otros comportamientos que, descubiertos por azar, el lactante tiende a repetir por generarle placer • El cuerpo del lactante es el centro de atención • Manifiesta expectación pasiva
4-8	Reacciones circulares secundarias	• Repite acciones para que sucedan cosas interesantes, como, por ejemplo, mover un objeto al dar una patada • La atención se abre a otros objetos diferentes del propio cuerpo • Conservación del objeto: busca un objeto si puede verlo parcialmente • Imita deliberadamente gestos o sonidos familiares
8-12	Coordinación de las reacciones circulares secundarias	• Establece relación entre medios y fines: la coordinación entre el ojo y la mano le permite disponer acciones con intencionalidad para alcanzar sus fines • Es el inicio de la inteligencia: busca un objeto escondido e imita acciones y sonidos nuevos sin verlos de forma parcial

Adaptada de: Jensen S, Serrahima Formosa L, Vilaret Fusté E[8].

Tabla 9-4. Etapas de desarrollo psicosocial en el lactante de Erikson

Desarrollo psicosocial	Subetapa	Descripción
0-12 meses	Confianza frente a desconfianza	El niño adquiere confianza cuando el cuidador responde a sus necesidades/malestar y le calma
12 meses-3 años	Autonomía frente a vergüenza y duda	El niño que gatea toma decisiones simples, como retener un objeto o soltarlo ejerciendo cierto control independiente, ayudado por su cuidador

Adaptada de: Jensen S, Serrahima Formosa L, Vilaret Fusté E[8].

Tabla 9-5. Valoración enfermera del lactante según los patrones funcionales de M. Gordon

1. Patrón de percepción y manejo de la salud

Hábitos tóxicos de los cuidadores	• ¿Fuma alguien en casa o en el coche? ¿En qué lugar? ¿Está cerca del lugar donde está el niño? (tabaquismo pasivo, consumo de tóxicos)
Percepción de la salud	• ¿El bebé ha padecido alguna enfermedad desde que nació? En caso afirmativo: ¿Qué cuidados realizaron los padres al presentar síntomas? ¿Ha sido fácil realizar las indicaciones de los profesionales sanitarios? • ¿Han asistido a las revisiones previas?
Prevención de accidentes	• ¿Ha tenido algún accidente o caída? • ¿Usa dispositivos de retención infantil en el coche/silla de paseo del bebé? • ¿Durante el baño, le vigila siempre un adulto? • ¿Durante la ingesta, el niño adopta una posición incorporada? • ¿Se limita la oferta de alimento, una vez que el niño se adormece? • ¿En qué lugar se guardan los productos tóxicos y medicinas en el hogar? • ¿Qué distancia hay entre los barrotes de la cuna?
Prevención del síndrome de muerte súbita del lactante	• ¿En qué posición duerme el niño? ¿Qué medidas toma para prevenir síndrome de muerte súbita del lactante? ¿Utiliza almohada? ¿Con qué ropa duerme?
Higiene corporal	• ¿Con qué frecuencia realiza el cambio de pañal? • ¿Qué rutina de baño realizan? • ¿Ha tenido algún problema en la piel, cuero cabelludo o dermatitis seborreica? ¿Qué medidas ha tomado para solucionarlo?
Higiene bucodental	• ¿Ha presentado alguna infección oral? ¿Qué medidas tomó? • ¿Ha iniciado la higiene dental? ¿A qué edad? ¿Cómo lo hace, utiliza pasta dental?
Protección solar	• Exposición diaria al sol: ¿El niño sale a pasear al exterior? ¿En qué horario? ¿Cómo se le protege del sol?
Estado vacunal	• ¿Se le han puesto las vacunas sistemáticas financiadas por la Consejería de Sanidad según su edad? • ¿Quiere vacunar a su hijo de alguna vacuna no financiada? • ¿Rechaza la vacunación?
Estado general de la salud de la familia	• ¿Hay antecedentes de enfermedad en la familia?

2. Patrón nutricional-metabólico

Lactancia materna a demanda	• ¿Cuántas tomas de leche materna hace al día? ¿Qué duración tienen las tomas? ¿Presenta alguna dificultad con la lactancia materna? ¿Utiliza chupete o pezonera? Presencia de grietas, pezón plano, pezón invertido, pezón grande u otros obstáculos (pezoneras, chupete, biberón, familia, visitas, etc.) • ¿Cómo realiza técnica de lactancia, agarre y succión? (v. *Alimentación con lactancia materna* en **Cap. 8**) • ¿Cómo se encuentran la madre y el bebé? • ¿Cómo se queda el bebé después de la toma? • ¿Hasta cuándo quiere mantener la lactancia materna?
Lactancia artificial a demanda	• ¿Cuántas tomas de leche artificial hace al día? ¿Qué cantidad ingiere en cada toma? • ¿Cómo prepara el biberón? • ¿Cómo administra el biberón? (v. *Enlace de interés:* método Kassing o administración de biberón respetuosa) • ¿Qué normas de higiene realiza? • ¿Cómo se queda el bebé tras la toma?
Lactancia mixta a demanda	• Iniciar primero la toma por pecho y después dar el apoyo de leche materna o artificial con jeringa-dedo, vasito, relactador (v. *Enlace de interés:* relactación) (se puede hacer directamente cuando el bebe lacta) o biberón (puede consultarse el **caso 9-1**) • Valorar lo indicado en el apartado anterior aplicado a la lactancia mixta
Alimentación complementaria	• ¿A qué edad se ha iniciado/desea iniciar la alimentación complementaria? • ¿Cuándo se va a incorporar al trabajo el cuidador? ¿Se ha realizado almacenaje de leche materna? ¿La madre desea mantener la lactancia materna cuando finalice la baja maternal? • ¿Puede realizar extracción de leche materna en el trabajo? ¿Cómo lo va a hacer? ¿Con qué apoyos cuenta? • ¿Hay preferencias en la comida? ¿Hay conflictos con la comida?
Peso **Talla**	• Peso y talla actual • Percentiles, evolución
Problemas de piel	• ¿Presenta eritema de pañal? ¿Dermatitis seborreica o costra láctea? ¿Eccema? ¿Muguet?
Estado nutricional familiar	• ¿Hay problemas nutricionales en la familia? ¿Son veganos? ¿Hay obesidad en la familia? ¿Hay alguna restricción cultural?

Continúa

Tabla 9-5. Valoración enfermera del lactante según los patrones funcionales de M. Gordon (*Cont.*)

3. Patrón de eliminación	
Valoración de la eliminación intestinal	• ¿Cuántas deposiciones realiza al día?, ¿Qué consistencia tienen? • ¿Qué color tienen las deposiciones? ¿Presenta hilos de sangre? • ¿Requiere uso de estimulación/ayuda para la defecación? ¿Estimulación manual, uso de laxantes?
Valoración de la eliminación urinaria	• ¿Número de pañales que moja al día? ¿Con qué frecuencia se cambia el pañal? • ¿Cómo realiza el cambio de pañal? • ¿Qué color tiene la orina?
4. Patrón de actividad y ejercicio	
Valoración de la actividad, ocio y ejercicio	• ¿Tiene rutina de paseo diario? • ¿Tiempo empleado por los padres con sus hijos? • ¿Qué actividades realizada con su hijo?
5. Patrón de sueño-descanso	
Valoración del sueño-descanso	• ¿Cuántas horas duerme al día? ¿Se despierta durante la noche? • ¿Dónde duerme el niño? • ¿Tiene rutinas para conciliar el sueño? • ¿Sienten que tiene un sueño reparador?
6. Patrón cognitivo-perceptivo	
Valoración del desarrollo psicomotor	• ¿Emite algún sonido, vocalización o grita? ¿Sonríe? ¿Realiza seguimiento visual? ¿Se sobresalta ante un ruido? ¿Reacciona al tacto? ¿A objetos? ¿Qué movimientos realiza? (Tablas 9-2 y 9-6)
Reflejos 1-12 meses	• ¿Ha desaparecido el reflejo de marcha a los 2 meses? • ¿Ha desaparecido el reflejo de Moro a los 5 meses? • ¿Ha desaparecido el reflejo de prensión palmar a los 6 meses? • ¿Ha desaparecido el reflejo tónico asimétrico del cuello a los 6 meses?
7. Patrón de autopercepción y autoconcepto	
Temperamento y carácter del lactante (1-12 meses)	• ¿Es irritable o tranquilo? ¿Qué personalidad tiene? • ¿Cuál es el patrón emocional del lactante?
Autopercepción de los padres en el rol parental	• ¿Qué vínculo tienen los padres con el niño? • ¿Qué cuidados recibe el niño? • Dudas, miedos e incertidumbre respecto al rol materno/paterno • ¿Con qué dificultades se han encontrado los padres? • ¿Qué límites han puesto al lactante? ¿Han sabido solucionarlos?
8. Patrón de rol-relaciones	
Estructura familiar	• ¿Quién vive en la casa? Nuclear, monoparental • ¿Problemas familiares? Separaciones, divorcios, etc. • ¿Qué lugar ocupa en la familia? • ¿Cómo responde el niño a la separación cuando su cuidador principal se aleja? • ¿Qué vínculo tienen los padres con el niño?
Cuidador principal	• Características personales de los progenitores • Actitud de los padres con respecto al niño: satisfacción con el rol, vínculo afectivo, motivación, etc. • Padres: ¿Cómo son las relaciones de trabajo, sociales, de pareja?
Valorar las necesidades básicas si hay indicadores de maltrato	• ¿Higiene corporal del lactante? ¿Cómo acude a consulta? • ¿Presenta lesiones, irritación en la piel, genitales, otros indicadores de maltrato o negligencia? (v. Cap. 5) • ¿Ha pedido apoyo social?
9. Patrón de sexualidad-reproductivo	
Padres	• ¿Han retomado su vida como pareja? • ¿Desean tener más hijos?
10. Patrón de afrontamiento/tolerancia al estrés	
Actuación paterna y materna ante situaciones de estrés	• ¿Qué produce estrés al niño? • ¿Qué produce estrés en la familia? • ¿Qué estrategias siguen? ¿Qué sistemas de apoyo tienen? ¿Con qué apoyos cuentan? • ¿Hay problemas de adaptación familiar? Sí/No • ¿Cómo lo resuelven?

Continúa

Tabla 9-5. Valoración enfermera del lactante según los patrones funcionales de M. Gordon (*Cont.*)	
11. Patrón de valores-creencias	
Elementos culturales que influyen en el cuidado	• ¿Qué creencias y valores tienen respecto al cuidado del lactante?
Creencia y prácticas en torno a la salud	• ¿Qué mitos tienen los familiares en relación con el cuidado del bebé, lactancia, alimentación complementaria?

Adaptada de: Gomez Andrés D, Pulido Valdeaolivas I, Fiz Perez L[6] y Gordon M[10].

Bienestar infantil del lactante

El **bienestar infantil** es un concepto que surge en la década de 1990 para superar el referente de las necesidades básicas en aras de un enfoque del desarrollo del lactante. Este es multidimensional, pretende medir la calidad de vida de los niños a través de su opinión o de diversos indicadores relevantes en su vida que incluyen condiciones económicas, relaciones entre padres, derechos políticos y oportunidades para el desarrollo. En España existen unos indicadores de bienestar infantil (2016) realizados por UNICEF[9], que señalan que el entorno de los niños de 0 a 14 años es mejorable dado que un 4,7 % están expuestos al humo del tabaco en casa más de una hora al día, y un 11,6 % viven en zonas donde escasean mucho las zonas verdes; en salud, un 46,95 % de los lactantes de 6 meses se alimentan de lactancia materna exclusiva o mixta, y un 6,8 % de los niños de 0 a 4 años han sufrido un accidente doméstico en los últimos 12 meses; en bienestar material hay un 34 % de niños en riesgo de pobreza o exclusión social, y un 9,1 % de los niños viven en hogares con privación material severa. Todo ello amenaza las potencialidades de desarrollo del lactante[9].

VALORACIÓN ENFERMERA POR PATRONES FUNCIONALES DE MARJORY GORDON

La descripción de los elementos a valorar por la enfermera en un lactante sano y su familia, según los patrones funcionales de Marjory Gordon, aparecen desarrollados en la **tabla 9-5**[10].

En el primer año de vida hay previstas, en el programa del niño sano, la supervisión del crecimiento y desarrollo del lactante en las revisiones de los 2, 4, 6 y 12 meses, en las cuales se debe recoger información sobre somatometría, examen físico, patrones funcionales, y desarrollo psicomotor y emocional, entre otras. En la consulta, la enfermera facilita recomendaciones de cuidados al lactante que abarcan desde la alimentación o la higiene hasta la estimulación del desarrollo cognitivo, psicoemocional y psicomotor del lactante, cuya responsabilidad recae en los adultos que ejercen su cuidado.

Al finalizar cada revisión del lactante sano es recomendable hacer siempre un breve resumen de la consulta, con el fin de resolver posibles dudas que hayan surgido a lo largo de la misma y asegurarse de que la información ha sido comprendida por los cuidadores o progenitores y reforzarles positi-vamente por los logros conseguidos. Se les debe facilitar las próximas citas de revisión y/o vacunas.

Los elementos que valora la enfermera en las diferentes revisiones según la edad cronológica del lactante figuran en la **tabla 9-6**[11].

Los posibles diagnósticos enfermeros NANDA del lactante aplicables en función de los patrones funcionales de salud, están resumidos en la **tabla 9-7**.

CUIDADOS ENFERMEROS AL LACTANTE Y SU FAMILIA

Algunos de los cuidados que la enfermera provee a la familia son información relativa a alimentación, estimulación, protección frente a accidentes o exposición solar, los cuales se abordan a continuación.

Alimentación complementaria y hábitos saludables en la alimentación

Según la OMS, la **alimentación complementaria** es el acto de recibir alimentos líquidos, semilíquidos o sólidos diferentes a la leche materna o de fórmula adaptada o artificial para complementar, nunca sustituir, a la dieta láctea, porque la leche es el alimento más importante en el primer año de vida (**Tabla 9-8**).

Algunas recomendaciones sobre la introducción de la alimentación complementaria en la población son:

• Deben tenerse en cuenta las tradiciones y patrones de alimentación de la población.
• Se debe dar la misma información sobre la introducción a la alimentación complementaria a los padres o cuidadores, independientemente de si toman leche materna o artificial.
• Se recomendará a los padres o cuidadores que respondan a las señales de hambre y saciedad de sus hijos, y evitar el uso de la alimentación como consuelo o recompensa.
• La lactancia materna prolongada se asocia a un riesgo menor de infecciones gastrointestinales, respiratorias y hospitalización por infecciones.
• La introducción de alimentación complementaria antes de los 3 y 4 meses se relaciona con la aparición de diabetes tipo 1 y obesidad, respectivamente. Las actuales recomendaciones del Comité de Nutrición de la Sociedad Europea de Gastroenterología, Hepatología y Nutrición Pediátricas (ESPGHAN) de introducirla entre los 4 y 6 meses, figuran en la **tabla 9-8**[12].

Tabla 9-6. Valoración enfermera focalizada del lactante específica según la edad cronológica

Edad	Patrón	
2 meses	**6. Patrón cognitivo-perceptivo**	• Reflejos neurológicos presentes: búsqueda, succión, Moro, marcha, tónico cervical, prensión palmar, Babinski • Hitos de desarrollo psicomotor a testear: sonrisa social, levanta la cabeza, sigue objetos, se sobresalta
	7. Patrón de autopercepción y autoconcepto **Autopercepción de los padres en el nuevo rol**	Temperamento y carácter del lactante: • ¿Llora de forma prolongada? ¿Son capaces de calmarle?
4 meses	**5. Patrón de sueño-descanso**	• ¿Realiza rutinas presueño? ¿Dónde duerme? ¿Se duerme solo? ¿Se le ofrece alimento cuando llora durante la noche?
	6. Patrón cognitivo-perceptivo	• Reflejos neurológicos ausentes: prensión palmar, búsqueda, marcha • Hitos de desarrollo psicomotor a testear: sostiene la cabeza y el tórax, ríe a carcajadas, devuelve la sonrisa, coge y retiene un objeto
	7. Patrón de autopercepción y autoconcepto **Autopercepción de los padres en el nuevo rol**	Temperamento y carácter del lactante: • ¿Llora de forma prolongada? ¿Son capaces de calmarle?
6 meses	**2. Patrón nutricional-metabólico**	• Edad de inicio de alimentación complementaria (**Tabla 9-8**)
	5. Patrón de sueño-descanso	• ¿Realiza rutina presueño? ¿Dónde duerme? ¿Se duerme solo? ¿Se le ofrece alimento cuando llora durante la noche? ¿Tiene objeto de apego?
	6. Patrón cognitivo-perceptivo	• Reflejos neurológicos ausentes: prensión palmar, búsqueda, marcha, Moro • Hitos de desarrollo psicomotor a testear: incorpora el tronco de plano horizontal con apoyo en brazos, cambia objetos de mano, parlotea, se gira
12 meses	**2. Patrón nutricional-metabólico**	• Hábitos de alimentación: ¿Hasta cuándo se desea mantener la lactancia materna? ¿Qué cantidad de lácteos toma? ¿Ingiere alimentos sólidos de textura blanda? ¿Utiliza la cuchara para alimentarse? ¿Toma fruta? ¿Come alimentos similares al resto de la familia? ¿Comen juntos todos los componentes de la familia?
	5. Patrón de sueño-descanso	• ¿Se duerme solo? ¿Se le ofrece alimento cuando llora durante la noche? ¿Tiene objeto de apego?
	6. Patrón cognitivo-perceptivo	• Reflejos neurológicos presentes: succión y Babinski • Hitos de desarrollo psicomotor a testear: sedestación sin apoyo, emite cadenas silábicas (tata, mama, etc.), responde a su nombre y sonríe y toca su imagen en el espejo, deambulación con apoyo, introduce objetos dentro de otros, dice una palabra con significado correcto, interpreta mensajes y acompaña con gestos (señala objetos de interés)

Adaptada de: Consejería de Sanidad. Programa de salud infantil[11].

- A partir de los 4 meses, las funciones gastrointestinales y renales están lo suficientemente desarrolladas para poder empezar a procesar la alimentación complementaria.
- Las capacidades motrices, como los movimientos laterales de la mandíbula o la desaparición del reflejo de protrusión de la lengua, presentes entre los 4 y 6 meses, permiten la incorporación de alimentos semisólidos a la dieta.
- La alimentación complementaria debe ser variada con diferentes sabores y texturas, incluyendo verduras de sabor amargo.
- Se recomienda mantener la lactancia materna de forma exclusiva durante los 6 primeros meses de edad (en los últimos estudios, lo alcanzan un 25 % de las mujeres que lactan); a partir de ese momento, añadir de forma paulatina el resto de los alimentos, manteniendo la lactancia a demanda todo el tiempo que madre e hijo deseen.
- La leche materna o artificial debería seguir siendo la principal fuente nutritiva durante el primer año de vida.
- Se recomienda mantener una ingesta de leche de 500 mL/día a lo largo del segundo semestre; esto les asegura los requerimientos energéticos básicos, las necesidades de calcio y ácidos grasos esenciales.
- Aunque la mayoría de los lactantes pueden cubrir sus necesidades de hierro con la lactancia materna exclusiva hasta los 6 meses, algunos pueden requerir energía adicional o hierro antes de los 6 meses, especialmente cuando no se ha realizado un pinzamiento tardío del cordón umbilical.
- El gluten actualmente tiene un período de introducción entre los 4 y los 12 meses, idealmente alrededor del 6º mes; debe evitarse su consumo en grandes cantidades en los primeros meses desde su introducción[13].
- Los alimentos alergénicos se pueden introducir en cualquier momento después de los 4 meses. Aquellos lactantes con alto riesgo de alergia al cacahuete (con eccema severo, alergia al huevo o ambos) deben introducirlo entre 4 y 11 meses, después de la evaluación por un especialista. No es conveniente retrasar la introducción de los alimentos alergénicos[15].
- La fruta se tomará pelada, entera o triturada, pero sin licuar ni en zumo; nunca administrarla en biberón para prevenir las caries en el lactante.

Tabla 9-7. Posibles diagnósticos enfermeros de NANDA-I

Patrones funcionales	Diagnósticos enfermeros
1. Percepción y manejo de la salud	00004. Riesgo de infección/Vacunación inadecuada 00336. Riesgo de lesión física/Sistema de transporte inseguro/Edad extrema 00036. Riesgo de asfixia/Conocimiento insuficiente sobre las precauciones de seguridad 00469. Riesgo de intoxicación accidental/Acceso a productos peligrosos 00055. Riesgo de caídas/Ausencia de portón de protección en las escaleras/Supervisión inadecuada 00276. Autogestión de la salud ineficaz/Decisiones ineficaces en la vida diaria para alcanzar los objetivos de salud 00292. Conductas de mantenimiento de la salud ineficaces/Conocimiento insuficiente sobre las prácticas básicas de salud 00499. Disposición para mejorar los conocimientos de salud/Expresa deseo de mejorar el estado de inmunización
2. Nutricional-metabólico	00039. Riesgo de aspiración/Conocimiento insuficiente de los factores modificables 00333. Producción de leche humana inadecuada/Ganancia insuficiente de peso del lactante 00334. Riesgo de producción de leche humana inadecuada 00343. Ingesta nutricional inadecuada 00347. Amamantamiento exclusivo alterado 00382. Riesgo de amamantamiento exclusivo alterado 00406. Riesgo de amamantamiento ineficaz 00371. Amamantamiento ineficaz/Ganancia insuficiente de peso del lactante 00107. Patrón de alimentación ineficaz del lactante/Incapacidad para mantener una succión eficaz 00271. Dinámica de alimentación del lactante ineficaz/Transición inadecuada a los alimentos sólidos 00479. Disposición para mejorar el amamantamiento 00348. Retraso en el crecimiento infantil 00274. Riesgo de termorregulación ineficaz
3. Eliminación	00344. Deterioro de la eliminación intestinal/Cambios en los hábitos alimentarios 00422. Riesgo de deterioro de la motilidad gastrointestinal
4. Actividad-ejercicio	00156. Riesgo de muerte súbita del lactante 00306. Riesgo de caídas del niño
5. Sueño-descanso	00323. Conductas ineficaces de higiene del sueño 00408. Riesgo de conductas ineficaces de higiene del sueño
6. Cognitivo-perceptivo	00315. Retraso del desarrollo motor del lactante 00316. Riesgo de retraso del desarrollo motor del lactante 00451. Deterioro de la organización del neurodesarrollo infantil/Llanto irritable 00452. Riesgo de deterioro de la organización del neurodesarrollo infantil/Deprivación/Privación sensorial/Entorno sobreestimulador 00453. Disposición para mejorar la organización del neurodesarrollo infantil
8. Rol-relaciones	00436. Deterioro de las conductas de crianza/Conductas intrusivas, hostiles, rechazo al niño, conductas de crianza hostiles, ansiedad por el cuidado del niño 00437. Riesgo de deterioro de la conducta de crianza/Modelo de rol parental inadecuado 00438. Disposición para mejorar la conducta de crianza/Deseo de mejorar la respuesta a las claves conductuales del lactante

Adaptada de: NNN Consult [Internet]. Barcelona: Elsevier. Disponible en: http://www.nnnconsult.com [consultado en 23-4-2025].

- Según las recomendaciones del ESPGHAN[12], la leche de vaca entera puede incorporarse a la dieta del lactante a partir de los 12 meses, nunca antes, dado el escaso aporte de hierro y el exceso de proteínas y grasas si se usa como principal alimento.
- La alimentación complementaria no deberá suplementarse con azúcar ni con sal, por la inmadurez renal del lactante.
- Las dietas veganas requieren supervisión para asegurar el adecuado aporte de vitaminas B_{12}, D, hierro, zinc, folato, proteínas y calcio, con los nutrientes suficientes y densidad de energía. Los progenitores de estos niños deben conocer que la dieta vegana estricta en un lactante puede acarrear malnutrición, raquitismo, anemia ferropénica o megaloblástica y retraso del crecimiento y del desarrollo psicomotor. Se recomienda compensar con el consumo de lácteos y huevos. Los alimentos ricos en hierro, como los cereales, carnes y pescados, son los primeros a incluir en la alimentación complementaria[15].

Estimulación del desarrollo en el lactante

Al supervisar el desarrollo de un lactante en sus primeras visitas a partir del mes de vida, se debe recomendar a los padres o cuidadores que estimulen su desarrollo psicomotor, posicionando al lactante en decúbito prono, bajo supervisión cuando está despierto, para lograr el sostén cefálico a los 3 meses[16].

En el lactante, la exploración, interés y curiosidad en el entorno constituyen elementos organizadores del desarrollo psicomotor; a medida que desarrolla su agudeza visual, en torno a los 6 meses, esto le permite conocer el mundo exterior. Los adultos le deben proveer de objetos seguros que pueda manipular, sin piezas pequeñas, que emitan sonidos al interactuar con ellos, de color llamativo, con brillo, con movimiento o contraste. Se recomienda el uso de la pelota con agarre, que tenga sonido al moverla, espejos, rulos o marionetas con diferentes texturas.

Tabla 9-8. Introducción de la alimentación complementaria y duración aproximada en el primer año de vida

Calendario orientativo de incorporación y duración aproximada	0-6 meses	6-12 meses	12-24 meses	36 meses o más
Leche materna	███			
Preparados para lactantes	De inicio*	De continuación		
Cereales con o sin gluten (pan, arroz, pasta), frutas y hortalizas, pescado, carnes, legumbres y huevo				
Gluten (entre los 4 y 12 meses)				
Yogur y queso tierno (hasta los 12 meses en pequeñas cantidades)				
Leche entera de vaca				
Sólidos con riesgo de atragantamiento (frutos secos enteros, palomitas, granos de uva)				
Otros alimentos superfluos o procesados: azúcar, miel, bollería, charcutería y mermeladas		**Cuánto más tarde y menos cantidad, mucho mejor**		
Sal y alimentos salados		**Se recomienda evitar su uso**		

*Edad de introducción mínima 4 meses y máxima 6 meses (en ese período, 4-6 meses, puede seguir alimentando a su hijo con lactancia materna, lactancia artificial o mixta). **La leche de inicio se puede mantener durante todo el primer año de vida**.
Adaptada de: Guías Conjuntas de Patología Digestiva Pediátrica Atención Primaria – Especializada[15].

A partir de los 8 o 9 meses, es conveniente que interaccione con su figura de apego con juegos tradicionales, como el cucú-tras o una sábana agujerada, para que el niño alterne situaciones de presencia de la figura de apego con breves ausencias. El escondite es más que un juego, puede ayudar a superar la ansiedad de separación de la figura de apego.

El **masaje infantil** es la estimulación del lactante a través del tacto, el órgano de los sentidos que tiene más desarrollado al estar la vista y el oído en proceso madurativo[17]. Es conveniente que los padres conozcan cómo realizar un masaje, dado que facilita el vínculo afectivo entre padres e hijos, especialmente si hay problemas de vinculación (**Tabla 9-9**). Existen diversas organizaciones que realizan formación para profesionales y familias.

Prevención frente a accidentes

Existe un riesgo de caídas relacionado con factores ambientales, dado que el lactante en sus primeros meses no tiene movilidad voluntaria, pero sus movimientos reflejos pueden condicionar un desplazamiento que genere peligro.

La información de **prevención de accidentes** varía en función de la edad y debe ser facilitada a los padres (**Tabla 9-10**)[18].

En el tramo de edad de 1-6 meses lo más frecuente, dada la escasa autonomía del lactante, es la caída desde altura, los accidentes de tráfico como pasajero y, con menor frecuencia, los atragantamientos y quemaduras.

En el segundo semestre de vida, con mayor movilidad, el riesgo de accidentes aumenta con posibles golpes, caídas, quemaduras, atragantamientos e intoxicaciones. Los accidentes de tráfico siguen siendo un riesgo potencial. Su medio de exploración a través de su contacto con la boca origina el riesgo de atragantamiento e intoxicaciones. Los muebles

Tabla 9-9. Secuencia de masaje infantil para potenciar la eliminación intestinal

Denominación «I Love You»	**I LOVE YOU** se drena el intestino (colon ascendente, transverso y descendente) • El intestino funciona como un tubo de pasta: cuando aprietas sale y cuando sueltas entra • Es muy importante que lo que se haya drenado no vuelva a subir
Primer recorrido: I 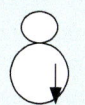	Desde la parte superior izquierda del abdomen, en las costillas, se dibuja una línea recta hacia abajo, hasta el ano (descendente). Se repite 3 veces sin levantar los dedos del abdomen del bebé
Segundo recorrido: L 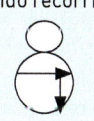	Desde la parte superior derecha del abdomen, en las costillas, se dibuja una línea recta hasta las costillas del lado izquierdo; desde ahí se dibuja una línea recta hasta abajo. Se repite 3 veces
Tercer recorrido: V 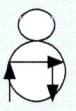	Desde la parte inferior derecha (colon ascendente) se dibuja una línea recta hasta las costillas del lado derecho, y de ahí se dibuja otra línea hasta las costillas del lado izquierdo. Desde ahí se dibuja otra línea recta hacia abajo (colon descendente). Se repite 3 veces

Adaptada de: Leboyer F[17].

deben estar anclados para evitar su desplazamiento. La cocina y el baño son los lugares más peligrosos, por lo que siempre deben estar vigilados por un adulto. Los andadores están desaconsejados ya que pueden causar un traumatismo. Conviene proveer al lactante de un lugar seguro, como un parque, una manta de juegos, la hamaca o una trona con arnés de

Tabla 9-10. Peligros en función de la edad y medidas de protección

Peligros	Menores de 6 meses	6-12 meses	Medidas a implementar
Caída desde altura	X	X	• Cuna homologada/con regulación de altura según crece
Accidentes de tráfico	X	X	• Poner **sistemas de retención homologados** en relación con su peso y talla **(grupo 0 hasta los 10 kg y 0+ hasta los 13 kg)** para cualquier trayecto, a contramarcha, ubicados en la posición central de la parte trasera del coche, con arnés de sujeción abrochado bien ajustado en 5 puntos
Atragantamientos	X	X	• Uso de juguetes adecuados a su edad y que no tengan piezas pequeñas a su alcance de juegos de niños mayores • No se ofrecerán frutos secos ni alimentos con hueso hasta pasados los 4 años • Los globos no pueden acercarse a la boca del niño
Quemaduras	X	X	• El niño no estará en la cocina cuando se cocine, ni cerca de estufas, plancha, radiadores, chimenea o barbacoa • La temperatura del agua de baño no superará los 38 °C • Tapar o colocar enchufes de seguridad
Golpes		X	• Muebles con cantos acolchados y protectores en las puertas
Caídas		X	• Barreras en las escaleras/Rejas en las ventanas • Cierre de seguridad en balcones • Antideslizantes en la bañera
Intoxicaciones		X	• Evitar dormir con dispositivos como estufas o braseros encendidos • Productos tóxicos fuera del alcance, en lugares elevados o cerrados

Adaptada de: Esparza MJ, Santi Mintegi S[18].

sujeción. En casas de familiares o amigos hay que revisar la existencia de peligros potenciales.

Medidas que recomendar a los padres para evitar caídas: el lactante debe dormir en su cuna como lugar más seguro, evitando sillas, sillones, cambiadores o mesas. Por ello, se debe informar los padres que lo más frecuente es que el lactante se pueda precipitar desde un lugar alto, como un cambiador, cama, coches o sillas de bebé, si no se ha realizado el adecuado anclaje con arnés. Siempre que se encuentre en un lugar elevado, se le sujetará con una mano y no se le dejará solo ni un corto espacio de tiempo, sin sujeción. Las escaleras, ventanas y balcones tendrán dispositivos de acceso o de bloqueo.

La cuna siempre deberá estar con las barandillas subidas cuando no se le esté manipulando u observando, especialmente a partir de los 6 meses que ya saben voltearse o levantarse del plano de la cuna. La cabeza no debe entrar entre los barrotes, cuya distancia de separación no superará los 6 cm.

Se evitará prender cadenas, cintas o cordones en el cuello del lactante por riesgo de asfixia.

El baño es un procedimiento no exento de riesgos. Hasta los 6 meses se le debe bañar en posición horizontal, y a partir de esa edad, en sedestación. Cuando se le tenga que bañar o cambiar un pañal, previamente se debe preparar todo el material necesario, para evitar imprevistos. Se utilizará suelo antideslizante.

Para evitar quemaduras se debe comprobar la temperatura del agua del baño, que debe oscilar entre 36,5-37 °C y permanecer bajo supervisión. Se debe evitar circular con líquidos calientes o tenerle en brazos cuando se cocina o se toman líquidos calientes. No calentar su alimento en el microondas porque ofrece un calentamiento irregular.

A partir de los 4 meses, el lactante puede llevarse a la boca alimentos duros que encuentre a su alcance con el riesgo de atragantamiento, por lo que requiere supervisión[18].

Un lactante debe estar siempre acompañado de un adulto, en casa o en un vehículo, y lejos de mascotas que puedan dañarle.

En los trayectos en coche deben utilizarse los sistemas de retención infantil adecuados a su peso y talla: por debajo de 10 kg serán del grupo 0 y se dispondrán a contramarcha. No podrán ubicarse en los asientos delanteros, salvo que todos los asientos traseros estén ocupados por niños o no se disponga de ellos en el coche. Si va en el asiento del copiloto, se debe desconectar el airbag. Los capazos solo pueden ir en los asientos posteriores.

Debe evitarse tanto la exposición al sol, como a fuentes caloríficas.

Protección frente a la exposición solar

Los niños están expuestos al sol durante muchas horas, lo que puede provocar posibles efectos nocivos para sus ojos, piel y sistema inmunológico. Por ello, se evitará la exposición al sol en niños menores de 2 años, utilizando zonas sombreadas, y en caso de no poder impedirlo, se evitarán las horas centrales del día (de 12 a 16 horas) y se utilizarán medidas físicas de protección: el uso de sombrilla, ropa con protección, como el algodón, gorro de ala ancha y orejeras. La crema con factor de protección solar solo se puede usar a partir de los 6 meses de edad y se recomienda un factor de protección solar (SPF) superior a 30, en una cantidad de 2 mg/cm^2 (con frecuencia se aplica en cantidad inferior). El protector solar debe aplicarse siempre de 15 a 30 minutos antes de la exposición, repitiéndola

Tabla 9-11. Filtros solares		
Filtros solares	**Más seguros en niños**	**Contraindicados en niños (causa)**
Orgánicos		• Octocrileno: dermatitis alérgica de contacto • Oxibenzona: absorción
Inorgánicos	• Oxido de zinc • Dióxido de titanio	

Adaptada de: Gilaberte Y, Carrascosa JM[21].

Tabla 9-12. Frecuencia normal de deposiciones en el lactante	
Edad	**Deposiciones por día (media)**
0-3 meses • Lactancia materna • Lactancia artificial	 2,9 2
6-12 meses	1,8

Adaptada de: Mata Jorge M, Da Cuña Vicente R[23].

cada 2 horas y siempre después del baño. No utilice protectores solares que estén abiertos desde el año anterior. Se debe aplicar en todas las zonas expuestas al sol, incluyendo orejas, cuello, nuca, el cuero cabelludo calvo, el empeine de los pies, dedos de los pies y el hueco poplíteo de las rodillas[19,20].

Se requieren filtros solares orgánicos e inorgánicos para conseguir un SPF 50[21] (**Tabla 9-11**).

PROBLEMAS DETECTADOS EN LA VALORACIÓN ENFERMERA POR PATRONES FUNCIONALES Y ACTIVIDADES ENFERMERAS

Algunos de los principales problemas detectados por la enfermera en la consulta del lactante sano son: falta de ganancia ponderal, estreñimiento, cólicos y alteraciones del sueño.

Lactante con falta de ganancia ponderal o fallo de medro

Es la falta de una velocidad de crecimiento normal, tanto en peso como en talla, en niños menores de 2 o 3 años (según autores), o cuando un niño menor de 2 años tiene un peso por debajo de los percentiles 3 o 5 para la edad, en más de una ocasión, o si cae su peso en dos percentiles a lo largo del tiempo. En un primer momento se afecta el peso, pero si la situación se mantiene largo tiempo, también la talla y el perímetro cefálico. Esta situación clínica debe mantenerse en el tiempo al menos 12 meses y confirmarse en dos o más revisiones sucesivas. La causa puede ser una enfermedad subyacente que solo sucede en un 5 % de los casos, en la mayoría por una ingesta insuficiente de nutrientes (80 % de los niños), ya sea por falta de recursos, de atención parental, o por malabsorción de nutrientes (enfermedad celíaca, fibrosis quística, metabolopatías o alergias alimentarias). El **fallo de medro** requiere de un seguimiento, motivo por el cual se cita de forma reiterada a un lactante para verificarlo y derivarlo al pediatra para descartar causas orgánicas subyacentes[22].

Es imprescindible completar una encuesta dietética de 24 horas, de 3 días, dos laborales y uno festivo, y debe explorarse los hábitos alimentarios en función del lugar donde come, tiempo o duración, y respuesta de la familia si el niño no come. La historia natural del fallo de medro evoluciona hacia su resolución sin intervención ni consecuencias adversas. Es conveniente la intervención educativa con la familia para orientar las conductas de alimentación del niño y valorar el modelo educativo familiar[22].

Lactante con estreñimiento

El ritmo intestinal normal del lactante varía en función del tipo de alimentación y de la edad; con lactancia materna exclusiva la frecuencia de las deposiciones es muy variable, desde una por toma hasta una cada 4 días, siempre y cuando el niño tenga buena ganancia ponderal y no esté irritable. En cuento a la edad, el número de deposiciones sufre un descenso con la edad, como se observa en la **Tabla 9-12**[23].

El **estreñimiento** en lactantes tiene una prevalencia, según los estudios, entre el 0,3 y el 8 %. Actualmente, desde 2017 se establece el Criterio de Roma IV[25] para el diagnóstico de estreñimiento funcional en el lactante, caracterizado por presentar durante al menos un mes dos de los siguientes síntomas: dos o menos deposiciones por semana, historia de retención fecal excesiva, historia de defecación dolorosa o de deposiciones duras, historia de deposiciones voluminosas y presencia de una gran masa fecal en el recto.

Un momento clave en el que puede aparecer el estreñimiento es el paso de la lactancia materna a la artificial junto con la incorporación a la alimentación complementaria. Se debe informar a los padres que en este proceso la dieta pobre en fibra, el escaso aporte de líquidos o el exceso de lácteos en la dieta, pueden predisponer al estreñimiento[24].

Las recomendaciones para la prevención del estreñimiento en el lactante incluyen: promoción de la lactancia materna, buenos hábitos dietéticos y evitar el uso rutinario de medidas tales como la estimulación rectal, microenemas o supositorios[24].

Cuidados dietéticos

• En los lactantes, a partir de los 4 meses se les puede ofrecer pequeñas cucharadas de zumos ricos en sorbitol, como el zumo de manzana o de ciruela, etc. (nunca administrar en biberón).

• A partir de los 6 meses, cuando se introduce la alimentación complementaria, las posibilidades de tratamiento dietético aumentan: se le puede ofrecer tomas frecuentes de agua, zumos sin colar, verduras y frutas fresca con pulpa, cereales integrales, harina integral y legumbres, lo que aumentará el contenido de fibra de la dieta.

- No superar el consumo de lácteos de 500 mL/día.
- No se recomienda el uso de fórmulas antiestreñimiento ni infusiones, ya que no han demostrado eficacia[24].

En los menores de 6 meses se ha descrito la disquecia del lactante o falso estreñimiento[25] como trastorno funcional presente en lactantes sanos. Se produce debido a un problema de coordinación entre la presión intraabdominal y la relajación del músculo del suelo pélvico. En la mayoría, los síntomas empiezan en los primeros meses de vida y se resuelven espontáneamente después de 3-4 semanas. Los síntomas pueden ser llanto, gritos, esfuerzos y enrojecimiento facial durante varios minutos, usualmente de 10 a 20, en un lactante que intenta defecar, varias veces al día. Si se produce en lactantes menores de 9 meses, debe cumplir dos criterios: que no tenga otros problemas de salud y que presenten al menos 10 minutos de esfuerzo y llanto antes de la defecación, exitosa o no, de heces blandas. La enfermera deberá tranquilizar a los padres, por el carácter benigno del problema, explicándoles que hay que evitar las estimulaciones rectales y los laxantes; darle de mamar le relaja y abre el esfínter anal, y también mediante el masaje abdominal[25] (v. **Tabla 9-9**).

Cólicos en el lactante

Hasta el 2017 se relacionaron los **cólicos** con la inmadurez del sistema digestivo del lactante, pero con los nuevos criterios de Roma IV[25], están desvinculados de esta causalidad al definirlos como «trastorno conductual en lactantes de uno a cuatro meses de edad que presentan períodos prolongados de llanto y malestar difíciles de calmar, generando gran ansiedad e impotencia en sus cuidadores». Se desconoce la causa, aunque los cuidadores lo atribuyen a dolor abdominal. Suele aparecer al final de la tarde-noche y presenta un pico de intensidad a las 6 semanas de vida, para después disminuir sobre los 4 meses y desaparecer antes de los 5 meses. El lactante crece bien y sin síntomas de enfermedad. Con fines investigadores se considera **llanto prolongado** cuando se alarga 3 o más horas al día durante al menos 3 días/semana.

La enfermera debe asesorar y animar a los padres o cuidadores a sobrellevar el desafío del cólico en el lactante, dado que algunas prácticas, como el masaje (v. **Tabla 9-9**), el envolvimiento[26] o el balanceo rítmico en un ambiente relajado con luz tenue y poca estimulación, pueden ayudar a calmar

el llanto, aunque falta la evidencia científica que apoye la formación parental en dichas prácticas[26]. Se debe reforzar a los padres, incluyendo períodos de respiro del cuidador principal con el fin de ayudar a afrontarlo.

Problemas del sueño en el lactante

En el sueño del lactante hay que tener en cuenta las características diferenciales con el adulto al presentar mayoritariamente un **sueño activo** (posteriormente se denominará sueño REM) caracterizado por contracciones musculares, muecas y movimientos de extremidades con apertura y cierre de ojos, así como movimientos oculares rápidos. Este tipo de sueño va disminuyendo hasta los 2 o 3 años a expensas del **sueño tranquilo**, sin esos movimientos.

Hasta los 3 meses el lactante puede dormir 9 horas durante la noche y otras 8 horas durante el día. Por inmadurez de los sistemas reguladores, los ciclos nocturnos duran entre 2 y 3 horas hasta los 5 o 6 meses, siendo el ritmo de alimentación el que modula el sueño, por la presencia de hambre. A partir de los 6 meses la maduración del hipotálamo establece un ritmo circadiano creando un patrón nocturno de sueño de 11 horas, acompañado de unas 3 horas de sueño diurno. Entre los 4 y 12 meses es frecuente que haya despertares (hasta un 40 %) en los que la actuación de los progenitores o cuidadores será clave para favorecer el sueño autónomo a través de medidas de higiene del sueño[27] (**Tabla 9-13**).

Otras situaciones menos frecuentes en el primer año de vida son el **rechazo a acostarse** o el **colecho reactivo**. Cada familia elige el modelo para llevar a la cama al lactante: solo en su habitación, con otros hermanos o con los padres, e incluso en colecho. Deberá respetarse la opción elegida por los progenitores, a sabiendas de que no hay una fórmula óptima pero que los padres no deben dormir al lactante, sino que debe ser él quien concilie el sueño y aprenda a dormirse solo. Todo ello dependerá de la madurez de cada niño. Existen cuestionarios para cribar problemas de sueño en lactantes, como el Brief Infant Sleep Questionnaire[27].

El **síndrome de muerte súbita del lactante** es la primera causa de muerte infantil entre el primer mes y el año de vida en los países desarrollados, con una máxima incidencia entre los 2 y los 3 meses de edad. En España, la incidencia ha sido de 50 niños en los últimos años. Solo un 6 % de las familias españolas siguen las recomendaciones para la prevención del síndrome de muerte súbita del lactante en relación con la postura en supino, cuna segura, lactancia materna, succión no nutritiva con chupete y ausencia de tabaquismo materno (con un menor seguimiento de las recomendaciones, un 3 %, en mayores de 6 meses), aspectos mejorables en la promoción de la salud del lactante[28].

En relación con el colecho, la AEP insta a no aconsejar el colecho en lactantes menores de 3 meses, prematuros o con bajo peso, y tampoco cuando los padres consumen fármacos sedantes, alcohol o tabaco, si se encuentran muy cansados o si comparten cama con otros familiares. Se considera **colecho seguro** cuando se realiza en una cuna de colecho independiente de la cama de los padres, en la misma habitación que estos.

Tabla 9-13. Medidas de higiene del sueño

- Acostarse y levantarse todos los días a la misma hora
- Mantener un ambiente adecuado para dormir (temperatura, ventilación, ruidos, luz)
- Es normal dormir una siesta por la mañana y por la tarde en el niño de un año de vida
- La rutina de actividades relajantes finalizan en la cama del niño
- Evitar actividades estimulantes y el uso de pantallas en las horas previas a acostarse

Adaptada de: Cruz Navarro IJ[27].

PUNTOS CLAVE

- Durante el primer año de vida se produce el mayor crecimiento corporal, un importante desarrollo a nivel psicomotor (adquiriendo la marcha), cognitivo (inicio del lenguaje), y psicoemocional (establecimiento del apego).
- Un tercio de los niños viven en riesgo de pobreza o exclusión social estando su bienestar infantil amenazado, y condicionadas sus potencialidades de desarrollo.
- Los principales cuidados enfermeros en el niño lactante son la introducción de alimentación complementaria, la estimulación del desarrollo, la prevención frente a accidentes y frente a la exposición solar.
- Los principales problemas detectados en la valoración enfermera son el fallo de medro, el estreñimiento, los cólicos del lactante y las alteraciones en el patrón de sueño.

REFERENCIAS

1. Posada Díaz A, Gómez Ramírez JF, Ramírez Gómez H. El niño sano: una visión integral. 4ª ed. Bogotá: Médica Panamericana; 2016.
2. Pitillas Salvá C, Halty Barrutieta A, Berástegui Pedro-Viejo A. De la seguridad al aprendizaje: claves para el trabajo con la familia desde la psicología del apego. Reladei [Internet]. 8 de enero de 2019;7(2-3). Disponible en: https://revistas.usc.gal/index.php/reladei/article/view/5554 [consultado en 27-09-2020].
3. Organización Mundial de la Salud. Patrones de crecimiento infantil. Disponible en: https://www.who.int/tools/child-growth-standards/standards [consultado en 14-06-2024].
4. Fundación Faustino Orbegozo Eizaguirre. Los Estudios de Crecimiento. Disponible en: http://www.fundacionorbegozo.com/wp-content/uploads/pdf/estudios_1988.pdf [consultado en 27-09-2020].
5. Souza Juliana M, Ramallo Veríssimo MO. Desarrollo infantil: análisis de un nuevo concepto. Rev. Latino-Am. Enfermagem [Internet]. 2015;23(6):1097-104. Disponible en: https://www.scielo.br/j/rlae/a/37zgmVWz6vbm9YbBGTb5mbB/?lang=es [consultado en 23-03-2020].
6. Gomez Andrés D, Pulido Valdeaolivas I, Fiz Perez L. Desarrollo neurológico normal del niño. Pediatr integral. [Internet]. 2015; XIX(9):640.e1-640.e. Disponible en: https://www.pediatriaintegral.es/publicacion-2015-11/desarrollo-neurologico-normal-del-nino/ [consultado en 27-09-2020].
7. Junta de Andalucía. Programa de salud infantil y adolescente de Andalucía (PSIA-A). [Internet]. Sevilla: Consejería de Salud; 2014. Disponible en: https://si.easp.es/psiaa/ [consultado en 24-09-2020].
8. Jensen S, Serrahima Formosa L, Vilaret Fusté E. Valoración de la salud en enfermería. Barcelona: Wolters Kluwer Health; 2012.
9. Bello A. Bienestar infantil en España. [Internet]. UNICEF; octubre de 2016. Disponible en: https://www.unicef.es/publicaciones/bienestar-infantil-espana-2016 [consultado en 23-03-2025].
10. Gordon M. Manual de Diagnósticos enfermeros. 10ª ed. Madrid: Elsevier Mosby; 2003.
11. Consejería de Sanidad. Programa de salud infantil [Internet]. Servicio Canario de Salud [actualizado en 2023; consultado en 14-06-2024].
12. Fewtrell M, Bronsky J, Campoy C, et al. Complementary Feeding: A Position Paper by the European Society for Paediatric Gastroenterology, Hepatology, and Nutrition (ESPGHAN) Committee on Nutrition. J Pediatr Gastroenterol Nutr [Internet]. 2017;64(1):119-32. Disponible en: https://doi.org/10.1097/MPG.0000000000001454 [consultado en 23-03-2025].
13. Ribes Koninckx C. Introducción del gluten y riesgo de enfermedad celíaca. An Pediatr [Internet] 2015;82(1):4-5. Disponible en: https://www.analesdepediatria.org/en-introduccion-del-gluten-riesgo-enfermedad-articulo-S1695403314005133X [consultado en 23-03-2025].
14. Guerra Vilches E, González Rodríguez MP. Alimentación en el niño hasta los dos años de edad. Pediatr integral [Internet]. 2025;XXIX(2):94-101. Disponible en: https://doi.org/10.63149/j.pedint.16 [consultado en 23-03-2025].
15. Guías Conjuntas de Patología Digestiva Pediátrica Atención Primaria – Especializada [Internet]. Protocolos GastroSur; 2019. Alimentación del lactante y del niño de corta edad. Disponible en: https://www.ampap.es/wp-content/uploads/2019/04/Alimentacion-del-lactante-y-del-niño-de-corta-edad.pdf [consultado en 23-03-2025].
16. Pérez-Machado JL, G. Rodríguez-Fuentes G. Relación entre la postura en prono y la adquisición del sostén cefálico a los 3 meses. Anales de Pediatría [Internet]. 2013;79(4):241-7. Disponible en: https://doi.org/10.1016/j.anpedi.2013.01.008 [consultado en 27-09-2020].
17. Leboyer F. Shantala. Arte tradicional del masaje para bebés. Móstoles: Gaia; 2014.
18. Esparza Mª J, Santi Mintegi S. Guía para Padres sobre la prevención de lesiones no intencionadas en la edad Infantil [Internet]. Asociación Española de Pediatría; 2016. Disponible en: https://www.aeped.es/sites/default/files/documentos/guia-padres-prevencion-lesiones-no-intencionadas.pdf [consultado en 23-03-2025].
19. Ministerio de Sanidad, Servicios Sociales e Igualdad. Consejos de la AEMPS sobre protección solar [Internet]. Madrid: Agencia Española del Medicamento y Productos Sanitarios; 24 de junio de 2015. Disponible en: https://www.aemps.gob.es/cosmeticosHigiene/cosmeticos/docs/proteccion_solar.pdf [consultado en 27-09-2020].
20. Sarkany R. Sun protection strategies. Medicine [Internet] 2017;45(7):444-7. Disponible en: https://doi.org/10.1016/j.mpmed.2017.04.009 [consultado en 27-09-2020].
21. Gilaberte Y, Carrascosa JM. Realidades y retos de la fotoprotección en la infancia. Actas Dermo-Sifiliográficas [Internet]. 2014;105(3):253-62. Disponible en: https://doi.org/10.1016/j.ad.2013.05.004 [consultado en 27-09-2020].
22. Bueno Pardo S. Fallo de medro. Pediatr integral [Internet]. 2015;XIX(5):308-12. Disponible en: https://www.pediatriaintegral.es/wp-content/uploads/2015/xix05/02/n5-308-312_Sara%20Bueno.pdf [consultado en 23-03-2025].
23. Mata Jorge M, Da Cuña Vicente R. Estreñimiento y Encopresis. Pediatr integral [Internet]. 2015;XIX(2):127-38. Disponible en: https://www.pediatriaintegral.es/publicacion-2015-02/estrenimiento-y-encopresis/ [consultado en 23-03-2025].
24. Espín Jaime B. Guía de Estreñimiento en el niño [Internet]. Majadahonda: Ergon; 2015. Disponible en: https://www.seghnp.org/documentos/guia-de-estrenimiento-en-nino [consultado en 23-03-2025].
25. Román Riechmann E, García Díaz A. Trastornos funcionales digestivos más frecuentes en Pediatría. Pediatr Integral [Internet] 2024;XXVIII(7):453-64. Disponible en: https://www.pediatriaintegral.es/wp-content/uploads/2024/xxviii07/05/n7-453-464_EnriquetaRoman.pdf [consultado en 23-04-2025].
26. Gordon M, Gohil J, Banks SSC. Parent training programmes for managing infantile colic. Cochrane Database of Systematic Reviews 2019 Dec 3;12(12):CD012459. Disponible en: https://www.cochranelibrary.com/cdsr/doi/10.1002/14651858.CD012459.pub2/full [consultado en 23-03-2025].
27. Cruz Navarro IJ. Alteraciones del sueño en la infancia. En: AEPap (ed.). Congreso de Actualización Pediatría 2019. Madrid: Lúa Ediciones 3.0; 2019. Disponible en: https://www.aepap.org/sites/default/files/documento/archivos-adjuntos/congreso2020/437-450_alteraciones_del_sueno.pdf [consultado en 23-03-2025].
28. Ruiz Botia I, Cassanello Peñarroya P, Díez Izquierdo A, Martínez Sánchez JM, Balaguer Santamaria A. Síndrome de muerte súbita del lactante: ¿siguen las familias las recomendaciones? Anales de Pediatría [Internet] 2019 julio. Disponible en: https://doi.org/10.1016/j.anpedi.2019.06.011 [consultado en 27-09-2020].
29. Furones Blanco M. Guia de Enfermería Pediátrica en Atención Primaria. Madrid: Colegio Oficial de Enfermería de Madrid; 2015.

  CASO   **AUTOEVALUACIÓN**   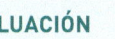 **ENLACES DE INTERÉS**   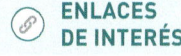 **PREGUNTAS DE REFLEXIÓN**

Cuidados en la etapa preescolar

10

M. T. Alcolea Cosín y E. Piqué Prado

OBJETIVOS

- Especificar las capacidades y habilidades que adquiere el niño o niña a partir de 1 año hasta los 5 años, en autonomía, desarrollo funcional, psicomotor, cognitivo y emocional.
- Determinar los datos a recabar en la valoración un niño preescolar, según los patrones funcionales de Marjory Gordon, con los diferentes hitos a alcanzar en cada momento evolutivo.
- Describir los cuidados a realizar en las revisiones del segundo y cuarto año de vida.
- Identificar los problemas de salud o de desarrollo más frecuentes en la edad preescolar que la enfermera de atención primaria aborda o cuándo precisa derivar a otros profesionales.
- Determinar la intervención enfermera ante un niño preescolar con ausencia de autonomía en la higiene/alimentación y deterioro del patrón de sueño (caso clínico).

INTRODUCCIÓN

La etapa preescolar abarca desde el año hasta los 5 años, aunque en función del autor pueden establecerse leves variaciones en estos límites temporales. Este período de la infancia precede a la educación obligatoria, que en el contexto occidental se inicia a los 6 años.

La estrategia mundial para la salud de la mujer, el niño y el adolescente[1] para lograr los Objetivos de Desarrollo Sostenible hasta 2030, tiene entre sus objetivos generales: reducir la mortalidad en menores de 5 años y promover la salud y el bienestar mental, eliminar cualquier malnutrición y velar por el buen desarrollo de los niños y niñas en la primera infancia.

Los profesionales sanitarios deben realizar un control sanitario de la gestación, parto y atención del menor en los primeros años de vida, con formación a los padres sobre crianza y cuidado sensible a las necesidades de los niños, promoviendo la salud y bienestar de las madres, especialmente de la salud mental, y deben coordinarse para dar apoyo y protección social a las familias en riesgo, ya sea económico o por condicionales socioculturales, frente a cualquier forma de violencia.

La calidad de los cuidados que reciben los niños en los tres primeros años de vida determina su potencial de desarrollo, debido a que el número de sinapsis que se forman al final de la vida intrauterina y en los primeros años de vida, en respuesta a un cuidado sensible y cariñoso (*nurturing care*), influye en una mayor capacidad para recordar sentimientos y conductas saludables y para lograr el máximo potencial de desarrollo emocional, sensorial y cognitivo[2].

Las intervenciones sanitarias deben ir encaminadas a lograr el mayor desarrollo del niño, el cual está determinado por los estímulos que recibe en sus primeros años y por la calidad de los servicios de atención y desarrollo en la primera infancia, para que alcance la enseñanza primaria con posibilidades de éxito.

La epidemiología de esta etapa del desarrollo indica que la mortalidad en niños de 1 mes a 5 años a nivel mundial en 2024 fue debida a enfermedades transmisibles como neumonía, malaria y diarrea en países desarrollados. En cuanto a morbilidad en el contexto occidental, aquellos niños que acuden a instituciones de cuidado infantil grupal tienen una mayor tasa de enfermedades infecciosas transmisibles, siendo las respiratorias 9 veces más frecuentes que las gastrointestinales, entre las que destacan los brotes estacionales de la enfermedad mano-pie-boca (enterovirus), bronquiolitis y la gripe[3].

Sin embargo, las infecciones gastrointestinales son debidas al contacto con los patógenos durante el cambio de pañal en niños que todavía no tienen control de esfínteres, el cual se adquiere a lo largo del segundo y tercer año de vida, y a la falta de autonomía en los hábitos de higiene en relación con estos. Por ello, los niños y sus familias pueden beneficiarse de la prevención primaria de estas infecciones mediante vacunación o educación sanitaria.

Los principales microorganismos implicados en estas infecciones son los rotavirus y la hepatitis A, dado que la vacunación no es sistemática, salvo excepciones, y otras bacterias como *Campylobacter, Salmonella, Shigella* y *Escherichia coli* O157: H7. En cuanto a los parásitos, la *Giardia intestinalis* causa brotes en guarderías, en particular cuando se usan piscinas compartidas, porque sus esporas son resistentes a la cloración de las aguas y a los desinfectantes de base alcohólica.

En España, según datos de Instituto Nacional de Estadística de 2023, la primera causa de muerte en niños mayores de

Tabla 10-1. Causas de mortalidad en niños de 1 a 4 años en España		
1ª	Causas externas (ahogamientos y accidentes de tráfico)	26 %
2ª	Tumores (ubicados en el sistema nervioso o endocrino)	20 %
3ª	Malformaciones congénitas, deformidades y anomalías cromosómicas	12 %
4ª	Enfermedades endocrinas, nutricionales y metabólicas	9 %
5ª	Enfermedades del sistema respiratorio	9 %

Adaptada de: Instituto nacional de Estadística de España[25].

1 año y menores de 4 años (un 26 %) fueron causas externas (ahogamientos y accidentes de tráfico) (**tabla 10-1**). Por ello, se destaca la importancia de la prevención a través de la educación parental en medidas de seguridad vial y en el hogar para evitar las lesiones y accidentes prevenibles, aspecto este último que se aborda más adelante en este capítulo.

Sin embargo, los niños en edad preescolar padecen de forma notable enfermedades transmisibles que, aunque constituyen la 7ª causa de mortalidad en España (un 4 %), generan una gran carga de morbilidad, dado que según la encuesta de morbilidad hospitalaria de 2023[4] un 41 % de las hospitalizaciones son motivadas por enfermedades del aparato respiratorio, un 7 % por enfermedades del aparato digestivo, o un 8 % por enfermedades infecciosas, situación con gravedad variable en función del contexto donde viven y del acceso al sistema sanitario. La prevención de infecciones se trata también más adelante en este capítulo.

CARACTERÍSTICAS DE LA ETAPA DEL NIÑO PREESCOLAR

El niño preescolar tiene una evolución cualitativa importante. Durante el segundo año de vida es dependiente del progenitor/cuidador para las actividades de la vida diaria; sin embargo, al adquirir la independencia en la deambulación, que le permite la exploración del entorno más próximo, unido al desarrollo del lenguaje, se continúa con la separación paulatina del cuidador principal a partir de los 3 años, con el objetivo de conseguir grados crecientes de autonomía, mediado por un importante desarrollo psicomotor, cognitivo y emocional.

Crecimiento del niño preescolar

Es un **crecimiento** continuo que aumenta sus proporciones corporales, aunque a un ritmo menor a medida que aumenta la edad; se produce un incremento de peso de 2 kg/año (166 g/mes), aunque durante el segundo año el aumento es mayor (200 g/mes), al igual que en el aumento de talla, con unos 12 cm/año en el segundo año, unos 9 cm/año de 2 a 3 años, y 5-6 cm/año de 4 a 5 años, siendo la talla 1 cm

mayor en niños que en niñas. El perímetro cefálico se mide hasta los 3 años, con un aumento de 2 cm/año de 1 a 2 años y de 1,5 cm/año de 2 a 3 años, según los percentiles de la OMS[5].

El estado nutricional se observa por la relación entre peso y talla, como determina el **índice de masa corporal** (IMC), o través del perímetro de la cintura. El IMC se calcula dividiendo el peso en kilogramos por la talla en metros al cuadrado. En el niño preescolar de 4 y 5 años se encuentran los menores valores de IMC de la infancia. En el Estudio Español de Crecimiento en 2011 se apunta hacia una aceleración secular del IMC en valores superiores al percentil 75 en niños varones a partir de los 3-5 años.

 Se medirá anualmente el IMC a partir de los 2 años. Cuando el IMC supera en 1 o 2 desviaciones estándar (DE) los valores de referencia, se considera sobrepeso y obesidad, respectivamente (**Tabla 6-5**).

En la actualidad, la OMS recomienda la medición de parámetros corporales con IMC en todas las revisiones del programa del niño sano a partir de los 2 años.

En relación con el perímetro de la cintura, se trata de una medida antropométrica que sirve para estimar la grasa abdominal, la cual está relacionada con riesgo cardiometabólico y síndrome metabólico, por lo que se utiliza para el diagnóstico de obesidad central en niños. En España existen gráficos de la Fundación Faustino Orbegozo para comparar el perímetro de cintura a partir de los 2 años.

El crecimiento lleva consigo un desarrollo de funcionalidades que se expondrán a continuación de forma consecutiva: desarrollo funcional, psicomotor, cognitivo y emocional.

Desarrollo funcional

El **desarrollo funcional** de un preescolar se caracteriza por la pérdida de la cantidad de agua en la piel, que se hace más resistente, y por un sistema linfoide muy desarrollado por las frecuentes infecciones, alcanzando su tamaño máximo a los 3 años, a excepción de las amígdalas que crecen hasta los 7 años. El control de esfínteres urinario y fecal se alcanza en torno a los 2 años. La independencia para cubrir la necesidad de alimentación también debe estar presente a los 3 años con el uso de utensilios. A los 4 años desaparece la lordosis lumbar que ha provocado un abdomen prominente desde el nacimiento. También se hacen visibles los arcos de la planta del pie, hasta ese momento no visibles por tejido adiposo.

La tensión arterial oscila en torno a los 100 mmHg de sistólica y los 60 mmHg de diastólica (v. **Cap. 13**), donde se establecen los valores acordes al percentil de talla del niño preescolar, que debe tener una primera medición entre los 3 y 5 años. La frecuencia respiratoria varía entre 22 y 30 en el niño de 2 años a 3 años, y entre 20 y 24 entre 3 y 5 años. La frecuencia cardíaca oscila entre 80 y 150 en el niño de 2 a 3 años, y entre 70 y 120 de los 3 a los 5 años.

Durante la etapa preescolar aparecen los dientes deciduos, a excepción de los incisivos centrales superiores que suelen haber erupcionado durante el primer año de vida.

El desarrollo ocular durante los primeros 3 años de vida determina la capacidad visual. Durante el primer año se han establecido la acomodación (6 meses) y la visión binocular, que permite una visión tridimensional que le posibilita medir distancias al año. A los 2 años continúa desarrollando la visión binocular, dirigiendo la mirada para la exploración de su entorno. Entre los 2 y 3 años se desarrolla la estereopsis (integración cerebral de las dos imágenes captadas por cada ojo), y entre los 3 y 5 años aumenta la agudeza visual cada vez más próxima a la del adulto[6].

La agudeza visual del adulto se alcanza a los 5 años, siendo progresiva la mejora, con 20/40 a los 2 años, 20/30 a los 3 años y 20/25 a los 4 años. El **cribado visual** entre los 3 y los 5 años permite medir la agudeza visual mediante el uso de optotipos (letras, signos o figuras de color negro sobre fondo blanco y de diversos tamaños). Existen varios tipos, siendo los optotipos estandarizados según los criterios de Bayley y Lovie los que están recomendados por la OMS por su mayor precisión y fiabilidad, aunque los de Snellen siguen siendo los más usados en clínica. Los optotipos estandarizados tienen forma de pirámide invertida, donde cada línea está formada por cinco elementos que indican una agudeza visual diez veces respecto a la línea adyacente. En niños a partir de 4 años se recomienda el uso del optotipo estandarizado símbolos Lea o E volteada (**Figs. 10-1** y **10-2**), dado el escaso conocimiento de las letras ortográficas a esa edad. Los optotipos no estandarizados, como el de Snellen o las figuras de Allen, carecen de la simetría y del mismo número de optotipos por fila, por lo que son menos precisos. Los símbolos que identificar deben ser rodeados por «barras envolventes» para dificultar su visualización por el ojo ambliope, mejorando la sensibilidad del cribado. Tampoco deben aislarse los símbolos con la mano como ayuda por parte del profesional. El niño entre los 3 y 5 años debe situarse a una distancia de 1,5 a 3 m para mantener la atención. Debe ocluirse el ojo que no está siendo explorado con un parche adhesivo. La agudeza visual del niño corresponderá a la última línea en la que pueda leer al menos un 50 % de las letras o símbolos de la misma en visión monocular. Cuando un niño entre 3 y 5 años no colabora, tiene con mayor frecuencia alteraciones visuales, y si tras dos intentos no es posible valorar la agudeza visual, debe ser remitido al oftalmólogo. También cuando existen factores de riesgo, como problemas en el desarrollo neurológico (síndrome de Down, parálisis cerebral infantil, déficit cognitivo, trastorno del espectro autista [TEA] o retraso en el desarrollo del lenguaje), enfermedades sistémicas asociadas a problemas visuales, familiares de primer grado con estrabismo o ambliopía, y prematuros de menos de 32 semanas de edad gestacional.

Desarrollo psicomotor

El **desarrollo psicomotor** engloba aspectos motrices, del lenguaje y socialización en los primeros 3 años de vida, motivados por la progresiva mielinización de la corteza cerebral. La motricidad gruesa entre el primer y tercer año de vida experimenta un avance en las habilidades motrices del niño preescolar: sube y baja escaleras, de una en una, corre con soltura, se sube a los muebles y salta. A los 4 años aparece el equilibrio en apoyo unipodal. En relación a las habilidades de motricidad fina, hacia

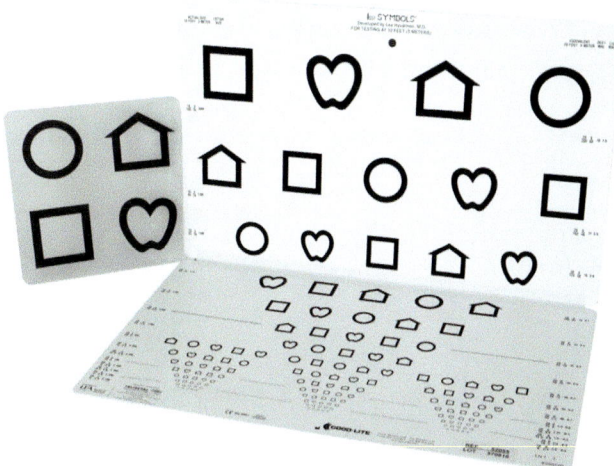

Figura 10-1. Optotipo estandarizado de Lea.

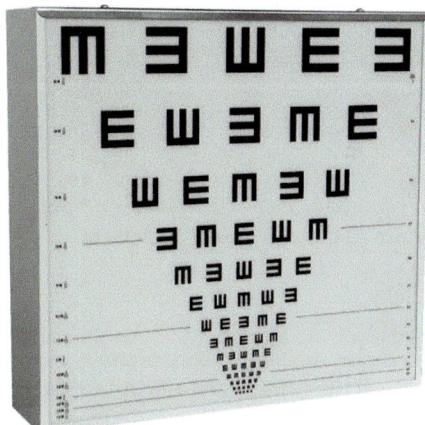

Figura 10-2. Optotipo estandarizado de E volteada.

los 3 años, suele establecerse el uso preferente de una de las manos (zurdo o diestro). También se manifiesta por el manejo de objetos y material escolar: a los 3 años coge el lápiz, a los 4 años copia un círculo, y a los 5 años dobla el papel o lo corta con tijeras[26]. A esta edad tienen una gran capacidad y necesidad de movimiento, debiendo potenciarles en su autonomía en aquellas actividades para que tengan un desarrollo adecuado.

En relación con el **desarrollo del lenguaje,** en torno a los 21 meses se acentúa su desarrollo empezando a juntar 2 o 3 palabras para formas frases con un lenguaje telegráfico; usa pronombres y aumenta su vocabulario de forma exponencial, pasando de 25 palabras a 200 palabras entre 1 y 2 años, aunque en ocasiones utiliza expresiones solo reconocibles por las personas del entorno más próximo. A lo largo de esta etapa adquiere un control del lenguaje, lo que le permite describir todo aquello que observa. Los diferentes hitos del lenguaje se enumeran en la **tabla 10-2.**

Desarrollo cognitivo

El **desarrollo cognitivo** en los primeros períodos de la vida está íntimamente ligado al desarrollo de la afectividad y de la

Tabla 10-2. Hitos principales de desarrollo psicomotor del niño preescolar

	15 meses	18 meses	24 meses	36 meses	4 años	5 años
Motricidad fina	• Señala con el índice	• Hace garabatos con un boli en un papel • Hace torres de 2 cubos	• Pasa páginas • Hace torres de 4 cubos	• Coge un lápiz	• Copia un círculo	• Dobla un papel • Corta con tijeras
Motricidad gruesa	• Deambula libre/solo	• Corre libre	• Baja escaleras • Chuta la pelota	• Salta hacia delante	• Salta con los pies juntos • Bipedestación unipodal	• Equilibrio sobre un pie
Lenguaje	• Dice mamá-papá con sentido • Comprende una prohibición	• Obedece una orden con gestos	• Utiliza la palabra «No» • Señala partes de su cuerpo	• Nombra cinco imágenes • Utiliza pronombres	• Reconoce los colores • Cuenta hasta 2	• Nombra colores • Reconoce números
Socialización	• Colabora cuando le visten	• Imita tareas del hogar • Come con cuchara	• Ayuda a recoger los juguetes • Da de comer a los muñecos	• Da de comer a los muñecos	• Va al baño • Desabrocha botones	• Dibuja un hombre o una mujer

Adaptada de: Martín Ramos S[26] y Programa de salud infantil de Canarias[9].

socialización del niño. Tiene curiosidad y necesidad de exploración del mundo que le rodea, y ambos son el sustrato para su desarrollo cognitivo, y a la vez están determinados por su entorno social y afectivo, que debe favorecer esas experiencias en un contexto de seguridad, dada su escasa percepción o anticipación de las situaciones de peligro.

El niño tiene un pensamiento egocéntrico, sintiéndose el centro de todo lo que le rodea. Comienza a expresar su pensamiento, utiliza el «no» para todo, pero lo hace para afianzar su identidad, no como gesto de desobediencia. El desarrollo del lenguaje es muestra del desarrollo cognitivo al aprender los conceptos, como las partes del cuerpo (2 años), los colores (4 años) o la numeración (5 años). El menor preescolar tiene interés en el juego, iniciándose el juego simbólico y el pensamiento mágico, con gran capacidad imaginativa, llegando a identificarse con personajes fantásticos de los cuentos. A partir de los 4 años, el juego es un instrumento de liberación que tiende a imitar lo real; les cuesta diferenciar lo real de lo imaginado, pudiendo desarrollar situaciones ficticias o amigos imaginarios, que constituyen una gran actividad mental promoviendo el desarrollo social, emocional e intelectual del niño.

Desarrollo emocional

El miedo está presente desde los primeros meses de vida[7], y puede manifestarse como una angustia ante la separación de la figura de apego a partir de los 8 meses, o como miedo a los extraños, a ser abandonado o a morir de hambre.

En torno a los 3 años, el niño debe iniciar el camino de la independencia de sus figuras de apego. Aparece el temor a la soledad y al aislamiento, y lo puede expresar a través de vómitos, anorexia, terrores nocturnos o miedo a la oscu-

ridad. Aparecen alteraciones del sueño que necesitan una respuesta de protección y seguridad para calmar la angustia de la separación y así favorecer el desarrollo emocional. Los progenitores son las figuras más significativas de la niñez, en la medida que su presencia contribuye a dar seguridad o inseguridad al niño para afrontar sus retos, y ofrecen las caricias, que son determinantes en la primera infancia para el desarrollo emocional[7]. En esta etapa, los niños necesitan tiempo compartido con sus padres, que vehiculice el afecto, que debe ser sentido más que expresado con palabras. Los progenitores han de «estar presentes» para guiar, apoyar con caricias, miradas, palabras o gestos las situaciones fáciles o difíciles que el menor debe afrontar.

Para algunos autores, el niño se encuentra en una relación triangular entre los dos progenitores y él mismo, siendo relevante que el menor no sustituya la relación afectiva entre ambos progenitores. Estos, a través de la palabra favorecerán la independencia del niño como sujeto separado de ellos. En este sentido, los cuentos pueden ayudar a que el menor se identifique con los personajes, los miedos o los éxitos como personas independientes de los padres[7].

El éxito del proceso de crianza radica en lograr la independencia de los niños frente a los adultos, dando prioridad a la inteligencia emocional frente a la cognitiva, porque en la base de muchas conductas de riesgo está una pobre inteligencia emocional al no saber canalizar sus emociones (frustración, envidia), o expresar los sentimientos de forma correcta, o postergar las gratificaciones o poner límites. Así, el adulto contribuirá al autoconocimiento del niño y a renunciar a la satisfacción inmediata. Todo ello partiendo de que uno de los componentes esenciales de la inteligencia emocional es la empatía, junto a la independencia, la capacidad de adaptación, la simpatía, el respeto, la cordialidad y la persistencia.

Si durante este período inicia su escolarización en la escuela infantil, a los 3 años tiene que separarse de su familia, lo que puede constituir una fuente de estrés. A los 4 y 5 años, la iniciativa en la exploración del mundo físico se lleva a cabo mediante el juego, con gran componente imaginativo y simbólico, que tiene gran repercusión en el desarrollo emocional del niño al permitirle explorar también el mundo emocional. Hasta los 5 años el menor no acepta las normas que lleva implícitas el juego impuesto por el grupo.

VALORACIÓN ENFERMERA POR PATRONES FUNCIONALES DE MARJORY GORDON

La enfermera realizará una valoración de los patrones funcionales del niño preescolar[9,10] que están sujetos a una variabilidad propia de esta etapa vital:

- **Percepción del manejo de la salud:**
  - Revisión en la historia informática de las últimas revisiones del niño sano que se le han realizado, las vacunas administradas (v. **e-Fig. 6-1**) y vacunación sistemática de varicela y gripe, y captación activa de vacunas no administradas (hepatitis B), así como los motivos por los que ha acudido al centro de salud.
  - ¿Cómo cree que es el estado de salud del niño?
  - ¿Fuman los padres? Si es así, ¿cerca del niño?
  - ¿Usa algún sistema de protección en el domicilio, al viajar en coche o montar en bicicleta o patinar?
  - ¿Ha tenido accidentes?
  - ¿Cuántas veces a la semana se ducha el niño? Observación de su arreglo personal.
  - ¿Cuántas veces al día se lava los dientes?
  - ¿Tiene calefacción la vivienda donde habita?
  - En primavera y verano, ¿usa crema fotoprotectora y gorro? ¿Evita el sol en las horas de máxima exposición solar (de 12 a 16 horas)?
- **Patrón nutricional-metabólico:**
  - Exploración de peso, talla e IMC.
  - Valoración del estado de la piel, mucosas y estado bucodental.
  - Revisión en la historia informática de alergias alimentarias.
  - Encuesta nutricional[14].
  - ¿Come papillas?
  - ¿Come en el colegio, en casa de los abuelos o en la propia?
  - ¿Hay conflictos durante la comida? ¿Qué hacen cuando su hijo no come?
  - ¿Cuáles son sus preferencias en la comida?
  - ¿Tiene apetito?
- **Eliminación:**
  - ¿Tiene alguna dificultad para defecar u orinar?
  - ¿Con qué frecuencia defeca?
  - ¿Controla el esfínter anal?
  - ¿Controla el esfínter vesical diurno y nocturno?
  - ¿Tiene exceso de sudoración?
- **Patrón de actividad-ejercicio:**
  - Toma de tensión arterial a partir de los 4 años.
  - ¿A qué edad comenzó a caminar?
  - ¿Tiene juego libre habitualmente?
  - ¿Acude regularmente al parque o zona de ocio?
  - ¿Ve la televisión o usa tabletas, móvil o consolas? ¿Cuánto tiempo? ¿Con qué finalidad?
  - ¿Practica algún deporte? ¿Con qué frecuencia?
  - ¿Qué habilidades tiene el niño en su autocuidado? ¿Se baña solo? ¿Se viste solo?
  - ¿Practican los padres/cuidadores algún tipo de ejercicio?
- **Patrón de sueño-descanso:**
  - ¿Cuántas horas duerme diariamente?
  - ¿Hace siesta?
  - ¿A qué hora se acuesta y a qué hora se levanta?
  - ¿Se levanta cansado?
  - ¿Ronca?
  - ¿Tiene alguna dificultad en el sueño? (para conciliarlo, al despertar, pesadillas, etc.).
- **Patrón cognitivo-perceptivo:**
  - Realización de test de desarrollo psicomotor (Denver), haciendo énfasis en el lenguaje (ruidos, vocalizaciones y palabras).
  - Valoración de la visión (comportamiento visual, reflejo luminoso, prueba de oclusión, test de visión binocular) y audición (respuesta a sonidos, localización ruidos, responder a su nombre, etc.).
- **Autocontrol y autoconcepto:**
  - Valorar durante la entrevista si los padres o cuidadores siguen una conducta que favorece la autonomía del niño, si establecen límites y tienen una escucha activa hacia el niño.
  - Valorar el comportamiento del niño durante la consulta.
  - ¿Tienes amigos?
  - ¿Gustas a los demás?
  - ¿Te sientes solo a veces?
  - Preguntar a los cuidadores cómo es la forma de ser del niño.
- **Patrón de rol-relaciones:**
  - ¿Quién vive en la vivienda?
  - ¿Tienen los padres ayudas con el cuidado de los niños (abuelos, cuidadoras, etc.)?
  - ¿Hay en la familia problemas o situaciones estresantes?
  - ¿Juega con otros niños?
- **Patrón de sexualidad-reproducción:**
  - ¿Pregunta el niño sobre temas de sexualidad?
  - ¿Cómo responden los padres?
  - ¿Cómo responden los padres ante el descubrimiento del niño de sus genitales?
  - ¿Existe riesgo de mutilación genital femenina?
  - Exploración de genitales externos (fimosis, testículos en bolsa, sinequias vulvares, mutilación genital femenina, signos de violencia sexual, etc.).
- **Patrón adaptación-tolerancia al estrés:**
  - ¿Qué produce estrés en el niño?
  - ¿Cómo se maneja ante situaciones de enfado, frustración, etc.?
  - ¿Tiene rabietas? ¿Cómo las manejan los padres/cuidadores?
- **Patrón de valores-creencias:**
  - ¿Practican alguna religión los padres/cuidadores?
  - ¿Tiene el niño preocupaciones relacionadas con la muerte?

Tabla 10-3. Signos de alarma en el desarrollo psicomotor del niño preescolar

	15 meses	18 meses	24 meses	36 meses
Motricidad fina	• Ausencia de pinza	• No manipula el lápiz para dibujar	• No pasa páginas • No hace torres de 2 cubos	• No hace torres de 4 cubos
Motricidad gruesa	• Marcha con apoyo	• No hay desplazamiento autónomo • No sube escaleras • No bebe de un vaso	• No corre	• No chuta la pelota
Lenguaje	• No pronuncia 3 palabras	• No pronuncia 7 palabras	• No combina 2 palabras con sentido • Estereotipias verbales	• No señala partes de su cuerpo • No dice «No» • No ejecuta dos órdenes
Socialización	• No arroja objetos	• No señala objetos	• Ausencia de juego simbólico a cualquier edad	• No colabora en su cuidado (p. ej., vestido)

Adaptada de: Gómez Andrés D, Pulido Valdeaolivas I, Fiz Perez L[11].

CUIDADOS QUE REALIZAR EN LAS REVISIONES ENTRE EL SEGUNDO Y EL CUARTO AÑO DE VIDA

Revisiones de los 15-18 meses

En las revisiones de los 15-18 meses se realiza la antropometría y se responden las dudas que planteen los padres sobre el cuidado. También se aborda la alimentación saludable, con promoción de la lactancia materna hasta los 2 años o más, incentivando la autonomía, estimulando a retirar el chupete y los biberones, y evitando algunos alimentos (frutos secos, pescado de gran tamaño); las actividades preventivas de accidentes (con formación en primeros auxilios), así como con el uso de sistemas de retención infantil en los desplazamientos; el refuerzo de la prevención antitabaquismo pasivo, la promoción de la salud bucodental y la protección solar; también se vigila el desarrollo ocular (alineación/estrabismo), así como el del lenguaje, el auditivo y el psicomotor (test de Denver II o tabla de Haizea-Llevant), con especial atención a la aparición de signos de alarma[11], que aparecen descritos en la **tabla 10-3**.

Los profesionales enfermeros prestan especial atención a la detección del maltrato[12], observando las relaciones familiares (v. *Enlaces de interés* en **Cap. 5**). También buscan la estimulación del menor, indicando a los progenitores y cuidadores cómo potenciar la autoestima, el refuerzo positivo de las iniciativas en un contexto seguro, a través de la observación de sus conductas y proveyendo espacios ricos para la exploración, utilizando canciones, juegos y cuentos adaptados a su edad. Ante la presencia de rabietas, el adulto debe procurar calmarle y mantener la calma.

Los signos de alerta en el desarrollo emocional en la infancia pueden consultarse en la **tabla 10-4**, pero a esta edad el grupo Previnfad[13] no recomienda la realización de test de cribado de trastornos del desarrollo y de TEA (M-CHAT) en Atención Primaria si no hay signos o síntomas sugerentes, ni sospechas de los padres, ni factores de riesgo para edades de 1 a 4 años, si bien debe realizarse un seguimiento del desarrollo para detectar posibles alteraciones, como es la ausencia de palabras aisladas a los 18 meses, la asociación de dos palabras, o la falta de interés por otros niños, o las rutinas o rituales con gran irritabilidad al cambio a los 2 años, o la ausencia de juego simbólico a los

3 años. Cualquier retraso madurativo a esta edad debe ser monitorizado para su posible derivación para estudio[13].

 El test de cribado de trastornos de desarrollo y de TEA (M-CHAT) debe realizarse cuando existen factores de riesgo[13] (**Fig. 10-3**).

Revisión de los 2-3 años

Se aborda la posible escolarización del niño, bienestar y tipo de juego que realiza. Se exploran posibles cambios familiares e hábitos alimentarios, actividad física, sueño e higiene corporal y dental (profilaxis con flúor oral 0,5 mg/día en función del contenido del agua de consumo, y cepillado con pasta con flúor < 500 ppm al menos dos veces al día, imprescindiblemente una de ellas antes de acostarse) (**Fig. 10-4**).

Se comprueba la adquisición del control de esfínteres y la autonomía en la cobertura de necesidades básicas. Se refuerza las medidas preventivas sobre tabaquismo pasivo, ante accidentes (incorporando el uso de casco con triciclos, en el medio acuático) o exposición solar. Se realiza antropometría

Tabla 10-4. Signos de alerta en el desarrollo emocional

18 meses	• No deambula de forma autónoma • No se reconoce ante el espejo • Ausencia de representación mental: palabras aisladas
2 años	• Ausencia de la asociación de dos palabras • Falta de interés por otros niños • No pide de comer o de beber • Realización de rutinas o rituales con gran irritabilidad al cambio
3 años	• Ausencia de juego simbólico
4-5 años	• Impulsividad, descontrol de impulsos • Apatía, desinterés, pasividad, irritabilidad, tristeza permanente

Adaptada de: Escudero Álvaro C[27].

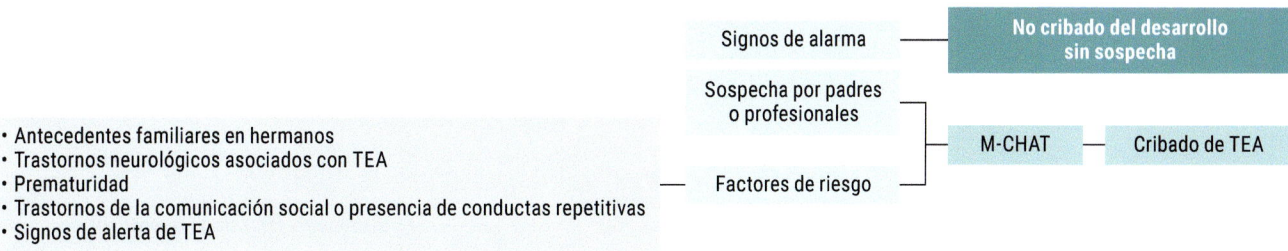

Figura 10-3. Factores de riesgo para realizar el test M-CHAT.
Adaptada de: Grupo de la Infancia y Adolescencia del PAPPS[13].
TEA: trastorno del espectro autista.

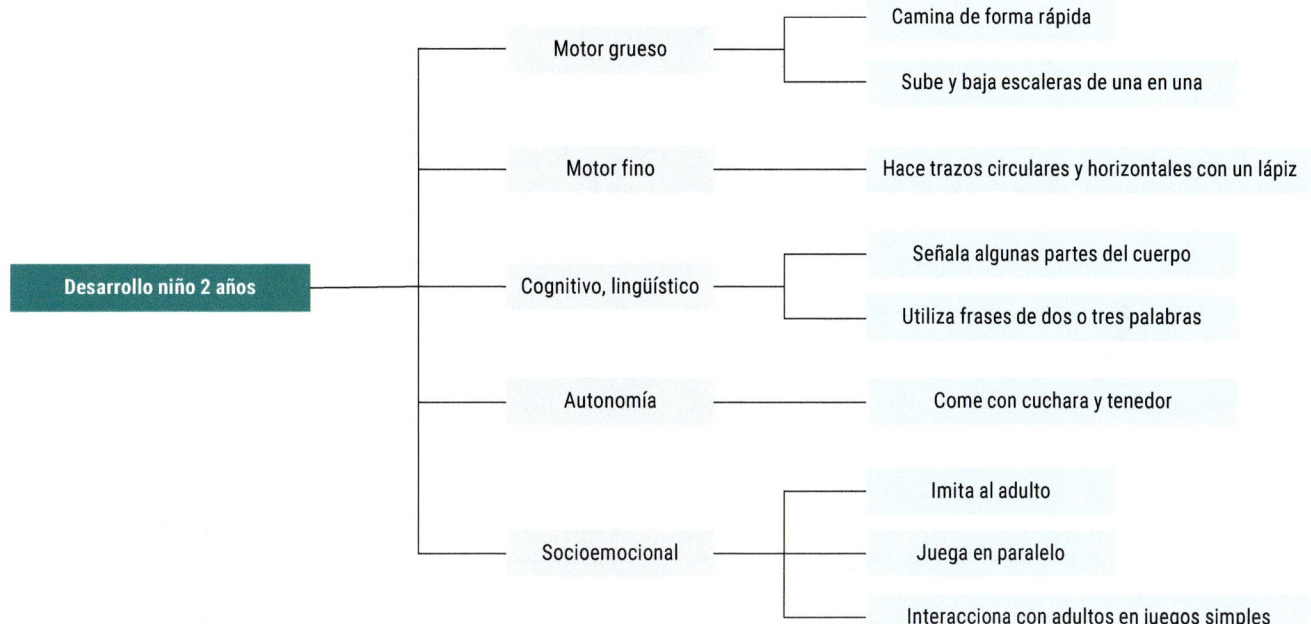

Figura 10-4. Resultados enfermeros de desarrollo de un niño de 2 años.
Adaptada de: NNN Consult[15].

calculando los indicadores de obesidad (IMC y perímetro de cintura). Se revisa la motilidad ocular y la visión binocular, se descarta el estrabismo y se comprueba audición y lenguaje (al comprender órdenes y reproducir canciones, incluir los pronombres con 3 años, frases telegráficas). Si hay retraso en el desarrollo del lenguaje, se derivará para una valoración auditiva. Confirmación de la salud bucodental: erupción y presencia de caries; a nivel genital se comprueba la presencia de fimosis a partir de los 3 años; revisión del aparato locomotor: *genu* varo, tibia vara y pies planos fisiológicos. Se identifican los niños con riesgo de ferropenia, déficit de vitamina D, tuberculosis, obesidad o sobrepeso. Se mide el nivel de colesterol sérico a partir de los 2 años cuando exista riesgo cardiovascular. Se indaga el riesgo social ante la presencia de indicadores sociales de riesgo para la salud (niños con discapacidad y/o enfermedad crónica, falta de seguimiento del tratamiento prescrito, absentismo escolar o a los controles de salud, carencias en necesidades básicas, embarazo adolescente, adicciones, parentalidad no deseada o familias con problemas de salud o socioeconómicos para ofrecer el cuidado a los hijos). Los profesionales enfermeros instan al establecimiento de normas y límites, con coherencia y para ofrecer tiempo de

calidad a los hijos, evitando el uso de pantallas antes de los 6 años[28]. Se debe potenciar las buenas conductas mediante el elogio en aras de la autonomía (a los 3 años debe vestirse y desvestirse solo alguna prenda).

Revisión de los 4 años

Se valoran los hábitos de alimentación, actividad física, sueño e higiene corporal, adquisición de control de esfínteres y profilaxis dental con flúor oral. Entre los 3 y 4 años se administra la segunda dosis de vacuna triple vírica y varicela, que puede ponerse de forma combinada como tetravírica, así como la gripe estacional. Se comprueban los buenos hábitos preventivos en tabaquismo pasivo, fotoprotección, sistemas de retención infantil en el coche (SRI grupo 2) y prevención de accidentes (uso de equipamiento de protección, como cascos, rodilleras, etc.). Se valoran los datos antropométricos insistiendo en aquellos niños con riesgo de obesidad o sobrepeso, con un seguimiento anual. También se evalúa la agudeza visual con optotipos, al existir problemas visuales en el 3 y 6 % de la población de 3 y 4 años, respectivamente,

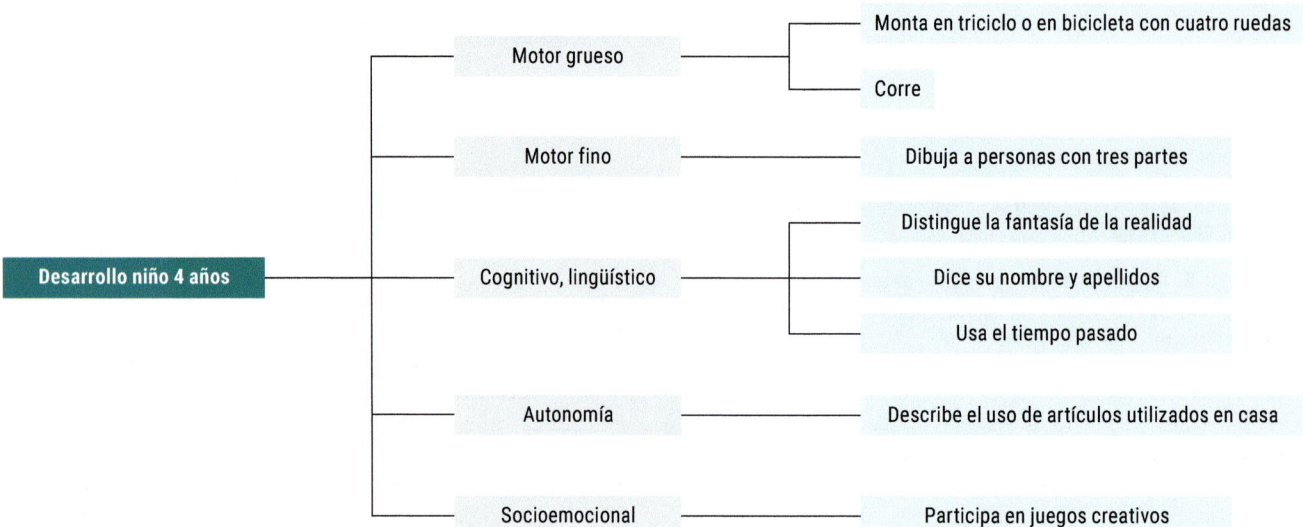

Figura 10-5. Resultados enfermeros de desarrollo de un niño de 4 años.
Adaptada de: NNN Consult[15].

así como el desarrollo de la audición y del lenguaje. Debe tomarse la tensión arterial si no se ha tomado en la revisión previa. Se valora el riesgo social. Se incentivará el ejercicio físico mediante juego al aire libre diariamente y realizando actividades cotidianas a pie, reduciendo el juego sedentario a una hora máxima al día. Se valora la estimulación del lenguaje a través de la lectura de cuentos, poemas en voz alta o canciones. La independencia de los niños debe adquirirse de forma progresiva, siendo un resultado enfermero que los niños realicen el aseo y vestido de forma autónoma antes de los 5 años[15] (**Fig. 10-5**).

PRINCIPALES PROBLEMAS DE SALUD DEL PREESCOLAR QUE ATIENDE LA ENFERMERA EN ATENCIÓN PRIMARIA, Y DIAGNÓSTICOS ENFERMEROS DETECTADOS CON MAYOR FRECUENCIA

Los problemas de salud más frecuentes en la edad preescolar abordados por la enfermera de atención primaria son las lesiones producidas por golpes y caídas; por ello, los diagnósticos más prevalentes son los de *Riesgo de lesión física*, *Caídas del niño*, así como los de *Riesgo de asfixia accidental* o *Intoxicación accidental*[15], por lo que la enfermera llevará a cabo actividades de prevención de accidentes, intoxicaciones o atragantamientos. Las quemaduras y accidentes de tráfico son riesgos potenciales de traumatismo físico, que la enfermera aborda mediante actividades preventivas a través de la educación para la salud (EPS) a sus progenitores, anticipando dichos riesgos en el hogar o en el medio comunitario. La prevención de infecciones es un tema muy relevante a esta edad, existiendo un diagnóstico de *Riesgo de infección*[15] que se aborda tanto desde el aspecto formativo como desde la prevención primaria a través de la vacunación sistemática en la edad preescolar (v. **e-Fig. 6-1**).

Tras la exploración del patrón de alimentación, la enfermera se plantea con frecuencia diagnósticos enfermeros como: *Riesgo de aspiración*[15] por la ingesta de alimentos sólidos sin supervisión; tras dar por finalizada la lactancia materna cuando determine, pueden presentarse una *Dinámica de comidas ineficaz del niño* o la *Ingesta nutricional inadecuada* cuando existen alteraciones de los hábitos alimentarios saludables al existir trastornos de alimentación en el 1-5 % de los niños, con más frecuencia por debajo de los 3 años. Estos trastornos se caracterizan por una ingesta alimentaria no apropiada para la edad, que requiere un seguimiento sobre la causa, sea orgánica, de habilidades alimentarias o por alteración psicosocial, debiéndose explorar los estilos educativos parentales por si están en la génesis del problema[14] y explorando si existe *Disposición parental para mejorar la ingesta de nutrientes* (**Tabla 10-5**).

En relación al patrón de eliminación y sueño, la enfermera puede establecer diagnósticos de *Estreñimiento funcional crónico* motivado por una dieta o hábitos no saludables, así como el diagnóstico de *Riesgo de patrón de sueño ineficaz*[15] en situación de enuresis en niños mayores de 5 años.

La actividad física se configura como un elemento esencial en la vida del preescolar, y tras una valoración de la misma puede detectarse una *Disminución de la implicación*

Tabla 10-5. Signos de alerta en la alimentación del niño preescolar

Causas orgánicas	Causas conductuales
• Disfagia • Descoordinación de la deglución • Vómitos, diarrea, sangre en heces • Retraso en el desarrollo • Problemas cardiorrespiratorios crónicos	• Realización de comidas con alimentos selectivos • Náuseas anticipatorias al poner el alimento en la boca • Cambio brusco en la alimentación tras una experiencia traumática o enfermedad • Alimentación forzada por sus cuidadores
Fallo de medro	

Adaptada de: Campuzano Martin SH[14].

en actividades recreativas. Desde una mirada salutogénica, existen objetivos de resultado enfermero de desarrollo infantil acorde a cada año de la etapa preescolar: 2, 3, 4 y 5 años[15] que, a modo de ejemplo, se han descrito para 2 y 4 años (v. **Figs. 10-4** y **10-5**). En caso de no alcanzar dichos resultados de desarrollo infantil (NOC) se pueden establecer el diagnóstico enfermero de *Riesgo de retraso en el desarrollo del niño* cuando temporalmente dichos objetivos se ven demorados. También se puede establecer un diagnóstico de *Disposición para mejorar la capacidad de autocuidado* en relación a baño, comida, higiene corporal y dental o vestido cuando la autonomía en dichas actividades de autocuidado no se lleva a cabo a la edad establecida por dichos NOC.

Además, los trastornos del desarrollo afectan al 3,5 %, y los TEA al 2 % de los niños preescolares, debiendo realizarse las pruebas de detección precoz a esta edad para una derivación a atención especializada[16], pudiendo la enfermera establecer diagnósticos de *Riesgo de retraso en el desarrollo* al detectar un retraso de un 25 % de los hitos esperables a cada edad.

También existen problemas de sueño frecuentes en los dos primeros años de vida en un 30 % y, posteriormente, en torno al 15 %[17], siendo el insomnio el más frecuente motivado por trastornos en el inicio del sueño, miedos, ansiedad por separación de los padres, siestas a horas inapropiadas, enfermedades o la ausencia de límites. La enfermera puede formular diagnósticos como el *Patrón de sueño ineficaz* o las *Conductas ineficaces de higiene del sueño*, que se abordan en el siguiente apartado.

Por último, la enfermera puede establecer el diagnóstico de *Regulación ineficaz de las emociones* frente a las rabietas, que trata el manejo de estas, así como la *Disposición para mejorar la conducta de crianza*[15] en la mejora del apoyo emocional al niño.

EDUCACIÓN PARA LA SALUD REALIZADA POR LA ENFERMERA

Se centra en los siguientes aspectos en las diferentes visitas a lo largo de la etapa preescolar.

Educación para la salud en la prevención de accidentes

En esta edad la prevención de accidentes es especialmente relevante dada la movilidad del niño y su curiosidad en la exploración del entorno que le rodea. Los accidentes más prevalentes son golpes y caídas, atragantamientos, quemaduras, los ahogamientos y los accidentes de tráfico como pasajero o como peatón. La Fundación Mapfre y la Asociación Española de Pediatría (AEP)[18] han desarrollado un guía para padres donde se especifica las medidas preventivas para desarrollar.

EPS en prevención de golpes y caídas:
- Evitar los tacatás y los andadores.
- Instalar sistemas de seguridad en ventanas y puertas, y vallas protectoras en escaleras, en la casa donde habite el niño.
- Colocar la cama, cuna, silla o sillones lejos de las ventanas.
- Utilizar esquineras para los cantos de los muebles y fijar los muebles a la pared.

- Sujetar al niño con cintas de seguridad cuando está en carritos, tronas, hamacas, etc.
- No permitir que los niños menores de 6 años duerman en la litera superior.
- Usar casco cuando vaya en bicicleta.
- Usar casco, rodilleras, coderas y muñequeras cuando practique patinaje.
- Colocar antideslizantes en el suelo de la bañera o ducha.

EPS en prevención de quemaduras:
- Utilizar protectores de enchufes en toda la casa.
- Mantener al niño alejado de cerillas y mecheros y no utilizarlos delante de ellos.
- Intentar que los niños no entren en la cocina, y si no es posible, supervisarlos.
- Girar los mangos de las sartenes para que no sobresalgan de la cocina e intentar cocinar en los fogones de atrás.
- Mantener al niño lejos del horno caliente.
- Comprobar la temperatura el agua antes del baño o ducha.
- Utilizar crema protectora en primavera y verano o cuando haya gran exposición solar y aplicarla cada 2 horas.
- Cubrir al niño con gorro, gafas solares e incluso camiseta si hay gran exposición solar.

EPS en prevención de atragantamientos:
- No recomendar tomar frutos secos, alimentos muy duros o caramelos hasta los 4 o 5 años.
- No cantar ni gritar durante la comida.
- No dejar objetos pequeños a su alcance.
- Vigilar el juego con globos, ya que se puede atragantar con un globo roto.

EPS en prevención de ahogamiento:
- No dejar al niño solo en la bañera.
- Enseñar al niño a nadar, sobre todo a partir de los 4 años.
- Se recomienda llevar un chaleco salvavidas a aquellos niños que no sepan nadar y estén cerca del agua.

EPS en prevención de accidentes de tráfico[19]:
- Usar sistemas de retención infantil homologados.
- El uso del sistema de retención infantil reduce un 75 % las muertes producidas en accidentes y un 90 % las lesiones.
- Utilizar sistemas de retención infantil con isofix, a ser posible, porque incrementan la seguridad.
- Llevar al niño de la mano por la calle y enseñarle a respetar las normas de tráfico a través del ejemplo de sus padres.

Educación para la salud en la prevención de infecciones

En esta edad las frecuentes infecciones respiratorias y gastrointestinales son debidas a que el juego tiene lugar en entornos de proximidad inferiores a 1 m, lo que posibilita el contagio. Se procurará la prevención con una formación adecuada en hábitos básicos de higiene corporal para lograr la autonomía en el aseo, especialmente cuando hay tos y estornudos, principal vía de contagio de las infecciones respiratorias en niños pequeños, al no ser capaces de establecer medidas de protección, como interponer un pañuelo o el brazo ante esas situaciones, así como por la falta de higiene de manos posterior. Las principales recomendaciones son[3]:

- Supervisar o asistir a los niños preescolares al utilizar el baño o durante la higiene de manos.
- Entrenamiento del personal que prepara alimentos, cambia pañales, limpia y desinfecta superficies, así como realizar la higiene de manos, educación respiratoria y otras medidas de precaución universal.
- Potenciar la higiene de juguetes, mesas, utensilios y superficies de contacto, con especial énfasis en la desinfección de manivelas de las puertas o zonas de baño o de cambio de pañal.

Los momentos indicados para el lavado de manos del personal y niños preescolares son:

- Al llegar a la escuela infantil.
- Al cambiar de grupo.
- Antes y después del contacto con alimentos.
- Antes y después de la administración de medicaciones.
- Después del cambio de pañal o de ir al baño.
- Después del contacto con secreciones orgánicas (p. ej., mucosidad nasal), animales, basura, y de jugar en el exterior.

El método de elección es el lavado de manos con agua y jabón durante 20 segundos, especialmente cuando hay material visible. A partir de los 24 meses se puede sustituir por higienizador de base alcohólica cuando no se dispone de agua y jabón, pero siempre bajo supervisión de un adulto para evitar que sea ingerido. La higiene de manos con agua y jabón está indicada para las especies de *Cryptosporidium*, *Norovirus*, y *Clostridium difficile* porque los higienizadores de manos de base alcohólica no son tan eficaces con esos patógenos.

Educación para la salud en la alimentación

La alimentación determina el estado de salud de las personas y ayuda a alcanzar un crecimiento y desarrollo físico e intelectual óptimos. El aprendizaje de hábitos alimentarios en esta etapa de la vida condiciona los hábitos alimentarios que se mantendrán en la edad adulta, por lo que es especialmente importante incidir en una alimentación equilibrada.

A partir del año la mayoría de los niños puede comer lo mismo que el resto de su familia.

La educación sanitaria abarcaría estas recomendaciones[20]:

- Dieta variada que fomente un consumo variado siguiendo la pirámide de alimentos y logrando un equilibrio de los principios inmediatos (hidratos de carbono 50-60 %, proteínas 12-15 %, grasas 30-35 %).
- Realizar tres comidas al día principales y uno o dos tentempiés.
- Limitar la ingesta de grasas saturadas (comida frita y rebozada, embutidos, bollerías, etc.) y azúcares (zumos envasados, bebidas gaseosas, caramelos, etc.).
- Evitar el consumo de pescados con alto contenido en mercurio (pez espada/emperador, atún rojo, tiburón [cazón]

y lucio), y consumir 3-4 raciones a la semana de pescado con contenido bajo o medio en mercurio, variando entre pescados blancos y azules[21].
- Animar a realizar un desayuno completo con fruta, cereales y lácteos.
- Animar a abandonar el biberón tan pronto el niño tenga capacidad de beber con vaso.
- No forzar a comer cantidades para favorecer que el niño regule su apetito y prevenir el sobrepeso y la obesidad.
- No utilizar los alimentos como premio o castigo.
- Fomentar la autonomía del niño comiendo.
- Evitar comer viendo la televisión.
- Informarse del menú del colegio o escuela infantil para planificar y completar el menú familiar.
- Promover la lactancia materna hasta los dos años o más.

En el segundo año de vida, el niño debe comer alimentos sólidos, al principio blandos y conforme coja más práctica más duros, evitando frutos secos enteros hasta los 4 o 5 años o cuando los mastique de forma adecuada para evitar atragantamientos. El tamaño de las raciones de los alimentos será proporcional a la edad y las necesidades energéticas (1.000-1.400 kcal) se adaptarán al nivel de ejercicio físico que realice el niño[29].

Educación para la salud en el control de esfínteres

El control de esfínteres depende de un proceso madurativo que se suele producir entre los 2 y los 3 años. En algunos niños puede tardar más, especialmente por las noches, siendo completamente normal. Algunas madres y padres consultan cuándo y cómo retirar el pañal. Las recomendaciones incluirían:

- Esperar a que el niño tenga suficiente madurez, que muestre señales como levantarse de la siesta o del sueño nocturno seco, que comunique que ha hecho deposiciones o micciones después de hacerlas, pide que le cambien el pañal húmedo o que quiere ir al servicio.
- No regañarle y respetar su ritmo.
- Estimularle positivamente en sus logros y motivarle.
- Se puede comenzar dejando al niño varias horas al día sin pañal, y si controla esfínteres pasar a todo el día.
- En el caso de que tras varios días el niño siga sin controlar esfínteres, se puede volver atrás y ponerle pañales hasta que logre una mayor madurez.
- El pañal de noche se quita cuando el niño amanece por la mañana con el pañal seco durante semanas o meses.

Educación para la salud en el sueño

Dormir es un acto imprescindible para mantener un buen estado de salud. Durante el sueño se llevan a cabo funciones cerebrales y corporales indispensables. Según la Asociación Española de Pediatría de Atención Primaria (AEPAP), a los 2 años el promedio de horas de sueño es de 13 horas diarias, disminuyendo de 10 a 12 horas a los 4 o 5 años. La mayoría de los niños hasta los 3 o 4 años realiza un descanso diurno (siesta), generalmente por la tarde.

Las alteraciones del sueño son un motivo frecuente de consulta en Atención Primaria, ya que repercuten tanto en el niño que puede mostrar signos de fatiga, somnolencia diurna, irritabilidad o falta de concentración, como en la calidad de vida de sus padres, madres o hermanos por falta de sueño y en las relaciones existentes entre ellos[22]. Los problemas más frecuentes son una higiene del sueño inadecuada que dificulta la conciliación del sueño, los despertares nocturnos y las pesadillas y terrores nocturnos.

Una higiene del sueño inadecuada suele ser producida por una asociación inapropiada en el inicio del sueño (p. ej., por falta de rutinas antes de irse a la cama) y en el establecimiento de límites de los padres. Se recomiendan una serie de medidas que facilitan el sueño:

- Levantarse y acostarse todos los días prácticamente a la misma hora.
- Establecer una rutina 20-30 minutos antes de acostarse.
- Mantener condiciones ambientales adecuadas (temperatura, luz, ruido, etc.).
- Evitar ejercicio físico o actividades estresantes inmediatamente antes de acostarse.
- Pasar algún tiempo al aire libre todos los días para favorecer la actividad.
- Evitar acostar al niño con hambre o sin haber orinado previamente.
- Prescindir del consumo de bebidas o alimentos excitantes como el chocolate.
- Evitar las siestas muy prolongadas o tardías.

Los despertares nocturnos son muy frecuentes hasta los 5 años. En estos casos se recomienda tranquilizar al niño, hablarle con voz calmada y cariñosa sin encender luces ni jugar con él. A veces acariciarles es suficiente. Suelen desaparecer con la maduración del niño. En el caso de pesadillas o terrores nocturnos, se recomienda la misma actuación.

Educación para la salud en actividad y ejercicio

La realización de actividad física regular desde los primeros años de vida aporta beneficios físicos y emocionales a corto y largo plazo, mejorando la forma física y la salud mental, ofreciendo oportunidades de socialización y desarrollando

habilidades motrices. El Ministerio de Sanidad y Consumo establece una serie de recomendaciones[23]:

- **Niños de 1 a 2 años**: se aconseja promover la realización de actividad física (juego libre, de cualquier grado de intensidad, dentro y fuera de casa) a lo largo del día en entornos seguros y supervisados durante 3 horas, y minimizar el tiempo que pasan sentados o en carritos cuando estén despiertos a menos de 1 hora seguida. Preferiblemente se usarán para lectura o narración de cuentos por el cuidador.
- **Niños de 3 a 4 años**: siguen las anteriores indicaciones de actividad física, con la especificidad de que 60 minutos de ellas deben ser de intensidad moderada o intensa.
- **Niños de 5 años**: la actividad física será de 60 minutos al día de intensidad moderada a intensa, fundamentalmente aeróbica. Además, incluirán al menos 3 días a la semana de actividades de intensidad vigorosa y de fortalecimiento muscular y de mejora de la masa ósea.

Los padres, madres o cuidadores tienen un papel de gran importancia en promover y facilitar oportunidades para realizar actividad física y sentar estilos de vida que promuevan la salud el resto de su vida.

Educación para la salud en el niño con rabietas[24]

Las **rabietas** son conductas de descontrol en las que el niño manifiesta su malestar a través de lloros, gritos, golpes, etc., al no conseguir lo que desea y chocar con los límites establecidos por un adulto. Son normales en el desarrollo del niño. Se suelen iniciar sobre los 2 años hasta los 5 años.

La educación sanitaria a padres y madres estaría basada en las siguientes recomendaciones:

- Anticiparse para evitar situaciones conflictivas. Por ejemplo, evitando pasar por delante de una juguetería donde el niño quiere comprar un juguete.
- Mostrar paciencia y no gritar al niño. Explicarle por qué no puede llevar a cabo esa acción.
- Tener establecidos unos límites claros y no levantarlos cuando el niño tenga rabietas.
- Cuando esté más calmado enseñarle a encontrar otras maneras de expresar su frustración.

PUNTOS CLAVE

- El cuidado óptimo en los primeros 3 años de vida incluye una buena nutrición, salud, oportunidad precoz de estimulación y aprendizaje, protección social y frente a todas las formas de violencia.
- La OMS recomienda la medición del IMC en todas las revisiones del programa del niño sano a partir de los 2 años.
- La tensión arterial debe tener una primera medición entre los 3 y 5 años.
- El cribado visual mediante el uso de optotipos entre los 3 y 5 años permite medir la agudeza visual, siendo los optotipos estandarizados de Bayley y Lovie los que están recomendados por la OMS.
- Los test de cribado de trastornos de desarrollo y de TEA (M-CHAT) debe realizarse cuando existen factores de riesgo.
- La edad preescolar es idónea para adquirir unos buenos hábitos de alimentación, sueño, higiene, actividad física y eliminación, así como de regulación emocional ante las rabietas.
- La educación sanitaria de los padres y cuidadores en hábitos saludables de alimentación, sueño, higiene, actividad física, eliminación y en atención emocional ante las rabietas, así como para prevenir accidentes e infecciones es clave para la salud de los niños preescolares.

REFERENCIAS

1. Estrategia Mundial para la Salud de la Mujer, el Niño y el Adolescente (2016-2030): Sobrevivir Prosperar Transformar [Internet]. OMS; 2015. Disponible en: https://iris.who.int/handle/10665/273363 [consultado en 24-03-2025].

2. Pérez-Escamilla R, Rizzoli-Córdoba A, Alonso-Cuevas A, Reyes-Morales H. Avances en el desarrollo infantil temprano: desde neuronas hasta programas a gran escala. Boletín Médico del Hospital Infantil de México 2017;74(2):86-97. Disponible en: https://doi.org/10.1016/j.bmhimx.2017.01.007 [consultado en 24-03-2025].

3. Kimberlin, David W, Long, Sarah S, Brady, Michael T, Jackson, Mary Anne. Red Book 2018. Elk Grove Village: American Academy of Pediatrics; 2018.

4. Instituto Nacional de Estadística de España: Encuesta de morbilidad hospitalaria 2023. De 1 a 4 años, 2023. Disponible en: https://www.ine.es/jaxi/Datos.htm?tpx=74878#_tabs-tabla [consultado en 27-04-2025].

5. Organización Mundial de la Salud. Patrones de crecimiento infantil. Disponible en: https://www.who.int/es/news-room/questions-and-answers/item/child-growth-standards [consultado en 24-03-2025].

6. García Aguado J, Sánchez Ruiz-Cabello FJ, Colomer Revuelta J, Cortés Rico O, Esparza Olcina MJ, Galbe Sánchez-Ventura J et al. Valoración de la agudeza visual. Rev Pediatr Aten Primaria [Internet]. 2016;18(71): 267-74. Disponible en: http://scielo.isciii.es/scielo.php?script=sci_arttext&pid=S1139-76322016000300019&lng=es [consultado en 24-03-2025].

7. Soler V. Desarrollo socioafectivo. Madrid: Síntesis; 2016.

8. Posada Díaz A, Gómez Ramírez JF, Ramírez Gómez H. El niño sano: una visión integral. 4ª ed. Bogotá: Editorial Médica Panamericana; 2016.

9. Consejería de Sanidad. Programa de salud infantil [Internet]. Servicio Canario de Salud. Disponible en: https://www3.gobiernodecanarias.org/sanidad/scs/content/fb195089-29f4-11e9-acfe-cba652c0f26c/ProgramaSaludInfantilCompleto.pdf [actualizado 2018; consultado en 24-03-2025].

10. Gordon M. Manual de Diagnósticos enfermeros. 10ª ed. Madrid: Elsevier Mosby; 2003.

11. Gómez Andrés D, Pulido Valdeolivas I, Fiz Perez L. Desarrollo neurológico normal del niño. Pediatr integral [Internet]. 2015;XIX(9):640.e1-640.e7. Disponible en: https://www.pediatriaintegral.es/publicacion-2015-11/desarrollo-neurologico-normal-del-nino/ [consultado en 24-03-2025].

12. Buitrago Ramírez F, Ciurana Misol R, Fernández Alonso M del C, González García P, Salvador Sánchez L, Tizón García JL, et al. Prevención de los trastornos de la salud mental. Maltrato hacia la infancia y la adolescencia. Atención primaria. 2024;56(Suppl 1):103127.

13. Grupo de la Infancia y Adolescencia del PAPPS. Resumen infancia y adolescencia. Actualización PAPPS 2018. Aten Primaria. 2018;50(Supl1):147-52. Disponible en: https://www.elsevier.es/es-revista-atencion-primaria-27-pdf-S0212656718303676 [consultado en 24-03-2025].

14. Campuzano Martin SH. Trastorno de la conducta alimentaria del niño pequeño. Pediatr Integral. 2020;24(2):108-14. Disponible en: https://www.pediatriaintegral.es/publicacion-2020-03/trastornos-de-la-conducta-alimentaria-en-el-nino-pequeno/ [consultado en 24-03-2025].

15. NNN Consult [Internet]. Barcelona: Elsevier. Disponible en: http://www.nnnconsult.com [consultado en 27-04-2025].

16. Hervás A, Balmaña N, Salgado M. Los trastornos del espectro autista (TEA). Pediatr Integral. 2017;21(2):92-108. Disponible en: https://www.pediatriaintegral.es/publicacion-2017-03/los-trastornos-del-espectro-autista-tea/ [consultado en 24-03-2025].

17. Hidalgo Vicario MI, de la Calle Cabrera T, Jurado Luque MJ. Insomnio en la infancia y adolescencia. Pediatr Integral. 2018;22(8):396-411. Disponible en: https://www.pediatriaintegral.es/publicacion-2018-12/insomnio-en-la-infancia-y-adolescencia/ [consultado en 24-03-2025].

18. Esparza MJ, Santi Mintegi S. Guía para Padres sobre la prevención de lesiones no intencionadas en la edad Infantil. [Internet]. Asociación Española de Pediatría; 2016. Disponible en: https://www.aeped.es/sites/default/files/documentos/guia-padres-prevencion-lesiones-no-intencionadas.pdf [consultado en 24-03-2025].

19. DGT. Siempre seguros, siempre protegidos, siempre en su sillita [Internet]. 2015. Ministerio del Interior. Disponible en: https://www.dgt.es/export/sites/web-DGT/.galleries/downloads/conoce_la_dgt/que-hacemos/educacion-vial/infancia/SRI/Sistemas-de-Retencion-Infantil-DGT.pdf [consultado en 24-03-2025].

20. Comunidad de Madrid. Alimentación infantil. Recomendaciones dietético nutricionales [Internet]. Madrid: Consejería de Sanidad; 2017. https://www.comunidad.madrid/servicios/salud/alimentacion-infantil [consultado en 24-03-2025].

21. Ministerio de Sanidad, Consumo y Bienestar Social. Recomendaciones de consumo de pescado por presencia de mercurio. Madrid: Agencia española de seguridad alimentaria y nutrición; 2019. Disponible en: https://www.aesan.gob.es/AECOSAN/docs/documentos/publicaciones/seguridad_alimentaria/RECOMENDACIONES_consumo_pescado_MERCURIO_AESAN_WEB.PDF [consultado en 24-03-2025].

22. Cruz Navarro IJ. Alteraciones del sueño en la infancia. En: AEPap (ed.). Congreso de Actualización Pediatría 2019. Madrid: Lúa Ediciones 3.0; 2019. Disponible en: https://www.aepap.org/sites/default/files/documento/archivos-adjuntos/congreso2020/437-450_alteraciones_del_sueno.pdf [consultado en 24-03-2025].

23. Ministerio de Sanidad, Servicios Sociales e Igualdad. Actividad Física para la Salud y Reducción del Sedentarismo. Recomendaciones para la población. Estrategia de Promoción de la Salud y Prevención en el SNS. Madrid; 2022. Disponible en: https://www.sanidad.gob.es/areas/promocionPrevencion/actividadFisica/recomendaciones.htm [consultado en 24-03-2025].

24. Unicef. Trato bien. Guía para la puesta de límites no violentos en el ámbito familiar, dirigida a madres, padres y adultos al cuidado de niños, niñas y adolescentes; 2019. Disponible en: https://www.unicef.org/nicaragua/media/3066/file/Guía%20Trato%20Bien.pdf [consultado en 24-03-2025].

25. Instituto Nacional de Estadística de España. Defunciones según la causa de muerte. De 1 a 4 años, 2023. Disponible en: https://www.ine.es/jaxiT3/Datos.htm?t=7947 [consultado en 26-04-2025].

26. Martín Ramos S, Domínguez Aurrecoechea B, Carballal Mariño M, Del Castillo Aguas, G, Solís Sánchez G. Breastfeeding and its influence on psychomotor development: an investigation based on the LAyDI Study (PAPenRed). Nutrients. 2025;17(6):967. Disponible en: https://doi.org/10.3390/nu17060967 [consultado en 26-04-2025].

27. Escudero Álvaro C. Las etapas del desarrollo madurativo. Form Act Pediatr Aten Prim. 2012;5;65-72. Disponible en: https://fapap.es/articulo/195/las-etapas-del-desarrollo-madurativo [consultado en 24-03-2025].

28. Plan Digital Familiar de la AEP. Asociación Española de pediatría. Disponible en: https://www.aeped.es/sites/default/files/20241205_ndp_aep_actualizacion_plan_digital_familiar_def.pdf [consultado en 23-04-2025].

29. Campuzano S, Hernández A, Coronel C. Nutrición en el preescolar y escolar. Pediatriaintegral.es. 2025. Disponible en: https://www.pediatriaintegral.es/wp-content/uploads/2025/xxix02/03/n2-102-108_Campuzano.pdf [consultado en 21-04-2025].

  CASO   AUTOEVALUACIÓN   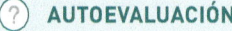 ENLACES DE INTERÉS   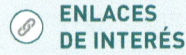 PREGUNTAS DE REFLEXIÓN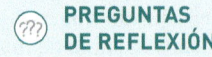

Cuidados en la etapa escolar

11

S. Vozmediano Adán y P. González Villanueva

OBJETIVOS

- Describir las características físicas, emocionales y sociales del niño en la etapa escolar
- Describir la influencia del contexto familiar y escolar en el desarrollo.
- Identificar las revisiones de salud a realizar en la etapa escolar.
- Establecer los cuidados de enfermería para promoción de la salud en la etapa escolar.

INTRODUCCIÓN

Los niños entre los 6 y los 12 años son reconocidos como niños en **edad escolar** y deben su nombre a que, en épocas anteriores, dentro de este período comenzaba la escolarización obligatoria en España. Actualmente, y a pesar de que la escolarización es recomendable pero no obligatoria, el inicio en el colegio se da a los 3 años, por lo que, desde esta edad hasta los 6 años, los niños ya disponen de un importante bagaje en el desarrollo social, así como una separación más temprana de sus padres y una pronta integración en un grupo de iguales. Uno de los términos más usados en la literatura para describir esta etapa es el de **infancia media**.

La mayoría de los autores consideran que los niños, a partir de los 7 años, son capaces de pensar lógicamente y de forma más flexible. Están preparados para aprender y asimilar todo aquello que no sea demasiado abstracto. Tienen capacidad para prestar atención sin distraerse. Siguiendo a otros autores, como Piaget, se podría diferenciar tres momentos en esta etapa: de 6 a 8 años, donde características de la etapa anterior conviven con el inicio de un período en el que su pensamiento es menos rígido y su autonomía motora más manifiesta; de 8 a 10 años, presentando un desarrollo cognitivo que les permite emplear mejor la lógica y el razonamiento más parecido a la edad adulta; y de 10 a 12 años, donde empiezan las diferencias tangibles entre niñas y niños con los cambios propios de la preadolescencia.

No obstante, la tarea de comprender el desarrollo social y de la personalidad en el ser humano exige que se adopte un enfoque ecléctico y que se reconozca que son muchas las teorías que tienen algo que aportar referido a uno de los múltiples aspectos a valorar (esfera psicosocial, personalidad, desarrollo moral, etc.) y que ninguna tiene el monopolio de la verdad[1,2,6].

CONTEXTO FAMILIAR Y ESCOLAR

La escuela, junto con la familia y los iguales, suponen una influencia decisiva en la vida del niño, constituyendo una forma determinante de adaptación al medio y a la sociedad.

Contexto familiar

La **familia** debe asegurar sus necesidades básicas y constituye el entorno donde los niños aprenden a discernir entre lo que está bien y lo que está mal, desarrollan una autoestima sana y estable, conocen sus responsabilidades, alcanzan seguridad en sí mismos, y se establecen los límites y normas que les ayudan a desarrollarse como personas. Es el primer agente socializador, el que más influirá en su desarrollo, determinando las relaciones afectivas y los vínculos posteriores, así como el carácter, la personalidad o su capacidad de interacción con los demás, construyendo los valores propios de su cultura.

La complejidad que encierra desarrollar el papel de padres en la sociedad actual ha llevado al Parlamento Europeo y al Consejo de Europa a formular a los Estados miembros la Recomendación 2006/19, para que estimulen políticas de apoyo a las familias para el ejercicio positivo de su función parental, de modo que pueda evitarse el maltrato y la violencia con los hijos. En dicho documento se indica la necesidad de conjugar acciones integradas y coordinadas de todos los sectores sociales, para contribuir a mejorar la calidad de la convivencia familiar, a promover el buen trato a los niños y jóvenes y a construir un futuro próspero para ellos y para la sociedad.

La afectividad del niño se desarrolla a través de emociones, sensaciones y sentimientos; su autoconcepto y autoestima están determinados por la calidad de las relaciones que establece con las personas que constituyen su medio social. Los límites y la disciplina son importantes para el desarrollo de la autoestima, la cual está ligada en gran parte a cómo se sientan valorados por sus padres; y el aprendizaje sobre las emociones estará vinculado a los procesos de socialización y afectivos que se den en el seno de su familia. Una adecuada autoestima dota al niño de poder comparar sus yo ideales con sus yo reales, juzgándose a sí mismo o a sus pares. Cuando se juzga mal, este juicio se configura en autorrechazo, que con frecuencia induce a la persona a conductas destructivas para sí y para los demás. Por tanto, autoestima y empatía van casi de la mano.

En la interacción del niño con los padres se espera que exista un adecuado equilibrio y estabilidad emocional en cada integrante de la familia, ya que cada vez hay más conciencia de cómo afectan las dificultades familiares a sus miembros en cuanto a su adaptación y a la resolución de conflictos. Se debe estimular al niño a buscar por sí mismo solución a los pequeños problemas cotidianos. Hay que animarle, aunque se equivoque, porque necesita oportunidades para preguntar, ensayar, cometer errores y aprender de ellos (v. **Cap. 6**). La autonomía desempeña un papel importante en su desarrollo psicosocial.

UNICEF realizó un estudio en España, para conocer las opiniones y percepciones de niños de la ESO sobre bienestar infantil, a través de preguntas acerca de cómo están de satisfechos con su vida. Las principales conclusiones fueron:

- Los niños son buenos informantes, si sabemos escucharlos.
- Mayoritariamente están muy satisfechos con sus vidas, pero hay una parte que se queda «al margen» de estos niveles de bienestar.
- Los escolares de 1º de la ESO son solidarios y aspiran a valores relacionales y menos a valores materiales. Los valores más importantes son la amabilidad y la personalidad; aprecian menos el poder y el dinero.
- Perciben escasos niveles de participación y esto les genera insatisfacción[17].

Contexto escolar

La **escuela** tiene también una influencia decisiva en la vida del niño: aprenderán normas y valores de su cultura, a relacionarse con figuras de autoridad, a sentirse evaluados e interaccionar con sus iguales. Algunos se adaptan con facilidad a las normas del grupo y gozan de éxito social. Los que adoptan estilos individualizados o presentan diferencias visibles, pueden ser objeto de burlas. Cambios en el comportamiento como tristeza, llanto, pesadillas, trastornos del sueño, dolores de cabeza o de «tripa» al ir a clase, pérdida o deterioro de sus pertenencias (gafas, mochila, ropa), signos de golpes, hematomas o rasguños, no querer salir, ir a clase, ni relacionarse con sus compañeros, todo ello debe hacernos sospechar de *bullying* o acoso escolar[16].

Es destacable la importancia que tienen las escuelas sobre los hábitos de vida, la prevención de trastornos como el sobrepeso y la obesidad y, por ende, la salud futura de estos jóvenes. Por ello, la OMS reconoce este hecho y define una serie de recomendaciones entre las que destacan planes de estudio que promuevan una actividad física regular y una dieta saludable, control de los entornos alimentarios y talleres formativos para el personal de las escuelas.

Un elemento clave para conseguir estos objetivos en los centros educativos, es la figura de la **enfermera escolar**. Su trabajo está centrado en las necesidades y problemas de salud, y fomentar la prevención de enfermedades y accidentes. Se ocupa de aspectos físicos, psíquicos y sociales de los escolares para favorecer su bienestar y desarrollo integral[1,3].

Relación social entre iguales en la edad escolar

Cuando interactúan con otros niños, mantienen relaciones simétricas y estas promueven la cooperación, la negociación y la toma de conciencia de que existen perspectivas diferentes a la propia. Estas interacciones les ayudan a superar su egocentrismo y a construir formas de pensamiento más complejas, por lo que las relaciones entre iguales son muy importantes para el desarrollo, dado que les permite construirse a sí mismos como seres sociales. Les facilita el tomar conciencia de lo que son cuando ven a los demás. A partir de los 6-7 años, la **interacción entre iguales** se produce en el contexto del grupo. Por esto, entre los 7 y los 11 años van adquiriendo una imagen más realista de lo que son y de lo que son capaces de hacer, tienen una visión de sí mismos menos positiva pero más ajustada que en las edades anteriores. A esa edad comienzan los juegos de reglas, surgen conflictos y hay que resolverlos, y el grupo tiene mucha influencia en la socialización. Los niños de 10 años comparten pensamientos, sentimientos y la amistad se hace menos material[3].

CRECIMIENTO Y DESARROLLO

Se podría separar el desarrollo del niño escolar por áreas, pero está tan estrechamente relacionado el aspecto intelectual, afectivo, social y motor, que lo que ocurra en una afectará en las otras. Factores genéticos, nutricionales, hormonales y el estado de salud, regulan el desarrollo y el crecimiento del niño. Desde los 5 años, el crecimiento, la maduración y las experiencias con el entorno, hacen que tengan mejor control con su cuerpo. A los 9-10 años pueden realizar con éxito casi cualquier habilidad motora, aunque es en la adolescencia cuando adquieren potencia en sus movimientos y resultan muy competentes en el dominio integral del cuerpo[14].

Crecimiento físico

En el **crecimiento físico** influyen diversos factores endógenos y exógenos, que pueden agruparse en genéticos, ambientales como la nutrición, las carencias emocionales o socioeconómicas, y hormonales. Por ello, la valoración del crecimiento supone un indicador sensible de su estado de salud y bienestar.

Está regulado por la somatotropina, las hormonas tiroideas que influyen en la maduración ósea y cerebral, y las hormonas sexuales, responsables de los caracteres sexuales secundarios, de una moderada aceleración de la maduración ósea y de la aparición del vello axilar y del pubis. Es un proceso continuo, pero no regular, que finaliza con el estirón puberal, mediado por el eje hipotálamo-hipófisis-gonadal que aumenta los niveles de esteroides sexuales y la hormona de crecimiento, hacia los 10-13 años en las niñas y los 12-14 años en los niños.

El comienzo de la **pubertad** varía de un adolescente a otro. En los últimos 150 años se ha ido iniciando a edades cada vez más tempranas. Para evaluar los cambios en los caracteres se utiliza de forma internacional la escala de Tanner[7] para ambos sexos, que se estudia con más detenimiento en el capítulo 12.

El inicio de la pubertad normal lo marca la aparición de telarquia (botón mamario) en las niñas, entre los 8-13 años; en los niños, el incremento del volumen testicular que se produce entre los 9-14 años. La menarquia, por el contrario, es un fenómeno tardío, que se produce alrededor de 2 años después del inicio de los caracteres sexuales secundarios.

Por norma general, los chicos suelen ser más altos y pesados que las chicas, y el desarrollo puberal empieza a ser diferente. Esta diferencia en el desarrollo físico se ve reflejada en el desarrollo emocional y social.

La velocidad de crecimiento durante el período prepuberal mantiene el ritmo de crecimiento entre 5-7 cm/año, pero disminuye hasta el inicio del estirón puberal (4,5 y 5 cm/año) (v. **Cap. 12**), que en algunos sujetos que maduran de forma tardía no supera los 2-3 cm/año[5], fenómeno conocido como depresión prepuberal de la velocidad de crecimiento.

Durante el período prepuberal, el principal regulador del crecimiento es el genotipo. Los niños con talla familiar baja o maduración lenta tienden a crecer con una velocidad media inferior al percentil 50; mientras que aquellos con talla familiar alta o maduradores rápidos, tienden a hacerlo con una velocidad de crecimiento media por encima del percentil 50. No obstante, cuanto más precoz sea el estirón, menor será la talla final. Es lo que sucede con las chicas, cuya talla al final del crecimiento oscila sobre 13 cm menos que los chicos.

Junto con el incremento de la talla, durante la etapa escolar se produce un aumento del peso corporal que oscila entre 2 y 3 kg/año en los dos o tres primeros años, y 4-4,5 kg/año al acercarse a la preadolescencia[5].

Las medidas antropométricas suponen los indicadores más difundidos para la vigilancia del crecimiento, por la información que proporcionan y por la facilidad de obtenerlos. Las principales son el peso, que indica la masa corporal del niño; la estatura, que representa el crecimiento del esqueleto, el perímetro braquial, que mide el espesor del tejido muscular, graso y óseo del antebrazo, usándose también como indicador del estado nutricional, y el perímetro de cintura, para valorar la presencia de obesidad central[7].

La erupción dentaria en las niñas es más temprana que en los niños. Hasta los 12 años puede haber dentadura mixta (decidua y permanente). Los primeros molares y los incisivos centrales y laterales salen entre los 6 y los 8 años; los caninos permanentes, premolares y segundos molares permanentes entre los 9 y los 12 años[13].

Desarrollo intelectual, emocional y social

Las teorías del desarrollo reconocen que el niño en edad escolar se vuelve más independiente y competente. Aunque la mayoría experimenta algún tipo de estrés, tienden a ser resilientes. Muchos saben sobrellevar los problemas más importantes: aprendizaje, inmigración, rechazo social, familias que no los apoyan, pobreza, violencia.

Seleccionando autores como Freud, Piaget, Erikson o Vygotski, se puede plantear el desarrollo desde diferentes perspectivas:

- **Freud** trata el desarrollo psicosexual del niño y lo engloba en diferentes fases, denominando fase de latencia la que tiene su inicio en los 7 años y finaliza coincidiendo con la aparición de la pubertad. Esta etapa está asociada con la aparición del pudor o de la vergüenza relacionada con la sexualidad. Se caracteriza por no tener una zona erógena concreta.

- **Piaget** sitúa al niño escolar en el período de las operaciones concretas (7-11 años), donde es capaz de llevar a cabo operaciones y razonamiento lógico. Su pensamiento es menos rígido y más flexible, puede ver las cosas desde el punto de vista de otro. En este período se producen tres tipos de operaciones mentales con las que interpreta y organiza el mundo: la seriación, la clasificación y la conservación. La seriación es la capacidad de ordenar los objetos en progresión lógica; con la clasificación aprenden a ordenar los objetos de acuerdo con sus semejanzas y a establecer relaciones de pertenencia, y la conservación consiste en entender que un objeto permanece igual, a pesar de los cambios superficiales o de aspecto (p. ej., harina en pan).

  Hacia los 11-12 años puede desarrollar operaciones mentales sobre acontecimientos hipotéticos o abstractos. Es aquí donde comienza el siguiente estadio, la etapa de operaciones formales.

- Actualmente, se considera de gran importancia la teoría sociocultural de **Vygotsky**. La gran diferencia con Piaget es que parte de la idea de que el conocimiento no se construye de modo individual, sino que esto ocurre entre las personas, a medida que interactúan. El conocimiento se sitúa, por tanto, en un contexto cultural o social determinado. La comparación social hace que aumente la capacidad de autocrítica en la edad escolar, lo cual repercute directamente en la valoración que hacen de sí mismos.

- Según **Erikson**, se hablaría del período denominado laboriosidad frente a la inferioridad. El niño escolar muestra interés por el funcionamiento de las cosas e intenta llevar a cabo actividades por sí mismo, pero si siente que fracasa puede desarrollar una cierta sensación de inferioridad frente a los demás. Al igual que Vygotsky, Erikson otorga al contexto social importancia para crear una determinada personalidad[2,6].

CUIDADOS ENFERMEROS

Valoración enfermera por patrones funcionales de Marjorie Gordon y diagnósticos enfermeros

La valoración del crecimiento y desarrollo irá dirigida por la metodología enfermera pudiendo utilizar los patrones funcionales de Gordon (**Tabla 11-1**) o bien otros esquemas de valoración enfermera. Lo esencial es considerar que cada niño es único y cada familia también. Considerando a la familia como un sistema, puede ser necesario realizar la valoración individual del niño y la valoración familiar como un proceso esencial, para establecer la relación entre el niño y su familia a través de la cual, la enfermera va construyendo el conocimiento sobre su situación de salud y desarrollando estrategias de cuidados, utilizando una de las intervenciones más importantes, la **educación para la salud**. En la **tabla 11-1** se indican los diagnósticos enfermeros posibles que pueden formularse en esta etapa vital de la infancia.

Una desviación de la normalidad a nivel antropométrico o en el desarrollo puede indicar una alteración en alguno de los factores del crecimiento y desarrollo. Por ello, son fundamentales las revisiones de salud, donde se realizan actuaciones que

Tabla 11-1. Valoración enfermera del escolar según los patrones funcionales de M. Gordon

1. Patrón de percepción y manejo de la salud		Posibles diagnósticos enfermeros[25]
Hábitos tóxicos de los cuidadores	• ¿Fuma alguien en casa o en el coche? ¿En qué lugar? (tabaquismo pasivo, consumo de tóxicos)	
Percepción de la salud	• ¿El niño ha utilizado el servicio de urgencias en los últimos 3 meses? ¿Por qué motivo? En caso afirmativo, ¿qué cuidados realizaron los padres al presentar síntomas?, ¿ha sido fácil realizar las indicaciones de los profesionales sanitarios? • ¿Han asistido a las revisiones previas?	
Prevención de accidentes	• ¿Ha tenido algún accidente o caída? • ¿Usa dispositivos de retención infantil en el coche? • ¿Durante el baño, le vigila siempre un adulto? • ¿Durante la ingesta, el niño adopta una posición incorporada?	00336. Riesgo de lesión física
Higiene corporal	• ¿Con qué frecuencia realiza la higiene? Observación de higiene corporal • ¿Ha tenido algún problema en la piel o cuero cabelludo? ¿Pediculosis? ¿Qué medidas ha tomado para solucionarlo?	00292. Conductas de mantenimiento de la salud ineficaces
Higiene bucodental	• ¿Ha presentado alguna infección oral? ¿Qué medidas tomó? • ¿Con qué frecuencia realiza la higiene dental? ¿Usa flúor?	
Protección solar	• Exposición diaria al sol: ¿El niño usa protección solar al salir? ¿Con qué frecuencia aplica crema protectora? ¿Cómo se protege del sol?	00435. Conocimientos de salud inadecuados
Estado vacunal	• ¿Se le han puesto las vacunas sistemáticas financiadas por la Consejería de Sanidad según su edad? • ¿Rechaza la vacunación?	00004. Riesgo de infección/Vacunación inadecuada 00499. Disposición para mejorar los conocimientos de salud/Expresa deseo de mejorar el estado de inmunización
Estado general de la salud de la familia	• ¿Hay antecedentes de enfermedad en la familia?	
2. Patrón nutricional-metabólico		Posibles diagnósticos enfermeros[25]
Alimentación	• Revisión en la historia de alergias alimentarias • Encuesta nutricional (v. **Cap. 10**)	00343. Ingesta nutricional inadecuada 00419. Disposición para mejorar la ingesta de nutrientes 00485. Autogestión del bajo peso ineficaz
Peso Talla	• Exploración de peso, talla e IMC • Percentiles, evolución	00398. Autogestión del sobrepeso ineficaz 00270. Dinámica de comidas del niño ineficaz 00487. Riesgo de autogestión del sobrepeso ineficaz 00348. Retraso en el crecimiento infantil
Estado nutricional familiar	• ¿Hay problemas nutricionales en la familia? ¿Son veganos? ¿Hay obesidad en la familia? ¿Hay alguna restricción cultural?	00292. Conductas ineficaces de mantenimiento de la salud
Problemas de piel	• Valoración del estado de la piel (eccema), mucosas y estado bucodental, del pelo (pediculosis)	00044. Deterioro de la integridad tisular 00248. Riesgo de deterioro de la integridad tisular 00375. Conductas de higiene oral ineficaces 00414. Riesgo de conductas de higiene oral ineficaces
3. Patrón de eliminación		Posibles diagnósticos enfermeros[25]
Valoración de la eliminación intestinal	• ¿Cuántas deposiciones realiza al día? ¿Qué consistencia tienen? ¿Es autónomo en el uso del inodoro? • ¿Requiere uso de estimulación/ayuda para la defecación?	00344. Deterioro de la eliminación intestinal 00422. Riesgo de deterioro de la motilidad gastrointestinal 00236. Riesgo de estreñimiento funcional crónico
Valoración de la eliminación urinaria	• ¿Controla esfínter vesical? ¿Frecuencia de las pérdidas urinarias nocturnas?	00016. Deterioro de la eliminación urinaria
Valoración de la eliminación cutánea	• ¿Tiene exceso de sudoración?	

Continúa

Tabla 11-1. Valoración enfermera del escolar según los patrones funcionales de M. Gordon (*Cont.*)

4. Patrón actividad y ejercicio		Posibles diagnósticos enfermeros[25]
Valoración de la actividad, ocio y ejercicio	• ¿Realiza regularmente alguna actividad deportiva? ¿Con qué frecuencia? • ¿Cuántas horas al día dedica a ver la televisión o al uso de tabletas o consolas? • ¿Qué habilidades tiene el niño en su autocuidado? • ¿Practica hábitos higiénicos regularmente y de forma autónoma? • ¿Practican los padres algún tipo de ejercicio físico? Medición de tensión arterial, frecuencia cardíaca, frecuencia respiratoria y presencia de tos • Valoración postural: test de Adams y marcha y alineación de miembros	00085. Deterioro de la movilidad física 00307. Disposición para mejorar el compromiso con el ejercicio 00394. Riesgo de conductas sedentarias excesivas 00355. Conductas sedentarias excesivas 00314. Retraso en el desarrollo del niño 00326. Disminución de la capacidad para bañarse 00329. Disminución de la capacidad para ir al inodoro 00330. Disminución de la capacidad de aseo 00327. Disminución de la capacidad para vestirse 00328. Disminución de la capacidad de alimentación 00442. Disposición para mejorar la capacidad de autocuidado 00305. Riesgo de retraso en el desarrollo del niño 00314. Retraso en el desarrollo del niño
5. Patrón de sueño-descanso		**Posibles diagnósticos enfermeros[25]**
Valoración del sueño-descanso	• ¿Cuántas horas duerme diariamente? • ¿Hace siesta? • ¿A qué hora se acuesta y a qué hora se levanta? • ¿Se levanta cansado? • ¿Ronca? • ¿Tiene alguna dificultad en el sueño (para conciliar el sueño, despertares, pesadillas, terror nocturno, sonambulismo, etc.)	00323. Conductas ineficaces de higiene del sueño 00408. Riesgo de conductas ineficaces de higiene del sueño 00337. Patrón de sueño ineficaz 00407. Riesgo de patrón de sueño ineficaz 00417. Disposición para mejorar el patrón de sueño
6. Patrón cognitivo-perceptivo		**Posibles diagnósticos enfermeros[25]**
Valoración del desarrollo psicomotor	• Realización de test de desarrollo psicomotor (Denver II), haciendo énfasis en habilidades motoras finas y del lenguaje • Valoración de la visión (test de visión binocular) • ¿Hay alteraciones perceptivas por problemas de visión o de audición? • ¿Qué resultados académicos obtiene? ¿Qué habilidades académicas (cálculo, lectura y escritura) tiene?	00305. Riesgo de retraso en el desarrollo del niño 00314. Retraso en el desarrollo del niño 00493. Procesos de pensamiento alterados 00435. Conocimientos de salud inadecuados
7. Patrón de autopercepción y autoconcepto		**Posibles diagnósticos enfermeros[25]**
Temperamento y carácter del niño	• ¿Qué personalidad tiene? ¿Cómo es el carácter del niño? • Valorar durante la entrevista si los padres o cuidadores siguen una conducta que favorece la autonomía del niño, establecen límites y tienen una escucha activa hacia el niño • Valorar el comportamiento del niño durante la consulta	00438. Disposición para mejorar la conducta de crianza 00138. Riesgo de violencia dirigida a otros
Autoestima	• ¿Tienes amigos? • ¿Gustas a los demás? ¿Cómo te ves? • ¿Te sientes a veces solo? • ¿Asume responsabilidades en determinadas tareas domésticas?	00497. Imagen corporal alterada 00167. Disposición para mejorar el autoconcepto
8. Patrón de rol-relaciones		**Posibles diagnósticos enfermeros[25]**
Estructura familiar	• ¿Quién vive en la casa? Nuclear, monoparental. Test de Apgar familiar • ¿Hay en la familia problemas o situaciones estresantes? • ¿Qué lugar ocupa en la familia? • ¿Le gusta ir al colegio? ¿Tiene amigos con los que juega fuera del colegio? ¿Realiza deporte o juego en equipo?	00052. Deterioro de la interacción social 00383. Conexión social inadecuada 00475. Soledad excesiva 00335. Riesgo de soledad excesiva
Cuidador principal	• Características personales de los progenitores • Actitud de los padres con respecto al niño: satisfacción con el rol, vínculo afectivo, motivación, etc. • Padres: ¿Cómo son las relaciones de trabajo, sociales, de pareja? • ¿Tienen los padres ayudas en el cuidado de los niños (abuelos, cuidadoras, etc.)? Test de sobrecarga del cuidador de Zarit	00097. Disminución de la implicación en actividades recreativas 00387. Conflicto excesivo del rol parental 00436. Deterioro de las conductas de crianza 00438. Disposición para mejorar la conducta de crianza
Valorar las necesidades básicas si hay indicadores de maltrato	• ¿Higiene corporal? ¿Cómo acude a consulta? • Violencia: ¿Presenta lesiones, hematomas, irritación en la piel, genitales, otros indicadores de maltrato o negligencia? • ¿Necesidad de apoyo educativo? • ¿Ha pedido apoyo social? Escala de riesgo social • ¿Tiene ataques de ira (agresividad, control de impulsos)?	00053. Aislamiento social 00138. Riesgo de violencia dirigida a otros

Continúa

Tabla 11-1. Valoración enfermera del escolar según los patrones funcionales de M. Gordon (*Cont.*)

9. Patrón de sexualidad-reproductivo		Posibles diagnósticos enfermeros[25]
	• Exploración de signos de desarrollo puberal: ¿botón mamario? ¿Tamaño testicular? • Valoración de los genitales externos: tamaño y pigmentación • ¿Hay caracteres sexuales secundarios? • En la familia se aborda la sexualidad: ¿pregunta el niño sobre temas de sexualidad?	00497. Imagen corporal alterada
10. Patrón de afrontamiento/tolerancia al estrés		Posibles diagnósticos enfermeros[25]
Actuación ante situaciones de estrés	• ¿Qué produce estrés al niño? • ¿Qué estrategias sigue cuando se enfada o frustra? • ¿Hay problemas de adaptación familiar? Sí/No • ¿Cómo lo resuelven?	00075. Disposición para mejorar el afrontamiento familiar 00405. Afrontamiento desadaptativo 00158. Disposición para mejorar el afrontamiento 00373. Afrontamiento familiar desadaptativo
11. Patrón de valores-creencias		Posibles diagnósticos enfermeros[25]
Elementos culturales que influyen en el cuidado	• ¿Tiene el niño preocupaciones relacionadas con la muerte? • ¿Qué percibe como más importante en la vida? ¿Quién es su ídolo?	00460. Riesgo de deterioro del bienestar espiritual 00170. Riesgo de deterioro de la religiosidad. 00171. Disposición para mejorar la religiosidad
Creencia y prácticas en torno a la salud	• Percepción de conflicto con lo más importante para uno mismo • Sensación de interferencia entre creencias, religiosas o no, y cuidados de salud	

Adaptada de: Consejería de Sanidad[11]; NNN Consult[25]; Nicolás Dueñas M, Oter Quintana C, Sellán Soto MC[26]; Gordon M[27].

incidirán por un lado, en la detección precoz de enfermedades, que afectarán no solo al área somática del crecimiento, sino a la psicomotricidad, sociabilidad, aprendizaje; y por otro, en aquellas otras esferas, tanto educativas como de promoción de la salud, que permitan prevenir tanto riesgos inmediatos (accidentes infantiles, enfermedades infecciosas) como futuros (adicciones, enfermedades cardiovasculares, etc.), actuaciones todas ellas que influirán de una manera determinante en la calidad de vida futura del adulto[5,14].

Revisiones de salud

No hay definido un número idóneo de revisiones de salud, aunque sí existe consenso en torno a agrupar las actividades de salud en relación con las inmunizaciones. Las visitas propuestas se plantean en una situación ideal en la que no exista ningún factor de riesgo detectado ni alteraciones en los seguimientos. Se propone que las revisiones coincidan con algún acontecimiento relevante y no solo por la edad, de tal manera que los progenitores lleven a sus hijos al médico no solamente por la inmunización, contribuyendo así a un adecuado seguimiento de los niños.

Las revisiones de salud, por tanto, pueden llevarse a cabo a los 6 años, coincidiendo con la vacunación y la erupción de los primeros molares; entre los 9 y los 11 años, momento de muchos cambios corporales, y a los 12 años, coincidiendo nuevamente con la vacunación y comienzo de la adolescencia. Entre los 9 y los 11 años, al no ir acompañada de vacunación sistemática financiada, es posible que los padres no lleven a sus hijos a revisión, por lo que es muy importante la captación activa por parte de los profesionales sanitarios para que se continúe con el control del crecimiento y su correcto desarrollo[11].

Entre los aspectos fundamentales de las revisiones, en la exploración física se ha de tener en cuenta el aspecto general, la coloración de la piel y mucosas, la talla, distribución y cantidad de tejido celular subcutáneo, así como la higiene general del niño. Se ha de valorar el color, la consistencia y la turgencia de la piel, existencia de lesiones, presencia de dermatitis, nevos o una excesiva sudoración. La cabeza y el cuello también deben evaluarse en cuanto a tamaño, forma y simetría. Las proporciones faciales cambian, ya que la cara crece más deprisa que el resto del cráneo. Al realizar el examen de cuero cabelludo se ha de buscar piojos (pediculosis), especialmente detrás de las orejas y en la nuca. Se debe valorar la presencia de ganglios en el cuello.

La valoración de las constantes vitales se ha incluido en la **tabla 11-1** y para mayor detalle se puede ver el capítulo 13.

Revisión de los 6 años

En cada revisión de salud se deben considerar los factores de riesgo individual y familiar, de manera que se adapte el contenido de la revisión periódica a las necesidades individuales del niño. De igual manera, las cuestiones e inquietudes de los padres deben constituir parte central de la atención de salud en cada visita.

En la revisión de los 6 años se deben ofertar, como mínimo, los siguientes cuidados enfermeros[11,21]:

1. Actualización y revisión del estado vacunal (**e-Fig. 6-1**).
2. Valoración sobre patrones de alimentación, sueño, eliminación, rendimiento escolar y socialización, ocio y riesgo social.
3. Exploración física: IMC, tensión arterial, dentición, valoración sensorial (agudeza visual mediante optotipos y audición), aparato locomotor y desarrollo madurativo.

4. Educación sanitaria sobre alimentación, ejercicio físico, higiene, prevención de accidentes, exposición solar, uso de nuevas tecnologías y problemas de conducta. Derivación a unidades de salud bucodental a partir de los 7 años (variabilidad según cada comunidad autónoma).

Actualización y revisión de la inmunización

A los 6 años se recomienda la administración de dosis de recuerdo de la vacuna frente a tétanos, difteria y tosferina acelular (DTPa) y a poliomielitis inactivada (VPI) como vacunación sistemática, así como captar activamente a aquellos niños que no hayan recibido la dosis de recuerdo de triple vírica o varicela en la edad preescolar, o de hepatitis B durante la etapa del niño lactante[22]. Desde 2021 se ha incluido la recomendación de vacunación frente a COVID-19 en niños mayores de 5 años con vacunas ARNm, con una presentación infantil con menor cantidad de antígeno (Comirnaty 10 µg). Se aplican dos dosis separadas por un intervalo de 3 semanas, aunque la Comisión de Salud Pública de España ha decidido que la separación entre las dos dosis de Comirnaty 10 µg sea de 8 semanas, si bien la administración a partir de los 21 días también sería válida[23]. Se pueden administrar con otras vacunas el mismo día o con la separación que se desee (v. **Cap. 6**).

Valoración de patrones

Se valoran los patrones de alimentación, ejercicio físico y ocio por su relación con el riesgo de obesidad infantil, así como de los problemas de eliminación, al existir retrasos madurativos, como la enuresis, y problemas de socialización por la presencia de violencia entre iguales (v. **Tabla 11-1**). En cuanto al sueño, es un marcador muy valioso del estado de salud o enfermedad del niño. Los patrones anómalos del sueño pueden repercutir de forma importante en su desarrollo cognitivo y su aprendizaje, además de interrelacionarse con múltiples patologías. La corta duración del sueño se relaciona con un aumento de peso, valores más altos del IMC y el aumento de probabilidad de tener sobrepeso u obesidad. Con la edad se produce un descenso paulatino de las horas nocturnas de sueño, que van bajando desde una media de 11 horas a los 6 años, a 9 horas a los 12 años[11].

El personal sanitario en Atención Primaria tiene una posición privilegiada para poder detectar situaciones de riesgo o de maltrato infantil, al estar en contacto directo con el individuo y con su núcleo familiar. Desde las consultas de enfermería se debe realizar una identificación y un seguimiento de casos de maltrato a través de la anamnesis, la exploración física, la historia social del niño y una entrevista dirigida a reconocer aspectos psicosociales y físicos indicadores de maltrato en el seno familiar. Puede haber diferentes indicadores físicos y comportamentales según el tipo de maltrato que esté sufriendo, así como consecuencias a corto o largo plazo. Por eso, algunos problemas conductuales, como aislamiento social o agresividad, desórdenes alimentarios, ansiedad, problemas escolares, como bajo rendimiento escolar o absentismo, autoestima pobre, cambios de conducta lábiles o sentimientos de culpa, deben ser una alerta que obligue a un seguimiento. No obstante, todo esto se aborda detenidamente en el capítulo 5.

Exploración física

Valora el crecimiento a través de la antropometría, y el desarrollo mediante la erupción de la dentición definitiva. El grupo de Prevención y Promoción de la Salud en la Infancia y Adolescencia (PrevInfad) y la Asociación Española de Pediatría de Atención Primaria (AEPap), recomiendan en los niños entre 6 y 14 años realizar una exploración bucal para objetivar y prevenir la presencia de sarro, flemones, abscesos, gingivitis, caries, mordida cruzada, mordida anterior, diastemas y frenillos, maloclusiones, apiñamientos, así como la erupción del primer molar a los 6 años, mediante derivación a las unidades de salud bucodental[11,14]. No se consideran caries las manchas blanquecinas o de color tiza, los puntos rugosos con cambio de color, los hoyos o fisuras que retienen la sonda, pero cuyo suelo o paredes no están reblandecidas ni el esmalte socavado, ni las áreas oscuras, brillantes, duras o punteadas del esmalte que muestren signos de fluorosis moderada o intensa.

El cribado de las alteraciones visuales se mide con objeto de detectar precozmente los trastornos en el desarrollo de la visión que pueden afectar al rendimiento educativo. La **agudeza visual** es la medida de la capacidad del sistema visual para detectar y reconocer detalles espaciales, lo que implica que el sujeto es capaz de apreciar pequeños detalles de una imagen. La mayoría de los niños con errores de refracción significativos son detectados antes de la edad escolar. Por ello, actualmente el cribado universal de alteraciones visuales en la infancia está indicado en población preescolar, pero no en escolares. La realización de medición con optotipos de la agudeza visual tiene buena sensibilidad y especificidad para la determinación de miopía, pero no para la hipermetropía y el astigmatismo[9] por lo que se debe iniciar al diagnóstico ante la aparición de síntomas (dolores de cabeza, no ver bien la pizarra, acercarse mucho al cuaderno, frotarse los ojos, etc.) que pueden hacer sospechar que hay un problema de visión. Ante estos síntomas, se realizará la valoración con optotipos, siendo el más común el de Snellen y Pigassou (v. **Cap. 10**).

A los 6 años se le prestará especial atención a la vista, puesto que es el momento de detectar alteraciones si en la revisión anterior, a los 4 años, han pasado inadvertidas o se han visto enmascaradas por una falta de interés o concentración del niño[11,13].

El cribado de la hipoacusia en la infancia debe llevarse a cabo porque un diagnóstico tardío puede producir daños irreparables que van a afectar a la esfera de la comunicación oral, al aprendizaje de la lectura y a la capacidad de expresión del pensamiento. En la edad escolar hay mayor predominio de hipoacusias de conducción, leves y transitorias, sobre las hipoacusias permanentes, lo que motiva que actualmente no se recomiende hacer cribado de la hipoacusia en la edad escolar[9].

En el aparato locomotor se debe realizar una valoración osteoarticular completa, (v. **Tabla 11-1**), que se lleva a cabo con el niño descalzo y el pecho descubierto. Se tiene que posicionar recto con los pies ligeramente separados. Se pueden observar los miembros inferiores (*genu* valgo, *genu* varo), el tipo de marcha, si camina de puntillas o con los pies hacia dentro o hacia fuera. Se debe explorar siempre con el niño calzado y descalzo. En bipedestación se observa si la cabeza está en el punto medio, si hay espacio entre los brazos y el cuerpo, y si hay simetría en las rodillas. Se realiza el test de Adams para detectar escoliosis. Esta puede producirse en cualquier etapa de la vida, aunque en la mayoría de los casos suceden a partir de los 10 años, y alteran la columna de forma tridimensional. La escoliosis juvenil es tanto más grave cuanto más temprano es su comienzo. Aunque la escoliosis no es clínicamente significativa en sus inicios, sí puede llegar a serlo en su evolución, por lo que el diagnóstico debería ser precoz[12].

En el desarrollo madurativo hay que explorar las capacidades motrices gruesas (locomoción, equilibrio y coordinación), que se demuestran en habilidades como correr o el apoyo unipodal; así como las habilidades psicomotrices finas, que se muestran mediante la coordinación de la visión con los movimientos de los miembros superiores e inferiores que están presentes al lanzar, atrapar objetos o la conducción de objetos en diferentes trayectorias. Se debe tener en cuenta que es necesario realizar una demostración previa a la evaluación de las habilidades psicomotrices, dado que estas están condicionadas por las experiencias (en cantidad y calidad) que tengan en el entorno en el que viven. El lenguaje y procesos cognitivos se puede valorar pidiendo que exprese el significado de algún signo, o bien que describa la funcionalidad o características de un objeto[10].

Revisión de los 9 años

Esta revisión puede demorarse en el caso de que exista sobrecarga asistencial, dado que no está vinculada a la administración de vacunación sistemática.

En la revisión de los 9 años se deben ofertar los siguientes cuidados enfermeros:

1. Corroborar el correcto estado vacunal, con recomendación de vacunación frente a SARS-CoV-2 si no se ha realizado previamente.
2. Valoración sobre patrones de alimentación, sueño, rendimiento escolar, socialización y ocio (v. **Tabla 11-1**).
3. Exploración física: IMC y desarrollo madurativo.
4. Educación sanitaria sobre alimentación, ejercicio físico, higiene, hábitos tóxicos y sexuales, sueño, prevención de accidentes, exposición solar y uso de nuevas tecnologías. (v. apartado *Educación para la salud*, más adelante).

Revisión del correcto estado vacunal

En la vacunación, cualquier contacto con el sistema sanitario debe servir para corroborar la correcta vacunación sistemática, y para captar activamente a aquellos niños que no hayan recibido la dosis de recuerdo de DTP y poliomielitis, triple vírica, varicela o hepatitis B en edades previas[22]. También se puede ofrecer información sobre vacunas no financiadas, dado que al existir diferencias de la pauta vacunal en las diferentes comunidades autónomas[24], es posible que se requiera información en aquellas regiones donde dicha vacuna no forma parte de

la vacunación sistemática, pero se deba informar a la familia sobre la posibilidad de financiación privada (gripe, Men B a los 12 años o adelanto de dTpa a los 10-12 años). El Comité Asesor de Vacunas de la Asociación Española de Pediatría recoge las vacunas sistemáticas financiadas por los calendarios oficiales, y las que no están financiadas pero tienen recomendación[24].

Exploración física

Es importante monitorizar los datos antropométricos para el cálculo del IMC por el riesgo de obesidad. En los niños con 9 años, el desarrollo cognitivo se manifiesta con una descripción diferencial a ambos sexos, y se pueden observar los primeros signos de desarrollo puberal. El desarrollo del sistema nervioso es un proceso complicado que tiene como resultado la maduración de las estructuras, la adquisición de habilidades y, finalmente, la formación del individuo como persona única. Es relevante estar atentos a indicadores de maltrato o negligencia (v. apartado *Revisión de los 6 años*).

La enfermera valora el aspecto general, piel, mucosas, hidratación, lesiones. También una exploración del aparato locomotor: espalda, marcha y alteración en extremidades; a nivel ocular, la agudeza visual con optotipos, y auditivo por posibles alteraciones. Se observa el estado de la dentición y se exploran los genitales para establecer el desarrollo puberal (v. **Cap. 12**, *Escala de Tanner*).

Para más información, se puede consultar la guía de actividades de PrevInfad con las revisiones de salud en los diferentes grupos de edad[13].

EDUCACIÓN PARA LA SALUD

Alimentación

Unas adecuadas recomendaciones nutricionales junto con el ejercicio físico pueden ayudar a mantener un peso saludable, reducir el riesgo de enfermedades crónicas y promover una buena salud. Durante la etapa escolar se va desarrollando el gusto alimentario y el autocontrol de la ingesta, lo que conlleva a una disminución del apetito que hay que explicar a los padres para evitar conflictos. Entre los 7 y los 11 años comprenden que las comidas nutritivas tienen un efecto beneficioso para el crecimiento y la salud. Son influenciados por los amigos y la televisión, pero la familia ha de seguir proporcionando lo que comen y los niños decidir cuánto comen. Es muy importante que las familias coman juntas, en un ambiente agradable y que se supervise la ingesta de refrigerios debido a su alto contenido en grasa, azúcares refinados y bajos nutrientes.

Debido a los cambios sociales, cada vez es más habitual que los niños coman en el colegio. Con el fin de evitar desequilibrios alimentarios, los padres han de tener en cuenta que las comidas que hagan en casa sean complementarias con las del centro escolar. Los menús escolares han de ser supervisados por profesionales con formación suficiente en nutrición y dietética[8].

El aporte calórico debe ser adecuado a la edad, sexo y actividad física que se realiza a lo largo del día. Se recomienda que las chicas entre 7-9 años tomen un mínimo de 1.200-1.800 kcal en función de la actividad física, que se verá aumentada en 200 kcal en los varones. En las chicas entre 10 y 12 años se incrementarán en 200 kcal, y 200 kcal más en el caso de varones (1.600-2.200 kcal)[8].

La distribución de los principios inmediatos tiene que ser adecuada, contando con un 10-15 % de proteínas (50 % de origen animal y 50 % de origen vegetal), 25-35 % de grasas (equilibrando grasas animales y vegetales) y 50-60 % de carbohidratos. Es recomendable complementar alimentos proteicos en la misma comida para mejorar su valor biológico (legumbres y arroz o pan y leche), así como potenciar el consumo de cereales y legumbres frente a las carnes, las cuales deben ser poco grasas (vaca, pollo, ternera). Los lácteos son la principal fuente de calcio, cuyas necesidades hasta los 10 años ascienden a 500 mL de leche o equivalentes. A partir de los 10 años, las necesidades se incrementan hasta los 1.000 mL (125 mg por cada 100 mL de leche o 145 mg por cada yogur natural). Los cereales son una buena fuente de energía, hierro y vitaminas. Las frutas y vegetales proporcionan vitaminas y fibra. Minerales como el calcio y el fósforo desempeñan una importante función estructural y son fundamentales para la formación y crecimiento del esqueleto y los dientes. El hierro en edad escolar es esencial porque sus necesidades se ven incrementadas en períodos de crecimiento rápido. En el caso de las niñas, a partir de la pubertad necesitan aumentar sus necesidades debido a las hemorragias menstruales. Las carnes, pescados y frutos secos proporcionan hierro. El zinc interviene en el crecimiento y replicación celular, así como en la respuesta inmunitaria y en los procesos de maduración sexual, por lo que alimentos como el huevo no pueden faltar en la dieta.

La etapa escolar supone un período estable de crecimiento y desarrollo físico e intelectual, en donde se empiezan a asentar los hábitos de vida de estos niños, hábitos que se pueden hacer resistentes a cambios en la edad adulta. El ritmo de vida o la falta de tiempo debido a obligaciones laborales por parte de los progenitores hacen que los escolares puedan pasar más tiempo solos. Por esto los padres pueden sentir preocupaciones y tengan la necesidad de buscar soluciones. Algunas de las recomendaciones que se facilitan a los padres se comentan a continuación.

Es muy importante crear un hábito alimentario saludable en el que se incluya un ritmo de cinco comidas diarias: desayuno, media mañana, comida, merienda y cena. El desayuno es una de las comidas más importantes del día (25 % del ingreso energético diario, incluyendo el almuerzo de media mañana que ingieren en el medio escolar). Un desayuno inadecuado se asocia a una disminución de la atención, un peor rendimiento escolar y a un riesgo aumentado de sobrepeso en edades posteriores. La comida hay que intentar que no sea copiosa (30-35 %) y proporcionar una merienda equilibrada (15 %) evitando los picoteos y las calorías vacías, y una cena con el 25 % restante del ingreso energético diario, incluyendo aquellos alimentos no ingeridos durante el día. Se debe facilitar una dieta variada y equilibrada donde no se aportará más de un 25 % de las calorías en un solo alimento. Hay que comer carne magra 2-3 veces por semana, aves y pescado de 3 a 4 veces, legumbres 3 veces por semana, lácteos a diario (preferiblemente yogures no azucarados y leche semidesnatada), así como cereales, frutas y verduras.

 Los niños menores de 10 años evitarán el consumo de peces de gran tamaño: pez espada, tiburón y atún rojo.

Ejercicio físico

La alta prevalencia de obesidad infantil ha generado la puesta en marcha de programas de intervención que se están mostrando eficaces en la modificación de conductas hacia hábitos alimentarios saludables y el incremento de la actividad física[4,11,13].

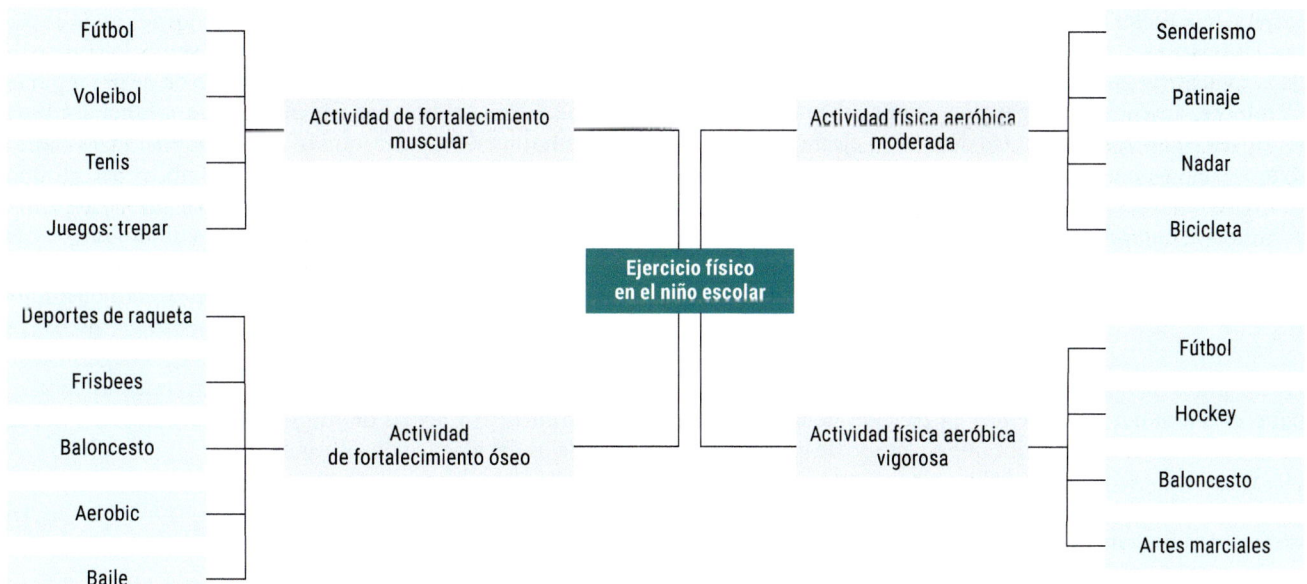

Figura 11-1. Ejercicio físico en el niño escolar.
Adaptada de: Recomendaciones generales de actividad física para menores de 5 a 17 años[20].

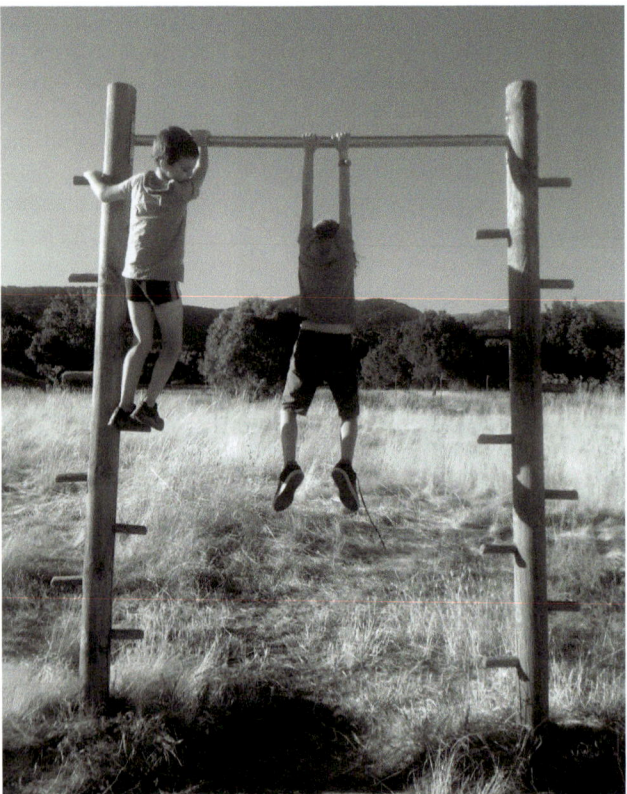

Figura 11-2. Ejercicio físico al aire libre.

El ideal es la práctica de ejercicio físico intenso al menos durante 60 minutos al día en edad escolar; pero a medida que crecen, van teniendo mayores ocupaciones y menos tiempo para poder realizar todo el ejercicio físico diario necesario (**Figs. 11-1 y 11-2**)[20].

El ejercicio físico fortalece los músculos y los huesos, y permite que el cuerpo pueda hacer las cosas habituales que hacen los niños, como levantar una mochila o correr una carrera. Son preferibles los deportes de equipo ya que fomentan las relaciones con sus compañeros. Durante la práctica de actividad física es recomendable beber un vaso de agua 15 minutos antes de la competición, seguir bebiendo antes de sentir sed, cada 20-30 minutos durante el ejercicio, y beber siempre que sienta sed, sobre todo si existe exceso de peso o una temperatura ambiental elevada o alta humedad. La ropa adecuada a emplear debe ser ligera[11].

Higiene

En los niños menores de 8 años la frecuencia de la ducha o baño es diaria o a días alternos en función de la actividad física realizada, haciendo hincapié en lavado de manos, limpieza de uñas y lavado de cabello (con especial vigilancia de pediculosis durante el cepillado). Se debe solicitar su colaboración en la higiene del entorno (casa, colegio).

En niños entre 8 y 12 años la ducha será diaria con el adecuado uso de ropa limpia y productos higiénicos de uso personal (desodorante). En la promoción de su autonomía, se les indicará su responsabilidad en los hábitos higiénicos del entorno (colaborando en la organización y limpieza de su habitación, evitando ensuciar en el colegio) y con las primeras pautas sobre su higiene postural.

La higiene bucal es una actividad preventiva contra la caries, siendo el flúor un elemento que debido a su acción tópica frena la desmineralización del esmalte, favorece su remineralización e inhibe la actividad enzimática de las bacterias de la placa. Bastan concentraciones de flúor en la saliva de 0,03 ppm, para que se estimule la remineralización del esmalte. El cepillado con un dentífrico fluorado da lugar a una concentración de flúor en la saliva de 0,03 a 1 ppm durante 2 a 6 horas. Se debe aconsejar el cepillado dental, después de cada comida y antes de acostarse, con pasta dentífrica que contenga entre 1.000 y 1.450 ppm de flúor. Pueden utilizarse colutorios fluorados diarios (0,05 % fluoruro sódico) o semanales (0,2 % fluoruro sódico) asegurándose de que el niño realice bien los enjuagues durante un minuto y que no se lo trague. No se debe ingerir nada en los siguientes 30 minutos. La suplementación con flúor oral (1 mg), de forma individualizada, solo se debe llevar a cabo en niños con riesgo de caries que no usen dentífrico fluorado y en función del contenido de flúor en el agua de consumo. Se recomienda que la cantidad de pasta sea similar al tamaño de un guisante. Su uso se considera la primera causa de la reducción del número de caries en los países desarrollados[11].

Prevención de accidentes

Los accidentes automovilísticos son la causa más común de muerte por lesión accidental entre los niños de esta edad. Por ello, tienen que ir adecuadamente protegidos cuando viajen en automóvil, mediante un uso correcto del cinturón de seguridad y empleando sistemas de retención infantil adecuados para su tamaño y edad (elevador con respaldo); de tal manera que los que miden menos de 1,35 m de altura, deben usarlos en todos los viajes, incluidos los trayectos cortos, siendo incluso recomendable hasta que alcancen los 1,5 m de altura y siempre en los asientos posteriores del vehículo. En cualquier caso, la banda diagonal del cinturón ha de pasar por la clavícula, sobre el hombro y bien pegada al pecho; la banda horizontal ha de quedar lo más baja posible sobre la cadera y muslo, y nunca sobre el estómago. De no ser así, el niño debe seguir usando asiento elevador[18].

Pero los accidentes de tráfico no son los únicos accidentes que se producen en esta edad; caídas de la bicicleta, atropellos o golpes y caídas en zonas de juego, están también muy presentes. Por ello, se debe recomendar el uso de cascos. Es necesario adoptar medidas de protección en el hogar, frente a productos potencialmente peligrosos; herramientas, mecheros, chimeneas y armas de fuego, son elementos que deben estar lejos del alcance de los niños.

A esta edad deberían saber nadar, pero ello no exime que entiendan las medidas de seguridad relacionadas con el agua, y que requieran supervisión siempre que estén nadando o jugando cerca del agua[1].

En relación con la exposición solar, se debe evitar la exposición al sol en horario de máxima insolación y sin protección solar.

Uso de nuevas tecnologías

Respecto al empleo de las tecnologías de la información y la comunicación hay que tener en cuenta que los escolares no tienen desarrollada aún su capacidad para comprender el respeto hacia uno mismo, hacia su privacidad o la del resto; la existencia de información sensible que no debe desvelarse o aquella a la que no deben acceder. Por ello, es fundamental que haya una buena comunicación y coordinación entre los padres, el colegio y el personal sanitario que tenga contacto con estos niños.

Hay que prestar atención a estas tecnologías, que son muy útiles, pero también adictivas y potencialmente peligrosas. Es importante detectar a quienes puedan estar sufriendo ciberacoso (v. **Cap. 5**), elegir bien los programas que ven en TV, los juegos y las páginas web a las que acceden. Los ordenadores deben tener restringido el acceso a ciertas páginas, y el acceso a Internet debe estar en un lugar de paso para toda la familia. Los adultos responsables han de saber dónde está navegando el niño. No es recomendable que dispongan de ordenador, videoconsolas, ni televisión en su habitación. Las tecnologías de la información y la comunicación no deberían quitarles tiempo de ejercicio físico, lectura, estudios, relaciones familiares, ni fomentar relaciones virtuales frente a las «reales», puesto que en un escenario virtual se limita la percepción de un daño causado dificultando el desarrollo de la empatía y por ende su socialización[19].

Hay investigaciones que muestran los problemas que pueden ocasionar en los niños el uso abusivo de las pantallas, con efectos adictivos similares al alcohol, tabaco y drogas.

A continuación, se enumeran algunas recomendaciones de la Asociación Española de Pediatría (AEP) para niños entre 7 y 12 años que constituyen el Plan Digital Familiar de la AEP:

- Se debe promover que la exposición a medios sea en familia y discutir su contenido promoviendo un análisis crítico respecto a lo que ven.
- Los padres deben ayudar a los niños a diferenciar realidad de fantasía, especialmente en relación con el sexo o la violencia.
- El tiempo de pantalla debe ser limitado a 1 hora los días de clase, incluyendo el tiempo escolar y de tareas educativas.
- Una hora antes de dormir, evitar ver la televisión y no usar el ordenador (promover la higiene del sueño).
- De forma previa, se deben establecer límites claros de tiempo de uso y de contenidos adaptados a la edad.
- Limitar los dispositivos de acceso a internet.
- Alentar otras alternativas de entretenimiento para niños, incluyendo lectura, deportes, relaciones con iguales cara a cara, pasatiempos, actividades en la naturaleza y juegos creativos[28].

Consumo de tóxicos

Uno de los mayores problemas de salud pública es el consumo de tóxicos (alcohol y tabaco) y las conductas de riesgo relacionadas con los mismos. El consumo es especialmente perjudicial a edades tempranas en las que el organismo (en especial el cerebro) se está desarrollando y madurando, con un riesgo importante para la salud física y psíquica. Las edades de comienzo están entre los 14-16 años, aunque hay casos de comienzos con alcohol y tabaco en torno a los 11-12 años.

Sexualidad

A partir de los 6 años, comenzarán con preguntas que deben ser respondidas con sinceridad. No se debe imponer, aunque sí se les puede hacer saber la forma de entender la sexualidad de los padres. A veces las preguntas no llegan y no se debe esperar a que pregunten, ya que las ideas e información sobre sexualidad no solo las buscan en la familia o la escuela, también lo hacen con los amigos, la televisión, el cine, revistas e Internet, por lo que pueden estar distorsionadas. En ocasiones, el hecho de que los niños no pregunten no es por falta de curiosidad, sino por miedo a la reacción que tengan los padres.

A la hora de facilitar información, los progenitores no deben diferenciar entre niños y niñas y deben hablar con los dos sexos por igual, ya que ambos tienen el derecho de construir su propia identidad sexual.

El desarrollo de la identidad sexual engloba factores cognitivos, emocionales y sociales, y es en el final de la infancia o principio de la adolescencia cuando la mayoría de los niños empiezan a experimentar deseo y atracción sexual. Cuando los niños tienen su identidad de género prefieren estar y jugar con sus iguales en sexo porque comparten intereses comunes, siendo a partir de los 9 o 10 años cuando los niños empiezan a ser autoconscientes de su orientación sexual, a sentir sentimientos de reciprocidad y comienzan a entablar relaciones fuertes[15].

Es normal que, en la pubertad o incluso antes de ella, se pueda descubrir a los hijos explorándose. Lo importante no es regañarles, sino explicarles que, aunque es un acto natural, deben hacerlo en la intimidad. Es también habitual que los niños, en algún momento, jueguen a tocarse o a querer verse desnudos. En unas ocasiones les moverá la curiosidad, y en otras el obtener una sensación agradable. Pero, generalmente, estos juegos tienen fecha de caducidad en cuanto dejan de ser novedosos; por ello, una adecuada educación sexual cobra mayor sentido[15].

PUNTOS CLAVE

- La familia y la escuela son muy importantes en el proceso de socialización del escolar.
- La enfermera es responsable de la prevención y promoción, así como en la detección de problemas de salud en la etapa escolar.
- La edad escolar es una etapa de desarrollo complejo de adquisición y perfeccionamiento de las funciones psicológicas complejas, incluyendo las habilidades académicas (cálculo, lectura y escritura).
- El ejercicio físico en la edad escolar debe ser durante un mínimo de 60 minutos al día, debiéndose limitar a una hora el uso de pantallas.

REFERENCIAS

1. Asociación Española de Pediatría de Atención Primaria. Al cuidado de la infancia y la adolescencia [Internet]. Aepap.org. 2018. Disponible en: https://www.aepap.org [consultado en 07-11-2018].

2. Marcdante KJ, Kñiegman RM. Nelson. Pediatría esencial. 7ª ed. Barcelona: Elsevier Saunders; 2015.

3. Sabrià Pau J. Prevención y detección precoz en la Atención Primaria pediátrica de los problemas emocionales y del comportamiento en la infancia [Internet]. Pediatriaintegral.es. 2018. Disponible en: https://www.pediatriaintegral.es/numeros-anteriores/publicacion-2012-11/prevencion-y-deteccion-precoz-en-la-atencion-primaria-pediatrica-de-los-problemas-emocionales-y-del-comportamiento-en-la-infancia/ [consultado en 25-03-2025].

4. González Calderón O, Expósito de Mena H. Alimentación del niño preescolar, escolar y del adolescente [Internet]. Pediatriaintegral.es. 2018. Disponible en: https://www.pediatriaintegral.es/publicacion-2020-03/alimentacion-del-nino-preescolar-escolar-y-del-adolescente-2/ [consultado en 25-03-2025].

5. Pozo Román J. Crecimiento normal y talla baja [Internet]. Pediatriaintegral.es. 2015. Disponible en: https://www.pediatriaintegral.es/publicacion-2015-07/crecimiento-normal-y-talla-baja/ [consultado en 25-03-2025].

6. Posada Díaz A, Gómez Ramírez J, Ramirez Gomez H. El Niño sano. Bogotá: Editorial Médica Panamericana; 2016.

7. Güemes-Hidalgo M, Ceñal González-Fierro MJ, Hidalgo Vicario MI. Desarrollo durante la adolescencia. Aspectos físicos, psicológicos y sociales. Pediatr Integral. 2017;21(4):233-44. Disponible en: https://www.pediatriaintegral.es/publicacion-2017-06/desarrollo-durante-la-adolescencia-aspectos-fisicos-psicologicos-y-sociales/ [consultado en 25-03-2025].

8. Campuzano SH, Hernández A, Coronel C. Nutrición en el preescolar y escolar [Internet]. Pediatriaintegral.es. 2025. Disponible en: https://www.pediatriaintegral.es/wp-content/uploads/2025/xxix02/03/n2-102-108_Campuzano.pdf [consultado en 21-04-2025].

9. Grupo de la Infancia y Adolescencia del PAPPS. Resumen infancia y adolescencia. Actualización PAPPS 2018. Aten Primaria. 2018;50(Supl1):147-52. Disponible en: https://www.elsevier.es/es-revista-atencion-primaria-27-pdf-S0212656718303676 [consultado en 25-03-2025].

10. Quezada AM, González S, Solís K, Zúñiga C. Validación de la prueba general para la evaluación del desarrollo para infantes y adolescentes entre los 6 y los 14 años de edad (EVADE). Rev. Enfermería Actual en Costa Rica. 2015;29:1-13. Disponible en: http://dx.doi.org/10.15517/revenf.v0i29.19725 [consultado en 25-03-25].

11. Consejería de Sanidad. Programa de salud infantil [Internet]. Servicio Canario de Salud. Disponible en: https://www3.gobiernodecanarias.org/sanidad/scs/contenidoGenerico.jsp?idDocument=6fa7664b-59f2-11e9-9f25-d3cfb-121f997&idCarpeta=61e907e3-d473-11e9-9a19-e5198e027117 [consultado en 21-04-2025].

12. Zurita OF, Fernández SM, Fernández GR, et al. Factores predictores de escoliosis en la población escolar. Gac Med Mex. 2014;150(6):533-9.

13. Grupo PrevInfad/PAPPS Infancia y Adolescencia [Internet]. Prevención en la infancia y en la adolescencia. Guía de actividades preventivas por grupos de edad. Disponible en: https://previnfad.aepap.org/recomendacion/actividades-por-edad-rec [consultado en 25-03-2025].

14. Tema central: escolar y adolescente. Revista Médica Clínica Las Condes [Internet]. 2015;26(1):7-122. Disponible en: https://www.elsevier.es/es-revista-revista-medica-clinica-las-condes-202-sumario-vol-26-num-1-S0716864015X00022 [consultado en 25-03-2025].

15. Corona F, Funes F. Abordaje de la sexualidad en la adolescencia. Revista Médica Clínica Las Condes [Internet]. 2015;26(1):74-80. Disponible en: https://www.elsevier.es/es-revista-revista-medica-clinica-las-condes-202-articulo-abordaje-sexualidad-adolescencia-S0716864015000127 [consultado en 25-03-2025].

16. Garaigordobil Landazabal M. Bullying y cyberbullying: Estrategias de evaluación, prevención e intervención. [Internet]. Barcelona: Universitat Oberta de Catalunya; 2018. Disponible en: https://www.digitaliapublishing.com/a/61683 [consultado en 25-06-2022].

17. El bienestar infantil desde el punto de vista de los niños [Internet]. Disponible en: https://www.infocoponline.es/pdf/ResumenUnicef.pdf [consultado en 25-03-2025].

18. Esparza Olcina MJ, Galbe Sánchez-Ventura J, Gallego Iborra A, et al. Prevención de lesiones infantiles por accidente de tráfico. Rev Pediatr Aten Primaria. 2020;22:e35-e47.

19. Niños sobreexpuestos a las pantallas: un riesgo que les puede generar adicción [Internet]. Barcelona hospital. Faros Sant Joan de Déu. Disponible en: https://www.caib.es/sites/diversitat/f/438615 [consultado en 25-03-2025].

20. Recomendaciones generales de actividad física para menores de 5 a 17 años [Internet]. Ministerio de Sanidad. Disponible en: https://estilosdevidasaludable.sanidad.gob.es/actividadFisica/actividad/recomendaciones/de5a17/home.htm [consultado en 25-03-2025].

21. Documento de recomendaciones para gestionar la etapa de transición de la pandemia de Covid-19. Gerencia asistencial de atención primaria. Madrid: junio 2020. Disponible en: https://www.semgmadrid.es/wp-content/uploads/2020/05/Recomendaciones-para-gestionar-la-etapa-de-transición.pdf [consultado en 25-03-2025].

22. Vacunas y Programa de Vacunación. Ministerio de Sanidad [Internet]. Madrid: Ministerio de Sanidad; 2022. Disponible en: https://www.sanidad.gob.es/areas/promocionPrevencion/vacunaciones/calendario/docs/CalendarioVacunacion_Todalavida.pdf [consultado en 25-03-2025].

23. Vacunación COVID-19 en población infantil: preguntas y respuestas. Ministerio de Sanidad [Internet]. Madrid: Ministerio de Sanidad; 2021. Disponible en: https://www.sanidad.gob.es/profesionales/saludPublica/prevPromocion/vacunaciones/covid19/docs/Vacuna_COVID_poblacion_infantil_PreguntasyRespuestas.pdf [consultado en 29-06-2022].

24. CAV-AEP. Calendario de Vacunaciones e Inmunizaciones de la Asociación Española de Pediatría. Razones y bases de las recomendaciones 2025 [Internet]. Madrid: AEP; 2025. Disponible en: https://vacunasaep.org/sites/vacunasaep.org/files/final_cav-aep_01-01_calendario-2025_1.pdf [consultado en 25-03-2025].

25. NNN Consult [Internet]. Barcelona: Elsevier. Disponible en: http://www.nnnconsult.com [consultado en 23-04-2025].

26. Nicolás Dueñas M, Oter Quintana C, Sellán Soto MC. Guía de Planificación de Cuidados. Madrid: Universidad Autónoma de Madrid; 2013.

27. Gordon M. Manual de Diagnósticos enfermeros. 10ª ed. Madrid: Elsevier Mosby; 2003.

28. Plan Digital Familiar de la AEP. Asociación Española de pediatría. Disponible en: 20241205_NdP_AEP_Actualizacion_Plan_digital_familiar_DEF [consultado en 23-04-2025].

 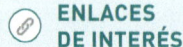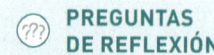

Cuidados en la etapa adolescente

12

L. Ruiz Azcona y M. Lamoglia Puig

 OBJETIVOS

- Describir los cuidados enfermeros necesarios para el crecimiento y desarrollo óptimo durante la etapa de la adolescencia.
- Identificar los conceptos y características básicas de la adolescencia.
- Comprender los aspectos generales de la salud de los adolescentes.
- Exponer las características de la entrevista con adolescentes.

INTRODUCCIÓN

La adolescencia es el período de crecimiento y desarrollo que abarca desde la niñez hasta la adultez, por lo que se suele considerar una etapa de transición[1] en la que se van a producir importantes e intensos cambios físicos, emocionales y psicosociales, comenzando con la aparición de los primeros signos de pubertad y culminando con el cese del crecimiento[1].

La Organización Mundial de la Salud (OMS) considera la **adolescencia** al período comprendido entre los 10 y 19 años, y **juventud** al período entre los 19 y 25 años[1]. Según la OMS, los adolescentes representan aproximadamente el 16,68 % de la población mundial[1]. En España residen 4.700.000 jóvenes entre 10 y 19 años, representando el 10 % de la población total en el año 2022. El porcentaje de varones es ligeramente superior al de mujeres, concretamente el 51,45 % de la población adolescente son varones[2].

Etapas o períodos evolutivos de la adolescencia

La adolescencia se caracteriza por un ritmo acelerado del crecimiento, observándose modificaciones a nivel físico, tanto en el sistema circulatorio, respiratorio y el musculoesquelético, así como en los caracteres sexuales[3]. Generalmente, se suele dividir en tres fases, con diferentes estadios de crecimiento físico, necesidades e intereses a nivel emocional, social y cultural[3,4]:

- **Adolescencia inicial o temprana**: se caracteriza por el inicio de la maduración sexual del adolescente, abarcando desde los 11 hasta los 13 años. Para la Sociedad Americana de Salud y Medicina de la Adolescencia (SAHM) incluiría hasta los 14 años.
- **Adolescencia media o intermedia**: entre los 14 y 17 años. Para la SAHM empezaría a los 15 años.
- **Adolescencia final o tardía**: corresponde a la fase final de maduración sexual, desde los 18 hasta los 21 años.

Principales hitos del crecimiento y desarrollo del adolescente

Durante la adolescencia se producen una serie de transformaciones a nivel físico, psicosocial, motor y cognitivo, denominados hitos del crecimiento y desarrollo, que aparecen descritos de forma resumida en la **tabla 12-1**[3-5].

Respecto a los cambios físicos se observan diferencias entre hombres y mujeres. En los **varones** se produce crecimiento de los testículos, escroto, vello púbico, vello facial, vello axilar y pene. También un cambio de voz, la primera eyaculación seminal, ensanchamiento de hombros, crecimiento corporal y desarrollo muscular (crecimiento acelerado de tejidos y músculos), mayor actividad de las glándulas sudoríparas y sebáceas. En las **mujeres** destaca el desarrollo mamario (telarquia), crecimiento del vello púbico y axilar, primera menstruación (menarquia), ensanchamiento de la cadera, crecimiento corporal y desarrollo muscular (crecimiento acelerado de tejidos y músculos), aumento de grasa subcutánea y mayor actividad de las glándulas sudoríparas y sebáceas[3-5].

En ambos sexos, aunque en varones en mayor medida que en mujeres, se producirá un importante desarrollo del corazón y de los pulmones, la presión sistólica sanguínea aumenta, el ritmo cardíaco es más lento y tienen mayor capacidad de oxigenación[3-5].

En relación con el desarrollo psicomotor, en las etapas temprana e intermedia, el crecimiento acelerado de las extremidades hace que presenten movimientos torpes, generalmente en aquellos que requieren mayor precisión. Mientras que en la fase tardía se completa el desarrollo motor y se ejecutan sin problemas movimientos que requieren coordinación motora[3-5].

El desarrollo cognitivo en la adolescencia se caracteriza por ser un pensamiento formal, y en lo que se refiere al desarrollo psicosocial, en función de las diferentes subetapas en las que se divide la adolescencia, son destacables los cambios que sufren a este nivel, sobre todo en lo que se refiere a la preocupación por su aspecto físico, las relaciones e integración

Tabla 12-1. Principales hitos del crecimiento y desarrollo del adolescente

	Adolescencia temprana	Adolescencia intermedia	Adolescencia tardía
Crecimiento físico			
Peso	Apenas hay incremento de peso respecto al final de la etapa anterior (escolar); 2 kg/año, aproximadamente	Incremento de peso elevado • Chicos: 5,7-13,2 kg/año • Chicas: 4,6-10,6 kg/año	Incremento de peso: • Chicos: 5,7-13,2 kg/año • Chicas: 4,6-10,6 kg/año
Talla	Estirón puberal: 6-8 cm/año	• Chicos: 10 cm/año • Chicas: 8 cm/año	El aumento de talla es muy variable en esta etapa, promedio 8 cm/año
Desarrollo psicosocial			
Dependencia-independencia	• Mayor recelo y menor interés por los padres • Vacío emocional, humor y cambios de comportamiento variable	• Aumentan los conflictos con los padres y hermanos	• Creciente integración • Independencia
Preocupación por el aspecto corporal	• Inseguridad respecto a la apariencia y atractivo • Interés creciente sobre la sexualidad	• Mayor aceptación del cuerpo • Preocupación por su apariencia física y cómo es visto por los demás	• Desaparecen las preocupaciones • Aceptación
Integración en el grupo de amigos	• Relaciones fuertemente emocionales • La amistad adquiere una posición de poder frente a los padres • Inicia contacto sexual	• Intensa integración • Valores, reglas y modas de los amigos • Necesidad de pertenecer a un grupo: clubs, deportes, pandillas	• Los valores de los amigos pierden importancia • Relación con otra persona, mayor comprensión
Desarrollo de la identidad	• Razonamiento abstracto • Objetivos vocacionales irreales • Necesidad de mayor intimidad • Dificultad en el control de impulsos • Desafío de la autoridad	• Mayor empatía • Aumento de la capacidad intelectual y creatividad • Vocación más realista • Sentimientos de omnipotencia e inmortalidad: comportamientos de riesgo	• Conciencia racional y realista • Capacidad de compromiso • Objetivos vocacionales prácticos • Concreción de valores morales, religiosos y sexuales
Desarrollo cognitivo			

Etapa del pensamiento formal:

• **Subordinación de lo real a lo posible**: pueden considerar los datos inmediatos, pero también elaborar conjeturas e hipótesis
• **Pensamiento proposicional**: posibilidad de usar lenguajes abstractos, de entender y producir enunciados sobre situaciones reales o imaginadas
• **Razonamiento hipotético deductivo**: es capaz de formular hipótesis, compararlas y someterlas a comprobación para obtener conclusiones y deducciones

Adaptada de: Papalia DE, Martorell G[5].

con el grupo de amigos, así como el desarrollo de la propia identidad, como se puede apreciar en la **tabla 12-1**[3-5].

 La adolescencia, es un proceso de cambio que a pesar de considerarse universal es imprescindible valorarlo de forma individual, ya que la variabilidad de cada sujeto hará que la etapa difiera de unos adolescentes a otros.

Dicha variabilidad dependerá de la historia personal, familiar y del ámbito sociocultural en el que se desenvuelve el adolescente[3,4].

PUBERTAD

Diferencia entre pubertad y adolescencia

La pubertad se define como un proceso biológico en el que se produce el desarrollo de los caracteres sexuales secundarios, la maduración completa de las gónadas y glándulas suprarre-

nales, así como la adquisición del pico de masa ósea, grasa, muscular, y la talla adulta[6].

Por lo tanto, en la **pubertad** se lleva a cabo el proceso de cambios físicos en el cual el cuerpo del niño se convierte en adolescente, capaz de la reproducción sexual. Durante la pubertad se notan diferencias más grandes en cuanto a tamaño, forma, composición y desarrollo funcional en muchas estructuras y sistemas del cuerpo. En sentido estricto, el término pubertad se refiere a los cambios corporales debidos a la maduración sexual más que a los cambios psicosociales y culturales que esto conlleva[4,6].

Se considera inicio puberal normal a la aparición de telarquia entre los 8-13 años en las niñas, y el aumento del tamaño testicular entre los 9-14 años en los niños. Mientras que el término **adolescencia**, hace referencia al período de desarrollo biológico, psicológico, sexual y social inmediatamente posterior a la niñez, que comienza con la pubertad y termina alrededor de la segunda década de la vida, cuando se completa el crecimiento y desarrollo físico y la maduración psicosocial[7].

	Mamas		Pubis o zona púbica	
I	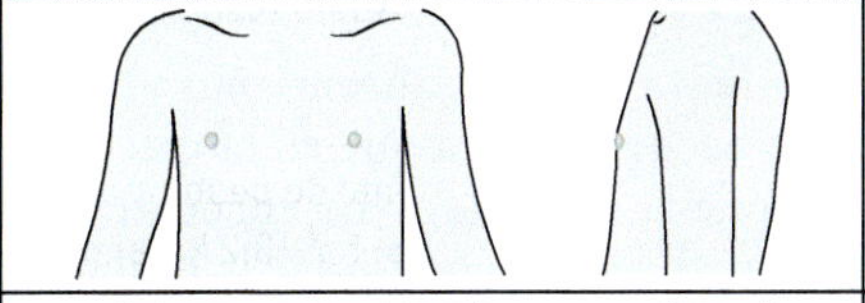	Mamas infantiles. Solo el pezón está ligeramente elevado. Solo hay elevación de la mamila	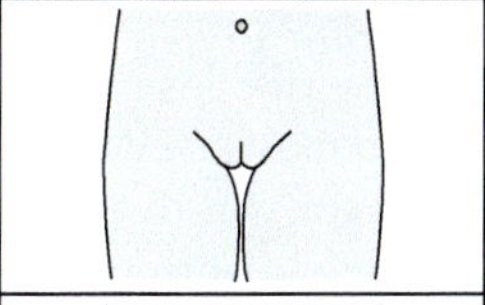	No hay vello púbico
II	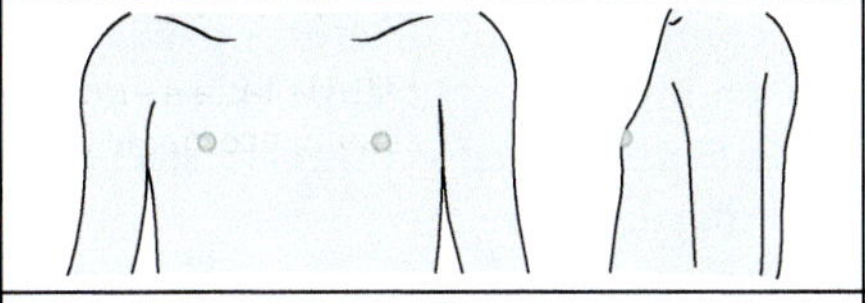	Elevación de la mama y el pezón en forma de cono. Aumento del diámetro areolar	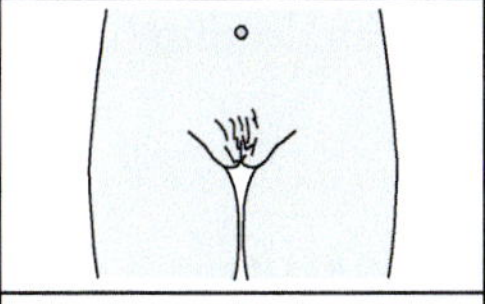	Vello púbico escaso, lacio y ligeramente pigmentado, usualmente en la parte interna de los labios
III	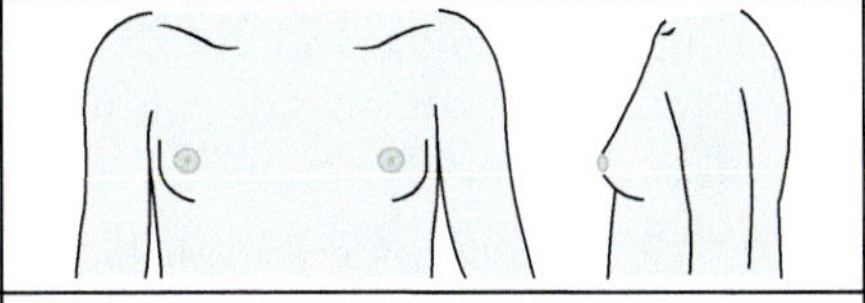	Continuación del crecimiento con elevación de mama y areola en un mismo plano	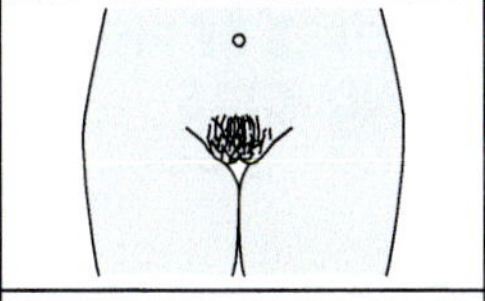	Vello rizado, aun escasamente desarrollado pero oscuro
IV	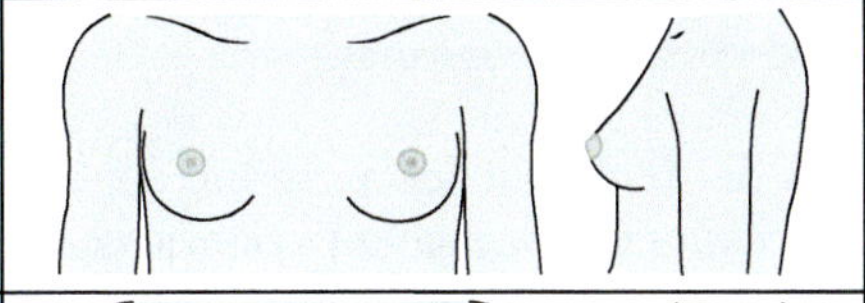	La areola y el pezón pueden distinguirse como una segunda elevación por encima del contorno de la mama	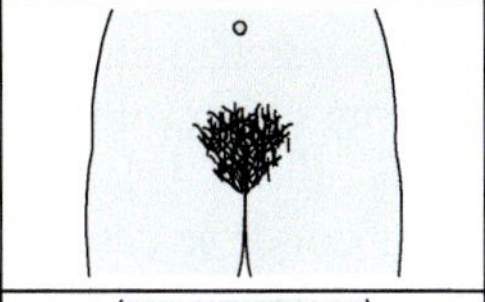	Vello púbico semejante al de la mujer adulta, aunque menos abundante (crecimiento hacia los pliegues inguinales)
V	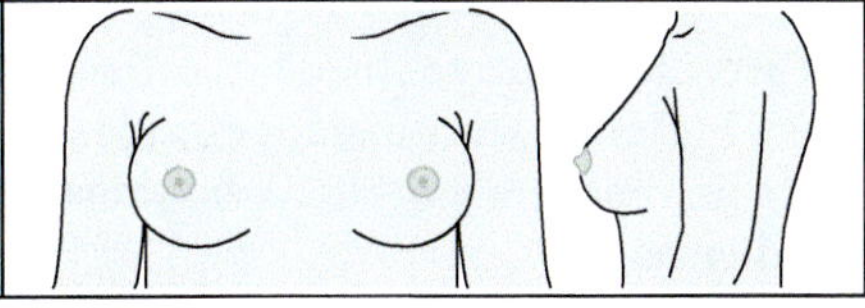	Desarrollo mamario total. El pezón proyecta hacia delante y la areola está incorporada al perfil general del pecho	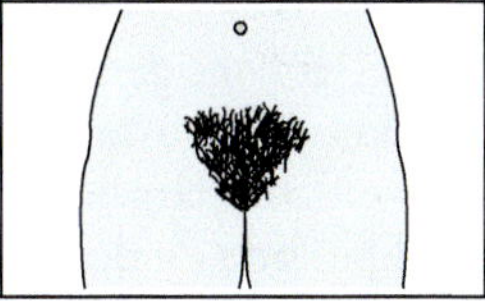	Desarrollo de la vellosidad adulta con respecto a tipo y cantidad. El vello crece por la cara interna de los muslos

Figura 12-1. Escala de Tanner para valoración del estadio de pubertad en niñas.
Adaptada de: Marshall WA, Tanner JM[21].

I	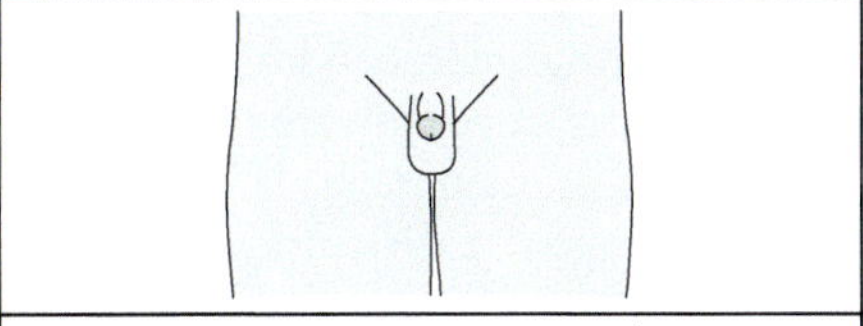	Sin vello púbico. Testículos y pene infantiles
II	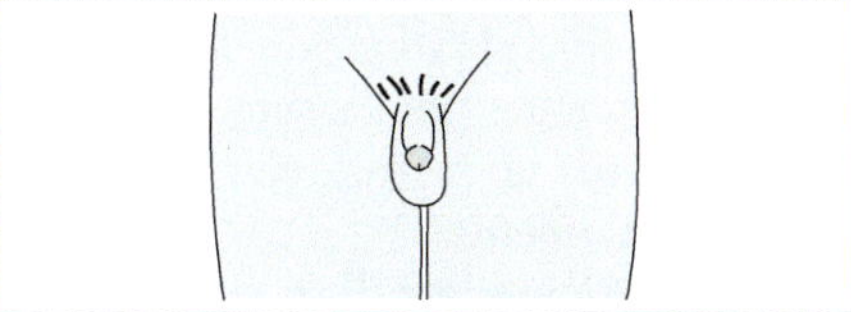	Aumento del escroto y testículos, piel del escroto enrojecida arrugada, pene infantil. Vello púbico escaso en la base del pene
III	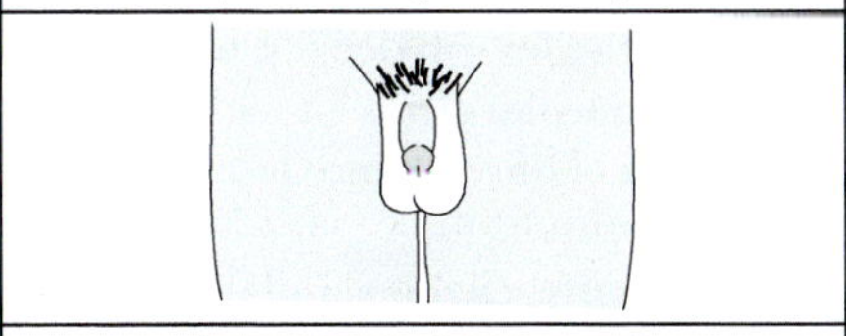	Alargamiento y engrosamiento del pene. Aumento de testículos y escroto. Vello sobre pubis rizado, grueso y oscuro
IV	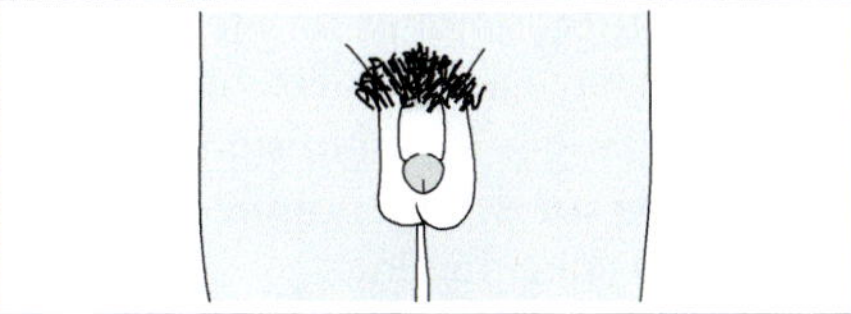	Ensanchamiento del pene y del glande. Aumento de testículos y escroto. Vello púbico adulto que no cubre los muslos
V	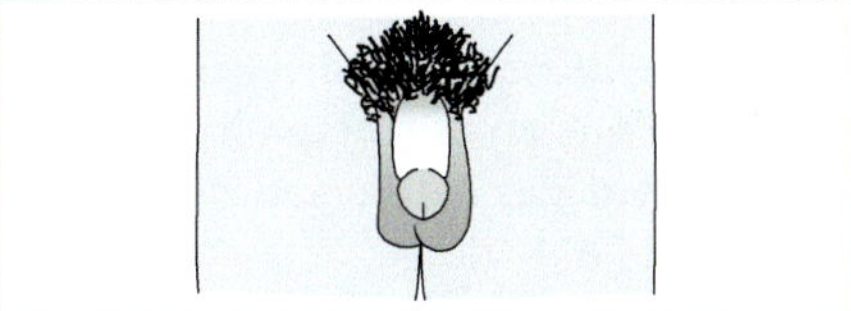	Genitales adultos. Vello adulto que se extiende a zona medial de muslos

Figura 12-2. Escala de Tanner para valoración del estadio de pubertad en niños.
Adaptada de: Marshall WA, Tanner JM[21].

Escala de Tanner

La **escala de Tanner** es la herramienta principal para la valoración del estado puberal que describe los cambios físicos que se observan en genitales, mamas y vello púbico, a lo largo de la pubertad en ambos sexos, y está aceptada internacionalmente. Clasifica y divide el continuo de cambios puberales en cinco estadios que van de niño (I) a adulto (V) (**Figs. 12-1** y **12-2**)[21].

ASPECTOS GENERALES DE LA SALUD EN LOS ADOLESCENTES: FACTORES DE RIESGO, FACTORES PROTECTORES, CONDUCTAS DE RIESGO Y RESILIENCIA

Las circunstancias y contextos en los que se desenvuelven las personas influyen en sus conductas afectando a su salud. La salud y bienestar del adolescente se ven influidas en gran medida por las oportunidades y la calidad de las experiencias que tiene en el ambiente familiar donde se desarrolla, y que desempeña un rol esencial[8].

La población adolescente puede ser considerada en esencia una población saludable. Las tasas de mortalidad y morbilidad son relativamente bajas en comparación con otros grupos de edad; sin embargo, el período de desarrollo de la adolescencia está enmarcado por la exploración y los comportamientos generadores de riesgo, los mismos que pueden comprometer la salud, la supervivencia y el proyecto de vida del individuo[9].

Durante la adolescencia se establecen conductas de riesgo que se pueden extender a la edad adulta. Es preciso distinguir entre las que son transitorias y facilitan el desarrollo del joven, de las que pueden llegar a ser problemáticas[9].

Factores y conductas de riesgo

La adolescencia debido al afán de experimentar, a la inmadurez, la inexperiencia y al sentimiento de omnipotencia, es un período de extrema vulnerabilidad para conductas de riesgo[8].

Entre los factores de riesgo se encuentran[8,10]:

- La **insatisfacción** de las necesidades psicológicas básicas, como la necesidad de autoafirmación, de independencia, de relación íntima personal y la aceptación por parte del grupo.
- **Sexualidad mal orientada**: generalmente, la presencia de prejuicios o tabúes en torno al tema sexual hace que los adolescentes busquen información por medios no siempre idóneos, creando sus propias respuestas o manteniendo una gran desinformación mediante la formación de conceptos erróneos en relación a la sexualidad.
- **Relaciones interpersonales negativas**: este factor tiene como causa fundamental la satisfacción de la necesidad de autoafirmación y de la necesidad de seguimiento y pertenencia al grupo. Por lo general, cuando los adolescentes no encuentran una vía adecuada de autoafirmación tratan de buscarla en este tipo de grupo donde fácilmente la

encuentran, con el reconocimiento grupal ante la imitación de sus patrones inadecuados, dejándose influenciar negativamente.
- **Bajo rendimiento escolar, absentismo y/o abandono escolar**: este hecho provoca que el adolescente se halle desvinculado de la sociedad, y no encuentre la posibilidad de una autoafirmación positiva. Al disminuir las posibilidades de comprobar sus destrezas para enfrentar los problemas y asumir responsabilidades, se resquebraja su autoestima, la confianza en sí mismo y sus posibilidades de desarrollo social.
- **Bajo nivel sociocultural y/o económico**: un déficit a este nivel es posible que impida al adolescente un enfrentamiento adecuado a las situaciones de conflicto y que le lleve a desarrollar conductas de riesgo.
- **Variables psicológicas** como: baja autoestima, bajo nivel de resiliencia, depresión o estrés, locus de control externo, impulsividad y/o falta de normas.

Los factores de riesgo pueden verse incrementados por patrones inadecuados de educación y crianza, como[8,10]:

- La **sobreprotección**, que se puede manifestar de una manera ansiosa (al crear sentimientos de culpa en el adolescente) o de una manera autoritaria (al provocar rebeldía y desobediencia).
- El **autoritarismo** o expectativas educacionales estrictas, que limitan la necesidad de independencia del adolescente y mutila el libre desarrollo de su personalidad, lo que puede provocar como respuesta en la mayoría de los casos, rebeldía y enfrentamientos con la figura autoritaria, y pérdida de la comunicación con los padres.
- La **agresión**, tanto física como verbal, al propio adolescente o entre familiares, menoscaba la integridad del adolescente, su autoimagen, y dificulta en gran medida la comunicación familiar.
- La **permisividad** propicia la adopción de conductas inadecuadas en los adolescentes por carencia de límites claros.
- La **autoridad dividida** no permite claridad en las normas y reglas de comportamiento.
- El **inadecuado ambiente familiar**: cuando la familia es disfuncional, los vínculos son débiles, no cumple sus funciones básicas y no quedan claras las reglas y los roles familiares, y se dificulta el libre y sano desarrollo de la personalidad del adolescente.
- El **ambiente frustrante**, cuando el adolescente no encuentra adecuadas manifestaciones de afecto, hay censura inmotivada y frecuente hacia su persona, se reciben constantes amenazas, castigos e intromisiones en su vida privada, y/o se aprecia un desentendimiento y alejamiento de las problemáticas que presenta.

Todos estos factores de riesgo pueden desembocar en **conductas de riesgo**, ya que en esta etapa hay un incremento en el número de actividades consideradas como comportamientos problemáticos o de riesgo[8,9,11].

Las conductas de riesgo son aquellas actuaciones repetidas y fuera de determinados límites, que pueden desviar o comprometer el desarrollo psicosocial normal durante la adolescencia, con repercusiones perjudiciales para la vida actual o futura. Existe conciencia del peligro que se corre, pero gana el sentimiento de invulnerabilidad, el efecto placentero inmediato y una necesidad de demostrarse a uno mismo y a los demás la capacidad de desafiar las normas[11].

 Es fundamental comprender qué mecanismos cognitivos guían al adolescente a la asunción de conductas de riesgo. Los procesos cognitivos que se desarrollan ante estas conductas son interpretaciones mayoritariamente erróneas e impulsivas que aparecen de forma espontánea, debido a un desarrollo del córtex prefrontal aun inmaduro de los adolescentes, ante diferentes situaciones que son aceptadas como verdaderas. Del mismo modo, presentan mecanismos de procesamiento de las emociones lábiles que desembocan en frecuentes cambios de humor y fluctuaciones en el estado de ánimo[5,11].

Entre las conductas de riesgo de los adolescentes destacan[8-10]:

- **Incumplimiento de normas**, lo que lleva al adolescente a adoptar actitudes y actividades de riesgo, como ir en moto sin casco protector. Esto les hace más proclives a los accidentes.
- **Consumo de drogas** (especialmente alcohol, tabaco y/o cannabis). El contacto de los adolescentes con las drogas aparece cada vez a edades más tempranas. El tabaco es la sustancia con la que tienen un contacto más precoz, situándose la edad media de inicio al consumo en los 13 años, seguido del alcohol.
- **Relaciones sexuales precoces y sin medidas de protección**, provocando embarazos precoces, enfermedades e infecciones de transmisión sexual (ITS). La mayoría de las personas inician su vida sexual durante la adolescencia. El boletín de vigilancia epidemiológica de ITS en España, publicado en 2024, mostró que la mayoría de los casos se diagnosticaron en adultos jóvenes[12]. El número de interrupciones voluntarias del embarazo (IVE) que se producen en esta etapa es un tercio del total, habiéndose producido un aumento en la tasa de IVE en menores de 24 años en el año 2023 (un 0,8 % más de casos respecto al año anterior) en España. Este incremento parece estar relacionado con una iniciación sexual cada vez más precoz, mayor número de parejas sexuales y la ausencia de métodos anticonceptivos.
- **Trastornos de la conducta alimentaria**. La aparición de trastornos, como la anorexia y la bulimia nerviosas, es mayor en la adolescencia dada la magnitud de los cambios biológicos, psicológicos y sociales. Se asocian a conductas de riesgo, como el suicidio, las autolesiones y problemas graves de salud que pueden conducir a la muerte.
- **Conducta antisocial**, manifestada por conductas agresivas repetitivas, robos, provocación de incendios, vandalismo y, en general, conductas sociales censurables.
- **Abandono de los estudios**. El fracaso y el absentismo escolar despojan a muchos menores de sus posibilidades de crecimiento personal y social. El fracaso escolar incrementa la posibilidad de sufrir algún daño o de cometer conductas infractoras.

- **Ideas o intentos de suicidio**. Algunos signos de alerta relacionados con esta conducta de riesgo son: la desesperanza acerca del futuro, la ausencia de proyectos vitales a corto/medio plazo, bajo estado de ánimo y baja autoestima, disminución del rendimiento académico, ser víctima de acoso escolar o sexual, dificultades para compartir el malestar o sufrimiento con familia y/o amigos, o pérdida de autocontrol y autolesiones, normalmente realizadas con la finalidad de regular emociones negativas.

La principal causa de mortalidad en adolescentes en España es el suicidio, alcanzando las 75 defunciones en 2022 en el grupo de 15 a 19 años, con mayor tentativas en chicas y mayor consecución en varones, motivo por el cual existe un plan de acción para la prevención del suicidio[26].

Factores protectores

En contraposición existen los factores protectores de la salud del adolescente, que actuarán en beneficio del menor.

Generalmente, es pertinente afirmar que el manejo los factores de riesgo permite identificar a aquellos adolescentes que están más expuestos, por lo que la sociedad y el Sistema Sanitario deben propiciar el desarrollo de factores protectores que apoyen el crecimiento y la maduración sana del adolescente[9,10].

Dentro de estos factores protectores destacan[9,10]:

- Relación emocional estable con los progenitores, es decir, un vínculo familiar basado en un apego seguro. Es necesario que exista un soporte familiar abierto, capaz de asimilar los cambios requeridos para la individualización del adolescente.
- Existencia de modelos educacionales que valoren el enfrentamiento positivo de los problemas.
- Satisfacción de las necesidades básicas del adolescente.
- Entorno social saludable (familia, amigos, profesores, etc.), así como relaciones sociales adecuadas.
- Balance equilibrado entre responsabilidades sociales y expectativas de logro (p. ej., un buen rendimiento escolar).
- Clima educativo abierto, positivo, orientador, con normas y valores claros.
- Competencias cognitivas (destrezas de comunicación, empatía, capacidades de planificación realista, etc.).
- Autoestima adecuada, que le brinde posibilidades de enfrentar problemas con responsabilidad.
- Características temperamentales que favorezcan el enfrentamiento efectivo (flexibilidad, orientación optimista a los problemas, capacidad de reflexionar y controlar los impulsos, capacidades verbales adecuadas para comunicarse).
- Experiencias de autoeficacia, con locus de control interno, confianza en sí mismo y autoconcepto positivo.
- Actitud proactiva frente a situaciones estresantes.
- Experiencia de sentido y significado de la propia vida (fe, religión, ideología, valores).

Además, con el objeto de superar una actitud solo preventiva, desde este ángulo de promoción de la salud es donde surge el concepto de resiliencia.

Tabla 12-2. Valoración de enfermería por patrones funcionales de salud de M. Gordon e instrumentos aplicables

Patrón	Escalas de valoración	Puntos clave de la entrevista
1. Percepción-manejo de la salud	• Cuestionario Malt (detección alcoholismo) • Cuestionario Cage, Audit-C (detección consumo de alcohol) • Test de Fagerström (dependencia de la nicotina) • Cuestionario de detección del juego • Test de Richmond (motivación para dejar de fumar) • Cuestionario de salud general de Goldberg	Salud y bienestar percibido por el paciente y manejo de su salud: • Antecedentes familiares. Cambios desde la última visita • Antecedentes personales • Condiciones de la vivienda • Hábitos nocivos (tabaquismo, alcoholismo, otros). Patológico • Estado vacunal • Higiene • Controles de salud previos • Frente a un problema de salud del adolescente, ¿qué medidas de salud (especificar) toma? • Cómo perciben el estado de salud de su hijo • Lleva algún tratamiento. Algún problema derivado del mismo • Utilización del servicio de urgencias: número de consultas en los últimos 3 meses y motivos • Seguridad (accidentes) • Factores de riesgo social
2. Nutricional-metabólico	• Escalas Mini Nutritional Assessment (MNA) (evaluación del estado nutricional) • Cuestionario de Scoff (cribado de anorexia y bulimia) • Peso, talla e IMC • Registro en las curvas de crecimiento	Consumo de alimentos y líquidos relativos a las necesidades metabólicas y aporte de nutrientes: • Encuesta nutricional: ¿cuántas comidas hace al día?, ¿se salta comidas? Equilibrio nutricional (legumbres, cereales, verduras, etc., número y veces al día/semana), ¿consume bollería industrial?, ¿consume bebidas azucaradas (refrescos, zumos industriales)? Comportamiento a la hora de la comida. Comedor escolar • Valorar conductas alimentarias de riesgo • Higiene bucodental. Problemas bucodentales • Estado de la piel. Existencia de acné
3. Eliminación		Función excretora (intestino, vejiga y piel): • Eliminación intestinal. Problemas • Eliminación urinaria. Problemas • Sudor
4. Actividad-ejercicio	• Cuestionario Mundial sobre Actividad Física (GPAQ) • Tensión arterial	Ejercicio, actividad y ocio: • Actividad/ocio del adolescente y de los padres • Tiempo de TV/videojuego/Internet, etc. • Deporte diario/semanal
5. Sueño-descanso	• Cuestionario BEARS	Sueño, descanso y relajación: • Hábitos de sueño: número de horas y distribución • Problemas con el sueño
6. Cognitivo-perceptual	• Visión: valoración de la agudeza visual mediante optotipos • Realizar audiometría si se sospecha hipoacusia	Sensibilidad, percepción y cognición: • Rendimiento escolar. Actividades extraescolares • Problema con la visión o la audición • Lenguaje • Trastornos de memoria y/o percepción, dislexia, discalculia • Trastorno del espectro autista, trastorno por déficit de atención e hiperactividad
7. Autopercepción-autoconcepto	• Escala de ansiedad de Hamilton • Escala de riesgo suicida de Plutchick • Escala de Gardner (evaluación de la imagen corporal) • Escala EEICA (insatisfacción corporal en adolescentes) • Cuestionario Montgomery-Asberg • Depression Rating Scale	Autoconcepto del paciente y la percepción del estado de ánimo: • Temperamento/carácter • Autoestima: ¿cómo te ves a ti mismo/a? • Identidad personal: autoimagen • Sentimiento de ambivalencia entre niño/adulto • Importancia por aspecto físico • Dudas y/o preocupaciones del adolescente
8. Rol-relaciones	• Cuestionario Apgar Familiar (percepción de la función familiar)	Compromiso del rol y relaciones: • Estructura familiar (miembros que la componen). Cambios desde la última visita. Problemas • Actitud de los padres con respecto al adolescente y viceversa (observación) • Indicadores de maltrato: si tiene pareja, explorar problemas en la relación • Relación con la comunidad educativa • Relación con los amigos

Continúa

Tabla 12-2. Valoración de enfermería por patrones funcionales de salud de M. Gordon e instrumentos aplicables (*Cont.*)

Patrón	Escalas de valoración	Puntos clave de la entrevista
9. Sexualidad-reproducción	• Desarrollo puberal • Estadios de Tanner	Satisfacción sexual y patrón reproductivo • En las niñas: menarquia • Cómo responden los padres frente a las preguntas sobre sexualidad. ¿Algo que les preocupe? • Autoexploración, establecimiento de opción sexual y relaciones sexuales (confidencialidad): parejas, prácticas • Prevención del embarazo y de infecciones de transmisión sexual
10. Adaptación-tolerancia al estrés		Afrontamiento general y efectividad en términos de tolerancia al estrés • Cómo maneja las situaciones difíciles • Acoso escolar/ciberacoso
11. Valores-creencias	• Escala de desesperanza de Beck	Valores, metas o creencias (incluyendo las espirituales) que guían las elecciones o decisiones de la persona • Religión de los padres, cómo lo valora el adolescente • Cuál es su ídolo • Planes de futuro

Una vez finalizada la valoración se deberá acabar con la siguiente pregunta: ¿quieren hablar de algo que no hayamos mencionado?

Adaptada de: Arribas Cachá[13], Red de Cuidados de Andalucía[14], Definición del rol de la enfermera educadora/entrenadora en autocuidados[15] y Programa de salud infantil[18].

 La **resiliencia** es la capacidad de un individuo de vivir o desarrollarse positivamente, a pesar de las condiciones de vida que le rodean; es decir, la capacidad de recuperarse frente a la adversidad. Por lo tanto, esta es útil para explorar la posibilidad de protegerse de las conductas de riesgo y de sus consecuencias[10].

Los cinco ámbitos interrelacionados que permiten promover la resiliencia son[10]:

• Redes de apoyo social que acepten incondicionalmente al adolescente.
• Capacidad para averiguar el significado de la vida.
• Aptitudes y sentimientos de tener algún tipo de control sobre la propia vida.
• Autoestima.
• Sentido del humor.

CUIDADOS ENFERMEROS

Valoración de enfermería por patrones funcionales de salud (PFS)

Para la obtención y recogida de datos será necesario realizar una valoración de enfermería mediante entrevista y examen físico. Este proceso consistirá en la adquisición de toda la información sobre el estado de salud del adolescente y sus cuidadores principales, generalmente los progenitores. Es muy importante que toda la información obtenida, ya sea del propio paciente, de su familia, de la historia clínica, etc., sea validada, completa y esté bien organizada[13].

Hay que tener en cuenta que la recogida de los datos debe ser sistemática y continua para evitar la omisión de datos importantes y reflejar el estado de salud cambiante del adolescente. Además, en esta etapa, respecto a la valoración, se

debe tener especial cuidado en dirigirnos tanto al menor como a sus padres, y tener en cuenta sus opiniones a la hora de la toma de decisiones.

En general, los adolescentes se sienten más cómodos sin la presencia de sus padres; por tanto, parte de la entrevista se puede realizar sin su presencia. En este tiempo se puede aprovechar para recopilar información acerca de sexualidad, consumo de drogas, hábitos de alimentación, sentimientos de soledad, relación con los amigos y la familia, rendimiento escolar, es decir, aquellos temas en los que puedan verse coartados por la presencia de sus padres. Para conocer mejor sus conductas resultan útiles los cuestionarios aplicados por escrito (**Tabla 12-2**)[13,14].

La entrevista se debe asemejar a una conversación entre dos personas que debaten temas en común, y en ella es de vital importancia establecer un vínculo y una relación de confianza, respetar su intimidad y la confidencialidad[13,15].

Las entrevistas son largas y se debe disponer del tiempo necesario para realizarlas sin prisas. Los siguientes puntos pueden servir de guía para realizarla adecuadamente:

1. Presentarnos por el nombre y nuestro rol dentro del equipo de salud.
2. Presentación del adolescente: interesarse por el nombre o apodo con el que quiere que nos dirijamos a él/ella.
3. Realizar una escucha activa.
4. Registrar mentalmente las impresiones iniciales sobre el adolescente (ropa, gestos, estado de ánimo). Los sentimientos que un adolescente provoca al profesional guardan relación directa y estrecha con los que él/ella va a sentir ante nosotros (ansiedad, aburrimiento, agresividad).
5. Observar mucho y escribir poco.
6. Establecer una relación de confianza y clarificar los límites de la confidencialidad. Esta se debe romper cuando exista riesgo sobre su propia vida (ideas de suicidio) o sobre la vida de otros.
7. Utilizar un lenguaje que entiendan, evitar los silencios prolongados y los juicios de valor.

8. El punto de partida de la entrevista debe ser el motivo de consulta, y luego proseguir con los siguientes puntos de la valoración enfermera.

9. Hacer preguntas abiertas que permitan obtener la mayor información posible y preguntar cuando no se entienda alguna de sus explicaciones. Ir resumiendo los puntos que aparecen en la entrevista para ayudar al adolescente a la síntesis de sus problemas y a ser consciente de sus preocupaciones reales.

10. Evitar asumir un rol parental y/o proyectar los sentimientos propios durante la adolescencia.

Tabla 12-3. Indicadores sociales de riesgo para la salud

Indicadores	Infancia-adolescencia
Personales	• Discapacidad y/o dependencia • Prematuridad, hiperactividad • Separación de la madre en el período neonatal • Ausencia a las visitas de control del programa de salud del adolescente • Hiperfrecuentación por causas no indicadas o cambios frecuentes de médico • Negación de información sanitaria o sobre relaciones familiares, o bien relatos personales sospechosos • Absentismo escolar o falta de escolarización • Niñas
Familiares	Familias con capacidad limitada para el cuidado debido a padres con: • Problema de salud mental • Discapacidad intelectual • Alcoholismo/Drogadicción familiar (dependencia de tóxicos) • Relación familiar conflictiva (violencia familiar) • Antecedentes de maltrato, abuso sexual • Padre y/o madre adolescente • Padre o madre no biológicos • Familias monoparentales • Abandono o fallecimiento de uno de los cónyuges • Separación en el período neonatal precoz y otras formas de alterarse el vínculo precoz de apego Dificultades en el desempeño del rol parental de manera adecuada: • Agresividad física o verbal al corregir al niño • Coacciones físicas o psicológicas • Bajo control de impulsos • Límites generacionales difusos
Socioeconómicos	• Problemas económicos crónicos • Aislamiento social • Marginalidad (mendicidad, encarcelamiento, delincuencia, prostitución) • Inmigración en condiciones desfavorables • Desempleo • Bajo apoyo social • Hipersexualización de la infancia • Aumento de pornografía infantil

De: Buitrago Ramírez F et al.[24]

Éticamente, la confidencialidad se podrá romper cuando exista un peligro para la vida del adolescente o de su entorno. Se deberá detectar precozmente aquellas conductas de riesgo y realizar intervenciones que les permitan comprender las consecuencias de sus actos, además de emprender actividades de cuidado que modifiquen comportamientos dañinos[13,15].

Además, será necesario[15]:

• Valorar sistemáticamente la presencia de indicadores sociales de riesgo para la salud (**Tabla 12-3**).
• Según la valoración individual, derivar al trabajador social del centro, ante la presencia de un solo indicador social de riesgo para la salud del menor.
• Valorar las situaciones de riesgo de maltrato o desprotección infantil y notificar siempre ante su sospecha (v. **Cap. 5** sobre maltrato infantil).

 Los adolescentes que sufren maltrato, pueden presentar consecuencias negativas para su salud que abarcan desde psicopatologías, dificultades emocionales, comportamientos de riesgo, consumo de tóxicos, absentismo, autolesiones, sexualidad precoz, embarazos no deseados, mayor riesgo de ser víctima de maltrato en la pareja o ser perpetradores de actos violentos frente a otros (iguales, pareja, familia) o incluso contra sí mismos[22].

Diagnósticos de enfermería NANDA-I relacionados con la etapa de la adolescencia

Los diagnósticos de enfermería NANDA-I que se pueden formular en el joven adolescente aparecen organizados por patrones funcionales en la **tabla 12-4**[16], en función de aquellos patrones que presenten problemas o riesgo de padecer alguna alteración.

Para ello, es imprescindible utilizar un lenguaje estandarizado como instrumento que permita integrar un marco teórico de identificación de problemas, resultados e intervenciones mediante la taxonomía NANDA, NOC, NIC[16].

Revisiones de salud

En el período adolescente se realizan dos revisiones de salud que tratan de coincidir con la administración de las dosis de recuerdo de las vacunas: a los 12 años y a los 14 años. En la actualidad, se recomienda que exista otra revisión en el período de los 16 a los 18 años.

Revisión de los 12 años[18]

Se deben ofertar los siguientes cuidados enfermeros:

• Corroborar el correcto estado vacunal (v. **e-Fig. 6-1**), con recomendación de vacunación frente a MenACWY con una dosis a los 12 años, si no han recibido ninguna dosis después de los 10 años.

Tabla 12-4. Posibles diagnósticos enfermeros NANDA agrupados según los patrones funcionales de salud de M. Gordon

PFS	Diagnósticos enfermeros NANDA
1. Percepción-manejo de la salud	00004. Riesgo de infección 00336. Riesgo de lesión física 00469. Riesgo de intoxicación accidental 00276. Autogestión de la salud ineficaz 00292. Conductas de mantenimiento de la salud ineficaces 00499. Disposición para mejorar los conocimientos de salud
2. Nutricional-metabólico	00343. Ingesta nutricional inadecuada 00419. Disposición para mejorar la ingesta de nutrientes 00485. Autogestión del bajo peso ineficaz 00487. Riesgo de autogestión del sobrepeso ineficaz 00269. Dinámica de comidas del adolescente ineficaz 00348. Retraso en el crecimiento infantil
3. Eliminación	00344. Deterioro de la eliminación intestinal 00422. Riesgo de deterioro de la motilidad gastrointestinal
4. Actividad-ejercicio	00085. Deterioro de la movilidad física 00097. Déficit de la implicación en actividades recreativas 00307. Disposición para mejorar el compromiso con el ejercicio 00394. Riesgo de conductas sedentarias excesivas 00355. Conductas sedentarias excesivas
5. Sueño-descanso	00323. Conductas ineficaces de higiene del sueño 00408. Riesgo de conductas ineficaces de higiene del sueño 00337. Patrón de sueño ineficaz 00407. Riesgo de patrón de sueño ineficaz
6. Cognitivo-perceptual	00435. Conocimientos de salud inadecuados 00132. Dolor agudo
7. Autopercepción-autoconcepto	00497. Imagen corporal alterada 00481. Autoestima situacional inadecuada 00482. Riesgo de autoestima situacional inadecuada 00167. Disposición para mejorar el autoconcepto
8. Rol-relaciones	00051. Deterioro de la comunicación verbal 00358. Red de apoyo social inadecuada 00138. Riesgo de violencia dirigida a otros 00383. Conexión social inadecuada 00475. Soledad excesiva 00335. Riesgo de soledad excesiva 00440. Riesgo de patrones de interacción familiar alterados 00495. Síndrome de identidad familiar alterada
9. Sexualidad-reproducción	00386. Deterioro de la función sexual
10. Adaptación-tolerancia al estrés	00158. Disposición para mejorar el afrontamiento 00405. Afrontamiento desadaptativo 00241. Deterioro de la regulación del estado de ánimo 00372. Regulación ineficaz de las emociones 00373. Afrontamiento familiar desadaptativo 00466. Riesgo de conducta autolesiva suicida 00400. Ansiedad excesiva 00390. Temor excesivo 00241. Deterioro de la regulación del estado de ánimo 00466. Riesgo de conducta autolesiva suicida 00467. Conducta autolesiva no suicida 00468. Riesgo de conducta autolesiva no suicida 00210. Deterioro de la resiliencia
11. Valores-creencias	00454. Deterioro del bienestar espiritual 00460. Riesgo de deterioro del bienestar espiritual 00068. Disposición para mejorar el bienestar espiritual 00185. Disposición para mejorar la esperanza

Adaptada de: Herdman *et al.*[16]

- Se realiza vacunación frente a SARS-CoV-2 (dosis de adulto de 30 µg) con una sola dosis si es grupo de alto riesgo o si está institucionalizado (centros de atención de personas con discapacidad) o si conviven con personas con alto grado de inmunosupresión[20]. También recibirán la vacuna de varicela, triple vírica o hepatitis B si no está previamente vacunado en la edad pediátrica correspondiente[19]. La vacunación del virus del papiloma humano es sistemática para niñas y niños de 12 años con una sola dosis desde 2025[19].

- Cualquier contacto con el sistema sanitario debe servir para corroborar la correcta vacunación sistemática, y para captar activamente a aquellos niños que no hayan recibido la dosis de recuerdo en edades previas[19]. También se puede ofrecer información sobre vacunas no financiadas, dado que al existir diferencias de la pauta vacunal en las diferentes comunidades autónomas[21], es posible que se requiera información en aquellas regiones donde dicha vacuna no forme parte de la vacunación sistemática, pero se deba informar a la familia sobre la posibilidad de financiación privada (gripe, Men B a los 12 años o adelanto de dTpa a los 10-12 años).

  El Comité Asesor de Vacunas de la Asociación Española de Pediatría recoge las vacunas sistemáticas, financiadas por los calendarios oficiales, y las que no están financiadas pero tienen recomendación[21].

- Valoración sobre patrones de alimentación, sueño, higiene, rendimiento escolar y socialización, ocio, depresión y riesgo social (v. **Tablas 12-2** y **12-3**).

- Exploración física: IMC, dentición, tensión arterial, agudeza visual y valoración del desarrollo puberal (v. **Figs. 12-1** y **12-2**).

- Educación sanitaria sobre alimentación saludable, ejercicio físico, higiene, hábitos tóxicos y sexuales (en función de la madurez), sueño, prevención de accidentes, exposición solar, problemas de comportamiento y uso de nuevas tecnologías (contenidos y tiempo) (v. apartado *Promoción de la salud en la adolescencia*, más adelante).

La Academia Americana de Pediatría recomienda el cribado universal de riesgo de suicidio a los 12 años para lograr una intervención precoz si se precisa.

Revisión de los 14 años[18]

- Corroborar el correcto estado vacunal (v. **e-Fig. 6-1**), con captación activa de vacunación frente a MenACWY con una dosis a los niños de 14 años, si no han recibido ninguna dosis de meningococo tetravalente después de los 10 años; se ofertará la vacunación frente a SARS-CoV-2 (dosis de adulto) en las situaciones indicadas en la revisión de los 12 años, o varicela, triple vírica, virus del papiloma humano y hepatitis B[19], si no se ha realizado previamente en la edad pediátrica correspondiente. A los 14 años se pone una dosis de recuerdo de Td (con baja carga de toxoide diftérico) finalizando así la vacuna antitetánica con la 5ª dosis, postergando la 6ª hasta los 60-65 años[19].

El Comité Asesor de Vacunas de la Asociación Española de Pediatría recomienda el adelanto de dTpa a los 10-12 años, que no está financiada, por lo que deberá constatarse si se ha efectuado de forma privada[21].

- Valoración sobre patrones de alimentación, sueño, higiene, hábitos tóxicos y sexuales, rendimiento escolar y socialización, ocio, depresión y riesgo social.

- Exploración física: IMC, dentición, tensión arterial, agudeza visual y audición, y valoración del desarrollo puberal.

- Educación sanitaria sobre alimentación saludable, ejercicio físico, higiene, hábitos tóxicos y sexuales (en función de la madurez), sueño, prevención de accidentes, exposición solar, problemas de comportamiento y uso de nuevas tecnologías (contenidos y tiempo).

Revisión entre los 16 años y los 18 años

- Captación activa para la vacunación frente a MenACWY (una dosis), si no han recibido ninguna dosis de meningococo tetravalente después de los 10 años; SARS-CoV-2 (dosis de adulto) en las situaciones indicadas en la revisión de los 12 años. También recibirán la vacuna de varicela, triple vírica, virus del papiloma humano, hepatitis B y Td[19], si no se ha realizado previamente según calendario de vacunación en vigor.

- Valoración sobre patrones de alimentación, sueño, higiene, ejercicio físico, hábitos tóxicos y sexuales (presencia de menarquia, menstruación), rendimiento escolar y socialización, ocio, salud mental (depresión) y riesgo social.

- Exploración física: IMC, dentición, tensión arterial, agudeza visual y audición, valoración del desarrollo puberal e indicadores de maltrato.

La OMS recomienda potenciar las habilidades socioemocionales para la vida en las escuelas con un enfoque multidisciplinar empleando un enfoque positivo de la salud mental (identificando fortalezas y nuevas aptitudes para un bienestar mental, evitando centrarse en el suicidio), así como capacitar a los adolescentes en la resolución de problemas y cómo hacer frente al estrés[22].

- Educación sanitaria sobre alimentación equilibrada, especialmente si come fuera del domicilio, ejercicio físico, limitación del uso de pantallas, prevención de accidentes, exposición solar y bienestar emocional, relaciones afectivas, prevención de hábitos tóxicos, prevención de ITS y embarazo. En caso de ser sexualmente activo, se derivará a consejo individualizado y, según el riesgo, se hará cribado de clamidia y otras ITS.

En algunas comunidades se han establecido que ciertos aspectos a tratar en las revisiones de esta etapa tengan lugar en el ámbito escolar de forma grupal, para favorecer el acceso de la población adolescente a los contenidos preventivos.

PROMOCIÓN DE LA SALUD EN LA ADOLESCENCIA

Los cuidados en esta etapa del desarrollo formarán parte del plan de trabajo enfermero, incluyendo la Educación para la Salud a adolescentes y sus familias en las visitas sistematizadas dentro del programa de salud del adolescente en los Centros de Atención Primaria; deben realizarse según el grupo Prev-Infad/PAPPS Infancia y Adolescencia.

Algunas de las actividades enfermeras que se deben adoptar para conseguir y mantener a los adolescentes sanos son[18,27]:

- **Percepción-manejo de la salud**:
  - *Prevención de accidentes*:
    - Reforzar el uso del cinturón de seguridad en el automóvil e insistir en la educación vial.
    - Instar a realizar ejercicio físico de forma segura: usar casco y protecciones para moto, bicicleta y monopatín. Advertir de los deportes de riesgo, saltos en las piscinas, etc.
    - Prevención de incendios y quemaduras: uso de petardos, quema de papeles, etc.
    - Evitar juegos con tóxicos y líquidos inflamables.
    - Prevención de las conductas violentas. Prevenir acerca del uso de armas, incluidos cuchillos y navajas.
  - *Tabaquismo, alcohol y otras drogas*:
    - Si no se detecta consumo: felicitar y dar información para reforzar el rechazo al consumo. Evitar exposición al humo por parte de los padres.
    - Si se detecta consumo: valorar el tipo de droga, frecuencia, cantidad, entorno, informar de los riesgos y valorar el deseo de abandonarlo para ofrecer ayuda y realizar un seguimiento.
  - *Actividades preventivas y terapéuticas*:
    - Administrar las vacunas según calendario vigente[19] (MenACWY, VPH, Td) y completar el calendario vacunal en los incorrectamente vacunados (hepatitis B, Td, varicela, triple vírica).
    - Derivar al Programa de Salud Bucodental, si aún no se ha realizado.
    - Reforzar los consejos sobre protección solar evitando la exposición en las horas centrales del día. Aplicar protección solar en todas las zonas expuestas al sol (pabellones auriculares, cuello, hombros y cara posterior de rodillas y piernas, dorsos de pies y labios).
- **Nutricional-metabólico**:
  - La alimentación deberá ser variada y equilibrada.
  - La comida debe ser agradable y un momento de comunicación familiar. Es importante que disfruten de la comida. Es fundamental que realicen 5 comidas al día.
  - Promover un desayuno completo y la ingesta de alimentos nutritivos a media mañana.
  - Aportar alimentos necesarios para favorecer el desarrollo adecuado: leche, fruta, verdura, pasta, arroz, legumbres, carne, pescado, huevos. No abusar de bebidas estimulantes, azucaradas, zumos industriales, golosinas, chocolate, fritos ni bollería industrial. La mejor bebida es el agua. Evitar zumos envasados y refrescos.
  - Los lácteos deben tomarse 2-4 porciones al día y los alimentos vegetales (incluyendo legumbres), preferiblemente en todas las comidas (Plato saludable de Harvard).
  - No excederse en el consumo de sal, preferiblemente yodada.
  - Evitar dietas excesivas que pudieran poner en peligro su salud.
  - Insistir en el cepillado dental con pasta fluorada (1.450 ppm), al menos dos veces al día, y de forma especial al acostarse.
  - Informar sobre el acné.
- **Eliminación**:
  - Aconsejar el lavado de manos.
  - Cuidar la higiene corporal.
- **Actividad-ejercicio**:
  - Recomendar la práctica de actividad física vigorosa durante un tiempo mínimo de una hora al día, preferiblemente todos los días la semana. Aconsejar actividades recreativas al aire libre y caminar a diario. Especial hincapié en mujeres adolescentes[27].
  - Realizar un ejercicio físico que le guste de forma regular.
  - Hasta los 16 años, limitar y supervisar el tiempo dedicado a la televisión u otras tecnologías (videoconsolas, ordenador, etc.) a menos de 2 horas al día (incluyendo el tiempo escolar), instalar herramientas de control parental y retrasar la edad del primer móvil con conexión a Internet[25].
- **Sueño-descanso**:
  - Aconsejar dormir lo suficiente (aproximadamente, 10 horas al día). No usar dispositivos tecnológicos ni practicar ejercicio intenso en las horas previas a su inicio.
- **Cognitivo-perceptual**:
  - Promoción de la socialización, la conducta y el rendimiento escolar.
  - Exploración de la visión (agudeza visual), audición (audiometría si se sospecha hipoacusia).
- **Autopercepción-autoconcepto**:
  - Favorecer la autoestima y la autonomía.
  - Describir cómo reconocen su cuerpo, sus emociones, cómo se ven a sí mismos, qué problemas conlleva, posibles soluciones, etc.
  - Enseñar técnicas de control de emociones y cómo afrontar situaciones frustrantes.
  - Explorar y escuchar de forma empática las preocupaciones de los adolescentes.
- **Rol-relaciones**:
  - Explicar a los progenitores que deben dedicar tiempo a sus hijos y escucharlos. Recomendar que les acepten tal y como son y que se lo hagan saber.
  - Insistir en el respeto y en el apoyo a los hijos.
  - Educar estableciendo normas e insistir en la importancia de mantener la coherencia.
  - Reforzar el comportamiento adecuado mediante elogios y muestras de afecto.
  - Promover la lectura.
- **Sexualidad-reproducción**:
  - Desarrollo puberal.
  - Alentar la comunicación entre padres e hijos sobre sexualidad.

- Responder a las preguntas sobre aspectos de la sexualidad que puedan surgir.
- Valorar dar información sobre la prevención del embarazo y las ITS.
- Prevenir el abuso sexual.
- Recomendar a los padres que animen a sus hijos a que compartan con ellos las preocupaciones, dudas o problemas que tengan.
- Explicarles que sus cuerpos solo les pertenecen a ellos y que tienen derecho a poner límites y a decir no.
- Insistir a los padres en que expresen a sus hijos el amor que les tienen y que ocurra lo que ocurra siempre podrán contar con ellos.

- **Adaptación-tolerancia al estrés:**
  - Identificación de agentes estresantes y sus consecuencias en el adolescente.
  - Enseñar acciones personales para controlar los factores estresantes que ponen a prueba los recursos del adolescente. Promover respuestas no violentas para la resolución de conflictos.
  - Estilos de afrontamiento y adaptación a nivel conductual y cognitivo.
- **Valores-creencias:**
  - Guiar y reconducir, si es necesario, planes de futuro o metas poco realistas. Elogiar y alentar aquellos que sean productivos.

PUNTOS CLAVE

- La adolescencia hace referencia al período de desarrollo biológico, psicológico, sexual y social, inmediatamente posterior a la niñez y que comienza con la pubertad.
- La adolescencia es un proceso de cambio que, a pesar de considerarse universal, es imprescindible valorarlo de forma individual, ya que la variabilidad de cada individuo hará que la etapa difiera de unos adolescentes a otros.
- Es fundamental comprender qué mecanismos cognitivos guían al adolescente a la asunción de conductas de riesgo.

REFERENCIAS

1. Indicadores de salud del adolescente propuestos por la Acción Mundial para la Medición de la Salud del Adolescente: orientación para el seguimiento de la salud del adolescente a nivel nacional, regional y mundial. Ginebra: Organización Mundial de la Salud; 2024. Disponible en: https://iris.who.int/bitstream/handle/10665/376933/9789240095472-spa.pdf?sequence=1 [consultado en 24-04-2025].
2. Instituto Nacional de Estadística. Cifras de población y censos demográficos [Internet]. Madrid: INE; 2022 [actualizado enero 2023]. Disponible en: https://www.ine.es/jaxi/Datos.htm?path=/t20/e245/p08/l0/&file=01002.px#_tabs-tabla.
3. Hidalgo Vicario MI, Ceñal González-Fierro MJ. Adolescencia. Aspectos físicos, psicológico y sociales. An Pediatr Contin. 2014;12(1):42-6.
4. Güemes Hidalgo M, Ceñal González-Fierro MJ, Hidalgo Vicario MI. Desarrollo durante la adolescencia. Aspectos físicos, psicológicos y sociales. Pediatr Integral. 2017;XXI(4):233-44.
5. Papalia DE, Martorell G. Desarrollo humano 13ª ed. Madrid: McGraw-Hill; 2017.
6. Soriano Guillen L. Pubertad normal y variantes de la normalidad. Pediatr Integral. 2015; XIX (6): 38.
7. Güemes-Hidalgo M, Ceñal González-Fierro MI, Hidalgo Vicario MJ. Pubertad y adolescencia. Adolescere 2017; V(1):7-22.
8. Rosabal GE, Romero MN, Gaquín RK, Hernández MRA. Risk behavior in adolescents. Rev Cub Med Mil. 2015;44(2).
9. Egea Tresgallo S. La vivencia de la sexualidad en la adolescencia (I). C Med Psicosom 2016;118:71-9.
10. OMS. Competencias básicas en materia de salud y desarrollo de los adolescentes para los proveedores de Atención Primaria. 2015. Disponible en: https://apps.who.int/iris/bitstream/handle/10665/178251/9789243508313_spa.pdf?sequence = [consultado en 24-04-2025].
11. Peeters M, Oldehinkel A, Veenstra R, Vollebergh W. Unique developmental trajectories of risk behaviors in adolescence and associated outcomes in young adulthood. PLoS One.a 2019;14(11). Disponible en: https://journals.plos.org/plosone/article?id=10.1371/journal.pone.0225088 [consultado en 27-03-2025].
12. Unidad de vigilancia de VIH, ITS y hepatitis B y C. Vigilancia epidemiológica de las infecciones de transmisión sexual, 2023. Centro Nacional de Epidemiología, Instituto de Salud Carlos III/División de Control de VIH, ITS, Hepatitis virales y Tuberculosis, Dirección General de Salud Pública y Equidad en Salud; 2024.
13. Arribas Cachá AA, Aréjula Torres JL. Valoración enfermera estandarizada. Clasificación de los criterios de valoración de enfermería. Madrid: Fuden. Observatorio de metodología enfermera; 2006.
14. Red de Cuidados de Andalucía. Cuestionarios, test e índices de valoración enfermera en formato para uso clínico. Servicio Andaluz de Salud; 2016. Disponible en: Disponible en: https://www.sspa.juntadeandalucia.es/servicioandaluzdesalud/sites/default/files/sincfiles/wsas-media-pdf_publicacion/2020/CuestionarioEnfermeria2004.pdf [consultado en 24-04-2025].
15. Servicio Madrileño de Salud. Definición del rol de la enfermera educadora/entrenadora en autocuidados [Internet]. Madrid: Consejería de Sanidad; 2016. Disponible en: https://www.comunidad.madrid/sites/default/files/doc/sanidad/chas/rol_de_enfermera_entrenadora_en_autocuidados_julio_2016.pdf [consultado en 24-04-2025].
16. Herdman TH, Kamitsuru S, Lopes CT. Diagnósticos enfermeros: definiciones y clasificación, 2024-2026, 13ª ed. Barcelona: Elsevier; 2024.
17. Lima Serrano M, Martínez Montilla JM, Guerra Martín MD, Vargas Martínez AM, Lima Rodriguez J. Quality of Life related factors in adolescents. Gac Sanit. 2018;32(1):68-71.
18. Consejería de Sanidad. Programa de salud infantil [Internet]. Servicio Canario de Salud. Disponible en: https://www3.gobiernodecanarias.org/sanidad/scs/content/fb195089-29f4-11e9-acfe-cba652c0f26c/ProgramaSaludInfantilCompleto.pdf [actualizado 2022; consultado en 21-04-2025].
19. Vacunas y Programa de Vacunación. Ministerio de Sanidad. [Internet]. Madrid: Ministerio de Sanidad; 2022. Disponible en: https://www.sanidad.gob.es/areas/promocionPrevencion/vacunaciones/calendario/docs/CalendarioVacunacion_Todalavida.pdf [consultado en 27-03-2025].
20. Asociación Española de Pediatría. La vacunación de los niños y adolescentes frente a la covid [Internet]. Comité asesor de vacunas e inmunizaciones. Asociación Española de Pediatría. Disponible en: https://vacunasaep.org/sites/vacunasaep.org/files/preguntas_y_respuestas_covid._16_de_agosto_de_2024.pdf [actualizado 2024; consultado en 21-04-2025].
21. CAV-AEP. Calendario de Vacunaciones e Inmunizaciones de la Asociación Española de Pediatría. Razones y bases de las recomendaciones 2025 [Internet]. Madrid: AEP; 2025. Disponible en: https://vacunasaep.org/sites/vacunasaep.org/files/final_cav-aep_01- 01_calendario-2025.pdf [consultado en 21-04-2025].
22. Vivir la vida. Guía de aplicación para la prevención del suicidio en los países. Washington, D.C.: Organización Panamericana de la Salud; 2021. Disponible een: https://doi.org/10.37774/9789275324240) [consultado en 21-04-2025].
23. Marshall WA, Tanner JM. Variations in pattern of pubertal changes in girls. Arch Dis Child. 1969;44(235):291-303.

24. Buitrago Ramírez F, Ciurana Misol R, Fernández Alonso M del C, González García P, Salvador Sánchez L, Tizón García JL, et al. Prevención de los trastornos de la salud mental. Maltrato hacia la infancia y la adolescencia. Atención primaria. 2024;56(Suppl):103127. Disponible en: https://doi.org/10.1016/j.aprim.2024.103127 [consultado en 21-04-2025].

25. Plan Digital Familiar de la AEP. Asociación Española de pediatría. Disponible en: https://www.aeped.es/sites/default/files/20241205_ndp_aep_actualizacion_plan_digital_familiar_def.pdf [consultado en 23-04-2025].

26. Plan de acción para la prevención del suicidio 2025-2027. Madrid: Comisionado de Salud Mental. Ministerio de Sanidad; 2025. Disponible en: https://www.sanidad.gob.es/areas/calidadAsistencial/estrategias/saludMental/docs/Plan_de_accion_para_la_prevencion_del_suicidio_2025_2027.pdf [consultado en 23-04-2025].

27. Córdoba García R, Camarelles Guillem F, Muñoz Seco E, Gómez Puente JM, San José Arango J, Ramírez Manent JI, et al. Recomendaciones sobre el estilo de vida. Actualización PAPPS 2024. Atención primaria. 2024;56(Suppl1):103133.

 CASO

 AUTOEVALUACIÓN

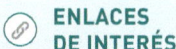 ENLACES DE INTERÉS

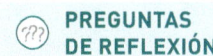 PREGUNTAS DE REFLEXIÓN

Cuidados enfermeros en procedimientos

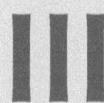

Monitorización de las constantes vitales

13

G. Tapia Serrano y P. Luna Castaño

OBJETIVOS

- Describir el concepto de monitorización.
- Determinar los principales parámetros vitales de monitorización invasiva y no invasiva del paciente pediátrico en cuanto a temperatura, frecuencia cardíaca, frecuencia respiratoria, presión arterial, presión venosa central y saturación de oxígeno.
- Identificar los valores normales de cada parámetro vital del paciente pediátrico.
- Describir el procedimiento a seguir para realizar la medición de las constantes vitales.
- Analizar los cuidados de enfermería relacionados con la monitorización de las constantes vitales.

INTRODUCCIÓN

La monitorización consiste en la medición objetiva de uno o varios parámetros fisiológicos. Nos permite realizar una evaluación objetiva del paciente, conocer sus alteraciones fisiológicas, facilitar la toma de decisiones ante la alteración de alguno de los parámetros que indique un empeoramiento clínico y, por último, objetivar los resultados y cambios derivados de intervenciones realizadas[1]. Las constantes vitales son un conjunto de valores objetivos que determinan el estado fisiológico y el equilibrio homeostático del organismo del paciente[1].

Existen dos tipos de monitorización de los parámetros fisiológicos[1]:

- **Monitorización no invasiva**: se lleva a cabo mediante dispositivos ubicados en el exterior del cuerpo humano.
- **Monitorización invasiva**: se lleva a cabo mediante la inserción de dispositivos en el cuerpo humano.

La evaluación de los signos vitales es conveniente realizarla de forma habitual y a intervalos regulares, para definir el rango normal de cada individuo para cada parámetro y detectar alteraciones de forma precoz. Las evaluaciones de las constantes deberán realizarse en función de la situación clínica del paciente, con mayor frecuencia cuanto más crítico sea su estado; si fuese necesario se realizará de forma continua[1]. La principal función del personal de enfermería relacionada con la monitorización de las constantes vitales es la evaluación continua y objetiva del paciente, con el fin de detectar de forma precoz posibles complicaciones[2].

TEMPERATURA

La **temperatura corporal** es uno de los cinco signos vitales que se pueden monitorizar cuando una persona está enferma.

La temperatura corporal refleja la medición de la ganancia o pérdida de calor de un cuerpo, siendo variable entre individuos y siguiendo un ritmo circadiano constante. Es controlada por el centro termorregulador del hipotálamo y captada por los termorreceptores sensibles al calor (corpúsculos de Ruffini) y al frío (corpúsculos de Krause) a nivel del sistema nervioso periférico. La temperatura normal en la edad pediátrica oscila entre 36,5 y 37 °C, siendo la temperatura central en tronco y cabeza algo superior, aunque la diferencia entre ambas es inconstante[1].

Existen una serie de factores que pueden modificar la temperatura corporal, como son la edad, la hora del día, el sexo, el ejercicio físico, el estrés, la temperatura ambiental, la vestimenta, ciertas patologías o la ingesta de bebidas o alimentos calientes o fríos[3].

Respecto a la alteración de los valores normales de la temperatura corporal, se pueden distinguir:

- **Hipotermia**: es cuando la temperatura corporal central presenta valores inferiores a 35 °C, obtenida por medición en recto, vejiga, tímpano, esófago o grandes vasos. Se pueden distinguir tres grados de hipotermia[3]:
  - *Leve:* la temperatura corporal está entre 35-32 °C.
    Moderada: la temperatura corporal se encuentra entre 28 y 32 °C.
  - *Severa:* cuando la temperatura corporal está por debajo de 28 °C.

  También existe la **hipotermia inducida** como tratamiento basado en la aplicación de frío para disminuir la temperatura central entre los 28-35 °C (v. **Cap. 23**).
- **Fiebre**: es una elevación anormal de la temperatura corporal que ocurre como parte de una respuesta biológica específica que es mediada y controlada por el sistema nervioso central. Teniendo en cuenta la elevación de la temperatura corporal, se puede presentar la siguiente clasificación[4]:

– Febrícula: elevación de la temperatura corporal entre 37 y 37,9 °C.
– Fiebre moderada: 38-39 °C.
– Fiebre alta: 39-40 °C.
– Hiperpirexia: > 41 °C.

Proceso de monitorización: instrumentos y procedimientos

La bibliografía reporta los siguientes instrumentos para la medición de la temperatura corporal en los pacientes pediátricos[5-8]:

- **Termómetro rectal**: tradicionalmente se ha considerado el *gold standard* para la medición de la temperatura corporal, considerándose el método más fiable en la población pediátrica y, clínicamente, como la mejor estimación de la temperatura central del cuerpo. Las limitaciones de este instrumento se deben a que se trata de un procedimiento invasivo de medición (pudiendo causar, en ocasiones, perforación rectal), a la existencia de situaciones que afectan al flujo sanguíneo local y a la presencia de heces, entre otros. El uso de este instrumento está contraindicado en caso de neutropenia, por el potencial riesgo de causar una infección invasiva si se daña la mucosa.
- **Termómetro axilar**: la medición de la temperatura axilar es fácil, por lo que es un sistema pertinente en la edad pediátrica, ya que requiere una mínima colaboración. Sin embargo, emite una estimación inexacta de la temperatura corporal en pediatría. A pesar de su baja sensibilidad y especificidad en la detección de la fiebre, el termómetro axilar ha sido recomendado por la Academia Americana de Pediatría en los recién nacidos, evitando el riesgo de perforación rectal que supone el uso del termómetro rectal.
- **Termómetro oral**: la zona oral es fácilmente accesible; sin embargo, se precisa que el niño tenga una edad pediátrica adecuada para entender cómo sostener y retener un termómetro oral debajo de la lengua. La estimación de la temperatura por este instrumento puede verse alterada por la ingestión reciente de alimentos o bebidas.
- **Termómetro timpánico**: el sensor de temperatura de dicho instrumento mide la radiación térmica desprendida del canal auditivo y de la membrana timpánica; sin embargo, no permanece en contacto directo con la membrana timpánica, y por ello se ha identificado como detector de emisión de radiación de infrarrojos (IRED). Partiendo de la premisa de que la cantidad de radiación térmica emitida es proporcional a la temperatura de la membrana, se considera que este instrumento permite medir con precisión la temperatura timpánica. En revisiones sistemáticas se ha llegado a la conclusión de que esta termometría no muestra una concordancia suficiente con los métodos establecidos de medición de la temperatura central para su uso en situaciones en las que la detección de fiebre tiene implicaciones clínicas.
- **Termómetro arterial de infrarrojos**: el mecanismo de este instrumento se basa en la toma de la temperatura con o sin contacto directo con la zona temporal de la frente del usuario midiendo la cantidad de calor producido por las arterias temporales. La precisión de estas mediciones puede verse afectada por la sudoración o los cambios vasculares, ya que afecta a la vascularización de la zona y, por tanto, produce errores en la lectura de la temperatura.

En la actualidad no hay ningún termómetro que sea el *gold standard* para la medición de la temperatura corporal[9]; por lo tanto, es importante que se lleve a cabo una revisión de los diferentes instrumentos que se utilicen para seleccionar el más adecuado dentro del cuidado de la salud, en función de la edad, la comodidad, la seguridad y la patología del niño.

Cuidados de enfermería

La temperatura corporal se puede determinar en varias zonas del organismo. La temperatura oral y la rectal aportan una temperatura precisa del organismo, ya que el termómetro se aloja en una de sus cavidades. Sin embargo, hay que tener en cuenta una serie de variaciones de la temperatura en función del lugar de determinación, ya que la temperatura rectal suele ser 1 °C mayor que la axilar[1].

 Temperatura rectal 0,5 °C > Temperatura oral 0,5 °C > > Temperatura axilar

A la hora de realizar la determinación de la temperatura corporal, se deben seguir los siguientes pasos[3]:

1. Explique el procedimiento al paciente.
2. Lávese las manos.
3. Extraiga el termómetro de su envase y compruebe que está en condiciones adecuadas para su uso.
4. Verifique cuándo fue la última vez que se realizó la calibración del instrumento.
5. Ponga el termómetro dentro de una funda de plástico desechable. Si no tiene funda, limpie la punta del termómetro con alcohol.
6. Coloque el termómetro en la zona elegida.
7. Retire el termómetro y anote la lectura.
8. Limpie y desinfecte el termómetro y guárdelo completamente seco.

El uso de cada uno los termómetros, presenta unas peculiaridades y unos cuidados de enfermería asociados[1,3]:

- **Termómetro axilar**: antes de colocar el termómetro limpie suavemente la axila usando una gasa o un pañuelo desechable. No frote, ya que aumenta la temperatura de la piel, pudiendo interferir en la medición. Coloque el termómetro de tal modo que el bulbo (punta) del mismo quede en el centro de la axila, indicando al paciente que aproxime el brazo al tronco y que cruce el antebrazo sobre el tórax, evitando así la movilización accidental del instrumento. Mantenga el termómetro debajo de la axila como mínimo 5 minutos, o hasta que escuche que el dispositivo emita una señal acústica.

- **Termómetro rectal**: previamente a este proceso compruebe si el niño ha recibido medicación por vía rectal o enemas. En caso afirmativo debe esperar 20 minutos para tomar la temperatura. Antes de la introducción del termómetro en el recto ponga lubricante o vaselina en una gasa y páselo por el extremo del bulbo. El niño debe colocarse en posición de Sims. Tras ello exponga el ano elevando la nalga superior con su mano no dominante. Pida al paciente que realice una inspiración profunda (se relaja el esfínter) e introduzca el termómetro lentamente, sin forzar. La longitud que introducir dependerá de la edad y la constitución del individuo: 1,5 cm en los bebés; 2,5 cm en los niños, y 3,5 cm en los adolescentes. Mantenga el termómetro en dicha posición hasta que emita la señal acústica, generalmente 2 minutos. Sujételo en todo momento y evite que el niño se mueva.
- **Termómetro oral**: antes de realizar esta determinación debe comprobar si el niño ha ingerido líquidos o comida fríos o calientes; en caso afirmativo debe esperar 20 minutos. Indique al niño que abra la boca y coloque el bulbo del termómetro digital bajo su lengua. Los estudios que evalúan las mediciones en las diferentes áreas de la boca recomiendan utilizar tanto la cavidad sublingual izquierda como la derecha. Asegúrese de que el niño cierra la cavidad oral suavemente, manteniendo el termómetro próximo a una de las comisuras labiales sujetándolo con los labios, pero no con los dientes.
- **Termómetro de infrarrojos**: si se utiliza el termómetro arterial de infrarrojos, antes de tomar la temperatura asegúrese de retirar el pelo y la sudoración de la frente. Sitúe el termómetro a una distancia de 5 cm de la frente. En caso de medición de la temperatura corporal con el termómetro timpánico, introdúzcalo en el conducto auditivo externo según indicaciones del aparato. Por lo general, el termómetro realiza la lectura entre 2 y 5 segundos.

Diagnósticos de enfermería

Los diagnósticos de enfermería relacionados con la temperatura corporal son los siguientes[19]:

- Hipertermia (00007).
- Riesgo de hipertermia (00471).
- Termorregulación ineficaz (00008).
- Riesgo de termorregulación ineficaz (00274).
- Disminución de la temperatura corporal (00472).
- Riesgo de disminución de la temperatura corporal (00473).
- Disminución de la temperatura corporal neonatal (00474).
- Riesgo de disminución de la temperatura corporal neonatal (00476).

FRECUENCIA CARDÍACA Y PULSO ARTERIAL

Definiciones, características y tipos de pulso arterial

La **frecuencia cardíaca central** es el número de latidos del corazón por minuto[1,10]. En cada latido se produce una con-

tracción del ventrículo izquierdo, que a su vez provoca que la sangre pase a la arteria aorta[1]. El cierre de las válvulas cardíacas produce la expansión y contracción regular del calibre de las arterias generando una onda pulsátil de sangre denominada **pulso arterial** o **frecuencia cardíaca periférica**[1,10].

Generalmente, el pulso y la frecuencia cardíaca central toman el mismo valor; sin embargo, en ciertas ocasiones, como las arritmias, la frecuencia central es posible que sea superior a la periférica. De ahí que el pulso arterial sea un reflejo de la situación hemodinámica del ventrículo izquierdo[10]. La onda de pulso varía en función de la elasticidad vascular, del volumen y viscosidad sanguíneos, y de la resistencia arteriolar y capilar[1]. Otras situaciones que pueden modificar el pulso son: edad, sexo, ejercicio físico, fiebre, fármacos, hemorragias y estado emocional[10].

Durante la palpación del pulso arterial habrá que valorar las siguientes características[10]:

- **Frecuencia**: número de pulsaciones o expansiones de una arteria periférica en un minuto.
- **Ritmo**: valora la regularidad de los latidos; se considerará irregular cuando los latidos presenten intervalos diferentes.
- **Amplitud**: altura de la onda de pulso. La amplitud es la manifestación del volumen de sangre que fluye contra la pared de la arteria en cada contracción del ventrículo. La valoración de la amplitud se realiza en el monitor; su interpretación es subjetiva, pudiendo ser grande, mediana o pequeña. La amplitud del pulso es mayor en vasos de gran calibre, como las arterias braquial y carótida, en comparación con vasos de menor calibre, como la arteria radial.

Se denomina **taquicardia** al aumento de la frecuencia cardíaca por encima del límite superior considerado normal para cada rango de edad. Por otro lado, se considera **bradicardia** a la disminución de la frecuencia cardíaca por debajo del límite normal para cada rango de edad. Los valores normales de frecuencia cardíaca según la edad del paciente están recogidos en la **tabla 13-1**[11].

La toma del pulso en un bebé se realiza sobre la arteria braquial. En cambio, el lugar para tomar el pulso a un niño

Tabla 13-1. Parámetros normales de frecuencia cardíaca y frecuencia respiratoria en función de la edad		
Edad	**Frecuencia cardíaca (lpm)**	**Frecuencia respiratoria (rpm)**
Prematuro	110-170	40-70
0-3 meses	110-160	35-55
3-6 meses	110-160	30-45
6-12 meses	90-160	22-38
1-3 años	80-150	22-30
3-6 años	70-120	20-24
6-12 años	60-110	16-22
Mayores de 12 años	60-100	12-20

Adaptada de: Cobo D, Daza P[10] y United Medical Education[11].

es sobre la arteria radial. En caso de no localizar el pulso en la arteria radial, palpar la arteria carótida. A continuación, se enumeran algunos de los tipos de pulsos anormales que se pueden palpar a un paciente[10]:

- **Pulso regularmente irregular**: presenta irregularidades que siguen cierta cadencia.
- **Pulso irregularmente irregular o arritmia completa**: pulso irregular sin ningún orden.
- **Pulso bigeminado**: se palpan secuencias de dos latidos, el primero es un latido regular y el segundo es una extrasístole ventricular.
- **Pulso trigeminado**: cada tres pulsaciones se produce una pausa.
- **Pulso de Corrigan o pulso saltón**: pulso fuerte con un amplio ascenso y rápido descenso.
- **Pulso filiforme o decapitado**: pulso de difícil palpación, rápido y débil.
- **Pulso pequeño o parvus**: pulso de baja amplitud, pero de ritmo y frecuencia normal.
- **Doble soplo femoral de Duroziez**: al auscultar la arteria femoral se oye un soplo sistólico que pasa a diastólico si se comprime dicha arteria.
- **Pulso paradójico arterial**: durante la inspiración existe una reducción del pulso arterial asociado a ingurgitación de las venas yugulares. Se considera patológico cuando hay una reducción de la presión arterial sistólica mayor de 10 mmHg o del 10 % del valor normal.

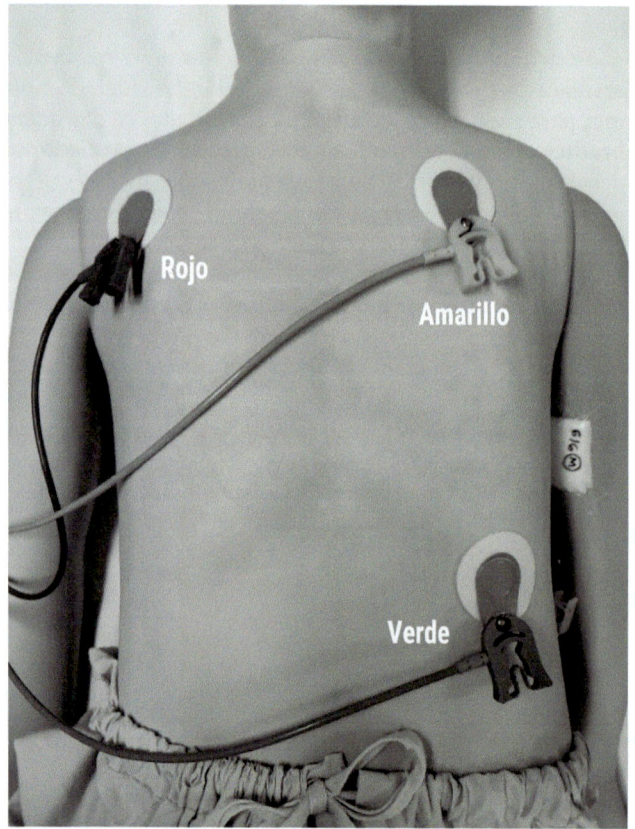

Figura 13-1. Monitorización automática de la frecuencia cardíaca en el niño.

Proceso de monitorización de la frecuencia cardíaca: tipos y procedimientos

Manual

Para la toma de la frecuencia cardíaca manual será necesario un reloj con segundero, y un fonendoscopio para auscultar el pulso apical[1]. Si el pulso es regular se cuentan las pulsaciones durante 15 o 30 segundos y se multiplican por 4 o por 2, respectivamente; si el pulso presenta irregularidades se cuentan durante un minuto o más buscando una media[10].

La medición del pulso con fonendoscopio se realizará para determinar la frecuencia cardíaca apical. En primer lugar, se colocará al paciente en decúbito supino con el hemitórax izquierdo descubierto. Se colocará la membrana del fonendoscopio entre el cuarto y quinto espacio intercostal en la línea media clavicular. Por último, mediante auscultación se cuentan los latidos del corazón durante 15, 30 o 60 segundos, tal y como se ha explicado anteriormente.

La técnica para medir el pulso periférico de forma manual sin fonendoscopio es la siguiente[1,10]:

1. Apoyar las yemas de los dedos índice y corazón sobre el trayecto de la arteria.
   - *Pulso radial*: cara anteroexterna de la muñeca, en la base del dedo pulgar sobre el relieve óseo del radio.
   - *Pulso braquial*: área medial de la cara anterior de la flexura del codo, sobre el músculo pronador. La medición de este pulso es fácilmente localizable en lactantes, y por ello, es el más indicado para menores de 2 años.
   - *Pulso carotídeo*: tercio inferior del borde medial del músculo esternocleidomastoideo. Se suele medir en niños mayores de 2 años.
   - *Pulso femoral*: zona medial bajo el pliegue inguinal.
2. Presionar ligeramente la arteria contra una superficie firme.
3. Liberar lentamente la presión ejercida.
4. Palpar las características del pulso.
5. Realizar una comparación del pulso de forma bilateral.

Automática[1,12]

Se debe comprobar el monitor previo a su uso y preparar la piel del niño, eliminando cualquier residuo.

1. Colocar los electrodos en el tórax del niño (la configuración básica incluye las tres derivaciones: DI, DII y DIII) (**Fig. 13-1**):
   - *Electrodo rojo*: zona superior derecha del tórax.
   - *Electrodo amarillo*: área superior izquierda del tórax.
   - *Electrodo negro/verde*: el electrodo negro habitualmente se coloca en la zona inferior derecha del pecho; en cambio, el electrodo verde se sitúa en la zona inferior izquierda del pecho.
2. Encender el monitor y conectar los cables del paciente al monitor.
3. Seleccionar la derivación que muestre el mejor trazado, normalmente la DII.

4. Comprobar que con cada complejo QRS en el monitor se enciende una luz o emite un sonido con cada latido. Si la onda T es muy picuda, controlar que no se registre como latido.
5. Establecer los límites de las alarmas.

Cuidados de enfermería

Algunos de los cuidados que se deben realizar relacionados con la monitorización de la frecuencia cardíaca son:

- Si es complicado palpar el pulso, ejercer más presión sobre el dedo distal con el fin de ampliar la onda pulsátil[1].
- En caso de parada cardiorrespiratoria, inaccesibilidad de otras zonas o para valorar la calidad de la perfusión durante una reanimación cardiopulmonar, será de elección la palpación del pulso carotídeo[1].
- No palpar las dos carótidas de forma simultánea, debido a que podría disminuir el flujo sanguíneo cerebral[1].
- Colocar los electrodos de monitorización en el pecho del paciente lo suficientemente separados para que permitan realizar la reanimación cardiopulmonar o la desfibrilación del paciente, si fuese necesario[1].
- Colocar los electrodos sobre la piel seca y sin vello. Se evitarán las prominencias óseas[1].
- Vigilar posibles lesiones cutáneas en el área de colocación de los electrodos: irritaciones, celulitis o abscesos cutáneos y manchas en la piel por hipopigmentación o hiperpigmentación[12].

FRECUENCIA RESPIRATORIA

Definición

La **frecuencia respiratoria** se define como el número de veces que un individuo respira durante un minuto[10]. Es uno de los parámetros a valorar cuando se realiza un análisis de la respiración; además, habrá que evaluar la profundidad y ritmo respiratorio, observar anomalías mediante la inspección y palpación del tórax, diferenciar entre respiración normal o presencia de un patrón respiratorio anómalo, y valorar la presencia de cianosis, disnea, sonidos anormales, tiraje (intercostal, subcostal, supraesternal o supraclavicular), aleteo nasal o deformaciones en la caja torácica[1].

La respiración normal, también llamada **eupnea**, se realiza sin esfuerzo y de forma regular[1]. La respiración se realiza en dos movimientos cíclicos: inspiración (fase de contracción muscular) y espiración (fase de relajación muscular). Se trata de un proceso controlado por dos sistemas principalmente[10]:

- **Centro respiratorio bulbar**: encargado del control involuntario.
- **Neuronas de la corteza motora**: responsables del control voluntario.

Los parámetros de frecuencia respiratoria considerados normales varían en función de la edad del niño/adolescente

Tabla 13-2. Factores que pueden modificar la frecuencia respiratoria

- Ejercicio físico, fiebre o dolor: la frecuencia respiratoria del niño puede estar elevada debido a un aumento de las necesidades metabólicas
- Estados de elevado estrés, ansiedad o agitación
- Ambiente: por elevación de la temperatura
- Ascenso a grandes alturas: existe menor presión parcial de oxígeno en el aire ambiente
- Medicamentos: cuya acción sea el descenso de la frecuencia respiratoria
- Edad

Adaptada de: Cobos D, Daza P[10].

(v. **Tabla 13-1**)[11]. En la **tabla 13-2** se muestran los factores que pueden modificar la frecuencia respiratoria[10].

La **apnea** es la ausencia de flujo de aire en la vía aérea[1]. Las apneas pueden ser de dos tipos: cese del flujo de aire mayor de 20 segundos, o ausencia de respiración menor de 20 segundos pero asociada a bradicardia, cianosis o palidez[10].

La **bradipnea** consiste en una frecuencia respiratoria más lenta que la normal para la edad del niño. Algunas de sus posibles causas son: fatiga, lesión o infección en el sistema nervioso central, hipotermia o fármacos que actúan en el centro respiratorio produciendo una depresión del mismo. Este tipo de patrón respiratorio es un signo clínico de mal pronóstico, tanto en niños como en lactantes enfermos, debido a que en numerosas ocasiones es indicativo de paro inminente[10].

Se denomina **taquipnea** a toda frecuencia respiratoria más rápida que la considerada normal para la edad del niño. Normalmente, en lactantes es el primer signo de dificultad respiratoria. Sin embargo, la taquipnea puede ser una respuesta fisiológica a una situación de estrés[10].

La **hiperpnea** es un aumento anormal de la frecuencia respiratoria y de la profundidad de las respiraciones[1].

La **ortopnea** es un trastorno en el que el paciente es incapacidad de respirar cómodamente en posición decúbito supino. La solución a la ortopnea consiste en tener la cabeza elevada, manteniendo al niño sentado o con el cabecero de la cama levantado[10].

Se considera **disnea** a la sensación subjetiva del paciente de falta de aire en los pulmones. La disnea puede ser: *inspiratoria*, se presenta por obstrucción parcial de la vía aérea superior y se asocia con tiraje; o *espiratoria*, existe un estrechamiento de la luz de los bronquiolos y la espiración tiene mayor duración[10].

La **respiración de Kussmaul** es una respiración profunda, dificultosa y la frecuencia respiratoria está elevada. Este tipo de patrón respiratorio es un mecanismo compensador de la acidosis metabólica, con el fin de intentar eliminar el dióxido de carbono de la sangre. Esta respiración es típica en pacientes con insuficiencia renal y acidosis metabólica.

La **respiración de Cheyne-Stokes** es un patrón respiratorio que intercala períodos de hiperpnea con intervalos de apnea[10]. Consiste en un ciclo en el que la respiración pasa a ser cada vez más rápida y profunda, posteriormente se vuelve más lenta y superficial, finalizando en un período de apnea[1]. Este tipo de respiración es normal en niños[10].

Por último, la **respiración de Biot** se caracteriza por ser irregular en la frecuencia, ritmo y profundidad de las respiraciones.

Todo ello, se combina con períodos de apnea[10]. Este patrón respiratorio se puede observar en pacientes con meningitis, hipertensión intracraneal o con lesiones de la protuberancia y bulbo raquídeo[1,10].

Proceso de monitorización: tipos y procedimientos

Manual

Para la medición manual será necesario disponer de un reloj con segundero[1]. Se realiza cuando el niño está en reposo y en un ambiente relajado[1,10]. El procedimiento para la medición es el siguiente: colocar al niño en decúbito supino con el tórax descubierto; observar los movimientos del tórax, relación entre inspiración/espiración, profundidad y esfuerzo respiratorio; colocar una mano sobre el tórax descubierto y tomar la frecuencia respiratoria durante 60 segundos con el fin de detectar irregularidades.

En el caso de disponer de un fonendoscopio, en lugar de colocar una mano sobre el tórax del paciente, se colocaría la campana del fonendoscopio y se realizaría la toma de frecuencia respiratoria durante 60 segundos.

Automática

La monitorización automática de la frecuencia respiratoria se realiza del mismo modo que la monitorización automática de la frecuencia cardíaca (v. **Fig. 13-1** y **Tabla 13-2**).

Cuidados de enfermería

Previo a la toma de la frecuencia respiratoria no se informará al paciente que se está realizando, debido a que si se siente examinado puede variar consciente o inconscientemente la respiración[1].

PRESIÓN ARTERIAL

Definición y tipos

La **presión arterial** es la tensión ejercida sobre las paredes de las arterias por la fuerza de la contracción del corazón, la resistencia de las arteriolas y los capilares, la elasticidad de los vasos sanguíneos y el volumen y viscosidad de la sangre.

Debido a que la **tensión arterial** es el resultado del bombeo del corazón y su efecto sobre los vasos sanguíneos, se puede distinguir dos parámetros[1]:

- **Presión arterial sistólica** (PAS): es la presión presente en las arterias durante la contracción o sístole ventricular.
- **Presión arterial diastólica** (PAD): es la presión presente en las arterias durante la relajación o diástole ventricular.

En la edad pediátrica, a la hora de valorar las cifras de tensión arterial se toma como referencia la presión arterial media (PAM), presión efectiva de perfusión tisular, la cual se calcula según la siguiente fórmula[1]:

$$PAM = PAD + 1/3 \ (PAS - PAD)$$

La presión arterial en la edad pediátrica es un parámetro variable, aumentando de forma rápida durante el primer mes de vida y, progresivamente, durante el tiempo posterior, paralelamente al crecimiento, al sexo y al desarrollo corporal.

De acuerdo con los criterios *Task Force for Blood Pressure in Children*, en niños se considera PA normal cuando la PAS y PAD presentan valores inferiores al percentil 90, por grupo de edad, sexo y talla (**Tablas 13-3** y **13-4**)[13].

Atendiendo al modo de obtención de las cifras de tensión arterial, se presenta la siguiente clasificación:

- **Presión arterial invasiva o directa**. Los valores de la presión arterial son directos, exactos, continuos y a tiempo real, obtenidos mediante un catéter situado en el interior de una arteria, el cual, a su vez, está conectado con un transductor externo que convierte la señal de presión en una señal eléctrica reflejada en un monitor. Esta monitorización generalmente se realiza en las unidades de críticos[1].
- **Presión arterial no invasiva o indirecta**. Es la forma más habitual de obtener las cifras de la tensión arterial, generalmente mediante la auscultación en una arteria de los ruidos de Korotkoff tras la oclusión de la misma mediante un brazalete de presión hinchable, usando para este proceso un esfigmomanómetro y un estetoscopio, o mediante el método palpatorio[1,14].

Cuidados de enfermería

Antes de iniciar la toma de la tensión arterial es imprescindible la elección del tamaño del brazalete apropiado. La bolsa neumática interna debe tener un ancho que sea aproximadamente el 40 % de la circunferencia de la parte superior del brazo, medido en el punto medio entre el olécranon y el acromion. La longitud del manguito o brazalete debe rodear el 80-100 % de la circunferencia de la parte superior del brazo, entre el olécranon y el acromion (**Fig. 13-2**); a su vez, la relación entre ancho y longitud de la cámara neumática debe ser de al menos 1:2[14]. Si se escoge un brazalete mayor del tamaño recomendado se obtendrán valores de la presión arterial menores a los reales; si, por el contrario, se utiliza un manguito para la medición de menor tamaño de lo pertinente para ese niño, las cifras de la tensión arterial se verán aumentadas[1].

Existen varios métodos para la medición de la presión arterial:

- **Método auscultatorio**: la bibliografía sugiere que la técnica de Korotkoff es actualmente el mejor método de medición de la PA. Esta técnica consiste en ocluir la arteria braquial con un brazalete colocado alrededor de la parte superior del brazo mediante el inflado del mismo al menos 30 mmHg por encima del punto en el que desaparece el pulso radial. Posteriormente a ello se lleva a cabo el desinflado del brazalete, durante el cual la presión sistólica

Tabla 13-3. Parámetros normales de presión arterial en niñas en función de la edad y la talla

Edad (años)	Percentil (tensión arterial)	Presión arterial sistólica (mmHg)							Presión arterial diastólica (mmHg)						
		Percentil (talla)							Percentil (talla)						
		5	10	25	50	75	90	95	5	10	25	50	75	90	95
1	50	83	84	85	86	88	89	90	38	39	39	40	41	41	42
	90	97	97	98	100	101	102	103	52	53	53	54	55	55	56
2	50	85	85	87	88	89	91	91	43	44	44	45	46	46	47
	90	98	99	100	101	103	104	105	57	58	58	59	60	61	62
3	50	86	87	88	89	91	92	93	47	48	48	49	50	50	51
	90	100	100	102	103	104	106	106	61	62	62	63	64	64	65
4	50	88	88	90	91	92	94	94	50	50	51	52	52	53	54
	90	101	102	103	104	106	107	108	64	64	65	66	67	67	68
5	50	89	90	91	93	94	95	96	52	53	53	54	55	55	56
	90	103	103	105	106	107	109	109	66	67	67	68	69	69	70
6	50	91	92	93	94	96	97	98	54	54	55	56	56	57	58
	90	104	105	106	108	109	110	111	68	68	69	70	70	71	72
7	50	93	93	95	96	97	99	99	55	56	56	57	58	58	59
	90	106	107	108	109	111	112	113	69	70	70	71	72	72	73
8	50	95	95	96	98	99	100	101	57	57	57	58	59	60	60
	90	108	109	110	111	113	114	114	71	71	71	72	73	74	74
9	50	96	97	98	100	101	102	103	58	58	58	59	60	61	61
	90	110	110	112	113	114	116	116	72	72	72	73	74	75	75
10	50	98	99	100	102	103	104	105	59	59	59	60	61	62	62
	90	112	112	114	115	116	118	118	73	73	73	74	75	76	76
11	50	100	101	102	103	105	106	107	60	60	60	61	62	63	63
	90	114	114	116	117	118	119	120	74	74	74	75	76	77	77
12	50	102	103	104	105	107	108	109	61	61	61	62	63	64	64
	90	116	116	117	119	120	121	122	75	75	75	76	77	78	78
13	50	104	105	106	107	109	110	110	62	62	62	63	64	65	65
	90	117	118	119	121	122	123	124	76	76	76	77	78	79	79
14	50	106	106	107	109	110	111	112	63	63	63	64	65	66	66
	90	119	120	121	122	124	125	125	77	77	77	78	79	80	80
15	50	107	108	109	110	111	113	113	64	64	64	65	66	67	67
	90	120	121	122	123	125	126	127	78	78	78	79	80	81	81
16	50	108	108	110	111	112	114	114	64	64	65	66	66	67	68
	90	121	122	123	124	126	127	128	78	78	79	80	81	81	82
17	50	108	109	110	111	113	114	115	64	65	65	66	67	67	68
	90	122	122	123	125	126	127	128	78	79	79	80	81	81	82

De: National High Blood Pressure Education Program Working Group on High Blood Pressure in Children and Adolescents[13].

Tabla 13-4. Parámetros normales de presión arterial en niños en función de la edad y la talla

Edad (años)	Percentil (tensión arterial)	Presión arterial sistólica (mmHg)							Presión arterial diastólica (mmHg)						
		Percentil (talla)							Percentil (talla)						
		5	10	25	50	75	90	95	5	10	25	50	75	90	95
1	50	80	81	83	85	87	88	89	34	35	36	37	38	39	39
	90	94	95	97	99	100	102	103	49	50	51	52	53	53	54
2	50	84	85	87	88	90	92	92	39	40	41	42	43	44	44
	90	97	99	100	102	104	105	106	54	55	56	57	58	58	59
3	50	86	87	89	91	93	94	95	44	44	45	46	47	48	48
	90	100	101	103	105	107	108	109	59	59	60	61	62	63	63
4	50	88	89	91	93	95	96	97	47	48	49	50	51	51	52
	90	102	103	105	107	109	110	111	62	63	64	65	66	66	67
5	50	90	91	93	95	96	98	98	50	51	52	53	54	55	55
	90	104	105	106	108	110	111	112	65	66	67	68	69	69	70
6	50	91	92	94	96	98	99	100	53	53	54	55	56	57	57
	90	105	166	108	110	111	113	113	68	68	69	70	71	72	72
7	50	92	94	95	97	99	100	101	55	55	56	57	58	59	59
	90	106	107	109	111	113	114	115	70	70	71	72	73	74	74
8	50	94	95	97	99	100	102	102	56	57	58	59	60	60	61
	90	107	109	110	112	114	115	116	71	72	72	73	74	75	76
9	50	95	96	98	100	102	103	104	57	58	59	60	61	61	62
	90	109	110	112	114	115	117	118	72	73	74	75	76	76	77
10	50	97	98	100	102	103	105	106	58	59	60	61	61	62	63
	90	111	112	114	115	117	119	119	73	73	74	75	76	77	78
11	50	99	100	102	104	105	107	107	59	59	60	61	62	63	63
	90	113	114	115	117	119	120	121	74	74	75	76	77	78	78
12	50	101	102	104	106	108	109	110	59	60	61	62	63	63	64
	90	115	116	118	120	121	123	123	74	75	75	76	77	78	79
13	50	104	105	106	108	110	111	112	60	60	61	62	63	64	64
	90	117	118	120	122	124	125	126	75	75	76	77	78	79	79
14	50	106	107	109	111	113	114	115	60	61	62	63	64	65	65
	90	120	121	123	125	126	128	128	75	76	77	78	79	79	80
15	50	109	110	112	113	115	117	117	61	62	63	64	65	66	66
	90	122	124	125	127	129	130	131	76	77	78	79	80	80	81
16	50	111	112	114	116	118	119	120	63	63	64	65	66	67	67
	90	125	126	128	130	131	133	134	78	78	79	80	81	82	82
17	50	114	115	116	118	120	121	122	65	66	66	67	68	69	70
	90	127	128	130	132	134	135	136	80	80	81	82	83	84	84

De: National High Blood Pressure Education Program Working Group on High Blood Pressure in Children and Adolescents[13].

corresponde con la aparición de un pulso audible y diastólica corresponde a la desaparición del sonido.

- **Método palpatorio**: consiste en palpar el pulso mediante la colocación de los dedos en la arteria cubital, y el posterior inflado del brazalete o manguito. La PAS corresponde con la aparición de los latidos cardíacos en forma de pulso saltón, y la PAD coincide con la normalización del pulso[1].

Los estudios reportan que los dispositivos auscultatorios, en general, resultaron ser más precisos que los oscilométricos, pero que estas diferencias pueden no ser clínicamente significativas[15].

A continuación, se enumerarán los pasos que se deben seguir para realizar una medición de la cifra de presión arterial en el brazo mediante el método auscultatorio[14,15]:

1. La determinación de la tensión arterial se hará con el niño lo más relajado posible; por ello se debe garantizar que al menos ha permanecido sentado durante 5 minutos antes del proceso, y se evitará ejercicio intenso la media hora anterior.
2. Lávese las manos y explique al niño el proceso.
3. Para valorar la presión arterial, coloque al niño en decúbito supino o en sedestación con el brazo donde se va a realizar la medición a la altura del esternón y apoyado (sin tensión muscular).
4. Seleccione el brazalete de tamaño adecuado.
5. Ajuste el manguito neumático en el tercio medio del brazo, asegurándose de que este vacío de aire.
6. Palpe el pulso en la fosa anterocubital, lugar donde se situará el fonendoscopio o estetoscopio.
7. Cierre la llave de la pera de goma e infle el manguito de la presión arterial a 30 mmHg por encima del punto de desaparición de la palpación del pulso periférico.
8. Desinfle lentamente el brazalete (2 mmHg por segundo, aproximadamente) y observe la lectura en el manómetro cuando se escuchen los latidos. Se considerará la PAS la audición del primer latido arterial o fase 1 de Korotkoff. La PAD se define por un cambio de tono de los ruidos arteriales (fase 4 de Korotkoff) o un último latido arterial audible (fase 5 de Korotkoff). Hasta los 12 años, la PAD se considera la fase 4 de Korotkoff por su mayor fiabilidad, y a partir de los 12 años pasa a ser la fase 5.
9. Retire el manguito o brazalete.
10. Lávese las manos tras el procedimiento.

PRESIÓN VENOSA CENTRAL

Definición

La **presión venosa central** (PVC) es la medida de la presión generada en la aurícula derecha o dentro de la vena cava superior, y equivale a la presión al final de la diástole en el lado derecho del corazón. Para la medición de la PVC es preciso un **catéter venoso central** (CVC), ya sea de acceso central o periférico, un transductor conectado a este, un set de presión y un monitor. Para poder llevar a cabo una medición correcta de la PVC es necesario que la punta del CVC esté

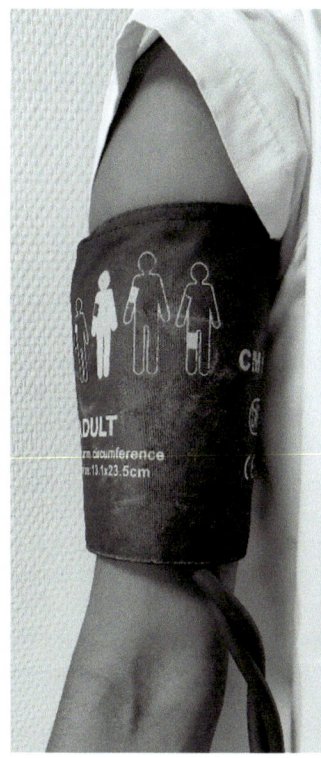

Figura 13-2. Posición del brazalete para la toma de la tensión arterial.

situada en la aurícula derecha o en la vena cava superior[1,16]. Esta monitorización generalmente se realiza en las unidades de cuidados críticos.

La medición de la PVC permite valorar de manera indirecta la capacidad del corazón derecho para manejar el volumen intravascular, y la eficacia de este para bombear la sangre, es decir, permite medir la precarga y la función del ventrículo derecho, así como el grado de repleción del sistema venoso[1,16].

En un sujeto sano en edad pediátrica, con respiración espontánea y normal, la PVC oscila entre 6 y 12 mmHg[1].

Técnicas de medición

La PVC puede medirse de dos formas diferentes:

- **Medición digital**: las lecturas electrónicas de la PVC son generadas por un transductor de presión, y se muestran en la pantalla de un monitor con una onda de forma continua acompañada de un valor numérico[17]. El equipo necesario para esta medición es un **set de presión** compuesto por un equipo de infusión conectado, por un lado, a una bolsa de presión con suero fisiológico, y por otro lado, a un catéter central del niño; un transductor, el cual convierte la señal eléctrica en una onda y un valor numérico en el monitor, y un monitor[1,17].
- **Medición analógica**: la medición de la PVC manual se hace de manera poco frecuente. Implica el uso de un manómetro o regleta en cmH$_2$O y un equipo de PVC, formado por un instrumento de infusión conectado por un extremo al paciente, y por otro, con un sistema en «Y» conectado a un equipo de sueroterapia y a una conexión para la entrada de aire[1,17].

Cuidados de enfermería

La medición de la PVC debe realizarse siempre por la luz distal del CVC, con el paciente en decúbito supino en 0°, siempre y cuando sea posible; de no ser posible, las distintas mediciones deben realizarse siempre en la misma postura[1]. Para una medición precisa es imprescindible que el transductor se posicione en el eje flebostático (línea media axilar a la altura del cuarto espacio intercostal derecho). Esta es la localización aproximada del nivel de la aurícula derecha, considerándose el punto «cero» por encima del cual se mide la PVC[17].

Tras esto es necesario purgar el sistema de infusión con suero fisiológico, sin medicación, asegurándose que no existan burbujas de aire. Debe comprobarse que la vía por la que se va a realizar la medición de la PVC funcione correctamente[1]. La llave de tres pasos del sistema será la unión de este, el transductor y el CVC. Debe conectarse siempre a la luz más distal de la vía central del paciente. Una vez posicionado el paciente y el transductor, se gira la llave de manera que la luz del paciente quede cerrada y abierto a la atmósfera. Tras ello, pulsaremos el botón de «cero» del monitor. Con este proceso lo que se obtiene es la igualdad de presiones entre la atmósfera y el sistema.

Todo el proceso anterior es imprescindible para la realización de la calibración del sistema y la medición posterior de la PVC. Es necesario realizar una calibración (puesta a cero) del sistema de mediación de la PVC por turno o cada 8 horas[1].

PULSIOXIMETRÍA

Definición

La **pulsioximetría**, u **oximetría del pulso**, consiste en la medición del oxígeno transportado por la hemoglobina en la sangre[10]. Los monitores de pulsioximetría, o **pulsioxímetros**, permiten la monitorización no invasiva de la saturación de oxígeno y de la frecuencia cardíaca, además de la evaluación de dichos parámetros a lo largo del tiempo[12] (**Fig. 13-3**). La monitorización se puede realizar de forma continua o intermitente[1].

La medición se realiza por espectrofotometría emitiendo el saturómetro una luz con dos longitudes de onda diferentes, de tal forma que se determina la concentración relativa de hemoglobina reducida (luz infrarroja, 940 nm) y la oxihemoglobina (luz roja, 660 nm)[10,12]. Posteriormente, se realiza una comparación de los dos valores y se obtiene, finalmente,

el porcentaje de hemoglobina saturada, o dicho de otra forma, el porcentaje de oxígeno unido a la hemoglobina[12].

La pulsioximetría no sustituye a la gasometría, ya que no permite determinar la presión de oxígeno, la presión de dióxido de carbono o el pH[10].

Parámetros normales

Como norma general, los parámetros normales de saturación de oxígeno para recién nacidos a término, niños y adolescentes oscilan entre el 95-97 %, con una variación aceptada del 2 %. Si los valores descienden del 95 %, se relacionan con situaciones patológicas (un descenso por debajo del 90-92 % en el caso de patologías pulmonares crónicas previas)[10]. Los límites de las alarmas se establecerán en función de las características del paciente.

Los recién nacidos prematuros son un tipo de paciente especial, en el que saturaciones de oxígeno entre 95-100 % se consideran potencialmente peligrosas. Normalmente, estos pacientes precisan algún tipo de soporte respiratorio para mantener las saturaciones dentro del rango considerado normal. Los valores de saturación objetivo para recién nacidos pretérmino o neonatos con oxigenoterapia son del 88-92 %. Se establecerán como límites de las alarmas: 85-92 % para menores de 1.200 g o de 32 semanas, y 85-94 % para mayores de 1.200 g o de 32 semanas[18].

Monitorización de la pulsioximetría[12]

1. Encender el pulsioxímetro y conectar el cable al monitor.
2. Evaluar posibles localizaciones para el sensor; las más habituales son: la palma de la mano, la planta del pie (en neonatos y lactantes), el 2° dedo de la mano o el primero del pie.
3. Poner el sensor enfrentando la fuente de luz con el detector.
4. Fijar y asegurar el sensor en contacto con la piel. Se realizará preferiblemente con una banda elástica no adhesiva (**Fig. 13-4**). Tener precaución al realizar la fijación evitando presiones que puedan comprometer la circulación.

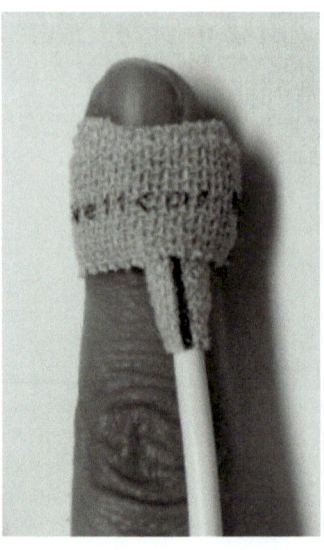

Figura 13-4. Colocación del sensor de pulsioximetría en un niño o adolescente.

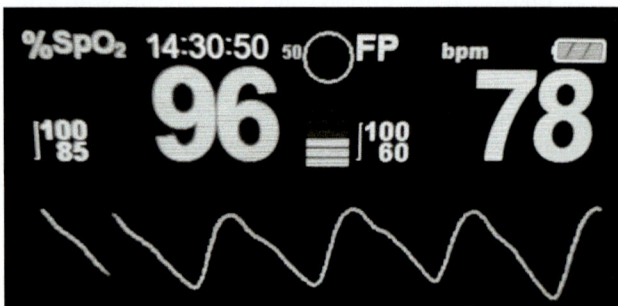

Figura 13-3. Monitor de pulsioximetría.

5. Tapar el sensor de la luz para reducir interferencias con la luz ambiental o la fototerapia. Se cubrirá con un material opaco.
6. Valorar si la señal de pulso se correlaciona con la frecuencia cardíaca del paciente. En el caso de que estas no coincidan, se deberá reposicionar el sensor o cambiarlo de lugar.
7. Fijar los límites de las alarmas, siempre y cuando se hayan obtenido lecturas fiables.

Cuidados de enfermería

• Rotar la localización del sensor periódicamente (cada 8 horas, aproximadamente), con el fin de evitar la aparición de quemaduras en la piel[1].

• Revisar los límites de las alarmas.
• Evaluar de forma regular el estado de la piel y la perfusión distal de la extremidad[12].
• Evitar situaciones que impidan una correcta lectura del pulsioxímetro: hipoperfusión tisular, hipotermia, compresión por el esfingomanómetro, hipotensión, vasopresores, entre otros[1,12].
• Si el paciente está moviendo el miembro en el que se ha colocado el sensor, puede provocar una falsa alarma debida a los artefactos por movimientos. Los efectos que tendrá son: riesgo de «habituarse» a la alarma y disminución de la atención ante alarmas verdaderas, además de suponer un inconveniente si la monitorización es domiciliaria[1,12].

PUNTOS CLAVE

• La monitorización es la medición objetiva de uno o varios parámetros fisiológicos que permiten conocer las alteraciones fisiológicas del paciente que podrían indicar un empeoramiento clínico del mismo; asimismo objetivan los resultados y cambios derivados de intervenciones realizadas.
• La evaluación continua y objetiva de las constantes vitales del paciente es la función principal del personal de enfermería, permitiendo detectar precozmente posibles complicaciones.
• Es imprescindible la adecuación del instrumento de medida de las constantes a las individualidades de cada paciente pediátrico.

REFERENCIAS

1. Galarreta Aperte S, Martín Gracia C. Enferpedia: técnicas y procedimientos de enfermería. 1ª ed. Madrid: Editorial Medica Panamericana; 2018.
2. Jiménez Molina M, Torralbas Ortega J, Rumí Belmonte L. Capítulo 4: las constantes vitales, monitorización básica [Internet]. Enfermería en cuidados críticos pediátricos y neonatales. 2016. Disponible en: https://www.researchgate.net/publication/287994625_Las_constantes_vitales_monitorizacion_basica [consultado en 28-06-2016].
3. Corneli HM, Kadish H. Hypothermia in children: Clinical manifestations and diagnosis – UpToDate [Internet]. UpToDate. 2019. Disponible en: https://www.uptodate.com/contents/hypothermia-in-children-management [consultado en 10-04-2025].
4. Moro Serrano M, Málaga Guerreo S, Madero López L. Cruz: Tratado de pediatría. 11ª ed. Madrid: Editorial Médica Panamericana; 2014.
5. Sollai S, Dani C, Berti E, et al. Performance of a non-contact infrared thermometer in healthy newborns. BMJ Open 2016;6:e008695. doi: 10.1136/bmjopen-2015-008695. Disponible en: https://bmjopen.bmj.com/content/6/3/e008695 [consultado en 10-04-2025].
6. Ward MA. Fever in infants and children: Pathophysiology and management – UpToDate [Internet]. UpToDate. 2019. Disponible en: https://www.uptodate.com/contents/fever-in-infants-and-children-pathophysiology-and-management [consultado en 10-04-2025].
7. Sim MA, Leow SY, Hao Y, Yeo CL. A practical comparison of temporal artery thermometry and axillary thermometry in neonates under different environments. J Paediatr Child Health [Internet]. 2016;52(4):391-6. Disponible en: http://doi.wiley.com/10.1111/jpc.13107 [consultado en 04-06-2019].
8. Leduc D, Woods S, Community Paediatrics Committee. Temperature measurement in paediatrics. Paediatr Child Health. 2000;5(5):273-76. Disponible en: https://doi.org/10.1093/pch/5.5.273.
9. Mordiffi SZ, Peters MDJ, Ang ENK. The use of non-invasive thermometers in healthcare facilities. JBI Database Syst Rev Implement Reports. 2016;14(11):106-12.
10. Cobo D, Daza P. Signos Vitales en Pediatría. Rev Gastrohnup [Internet]. 2011;13(1):58-70. Disponible en: http://revgastrohnup.univalle.edu.co/a11v13n1s1/a11v13n1s1art6.pdf [consultado en 10-04-2025].
11. United Medical Education. PALS Algorithms 2018 (Pediatric Advanced Life Support) [Internet]. United Medical Education. 2018. Disponible en: https://www.acls-pals-bls.com/algorithms/pals/ [consultado en 10-04-2025].
12. Ceriani Cernadas JM, Mariani G, Lupo EA, Jenik A. Neonatología práctica. 5ª ed. Madrid: Editorial Médica Panamericana; 2018.
13. National High Blood Pressure Education Program Working Group on High Blood Pressure in Children and Adolescents. The fourth report on the diagnosis, evaluation, and treatment of high blood pressure in children and adolescents. Pediatrics [Internet]. 2004;114(2 Suppl 4th Report):555-76. Disponible en: http://www.ncbi.nlm.nih.gov/pubmed/15286277 [consultado en11-06-2019].
14. Mattoo TK. Definition and diagnosis of hypertension in children and adolescents – UpToDate [Internet]. UpToDate. 2019. Disponible en: https://www.uptodate.com/contents/hypertension-in-children-and-adolescents-definition-and-diagnosis [consultado en 10-04-2025].
15. Sharma L. Vital Signs: Clinician Information. JBI Evid Summ. 2018; 1(Level IV):1-5.
16. Hollenberg SM. Hemodynamic Monitoring. Chest. 2013;143(5):1480-8.
17. Thomas Hill B. Role of central venous pressure monitoring in critical care settings. Nurs Stand. 2018;32(23):41-8.
18. Pérez Lafuente E, Ros Navarret R, Mimón Rahal I, López Cócera V. Protocolo del manejo del oxígeno y control de saturación en recién nacido prematuro. Enfermería integral: Revista científica del Colegio Oficial de Enfermería de Valencia. 2011;94:37-40. Disponible en: https://dialnet.unirioja.es/servlet/articulo?codigo=3733462 [consultado en 28-07-2019].
19. Herdman TH, NANDA International, Kamitsuru S. Diagnósticos enfermeros: definiciones y clasificación, 2024-2026, 13ª ed. Barcelona: Elsevier; 2024.

  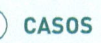 CASOS AUTOEVALUACIÓN  ENLACES DE INTERÉS 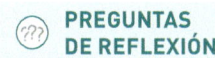 PREGUNTAS DE REFLEXIÓN

Toma de muestras

14

R. Moreno Almendro y M. G. Cid Expósito

 OBJETIVOS

- Describir los procedimientos para la toma de muestras que con más frecuencia se realizan en el paciente pediátrico.
- Señalar las acciones que se llevarán a cabo para preparar al niño antes de la realización de una técnica o procedimiento.
- Seleccionar el método más adecuado para la obtención de la muestra biológica en función de la edad del niño, su estado y el fin diagnóstico o terapéutico.
- Definir los criterios para la obtención de muestras de calidad y con técnica segura.

INTRODUCCIÓN

La recogida de muestras es una herramienta fundamental para establecer un diagnóstico o tratamiento adecuado, siendo la gran mayoría de las veces competencia de los profesionales de enfermería.

En niños mayores y adolescentes, el procedimiento para la recogida de muestras es similar al seguido en los adultos; sin embargo, en lactantes y niños pequeños difieren debido a sus características biológicas, físicas y psicológicas, las cuales se deben tener presentes[1].

Al igual que en el paciente adulto, si la edad y estado del niño lo permite, se favorecerá siempre su autonomía en la realización de la técnica, pidiendo su colaboración y consentimiento, proporcionando las instrucciones necesarias tanto al niño como a los padres[2].

Para la recogida de cualquier muestra con calidad y seguridad, se deben tener en cuenta los siguientes pasos:

A. Preparar todo el material necesario para llevar a cabo la recogida, así como los dispositivos necesarios para la recogida de elementos punzantes o de riesgo biológico.
B. Explicar al niño y a los padres la actividad que se va a realizar de forma comprensible, adaptada a la etapa del desarrollo y nivel cultural. Aquí se realizará la confirmación de la identificación del niño al que se le ha solicitado dicha prueba diagnóstica.
C. Facilitar que el niño esté lo más cómodo y tranquilo posible, aplicando métodos no farmacológicos de control del dolor (v. **Cap. 21**) y permitiendo el acompañamiento de su madre o su padre, así como garantizar su intimidad en la medida de lo posible.
D. Se hará el lavado de manos de los profesionales y se colocarán los guantes, justo antes de la realización de la técnica.
E. Una vez obtenida la muestra, debe colocarse en el envase adecuado, etiquetarse correctamente y enviarse a laboratorio lo antes posible, o custodiarse a temperatura adecuada hasta su envío.

F. Por último, se debe dejar registro del procedimiento, número de etiquetado, así como incidencias surgidas y el grado de colaboración del niño, en su historia clínica.

En este capítulo se abordarán las recogidas de muestras de sangre, orina, heces, nasofaríngeas y líquido cefalorraquídeo, que realizan profesionales de enfermería –enfermeras y técnicos de cuidados auxiliares de enfermería– excepto la punción suprapúbica y la punción lumbar, que incluyen al pediatra entre los recursos humanos requeridos para llevarlas a cabo.

RECOGIDA DE MUESTRAS SANGUÍNEAS

La extracción de muestras de sangre es un procedimiento habitual en pediatría que lleva a cabo la enfermera. Esta técnica permitirá efectuar un análisis bioquímico, hematológico y microbiológico que ayude en el diagnóstico y tratamiento[1].

El sitio de punción en el paciente pediátrico varía dependiendo de la edad y tamaño del niño, así como de la accesibilidad del vaso y el tipo de muestra a recoger[1] (v. **Cap. 15**).

El antiséptico de elección es la clorhexidina alcohólica al 2 %, siendo muy precavidos con su uso en menores de 2 meses de edad y, especialmente, en prematuros y neonatos de bajo peso al nacer. Puede provocar quemaduras químicas en la piel y producirse absorción sistémica (tanto en su formulación acuosa como en la alcohólica). Se recomienda clorhexidina al 0,2 % y de base acuosa en menores de 2 meses[2-3].

A continuación, se describen los procedimientos de recogida de muestras sanguíneas en función del tipo de sangre a extraer.

Extracción de sangre capilar

Consiste en la recogida de una muestra de sangre capilar para el análisis realizado por micrométodo a partir de la punción capilar. Está indicado para determinaciones como hematocrito,

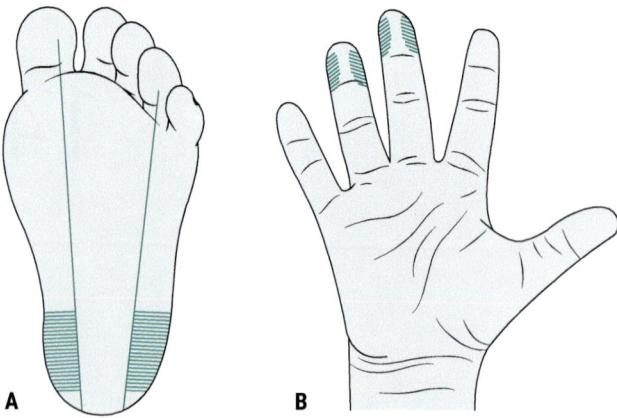

Figura 14-1. Localización de la zona de punción capilar según la etapa de desarrollo. **A)** Neonato. Esquema de Blumenfeld. **B)** Preescolares, escolares y adolescentes.

bilirrubina, glucemia, pH, gases y equilibro ácido-base[4]. Es la determinación indicada para las pruebas de cribado neonatal frente a enfermedades endocrinometabólicas[5].

En neonatos y lactantes, la zona de punción serán los laterales de los talones, según el esquema de Blumenfeld; en preescolares y escolares, la punción se realizará en las caras laterales de las falanges distales de los dedos 3º y 4º de la mano[1] (**Fig. 14-1**).

 Para delimitar las zonas seguras de punción en el talón de neonatos y lactantes se utiliza el **esquema de Blumenfeld**, mediante el cual se establecen dos líneas imaginarias, una que va desde la mitad del primer dedo hasta el talón y otra desde el espacio interdigital del 4º y 5º dedo al talón[5]. La zona de punción sería el lateral interno o externo del talón (v. **Fig. 14-1A**).

Recursos materiales

- Guantes no estériles, batea, gasas estériles, clorhexidina acuosa al 2 %, lanceta automática, apósito y contenedor para objetos punzantes.

En función de la prueba solicitada, se necesitarán estos materiales:

- Capilares de microhematocrito, tapón para sellar los capilares y tubos Microtainer® para recogida de muestras.
- Para la determinación de glucosa: tiras reactivas y glucómetro.
- Para pruebas de cribado neonatal de enfermedades endocrinometabólicas, también llamadas pruebas del talón, tarjeta de papel absorbente (**Fig. 14-2**).

Descripción de la técnica[5]

- Se realizan los tres primeros pasos descritos en la introducción (A, B y C), favoreciendo la realización de la técnica con el recién nacido en brazos de su madre mientras

esté mamando o succionando un chupete con leche de madre (v. **Cap. 21**).

- Desinfectar con una gasa impregnada en clorhexidina acuosa al 0,5-2 % y secar la zona con una gasa seca estéril. Sujetar el talón con los dedos pulgar e índice de la mano no dominante.
- Puncionar con una lanceta automática perpendicularmente al lateral externo o interno del talón, según el esquema de Blumenfeld (v. **Fig. 14-1A**). La ventaja frente a las lancetas no automáticas es que producen menos dolor, limitan la profundidad de la incisión a 2 mm y generan mayor flujo de sangrado.
- Presionar de forma suave e intermitente desde la parte superior de la pierna hacia el talón para favorecer la formación de la gota de sangre. El exceso de «ordeño» cercano al punto de punción puede causar hemólisis y mezcla con fluidos intersticiales e intracelulares con la sangre, pudiendo alterar el resultado de la prueba.
- Rellenar los capilares evitando burbujas de aire, que podrían falsear los resultados. Los tubos de micromuestra o la tira reactiva deben tomar sangre de la gota que se forma espontáneamente. No existen diferencias significativas en la glucemia capilar despreciando o no la primera gota[1].
- Limpiar y presionar en el sitio de punción una vez recogida la muestra, colocando un apósito sin esparadrapo o gasa anudada, para evitar lesiones en la piel.
- Se realizan los pasos E y F de la introducción.
- Si la recogida de la muestra está destinada a la **realización de la prueba del talón**, cribado de enfermedades endocrinometabólicas que se realiza a todos los recién nacidos a las 48 horas de vida (con un margen de ± 6 horas), el dispositivo para la recogida de la muestra es un papel absorbente que deberá haberse cumplimentado previamente (v. **Fig. 14-2**) de forma completa y precisa. Se recomienda desechar la primera gota obtenida, por el riesgo de dilución con fluidos tisulares, y que la recogida se haga de la gota por absorción, sin que el papel secante toque la piel del niño, siempre en la parte delantera de la tarjeta, desde el centro del círculo hasta rellenarlo completamente. Si el flujo de sangre disminuye, debe repetirse la punción.

La técnica de recogida de muestras de sangre capilar no está exenta de complicaciones tales como: infecciones de tejidos blandos o de hueso (osteomielitis), celulitis por formación de abscesos, sangrado excesivo por el punto de punción o formación de hematomas[4].

Se recomienda evitar zonas frías, edematosas, equimóticas o cianóticas de punción, así como pinchar en la zona posterior del talón, ya que la distancia entre el hueso y la piel es mínima, y se podría lesionar el hueso. No se utilizarán cremas anestésicas ni vaselina, ya que podría interferir en el resultado de la prueba[5].

 Para aumentar el flujo sanguíneo es suficiente con dar un masaje en el talón, previo a la punción, y colocar la pierna a un nivel inferior al corazón, no es necesario calentar el pie, además de que existe la posibilidad de provocar quemaduras en la piel[5].

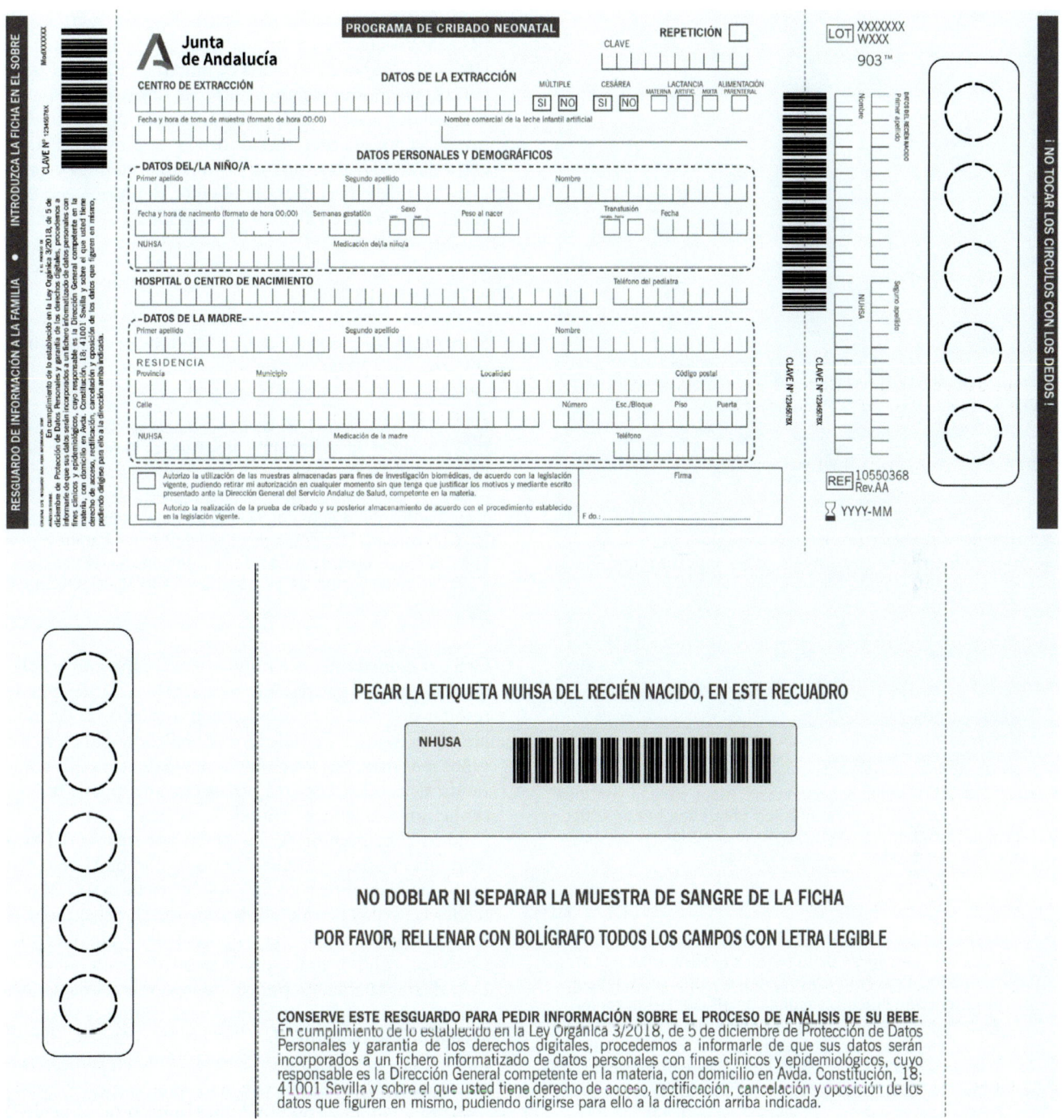

Figura 14-2. Materiales para la punción capilar. Tarjeta para pruebas de cribado endocrinometabólico, cara y dorso (Andalucía).
De: Programa de cribado neonatal de enfermedades endocrinometabólicas de Andalucía: instrucciones para profesionales 2023. Sevilla: Consejería de Salud y Consumo. Junta de Andalucía; 2023.

Extracción de sangre venosa

Consiste en la recogida de una muestra de sangre venosa mediante punción. Para ello es fundamental conseguir la colaboración del niño; esta se conseguirá no solo con la explicación de la técnica a realizar, sino con la utilización de medidas que aumenten su confort mediante métodos no farmacológicos de control del dolor y la colaboración de los padres[1,6] (v. **Cap. 21**).

Otro elemento a tener en cuenta es el orden de llenado de los tubos, siendo este el siguiente: hemocultivos, primero aerobio y luego anaerobio en caso de utilizar sistema de extracción de tubo cerrado, como es el caso de una palomilla (si se utilizara jeringa sería al revés, primero anaerobio y después aerobio); tubos de análisis de suero sin aditivos, seguidos de aquellos que incluyan algún tipo de anticoagulante citrato, los que incluyen heparina, tubos con EDTA y, posteriormente, cualquier otro tubo y jeringas de gasometría[6] (**Fig. 14-3**).

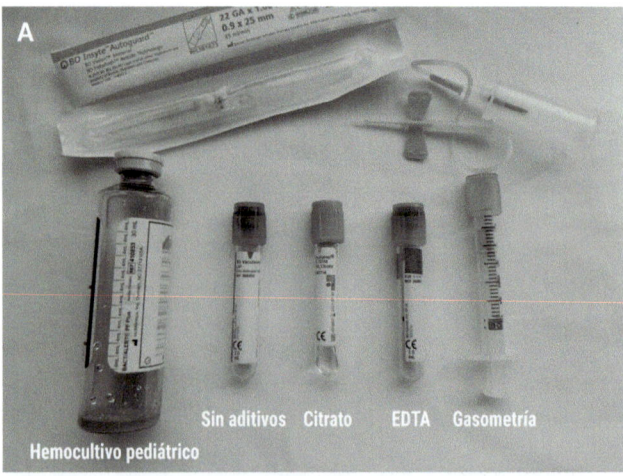

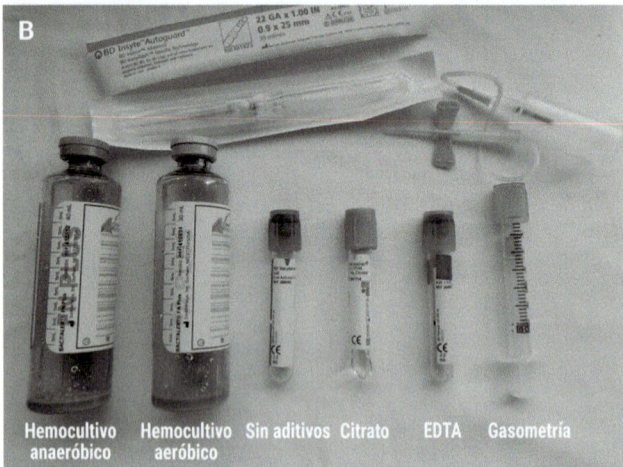

Figura 14-3. A) De izquierda a derecha, tubos para la analítica sanguínea si se realiza con un único bote para hemocultivo. **B)** De izquierda a derecha, tubos para la analítica sanguínea si se realiza la extracción con aguja y jeringa.

 En neonatos y lactantes, la zona de punción más habitual es el dorso de la mano o la fosa antecubital (venas basílica, cefálica y mediana); ante situaciones de extracción dificultosa, podrían utilizarse las venas epicraneales, safena interna y externa y venas dorsales del pie, incluso la vena yugular externa. En preescolares, escolares y adolescentes, las zonas más habituales de punción son la fosa antecubital y el antebrazo (venas radial, cubital y mediana)[6] (v. **Cap. 15**).

Si además de la extracción sanguínea se pretende dejar colocada una vía venosa periférica, la vena de elección buscará el confort para el niño, priorizando un vaso distal frente a uno proximal, y valorando la elección del catéter a insertar y su compatibilidad con la extracción[3] (v. **Cap. 15**).

Recursos materiales

- Guantes no estériles y/o estériles, batea, gasas estériles, clorhexidina acuosa al 2 % y compresor adaptado al tamaño del miembro del niño. Palomillas de extracción sanguínea adaptadas a la edad y calibre del vaso (G21,

G23 y G25); adaptador para extracción por vacío (campana de Vacutainer®) o jeringa para recolección, aguja IV (16G-21G), tubos de recogida de muestras, etiquetas identificativas, apósito y contenedor para objetos punzantes.
- En caso de volver a palpar la zona de punción tras su desinfección, los guantes puestos deben ser estériles. Para la extracción de hemocultivos se utilizarán guantes y gasas estériles y debe desinfectarse el tapón del frasco con una gasa impregnada en alcohol de 70 grados[6].

Descripción de la técnica

- Se realizan los pasos A, B, C y D, comunes a cualquier técnica.

 Consulta las técnicas no farmacológicas de control del dolor según la etapa del desarrollo en el capítulo 21.

Se pueden utilizar diferentes anestésicos tópicos antes de la punción para disminuir el dolor, como tipo Emla® en niños mayores de 3 meses, aplicado 30-60 minutos antes de la punción, o cloruro de etilo en forma de aerosol, aplicado 10-12 segundos antes[3,6].

- Colocar cómodamente e inmovilizar al niño con la colaboración de los padres. En neonatos y lactantes puede resultar de utilidad la sujeción con una sábana, dejando libre la extremidad donde se va a realizar la punción. En niños más mayores, los padres sentados en una silla abrazando a sus hijos, con una pierna cruzada, puede favorecer la inmovilidad y el éxito de la técnica.
- Colocar el compresor de 5 a 10 cm por encima del sitio de punción[6], para producir ingurgitación de la vena (en niños mayores abrir y cerrar el puño puede ayudar a distender las venas de miembros superiores). Seleccionar el vaso mediante inspección y palpación, determinando profundidad, calibre, elasticidad y recorrido[7].
- Desinfectar la zona de punción con clorhexidina acuosa al 2 %, empezando en el centro y realizando movimientos circulares hacia fuera[3,6].
- Pinchar la piel y, posteriormente, la vena, en la dirección que sigue el flujo sanguíneo, con un ángulo entre 15° y 30° respecto a la piel y con el bisel de la aguja hacia arriba[6]. Comprobar que refluye la sangre. Si se produce una punción fallida, utilizar un nuevo dispositivo[7].
- Conectar los tubos recolectores en el orden indicado previamente al sistema de trasvase; invertir los tubos de 5 a 10 veces para homogeneizar la muestra con el aditivo en aquellos tubos que lo tengan[6]. En caso de utilizar jeringa, conectar esta a la palomilla y aspirar suavemente hasta obtener la cantidad de muestra necesaria[7].
- Retirar el compresor, se recomienda no mantenerlo puesto más de 2 minutos[6].
- Una vez rellenos todos los tubos, sacar la aguja utilizando su sistema de bioseguridad y aplicar presión suave en la zona de punción, hasta lograr hemostasia, no menos de 5 minutos[6].

- Colocar apósito en el sitio de punción; si se coloca esparadrapo, evitar rodear la totalidad de la circunferencia del brazo.
- Realizar los pasos E y F.

 A la hora de realizar la punción se deben evitar zonas con cicatrices, quemaduras, lesiones cutáneas, edematosas, y también evitar el miembro donde se está infundiendo terapia intravenosa o hemoderivados, ya que los resultados pueden verse alterados. Se recomienda no pinchar dos veces en el mismo lugar, ni sondear reintroduciendo la aguja buscando la vena, ya que puede ser doloroso[7].

Esta técnica no está exenta de complicaciones tales como: sangrado excesivo del punto de punción, formación de hematomas, infecciones por pérdida de integridad de la piel, punciones múltiples, laceración de arteria o nervio adyacente, trombosis o embolia en punción de grandes vasos, y desmayo o sensación de mareo[6,7].

Extracción de sangre arterial

Consiste en la recogida de una muestra de sangre arterial utilizada principalmente para la determinación de gases[7]. La gasometría es una medición que puede realizarse de forma capilar (v. apartado *Extracción de sangre capilar*), como de forma venosa (v. *Extracción de sangre venosa*) o arterial, dependiendo del paciente y de los datos que se necesiten obtener. Los valores que se determinan en la medición de gases son: pH, presiones parciales de O_2 y CO_2, saturación de O_2, concentración de bicarbonato, exceso de bases y concentración de algunos electrolitos, como sodio y potasio. La arteria radial de la mano no dominante sería la primera elección como zona de punción, seguido de la arteria humeral como segunda opción, y la arteria femoral en casos excepcionales[7].

Recursos materiales

- Guantes no estériles, batea, clorhexidina al 2 %, gasas estériles, set de jeringa para gasometría, etiquetas identificativas, apósito y contenedor para objetos punzantes.

Descripción de la técnica

- Se realizan los pasos A, B, C y D, comunes a cualquier técnica.
- Antes de la punción es importante realizar el test de Allen, maniobra utilizada para valorar la circulación colateral y proteger la mano de una posible isquemia en caso de complicación. Para ello se debe: comprimir simultáneamente las arterias radial y cubital del mismo brazo, pedir al niño que abra y cierre el puño rápidamente 10-15 veces, posteriormente abrirá la mano, observando palidez en palma y dedos, y se liberará la presión de la arteria cubital manteniendo la presión en la radial. Si el color de la mano se

recupera en menos de 15 segundos se puede realizar la punción en esa mano, puesto que está asegurada la circulación colateral[7].
- Si se desea una medición basal, se debe ajustar la concentración de oxígeno a 21 %, 20 minutos antes de realizar la recogida de la muestra y el niño debe permanecer en reposo, si es posible, durante los 10 minutos previos[7].
- La utilización de anestesia local para esta técnica es controvertida; de emplearla debería utilizarse anestésico local sin adrenalina para evitar el dolor y disminuir la ansiedad e hiperventilación. Se podría utilizar anestesia vía subcutánea teniendo precaución en evitar la formación de habón que suponga la pérdida de localización de pulso[7].
- Colocar la muñeca del niño en hiperextensión, palpar y localizar el pulso con los dedos índice y medio de la mano no dominante[7].
- Sujetar la jeringa con el primer y segundo dedo de la mano dominante (como si fuese un lápiz) y realizar la punción con un ángulo de 45°. En condiciones ideales, aparece un reflujo pulsátil de sangre. Deben obtenerse entre 2 y 5 mL[7].
- Comprimir la zona de punción 5 minutos para evitar la formación de hematoma[1,7]. No utilizar vendaje compresivo circular en la muñeca[7].
- Purgar, si lo hubiera, el aire de la jeringa y cerrar con el tapón correspondiente. Mover la muestra para homogeneizar el efecto de la heparina[7].
- Realizar los pasos E y F. Entre la extracción de la muestra y el análisis de esta no deben pasar más de 15 minutos.

RECOGIDA DE MUESTRAS DE ORINA

La extracción de muestras de orina es un procedimiento habitual en pediatría que lleva a cabo el profesional de enfermería a través de distintos procedimientos, dependiendo de la edad del paciente y del objetivo del examen. Estas técnicas permitirán efectuar un análisis bioquímico y microbiológico que ayude en el diagnóstico y tratamiento a través del análisis de la función renal (volumen, color, sedimento, densidad y osmolaridad), análisis químico (pH, contenido de proteínas y nitritos, esterasa leucocitaria, glucosa, cuerpos cetónicos), pruebas de detección de tóxicos, leucocitos, hematíes y cultivo microbiológico (bacterias)[2].

La mayoría de las muestras de orina se obtienen en los niños mayores de forma similar a los adultos. En el caso de los niños pequeños, lactantes y neonatos, los procedimientos son distintos porque aún no controlan esfínteres y son incapaces de seguir las instrucciones para la recogida.

A continuación, se describen los procedimientos de recogida de muestras de orina en función de la técnica utilizada, que deberán ser elegidos en función de la edad del niño, su control de esfínteres, el estado de salud y el tipo de análisis a realizar.

Micción espontánea o *clean-catch*

Es un método de recogida de una muestra de orina durante la micción espontánea, en condiciones de asepsia y en niños que tienen control de esfínteres. Como ventajas presenta una baja contaminación de las muestras recogidas, así como ser un procedimiento fácil, barato y no invasivo. El principal inconveniente es el tiempo de espera a que el niño realice la micción de forma espontánea[8,9].

Recursos materiales

- Guantes no estériles, batea, agua y jabón o esponja jabonosa, agua estéril, gasas estériles, recipiente estéril para recogida de muestra y etiquetas identificativas.

Descripción de la técnica

- Se realizan los pasos A, B, C y D, comunes a cualquier técnica. Colocar al niño en decúbito supino. En escolares mayores y adolescentes, con las instrucciones y supervisión adecuada, pueden recoger ellos mismos la muestra con la ayuda de su familiar.
- Se realiza lavado de arrastre de los genitales con solución jabonosa, en niños retirando el prepucio hacia atrás, y en niñas, en dirección vulvoanal y separando los labios. Aclarar con suero fisiológico o agua estéril y secar después con gasas estériles[2,6]. No se deben utilizar soluciones bactericidas y/o antisépticas para el lavado de genitales porque pueden alterar el resultado.
- Pedirle al niño que orine en el recipiente estéril cuando el flujo de orina es máximo, es decir, a mitad del chorro miccional. Cerrar rápidamente el recipiente evitando contaminaciones[2].
- Realizar los pasos E y F.

Estimulación cutánea suprapúbica

Es un método de recogida de micción espontánea, indicado fundamentalmente para neonatos y menores de 6 meses. Tiene la ventaja de que presenta baja contaminación de las muestras recogidas, así como ser un procedimiento fácil, barato y rápido (se inicia la micción en menos de 5 minutos), además de no ser invasivo para el niño[8,10].

Recursos materiales

- Guantes no estériles, batea, empapador, agua y jabón o esponja jabonosa, agua estéril del tiempo y fría, gasas estériles, recipiente estéril para recogida de muestra y etiquetas identificativas.

Descripción de la técnica

- Se realizan los pasos A, B, C y D, comunes a cualquier técnica.

Se necesitan sedos profesionales para la realización de la técnica, que consta de tres pasos[10]:

- Ofrecer una toma al neonato o lactante y 25 minutos tras comer, realizar lavado de arrastre de los genitales con solución jabonosa, como se ha descrito anteriormente. Durante este proceso, se debe mantener el recipiente de recogida de orina estéril cerca del niño por si comienza a miccionar en cualquier momento.
- Un profesional sujeta al paciente cogido por las axilas y con las piernas colgando, mientras el otro realiza una estimulación vesical, que consiste en un suave golpeteo en el área suprapúbica con una frecuencia de 100 golpecitos por minuto durante 30 segundos.
- Se realiza un masaje circular durante 30 segundos en la zona lumbar paravertebral. Estas dos últimas maniobras se alternan hasta conseguir que se inicie la micción.
- Recoger la muestra en un recipiente estéril cuando el flujo es máximo, es decir, a mitad del chorro miccional.
- Se realizan los pasos E y F.

Bolsa perineal adhesiva

Es un método de recogida de orina no invasivo utilizado en niños pequeños, lactantes y neonatos que no tienen control de esfínteres[2].

Tiene la ventaja de ser un procedimiento fácil, relativamente barato y no invasivo[9]. El principal inconveniente es la alta contaminación de las muestras recogidas, por lo que en la realización de urocultivos es útil como método de exclusión y solo tiene valor para descartar infección de orina[2]; además, si a los 30 minutos no se ha recogido la muestra, se retirará la bolsa con precaución y se volverá a realizar de nuevo todo el procedimiento[2,6].

Los daños en la piel perineal y el reemplazo de las bolsas son otras desventajas descritas, no siendo recomendables en grandes prematuros o neonatos con irritaciones y excoriaciones en el área perineal[9]. Existen bolsas adhesivas diferenciadas para niños en base a la anatomía.

Recursos materiales

- Guantes no estériles, batea, empapador, agua y jabón o esponja jabonosa, agua estéril, gasas estériles, bolsa perineal adhesiva (**Fig. 14-4**), recipiente estéril para recogida de muestra y etiquetas identificativas.

Descripción de la técnica

- Se realizan los pasos A, B, C y D, comunes a cualquier técnica. Colocar al niño en decúbito supino.
- Realizar lavado de arrastre de los genitales con solución jabonosa.
- Retirar la parte inferior del papel protector de la bolsa. Separar las piernas del niño con el fin de alisar los pliegues de la piel, colocando la abertura de la bolsa alrededor del meato urinario[2,6].
- Retirar el resto de papel protector y ajustar la bolsa, presionando la zona adhesiva, sobre la piel. Hay que asegurar

que el orificio colector de la bolsa no cubre el ano, para evitar contaminación de la muestra con heces[2].

- Colocar al niño semiincorporado o en brazos de sus padres en posición vertical, si es posible; así se facilita el flujo de orina hacia la bolsa. Se puede colocar el pañal limpio dejando visible el extremo inferior de la bolsa para que la propia familia vigile si se produce micción[2].
- Inmediatamente después de haber orinado, despegar la bolsa con precaución e introducir la orina en un recipiente estéril.
- Se realizan los pasos E y F.

Sondaje vesical

Es un método invasivo de recogida de una muestra de orina estéril mediante la introducción de una sonda a través de la uretra hasta la vejiga. Tiene la ventaja de que presenta muy baja contaminación de las muestras recogidas, así como la inmediatez en su recogida y la fiabilidad de los resultados. El principal inconveniente viene determinado por la invasividad de la técnica: hay riesgo de infección adquirida, así como disconfort y dolor. El coste de la técnica es mayor frente a las anteriormente descritas[9,11].

Recursos materiales

- Para preparar la zona: guantes no estériles, batea, empapador, agua y jabón o esponja jabonosa, agua estéril y gasas estériles.
- Para el sondaje en sí mismo: guantes estériles, gasas estériles, paños estériles, clorhexidina acuosa al 2 %, lubricante hidrosoluble urológico, recipiente estéril para recogida de muestra y etiquetas identificativas.

En el caso de realizar un sondaje intermitente se utilizarán sondas de una sola luz y sin balón de control[7].

Para realizar un sondaje permanente se necesitará: sonda vesical tipo Foley de calibre apropiado (6, 8, 10 Fr), bolsa de recogida de orina cerrada, jeringa de 5 mL, agua destilada estéril y esparadrapo o sistema de fijación de la sonda.

Descripción de la técnica

- Se realizan los pasos A, B, C y D, comunes a cualquier técnica.
- Colocar al niño en decúbito supino y a la niña en posición ginecológica, y realizar lavado de arrastre de los genitales con solución jabonosa[6,7].
- Lavado de manos de la enfermera que va a efectuar el sondaje y colocación de guantes estériles. Disponer el campo estéril, comprobar la integridad del globo de la sonda (en el caso de realizar sondaje permanente) y lubricar el extremo proximal sin obstruir el orificio de drenaje[7].
- En el niño, coger el pene colocándolo en posición vertical, retirar el prepucio sin forzar (con la mano no dominante), visualizar el meato e introducir la sonda sin forzar

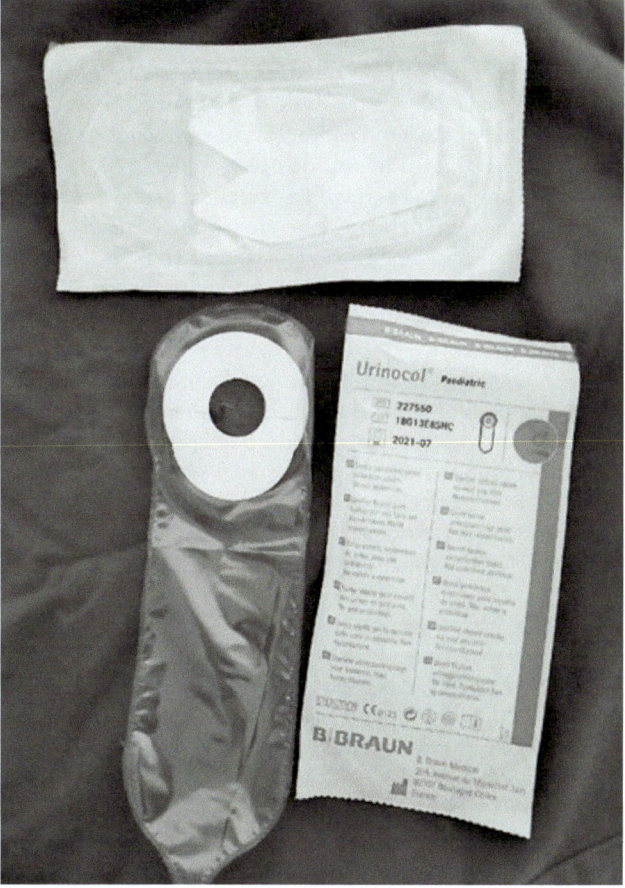

Figura 14-4. Bolsa perineal femenina y masculina para la recogida de orina.

con el pene en posición perpendicular a la parte baja del abdomen y traccionar suavemente (se puede notar una leve resistencia cerca de la base del pene); seguir introduciendo hasta que fluya la orina. Tras el sondaje, recolocar el prepucio para evitar parafimosis[4].
- En la niña, separar bien los labios, visualizando el meato que se encuentra entre el clítoris y el introito vaginal, e introducir la sonda sin forzar hasta que fluya la orina[4].
- Si se trata de un sondaje ocasional, utilizaremos doble bote de recogida estéril: se recoge la primera orina en un bote que se desecha, y en el segundo bote la orina recogida a mitad de la micción, que será la válida. Una vez recogida la muestra se retirará la sonda vesical suavemente, mientras el niño o la niña exhala[6].
- Si se trata de un sondaje permanente, una vez realizado el sondaje se debe hinchar el balón de la sonda inyectando agua estéril, generalmente de 1,5 a 3 mL (según el tamaño de la sonda), y traccionar levemente hasta notar resistencia; posteriormente, fijar la sonda con esparadrapo hipoalergénico en la cara interna del muslo para evitar tracción uretral y colocar la bolsa colectora[6]. En este caso, la bolsa de recogida de orina presenta una zona para la recolección de muestras sobre la que pinchar una aguja estéril y extraer la muestra en una jeringa, previa aplicación de solución antiséptica[7].
- Se realizan los pasos E y F.

Punción suprapúbica

Consiste en la recolección de orina directamente mediante la punción de la vejiga a través de la zona suprapúbica. Está recomendada en recién nacidos, lactantes y niños pequeños en los que el procedimiento de bolsa adhesiva haya fracasado, bien porque la cantidad de orina sea insuficiente o por contaminaciones repetidas[2]. Este procedimiento está contraindicado en niños con vejiga vacía, signos clínicos de deshidratación, distensión abdominal, organomegalias, trastornos hemorrágicos y anomalías congénitas del tracto intestinal y/o genitourinarias graves[6,9].

Presenta muy baja contaminación de las muestras recogidas, así como la alta fiabilidad de los resultados. El principal inconveniente viene determinado por la invasividad de la técnica, ya que es más peligrosa que el sondaje vesical: hay gran riesgo de infección adquirida, hematoma vesical, así como disconfort y dolor. El coste de la técnica es mayor frente a las anteriormente descritas, no solo por los recursos materiales sino por los humanos[9].

Recursos humanos y materiales

- **Recursos humanos**: pediatra, enfermera y auxiliar de enfermería.
- **Recursos materiales**. *Para la preparación de la zona*: guantes no estériles, batea, empapador, agua y jabón o esponja jabonosa, agua y gasas estériles. *Para la técnica en sí misma*: guantes estériles, gasas estériles, paños estériles, clorhexidina acuosa al 2 %, crema anestésica, aguja espinal de 22G (× 40 mm) o aguja intramuscular 22G, jeringa de 2 y 5 mL, recipiente estéril para recogida de muestra, apósito, etiqueta identificativa y contenedor objetos punzantes.

Descripción de la técnica

- Se realizan los pasos A, B, C y D, comunes a cualquier técnica. Para aliviar el dolor se puede utilizar de manera tópica la crema Emla® en cura oclusiva, 30-60 minutos antes del procedimiento. Se aplica una capa sobre la piel intacta de 5 a 10 cm^2 (1 g en recién nacidos a término y 0,5 g en pretérmino); aunque está descrito el riesgo de metahemoglobinemia en caso de aplicaciones repetidas en niños, no parece que este riesgo sea importante en el caso de aplicaciones aisladas, como puede ser esta técnica[4,6].
- Colocar al niño en decúbito supino, sobre una superficie plana, con las piernas flexionadas y caderas en abducción, que permitirá una adecuada estabilización de la pelvis[1,6].
- Localizar el punto de punción, que será la línea media entre el ombligo y la sínfisis del pubis, a 1-2 cm sobre esta[6].
- El pediatra se colocará los guantes estériles y limpiará la zona de punción con antiséptico, colocando a continuación un paño estéril. Previamente, se confirma que la vejiga está llena (vía ecográfica o niño sin orinar en la hora previa)[1].
- El pediatra realizará la punción, con la aguja unida a una jeringa, en la línea media, 1 a 2 cm por encima de la sínfi-

sis del pubis, inclinando la jeringa hacia la pelvis en 10-20° de la perpendicular, hasta notar un cambio en la resistencia, y aplicando una aspiración suave a medida que se va introduciendo la aguja, de forma que la orina se aspire inmediatamente cuando la aguja penetre en la vejiga[2].
- Inmediatamente, se pasará la muestra al recipiente de recogida de orina estéril[2].
- Se realizarán los pasos E y F.

Si no se consigue orina, retirar la aguja y no redirigirla. Esperar al menos 1 hora para volver a intentarlo de nuevo. Puede aparecer hematuria transitoria[4]. Las complicaciones más graves descritas son la perforación intestinal, los hematomas vesicales y la infección local[6].

RECOGIDA DE MUESTRAS DE HECES

La recogida de muestra de heces en pediatría se realiza con diferentes fines: para identificar microorganismos, para detectar sangre oculta, azúcares (cuerpos reductores) o mala absorción, y para una determinación cuantitativa de la grasa fecal[1,2]. Para conseguir la recogida con calidad es fundamental que no haya contaminación con orina[1].

Se debe confirmar con el laboratorio, en función de la petición solicitada, si se precisa de algún método concreto de recogida; por ejemplo, para la determinación de la grasa fecal es necesario recoger todas las heces emitidas en 72 horas[1]; para la determinación de parásitos se utiliza papel celo con el lado adhesivo entre los glúteos durante toda la noche (test de Graham)[1,7], o para la determinación de *Giardia lamblia* (protozoo) se requieren de 6 a 8 muestras recogidas en diferentes semanas (enterotest)[1,7].

Recursos materiales

- Guantes no estériles, batea, gasas no estériles, cuña u orinal, depresor de un solo uso, recipiente estéril para recogida de muestra y etiqueta identificativa.

Descripción de la técnica

- Se realizan los pasos A, B, C y D, comunes a cualquier técnica.
- Si el niño controla esfínteres, se le pedirá que primero miccione en el váter y luego realice la deposición en la cuña u orinal. Si el niño no controla esfínteres se colocará una bolsa colectora de orina para evitar la contaminación de la muestra fecal y se pondrá un pañal seco[2].
- Recoger la muestra directamente, bien de la cuña u orinal o del pañal, con un depresor y colocar una cantidad de 1-2 g (el tamaño de una nuez), en el recipiente correspondiente. En el caso de observar diferentes texturas en las heces, deben recogerse muestras de cada una de ellas. Si las heces fueran líquidas, se debe recoger unos 5-10 mL[2,7].
- Realizar los pasos E y F para finalizar.

RECOGIDA DE MUESTRAS DE SECRECIONES NASOFARÍNGEAS

Las infecciones de las vías respiratorias constituyen una de las principales causas de morbilidad en la población infantil. Estas infecciones se presentan como epidemias invernales que afectan a un porcentaje muy elevado de la población pediátrica. La mayoría son de etiología vírica, pero muchas veces es difícil distinguir solo con criterios clínicos cuál es el germen que la causa y, esto lleva a utilizar múltiples pruebas diagnósticas y, en ocasiones, pautar tratamientos antibióticos innecesarios[12].

Recogida de muestras para determinación de virus respiratorio sincitial

El virus respiratorio sincitial (VRS) es el causante principal de las infecciones de vías respiratorias inferiores en menores de 2 años[12]. La muestra nasofaríngea para la realización del test se obtiene mediante aspirado nasal[2].

Recursos materiales

- Guantes no estériles, batea, gasas no estériles, sonda y equipo de aspiración, suero fisiológico, jeringa de 2 mL, recipiente estéril para la recogida de muestra y etiqueta de identificación.

Descripción de la técnica[2]

- Realizar los pasos A, B, C y D, comunes a cualquier técnica.
- Colocar al niño en decúbito supino o sentado, con la cabeza ligeramente inclinada hacia delante. Preparar y abrir el recipiente estéril para la muestra.
- Introducir la sonda sin aspirar por una de las fosas nasales y realizar una aspiración suave de su contenido hasta visualizar la salida de la secreción por la sonda.
- Retirar la sonda sin aspirar.
- Coger una jeringa con 1 mL de suero fisiológico y conectarla a la sonda inyectando el suero para, mediante arrastre, recoger la muestra en el recipiente estéril.
- Realizar los pasos E y F.

Algunos centros sanitarios cuentan con dispositivos especialmente diseñados para la recogida directa de la muestra para la determinación de VRS (**Fig. 14-5**).

Recogida de muestras para determinación de estreptococos del grupo A

Actualmente, existen pruebas rápidas que detectan de forma cualitativa la presencia de antígenos de estreptococos del grupo A en muestras faríngeas, ofreciendo resultados en pocos minutos, siendo de gran utilidad para realizar el diagnóstico diferencial entre infección vírica o bacteriana.

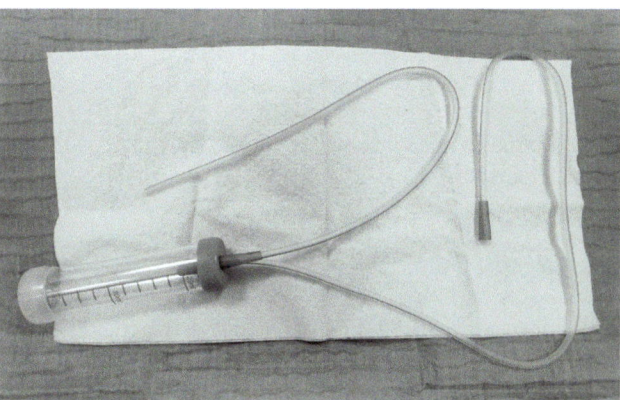

Figura 14-5. Aspirador de mucosidad.

Recursos materiales

- Guantes no estériles, tubos de pruebas, reactivo A y reactivo B, gradilla, hisopo estéril, tira reactiva y cronómetro.

Descripción de la técnica

- Se realizan los pasos A, B, C y D, comunes a cualquier técnica.
- Se mezclan gotas del reactivo A y del reactivo B, según indicación del fabricante, en un tubo de pruebas colocado en una gradilla.
- Con el hisopo se recoge la muestra pidiendo al niño que abra bien la boca y frotando en la faringe posterior, las amígdalas y cualquier área que se observe inflamada. Se debe evitar tocar la lengua, la parte interna de los pómulos y los dientes[7].
- Inmediatamente, introducir el hisopo con la muestra en el tubo previamente preparado con los reactivos, removiendo para que se mezcle bien durante un minuto, desechando posteriormente el hisopo[7].
- Introducir la tira reactiva en el tubo de pruebas y esperar el tiempo que indique el fabricante[7].
- La presencia de dos rayas horizontales en la tira reactiva nos confirmará un resultado positivo[7].
- Se realizarán los pasos E y F.

Recogida de muestras para determinación por PCR de infección con SARS-CoV-2

La detección precoz de los casos con infección activa por SARS-CoV-2 es un elemento fundamental en el control de la pandemia. Aunque existen cribados serológicos (IgG, IgM) y test rápidos de antígenos, la determinación por PCR es la técnica más utilizada en la actualidad[13].

Recursos materiales

- Equipo de protección individual (EPI) que incluye: calzas, gorro, bata o mono impermeable, gafas estancas, mascarilla FFP2/FFP3, guantes no estériles, hisopo para test PCR de COVID pediátricos, tubo de transporte, gasas no estériles, desinfectante para superficies.

Si el niño es mayor de 6 años, debe llevar mascarilla quirúrgica puesta[13].

Descripción de la técnica

- Realizar los pasos A, B, C y D, comunes a cualquier técnica.
- El profesional de enfermería se colocará el EPI y se situará junto al paciente, y no frente a él, durante la realización de la técnica[14].
- Si el niño es mayor de 6 años, se le pedirá que se baje la mascarilla quirúrgica tapando la boca y dejando libre los orificios nasales.
- Con la cabeza del niño ligeramente inclinada hacia atrás, tomar el hisopo flexible pediátrico como un lapicero e introducirlo desde una de las fosas nasales hasta la abertura externa de la oreja o hasta encontrar resistencia, siguiendo un eje paralelo al paladar, sin forzar. Se hacen rotaciones suaves de la torunda durante 5-10 segundos en contacto con la mucosa y se retira realizando rotaciones. No es necesario obtener muestra de la otra fosa nasal si el hisopo está ya saturado[14].
- Introducir el hisopo en el tubo (recipiente primario de transporte), rompiendo la pala de sujeción por donde indique la marca. Cerrar inmediatamente el tubo con el tapón de rosca correspondiente, y removerlo para disgregar la muestra[14].
- La parte externa de los tubos que contiene la muestra respiratoria deberá limpiarse con un desinfectante de superficies o una toallita impregnada en desinfectante. Se recomienda cambiar de guante para introducir el recipiente primario en el secundario y cerrar este de manera hermética[14].
- La muestra ha de conservarse correctamente identificada en nevera hasta su recogida y transporte en contenedores homologados bajo normativa de «Sustancia biológica clase B (UN3373)» 1,11 en frío, a 4 °C (2-8 °C), lo antes posible (siendo óptimo en menos de 48-72 horas)[14].
- Retirar el EPI según normativa y realizar el paso F.

RECOGIDA DE MUESTRAS DE LÍQUIDO CEFALORRAQUÍDEO

La punción lumbar es una técnica invasiva realizada por el pediatra, que consiste en la inserción de un trócar a nivel lumbar a través de los espacios intervertebrales (L3-L4 o L4-L5) con el objetivo de extraer una muestra de líquido cefalorraquídeo (LCR) con fines diagnósticos o terapéuticos[6]. La inmovilización del niño para la correcta realización de la técnica con un mínimo riesgo es fundamental[15].

Se puede utilizar seudoanalgesia para el procedimiento: óxido nitroso inhalado con oxígeno en niños a partir de 4-6 años; sedación con midazolam (i.v. o intranasal) o ketamina (i.m. o i.v.) en niños poco colaboradores[6,15].

Recursos humanos y materiales

- **Recursos humanos**: pediatra, enfermera y auxiliar de enfermería.
- **Recursos materiales**: guantes no estériles, gasas y batea. *Para mantener la asepsia*: gorro, mascarilla, bata estéril, guantes estériles, paños estériles, gasas estériles, antiséptico (clorhexidina 2 %) y apósito estéril. *Para la aplicación de anestesia local*: jeringas, agujas subcutáneas, anestésico local (lidocaína al 1 %) o Emla®. *Para la técnica en sí misma*: aguja de punción lumbar tipo Quincke, la más utilizada, con fiador cuyo orificio distal tiene el bisel afilado (traumática), o aguja de tipo Whitacre y tipo Sprotte, cuyo orificio lateral es menos traumático debido a su punta roma, tubos de recogida de muestra y apósito estéril[6,15].

El tamaño de la aguja espinal será en prematuros, 24G, 4 cm; menores de dos años, 22G, 4 cm; de 2 a 12 años, 22G, 6,5 cm, y mayores de 12 años, 20 a 22G, 9 cm[15].

Descripción de la técnica

- Se realizarán los pasos A, B, C y D, comunes a cualquier técnica. En el paso C se hará especial hincapié en la postura que debe mantener y la importancia de no moverse durante la punción, ya que son determinantes para su éxito.
- Valorar la necesidad de monitorización de la frecuencia cardíaca, respiratoria y saturación transcutánea durante la técnica, sobre todo en neonatos, niños con compromiso cardiorrespiratorio y aquellos en los que se emplee sedación[15]. Durante todo el procedimiento se deberán vigilar signos de hipoxia relacionados con la postura que puedan alterar el compromiso respiratorio[2].
- Posicionar al paciente con objetivo de aumentar el espacio intervertebral[2,15]. En neonatos y lactantes, sentados con la columna y la cadera flexionadas; en niños, en decúbito lateral con piernas flexionadas a nivel de las rodillas y dobladas hacia el abdomen, con la barbilla tocando el tórax, para que la espalda quede en flexión forzada.
- Colocar el material que se vaya a emplear sobre un paño estéril, en una mesa accesoria, así como paños estériles por debajo del paciente[15].
- Limpieza de la zona donde se va a realizar la punción lumbar mediante gasas estériles impregnadas en solución antiséptica. Comenzar la limpieza en la zona donde se realizará la punción y terminar en ambas espinas ilíacas[15].
- Localizar el punto de punción: se ha de buscar el punto de entrada palpando el espacio interespinoso que queda por debajo de la línea imaginaria que une las dos crestas ilíacas. Se ha de puncionar en el primer o segundo espacio intervertebral inmediatamente inferior a esa línea (espacios L3-L4 o L4-L5)[15]. La orientación del bisel ha de ser paralelo a las fibras longitudinales de la duramadre, para evitar la cefalea pospunción. Por tanto, si el paciente está en decúbito lateral, el bisel ha de estar hacia arriba o hacia abajo, y si se encuentra sentado, ha de estar hacia un lado[15].

- Introducir la aguja lentamente en el espacio seleccionado, hasta notar un cambio de resistencia (traspaso de duramadre); en ese momento se retira el fiador y se comprueba la salida de LCR[15].
- Recoger el LCR en los tubos estériles (1 mL, aproximadamente, en cada uno de los 3 tubos)[15]. No aspirar. El orden específico es: 1) cultivo; 2) citoquímica, tinción de Gram y aglutinaciones, y 3) pruebas virológicas o estudios especiales[6].
- Reintroducir el fiador, retirar la aguja lentamente del espacio y presionar el punto de punción con una gasa estéril impregnada en antiséptico y ocluirlo con un apósito estéril[15].
- Realizar los pasos E y F.

Se recomienda permanecer en reposo y fomentar la hidratación vigilando la aparición de posibles complicaciones, aunque no existe evidencia científica sólida sobre la efectividad de mantener reposo de forma sistemática[6]. Se vigilará también la zona de punción, por si aparece sangrado, y se controlarán las constantes vitales si se ha realizado sedación, hasta la completa recuperación[2,6,7].

La complicación más común en una punción lumbar es la cefalea pospunción[7], que se presenta por la pérdida de LCR a través del orificio de punción, provocando una disminución de la presión intracraneal. Se relaciona con la retirada de la aguja sin fiador, el número de punciones y el tamaño y orientación del bisel de la aguja, apareciendo en el 30-60 % de los casos a las 48-72 horas y pudiendo acompañarse de náuseas y vómitos[6,15].

PUNTOS CLAVE

- Para la realización de cualquier procedimiento es fundamental explicar al niño y a los padres qué se va a hacer en un lenguaje comprensible adaptado a la etapa de desarrollo y el nivel cultural de la familia.
- Es fundamental garantizar el acompañamiento de los niños por sus familiares; esto redundará en mayor confort y tranquilidad para los infantes.
- En la recogida de cualquier muestra es necesario dejar constancia escrita del procedimiento realizado, del etiquetado y de cualquier incidencia surgida en el proceso.

REFERENCIAS

1. Ruiz González MD, Martínez Barellas MR, González Carrión P. Enfermería del niño y el adolescente. Difusión Avances de Enfermería. 2019.
2. Hockenberry M, Wilson D (1950-2015), Rodgers C. Wong. Enfermería pediátrica. 10ª ed. Barcelona: Elsevier; 2019.
3. Sociedad Española de Medicina Preventiva, Salud Pública e Higiene y Fundación Tecnología y salud. Buenas prácticas en seguridad de Pacientes: Flebitis Zero. Módulo 8: consideraciones especiales en poblaciones pediátricas. Sociedad Española de Medicina Preventiva, Salud Pública e Higiene 2018. Disponible en: https://flebitiszero.com/app/formacion/formacionPdf/VIII_Flebitis Zero_ Poblaciones pediátricas.pdf [consultado en 14-04-2025].
4. Grupo de trabajo de protocolos de cribado neonatal de la Ponencia de cribado poblacional. Requisitos y Recomendaciones para el desarrollo del Programa de Cribado Neonatal de enfermedades endocrino-metabólicas en el SNS. Ministerio de Sanidad; 2020. Disponible en: https://www.sanidad.gob.es/areas/promocionPrevencion/cribado/cribadoNeonatal/enfermedadesEndocrinoMetabolicas/docs/CribadoNeonatal_EnfEndocrinometabolicas.pdf [consultado en 14-04-2025].
5. Cuidando neonatos. Y tú… ¿Cómo realizas la punción del talón? [Internet]. 2017. Disponible en: https://www.cuidandoneonatos.com/2017/11/y-tu-como-realizas-la-puncion-del-talon.html [consultado en 02-05-2025].
6. Ares MI, Benito FJ, Mintegui S, Yagüe MJ. Técnicas y procedimientos para enfermería en urgencias pediátricas. Madrid: Editorial Médica Panamericana; 2018.
7. Galarreta S, Martín C. Enferpedia: Técnicas y procedimientos de enfermería. Madrid: Editorial médica Panamericana; 2018.
8. Barroso Espadero D. Aplicar una gasa humedecida sobre la piel del abdomen acelera la obtención de muestras de orina en lactantes. Evid Pediatr. 2018;14:41.
9. May OW. Urine Collection Methods in Children: Which is the Best? Nurs Clin North Am. 2018;53(2):137-43.
10. Herreros Fernández ML, González Merino N, Tagarro García A, et al. A new technique for fast and safe collection of urine in newborns. Arch Dis Child. 2013;98(1):27-9.
11. Kaufman J, Temple-Smith M, Sanci L. Urine sample collection from young pre-continent children: common methods and the new Quick-Wee technique. British Journal of General Practice. 2020;70(690):42-3. Doi.org/10.3399/bjgp20x707705.
12. Alfayate S, Bengoa A, Cocho P. Grupo de Patología Infecciosa AEPap. Test de detección rápida del virus sincitial respiratorio. AEPap [Internet] 2014. Disponible en: https://www.aepap.org/sites/default/files/test_de_deteccion_rapida_de_virus_respiratorio_sincitial.pdf [consultado en 14-04-2025].
13. COVID-19 en Pediatría: valoración crítica de la evidencia. [Internet] Comité de Pediatría Basada en la Evidencia de la AEP y AEPap. Versión de 28 de febrero de 2022. Disponible en: https://www.sciencedirect.com/science/article/pii/S1695403321002071 [consultado en 14-04-2025].
14. Gutiérrez Medina P. Técnica de recogida de muestras respiratorias de vías altas para diagnóstico molecular de infección por SARS-CoV-2 (COVID-19) en paciente pediátrico. Grupo de Patología Infecciosa de la Asociación Española de Pediatría de Atención Primaria. AEPap. 2020.
15. Moreno Pérez D, Madrid Rodríguez A, Jiménez Hinojosa JM. Técnicas y procedimientos en Pediatría hospitalaria. Hospital Regional Universitario Materno-Infantil de Málaga. SEPHO. 10/2016.

 CASO   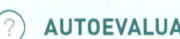 **AUTOEVALUACIÓN**   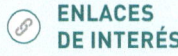 **ENLACES DE INTERÉS**

Accesos vasculares

15

H. Moreda Aragón y C. M. Ocaña Perez-Cerdá

OBJETIVOS

- Describir las particularidades de la anatomía y fisiología vascular del paciente pediátrico.
- Explicar los diferentes dispositivos de acceso vascular en pediatría, sus indicaciones y contraindicaciones.
- Describir las complicaciones durante la inserción, permanencia y mantenimiento del catéter.
- Realizar una valoración enfermera del paciente portador de un dispositivo de acceso vascular, así como identificar los diagnósticos de enfermería principales.
- Identificar los cuidados del niño portador de dispositivos de acceso vascular.

CONCEPTOS GENERALES

Los niños experimentan cambios rápidos a lo largo de los primeros 18 años de su vida. Las diferencias anatómicas, fisiológicas y de desarrollo entre niños, adolescentes y adultos influyen en el tipo de atención sanitaria que se brinda en las distintas etapas del desarrollo. El recién nacido presenta una red vascular, sistema inmune y estructura de la piel inmaduros, así como un volumen total sanguíneo bajo (100 mL/kg), en desarrollo durante el primer año de vida[1]. La infancia implica una tasa de crecimiento más rápida que a cualquier otra edad, sobre todo los dos primeros años de vida[2]. Esto implica cierta distorsión anatómica y cambios en la práctica del acceso vascular pediátrico, pues el crecimiento en tamaño incluye un aumento rápido de la adiposidad, como durante la etapa de lactante, pudiendo dificultar la visualización y palpación de las venas. En la adolescencia las diferencias son mínimas[1,2].

Anatomía y fisiología circulatoria[3]

Las funciones vitales del cuerpo dependen del sistema circulatorio, encargado del transporte de sangre a todas las partes del cuerpo. El corazón, junto con los vasos sanguíneos, realiza el transporte de oxígeno y nutrientes, así como la eliminación de dióxido de carbono y productos de desecho de los tejidos periféricos.

La sangre oxigenada fluye desde los pulmones a todo el cuerpo a través de una red de arterias y ramificaciones menores (arteriolas). Posteriormente, vuelve al corazón mediante pequeñas venas, que a su vez desembocan en venas más grandes.

Las **arterias** son grandes vasos con tejido muscular en sus paredes; presentan pequeñas ramificaciones, de unos 0,2 mm de diámetro, llamadas **arteriolas**. Los **capilares** son vasos sanguíneos de tamaño microscópico, que permiten el intercambio de oxígeno y dióxido de carbono y son el puente de unión entre las arteriolas y las vénulas.

Las **venas** son vasos que tienen válvulas que se abren para permitir el paso de la sangre y se cierran para evitar que fluya en sentido contrario. Las **vénulas** son los pequeños vasos sanguíneos que conducen la sangre desde los capilares hacia las venas.

Venas del cuello y del tórax[3]

Dentro de la cavidad craneal todas las venas conducen a la yugular interna, como se puede ver en la **figura 15-1**. La **yugular externa** desciende sobre la cara superficial del esternocleidomastoideo y, en la base del cuello, desemboca en la vena subclavia o en la yugular interna. La **yugular interna**, en su rama derecha e izquierda, forma el **tronco venoso braquiocefálico** al unirse con la **vena subclavia**. La confluencia de ambos troncos braquiocefálicos conforma la **vena cava superior**, que devuelve la sangre de la cabeza, los brazos y la parte superior del cuerpo a la aurícula derecha del corazón. La vena cava inferior, más grande que la vena cava superior, devuelve la sangre de la parte inferior del cuerpo y las piernas a la aurícula derecha del corazón.

Venas de las extremidades superiores[3]

En las extremidades superiores, siguiendo el recorrido sanguíneo desde la mano al tronco, como se puede ver en la **figura 15-1**, se encuentran las venas palmares y metacarpianas que recogen la sangre de los capilares agrupándose hasta formar la **vena cefálica**, que asciende desde la muñeca por la cara externa del brazo, hasta confluir con la vena axilar formando la vena subclavia. En la cara interna del antebrazo, asciende la vena basílica, concretamente por el borde interno del bíceps, hasta confluir con la vena humeral o braquial formando la **vena axilar**.

La **vena cubital** es una vena profunda del antebrazo que acompaña a la arteria cubital. Viene de la mano y sube por el

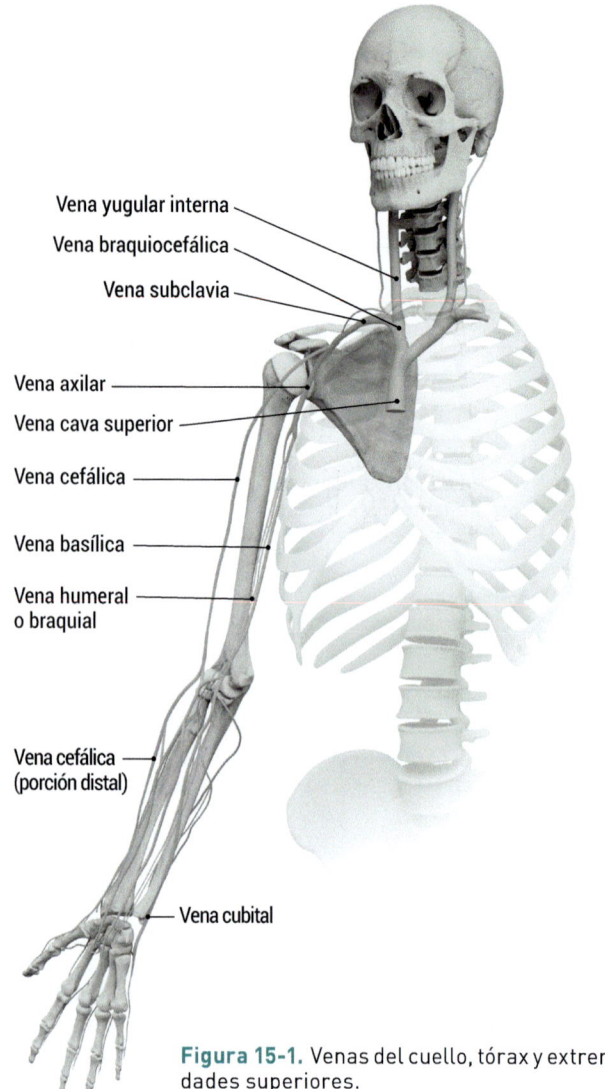

Figura 15-1. Venas del cuello, tórax y extremidades superiores.

borde del carpo (muñeca), por el antebrazo y hasta la flexura del codo, donde desemboca en la vena braquial. La **vena axilar** se extiende a lo largo del tórax hasta la primera costilla, donde se convierte en la vena subclavia tras confluir con la vena cefálica.

Venas de las extremidades inferiores[3]

En las extremidades inferiores, siguiendo el recorrido sanguíneo desde el pie al abdomen, como se puede ver en la **figura 15-2**, las venas del pie se van agrupando hasta conformar la **safena mayor o interna**, que recorre superficialmente el lado interno de cada pierna, desde el tobillo hasta el muslo, desembocando en la **vena femoral** a nivel de la ingle. La vena **safena menor o externa** recorre superficialmente la zona posterior de la pierna, por encima de los gemelos, drenando en la **vena poplítea**, situada en la parte posterior de la rodilla (hueco poplíteo). Al seguir ascendiendo por la zona posterior del muslo conformará la **vena femoral**, cuya disposición interna en el muslo dará lugar en su ascenso hasta la vena cava inferior, a la **vena ilíaca externa**. En su rotación

de posterior a anterior, la vena femoral se interna en planos más profundos, según asciende hasta la zona inguinal.

TIPOS DE CATÉTERES, CARACTERÍSTICAS, INDICACIONES Y CONTRAINDICACIONES

La **canalización vascular** es el procedimiento por el cual se introduce un dispositivo en el interior de un vaso sanguíneo. Los dispositivos de acceso vascular son un componente común y esencial de la atención sanitaria pediátrica. Los niños requieren de un acceso vascular para indicaciones diagnósticas, como una analítica sanguínea, o terapéuticas, como la infusión de nutrición parenteral. Pese a lo común de este proceso, la canalización vascular en el niño puede resultar un reto, especialmente cuando se trata de recién nacidos, lactantes, niños en situación crítica o con enfermedades crónicas. En ellos, el pequeño calibre de las venas,

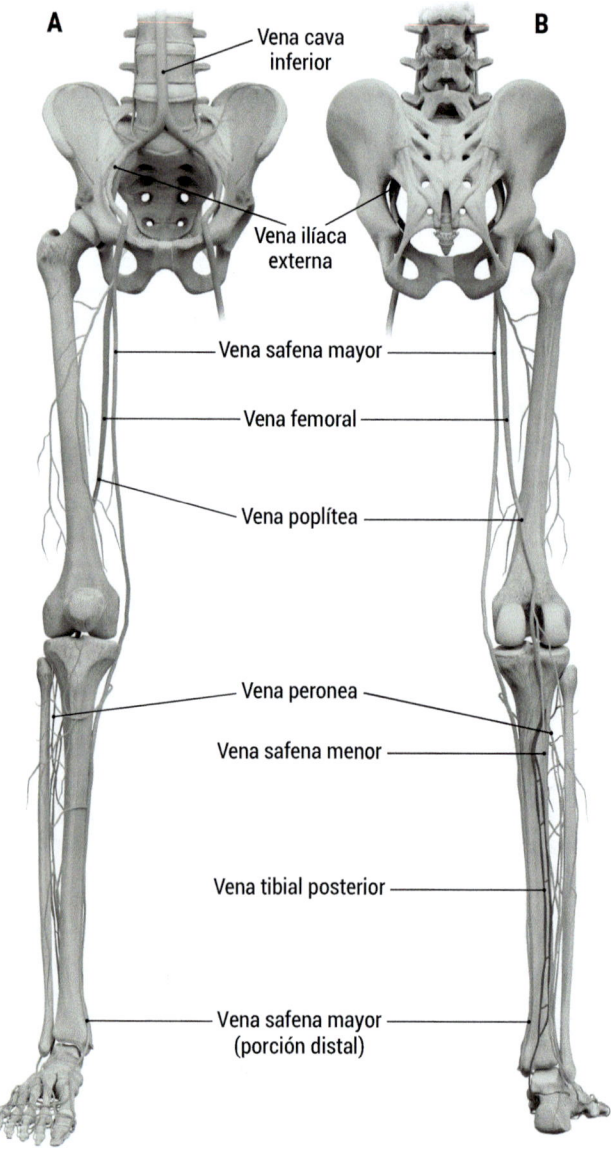

Figura 15-2. Venas de las extremidades inferiores y abdomen. **A)** Visión anterior. **B)** Visión posterior.

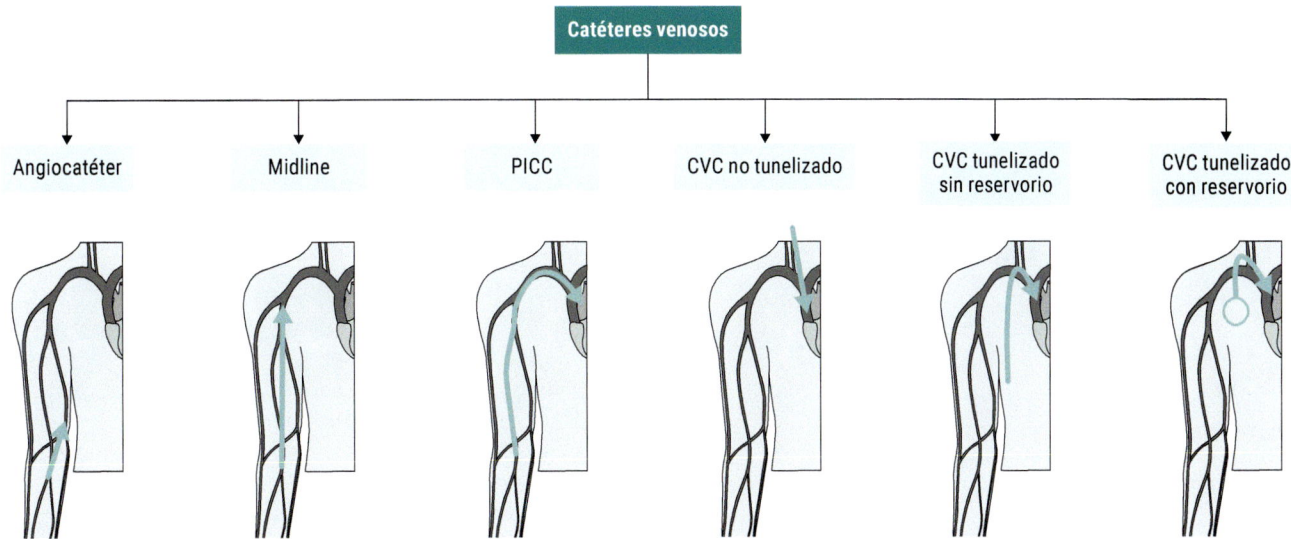

Figura 15-3. Clasificación de los catéteres venosos en función de la vena puncionada, de su recorrido y de la localización final de la punta.
Adaptada de: Menédez Suso JJ[16].
CVC: catéter venoso central; PICC: catéter central de inserción periférica.

la distorsión de la anatomía o el progresivo agotamiento del capital venoso, pueden dificultar enormemente su consecución[2-4].

Los **catéteres** son unos dispositivos tubulares, fabricados habitualmente con diferentes materiales plásticos biocompatibles, diseñados para ser colocados en el interior de los vasos sanguíneos. Actualmente, se comercializan una gran cantidad de catéteres con calibres, longitudes, número de luces y métodos de inserción y fijación muy variables[1].

Una de las clasificaciones más útiles en la práctica clínica de los catéteres venosos, es la que tiene en cuenta la localización de la vena puncionada (periférica o central, más proximal al corazón), el recorrido del catéter y dónde se localiza finalmente la punta del catéter insertado. Atendiendo a estas tres características, se distinguen distintos tipos de catéteres venosos, que se muestran esquemáticamente en la **figura 15-3**.

Catéteres venosos periféricos[1,5]

Son aquellos que se colocan puncionando directamente una vena periférica, habitualmente de las extremidades, preferentemente superiores sobre inferiores, o de la región craneocervical (**Fig. 15-4**).

Catéter venoso periférico corto

Los **catéteres venosos periféricos cortos** (CVPC), también denominados **angiocatéteres**, son cortos (2,5-7,5 cm), de calibre variable (20G-26G) para pacientes pediátricos, insertados de manera más común en el sistema venoso periférico superficial, venas del brazo, antebrazo y fosa antecubital, cuya punta queda alojada en una vena periférica anterior a la región axilar. Pueden tener un tiempo de permanencia esperado de 48-72 horas para CVPC clásicos, llegando a varios días o

incluso una semana los CVPC con alargadera integrada[12]. No se deben emplear si los fármacos a administrar son vesicantes o irritantes (pH < 5 o > 9; osmolaridad > 600-800 mOsm/L).

Catéter venoso periférico largo

Los **catéteres venosos periféricos largos** (CVPL), también denominados Mini-Midline, son más largos (6-10 cm), de calibre variable (2-3 Fr o 22-20 G) en el paciente pediátrico. Se insertan de manera más común en el sistema venoso periférico superficial o profundo, venas del brazo y antebrazo, evitando la zona de flexión, como la región de la fosa antecubital. Se espera que tengan un tiempo de permanencia de hasta 1 mes. Son idóneos en pacientes de difícil acceso vascular (DIVA). No se deben emplear si los fármacos a administrar son vesicantes o irritantes (pH < 5 o > 9; osmolaridad > 600-800 mOsm/L).

Catéter de línea media (Midline)

Los **catéteres de línea media** (**Midline**) son de mayor longitud y se insertan desde una vena periférica profunda, comúnmente del brazo (basílica, humeral, axilar o cefálica) y cuya punta queda alojada a nivel de la vena axilar infraclavicular de la región torácica o vena subclavia. Se suelen emplear para tratamientos de duración de hasta 1 mes. No se deben emplear si los fármacos a administrar en infusión continua son vesicantes o irritantes (pH < 5 o > 9; osmolaridad > 600-800 mOsm/L). Con frecuencia, permiten la extracción de muestras de sangre.

Catéteres venosos centrales[2,6]

Los **catéteres venosos centrales** (CVC) son catéteres largos que se insertan en venas centrales (venas yugulares internas,

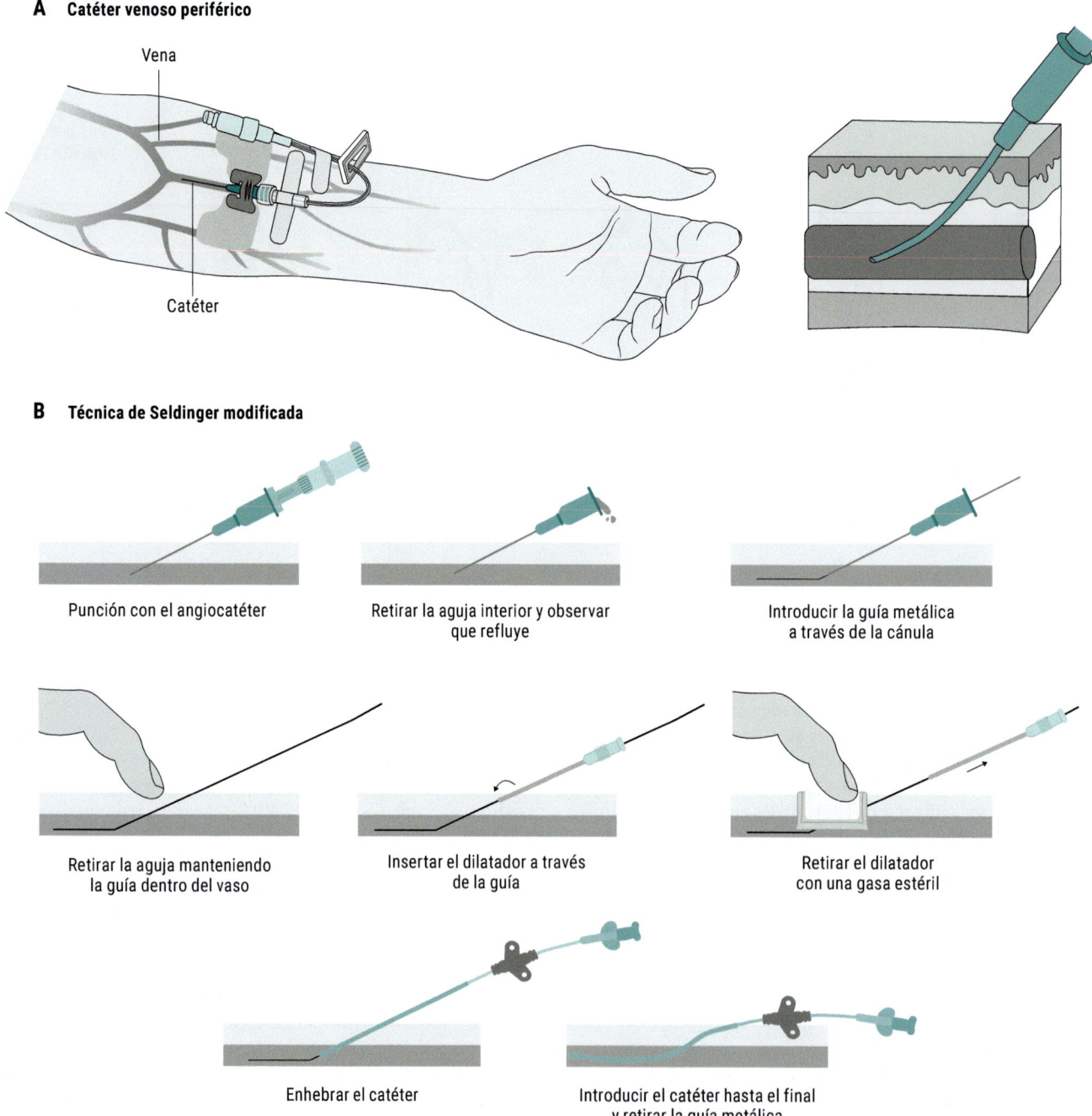

A Catéter venoso periférico

Vena

Catéter

B Técnica de Seldinger modificada

Punción con el angiocatéter

Retirar la aguja interior y observar que refluye

Introducir la guía metálica a través de la cánula

Retirar la aguja manteniendo la guía dentro del vaso

Insertar el dilatador a través de la guía

Retirar el dilatador con una gasa estéril

Enhebrar el catéter

Introducir el catéter hasta el final y retirar la guía metálica

Figura 15-4. Angiocatéter. **A)** Catéter venoso periférico. **B)** Técnica de Seldinger modificada.
Adaptada de: Pittituti M, Scoppettuolo G[6].

subclavias, braquiocefálicas y femorales), cuya punta queda alojada a nivel de la vena cava superior o inferior, idealmente en su desembocadura en la aurícula derecha.

Este tipo de catéteres permite administrar al paciente cualquier tipo de fármaco, realizar extracciones sanguíneas y, dependiendo del tipo de catéter, pueden permanecer insertados en el paciente durante largos períodos de tiempo (meses).

Existe una amplia variedad de catéteres centrales en cuanto a tamaño, longitud, número de luces y material del que están compuestos (**Fig. 15-5**).

Catéter central de inserción periférica

Los **catéteres centrales de inserción periférica** (**PICC**, *peripherally inserted central catheter*) son largos y finos y se insertan desde una vena periférica, habitualmente de las extremidades superiores. La vena de elección es la basílica, debido a su mayor diámetro y menor número de válvulas. La vena cefálica también es una opción, pero posee un trayecto más tortuoso, lo que aumenta el riesgo de complicaciones relacionadas con la inserción, como la malposición de la punta del catéter. Las venas braquiales se encuentran muy

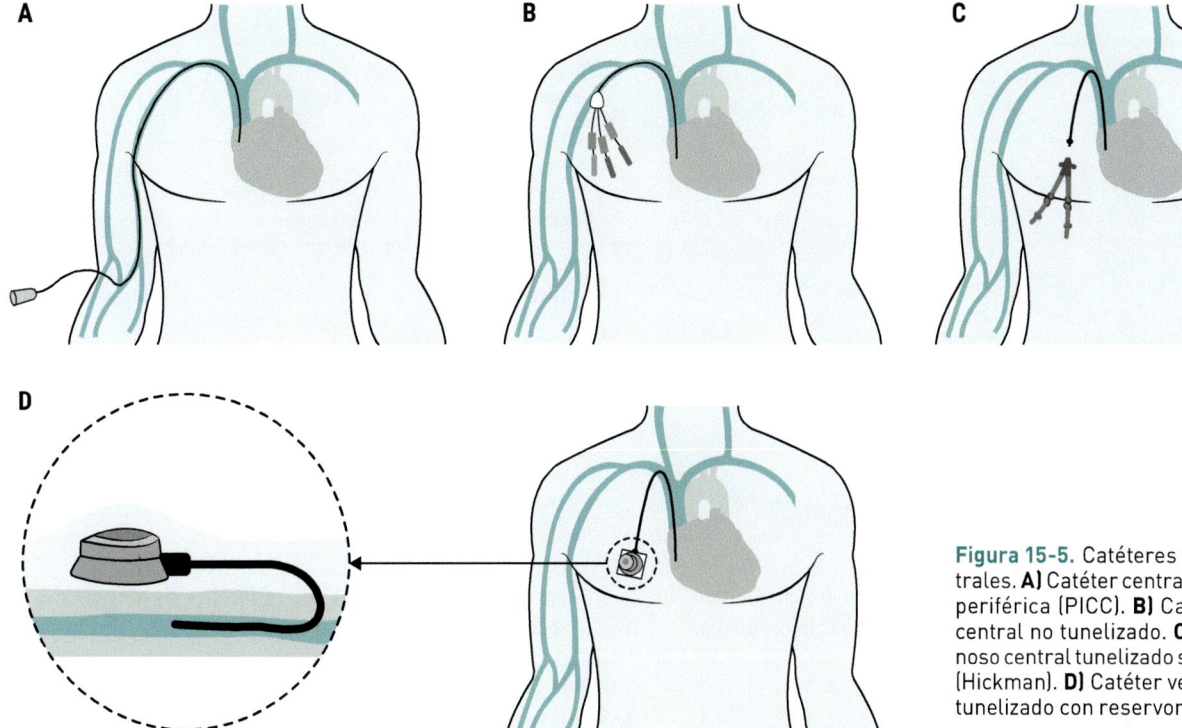

Figura 15-5. Catéteres venosos centrales. **A)** Catéter central de inserción periférica (PICC). **B)** Catéter venoso central no tunelizado. **C)** Catéter venoso central tunelizado sin reservorio (Hickman). **D)** Catéter venoso central tunelizado con reservorio (Port).

Adaptada de: Boussicault G *et al.*[3]

cerca del nervio mediano y de la arteria. Estos catéteres permiten la administración de cualquier tipo de fármaco, así como la extracción de muestras de sangre. Comparados con los CVC tradicionales, los PICC ofrecen varias ventajas, que incluyen la inserción segura en el brazo, la colocación conveniente y rentable a través de equipos de enfermería de acceso vascular, y la compatibilidad con el autocuidado que facilita su uso más allá de la hospitalización, siendo mínimo el riesgo de complicaciones durante el procedimiento de inserción[2].

Catéter venoso central no tunelizado

Los **catéteres venosos centrales no tunelizados** son insertados mediante acceso percutáneo en las venas yugular o subclavia, denominados **catéteres centrales de inserción central** (CICC), o en las venas femorales, denominados **catéteres centrales de inserción femoral** (FICC)[12]. Se utilizan de manera muy frecuente en el paciente crítico o tras varios intentos fallidos de colocación de otro dispositivo de acceso vascular[2]. Una de las principales complicaciones que presentan estos dispositivos es el riesgo de bacteriemia relacionada con catéter (BRC)[3].

Catéter venoso central tunelizado

Los **catéteres venosos centrales tunelizados** son CICC insertados mediante procedimiento quirúrgico, que recorren un trayecto de tejido subcutáneo (tunelización) desde la zona de inserción (generalmente la zona torácica superior) hasta su localización en venas cavas o su desembocadura en

aurícula derecha. Estos dispositivos están indicados para pacientes que precisan un acceso venoso frecuente o a largo plazo (quimioterapia, nutrición parenteral o extracciones sanguíneas repetidas). La tasa de BRC es menor con respecto a los no tunelizados[3]. Existen dos tipos de catéteres centrales tunelizados:

- **Dispositivos venosos totalmente implantados con puerto**. La mayoría de los puertos se insertan en el área del pecho, y consisten en un reservorio metálico que contiene un tabique de caucho o de silicona que se implanta debajo la piel, lo que permite que el paciente se libere de cualquier conector externo. Este puerto se puncionará con una aguja externa específica en el momento en el que se quiera utilizar[7].
- **Dispositivos venosos totalmente implantados sin puerto**. Su extremo proximal se externaliza, estando siempre accesible para su utilización. Se insertan en una vena central, habitualmente desde las venas subclavia o yugular interna, y su extremo proximal se externaliza. Además, disponen de un manguito de dacrón presente en el catéter a nivel subcutáneo, que ayuda a estabilizarlo y reducir el riesgo de infección al evitar la entrada de microrganismos[7].

Las principales características de los accesos venosos más empleados en la edad pediátrica se resumen en la **tabla 15-1**.

Catéteres arteriales

La canalización de un vaso arterial puede ser necesaria tanto para la monitorización invasiva de la presión arterial, como para la extracción de muestras de sangre arterial. En ocasiones,

Tabla 15-1. Características de los accesos venosos más empleados en la edad pediátrica

	Catéter venoso periférico	Catéter de línea media (Midline)	Catéter central de inserción periférica (PICC)	Catéter venoso central no tunelizado	Catéter venoso central tunelizado (con o sin puerto)
Inserción	Periférica	Periférica	Periférica	Central	Central
Ubicación de la punta del catéter	Periférica	Axila	Vena cava superior/inferior	Vena cava superior/inferior	Vena cava superior/inferior
Duración	< 5-7 días	7-14 días	Meses	14-21 días	Meses
Extracción sanguínea	Casi nunca	A veces	Sí	Sí	Sí
Fármacos irritantes	No	No	Sí	Sí	Sí
Alta a domicilio	No	A veces	Sí	No	Sí
Coste	Muy bajo	Medio	Medio	Bajo	Alto

también es necesaria para la realización de procedimientos diagnósticos (arteriografías) o terapéuticos (colocación de dispositivos endovasculares)[7].

ALGORITMO DE DECISIÓN PARA LA SELECCIÓN DEL CATÉTER VENOSO

La elección del catéter idóneo se basa en varios factores, tales como la duración y frecuencia del tratamiento, las propiedades de la infusión (pH y osmolaridad) y, cuando sea posible, la preferencia del paciente o cuidador. En la **figura 15-6** se muestra un algoritmo para la toma de decisiones interdisciplinarias sobre cuál es el dispositivo de acceso vascular más idóneo[2].

CANALIZACIÓN VASCULAR ECOGUIADA DE CATÉTERES. CONCEPTOS GENERALES

Actualmente, la ecografía se ha convertido en un medio ampliamente aceptado para mejorar las tasas de éxito de los procedimientos de canalización y reducir sus complicaciones asociadas. La evaluación ecográfica de los vasos permite establecer el lugar óptimo para la inserción y elegir el vaso más adecuado teniendo en cuenta tamaño, permeabilidad y minimización de riesgos. La canalización ecoguiada, tras formación y adquisición de competencias, ha demostrado una mayor tasa de éxito en el primer intento de punción, disminución del tiempo requerido para obtener el acceso venoso y una mayor satisfacción del paciente[1,6,7,12].

COMPLICACIONES DE LOS ACCESOS VENOSOS

Aunque los catéteres son un componente indispensable en la terapia de infusión, están relacionados con una serie de complicaciones que requieren una atención precoz para prevenir secuelas. Las complicaciones más comunes relacionadas con los catéteres centrales son la obstrucción o migración del catéter, trombosis e infección[2].

La taxonomía NANDA-I[8] propone los siguientes diagnósticos enfermeros para registrar en la historia clínica estas posibles complicaciones: *Deterioro de la integridad tisular* (00044), que indica la lesión de los vasos sanguíneos en caso de hematoma, flebitis o extravasación, y *Riesgo de infección* (00004), que se define como la susceptibilidad de «sufrir una invasión y multiplicación de organismos patógenos, que puede comprometer la salud».

A continuación, se exponen en relación con el momento temporal del catéter.

Complicaciones durante la inserción[7]

Hematoma vascular

Debido a una punción no exitosa se extravasa sangre a tejidos circundantes y hay posibilidad de obstrucción del vaso por el hematoma. Se deberá puncionar otro vaso, o el mismo en un nivel superior a la punción fallida.

Sangrado local

Suele ser mínimo, pero es importante valorarlo en pacientes con trastornos de la coagulación. Se debe realizar compresión en la zona puncionada durante, al menos, 5 minutos.

Punción arterial inadvertida

Es una complicación poco frecuente que puede ocurrir al puncionar las venas de la fosa antecubital (arteria humeral) o del dorso de la muñeca (arterias cubital o radial). Si el paciente se encuentra despierto durante el procedimiento, es posible que refiera parestesias del miembro; se observa un flujo sanguíneo abundante y pulsátil, además de una diferencia en la coloración de la sangre, habitualmente más clara que la venosa. Se debe realizar compresión local durante, al menos, 5 minutos.

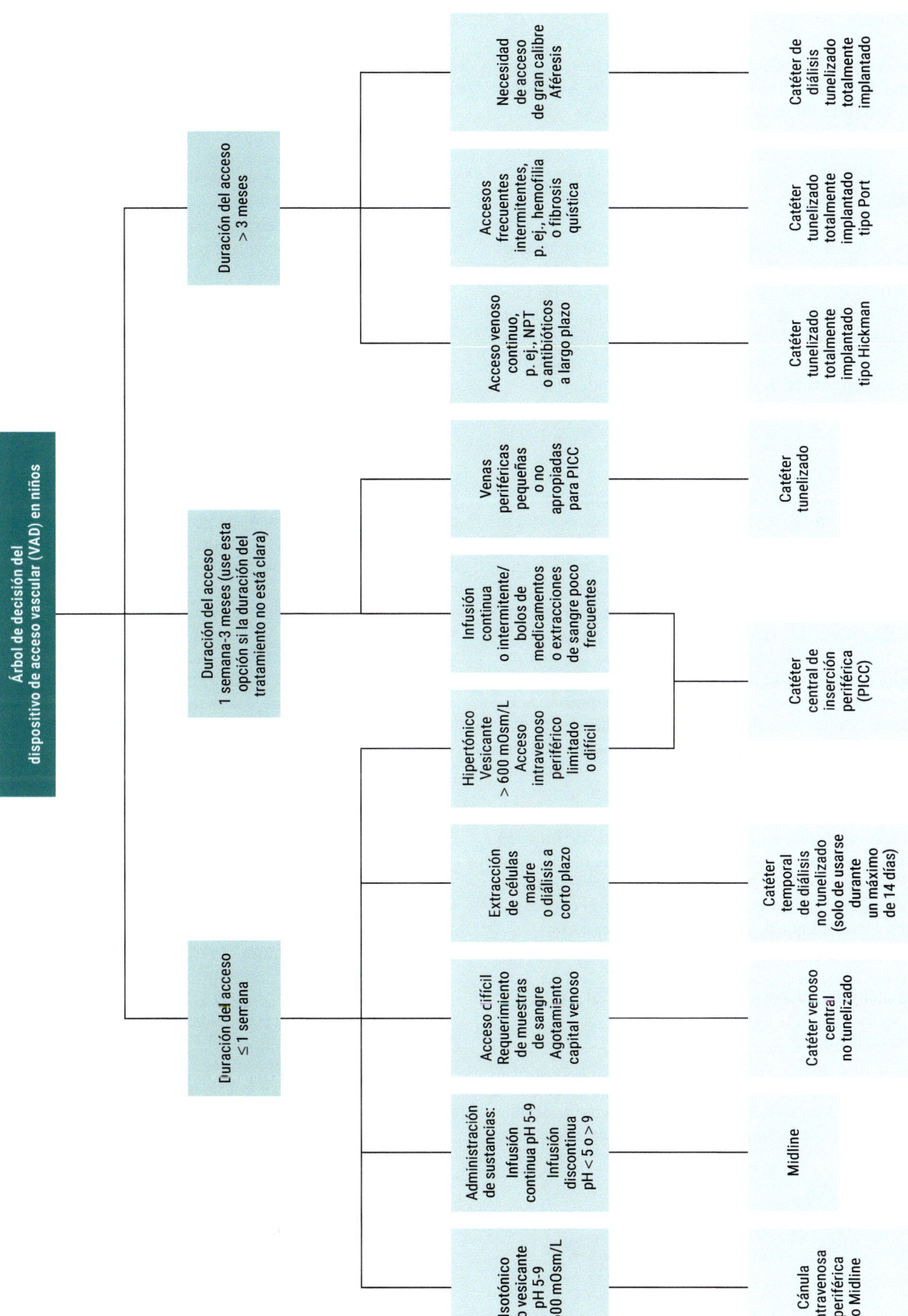

Figura 15-6. Algoritmo de elección de dispositivo de acceso vascular (VAD) en niños.
Adaptada de: Kleidon T, Ullman A[17].

Lesión nerviosa

Ocurre de manera excepcional, con una incidencia entre el 0,8-1,4 %. Dependiendo del nervio dañado, los efectos neuropáticos pueden ser transitorios, durar meses o incluso precisar cirugía[1].

Extrasístoles o arritmias

Suceden durante la canalización de los catéteres venosos centrales, al introducir la guía o el catéter hasta las cavidades cardíacas derechas. Si el paciente está monitorizado se observa la aparición de estas extrasístoles o arritmias en el electrocardiograma, debiendo resolverse de manera inmediata retirando parcialmente la guía o el catéter hasta que el electrocardiograma presente un trazado normal.

Embolia aérea

Es la entrada inadvertida de aire al torrente sanguíneo a través del catéter o de la aguja con la que se punciona el vaso, lo que provoca obstrucción del flujo sanguíneo e hipoxia. Es una complicación excepcional que puede ocurrir durante la colocación, mantenimiento y retirada del catéter venoso central, si el catéter se fractura o cuando el sistema de infusión se desconecta de manera accidental. Los síntomas, que dependen de la cantidad de aire que se introduzca, incluyen disnea, hipoxia, taquipnea, taquicardia y alteración del nivel de conciencia. El reconocimiento precoz puede minimizar las complicaciones; la intervención más apropiada es colocar al paciente en decúbito lateral izquierdo, en posición de Trendelenburg, proporcionar oxígeno al 100 % y soporte cardiorrespiratorio. Como estrategias de prevención se incluyen la utilización de bombas de infusión con alarmas que adviertan de la presencia de aire en el sistema, y sistemas de infusión con conexiones tipo *Luer-lock* (**Fig. 15-7**), que disminuyan el riesgo de desconexión del sistema del catéter. Cuando el catéter no se esté utilizando, es importante utilizar conectores sin aguja y de bioseguridad para mantenerlo cerrado.

Complicaciones durante la permanencia del catéter[7]

Infiltración/extravasación

La **infiltración** se produce cuando hay una salida del líquido perfundido hacia los tejidos que circundan la vena canalizada con daño. Esta es una complicación relativamente frecuente

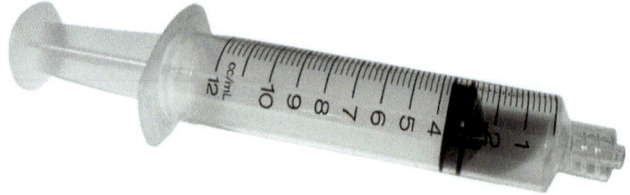

Figura 15-7. Cono *Luer-lock* en jeringa de 10 mL.

cuando se emplean CVPC. Si esto se produce con determinados fármacos (citostáticos, potasio, calcio, bicarbonato, catecolaminas, etc.), pueden producir reacciones locales graves, lo que se denomina **extravasación**. Entre los factores de riesgo se encuentran la perforación del vaso durante la inserción, o trauma de este por irritación provocada por infusiones vesicantes. El paciente puede presentar síntomas como tumefacción, dolor y edema local. El tratamiento implica la retirada inmediata del catéter. Además, hay disponibles antídotos locales para determinados tipos de infusiones que ayudan a la reabsorción de la infusión o vesicante.

Flebitis

Es la inflamación de la pared íntima de la vena debida a una alteración del endotelio. Los factores de riesgo de aparición de esta complicación incluyen: preparación de la piel, traumatismo en la vena durante la inserción, tipo de material del catéter utilizado, infusión de fármacos irritantes, tiempo de permanencia del catéter, estabilización del catéter a piel y frecuencia de cambio del apósito. Los signos y síntomas más frecuentes que pueden aparecer son: dolor, sensibilidad, eritema, calor, hinchazón, induración, secreción purulenta o cordón venoso palpable. Según su etiología, se distinguen tres tipos:

- **Mecánica**: reacción inflamatoria de la pared íntima de la vena debido a la presencia del catéter, inadecuado ratio catéter-vena, manipulación frecuente del catéter, dificultad en la inserción, venas tortuosas o malposición de la punta del catéter. La aplicación de compresas calientes, la elevación de la extremidad y la administración de analgésicos pueden resolver este tipo de flebitis si se identifica precozmente. Las medidas que se pueden llevar a cabo para prevenir la flebitis mecánica son: la elección del calibre adecuado del catéter, evitar áreas de flexión en la zona de punción y realizar una fijación adecuada del catéter que evite movimientos innecesarios y la fricción de la vena por el propio catéter.
- **Química**: respuesta irritativa e inflamatoria de la pared íntima de la vena como respuesta a la administración de ciertos compuestos químicos (soluciones más ácidas y de mayor osmolaridad). Las soluciones con una osmolaridad > 600 mOsm/L, así como la velocidad de infusión superior a la recomendada y el secado inadecuado de la solución antiséptica (se introduce en la vena durante la inserción del catéter) pueden ser factores de riesgo. Como estrategias de prevención se puede considerar usar un catéter venoso central, infundir las soluciones y fármacos a una velocidad adecuada y secar la piel por completo tras aplicar la solución antiséptica.
- **Infecciosa**: inflamación de pared íntima de la vena asociada a una infección generalmente bacteriana. Es el tipo menos frecuente, pero puede llegar a ser grave y predisponer a complicaciones sistémicas (BRC). Son factores de riesgo: técnica aséptica insuficiente y manipulación excesiva del equipo de terapia intravenosa. Ante la sospecha de una flebitis infecciosa, se debe retirar el catéter. La antisepsia cutánea adecuada, un apósito intacto, la higiene de

las manos y el cumplimiento de la técnica aséptica minimizan el riesgo de flebitis bacterianas. Es preciso evaluar a diario la zona de inserción del catéter, para lo cual se han publicado diferentes escalas estandarizadas de valoración de las flebitis[2,3].

Obstrucción del catéter

Consiste en la incapacidad para infundir y/o aspirar sangre de un catéter. Se denomina **obstrucción parcial** del catéter aquella que permite la infusión, pero no el reflujo de sangre a través del mismo, y **obstrucción completa** cuando no es posible ni infundir ni aspirar sangre a través del catéter. Es una complicación común en pediatría, pues existen factores que aumentan el riesgo de obstrucción, tales como el pequeño calibre de los catéteres y los bajos ritmos de infusión. Otros factores influyentes son el diagnóstico del paciente, gravedad de la enfermedad, frecuencia de la manipulación del catéter y calidad de los cuidados en su mantenimiento. Ocurre con mayor frecuencia en catéteres de pequeño calibre y múltiples luces, o cuando su punta está alojada en localizaciones no óptimas. Aunque no suelen poner en riesgo la vida del paciente, con frecuencia suponen interrupciones en el tratamiento y obligan a sustituir el catéter.

- **No trombótica o mecánica**: puede producirse por acodamiento del catéter o del sistema de infusión, malposición de la punta del catéter o por precipitación de fármacos.
- **Trombótica**: responsable de la mayoría de las obstrucciones del catéter. Consiste en la presencia de un trombo, dentro o alrededor del catéter o de la pared del vaso, que puede impedir o interrumpir el flujo a través del catéter. La fibrina se forma debido a la irritación de los vasos, que puede ser provocada por una técnica de inserción inadecuada del catéter, malposición de la punta o una inadecuada relación catéter-vaso (el catéter debe ocupar 1/3 del calibre del vaso). Además, una técnica inadecuada del lavado del catéter favorece la aparición de depósitos de fibrina dentro de su luz. Un lavado meticuloso y un manejo adecuado del catéter son vitales para disminuir el riesgo de aparición de esta complicación.

En el tratamiento de esta complicación es de vital importancia el reconocimiento y la actuación precoces. En primer lugar, cuando se detecta malfuncionamiento de un catéter se deben descartar factores mecánicos (acodamiento del catéter o sistema de infusión, malposición de la punta tras realizar una radiografía o ecografía). Si se sospecha una malposición, se debe reposicionar el catéter para solucionar la complicación. Si se sospecha una oclusión trombótica, se debe iniciar el tratamiento con alteplasa, que es un activador del plasminógeno tisular que produce fibrinólisis local. Se considera que la complicación se ha resuelto cuando es posible aspirar sangre a través del catéter. Si su obstrucción es completa, el fármaco se debe infundir mediante una técnica de presión negativa, que implica crear un vacío (presión negativa) dentro del catéter, que permite la entrada del producto que pretende provocar la desobstrucción (habitualmente urocinasa).

Trombosis venosa relacionada con el catéter

Consiste en la formación de fibrina a lo largo de la pared interna de la vena, pudiendo ocluir el vaso de manera parcial o total, y causar complicaciones locales o sistémicas desde las 24 horas posteriores a la implantación del catéter. Entre los factores de riesgo de aparición de esta complicación se encuentran: excesiva ocupación de la luz del vaso canalizado por el catéter insertado en su interior, malposición de la punta del catéter, tiempo de permanencia del catéter superior a 2 semanas y alteraciones de la coagulación. Dentro de los síntomas que pueden hacer sospechar de trombosis, se encuentran la incapacidad para infundir o aspirar a través del catéter, eritema, dolor, entumecimiento, edema por encima o debajo de la zona de inserción del catéter y alteración de la coloración de las extremidades.

- **Trombosis venosa superficial**: afecta a la vena periférica en la que se ha insertado el catéter, o por las que discurren líneas medias y PICC. Su manejo no obliga a la retirada del catéter, salvo que se asocie con sintomatología o disfunción del catéter.
- **Trombosis venosa profunda**: cuando la vena afectada pertenece al sistema profundo. Su manejo implica la retirada urgente del catéter y administración de fármacos anticoagulantes, habitualmente un tratamiento con heparina de bajo peso molecular que puede durar hasta tres meses.

Infección relacionada con el catéter central[9]

Si bien los catéteres vasculares proporcionan el acceso vascular necesario en el paciente pediátrico, la infección relacionada con el catéter sigue siendo un riesgo. Se define **bacteriemia** como la presencia de bacterias en la sangre y se pone de manifiesto mediante el aislamiento de estas en hemocultivos. La BRC es el principal contribuyente de morbimortalidad, pudiendo tener un efecto mayor en la población pediátrica en términos de años de vida productiva perdidos. En el informe EPINE publicado en el año 2021 por la Sociedad Española de Medicina Preventiva, Salud Pública e Higiene, la bacteriemia e infecciones asociadas a catéter constituyen la primera causa de infección relacionada con la asistencia sanitaria en pediatría y neonatología[9]. Los factores de riesgo de infección identificados como más importantes son los tiempos de permanencia del catéter prolongados, la trombosis del vaso canalizado, la fijación del catéter con sutura y la administración de nutrición parenteral. El diagnóstico de BRC sigue siendo un gran desafío, pues la fiebre asociada con la infección no siempre está presente en neonatos; por lo tanto, la evidencia microbiológica es necesaria para el diagnóstico. La contaminación inicial del catéter puede producirse por diferentes mecanismos: contaminación extraluminal del catéter por migración del germen desde el orificio de inserción o por fijación de gérmenes circulantes en el torrente sanguíneo, contaminación intraluminal por uso de soluciones de infusión contaminadas o por mala técnica de asepsia en la manipulación de conectores y llaves de tres pasos, y contaminación por vía hematógena, teniendo como causa organismos procedentes de otras zonas infectadas. Las guías de actuación basan el tratamiento en la administración de antibióticos sistémicos en función de los organismos comúnmente aislados, y de la institución y la severidad de los síntomas del paciente, entre otros factores. La retirada del catéter dependerá de factores como el resultado de los hemocultivos, la etiología del agente bacteriano, el estado del paciente y la disponibilidad de otro acceso venoso alternativo.

Malposición de la punta del catéter[5,6]

Esta complicación se puede presentar durante la inserción o la permanencia de catéter tipo Midline, PICC o CVC. Aparece cuando la punta del catéter ha migrado de su posición original. La ubicación óptima de un catéter central es el tercio distal de la vena cava superior, o entre el diafragma y la aurícula derecha en la vena cava inferior. Esta malposición puede conllevar complicaciones como derrame pleural, arritmias, derrame pericárdico y taponamiento cardíaco. Entre los factores predisponentes para la aparición de esta complicación se encuentran la presencia de un trayecto venoso tortuoso, obstrucción del vaso, vasoespasmo o longitud inadecuada del catéter. Además, el aumento de la presión intratorácica por tos, llanto, vómitos o ventilación de alta frecuencia pueden contribuir a la migración de la punta del catéter. Si se identifica esta complicación, se debe recolocar el catéter, y si esto no es posible, se retirará y sustituirá por otro, si es preciso.

CUIDADOS ENFERMEROS EN LOS ACCESOS VENOSOS

En la actualidad existe un amplio número de publicaciones con evidencias científicas adaptadas al paciente pediátrico, que recogen las pautas de actuación para el mantenimiento adecuado de los catéteres. Todas las medidas se centran en la seguridad del paciente, estableciendo pautas de actuación cuyo objetivo principal es la preservación de los accesos venosos y la prevención de las complicaciones asociadas a los dispositivos de acceso venoso. Entre ellas se encuentran: *Vessel Health and Preservation*[1]; *Best Practice Guidelines in the care and maintenance of pediatric central venous catheters*[2]; *Infusion Therapy Standards of Practice* de la *Infusion Nursing Society*, 2021[10], y *Guidelines for the Prevention of Intravascular Catheter-related Infections*, publicación del *Centers for Disease Control and Prevention*.

La Clasificación de Intervenciones de Enfermería (NIC) propone las siguientes intervenciones[11]: 4190 *Punción intravenosa*, 4200 *Terapia intravenosa*, 4220 *Manejo del acceso venoso central: inserción periférica* y 4054 *Manejo del acceso venoso central: inserción central*. Estas intervenciones incluyen las actividades que se describen a continuación.

Manejo del punto de inserción del catéter[1,2,10,12-15]

Es preciso evaluar diariamente el punto de inserción del catéter con el fin de identificar y prevenir complicaciones, además de registrar en la historia clínica del paciente o en un formulario específico, la fecha, la enfermera que lo inserta y las incidencias de los procedimientos de cuidado que se realicen sobre los catéteres.

Antisepsia de la piel

El antiséptico de elección es gluconato de clorhexidina al 2 % con base alcohólica en mayores de 2 meses. En pacientes menores de 2 meses debe utilizarse con precaución con concentraciones 0,2-0,5 %, y en base acuosa.

Uso de guantes

Se debe realizar una higiene adecuada de manos y utilizar guantes limpios (no estériles) para la retirada del apósito. Posteriormente, se retiran los guantes y se vuelve a realizar higiene de manos. La limpieza del punto de inserción se realiza con guantes estériles.

Apósito protector

Los apósitos transparentes se deben cambiar cada 7 días, y los de gasa cada 48 horas. El apósito se debe cambiar en cualquier momento si se humedece, afloja o está visiblemente sucio. Usar un dispositivo de seguridad sin suturas en PICC y CVC no tunelizados para reducir el riesgo de infección por catéteres intravasculares. Las suturas se asocian con una lesión por pinchazo de aguja, además de apoyar el crecimiento de la biopelícula y aumentar el riesgo de infección del torrente sanguíneo relacionada con el catéter. Existen apósitos transparentes con gel de clorhexidina, recomendados únicamente en situaciones especiales, como las siguientes: unidades donde la incidencia de bacteriemias asociadas a catéter venoso central es elevada, pacientes con repetidas infecciones relacionadas con catéter, pacientes inmunodeprimidos y pacientes en los que una infección relacionada con catéter puede tener graves consecuencias.

Sistemas de administración

En los pacientes que no están recibiendo sangre, hemoderivados ni emulsiones lipídicas, sustituir los sistemas de administración usados continuamente, incluyendo los secundarios y los dispositivos adicionales (llave de tres pasos y tapones valvulados) cada 96 horas. En cuanto a los sistemas para administrar hemoderivados o emulsiones lipídicas, la frecuencia de cambio es cada 24 horas. El reemplazo del kit de transductor de presión (transductor, sistema y suero de lavado) se debe hacer cada 96 horas.

Tapones valvulados y llaves de tres pasos

Los tapones valvulados se deben cambiar al menos con la misma frecuencia que los sistemas de administración y utilizarlos solo en los puntos por donde se administran bolos o se realizan extracciones. Se manipulan con guantes no estériles, desinfectándolos con gasas con clorhexidina al 2 % en base alcohólica (fricción al menos 15 segundos). Por el contrario, si el catéter no tiene conectado un tapón valvulado, la desconexión implica la exposición al aire de su interior, y se deben utilizar guantes y técnica estériles. Con respecto a las llaves de tres pasos, se recomienda usar el menor número posible.

Lavado del catéter

Con el fin de evitar la estasis o el reflujo de sangre en el interior del catéter, así como el riesgo de obstrucción intraluminal, las administraciones de fármacos o fluidos se realizarán con sistemas mecánicos de administración continua. Además, es preciso sistematizar los lavados del catéter con suero salino tras la administración de fármacos. La técnica a utilizar es la denominada **técnica de irrigación a pulsos** (*push and pause* o *start and stop*), que implica administrar la solución salina de lavado mediante pequeños bolos y no de manera continua, creando una turbulencia que favorece la retirada de restos de sangre o de fármacos adheridos en las paredes internas del catéter[13-15].

Sellado del catéter

Se debe hacer siguiendo el método de presión positiva, que consiste en pinzar el catéter mientras se está administrando la última parte de la solución de suero fisiológico al 0,9 %, mientras se está ejerciendo presión positiva en el interior del catéter por el fluido administrado. Evita el reflujo sanguíneo dentro del catéter y la formación de un posible trombo. En casos específicos de alto riesgo de infección, bloqueo profiláctico periódico del catéter con taurolidina al 2 %[12].

PUNTOS CLAVE

- Las diferencias en el acceso vascular pediátrico guardan relación con las etapas de desarrollo y los cambios tanto de la red vascular, sistema inmune y estructura de la piel, como del capital venoso y el manejo fisiológico de cada etapa del desarrollo.
- Los catéteres se clasifican según su posicionamiento en periféricos y centrales.
- Los catéteres periféricos se utilizan para la administración de sustancias con pH entre 5 y 9, y una osmolaridad inferior a 600-800 mOsm/L.
- Los catéteres centrales se emplean para la administración de sustancias con pH inferior a 5 o superior a 9, y osmolaridades superiores a 800 mOsm/L.
- Es importante seleccionar el catéter con un algoritmo estandarizado en función de criterios tales como la duración y frecuencia del tratamiento, propiedades del mismo y preferencias del niño y familia.
- Las complicaciones de los accesos venosos guardan relación con el momento de la inserción, la permanencia y el tratamiento a infundir.
- Se recomienda sistematizar los lavados de los catéteres tras la administración de fármacos, mediante la técnica de irrigación a pulsos (*push and pause* o *start and stop*).

REFERENCIAS

1. Moureau NL, editora. Vessel Health and Preservation: The Right Approach for Vascular Access. Springer Open; 2019. Disponible en: https://link.springer.com/book/10.1007/978-3-030-03149-7 [consultado en 15-04-2025].
2. Doellman D, Buckner JK, Hudson Garrett J, Catudal JP, Frey AM, Lamagna P, et al. (AVA Pediatric Special Interest Group). Best Practice Guidelines in the Care and Maintenance of Pediatric Central Venous Catheters. 2ª ed. Estados Unidos: Association for Vascular Access; 2015. Disponible en: http://www.ivas.online/newstyle/wp-content/uploads/2019/06/AVA-Pediatric-Guidelines-2nd-edition_web.pdf [consultado en 15-04-2025].
3. Boussicault G, Ollivier M, Allard L, Ringuier B. Accesos venosos en el recién nacido, el lactante y el niño. EMC – Anestesia-Reanimación. 2018;44(1):1-25. Disponible en: https://doi.org/10.1016/S1280-4703(17)87754-9 [consultado en 15-04-2025].
4. Ullman AJ, Cooke M, Kleidon T, Rickard CM. Road map for improvement: Point prevalence audit and survey of central venous access devices in paediatric acute care. J Paediatr Child Health. 2017;53(2):123-30. Disponible en: https://doi.org/10.1111/jpc.13347 [consultado en 15-04-2025].
5. Ostroff MD, Moureau NL. Report of Modification for Peripherally Inserted Central Catheter Placement: Subcutaneous Needle Tunnel for High Upper Arm Placement. J Infus Nurs. 2017;40(4):232-7. Doi.org/10.1097/NAN.0000000000000228
6. Pittituti M, Scoppettuolo G. Manual GAVeCeLT sobre catéteres PICC y MIDLINE. Indicaciones, inserción, mantenimiento y gestión. Madrid: Edra; 2018.
7. Pandurangadu AV, Tucker J, Brackney AR, Bahl A. Ultrasound-guided intravenous catheter survival impacted by amount of catheter residing in the vein. Emerg Med J. 2018;35(9):550-5. https://doi.org/10.1136/emermed-2017-206803.
8. Herdman TH, Kamitsuru S, Lopes CT. Diagnósticos enfermeros: definiciones y clasificación, 2024-2026, 13ª ed. Barcelona: Elsevier; 2024.
9. Sociedad Española de Medicina Preventiva Salud Pública e Higiene. Estudio Epine-Epps nº 31. Prevalencia de infecciones (relacionadas con la asistencia sanitaria y comunitarias) y uso de antimicrobianos en hospitales de agudos. 2021;31. Disponible en: https://epine.es/api/documento-publico/2021%20EPINE%20Informe%20España%2027122021.pdf/reports-esp [consultado en 15/04/2025].
10. Gorski LA, Hadaway L, Hagle ME, Broadhurst D, Clare S, Kleidon T, et al. Infusion Therapy Standards of Practice. J Infus Nurs. 2021 Jan-Feb;44(1S Suppl 1):S1-S224. doi:10.1097/NAN.0000000000000396.
11. Wagner CM, Butcher HK. Clasificación de Intervenciones de Enfermería (NIC), 8ª ed. Barcelona: Elsevier; 2024.
12. Biasucci DG, Disma NM, Pittiruti M. Vascular Access in Neonates and Children. Switzerland: Springer Nature; 2022.

13. Gorski LA. The 2016 Infusion Therapy Standards of Practice. Home Healthc Now. 2017;35(1):10-18.

14. O'Grady NP, Alexander M, Burns LA, et al. Guidelines for the prevention of intravascular catheter-related infections. Clin Infect Dis. 2011;52(9):e162-93.

15. Loveday HP, Wilson JA, Pratt RJ, et al. Epic3: national evidence-based guidelines for preventing health care-associated infections in NHS hospitals in England. J Hosp Infect. 2014;86(Supl1):S1-70.

16. Menéndez Suso JJ. Estudio de la eficacia y seguridad de los catéteres centrales de inserción periférica en la edad pediátrica, y de la utilidad de los ultrasonidos en su canalización y seguimiento [Tesis doctoral]. Madrid: Universidad Autónoma de Madrid, Facultad de Medicina; 2016.

 CASO

 AUTOEVALUACIÓN

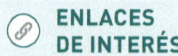 ENLACES DE INTERÉS

Administración de medicación

16

A. Robles Álvarez

OBJETIVOS

- Definir conceptos generales de la farmacología.
- Definir aspectos relevantes de la farmacocinética y la farmacodinámica.
- Describir las vías de administración de fármacos durante la infancia.
- Realizar operaciones de cálculo de dosis en fármacos de uso habitual en neonatología y pediatría.
- Determinar las necesidades hídricas en la infancia y describir los tipos de administración de la infusión por vía intravenosa.

INTRODUCCIÓN

Las edades pediátricas constituyen una población especial para la terapia con medicamentos. Los profesionales sanitarios deben conocer los cambios anatómicos y fisiológicos que afectan a los perfiles farmacocinéticos de los fármacos para comprender las consecuencias de los ajustes de dosis en lactantes y niños[1].

La farmacología hace referencia al estudio o tratado de los fármacos o medicamentos[1-3]. Aunque fármaco y medicamento son términos que frecuentemente se utilizan como sinónimos, hacen referencia a conceptos distintos. Un **fármaco** (o principio activo) es una sustancia química de estructura conocida que, cuando se administra a un organismo vivo, produce un efecto biológico que puede ser beneficioso o tóxico. Por otro lado, un **medicamento** es una preparación realizada a partir de uno o varios fármacos que se administran con la finalidad de producir un efecto terapéutico en el organismo[1]. En ocasiones, para conseguir la forma farmacéutica deseada, los medicamentos pueden contener otras sustancias inactivadas farmacológicamente, denominadas excipientes[1,4]. Cada medicamento se puede nombrar mediante[2,3]:

- **Nombre químico**: es el que posee cada fármaco por su estructura química.
- **Nombre genérico**: es el nombre reconocido internacionalmente para una sustancia química con efecto terapéutico e incluye alguna indicación de la clase a la que pertenece. La Organización Mundial de la Salud (OMS) establece una Denominación Común Internacional (DCI) para cada medicamento.
- **Nombre comercial**: es la denominación patentada por un laboratorio farmacéutico para su producto.

Posología, dosificación y margen terapéutico

La **posología**[5] es una rama de la farmacología que estudia las dosis en que deben administrarse los medicamentos. A la estimación de la cantidad necesaria de fármaco para conseguir un efecto se le denomina **dosificación**, entendida como el cálculo de la cantidad, frecuencia y número de veces que debe administrarse un medicamento a un paciente para conseguir un objetivo terapéutico determinado[6,7].

La **dosis terapéutica**, o margen terapéutico, es la cantidad de fármaco capaz de conseguir un nivel plasmático suficiente para que aparezca un efecto (dosis mínima eficaz) sin dar lugar a la aparición de efectos tóxicos (dosis terapéutica máxima)[4].

 Cuando el margen terapéutico de un fármaco es muy estrecho, es necesario su control mediante monitorización analítica de los niveles plasmáticos del fármaco para ajustar las dosis y/o intervalos de administración en función de los resultados de laboratorio. Se puede consultar el listado de principios activos de estrecho margen terapéutico en la web de la Agencia Española de Medicamentos.

Reacciones adversas a medicamentos

El Sistema Español de Farmacovigilancia de Medicamentos de Uso Humano define una **reacción adversa a medicamentos** (RAM) como cualquier respuesta nociva y no intencionada a un medicamento. En la infancia, las RAM más frecuentes son las alteraciones benignas de la piel en forma de exantemas maculopapulares en los que se observan eritemas, máculas y/o pápulas.

Las reacciones adversas se clasifican en[5]:

- **Tipo A**: son las más frecuentes. Están en relación con un aumento de la acción farmacológica del medicamento cuando se administra a la dosis terapéutica habitual.
- **Tipo B**: no se relacionan con las acciones farmacológicas del medicamento, sino con características metabólicas o enzimáticas propias del individuo y reacciones de hipersensibilidad. Tienen menor prevalencia, pero son potencialmente más graves.
- **Otros tipos** relacionados con la suspensión brusca de un fármaco, con la administración prolongada, los excipientes o los efectos teratogénicos y carcinogénicos de los medicamentos.

Fármacos y lactancia

Durante el período de lactancia, más del 90 % de las mujeres van a tomar medicamentos. Los beneficios de la lactancia materna sobrepasan los posibles riesgos de la exposición a través de la leche materna de la mayoría de los agentes terapéuticos, y son pocos los fármacos que contraindican la lactancia[8].

En la mayoría de los medicamentos, menos del 1-2 % de la dosis materna está potencialmente disponible para ser excretada en la leche materna. Entre las características del fármaco que aumentan la probabilidad de ser transferido mediante la lactancia se encuentran: la liposolubilidad, un peso molecular bajo y una concentración elevada[9].

Los profesionales sanitarios deben asesorar adecuadamente a mujeres que lactan y que deben tomar medicamentos. Contraindicar la lactancia sin motivo justificado establece riesgos innecesarios para la salud y frustra el deseo de lactar de la madre.

FARMACOCINÉTICA

La **farmacocinética** estudia los procesos que determinan la concentración de los fármacos en los líquidos y tejidos corporales a lo largo del tiempo. Es «lo que el cuerpo le hace al fármaco» y su abordaje incluye los procesos de liberación, absorción, distribución, metabolismo y excreción de los medicamentos[2-4,8].

Los cambios anatómicos y fisiológicos que tienen lugar en la infancia influyen en la farmacocinética y deben conocerse para garantizar que la administración de medicamentos en este período sea eficaz[7,9-11]. El significado del término pediátrico puede variar con cada fármaco y cada situación clínica, siendo frecuente que la edad máxima para un paciente pediátrico sea de 16 años. Se debe consultar la información posológica específica de cada medicamento en el prospecto y en la ficha técnica del fabricante; por ejemplo, el ibuprofeno no puede administrarse en los primeros meses de vida[9].

Liberación

La **liberación** del principio activo es el primer proceso que sufre un medicamento si se administra en forma sólida.

Incluye tres etapas: desintegración, disgregación y disolución del fármaco para poder ser absorbido. Para algunos autores esta primera fase constituye un paso previo al proceso farmacocinético[4,7].

Los medicamentos sólidos se elaboran en diferentes presentaciones o formas farmacéuticas (comprimidos, cápsulas, grageas o polvos para diluir, jarabes y otras formas líquidas) que condicionan la liberación del principio activo en lugares distintos del organismo.

Por otro lado, para las formas farmacéuticas se han desarrollado los siguientes sistemas de liberación modificada, que permiten alterar la velocidad y/o el lugar en el que se liberará el principio activo:

- **Liberación retardada**: el fármaco se libera totalmente tras un tiempo predeterminado (período de latencia) desde su administración. La cubierta entérica de algunos comprimidos constituye un ejemplo de liberación retardada debido a que es sensible a los cambios de pH, lo que evita su degradación por los jugos gástricos y permite su liberación en el intestino delgado.
- **Liberación controlada**: la liberación del fármaco se lleva a cabo progresivamente y, en consecuencia, se alarga su efecto terapéutico.
- **Liberación acelerada**: el fármaco se disuelve en la cavidad bucal instantáneamente (sin necesidad de administrar otros líquidos). Los comprimidos efervescentes son un ejemplo de liberación acelerada.

La liberación de un fármaco administrado durante la infancia puede diferir en los niños. La cantidad de fármaco que se libera y está disponible para la absorción se denomina **biodisponibilidad**[4,7].

En la terapia intravenosa (i.v.) la biodisponibilidad de la dosis de fármaco administrada es el 100 % ya que, en esta vía de administración, el principio activo se infunde directamente en el torrente sanguíneo para su distribución (omitiendo los procesos de liberación y absorción). Sin embargo, debido a las variaciones en el pH gástrico y en el tránsito intestinal que tienen lugar durante la infancia, se debe considerar que la liberación de los fármacos administrados por vía oral (v.o.) durante este período puede diferir respecto a un adulto alterando la cantidad de principio activo biodisponible[10].

Absorción

El fármaco atraviesa barreras fisiológicas y llega a la circulación sanguínea. La **absorción** depende en gran parte de la vía de administración que se utilice[7].

La vía oral es la más utilizada durante la infancia. La absorción de fármacos tiene lugar en el tubo digestivo (fundamentalmente en el duodeno) y mediante el sistema porta llegan a la circulación sanguínea. Una fracción del fármaco administrado será metabolizada por el hígado en un proceso denominado fenómeno del primer paso hepático. Este suceso limita la biodisponibilidad de los fármacos administrados por esta vía.

Al administrar una primera dosis de propanolol por vía oral se absorbe un 90 % en el intestino delgado, pero su biodisponibilidad es del 10 %. Esto explica que la dosificación por vía oral de algunos fármacos sea mayor que la dosificación cuando se administran por vía intravenosa. Por ejemplo, la indicación terapéutica cada 6-8 horas de propanolol para arritmias en niños será: vía intravenosa 0,01-0,1 mg/kg/dosis y vía oral 0,25-0,5 mg/kg/dosis.

Al analizar el proceso de absorción de un fármaco durante la infancia deben considerarse los siguientes factores[8,10,11]:

- **pH gástrico**. Al nacer el pH gástrico es neutro durante 24-72 horas, por falta de ácido clorhídrico, y después se produce una disminución progresiva hasta que a los 2 años de vida se alcanzan valores análogos a los de un adulto. La reducción de ácido gástrico produce un aumento en la absorción de los fármacos que son lábiles en medios ácidos, como las penicilinas.
- El **vaciamiento gástrico** y la **motilidad intestinal** determinan la velocidad y el grado de absorción intestinal de un fármaco. Ambos conceptos han sido estudiados en relación con la población en edad neonatal y pediátrica. Clásicamente, se ha descrito que en el período neonatal el vaciamiento gástrico es lento y errático, pero que los niños alcanzan los valores de un adulto a los 6-8 meses. Así mismo, también se ha observado que la velocidad de absorción de medicamentos, en muchas ocasiones, es más lenta en recién nacidos y lactantes que en niños más mayores[8]. Sin embargo, un reciente metaanálisis afirma que las diferencias de edad no explican las variaciones en el vaciamiento gástrico, que parecen estar más relacionadas con la alimentación[11].
- La **función biliar** es inmadura y con escasa secreción biliar en las primeras 2-3 semanas de vida. Las sales biliares facilitan la disolución y absorción de los fármacos liposolubles y, en consecuencia, a menor secreción biliar menor absorción de fármacos liposolubles como la hidrocortisona.
- La **presencia de alimento en el estómago** puede alterar la absorción. Se han descrito los alimentos y bebidas que con mayor frecuencia se asocian a la administración de fármacos durante la infancia, y entre ellos se encuentran los yogures de frutas, los plátanos triturados y los zumos de frutas[9,12].

Debido a que algunos medicamentos interaccionan con los componentes de los alimentos, modificando su absorción, es necesario tener presente la influencia de la nutrición enteral sobre la absorción de medicamentos en la edad pediátrica (v. **Cap. 19**).

Por otro lado, se han estudiado las particularidades de los pacientes pediátricos en relación con otras vías de administración de fármacos y la absorción de estos hacia el organismo[8]:

- La **piel de los niños** tiene una capacidad mayor de absorción en las primeras edades de la infancia (respecto a los adultos), debido a que su estrato corneo es más fino y tienen un mayor grado de difusión cutánea e hidratación de la epidermis.

- La **absorción por vía intramuscular** (i.m.) es variable y más escasa en niños pequeños, a causa de su menor cantidad de masa muscular y menor flujo sanguíneo.
- No se han demostrado diferencias significativas en la absorción por vía rectal en niños respecto al adulto.

Distribución

La presencia del fármaco en la circulación sanguínea permite su distribución a los tejidos diana. El **volumen de distribución** es el volumen teórico en el que habría que disolver una dosis de un fármaco para que su concentración fuese igual a la del plasma[2].

El proceso de distribución está condicionado por factores fisiológicos que también sufren modificaciones en la infancia[8,10,11]:

- Los **cambios en la composición corporal** dependientes de la edad alteran los espacios fisiológicos en los que el fármaco se puede distribuir. La fracción de agua corporal total es muy alta en el feto y se va reduciendo a partir del nacimiento: supone el 70 % en recién nacidos y un 60 % al cumplir 1-2 años. La grasa corporal aumenta desde el 10-15 % al nacer, al 20-25 % al finalizar la infancia y, posteriormente, disminuye al 10-15 % en la adolescencia. En recién nacidos y lactantes se observa un mayor volumen de distribución de fármacos solubles en agua, como la gentamicina, y en consecuencia una reducción de la concentración del fármaco en sangre. En cambio, los fármacos cuya solubilidad es mayor en grasa (como el diazepam) muestran menores volúmenes de distribución en recién nacidos y adolescentes, que en niños o adultos.
- La **unión a proteínas** condiciona el volumen de distribución de un fármaco. Una parte del fármaco se une a proteínas transportadoras y otra parte circulará en forma libre, pero el paso del fármaco de los capilares al tejido para producir el efecto farmacológico solo se produce en la parte libre. La concentración de proteínas plasmáticas está reducida en recién nacidos (86 % respecto al adulto) y, además, tienen una menor capacidad de unión a fármacos hasta la infancia. Se ha descrito una menor unión a proteínas en fármacos como la fenitoína y la ampicilina administrados a recién nacidos; esto conlleva un aumento de su concentración libre y debe tenerse en cuenta en fármacos con margen terapéutico estrecho.
- **Permeabilidad de membranas**. La barrera hematoencefálica es más permeable en recién nacidos que en niños mayores.

Metabolismo

El **metabolismo** hace referencia a las reacciones químicas que sufren los fármacos en el organismo (biotransformación) para facilitar su eliminación. El hígado es el órgano principal para metabolizar fármacos, aunque en menor medida también están implicados otros como el riñón, la mucosa intestinal, el pulmón, la piel, la placenta o el cerebro[11].

La capacidad metabólica se va desarrollando de forma lenta a partir del nacimiento. Esta capacidad está condicionada por múltiples variables y, además en la infancia, por el crecimiento y maduración. En este sentido, la microbiota intestinal que metaboliza algunos fármacos puede influir en su absorción y biodisponibilidad. Durante la vida fetal, el tracto gastrointestinal es estéril y tras el nacimiento se produce la colonización bacteriana a partir de las 4-8 horas de vida, aunque hasta los 1-4 años no se consigue una composición similar al adulto. Por ejemplo, se ha demostrado que los lactantes tienen problemas para metabolizar la digoxina a nivel intestinal: se observa que la excreción de digoxina por inactivación en la luz intestinal aumenta progresivamente con la edad. Como se observa en la ficha técnica, las dosis recomendadas de digoxina son más altas en lactantes y disminuyen progresivamente a medida que aumenta la edad del niño[10,11].

Por otro lado, el aclaramiento hepático de fármacos puede ser mayor en lactantes y niños en edad preescolar debido al mayor tamaño del órgano como consecuencia del aumento de flujo sanguíneo hepático en comparación con los adultos. Sin embargo, las diferencias en la actividad enzimática pueden producir alteraciones en el metabolismo de los diferentes fármacos que no se observan en adultos (como la producción de cafeína en recién nacidos a los que se les administra teofilina)[10].

Excreción

La **excreción** es el proceso por el que el fármaco pasa del medio interno al medio externo. Las principales vías de eliminación son la renal (fármacos hidrosolubles) y la biliar (fármacos liposolubles). Existen otras vías de eliminación menores como la pulmonar, la saliva, el sudor o la leche materna.

La eliminación renal de fármacos está influida por las diferencias en la fisiología renal de la población pediátrica, que tiene implicaciones en la farmacoterapia[8,10,11]:

- El riñón de los preescolares es proporcionalmente mayor al tamaño de un adulto, lo que justifica una tasa de excreción renal en lactantes y preescolares similar o mayor a la de un adulto para algunos fármacos (levetiracetam).
- En los recién nacidos, la tasa de filtración glomerular y el flujo sanguíneo renal son más bajos en comparación con niños más mayores, y alcanzan los valores de un adulto a los 6-12 meses. En este sentido, la capacidad de eliminación renal de medicamentos estará más comprometida en neonatos y, sobre todo, en prematuros.
- El pH de la orina de un lactante es más ácido que los valores que corresponden a un adulto, lo que puede aumentar la reabsorción de fármacos débilmente ácidos.

La **semivida de eliminación** de un fármaco indica el tiempo que debe transcurrir para que su concentración plasmática se reduzca a la mitad de la inicial[7]. Es uno de los parámetros que se emplea para estimar el intervalo de administración de un fármaco.

FARMACODINÁMICA

La **farmacodinámica** estudia los mecanismos que utilizan los fármacos sobre los receptores y tejidos diana. Los **receptores** son el lugar de unión de un fármaco desde el cual ejerce su acción, es «lo que el fármaco le hace al organismo»[1,3,8].

En este contexto, la **eficacia** de un fármaco hace referencia a los efectos o beneficios que proporciona en condiciones ideales de uso (estudios *in vitro*). No debe confundirse este concepto con el de **efectividad**, que hace alusión a los efectos en condiciones reales de uso (estudios *in vivo*), es decir, cuando ese fármaco es utilizado en la práctica clínica. La **eficiencia** relaciona los beneficios o resultados clínicos con los costes: se considera que un fármaco es más eficiente cuantos mejores resultados proporcione con el menor coste posible[3].

Interacción farmacológica

Los fármacos pueden interaccionar con otros fármacos, con alimentos o con otras sustancias. Cuantos más medicamentos se administren a un paciente, más posibilidades existen de que se produzca una **interacción farmacológica**. Además de los fármacos prescritos, deben tenerse en cuenta los medicamentos de venta sin receta, las terapias de herbolario y los alimentos que pueden formar parte de la dieta del paciente[9]. Por ejemplo, el consumo de verduras de hoja verde disminuye el efecto anticoagulante de warfarina; los productos lácteos disminuyen el efecto de tetraciclina, levofloxacino o ciprofloxacino; el zumo de pomelo disminuye el metabolismo de algunos fármacos (carbamacepina, tacrolimús) aumentando sus efectos. Igualmente, cuando se administran fármacos simultáneamente pueden interaccionar entre sí y alterar su farmacocinética en cualquiera de sus fases: absorción, distribución, metabolismo o excreción[9].

Dos fármacos con acciones similares pueden tener **efectos aditivos** (1 + 1 = 2) cuando se administran juntos. En otras ocasiones, aparecen **efectos sinérgicos**[9], y el resultado de la administración conjunta conlleva más efecto que la suma de los efectos de cada uno administrado de modo independiente (1 + 1 > 2).

Agonismo y antagonismo

Los fármacos que actúan sobre los receptores celulares pueden tener acciones agonistas o antagonistas[3]. Son fármacos **agonistas** aquellos que, cuando se unen a un receptor, producen fenómenos similares a los que originan las sustancias endógenas. Estos fármacos agonistas se pueden clasificar según su capacidad para estimular al receptor una vez que se han unido a él[2,7,13] en:

- **Agonistas puros**: aquellos con capacidad para generar la máxima respuesta en el tejido (eficacia elevada).
- **Agonistas parciales**: aquellos con capacidad para generar respuesta, pero de menor intensidad fisiológica que los agonistas puros. Este límite en su eficacia se denomina techo terapéutico.

- **Agonistas inversos**: son opuestos a los agonistas puros, generan una respuesta negativa.

Son fármacos **antagonistas** o bloqueantes aquellos que, cuando se unen al receptor, lo ocupan y evitan que sea estimulado por un agonista[2,7]. En este caso, la administración conjunta de dos fármacos produce un efecto farmacológico menor que la suma de los efectos de cada fármaco administrado por separado $(1 + 1 \leq 2)$. Por ejemplo, ante la administración de un antagonista β-adrenérgico como el atenolol (β-bloqueante), la adrenalina endógena será menos efectiva para aumentar la frecuencia cardíaca o la presión arterial. Se han descrito dos tipos de mecanismos de acción de los antagonistas[2,7]:

- **Antagonistas competitivos**: se unen al receptor en el mismo sitio que el agonista. Un agonista podría conseguir su efecto, en presencia de antagonistas competitivos, si aumenta su concentración.
- **Antagonistas no competitivos**: bloquean el sitio del agonista de manera irreversible.

Los tejidos que se exponen de manera frecuente a un agonista disminuyen progresivamente el número de receptores. Este hecho se considera una de las posibles causas de la pérdida de la eficacia de algunos fármacos cuando las dosis se repiten (taquifilaxia), como sucede con la administración de efedrina. En cambio, se ha observado la formación de receptores nuevos ante el contacto continuo con un antagonista. Esto se observa cuando se suspende la administración de un antagonista β-adrenérgico y, como consecuencia, la arritmia objeto de tratamiento empeora motivado por la cantidad de receptores β-adrenérgicos disponibles que encuentran las catecolaminas[4].

La variabilidad farmacocinética y farmacodinámica explica una parte de las diferencias en las respuestas terapéuticas y tóxicas de los distintos individuos a los medicamentos.

VÍAS DE ADMINISTRACIÓN DE FÁRMACOS

Según el lugar de liberación, los medicamentos pueden alcanzar los tejidos sobre los que actúan de dos formas distintas: vías mediatas o inmediatas.

Vías mediatas o indirectas

El medicamento atraviesa piel y mucosas para llegar al tejido diana. El término **enteral** es un concepto general que hace referencia a cualquier vía de administración a través del tubo digestivo: el fármaco se toma por la boca y se absorbe hacia el torrente sanguíneo a través de la mucosa del estómago o el intestino (delgado o grueso) pasando por el hígado, donde los sistemas enzimáticos lo metabolizan y los principios activos restantes pasan a la circulación general.

Se describen a continuación las características de las vías mediatas o indirectas[7,9,14].

Vía oral

Es la más utilizada por ser más fisiológica, cómoda, barata y segura. A través de la vía oral se pueden administrar formas farmacéuticas líquidas o sólidas (jarabes, solución líquida, gotas, polvos para diluir, comprimidos, cápsulas, píldoras, etc.). Entre los factores que pueden alterar la absorción de los medicamentos se encuentran:

- **Acidez del estómago**: es variable en función de la hora del día, la edad del paciente y la presencia de medicamentos o alimentos.
- **Absorción intestinal**: el recubrimiento entérico permite que la absorción del fármaco tenga lugar en el intestino y no en el estómago. Si se toma un medicamento con recubrimiento entérico tras una comida copiosa, aumentará el contenido ácido del estómago pudiendo hacer que se disuelva el recubrimiento y, por tanto, se reduzca su absorción intestinal. Algunos medicamentos (como los anticolinérgicos) frenan el tiempo de tránsito digestivo (o el tiempo que tardan las sustancias en ser disueltas en el estómago para su transporte y absorción desde el intestino), lo que puede reducir la absorción.
- **Presencia o ausencia de alimentos**: que puede mejorar la absorción de algunos fármacos (hierro, propanolol, etc.).

Vía bucolingual

Incluye la vía sublingual (bajo la lengua) y la vía bucal (entre la mejilla y la encía). Debido a su elevada vascularización, esta modalidad evita el paso hepático y, en consecuencia, ofrece una biodisponibilidad elevada.

Vía tópica

Los medicamentos se administran en distintas superficies corporales (la piel, los ojos, los oídos, la nariz, los pulmones, el recto o la vagina). En comparación con la administración oral o parenteral, permiten la liberación de una cantidad uniforme de fármaco durante un mayor período de tiempo, un inicio de acción más lento y una duración de acción más prolongada. A continuación, se detallan sus características.

Vía rectal

Constituye una alternativa a la vía oral cuando esta no es posible (inconsciencia o vómitos). La absorción es errática e impredecible, pero se evita el fenómeno del primer paso si se administra en la ampolla rectal. El paciente debe colocarse en posición de Sims para que la anatomía del colon permita una inserción efectiva y segura. Debido a que puede estimular el nervio vago, está contraindicada en niños con cardiopatías. Entre las formas farmacéuticas que se administran por esta vía se encuentran los supositorios (deben introducirse por su base), las cremas y pomadas y los enemas.

Vía genitourinaria

Incluye las vías vaginal, vesical y uretral. Respecto a la vía vaginal, la mucosa absorbe un gran número de medicamentos que son empleados bien por sus efectos sistémicos (tratamiento hormonal progestacional con supositorios vaginales de progesterona), o bien por sus efectos locales (tratamiento de la infección vaginal con crema vaginal de miconazol). Por otro lado, aunque la mucosa vesical permite la absorción de muy pocos fármacos, la mucosa uretral se comporta como la mucosa vaginal, permitiendo la absorción de medicamentos que pueden incluso ocasionar intoxicaciones.

Vía conjuntival u oftálmica

Los medicamentos se aplican en la conjuntiva del ojo teniendo especial cuidado con la esterilidad del fármaco. Se pueden instilar pomadas aplicando el producto siguiendo una línea desde el ángulo interno al externo del ojo, y eliminando el exceso con una gasa. Si se indica la administración de colirios, el niño debe tener la cabeza inclinada hacia atrás, proceder a la limpieza de los párpados (desde el ángulo interno al externo) y posteriormente aplicar el producto sobre el saco conjuntival. Si se pretende un efecto local se debe presionar el saco conjuntival 2-3 minutos manteniendo la posición (para evitar el paso a la circulación sistémica), y si se precisa administrar diversos fármacos, se deben espaciar al menos 5 minutos.

Vía ótica

Se administran fármacos que producen un efecto local en el conducto auditivo externo. Previo a la administración de gotas óticas es necesario revisar el estado de la membrana timpánica y procurar que el medicamento se encuentre a la temperatura corporal. En niños mayores de 3 años, la instilación se lleva a cabo tirando del pabellón auditivo hacia atrás y hacia arriba, para alinear el canal auditivo; en niños menores de 3 años, la tracción se realizará hacia atrás y hacia abajo.

Vías dérmica y transdérmica

Evitan la exposición sistémica del niño ya que el fármaco se libera directamente en el tejido y se absorbe evitando el paso hepático. La absorción máxima de los fármacos tópicos mejora con la piel limpia y libre de suciedad o cremas. Deben utilizarse guantes para evitar la autoadministración y, si la piel no está intacta, es imprescindible que la aplicación se lleve a cabo en condiciones de esterilidad. La vía transdérmica es un subtipo referido a la administración constante de principio activo en forma de parches que pueden durar de 1 a 7 días.

Vía inhalatoria

Los fármacos se liberan en forma de partículas del tamaño de micras para poder ser transportados hacia los alvéolos pulmonares, donde su absorción es rápida (evitando el paso hepático). Existen diferentes dispositivos para la administración de medicamentos por esta vía (v. **Cap. 27**):

- **Aerosoles presurizados**: precisan coordinación pulsación-inspiración, por lo que se utilizan con cámara espaciadora en niños pequeños.
- **Inhaladores de polvo seco**: no precisan coordinación pulsación-inspiración, pero sí colaboración para la realización de inhalaciones profundas, por lo que se recomiendan en niños mayores de 6 años.
- **Nebulizaciones**: requieren una fuente de oxígeno y tienen una mayor capacidad de penetración en el pulmón.

Vías inmediatas o directas

El medicamento es aplicado directamente junto al tejido diana. El concepto **parenteral** hace referencia a cualquier vía de administración diferente al tubo digestivo: se distinguen la vía intravenosa e intraarterial (parenteral directa) de la vía intramuscular, subcutánea, intradérmica, intraósea e intratecal (parenteral indirecta). Se describen a continuación sus características.

Vía intravenosa

El fármaco se libera directamente en la circulación sanguínea y se distribuye a todo el organismo, por lo que la acción es inmediata: no existe absorción ni primer paso hepático. Entre las precauciones a tener en cuenta, se encuentran la vigilancia del punto de inserción del catéter venoso para la identificación precoz de flebitis, la comprobación de la compatibilidad de los fármacos y las soluciones para uso intravenoso, la revisión minuciosa de que el volumen y la cantidad administrada son correctos y de que el fármaco se encuentra en niveles terapéuticos adecuados. Para la canalización de accesos venosos en niños, consultar el capítulo 15.

Vía intramuscular

El fármaco se aplica sobre tejido muscular. Es una vía de absorción rápida, ya que los músculos están muy vascularizados y la única barrera que hay que atravesar es la pared de los capilares para llegar a la circulación sistémica, por lo que se evita el primer paso hepático. En general, la cantidad de fármaco que se puede absorber por esta vía oscila entre 2 y 7 mL, y el ángulo de punción será de 80-90°. Antes de la administración se debe tener en cuenta el estado hemodinámico del niño, el músculo de elección, el tamaño de la aguja y el volumen de disolución del preparado.

En caso de existencia de trastornos de la coagulación o el tratamiento con anticoagulantes orales, la vía intramuscular solamente se utilizará cuando sea imprescindible y teniendo en cuenta las siguientes precauciones: el INR debe ser < 3,0 los 3 días previos, está contraindicada la vía intramuscular profunda en la región glútea, el volumen a inyectar será < 3 mL, la inyección más segura es en el deltoides (o vasto

Tabla 16-1. Zonas de administración de fármacos por vía intramuscular, según edad y volumen de fármaco a administrar

Zona de administración	Edad	Volumen	Aguja	Precauciones
Vasto externo (tercio medio)	Neonatos y lactantes Optativa en escolares y adolescentes	< 5 mL	25G (neonatos) 23-25G (lactantes)	Fibrosis
Deltoides (3 cm por debajo del acromion)	Niños > 3 años y adolescentes	< 2 mL	23G	Afectación del nervio radial
Ventroglútea	De elección en > 3 años	< 5 mL	22-23G	Absceso glúteo
Dorsoglútea (cuadrante superior externo del glúteo)	Niños > 3 años y adultos	< 7 mL	22-23G (niños) 21G (adolescentes)	Afectación del nervio ciático

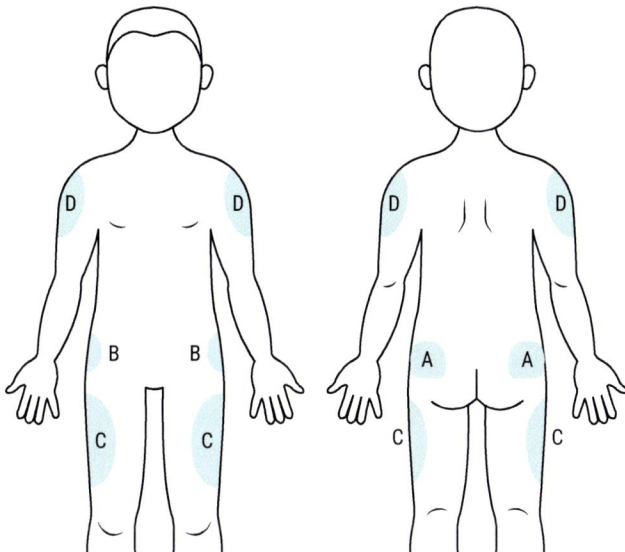

Figura 16-1. Zonas anatómicas de administración de fármacos vía intramuscular: **A)** Dorsoglútea. **B)** Ventroglútea. **C)** Vasto externo. **D)** Deltoides.

Tabla 16-2. Factores que modifican la absorción de fármacos vías intramuscular, subcutánea e intradérmica

Efecto sobre la absorción de los fármacos	Factores
Aumentan la absorción	• Aplicación de calor local o vasodilatadores • Masaje en el punto de punción • Enzima hialuronidasa
Disminuyen la absorción	• Aplicación de frío local o vasoconstrictores • Hipotensión

Adaptada de: Somoza et al.[7]; Paciente y González[8]; Lilley et al.[9]; Lorenzo et al.[14]

externo), y se debe presionar tras la administración durante 10-15 minutos con un esfigmomanómetro.

En la **tabla 16-1** y la **figura 16-1** se muestran los lugares anatómicos de administración según la edad y el volumen de fármaco a administrar.

Vía subcutánea

El fármaco se aplica en el tejido subcutáneo. Esta vía es más lenta que la intramuscular ya que el flujo sanguíneo en este tejido es menor. No obstante, su velocidad de absorción es constante y garantiza un efecto sostenido. La vía SC se utiliza habitualmente para la administración de tratamientos crónicos, como la insulina o la heparina de bajo peso molecular. En función de la cantidad de tejido subcutáneo del niño, el ángulo de punción oscilará entre 45-90°, siendo los lugares de administración más frecuentes (**Fig. 16-1**): la región posterior del brazo (tejido subcutáneo sobre tríceps), la cara lateral del muslo (en su tercio medio) y la cara anterior del abdomen (evitando la región periumbilical). Las soluciones deben ser neutras e isotónicas para evitar efectos adversos como la irritación, el dolor y la necrosis del tejido.

Vía intradérmica

El fármaco se aplica debajo de la epidermis en una cantidad no superior a 0,3 mL. La zona más usada para esta vía es la cara anterior del antebrazo y la punción se lleva a cabo con la aguja en un ángulo de 10-15°. La administración debe ser lenta y, si es adecuada, aparecerá una pequeña pápula en el punto de punción que desaparece espontáneamente a los 10-30 minutos. No se debe masajear la zona de inyección. Es una vía de administración muy utilizada con fines terapéuticos, preventivos o de diagnóstico, ya que permite observar si se desencadena una respuesta inflamatoria local cuando se inoculan extractos antigénicos: test de Mantoux, test de Schick o pruebas de hipersensibilidad (**Tabla 16-2**).

 El test de Schick es un procedimiento que permite determinar la susceptibilidad de padecer difteria, valorando el grado de respuesta inmune al patógeno responsable de la enfermedad (*Corynebacterium diphtheriae*).

Vía intraósea

Es una vía de emergencia en la que el fármaco se inyecta en la médula ósea de los huesos largos, desemboca en el seno venoso central (que no se colapsa ni en situación de parada cardiorrespiratoria) y posteriormente en la circulación sistémica. Permite administrar cualquier fármaco o líquido, aunque puede precisar realizar presión para infundir mayor cantidad de líquido. Respecto al área de punción en el paciente pediátrico, se debe tener en cuenta la edad: en < 6 años se emplea la tuberosidad

Tabla 16-3. Unidades de medida y equivalencias	
Medida	**Equivalencias**
Peso	1 kg = 1.000 g 1 g = 1.000 mg 1 mg = 1.000 μg
Volumen	1 L = 1.000 mL 1 mL = 1.000 μL 1 mL = 1 cm³
Otras medidas	1 cucharada de café = 2,5 mL 1 cucharada pequeña (postre/té) = 5 mL 1 cucharada mediana = 10 mL 1 cucharada grande (sopera) = 15 mL

Estas equivalencias generales deben confirmarse siempre en la ficha técnica de cada medicamento.
Adaptada de: Zabalegui Yárnoz A et al.[6]

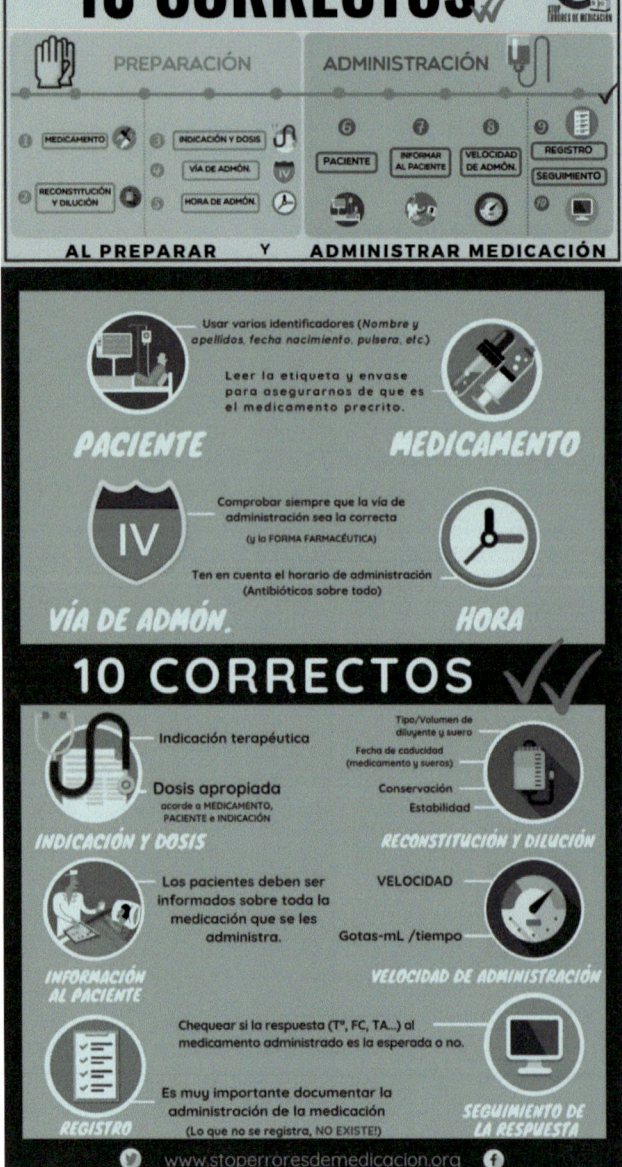

Figura 16-2. Campañas de preparación y administración segura de fármacos: 10 pasos correctos.

anterior de la tibia proximal y en > 6 años, el maléolo tibial distal en su cara interna. Otras alternativas son: dorso de la metáfisis del radio, cara anterior de la cabeza humeral, cóndilo humeral, esternón y crestas ilíacas.

Vía intratecal

El medicamento se administra en el espacio subaracnoideo y se mezcla con el líquido cerebroespinal del sistema nervioso central (SNC). Se utiliza en el tratamiento de afecciones del SNC que atraviesan mal la barrera hematoencefálica (antibióticos y antineoplásicos) y para conseguir concentraciones de fármaco elevadas en áreas específicas (anestésicos o analgésicos en las raíces espinales).

CÁLCULO DE DOSIS[6,7,9]

La preparación de los medicamentos previa a su administración es responsabilidad de los profesionales de enfermería. Las órdenes de prescripción de los fármacos deben hacer referencia a la cantidad que hay que administrar utilizando unidades del sistema métrico decimal. El Sistema Internacional (SI) de unidades es el sistema de medida más utilizado y el legal vigente en España.

Sin embargo, para cuantificar la dosis de algunos medicamentos (como la heparina, la insulina o algunos antibióticos) se utilizan Unidades Internacionales (UI) y, en la actualidad, todavía se pueden encontrar indicaciones clínicas que emplean el sistema doméstico y sus formas clásicas de medida, como cucharadas o cucharaditas (**Tabla 16-3**).

Para preparar y administrar cualquier fármaco hay que tener en cuenta los **10 correctos**, que son 10 pasos imprescindibles para evitar errores en la preparación y administración de medicación (**Fig. 16-2**).

Fórmula básica, reglas de tres y factores de conversión

Cuando la unidad expresada en la prescripción no corresponda con la presentación del medicamento, será imprescindible la realización de reglas de tres o la aplicación de factores de conversión para realizar los cálculos que permitan la preparación del medicamento para su administración. Se debe recordar que la finalidad del cálculo de dosis es conocer el valor incógnita manteniendo la proporcionalidad de los valores conocidos.

 Antes de realizar cálculos de dosificación se debe recordar:

- Verificar la prescripción.
- Comprobar que las unidades en las que se presenta el medicamento coinciden con la prescripción:
  - Si no lo está: realizar la conversión de unidades.
  - Si lo está: ejecutar el cálculo.
- Realizar los cálculos por escrito, si es posible.
- Solicitar que sean revisados por un compañero en caso de duda.

Fórmula básica

Para calcular la dosis a administrar de un medicamento se puede utilizar la siguiente **fórmula básica**, donde «D» es la dosis deseada, «V» el volumen de medicamento y «T» la dosis original. Para aplicar la fórmula debe tenerse en cuenta la importancia de utilizar las mismas unidades y no mezclar mililitros con litros o miligramos con microgramos.

$$\frac{(D \times V)}{T}$$

Ejercicio 1. Un niño tiene prescrita la administración de midazolam 10 mg por vía intravenosa. La presentación indica midazolam 15 mg/3 mL. ¿Cuántos mL se necesitarán?

$$\frac{(10 \text{ mg} \times 3 \text{ mL})}{15 \text{ mg}} = 2 \text{ mL}$$

Regla de proporcionalidad o regla de tres

Se utiliza para calcular la dosis a partir de las diferentes presentaciones de las formas farmacéuticas (comprimidos, viales, ampollas, etc.) para ajustarse a la prescripción clínica.

Ejercicio 2. José es un niño de 12 años que pesa 40 kg, al que se le pautan 10-15 mg/kg cada 6 horas de paracetamol por un proceso febril. Por una rotura de stock, en el centro solo se dispone de comprimidos (comp) de 1 g de paracetamol. Calcule la dosis que prescribirá el pediatra y averigüe si puede cubrirla con el comprimido:

40 kg × 10 mg/kg/c 6 h = 40 × 10 mg/6 h = 400 mg/6 h
40 kg × 15 mg/kg/c 6 h = 40 × 15 mg/6 h = 600 mg/6 h

El pediatra prescribirá dentro del rango 400-600 mg/6 h, seguramente 500 mg/6 h.

Dado que los comprimidos son de 1 g (1.000 mg), entonces con medio comprimido se administrará la dosis de 500 mg:

$$\frac{500 \text{ mg} \times 1 \text{ comp}}{1.000 \text{ mg}} = 0,5 \text{ comp}$$

Factores de conversión

Otra forma de obtener el cálculo de las dosis es a través del uso de los **factores de conversión**. En este caso, las relaciones de proporcionalidad se presentan en forma de fracciones, teniendo en cuenta que, para las mismas unidades, una tiene que ir en el numerador y otra en el denominador.

Siguiendo con el ejemplo anterior, se establece la relación de proporcionalidad conocida (1 comp = 1.000 mg) para averiguar cuántos comprimidos (*x*) corresponden a 500 mg.

$$1 \frac{\text{comp}}{1.000} \text{ mg} = x \frac{\text{comp}}{500} \text{ mg}$$

1 comp ———————— *x* comp
1.000 mg ——————— 500 mg

$$1 \text{ comp} \times \frac{500}{1.000} \text{ mg} = x \text{ comp}$$

Cálculo de concentraciones[6,7,9]

La **concentración** de un medicamento es la cantidad de soluto (medicamento) que se ha disuelto en una cantidad determinada de disolvente. Se puede expresar en miligramos/mililitro, unidades/mililitro, en porcentaje, en proporción o en moles.

- **Miligramos/mililitro (mg/mL)**: indica la cantidad de medicamento en miligramos que hay en cada mililitro de disolución. Si una ampolla contiene 400 mg/mL de metamizol significa que hay 400 mg de principio activo en 1 mL.
- **Unidades internacionales (UI)**: algunos medicamentos se miden en UI. Hacen referencia a la cantidad de una sustancia que produce un efecto biológico específico y que es aceptado internacionalmente como medida de su actividad. Las UI de diferentes sustancias no pueden compararse. En el caso de la heparina, existen diferentes concentraciones (1 %, 5 %), y respecto a la insulina, 1 mL es equivalente a 100 UI de medicamento.

Ejercicio 3. Se tiene que preparar una perfusión de heparina sódica a una concentración de 20 UI/mL. Se dispone de viales de heparina sódica de 5.000 UI/5 mL. ¿Qué cantidad de heparina (en mL) corresponde extraer para preparar 10 mL de heparina 20 UI/mL?

20 UI ———————— 1 mL
x UI ———————— 10 mL

$$x = \frac{20 \text{ UI} \times 10 \text{ mL}}{1 \text{ mL}} = 200 \text{ UI}$$

$$200 \text{ UI} = \frac{5 \text{ mL}}{5.000 \text{ UI}} = 0,2 \text{ mL}$$

Al realizar la regla de tres se obtiene que se deben mezclar 0,2 mL de heparina sódica de 5.000 UI/5 mL con 9,8 mL de una solución compatible (p. ej., SSF 0,9 %), para obtener una disolución final de 10 mL que contienen 200 UI de heparina.

- **Porcentaje (%)**: en el caso de formas farmacéuticas líquidas, expresa la cantidad de medicamento en gramos respecto a 100 mL de volumen de disolución. Si se trata de formas farmacéuticas sólidas, entonces expresa la cantidad de medicamento en gramos por cada 100 g.

Ejercicio 4. Se tiene que administrar propofol, 40 mg intravenoso y se dispone de viales de propofol al 1 %. ¿Qué cantidad de medicamento (en mL) debe administrarse al paciente?

Propofol 1 % = 1 g de propofol = 1.000 mg en 100 mL de disolución.

1.000 mg ———————— 100 mL
40 mg ———————— *x* mL

$$x = \frac{40 \text{ mg} \times 100 \text{ mL}}{1.000 \text{ mg}} = 4 \text{ mL de propofol}$$

- **Proporción**: expresa la cantidad de fármaco en gramos respecto al volumen en mililitros. A modo de ejemplo, la adrenalina tiene una relación 1:1.000 y esto significa que hay 1 g de medicamento por cada 1.000 mL de solución.
- **Molaridad**: indica los moles de soluto que hay en 1 L de disolución. El cloruro potásico (ClK) se expresa en moles (M). Se pueden encontrar presentaciones de ClK 1M, donde aparece 1 mEq/mL, y presentaciones de ClK 2M, donde aparecen 2 mEq/mL.

 Para iones con carga + 1 y − 1, como Cl y K, 1 mol es 1 equivalente. Un miliequivalente (mEq) es la milésima parte de un equivalente.

Cálculo de la dosis diaria

La dosis diaria de un fármaco se expresa como el número de mg que se deben administrar por cada kilogramo de peso con la frecuencia que determine la ficha técnica del medicamento[6,7,9].

La fórmula para calcular la dosis diaria es:

$$\text{Dosis diaria (mg)} =$$
$$= \text{dosis de fármaco } \frac{\text{mg}}{\text{kg}} \times \text{peso corporal (kg)} \times \text{frecuencia}$$

Ritmos de goteo de perfusiones continuas

Para la calcular la cantidad de fluidoterapia en 24 horas que precisa un paciente pediátrico en condicionales basales, se utiliza clásicamente la fórmula de Holliday-Segar. En función del peso del niño varían sus requerimientos basales (**Tabla 16-4**).

Ejercicio 5. Calcule las necesidades basales de sueroterapia de Beltrán, un niño de 8 años que pesa 31 kg y que ingresa en observación de urgencias por gastroenteritis aguda.

Beltrán requiere en 24 horas: 1.500 mL + (20 mL × 11 kg) =
= 1.500 mL + 220 mL = 1.720 mL

El **ritmo de goteo** se puede calcular en mililitros/hora y en gotas/minuto[6,7,9].

Tabla 16-4. Fórmula Holliday-Segar para el cálculo de la cantidad diaria de líquido de mantenimiento

Peso	Volumen por kilo en un día	Volumen expresado en mL/h
< 10 kg	100 mL/kg	4 mL/kg
11-20 kg	1.000 + 50 mL/kg a partir de 10 kg	40 + 2 mL/cada kg a partir de 10 kg
> 20 kg	1.500 + 20 mL/kg a partir de 10 kg	60 + 1 mL/cada kg a partir de 20 kg

- **Mililitros/hora (mL/h)**: Para el cálculo de la velocidad de administración en mililitros/hora se debe realizar el cociente entre el volumen total de fluidos a administrar (en mL) y el tiempo en el que se indica su administración (en horas).

$$\text{Velocidad de administración} \left(\frac{\text{mL}}{\text{h}}\right) = \frac{\text{Volumen total a administrar (mL)}}{\text{Tiempo de administración (h)}}$$

Ejercicio 6. Paula es una niña de 8 años y 28 kg de peso que tiene prescrito suero glucosado al 5 %, 500 mL, y suero salino fisiológico al 0,9 %, 500 mL, ambos a infundir en 24 horas por vía intravenosa. ¿Cuál sería la velocidad de administración en mililitros/hora? Cada suero de 500 mL debería infundirse a 20,8 mL/h.

$$\text{Velocidad de administración} \left(\frac{\text{mL}}{\text{h}}\right) = \frac{500 \text{ mL}}{24 \text{ h}} = 20,8 \frac{\text{mL}}{\text{h}}$$

- **Gotas/minuto (gotas/min)**: el factor de goteo es el número de gotas por mililitro y está reflejado en cada equipo de infusión (sistema). Se pueden diferenciar dos tipos de sistemas:
  - **Macrogoteo**: son sistemas que administran gotas grandes (10, 15 y 20 gotas/mL).
  - **Microgoteo**: estos sistemas administran gotas pequeñas (60 gotas/mL).

Habitualmente se utilizan sistemas de macrogoteo si la fluidoterapia se tiene que administrar a una velocidad igual o superior a 100 mL/h, y se emplean sistemas de microgoteo cuando la velocidad de administración es inferior a 100 mL/h. Las velocidades inferiores a 100 mL/h son más difíciles de ajustar con sistemas de macrogoteo, por lo que se utilizan con frecuencia sistemas de microgoteo en pacientes pediátricos, neonatales o para la administración de determinados fármacos en pacientes adultos.

Cuando se utilizan sistemas de goteo sin bomba volumétrica ni reguladores de flujo para la infusión de fluidoterapia, será necesario utilizar factores de conversión que permitan cuantificar el número de gotas que se deben administrar por minuto y así asegurar un adecuado aporte de líquidos al paciente.

 RECUERDE
1 mL = 1 cc = 20 gotas = 60 microgotas
0,05 mL = 0,05 cc = 1 gota = 3 microgotas

Ejercicio 7. Martín es un adolescente de 15 años y 50 kg de peso que ha ingresado en urgencias siendo diagnosticado de apendicitis. Tiene prescrito suero salino fisiológico al 0,9 %, 2.000 mL en 24 horas por vía intravenosa. ¿Cuál sería la velocidad de administración en gotas/min? ¿Y en microgotas/min?

En primer lugar, se calcula el ritmo en mL/h del mismo modo que en el ejemplo anterior:

$$\text{Velocidad de administración} \left(\frac{\text{mL}}{\text{h}}\right) = \frac{2.000 \text{ mL}}{24 \text{ h}} = 83,3 \frac{\text{mL}}{\text{h}}$$

A continuación, se realiza el cálculo para obtener la cantidad de gotas/minuto:

$$83,3 \, \frac{mL}{h} \times \frac{20 \text{ gotas}}{1 \text{ mL}} \times \frac{1 \text{ h}}{60 \text{ min}} = 27,78 \, \frac{\text{gotas}}{\text{min}}$$

Por último, se realiza el cálculo para obtener microgotas/minuto:

$$83,3 \, \frac{mL}{h} \times \frac{60 \text{ microgotas}}{1 \text{ mL}} \times \frac{1 \text{ h}}{60 \text{ min}} = 83,3 \text{ microgotas/min}$$

Ajuste de dosis en pediatría

Debido a que las presentaciones de los medicamentos están dirigidas en su mayoría a la población adulta, se han descrito diferentes fórmulas que permiten calcular la dosis pediátrica total considerando la edad, el peso o la superficie corporal del niño en ausencia de datos farmacocinéticos[15]:

- **Young y Fried**: indicada hasta los 2 años de vida. Realiza una aproximación en función de la edad del niño en meses. Es poco precisa debido a las variaciones individuales entre niños.

$$\text{Dosis niño (mg)} = \frac{\text{Edad (meses)} \times \text{Dosis adulto (mg)}}{150}$$

- **Clark**: es la más utilizada y realiza el cálculo considerando el peso del niño.

$$\text{Dosis niño (mg)} = \frac{\text{Peso (kg)} \times \text{Dosis adulto (mg)}}{70 \text{ kg}}$$

- **Shirley y Barba**: es la más exacta y utiliza la superficie corporal del niño.

$$\text{Dosis niño (mg)} = \frac{\text{Superficie (m}^2) \times \text{Dosis adulto (mg)}}{1,7 \text{ m}^2}$$

PUNTOS CLAVE

- Es fundamental determinar las capacidades farmacodinámicas y farmacocinéticas en relación con las etapas de desarrollo, puesto que pueden influir en los efectos de los fármacos.
- Las posibles interacciones farmacológicas de los distintos medicamentos prescritos deben comprobarse antes de la administración de los mismos; el recurso web Pediamécum es una buena herramienta.
- Las vías indirectas presentan distintas características por lo que tanto la prescripción como la administración han de guardar relación con las necesidades de niños y adolescentes.
- Las vías directas presentan características específicas y una acción más rápida que las indirectas. La vía intravenosa es la más rápida y que permite una mayor biodisponibilidad de los fármacos administrados.
- A la hora de preparar la dosis de fármaco a administrar es muy importante determinar la concentración máxima permitida para la dosis prescrita.
- Es fundamental realizar la comprobación de los 10 pasos correctos para evitar errores de medicación.

REFERENCIAS

1. Rang HP, Dale MM, Ritter JM, Flower RJ, Henderson G. Rang and Dale's Pharmacology. 9ª ed. Churchill Livingstone Elsevier. London: Elsevier; 2019.
2. Han ES, Goleman D, Boyatzis R, Mckee A. Brenner and Stevens' Pharmacology. 5ª ed. Elsevier. 2018.
3. Wecker L. Brody's Human Pharmacology: Mechanism-Based Therapeutics. 6ª ed. Philadelphia: Elsevier; 2018.
4. Brown MJ, Sharma P, MA FAM, Bennett PN. Clinical Pharmacology. 20ª ed. Edinburgh: Elsevier. Elsevier; 2019.
5. Porto Arceo JA. Reacciones adversas a medicamentos. Generalidades. Criterios de derivación. Protoc Diagn Ter Pediatr. SEICAP. 2019;2:285-95.
6. Zabalegui Yárnoz A, Lombraña Mencia M, Castellà Kastner M. Administración de medicamentos y cálculo de dosis. 3ª ed. Barcelona: Elsevier; 2020.
7. Somoza Hernández B, Cano González MV, Guerra López PE. Farmacología en Enfermería: Teoría y casos prácticos. 2ª ed. Madrid: Panamericana; 2020.
8. González C. Farmacología del paciente pediátrico. Rev Med Clin Condes. 2016;27(5):652-9.
9. Lilley LL, Rainforth Collins S, Snyder JS. Farmacología y proceso enfermero. 9ª ed. Barcelona: Elsevier España, S.L.U.; 2020.
10. Batchelor HK, Marriott JF. Paediatric pharmacokinetics: key considerations. Br J Clin Pharmacol. 2015;79(3):395-404.
11. Van den Anker J, Reed MD, Allegaert K, Kearns GL. Developmental Changes in Pharmacokinetics and Pharmacodynamics. J Clin Pharmacol. 2018;58(May):S10-25.
12. Martir J, Flanagan T, Mann J, Fotaki N. Recommended strategies for the oral administration of paediatric medicines with food and drinks in the context of their biopharmaceutical properties: a review. J Pharm Pharmacol. 2016;69(4):384-97.
13. Page C, Pitchford S. Dale's Pharmacology Condensed. 3ª ed. Elsevier; 2021.
14. Lorenzo Fernández P, Moreno González A, Leza Cerro JC, Lizasoain Hernández I, Moro Sánchez MA, Portolés Pérez A. Velázquez: Farmacología básica y clínica. 19ª ed. Panamericana; 2018.
15. Mukherjee B. Pharmacokinetic Applications. En: Pharmacokinetics: Basics to Applications. Singapore: Springer; 2022.

 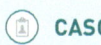 **CASO** **AUTOEVALUACIÓN** 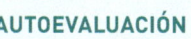 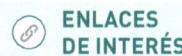 **ENLACES DE INTERÉS**

Dispositivos respiratorios

17

J. Fontanet Gay y F. J. Bravo Fernández

OBJETIVOS

- Describir los principios generales de la oxigenoterapia.
- Determinar el papel que desempeña la oxigenoterapia en las principales patologías respiratorias del niño.
- Determinar las indicaciones y cuidados de los dispositivos de oxigenoterapia de bajo flujo.
- Describir las indicaciones y cuidados de los dispositivos de oxigenoterapia de alto flujo.
- Diferenciar a nivel fisiológico la oxigenoterapia de alto flujo y presión positiva continua en la vía aérea.
- Explicar los fundamentos de la ventilación mecánica, diferenciando la modalidad invasiva de la no invasiva.

FUNDAMENTOS DE LA OXIGENOTERAPIA

La **oxigenoterapia** consiste en el suministro de un aporte artificial de oxígeno en el aire inspirado, por encima de la concentración de oxígeno normal (21 %). Los objetivos principales para su utilización son tratar o prevenir la hipoxemia, tratar la hipertensión pulmonar y reducir el trabajo respiratorio y miocárdico[1]. La oxigenoterapia es fundamental para el tratamiento de la insuficiencia respiratoria, tanto aguda como crónica, en el paciente pediátrico.

El **oxígeno** (O_2) es un gas incoloro, insípido y poco soluble en agua, que las células del cuerpo necesitan para funcionar adecuadamente. Desde el punto de vista terapéutico, debe ser considerado como un fármaco, debido a que posee indicaciones precisas, debe ser utilizado en dosis y tiempo adecuados, posee efectos adversos y requiere criterios clínicos y de laboratorio para su evaluación. El estado del paciente y la causa y gravedad de su hipoxemia determinan fundamentalmente el método a usar para la administración de oxigenoterapia.

La finalidad de la oxigenoterapia es aumentar el aporte de oxígeno a los tejidos utilizando al máximo la capacidad de transporte de la sangre arterial. Para ello, la cantidad de oxígeno en el gas inspirado debe ser suficiente para que su presión parcial en el alvéolo alcance los niveles necesarios para saturar completamente la hemoglobina. Es indispensable que el aporte ventilatorio se complemente con una concentración óptima de hemoglobina y que el gasto cardíaco sea adecuado[2].

Terminología básica para el manejo de la oxigenoterapia

A continuación, se definen elementos básicos en la oxigenoterapia[2]:

- **Volúmenes pulmonares**. Los volúmenes se miden mediante la determinación de la capacidad residual funcional (CRF). La CRF es la cantidad de aire restante en los pulmones después de una espiración normal. Sin embargo, la capacidad pulmonar total (CPT) es el volumen de gas contenido en los pulmones al final de una inspiración máxima.
- **Fracción inspirada de oxígeno (FiO_2)**. Es la concentración o proporción de oxígeno en relación con el total de la mezcla de aire inspirado. Se expresa en concentración y se mide en porcentaje. En condiciones normales, el aire ambiental presenta un porcentaje de oxígeno del 21 %.
- **Requerimiento inspiratorio (flujo inspiratorio)**. Es la cantidad de aire que se necesita para llevar a cabo una inspiración.
- **Saturación de oxígeno ($SatO_2$ %)**. Es el porcentaje de oxihemoglobina (HbO_2) en relación con la hemoglobina total. Se considera normal entre el 95 % y el 99 %. La pulsioximetría es un método no invasivo que permite determinar el porcentaje de saturación de oxígeno de la hemoglobina en sangre, con ayuda de métodos fotoeléctricos (v. Cap. 13). El pulsioxímetro emite luces con longitudes de onda roja e infrarroja, que pasan secuencialmente desde un emisor hasta un fotodetector a través de la piel del paciente. Se mide la absorbancia (cantidad de luz absorbida) de la sangre arterial (componente pulsátil), excluyendo sangre venosa, piel, huesos, músculo y grasa. El sensor se coloca en los dedos de manos y pies (**Figs. 17-1** y **17-2**); en el caso de la pinza también se puede colocar en la oreja.
- **Presión parcial de oxígeno en sangre arterial (PaO_2)**. Es el principal indicador de la captación de oxígeno en los pulmones. Su valor normal está entre 80 y 100 mmHg.
- **Presión parcial de dióxido de carbono en sangre arterial ($PaCO_2$)**: expresa la eficacia de la ventilación alveolar. Su valor normal está entre 35 y 45 mmHg.

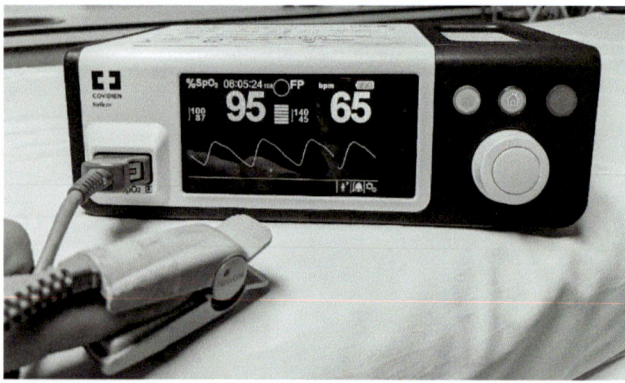

Figura 17-1. Monitor de pulsioximetría con sensor de pinza.

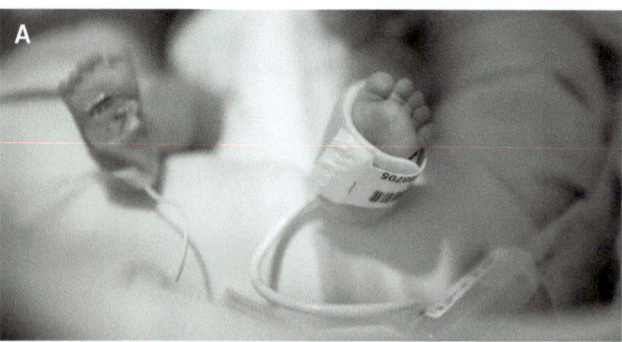

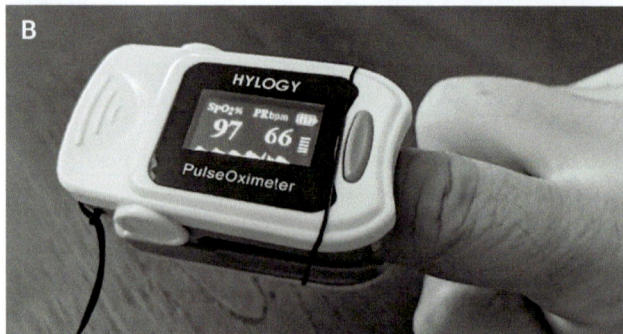

Figura 17-2. Sensor de pulsioximetría. **A)** De banda en pie de neonato. **B)** De pinza en dedo.

- **Flujo.** Es la cantidad de aire enviado a través del sistema de oxigenoterapia; se mide en litros de aire por minuto (L/min).
- **Volumen tidal (V_t)** o **volumen corriente.** Es el volumen de aire que circula entre una inspiración y espiración normal sin realizar un esfuerzo adicional. El valor normal es de aproximadamente 7 mL/kg de peso corporal.
- **Volumen respiratorio minuto (V_{min}).** Es el volumen de gas inhalado o exhalado desde los pulmones en un minuto. Este parámetro está relacionado inversamente con los niveles sanguíneos de dióxido de carbono ($PaCO_2$). Se puede calcular multiplicando el volumen tidal (V_t) por la frecuencia respiratoria (FR).

$$V_{min} = V_t \times FR$$

- **Fuente de oxígeno.** Es el lugar donde se almacena y desde el que se distribuye el oxígeno. Existen varias formas de almacenamiento, desde el sistema centralizado de los hospitales (toma simple de pared donde el gas se encuentra comprimido en unos tanques o depósitos centrales) hasta diferentes equipos de oxigenoterapia domiciliaria (botellas de O_2, concentradores de O_2).
- **Caudalímetro, flujómetro** o **regulador de presión de oxígeno.** Son dispositivos que reducen la presión desde la fuente de oxígeno hasta el sistema de suministro, y al mismo tiempo regulan el caudal de oxígeno que se suministra al paciente.

Fisiopatología de la hipoxemia[3]

La **hipoxemia** consiste en la disminución de la PaO_2 por debajo de 60 mmHg, lo que se corresponde con una $SatO_2$ del 90 %. La detección de hipoxemia se consigue con la medición de la PaO_2 y de la $SatO_2$. Existe una correlación entre ambas determinada por la curva de disociación de la oxihemoglobina. Pequeños descensos de la PaO_2 por debajo de 60 mmHg causan desaturaciones importantes. La pulsioximetría permite la detección precoz de la hipoxemia y actualmente se está utilizando en el cribado de la enfermedad cardiopulmonar, disminuyendo el número de extracciones sanguíneas necesarias y facilita el ajuste de los aportes suplementarios de oxígeno[3]. Cuando se produce una situación de hipoxemia, se desarrollan una serie de mecanismos de compensación dirigidos a preservar el aporte de O_2 a los tejidos.

- Desde el punto de vista **ventilatorio**, la hipoxemia se acompaña de un incremento de la ventilación alveolar que consigue elevar la PaO_2, pero al mismo tiempo aumenta el trabajo respiratorio, lo que puede conducir al agotamiento de la musculatura respiratoria y al fracaso respiratorio secundario.
- Desde el punto de vista **cardiovascular**, la hipoxemia condiciona un incremento de la frecuencia cardíaca (FC) y del gasto cardíaco, lo que favorecerá el transporte de O_2, pero a su vez aumentará el esfuerzo del miocardio y las necesidades de aporte de O_2[1].

 El índice $SatO_2/FiO_2$ y el índice de saturación de oxígeno no utilizan valores de PaO_2 si no de $SatO_2$ para sus cálculos, de ahí que sean cada vez más utilizados para medir la gravedad de la hipoxemia, siendo menos invasivos. Puedes consultar el trabajo de Pastor Vivero[3] y Munirama. Para profundizar en este tema, véase: https://jamanetwork.com/journals/jamanetworkopen/fullarticle/2729475

Indicaciones de la oxigenoterapia[4,5]

En general, la oxigenoterapia está indicada cuando hay una situación de hipoxemia aguda o crónica con PaO_2 inferior a 60 mmHg. Por debajo de estas cifras, la afinidad de la hemoglobina por el O_2 disminuye. Cuando la concentración de dióxido de carbono (CO_2) es alta, se une a la hemoglobina y la afinidad por el O_2 disminuye, haciendo que este se libere (**efecto Bohr**). Como consecuencia, el contenido total de O_2 y el aporte de este a los tejidos se ve afectado.

El efecto directo es aumentar la presión del oxígeno alveolar, necesario para mantener una presión arterial de oxígeno definida, que disminuirá el trabajo respiratorio y miocárdico. El empleo adecuado de la administración terapéutica de O_2 se basa en el conocimiento de dos aspectos fundamentales: los mecanismos fisiopatológicos de la hipoxemia y el impacto de la administración de O_2 con sus efectos clínicos beneficiosos. La elección del dispositivo de administración dependerá, fundamentalmente, del nivel del flujo de oxígeno pautado. Es una práctica común proporcionar **humidificación** para reducir la sensación de sequedad que el oxígeno puede causar en las vías respiratorias superiores, aunque existe mucha controversia en la bibliografía acerca de los beneficios que conlleva su utilización de forma rutinaria en la administración de oxígeno a bajo flujo[4,5].

Humidificación en oxigenoterapia[5,6]

Durante la inspiración la vía respiratoria superior es la encargada de calentar y humidificar el aire inspirado. Cuando se suministra un gas, la mucosa nasal es el primer tejido por el que pasa y el que más contribuye a su acondicionamiento. La inspiración de un bajo nivel de humedad y de grandes flujos de oxígeno puede sobrecargar las capacidades de acondicionamiento de la mucosa nasal y provocar la sequedad de las vías respiratorias. Las funciones de acondicionamiento gaseoso y de recuperación de calor y humedad se verán comprometidas, lo que puede generar irritación nasal, sangrado nasal y secreciones encostradas. Cuanto mayor sea la concentración de oxígeno, la duración, el caudal y el volumen minuto del paciente, mayor será el estrés al que se verá sometido el sistema nasal. Algunos autores consideran que flujos menores de 3 L/min no precisan humidificación, evitando así el paso de bacterias desde el agua al flujo de oxígeno. El **humidificador-calentador** está indicado a partir de un flujo de 4 L/min. Además, al llevar el gas suministrado a condiciones fisiológicas de calor y humedad, se intenta evitar el daño estructural y funcional del sistema traqueobronquial asociado a la administración de gas frío y seco y sus consecuencias,

como el aumento del trabajo respiratorio y el deterioro del intercambio gaseoso por acúmulo de secreciones y aparición de atelectasias e infecciones bronquiales. Uno de los riesgos asociados al uso de humidificadores que se rellenan con agua estéril es que pueden ser colonizados por bacterias, dando lugar a infecciones. En la práctica clínica actual, por razones de seguridad, se utilizan los humidificadores de burbuja no rellenables, de un solo uso, como estrategia para controlar las infecciones nosocomiales[5,6].

Existen dos tipos de dispositivos para la humidificación de oxígeno: humificadores de inmersión o burbuja y humidificadores térmicos.

Humificadores de inmersión o burbuja

Es el humidificador más habitual para la terapia con oxígeno de bajo flujo. Se conecta directamente al flujómetro y la humidificación se logra pasando el gas a través del agua. Al formarse de esta manera múltiples burbujas, aumenta exponencialmente la interfase aire-líquido y, por lo tanto, la evaporación (**Fig. 17-3**). Considerando el balance de beneficios y riesgos, se recomienda limitar el uso de los humidificadores de burbuja únicamente en pacientes que presenten sequedad de las mucosas y/o sangrado nasal. No es posible recomendar el uso generalizado de estos sistemas de humidificación en base a la evidencia disponible[4].

Humidificadores térmicos o en cascada

Son dispositivos eléctricos, donde los gases discurren por un depósito y pasan a través de un filtro dentro de una cámara de agua caliente. El incremento de la temperatura del gas (34-40°) aumenta la evaporación, lo que favorece que aumente la capacidad de transportar vapor de agua a su paso por el humidificador térmico. Se utilizan preferentemente para la humidificación de gases administrados con alto flujo, especialmente en ventiladores mecánicos (invasivos y no invasivos). El más utilizado es el de cascada o tipo Bennet (**Fig. 17-4**).

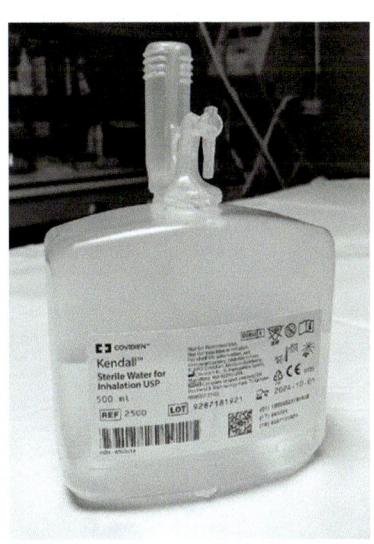

Figura 17-3. Humidificador de inmersión o burbuja.

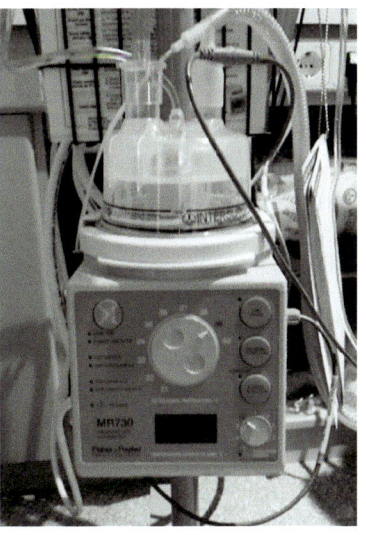

Figura 17-4. Humidificador en cascada o térmico.

CLASIFICACIÓN DE LOS DISPOSITIVOS RESPIRATORIOS DE ADMINISTRACIÓN DE OXÍGENO

Los sistemas para la administración de oxígeno pueden ser de bajo flujo y de alto flujo y existen numerosas formas de administración. La elección de uno u otro dispositivo dependerá del flujo de oxígeno pautado para el paciente, las características clínicas y el grado de tolerabilidad[7,8].

Sistemas de bajo flujo

Los **sistemas de bajo flujo** no proporcionan el requerimiento inspiratorio total del paciente, sino un aporte extra de oxígeno puro al volumen inspirado del aire ambiente, aumentando la concentración de oxígeno en el flujo inspiratorio del paciente. Estos sistemas no permiten administrar una concentración fija de oxígeno (FiO_2) y no se utilizan para flujos mayores a 15 L/min. Con estos flujos se produce cierto nivel de dilución del oxígeno suministrado con el aire ambiente, debido a la diferencia entre el flujo de oxígeno suministrado por el dispositivo y el inspiratorio del paciente (**Fig. 17-5**). Por esta razón, cuanto mayor sea el flujo inspiratorio, mayor será la dilución del gas[1]. Entre los sistemas de bajo flujo se encuentran las cánulas o gafas nasales, la mascarilla simple y la mascarilla con reservorio.

Cánula nasal[7,8]

Elaborada en material de plástico flexible, de poco peso, consiste en una cánula con dos puntas separadas entre sí entre

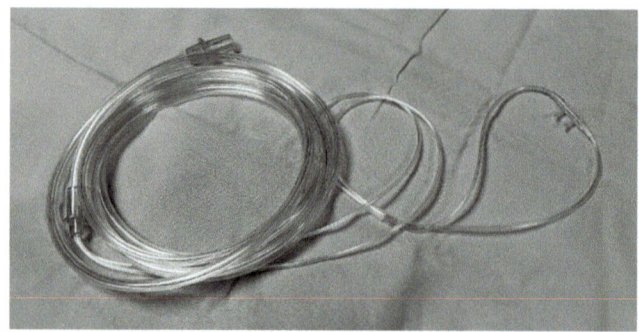

Figura 17-6. Cánulas o gafas nasales.

0,5-1 cm, que se adaptan a las fosas nasales y se mantienen sobre los pabellones auriculares (**Fig. 17-6**).

Este dispositivo aumenta la concentración de O_2 inspirado entre un 3-4 % por cada L/min de oxígeno administrado. No es posible determinar la FiO_2 exacta administrada, aunque existen tablas que permiten hacer una estimación aproximada (**Tabla 17-1**).

Es idóneo para terapia de oxígeno a largo plazo, en pacientes que requieren bajos rangos de FiO_2. Puede suministrar una FiO_2 en un rango entre el 24 % y el 40 %, dependiendo del volumen minuto del paciente. Con este sistema se recomienda utilizar hasta un 32 % de FiO_2, debido a que fracciones más elevadas pueden producir irritación nasal y epistaxis. En general, se utilizan flujos que van desde 0,25 L hasta 3 L por minuto en pediatría, y hasta 2 L/min como máximo en neonatos.

Las principales ventajas de este dispositivo son: comodidad de uso, compatibilidad con la alimentación, comunicación

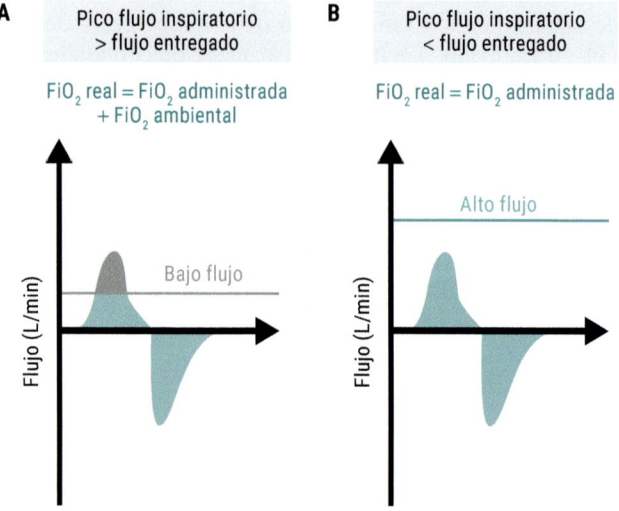

Figura 17-5. Relación entre FiO_2 en flujo inspirado, flujo entregado y sistema de oxigenoterapia. **A)** Con bajo flujo, el paciente obtiene aire ambiente para conseguir su pico flujo. La FiO_2 es el resultado de la mezcla de aire con el oxígeno administrado. **B)** El paciente recibe todo el aire del alto flujo. La FiO_2 obtenida es igual a la entregada por el sistema de oxigenoterapia de alto flujo.

Por ejemplo, imaginemos que el sistema de bajo flujo nos manda 3 L/min, pero el paciente necesita 10 L/min para poder realizar la inspiración. Los 7 L/min que faltan los proporcionará el aire ambiental.

Adaptada de: Pilar Orive FJ y López Fernández Y[12].

Tabla 17-1. Fracción inspirada de oxígeno con dispositivos de bajo flujo		
Dispositivo	**Flujo de O_2 (L/min)**	**FiO_2 (%)**
Cánulas nasales o gafas nasales	1	24
	2	28
	3	32
	4	36
	5	40
Mascarilla simple	5-6	40
	6-7	50
	7-8	60
Mascarilla de reinhalación parcial	6	60
	7	70
	8	80
	9	90
	10	99
Mascarilla con reservorio	6-10	60-100

con el paciente de forma simultánea a su uso y que es desechable. Como desventaja, su eficacia disminuye en respiraciones bucales o durante el sueño.

Los cuidados de enfermería deben incluir:

- Mantener la vía aérea permeable (fosas nasales y cánulas libres de secreciones) y cambiar el sistema completo cada 24 horas.
- No utilizar con flujos mayores a 3-4 L/min, debido a que podrían ocasionar cefalea, distensión gástrica, epistaxis y sequedad de mucosas, y además con un flujo superior no se conseguiría aumentar la concentración del O_2 inspirado (FiO_2).
- Favorecer la higiene bucal y nasal.
- Lubricar las mucosas nasales con soluciones acuosas (ni aceite ni vaselina).Al manipular pacientes bajo terapia de oxígeno, debe evitarse el uso de productos a base de petróleo, ya que estas sustancias son altamente inflamables.
- Vigilar los puntos de apoyo de la cánula, especialmente en pabellones auriculares y mucosa nasal.

Mascarilla simple[7,8]

Abarca la nariz, la boca y el mentón de paciente, y posee orificios laterales que permiten la salida del aire. Se ajusta a través de la cinta trasera y, opcionalmente, con un pasador metálico delantero que ajusta sobre el puente nasal (**Fig. 17-7**). Puede suministrar del 35 al 50 % de O_2 con flujos de 5 a 10 L/min. Es necesario mantener un flujo mínimo de 5 L/min con el fin de evitar la reinhalación del CO_2 secundario a la acumulación de aire espirado en la mascarilla.

Se deben tomar precauciones cuando se utiliza una mascarilla simple, pues su empleo a largo plazo puede ocasionar irritación en la piel y úlceras por presión. Durante el período de alimentación, el paciente debe utilizar una cánula de O_2 para evitar la hipoxemia.

Como **ventajas**, este dispositivo es ligero, fácil de colocar, desechable y no retiene CO_2. Como **desventajas**, su baja confortabilidad, es mal tolerada pues dificulta la comunicación oral, la alimentación y la expectoración. No es posible determinar la FiO_2 exacta administrada. En niños que se muevan, será necesario aplicar una alargadera.

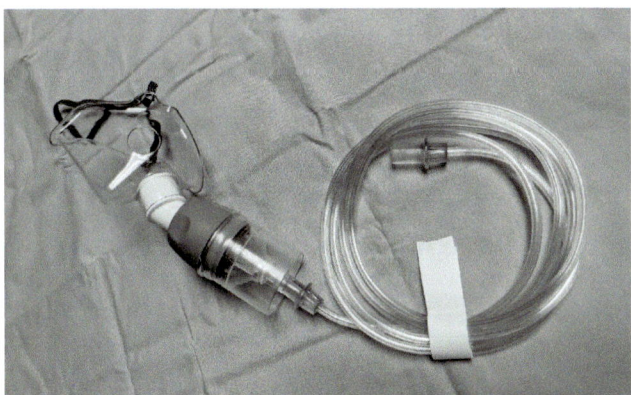

Figura 17-7. Mascarilla de oxigenoterapia simple.

Los cuidados de enfermería deben incluir:

- Controlar regularmente que la mascarilla se encuentra en la posición correcta, valorar los puntos de apoyo de la mascarilla y accesorios, con el fin de prevenir heridas y úlceras por presión. Aplicar elementos de prevención.
- Comprobar que las conexiones funcionan correctamente y que los cables no están presionados por ruedas, sillas u otros materiales de la habitación o acodados.
- Mantener limpio el dispositivo con agua y jabón, secar bien y desechar en caso de deterioro. Se aconseja cambiar todo el dispositivo cada 24 horas[7].
- Favorecer la higiene bucal (lavados con bicarbonato 1/6 molar por turno, mediante una torunda en lactantes o enjuague en niños mayores) y nasal (lavados nasales frecuentes con suero fisiológico); facilitar la hidratación oral y lubricar las mucosas nasales con soluciones hidrosolubles (ni aceite ni vaselina).

Mascarilla con reservorio[7,8]

Es una mascarilla simple a la que se le ha incorporado un mecanismo de reservorio entre la fuente de oxígeno y la mascarilla de, al menos, 1 L de capacidad (**Fig. 17-8**). La mascarilla incorpora una válvula unidireccional que evita la entrada del aire exhalado a la bolsa reservorio. El flujo de oxígeno debe ser suficiente para mantener la bolsa inflada. Con flujos de 6 a 10 L/min se puede aportar del 60 al 100 % de oxígeno. Está indicada en procesos de hipoxia moderada.

Como **ventajas**, este dispositivo es ligero, fácil de colocar, desechable y efectivo para lograr altas concentraciones de oxígeno. Como **desventajas**, su baja confortabilidad, es mal tolerada pues dificulta la comunicación oral, la alimentación y la expectoración.

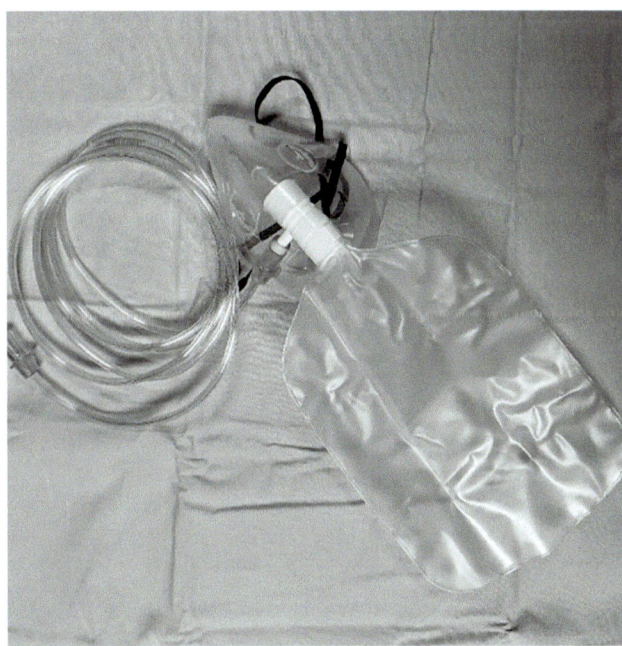

Figura 17-8. Mascarilla con reservorio.

Los cuidados de enfermería deben incluir:

- Mantener al paciente con la vía aérea permeable, libre de secreciones y el niño en posición semisentado.
- Tener la bolsa llena con un flujo de oxígeno de entre 6-10 L/min, previo a la colocación sobre el niño.
- Vigilar que las conexiones no se acoden.
- Evitar que la mascarilla ejerza presión sobre los ojos, por el riesgo de producir úlceras corneales.

Sistemas de alto flujo

Los **sistemas de alto flujo** proporcionan el requerimiento inspiratorio total del paciente y permiten administrar una concentración fija de oxígeno (v. **Fig. 17-5**)[8]. Existen numerosas formas de administrarlo. La elección de uno u otro dispositivo dependerá del flujo de oxígeno pautado para el paciente, las características clínicas y el grado de tolerabilidad.

Entre los sistemas de alto flujo se encuentran la mascarilla con sistema Venturi, equipos con cánula nasal de alto flujo, presión positiva continua en vía aérea (presión solo en la fase espiratoria o en ambas fases) y ventilación mecánica.

Mascarilla sistema Venturi[9,10]

Las **mascarillas Venturi** basan su acción en el **principio de Bernoulli**, según el cual un flujo de O_2 conducido a través de un canal estrecho, crea a su salida una presión subatmosférica que produce una succión de aire atmosférico a través de unas ventanas laterales de la propia mascarilla. Gracias a la variación del estrechamiento del canal conductor, el tamaño de las ventanas y el caudal de O_2, se pueden conseguir distintas FiO_2 (**Fig. 17-9**). En el cuerpo del dispositivo suele

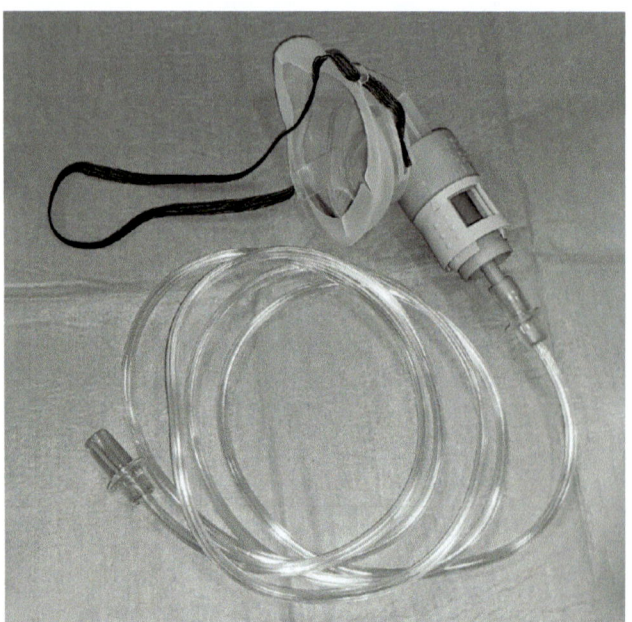

Figura 17-9. Mascarilla sistema Venturi.

| Tabla 17-2. Flujo que administrar para conseguir la FiO_2 deseada con mascarilla Venturi ||
Flujo (L/min)	FiO_2
3	24
6	28
9	35
12	40
15	60

venir indicado el flujo que administrar para conseguir la FiO_2 deseada (**Tabla 17-2**).

Está indicada en situaciones de insuficiencia respiratoria aguda grave que es preciso controlar de forma rápida y segura. Se incluyen niños con hipoxemia e hipercapnia, en los que hay que asegurarse que se aumenta la PaO_2 a un nivel tolerable (50-60 mmHg) pero sin abolir la respuesta ventilatoria a la hipoxemia.

La principal desventaja es que no todas las casas comerciales garantizan la FiO_2 predeterminada y son muy sensibles a cualquier incremento de las resistencias.

Los cuidados de enfermería deben incluir:

- Una adecuada colocación de la mascarilla: posicionar la mascarilla sobre la nariz, la boca y el mentón, tirar de los extremos de la cinta elástica hasta que la mascarilla quede bien ajustada y adaptar la tira metálica al contorno nasal para evitar fugas de aire hacia ojos y mejillas.
- Vigilar la aparición de lesiones por presión de la cinta en pabellones auriculares o en cuero cabelludo.
- Valorar mucosas nasal y labial y lubricar si fuese necesario.

Oxigenoterapia de alto flujo[1,10-13]

La **oxigenoterapia de alto flujo** (OAF) consiste en aportar un flujo de O_2, solo o mezclado con aire, por encima del flujo inspiratorio del paciente a través de una cánula nasal. El gas debe ir humidificado y calentado hasta un valor cercano a la temperatura corporal[1]. Generalmente, es útil en niños con hipoxemia, pero sin hipercapnia, que precisan $FiO_2 > 40$ %.

Teniendo en cuenta que la mayoría de los estudios publicados demuestran seguridad y eficacia del OAF en lactantes con bronquiolitis, su uso se ha extendido a las siguientes situaciones: dificultad respiratoria por bronquiolitis, asma, neumonía, insuficiencia cardíaca congestiva; soporte respiratorio tras la extubación de la ventilación mecánica; destete de dispositivos de presión positiva continua en la vía aérea; soporte respiratorio en niños con enfermedades neuromusculares; apnea del prematuro y transporte de un paciente crítico[1,11].

Como **ventajas** se describen: la aplicación de altas concentraciones de oxígeno mediante un método no invasivo y con humedad próxima al 99 %, evita la sensación claustrofóbica de mascarillas y es fácil de utilizar porque permite comer y hablar durante su uso. Se pueden usar en distintas unidades (urgencias, hospitalización o cuidados intensivos).

Como **desventajas**, la distensión abdominal y meteorismo, en relación con los altos flujos administrados, posibilidad de síndrome de escape aéreo (barotrauma, neumotórax y neumomediastino), rinorrea, sialorrea y posibles erosiones en nariz ante su uso prolongado.

Mecanismo de acción[10,12]

La OAF ocasiona el lavado del espacio muerto nasofaríngeo con gas limpio, facilitando la oxigenación, la eliminación de CO_2 y, por tanto, disminuyendo el trabajo respiratorio. Proporciona un flujo que iguala o excede el flujo inspiratorio del niño, disminuyendo la resistencia inspiratoria debida al paso de aire por la nasofaringe. El aire caliente y húmedo mejora la distensibilidad y la elasticidad pulmonar; produce un efecto beneficioso sobre el movimiento ciliar y el aclaramiento de secreciones, y reduce el trabajo metabólico necesario para calentar y humidificar el aire externo. Aporta cierto grado de presión, entre 4 y 8 cmH_2O para el reclutamiento alveolar. La presión de distensión es variable y no regulable ya que responde a determinados aspectos, como el tamaño de las cánulas, con el niño (fugas, boca abierta) y con la efectividad de la humedad y el calor. Por este motivo, algunos autores[10,12] la consideran como un modo de ventilación mecánica no invasiva (VMNI).

La OAF produce los siguientes efectos clínicos en los primeros 60-90 minutos tras su uso: aumento de la $SatO_2$, disminución de la FiO_2 aplicada, bajada tanto en la frecuencia respiratoria como en la frecuencia cardíaca y mejoría de la disnea. Si no aparecen estos signos de mejoría, debería considerarse otro soporte ventilatorio[1,10-13].

Existen diversos sistemas de administración que pueden utilizarse en todos los grupos de edad y requieren: fuente de gas (aire y O_2); humidificador calentador; circuito que impida la condensación de agua y cánulas nasales cortas. Estas últimas son de diferentes tamaños según los flujos empleados. Deben tener un diámetro externo menor al diámetro del interior de la nariz para no ocluirla completamente y prevenir excesos de presión y úlceras por decúbito. Los fabricantes recomiendan que el área de la sección transversal de la cánula no supere el 50 % del diámetro de las narinas[11-13].

Equipo

Existen varios tipos de generadores de flujo que utilizan sistemas diferentes. Hay sistemas que utilizan un mezclador de aire y oxígeno, conectado a un humidificador (como Optiflow System [Fisher & Paykel®], Precision Flow [Vapotherm®] y Fabian [Acutronic®]), otros no requieren fuente de aire porque utilizan un sistema de turbina con humidificador incorporado (Airvo2, [Fisher&Paykel®]) y, por último, un ventilador convencional con circuito de alto flujo conectado a un humidificador (Servo-u) (**Fig. 17-10**).

Respecto a los parámetros del equipo[1], se recomienda empezar con flujos bajos e ir incrementándolo hasta conseguir efectos clínicos. El flujo máximo en lactantes menores de 1 año sería de 12 L/min, 30 L/min en niños y hasta 60 L/min en adolescentes (**Tabla 17-3**). Se recomienda un porcentaje

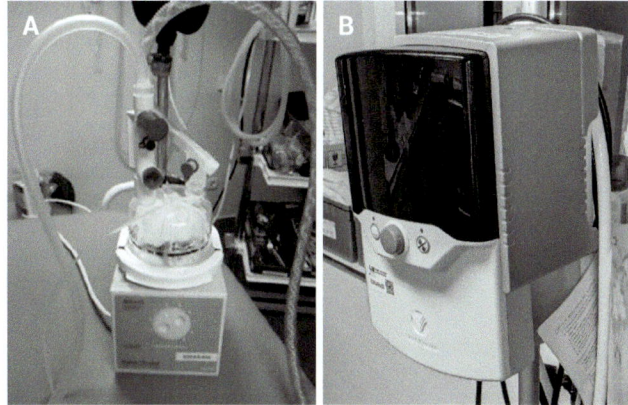

Figura 17-10. Generadores de flujo. **A)** Mezclador de aire/oxígeno conectado a humidificador. **B)** Sistema de turbina humidificador.

de humedad relativa (HR) entre 95-100 %, además de una temperatura del gas entre 34 y 40 °C.

Una vez que mejoran la FR y la $SatO_2$, se debe ir reduciendo la FiO_2. Al conseguir bajar la FiO_2 por debajo del 50 % se debe ir regulando el flujo disminuyendo entre 5-10 L/min cada 1-2 horas, hasta poder instaurar O_2 en gafas nasales o mascarilla y valorar la respuesta del niño.

Cuidados de enfermería[1]

Los cuidados de enfermería deben incluir:

- Monitorizar signos vitales (FR, FC, $SatO_2$) y signos de dificultad respiratoria mediante el Test de Silverman.
- Registrar los parámetros de ajuste del dispositivo: flujo de aire, FiO_2, temperatura del humidificador y adaptación del niño al dispositivo. Se debe comprobar el nivel de agua del humidificador cada 4 horas.
- Se pueden aplicar chupetes o tetinas para evitar fugas de aire por la boca.
- Se debe valorar la colocación de sonda orogástrica (SOG), tanto para favorecer la evacuación de aire en el tracto digestivo como para complementar las tomas de neona-

Tabla 17-3. Parámetros de ajuste de flujo en oxigenoterapia de alto flujo por edad y peso

Peso (kg)	Edad (anos)	Flujo de inicio (L/min)	Flujo (L/min)	Flujo máximo (L/min)
3-4		1-2	5	
4-7	< 1		6	12
8-10			7-8	
11-14	1-2	4	9-10	
15-20	3-6		10-15	30
21-25	7-8		15-20	
> 30	> 9	6	≥ 25	60

Adaptada de: Pilar Orive FJ *et al.*[1]

tos y lactantes. Se puede aspirar la SOG cada 2-4 horas para extraer aire del estómago (lactantes) o dejar abierta a una bolsa entre tomas (neonatos).
- Respecto a los cuidados de la piel relacionados con la aplicación de los dispositivos en la nariz, hay que vigilar cada 2-4 horas que las cánulas estén en la posición correcta y que no haya zonas de presión mantenida en las narinas. Es recomendable aplicar elementos de prevención de úlceras por presión.

Ventilación mecánica

Es un procedimiento mecánico por el cual el niño recibe un apoyo para mantener una ventilación alveolar adecuada; este elemento mecánico no tiene la capacidad de difundir los gases, por lo que la respiración seguirá dependiendo del correcto funcionamiento del tejido de los pulmones y de los capilares. Se clasifica en **no invasiva** (VMNI) e **invasiva** (VMI). El ajuste de los parámetros vendrá determinado por edad, patología y necesidades respiratorias del niño, como una parte más del tratamiento médico. A continuación, se describe terminología específica de ventilación mecánica[9,18].

- **Presión máxima inspiratoria** o **presión pico** (**PIP**, de sus siglas en inglés *Positive Inspiration Pressure*): valor en cmH_2O que debería obtenerse al final de la inspiración.
- **Presión positiva al final de la espiración** (**PEEP**, de sus siglas en inglés *Positive End-Expiratory Pressure*): fisiológicamente es cero, pero de forma terapéutica puede ser positiva para mantener cierta presión que evite el colapso del alvéolo.
- **Presión alveolar media** o **presión media de la vía aérea** (**P_{aw}**): promedio de todos los valores de presión durante un ciclo respiratorio.
- **Tiempo inspiratorio** (**T_i**): tiempo que dura la inspiración.
- **Tiempo espiratorio** (**T_e**): tiempo que dura la espiración.
- **Relación inspiración-espiración** (**I:E**): fracción de tiempo de cada ciclo dedicada a la inspiración y a la espiración.
- **Compliancia** o **distensibilidad**: relación entre las variaciones de volumen y los cambios estructurales producidos como consecuencia de las distintas presiones impuestas con la ventilación mecánica.

Ventilación mecánica no invasiva[15-17]

Consiste en el suministro de un soporte respiratorio mecánico con presión positiva sin invadir la vía aérea. Las técnicas que se aplican son la CPAP o la presión positiva bifásica (inspiratoria y espiratoria) en las vías respiratorias (BiPAP, de sus siglas en inglés *Bilevel Positive Airway Pressure*).
Está indicada en[15,16]:

- **Recién nacidos** con: síndrome de distrés respiratorio y taquipnea transitoria, destete de VMI, apneas obstructivas del prematuro y edema pulmonar.
- **Lactantes y niños** con: insuficiencia respiratoria aguda por asma, bronquiolitis, bronconeumonía, laringitis, edema pulmonar, insuficiencia respiratoria postextubación, etc.

Mecanismo de acción

El suministro de presión positiva continua mantiene la permeabilidad de la vía aérea; aumenta el tiempo inspiratorio (T_i) y el volumen tidal (V_t) o corriente (cantidad de aire que entra y sale de los pulmones durante una respiración normal). Incrementa la capacidad residual funcional aumentando el diámetro de la luz en las vías respiratorias pequeñas y, por tanto, previniendo la atelectasia alveolar al final de la espiración; disminuye la distorsión o deformación torácica durante la inspiración y mejora la función diafragmática.

Todo ello parece conferir mejoras en la pCO_2, FiO_2, FR y FC en unas pocas horas, reduciendo la necesidad de ventilación mecánica invasiva y el ingreso en unidades de cuidados intensivos pediátricos[16,17]. El llanto, la fuga de aire por boca y la posible distensión abdominal producen una disminución de la eficacia.

Debido al aumento de las resistencias vasculares pulmonares provocadas por la presión intratorácica, como complicación puede producirse hipertensión pulmonar. Favorece la derivación derecha-izquierda en neonatos. Las presiones excesivas pueden producir disminución del V_{min} y aumento de la pCO_2. El aumento de secreciones en vías altas no tratado, puede producir apneas obstructivas y candidiasis. Las fugas hacia los ojos pueden provocar irritación corneal.

Equipo

Consta de las interfases de conexión del equipo al paciente, que incluyen tubuladuras, mascarillas o cánulas nasales, casco o gorro, humidificador y material de almohadillado, además del compresor o respirador que suministra aire a presión en las dos fases del ciclo respiratorio.

Los compresores o respiradores pueden ser:

- **Multimodales** (SiPAP InfantFlow®, Fabian Acutronic®).
- **Modo CPAP**: mantiene una presión positiva al final de la espiración constante (PEEP).
- **Modo BiPAP**: mantiene una PEEP además de aplicar presión positiva en la inspiración (PIP). Existen dos modalidades de aplicación:
  - Programado: añade una PIP a una FR programada.
  - Sincronizado: añade una PIP cuando se detecta esfuerzo respiratorio.
- **Respiradores solo para CPAP** (Viasys InfantFlow®).
- **Respiradores de VM convencionales** (a través de cánula RAM®).
- **Respiradores portátiles**.

Cuidados de enfermería

Los cuidados de enfermería deben incluir:

- Monitorización continua de signos vitales (FR, FC, $SatO_2$) y signos de dificultad respiratoria. Se deberá considerar el paso a ventilación mecánica invasiva cuando la $SatO_2$ sea inferior a 85 % con FiO_2 superior a 30 %, o superior a 50 % con enfermedad respiratoria evolucionada; aumento de pCO_2 superior a 60 mmHg, apneas severas o esfuerzo respiratorio importante.

- Asegurar un correcto sellado de las interfases (cánulas o mascarillas), así como del resto de los elementos del equipo, para evitar fugas y mantener presiones. Utilizar chupete para evitar fugas por la boca.
- Para prevenir obstrucciones de la vía aérea superior se recomienda aplicar unas almohadillas subescapulares en neonatos, que mantengan la vía aérea abierta. Aspiración de secreciones cuando sea preciso.
- Vigilar la humidificación y la temperatura del sistema, evitar la condensación dentro del mismo.
- Se debe valorar la colocación de una SOG, tanto para favorecer la evacuación de aire en el tracto digestivo como para complementar las tomas de neonatos y lactantes. Se puede aspirar la SOG cada 2-4 horas para extraer aire del estómago (lactantes) o dejar abierta a una bolsa entre tomas (neonatos).
- Respecto a los cuidados de la piel relacionados con la aplicación de los dispositivos hay que vigilar las zonas de apoyo, cambiar cánulas por mascarillas de forma protocolizada (cada 3-4 horas) y aplicar apósitos protectores.

Hay que prestar especial atención, pues el índice de fracaso de este soporte respiratorio es mayor en niños prematuros según van creciendo, en niños con síndrome de Down, cardiopatías congénitas, enfermedad neuromuscular, coinfección bacteriana e infección pulmonar bacteriana.

 Una de las diferencias fundamentales entre los sistemas OAF y CPAP es que los primeros mantienen un flujo fijo y generan presiones variables, mientras que los sistemas de CPAP utilizan flujos variables para obtener una presión fija.

Ventilación mecánica invasiva[9,18]

Consiste en el suministro de un soporte respiratorio mecánico con presión positiva invadiendo la vía aérea, utilizando un tubo endotraqueal o mediante traqueostomía.

Está indicada en situaciones de esfuerzo respiratorio inadecuado por incremento mantenido en las demandas respiratorias y metabólicas (neumonía, asma, lesión pulmonar, sepsis o acidosis metabólica) o insuficiencia neuromuscular subyacente (paresia aguda o crónica, fatiga). También ante anestesia general, si se inhibe o bloquea la respiración con sedación, opiáceos o bloqueo neuromuscular, y como protección de las vías respiratorias cuando esté disminuida su permeabilidad por obstrucción proximal secundaria a edema o a un tumor; así mismo, cuando haya riesgo de aspiración de contenido gástrico o por hemorragias digestivas.

Además de las posibles complicaciones[9] infecciosas, el riesgo de aspiración de secreciones o las asociadas a la toxicidad por el uso de oxígeno, se establecen las siguientes complicaciones[18]:

- **De la interfase**: hemorragias nasales, sinusitis, lesiones glóticas y traqueales, obstrucción y retirada accidental del tubo endotraqueal.

- **Por la aplicación de presión positiva**: barotrauma (neumotórax, neumomediastino, enfisema subcutáneo), fracaso del ventrículo izquierdo, aumento de la presión intracraneal, retención hídrica, distensión gástrica y disminución de la motilidad gastrointestinal.
- **Por programación inadecuada**: hipoventilación o hiperventilación, aumento del trabajo respiratorio, disconfort.

Mecanismo de acción

La VMI incrementa la oxigenación alveolar optimizando el intercambio gaseoso. Abre y distiende la vía aérea y aumenta la CRF, manteniendo el volumen pulmonar y previniendo las atelectasias. Disminuye el esfuerzo de los músculos respiratorios reduciendo el trabajo respiratorio y mejora la oxigenación y perfusión tisular.

Equipo

A continuación, se describen los elementos del equipo:

- **Interfases**: que conectan el dispositivo al niño.
- **Tubo endotraqueal**: sin balón de neumotaponamiento por debajo de los 5 años. Puede ser introducido por vía oral o nasal, definiendo así su nombre el lugar de inserción.

 Los tubos endotraqueales presentan un manguito en su extremo distal, denominado **balón de neumotaponamiento**, que se infla con aire tras la colocación y permite sellar el tubo con la luz de la tráquea, estableciendo un sistema de inhalación sin fugas y evitando la aspiración.

- **Tubo de traqueotomía**: para intubaciones prolongadas.
- **Circuito de suministro** o **tubuladuras**.
- **Sistema humidificador/calentador**.
- **Ventilador a presión positiva**:
  - Ciclados por presión o manométricos: el V_t varía en base a una PPI predeterminada.
  - Ciclados por volumen o volumétricos: la PPI varía en base a un V_t predeterminado.
  - Ciclados por tiempo: el V_t y la PPI varían en base a un T_i predeterminado.

La modalidad ventilatoria a seleccionar[18] de las descritas en la **tabla 17-4**, depende del grado de interacción deseado entre el respirador y el niño, además de la patología a tratar. El correcto ajuste de la frecuencia respiratoria, junto al del del V_t, es importante para establecer el V_{min}. Los tiempos inspiratorio y espiratorio se ajustan fijando el flujo inspiratorio en la ventilación controlada por volumen (VCV) y el Ti preciso en la ventilación controlada por presión (PCV). Al aumentar el Ti se incrementa la P_{aw}.

El ajuste de PEEP depende la patología y puede variar en el mismo niño de un momento a otro. Respecto a la PIP en respiradores volumétricos, la presión necesaria para hacer llegar una cantidad de volumen prefijada se ajustará según la resistencia de la vía aérea y la distensibilidad pulmonar. Si la

Tabla 17-4. Principales modalidades ventilatorias

Modalidades de control	**Ventilación mandatoria intermitente (IMV)**: FR fija independiente del esfuerzo respiratorio. Ante falta de sincronía: sedación/bloqueo o **IMV Sincronizada (SIMV)** donde el esfuerzo respiratorio desencadena las respiraciones del ventilador y se recibe una FR de base en ausencia de esfuerzo
	Ventilación asistida/controlada (A/C): el esfuerzo respiratorio es asistido por una respiración del ventilador, pero se fija una FR mínima
Modalidades de soporte	**Ventilación de volumen de soporte (VSV)**: el ventilador apoya el esfuerzo inspiratorio hasta un volumen inspiratorio
	Ventilación de presión de soporte (PSV): el ventilador apoya el esfuerzo inspiratorio hasta una presión predeterminada. Puede combinarse con la SIMV
Otras modalidades	**Ventilación con liberación de presión en las vías respiratorias (APRV)**: se aplica una CPAP, denominada $CPAP_{HIGH}$ (similar a la PIP) con fases breves e intermitentes de liberación de $CPAP_{Low}$ (similar a la PEEP). Mientras tanto, el niño es capaz de respirar espontáneamente durante estas fases
	Ventilación de alta frecuencia (HFV): utiliza V_t muy pequeños a frecuencias suprafisiológicas (240-900 resp/min), manteniendo una CRF satisfactoria y disminuyendo la distensión alveolar

Adaptada de: Katira B, Yoshida T y Kavanagh BP[18].
CPAP: presión positiva continua en vía aérea; CRF: capacidad residual funcional; FR: frecuencia respiratoria; PEEP: presión positiva al final de la espiración; PIP: presión máxima inspiratoria o presión pico; V_t: volumen tidal.

resistencia es alta o la distensibilidad es baja, la PIP aumentará para garantizar el volumen deseado.

El sensor con el que el ventilador es capaz de detectar cambios de presión o flujo en el sistema y, por tanto, el esfuerzo respiratorio del paciente se denomina *Trigger*.

Cuidados de enfermería

Los cuidados de enfermería deben incluir:

- Monitorizar signos vitales (FR, FC, $SatO_2$, capnografía) y patrón respiratorio.

- Mantener la permeabilidad del tubo endotraqueal aspirando secreciones cuando sea necesario.
- Asegurar el posicionamiento del tubo en cada manipulación, así como su correcta fijación.
- Registrar los parámetros de ajuste del dispositivo (modo, PEEP, FiO_2, alarmas) así como la temperatura y nivel de agua del calefactor.
- Evaluación del nivel de sedoanalgesia con escalas validadas y específicas de la población infantil, como la escala COMFORT Behaviour Scale[19] (COMFORT-B) (v. **Cap. 21**).
- Colocación de una SOG y los cuidados que requiere (v. **Cap. 18**).

PUNTOS CLAVE

- La oxigenoterapia es el aporte artificial de oxígeno (O_2) en el aire inspirado, por encima de la concentración de oxígeno ambiental (> 21 %).
- El oxígeno debe ser considerado como un fármaco, debido a que posee indicaciones precisas, debe ser utilizado en dosis y tiempo adecuados, posee efectos adversos y requiere criterios clínicos y de laboratorio para su evaluación.
- En sistemas de bajo flujo, se recomienda limitar el uso de los humidificadores de burbuja únicamente en pacientes que presenten sequedad de las mucosas y/o sangrado nasal.
- La oxigenoterapia de bajo flujo proporciona un aporte extra de oxígeno puro al volumen inspirado del aire ambiente, aumentando la concentración de oxígeno en el flujo inspiratorio del paciente (cantidad de aire que inhala el paciente en cada inspiración).
- La oxigenoterapia de alto flujo proporciona el requerimiento inspiratorio total del paciente. Permite administrar una concentración fija de oxígeno (FiO_2).
- Actualmente no existen pautas establecidas y/o guías clínicas para orientar el uso de la terapia con OAF, pero la literatura avala un papel relevante a caballo de la oxigenoterapia convencional y la CPAP/BiPAP.
- Una de las diferencias fundamentales entre la OAF y la CPAP es que los primeros mantienen un flujo fijo y generan presiones variables, mientras que los sistemas de CPAP utilizan flujos variables para obtener una presión fija.
- La VM es un medio mecánico por el cual el niño recibe un apoyo para mantener una ventilación alveolar adecuada pero no tiene la capacidad de difundir los gases. Ello implica que la respiración seguirá dependiendo del correcto funcionamiento del tejido de los pulmones y de los capilares.

REFERENCIAS

1. Pilar Orive FJ, López Fernández YM, Grupo de Trabajo Respiratorio Sociedad Española de Cuidados Intensivos Pediátricos. Alto flujo. Protoc Diagn Ter Pediatr. 2021;1:235-43.

2. Montiano Jorge JI, Salado Marin C, Rodríguez Fernández R, Urbano Villaescusa J. Oxigenoterapia en planta de hospitalización pediátrica. Actualizaciones SEPHO. Protocolo Sociedad Española de Pediatría Hospitalaria. 2022.

3. Pastor Vivero MD, Pérez Tarazona S, Rodríguez Cimadevilla J. Fracaso respiratorio agudo y crónico. Oxigenoterapia. Protoc Diagn Ter Pediatr. 2017;1:369-99.

4. Villanueva G, Bayón J. Evaluación del sistema de humidificación de burbuja en la terapia de oxígeno de bajo flujo. Revisión sistemática y análisis de costes. Informes de Evaluación de Tecnologías Sanitarias Osteba. Servicio central de publicaciones del Gobierno Vasco, 2013.

5. Onodera M, Nakataki E, Nakanishi N, et al. Bacterial Contamination of Circuit Inner Surfaces After High-Flow Oxygen Therapy. Respir Care. 2019;64(5):545-9.

6. De la Fuente-Sanchoa I, Romeu-Bordasa I, Fernandez-Aedob G, Vallejo De la Hozb C, Ballesteros-Peña S. Contaminación microbiológica en humidificadores de sistemas de oxigenoterapia de alto y bajo flujo: una revisión sistemática. Medicina Intensiva. 2019;43(1):18-25.

7. González Brabin A, García Teresa MA, García-Salido A. Oxigenoterapia. Pediatr Integral. 2021;XXV(1):38-44.

8. Alonso Fernández C, Peláez Fernández J. La oxigenoterapia en pediatría y sus complicaciones. Avances en técnicas en cuidados intensivos pediátricos. NPunto. 2018;1(3):15-22.

9. Sociedad Argentina de Terapia Intensiva (SATI), Chiappero GR, Ríos F, Setten M. Ventilación Mecánica. 3ª ed. Buenos Aires: Editorial Médica Panamericana; 2018.

10. Cárdenas Cruz A, Roca Guiseris J. Tratado de medicina intensiva. 2ª ed. Madrid: Elsevier; 2022.

11. Kwon J. High-flow nasal cannula oxygen therapy in children: a clinical review. Clinical and Experimental Pediatrics 2020;63(1):3-7.

12. Pilar Orive FJ, López Fernández Y. Oxigenoterapia de alto flujo. Sociedad y Fundación Española de Cuidados Intensivos Pediátricos SECIP 2018.

13. Wegner A, Céspedes PF, Godoy ML, Erices P, Urrutia L, Venthur C, et al. Cánula nasal de alto flujo en lactantes: experiencia en una unidad de paciente crítico. Revista Chilena de pediatría 2015;86(3):173-81.

14. Siaba Serrante A, Monteverde E, Poterala RM. Ventilación mecánica en pediatría. 2ª ed. Ciudad autónoma de Buenos Aires: Editorial Médica Panamericana; 2021.

15. Fedor KL. Noninvasive Respiratory Support in Infants and Children. Respir Care 2017;62(6):699-717.

16. Gupta S, Donn SM. Continuous positive airway pressure: Physiology and comparison of devices. Seminars in fetal & neonatal medicine 2016;21(3):204-11.

17. Sinha IP, McBride AKS, Smith R, Fernandes MR. CPAP and High-Flow Nasal Cannula Oxygen in Bronchiolitis. Chest 2015;148(3):810-23.

18. Katira B, Yoshida T, Kavanagh BP. Principles of mechanical ventilation. In: Cutting GR, Engelhardt J, Zeitlin PL. Kendig's Disorders of the Respiratory Tract in Children. 9ª ed. Elsevier; 2019, p. 548-555e1.

19. Mencia Bartolome S, Tapia Moreno R. Escalas de sedoanalgesia en la Unidad de Cuidados Intensivos Pediátricos. Protoc Diagn Ter Pediatr. 2020;3:51-7.

 CASOS   AUTOEVALUACIÓN   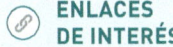 ENLACES DE INTERÉS

Dispositivos de alimentación y eliminación

18

C. Miguel Atanes, C. Jiménez Chiarri y C. Martín Salinas

 OBJETIVOS

- Describir los dispositivos de alimentación para la población infantil y adolescente.
- Determinar los cuidados enfermeros en la colocación, mantenimiento y retirada de dispositivos enterales.
- Describir los tipos de dispositivos y ostomías de eliminación.
- Determinar los cuidados enfermeros en la colocación, mantenimiento y retirada de dispositivos para ostomías de eliminación.

DISPOSITIVOS DE ALIMENTACIÓN

En los últimos años ha habido un gran desarrollo de las técnicas y los materiales de acceso a la vía digestiva, permitiendo que los pacientes con problemas para la alimentación convencional puedan recibir nutrición enteral. Una de las competencias de las enfermeras es proporcionar cuidados relacionados con el patrón nutricional metabólico.

Ante distintas situaciones patológicas, el acceso al tubo digestivo puede realizarse mediante técnicas no quirúrgicas y técnicas quirúrgicas[1].

Técnicas no quirúrgicas: sondaje enteral

Esta técnica utiliza dispositivos de acceso al tubo digestivo denominados **sondas**, con diferentes características según la vía de abordaje y el lugar de infusión. Son de uso frecuente en niños hospitalizados y también en el domicilio[2].

Las sondas son de silicona o de poliuretano, lo que las hace suaves, flexibles y resistentes (**Fig. 18-1**). La longitud, en el caso de las sondas pediátricas, oscila entre los 38-56 cm y la elección está en relación con la talla del paciente y del tramo del tubo digestivo que se quiere abordar (**Tabla 18-1**).

Las sondas suelen ser radiopacas, lo que facilita la comprobación de la ubicación mediante control radiológico, única prueba fiable considerada el *gold standard* para determinar la posición correcta[3]. No obstante, y aunque tiene el 100 % de precisión, no está indicado de forma rutinaria en pacientes neonatales.

El extremo distal de las sondas es romo y el proximal tiene un conector de seguridad específico que evita cualquier riesgo de conexión accidental entre la sonda gastrointestinal y otros dispositivos con conexiones *Luer-lock* de acceso a la

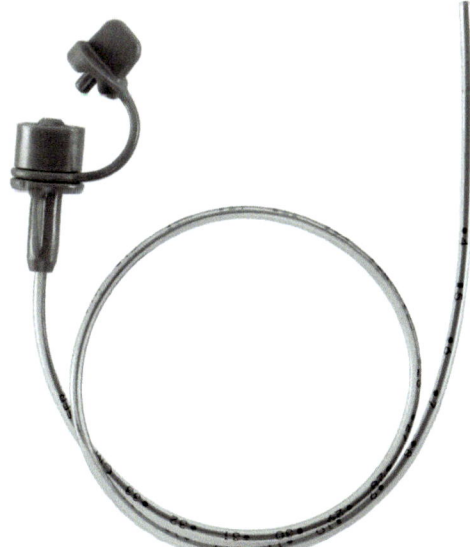

Figura 18-1.
Sonda enteral.

Tabla 18-1. Calibre de la sonda enteral según el peso del paciente y el tipo de uso		
Etapa del desarrollo	**Peso del paciente (kg)**	**Para alimentación**	**Para evacuación**
		Calibre de la sonda en French (Fr)*	
Prematuro	< 2,5	4	5
Neonato	2,5-4,5	4-6	5-6
Lactante	4,5-15	6-8	8
Preescolar	15-20	8	10
Escolar	20-45	8-10	12
Adolescente	>45	10-12	14-16

* 1 Fr equivale a 0,33 mm.
Adaptada de: Garrido García E y Guerrero Márquez G[20].

vía venosa, perineal, vesical, etc. Pueden llevar incorporado un fiador o guía metálica en la luz para facilitar su inserción, que se retira una vez colocada. Pueden tener uno o dos orificios o luces de entrada en el extremo proximal; la doble luz permite la administración independiente y simultánea de nutrientes, agua y fármacos sin necesidad de desconectar la fórmula enteral[2].

Sonda gástrica

Ubica su extremo distal en el cuerpo del estómago, es de elección por ser más fisiológica para la administración de nutrición enteral y fármacos, y siempre que se prevea una colocación de la sonda por un período de tiempo inferior a 4 semanas y que no exista riesgo de broncoaspiración (inconsciencia).

 Su uso está contraindicado en pacientes con traumatismos graves y lesiones de la base del cráneo, debido al riesgo de que la sonda pueda quedar insertada en la cavidad craneal[4].

Hay dos tipos según la vía de acceso:

- **Orogástrica (SOG)**. Se utiliza en neonatos con atresia de coanas, con desviación del tabique nasal o con taponamiento nasal, así como en recién nacidos con dispositivos de ventilación no invasiva y, en ocasiones, en prematuros para evitar lesionar el borde nasal[2].
- **Nasogástrica (SNG)**. Es de uso muy frecuente, fácil de colocar y de bajo coste. El principal inconveniente es que favorece el reflujo gastroesofágico[1].

Procedimiento de colocación de una sonda gástrica[2,4-7]

Los pasos que seguir para su colocación son:

- Preparar todo el material necesario: guantes no estériles, batea, gasas, toalla o paño, sonda de calibre y características adecuadas (v. **Tabla 18-1**), lubricante hidrosoluble sin anestésico o agua estéril, jeringa de 5 o 10 mL, esparadrapo, bolsa colectora, si es preciso.
- Explicar al niño y a los padres la actividad que se va a realizar de forma comprensible, adaptada a la etapa del desarrollo y el nivel cultural. Confirmar la identidad del niño al que se realiza el procedimiento. Utilizar muñecos o cuentos para hacerlo más comprensible, tal y como se muestra en *Enlaces de interés: Lilia Rosa y una sondita muy curiosa*.
- Facilitar que el niño esté lo más cómodo y tranquilo posible, administrando métodos no farmacológicos de control del dolor (v. **Cap. 21**) y permitiendo el acompañamiento de su madre o su padre, y garantizado su privacidad en la medida de lo posible.
- Limpiar con agua y jabón la zona de la cara donde se fijará la sonda. Secar profusamente.

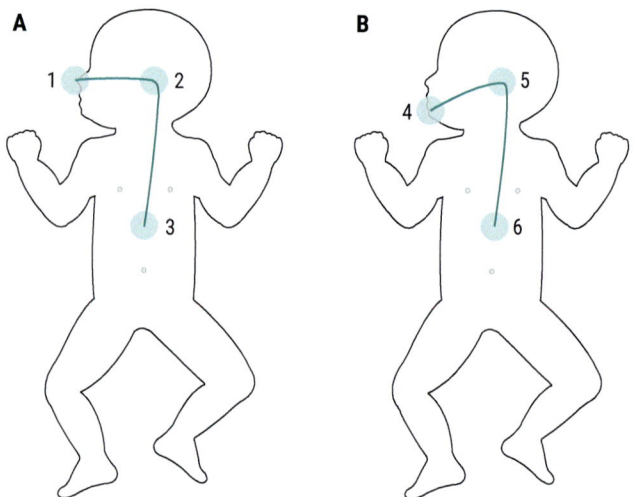

Figura 18-2. Medición de la longitud de la sonda. **A)** Sonda nasogástrica: **1)** Punta de la nariz. **2)** Borde inferior del lóbulo de la oreja. **3)** Punto medio entre el apéndice xifoides y la cicatriz umbilical. **B)** Sonda orogástrica: **4)** Comisura de la boca. **5)** Borde inferior del lóbulo de la oreja. **6)** Punto medio entre el apéndice xifoides y la cicatriz umbilical.

- Realizar higiene de manos no estéril con agua y jabón y ponerse los guantes.
- Colocar al paciente sentado o semisentado a 45-90° y con el cuello ligeramente flexionado hacia delante.
- Medir y marcar una señal de posición en la sonda que permita conocer la longitud del segmento introducido en el tubo digestivo. En acceso nasal, medir desde la base de nariz al lóbulo de la oreja y desde ahí a un punto medio entre el apéndice xifoides y el ombligo, conocido como método NEMU[5] (de sus siglas en inglés, *Nose, Earlobe, MidUmbilicum*). En sondas orogástricas se mide desde la comisura labial hasta el borde inferior del lóbulo de la oreja, y desde ahí a un punto medio entre el apéndice xifoides y el ombligo (**Fig. 18-2**).
- Si la sonda es nasogástrica, introducirla por la nariz humedecida en agua, solución salina fisiológica o con lubricante hidrosoluble (nunca con vaselina), guiándola hacia abajo y hacia la oreja del mismo lado.
- Si la sonda es orogástrica, introducirla por la boca humedecida con agua estéril o solución salina fisiológica, dirigiéndola hacia la pared posterior de la faringe.
- Pedir al niño que trague saliva o que tome un sorbo de agua mientras se hace progresar la sonda, si tiene edad suficiente para colaborar. También se puede facilitar esta maniobra mediante la succión de un chupete.
- Si durante la inserción aparecen náuseas, se debe inspeccionar la garganta ante la posibilidad de que la sonda se haya alojado en esta zona. En caso de tos, disnea o cianosis, se debe retirar la sonda inmediatamente.
- Una vez introducida la sonda hasta la marca medida, verificar su localización mediante comprobación radiológica. Actualmente, existe consenso en que el método más seguro y de primera elección para comprobar la posición de la sonda es aspirar una pequeña cantidad de contenido gástrico y medir el pH con tiras reactivas (**Fig. 18-3**), que debe ser inferior a 5,5.

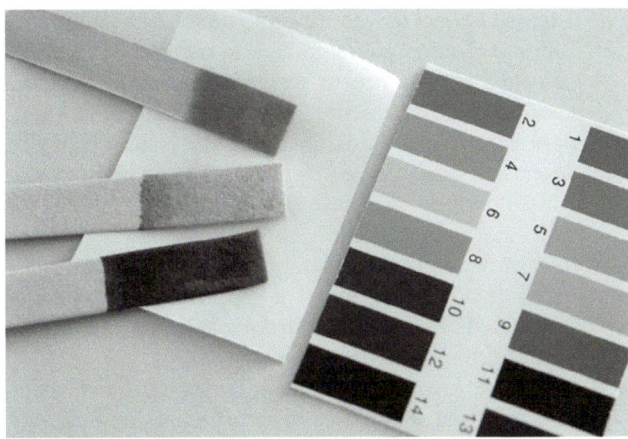

Figura 18-3. Tiras reactivas para medición del pH.

- Fijar la sonda con esparadrapo, preferiblemente hipoalergénico. Se puede utilizar un apósito con revestimiento blando o con hidrocoloide para proteger la piel de la cara, especialmente en lactantes y niños pequeños (**Fig. 18-4**).
- Por último, se debe dejar registro del procedimiento en la historia clínica, tipo de sonda y calibre, zona de inserción y de localización del extremo distal, fecha y hora de colocación, fecha del cambio, la longitud de la sonda introducida (medida en centímetros), características del débito, así como incidencias surgidas y el grado de colaboración del niño.

Sonda nasoentérica

Ubican su extremo distal en el duodeno o el yeyuno, y se denominan nasoduodenales o nasoyeyunales, respectivamente. Están indicadas, fundamentalmente, en pacientes con reflujo gastroesofágico y riesgo de aspiración del contenido gástrico, o cuando se prevé un tiempo de colocación prolongado, superior a 4 semanas.

 La principal complicación de este tipo de sondas es la dificultad de colocación, así como la posibilidad de que migren en su manejo posterior.

Se pueden colocar en la habitación del paciente o bien con orientación endoscópica, radiológica o, incluso, durante una cirugía si el paciente se somete a un procedimiento quirúrgico[1].

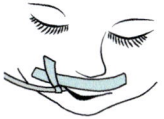

Neonatos

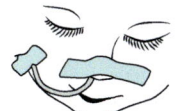

Lactante < 5 meses
y niños mayores
que no se quitan
la sonda voluntariamente

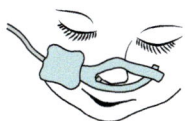

Lactante > 5 meses

Figura 18-4. Fijación de la sonda.

Son sondas de mayor longitud y con un lastre de tungsteno en el extremo distal para estimular la motilidad gástrica y facilitar el paso transpilórico hacia el duodeno o yeyuno. A veces se utilizan agentes procinéticos, como la metoclopramida, cinco minutos antes de la inserción[8], aunque no se ha demostrado su eficacia.

Procedimiento de colocación de una sonda nasoentérica[7-9,11]

Los pasos que seguir son:

- Preparar todo el material necesario: guantes no estériles, batea, gasas, toalla o paño, sonda de calibre y características adecuadas, cinta métrica, lubricante hidrosoluble sin anestésico o agua estéril, jeringa de 5 o 10 mL, esparadrapo, bolsa colectora, si es preciso, y tiras reactivas para comprobar el pH.
- Explicar al niño y a los padres la actividad que se va a realizar de forma comprensible, adaptada a la etapa del desarrollo y el nivel cultural. Confirmar la identidad del niño al que se realiza el procedimiento. Utilizar muñecos o cuentos para hacerlo más comprensible.
- Facilitar que el niño esté lo más cómodo y tranquilo posible, administrando métodos no farmacológicos de control del dolor (v. **Cap. 21**) y permitiendo el acompañamiento de su madre o su padre, y garantizando su privacidad en la medida de lo posible.
- Medir la longitud de la sonda a introducir y realizar dos marcas: la primera coincidirá con el estómago (de base nasal a lóbulo de la oreja y de ahí al apéndice xifoides) y la segunda con la localización del píloro, que se calcula añadiendo los centímetros que haya entre la medida anterior y el ángulo costal inferior derecho (**Fig. 18-5**).
- Introducir la sonda por la nariz impregnada previamente con lubricante hidrosoluble, guiándola hacia abajo y hacia la oreja del mismo lado, hasta llegar a la cavidad gástrica.
- Cuando la primera marca indica la posición en el estómago, colocar al paciente en decúbito lateral derecho e inyectar repetidas veces (tres o cuatro) 2 mL de aire mientras se va avanzando la sonda 1 cm cada vez hasta que la segunda marca se sitúa a la altura de la fosa nasal. Cuando no se consigan aspirar más de 2 mL de líquido, haya sensación de vacío al aspirar, se considera que la sonda está bien posicionada, pudiendo incrementarse 5-10 cm más para alcanzar una posición en yeyuno proximal.
- Comprobar la situación de la sonda evaluando el pH de la secreción aspirada, que debe ser igual o superior a 6. No se deben realizar aspirados bruscos ni repetidos ya que la sonda se podría adherir a la pared del tubo digestivo. El *gold standard* es la comprobación mediante radiografía, siendo este el método más fiable. Aun así, la Child Health Patient Safety Organization identifica los métodos de medida de pH, observación visual de la longitud externa y aspiración del contenido digestivo, como métodos válidos.
- La sonda puede ser utilizada inmediatamente tras comprobar la correcta posición de colocación. Hay que retirar el fiador y no reintroducirlo en ningún caso.

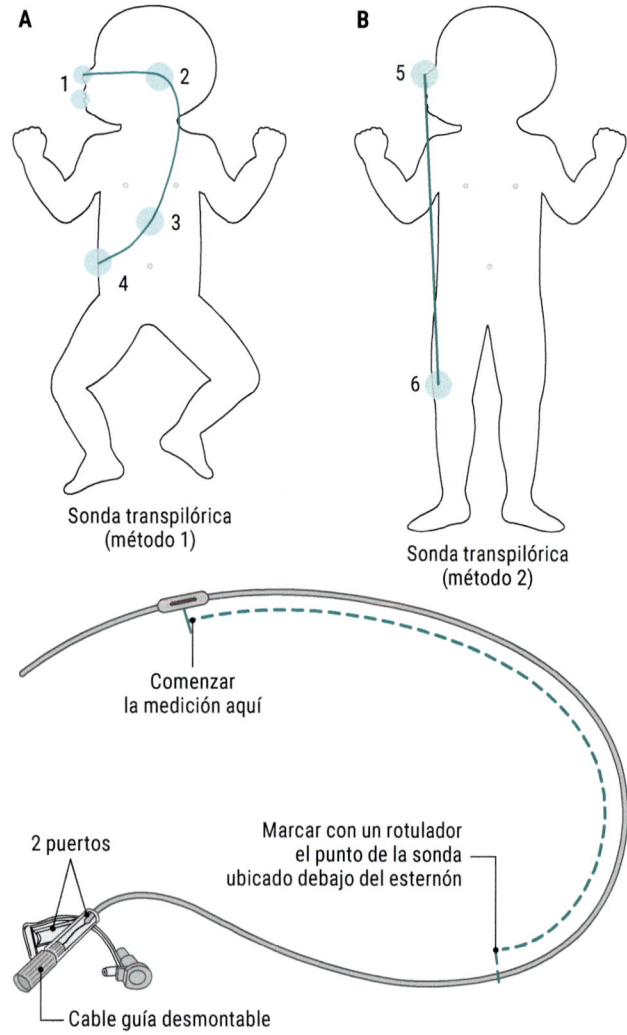

Figura 18-5. Medición de la longitud de la sonda transpilórica. **A)** Método 1: **1)** Punta de la nariz/Comisura labial. **2)** Borde inferior del lóbulo de la oreja. **3)** Apéndice xifoides. **4)** Ángulo costal inferior derecho. **B)** Método 2 (con el recién nacido completamente estirado sobre la cuna): **5)** Punta de la nariz. **6)** Rodilla.

- Fijar la sonda con esparadrapo, preferiblemente hipoalergénico. Se puede utilizar un apósito con revestimiento blando o con hidrocoloide en el punto de apoyo para proteger la piel de la cara, especialmente en lactantes y niños pequeños.
- Valorar cada 24 horas la señal de posición de la sonda marcada antes de la colocación, que indica la longitud del segmento introducido en el tubo digestivo.
- Por último, se debe dejar registro del procedimiento en su historia clínica, tipo de sonda y calibre, zona de inserción y de localización del extremo distal, fecha y hora de colocación, características del débito, así como incidencias surgidas y el grado de colaboración del niño.

Cuidados de las sondas nasoenterales

Los cuidados a un niño portador de una sonda nasoenteral tienen como objetivo la prevención de complicaciones y se pueden agrupar de la siguiente forma[9-10]:

- **Cuidados para el mantenimiento de sonda nasoenteral:**
  - Limpiar el extremo proximal de la sonda cada 24 horas, con agua y jabón neutro, desde la nariz hacia el tapón.
  - Comprobar diariamente la permeabilidad de la sonda para evitar la oclusión. Se debe lavar con agua tibia antes y después de la administración de la dieta y de la medicación. En el caso de que la administración sea continua, se incorporará agua cada 6-8 horas. Se usará la cantidad suficiente de agua tibia para arrastrar los restos de la fórmula nutritiva (3-5 mL). El agua de limpieza puede emplearse como complemento de aporte de líquidos diarios del paciente.
  - En caso de que sea una sonda de larga duración, no cambiar de forma sistemática ni irracional; es imprescindible respetar los períodos establecidos por el fabricante.
  - En el caso de que la sonda estuviera unida a una bolsa colectora, mantener por debajo del nivel del estómago colgada del soporte. Vaciar la bolsa colectora cuando su capacidad sea 2/3 del total, para impedir que se produzcan traumatismos. Cada vez que se cambie la bolsa, registrar las características y cantidad del débito.
  - Realizar o ayudar al aseo bucal una vez por turno con cepillo y pasta de dientes.
- **Fijación de la sonda:**
  - Valorar diariamente el apósito fijador de la sonda, así como el estado de la piel de esta zona. Se cambiará el apósito cuando sea estrictamente necesario, bien porque deja de fijar correctamente o bien porque esté dañando la piel. Para evitar que accidentalmente se extraiga la sonda, esta se debe sujetar mientras despegamos el esparadrapo de fijación.
  - En lactantes menores de 5 meses y niños mayores que no se quitan la sonda se recomienda la técnica T (v. **Fig. 18-4**).
  - En lactantes mayores de 5 meses se recomienda la fijación con bigotera.
  - Cambiar el apoyo de la sonda a otra ala de la nariz cuando se cambie la sujeción, y de fosa nasal si aparecen úlceras en la zona de inserción.
- **Cuidados de la piel:**
  - Realizar diariamente lavado de la piel con agua y jabón, aclarar y secar. Lavar las fosas nasales mediante un bastoncillo humedecido con agua.
  - Es frecuente que el paciente respire por la cavidad bucal, por lo que se aplicará crema hidratante de base acuosa en labios para mantener la hidratación.
  - Vigilar diariamente la zona de inserción de la sonda para detectar precozmente sintomatología de *Riesgo de deterioro de la integridad de la piel* (00046) o *Deterioro de la integridad tisular* (00044) que indica la lesión de estructuras anatómicas como la piel o las mucosas[12]. Se debe rotar la sonda haciéndola girar sobre sí misma cada 24 horas, cambiando la zona de contacto con la nariz para evitar la aparición de adherencias o úlceras por presión.

Técnicas quirúrgicas: enterostomía

La **enterostomía** es una técnica invasiva que consiste en la colocación quirúrgica, radiológica o endoscópica, de una sonda o catéter en cualquier segmento del tracto digestivo, con el objetivo de nutrir al niño/adolescente, mejorar su calidad de vida y disminuir la irritación que suponen las sondas nasoenterales, sobre todo en las fosas nasales[1,9]. Puede estar colocada en cualquier zona del tracto gastrointestinal (faringe, estómago o yeyuno), pero la más utilizada es la **gastrostomía**, principalmente colocada por vía **endoscópica percutánea**, que es más sencilla que la técnica quirúrgica y supone menos complicaciones derivadas del procedimiento.

 En la enterostomía, la inserción se realiza con anestesia general.

Se crea una fístula o canal de forma artificial, que conecta la cavidad gástrica con el exterior, y un estoma o abertura quirúrgica. Está indicada para la nutrición enteral en pacientes con tracto gastrointestinal funcional y con una previsión superior a 12 semanas de duración. La sonda se cambia cada 6-12 meses. La gastrostomía endoscópica percutánea es la más utilizada en pediatría, aunque está contraindicada en caso de alteración en el estómago, fístulas gastrointestinales o enfermedades de la pared gástrica.

Dispositivos

Una vez realizada la enterostomía, hay que aplicar distintos dispositivos según se prevea el apoyo nutricional[1,8]:

- **Sonda de gastrostomía inicial**: la parte que queda en el interior del estómago se compone de un disco o seta que impide su extracción. La parte externa se ajusta gracias a un tope a la pared abdominal y continúa con una sonda fija por la que se introduce la medicación y la alimentación.
- **Sonda de gastrostomía con balón**: se trata de un catéter de silicona de 16-22 Fr, con dos luces en el extremo proximal y un balón hinchable en la zona distal, que permite la fijación de la sonda a la pared gástrica e impide su extracción. Este balón se vacía y se llena a través de una de las luces, y la otra se utiliza para administrar la alimentación. También tiene una válvula que evita el reflujo del contenido gástrico. Se ajusta mediante un tope en la pared abdominal (**Fig. 18-6**).
- **Botón de gastrostomía con balón**: es una sonda de silicona de tamaño y diámetro variables, que se adapta a la pared abdominal mediante un balón que queda colocado en el estómago y un soporte siliconado externo con un tapón de cierre que se retira para insertar la sonda, y al igual que la anterior, posee una válvula antirreflujo. Es una sonda muy estética que sobresale muy poco de la pared abdominal, pero al tener un menor diámetro, la administración de la alimentación es más difícil (**Fig. 18-7**). Se deben esperar 6 semanas desde la implantación para comenzar la infusión de nutrición enteral.
- **Botón de gastrostomía con seta**: muy parecida a la anterior pero su parte interna (seta) impide su extracción, el cambio de este tipo de sondas se realizará bajo sedación por el cirujano.

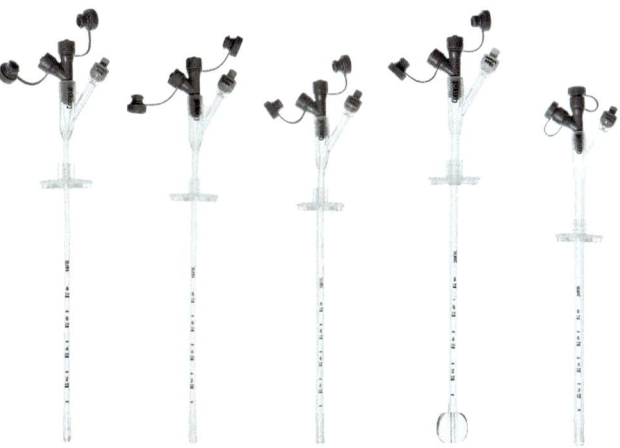

Figura 18-6. Sondas de gastrostomía percutánea.
Catálogo de productos Compat (https://www.compat.com/es/).

En el botón de gastrostomía (con balón o con seta), se acopla una sonda en el botón exterior para la administración de la alimentación y el tratamiento farmacológico. La formación completa de la fístula necesita 3-4 semanas tras la intervención. Si se produce una extracción accidental de la sonda antes de este período, se considera una emergencia por el alto riesgo de peritonitis.

 Si la extracción se produce después de ese tiempo, existe riesgo de cierre del estoma si no se coloca una sonda con balón antes de 1-2 horas. En caso de no tenerla, se usará una sonda Foley del mismo calibre.

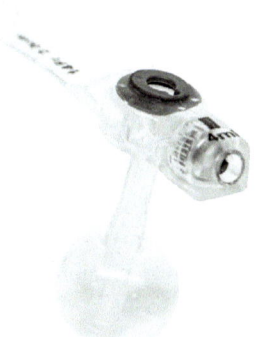

Figura 18-7. Botón de gastrostomía con balón. **A)** Botón gástrico. **B)** Botón gástrico en niño.

De: **A)** Catálogo de productos Compat (https://www.compat.com/es/). **B)** Banco de imágenes del Colegio de Enfermería de Barcelona. Autores: Ariadna Creus y Àngel García. https://www.coib.cat/ca-es/banc-imatges-infermeres.html.

A

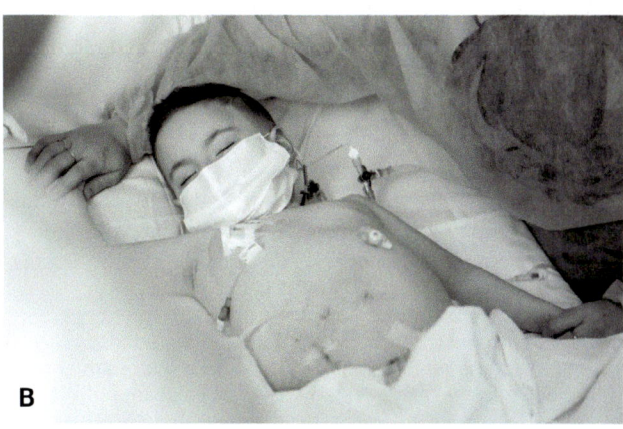

B

Cuidados enfermeros al portador de ostomía de alimentación

Los cuidados a un niño portador de una ostomía de alimentación[4] hacen referencia al estoma, la fístula y la sonda, y varían en relación con el tiempo trascurrido tras la realización de la fístula gastrocutánea. Es fundamental orientar los cuidados[12] a identificar precozmente cualquier complicación potencial, tal y como se muestra en la **tabla 18-2**, además de abordar los diagnósticos enfermeros en las primeras semanas, tras la inserción de la gastrostomía, como se recoge en la **tabla 18-3**, y en la preparación al alta reflejados en la **tabla 18-4**.

DISPOSITIVOS DE ELIMINACIÓN

Una de las competencias de las enfermeras es proporcionar cuidados relacionados con la necesidad fisiológica de la eliminación, tanto vesical como intestinal. En el caso de la eliminación urinaria, existen dos tipos de dispositivos, el sondaje vesical y la urostomía; para la eliminación intestinal se tratarán las ostomías intestinales.

Sondaje vesical

El **sondaje vesical** es una técnica invasiva que se realiza con fines terapéuticos o diagnósticos. Consiste en la inserción de una sonda hasta la vejiga, a través de la uretra, para extraer el contenido de la vejiga o tener acceso directo para la introducción de sustancias terapéuticas. El procedimiento es aséptico y se realiza con las máximas condiciones de esterilidad.

Puede tener carácter permanente o intermitente, dependiendo de las indicaciones[14].

- **Sondaje vesical intermitente**, se realiza cada 4 o 6 horas para la evacuación de la orina y tiene un menor riesgo de infección respecto a los demás.
- **Sondaje vesical permanente**, puede ser de corta duración (inferior a 30 días) o de larga duración (superior a 30 días).

Las indicaciones de sondaje vesical son:

- Manejo de la retención urinaria y de obstrucciones en las vías urinarias.
- Control exacto y continuo de diuresis.
- Lavados vesicales.
- En casos de lesiones medulares, traumatismos abdominales no penetrantes o politraumatismos.
- En presencia de hematuria y/o coágulos en la orina.
- Medición de la presión intraabdominal.

Existen diferentes tipos de sonda vesical según el material, calibre e indicaciones. El material puede ser látex, silicona o cloruro de polivinilo, siendo las de látex las más utilizadas.

 El calibre se selecciona según el peso, edad, sexo y características del niño. El material y el procedimiento del sondaje vesical están descritos en el capítulo 14.

Tabla 18-2. Plan de cuidados en las primeras 24 horas postinserción de la sonda de gastrostomía

Riesgo de hemorragia excesiva (00374)

INTERVENCIÓN: Prevención de hemorragias [4010]
- Monitorizar signos y síntomas de sangrado persistente
- No movilizar el dispositivo antes de las 8-12 horas, ni soltar o aflojar el disco externo

Riesgo de infección (00004)

INTERVENCIÓN: Cuidados del sitio de incisión [6540]
- Detección precoz de signos y síntomas de infección
- Cura de la herida
- Enseñar a identificar signos y síntomas de infección a paciente y familia

Cuidados de la ostomía en las primeras 24 horas postinserción
- Durante este período de tiempo se puede iniciar la alimentación. En el caso de lactantes, esperar solo 6 horas tras la colocación de la sonda

---

Tabla 18-3. Plan de cuidado sistematizado para las primeras 3-4 semanas y siguientes

Riesgo de deterioro de la integridad cutánea (00047)

INTERVENCIONES
Cuidados de la ostomía en las primeras 3-4 semanas
- Valorar el estado de la piel periestomal
- Lavar diariamente alrededor del estoma con agua y jabón durante los primeros 15 días, aplicar solución antiséptica y cubrir con gasa estéril. A partir de la tercera semana, es suficiente con lavar con agua y jabón. Se puede utilizar bastoncillos de algodón
- Para evitar úlceras por presión se mantendrá una buena higiene e hidratación de la piel
- Fijar la parte exterior con cinta hipoalergénica, hacia arriba aprovechando la flexión natural de la sonda, cuyo soporte se debe apoyar en zonas diferentes de la pared abdominal para evitar que se acode y tracciones de la piel con los esparadrapos

INTERVENCIONES
Cuidados de la ostomía en las semanas siguientes
- Valorar la presencia de inflamación, induración, dolor, enrojecimiento, irritación o fugas
- Limpiar diariamente la zona periestomal con movimientos circulares, de dentro hacia fuera, sin ejercer presión
- Limpiar cada 24 horas el exterior de la sonda con agua y jabón neutro, así como el conector y el adaptador. En ningún caso se usará povidona yodada ya que altera las propiedades del material de la sonda
- Evitar la aplicación de cremas ni talco en la zona del estoma
- Girar la sonda 360° para evitar adherencias a la piel. No mover la sonda en sentido anteroposterior
- Mantener el disco externo a unos 2 mm de la piel periestomal
- El paciente se puede bañar mediante inmersión o ducha, aunque no debe estar mucho tiempo para evitar la maceración del estoma
- Valorar una vez al mes, o ante la sospecha de signos de desinflado, el volumen del balón de la sonda, en caso de que lo tenga. Para ello, colocar una jeringa de 5 mL en la válvula del balón, retirar el agua estéril de su interior mientras se sujeta el botón para evitar la salida accidental. Comprobar el volumen extraído y volver a introducirlo, según recomendaciones del fabricante
- Evitar el uso de solución salina para llenado del balón o globo de la sonda

Tabla 18-4. Plan de cuidado al alta

Conocimientos de salud inadecuados (00435)

INTERVENCIONES

Cuidados de la ostomía [0480]

- Fijación correcta de la sonda
- Utilizar conexiones tipo Luer-lock con el sistema de infusión para evitar que se salgan de forma inadvertida ante un movimiento brusco del paciente
- Colocar una nueva sonda. En el caso de una gastrostomía reciente, la sustitución se realiza con urgencia ya que el orificio de la misma se cierra en 24 horas
- Si ha pasado tiempo desde la realización de la gastrostomía, se puede introducir la misma sonda hasta la colocación de una nueva por el equipo de salud

Identificación de riesgos [6610]

Prevención: instruir sobre los factores de riesgo y planificar la reducción del riesgo

- Lavar siempre la sonda con agua (5-10-20 mL, según el peso del niño) al finalizar la administración de leche, fórmula y/o fármacos, para eliminar los residuos que puedan quedar
- Administrar medicamentos en forma líquida, siempre que sea posible
- Triturar los comprimidos hasta conseguir un polvo fino y diluir en 5-10 mL de agua
- Consultar la sustitución de los comprimidos de liberación retardada, que no se pueden triturar, por un fármaco alternativo

Recomendación: proporcionar normas de actuación si se produce una oclusión

- Retirar la solución remanente del tubo e intentar eliminar el tapón aspirando suavemente con una jeringa de 50 mL vacía
- Instilar agua, normal o carbonatada, alternando con suaves aspiraciones
- Pinzar la sonda durante 30 min, despinzar pasado ese tiempo y aspirar de nuevo
- Se pueden utilizar enzimas pancreáticas
- Si no es efectivo, retirar la sonda

Riesgo de aspiración (00039)

INTERVENCIONES

Prevención:

- Es imprescindible la comprobación de la colocación de la sonda en el estómago
- Comprobar el contenido gástrico. Se conecta una jeringa al extremo proximal de la sonda y se tira del émbolo para extraer alrededor de 2 mL de contenido gástrico
- Colocar al paciente en posición semifowler (elevación de 30-45°), si no está contraindicado, durante la alimentación y hasta 1 hora después
- En caso de no poder incorporar al niño, la administración se hará muy lentamente

---

Tabla 18-5. Plan de cuidado sistematizado a un niño con sonda vesical

Riesgo de infección (00004)

INTERVENCIONES

Cuidados del catéter urinario [1876]

- Mantener la higiene de las manos antes, durante y después de la inserción o manipulación del catéter
- Mantener la permeabilidad del sistema de catéter urinario
- Instruir al paciente y a la familia sobre los cuidados adecuados del catéter

Control de infecciones

Prevención: instruir sobre los factores de riesgo y planificar la reducción del riesgo

- Poner en práctica precauciones universales
- Uso de guantes para la manipulación de la sonda y del sistema
- La técnica de inserción y manipulación siempre debe de ser estéril, utilizando preferiblemente sistemas de bolsa cerrados, para evitar la ascensión intraluminal de microorganismos hacia la vejiga

Recomendación: planificar el seguimiento a largo plazo de las estrategias y actividades de reducción del riesgo

- Ducha diaria, higiene genital mínimo 2 veces/día
- Higiene de manos antes de manipular la sonda
- Mantener un flujo de orina constante, evitando obstrucciones externas y el acodamiento del catéter
- Situar la bolsa por debajo de la vejiga (para evitar reflujo) y sin dejarla en el suelo
- Comprobar la correcta fijación de la sonda para evitar traumatismos en el meato

Evitar:

- El contacto de partes estériles con no estériles
- El uso de antibióticos de forma profiláctica para el cuidado del catéter
- La limpieza diaria del meato con antisépticos. Es suficiente realizar diariamente la higiene habitual y la movilización de la sonda rotándola sobre su eje
- Lavados vesicales de forma rutinaria, a no ser que se prevea una obstrucción
- Pinzar la sonda antes de retirarla

Plan de cuidado al paciente con sonda vesical

El cuidado a un niño portador de una sonda vesical conlleva la prevención de la complicación potencial de infección[15]. La educación al niño y cuidador principal se dirigirá hacia la detección precoz de esta posible complicación potencial, como se describe en la **tabla 18-5**[12,13].

Ostomía de eliminación

El término **ostomía** engloba diferentes tipos de intervenciones quirúrgicas, en las que todas tienen en común la comunicación de una víscera hueca con el exterior del organismo, suturándose a la piel en un punto diferente al orificio natural de excreción. A la parte de la víscera que aflora a través de la piel, se le denomina **estoma**, término proveniente del griego que significa *boca*[16].

Durante el postoperatorio inmediato, el estoma adquiere un aspecto inflamatorio, que se irá reduciendo hasta que llegue a su tamaño definitivo. Como no tiene terminaciones nerviosas, no hay sensación de dolor. Al tratarse de una mucosa, siempre debe estar húmeda y de color sonrosado.

> Según la funcionalidad del estoma, pueden ser para alimentación, para drenaje del contenido de la cavidad peritoneal y de eliminación del contenido intestinal y urinario.

Tipos de ostomías de eliminación

Las más frecuentes son la ileostomía, las colostomías intestinales y las urostomías de las vías urinarias[17].

- **Yeyunostomía**. Poco frecuente, se utiliza con el fin de evacuar el contenido intestinal tras un proceso de enterocolitis necrotizante o fracaso de una cirugía previa.
- **Ileostomía**. Consiste en la apertura del íleon distal hacia la pared abdominal. Tiene un débito alto y continuo de contenido semilíquido y/o líquido y de una composición química irritante que puede causar daño en la piel (alto riesgo de dermatitis). Para evitarlo, la ostomía debe estar protruida unos 2-3 cm sobre el plano de la piel. Está relacionada con enterocolitis necrotizante, íleo meconial, enfermedad de Hirschsprung o atresias intestinales. Suele ser una medida temporal.
- **Colostomía**. Consiste en una apertura del colon a la piel de la pared abdominal, siendo su objetivo desviar o descomprimir el intestino grueso. El débito, comparado con la ileostomía, es menor, así como la consistencia de las heces, que dependerá de la ubicación de la colostomía. En la colostomía sigmoidea las heces son sólidas y no irritantes, frente a las líquidas e irritantes de la colostomía en colon ascendente.
- **Urostomía**. Consiste en la abertura de la cavidad renal, del uréter o de la vejiga a la pared abdominal para desviar la orina al exterior ante enfermedades o afecciones de estas estructuras.

Colectores

Otro elemento común a las ostomías son los **colectores**, que son unos dispositivos formados por una parte adhesiva que se pega alrededor del estoma y una bolsa para recoger los productos de deshecho. La parte adhesiva debe tener un poder de adhesión que garantice la movilidad del niño a la vez que prevenga la irritación de la piel periostomal. La bolsa tiene que ser de un material que no haga ruido, resistente e impermeable al olor, de aplicación y retirada fácil, y eficaz para recoger los residuos y eliminar los gases[4,16,17]. Hay tres tipos:

- **Elemento único**. El adhesivo y la bolsa forman un solo elemento de sujeción de una pieza que se coloca directamente sobre la piel. Facilita una gran discreción ya que

son muy flexibles y poco aparatosas. Son las más cómodas si las heces son sólidas, aunque requiere pegar y despegar con regularidad el adhesivo, incluso varias veces al día (**Fig. 18-8**).
- **Elemento doble**. Es un sistema de dos piezas, el adhesivo y la bolsa, que se adaptan a través de una anilla. La placa adhesiva puede mantenerse durante 2 o 3 días, siempre que no haya fugas, y la bolsa se cambiará con mayor frecuencia. Se usarán en el caso de que la piel sea muy sensible o cuando el número de evacuaciones sea elevado. Como inconvenientes, son menos discretas, menos flexibles y tienen menor capacidad de adaptación a los pliegues de la piel.
- **Elemento triple**. Además de las dos piezas anteriormente indicadas, tienen un elemento mecánico o clip de seguridad de plástico rígido en la anilla. El disco de los dispositivos de dos o tres piezas se cambia cada 2-3 días. En el caso de las ileostomías, al tener un flujo continuo y el débito muy corrosivo, el dispositivo debe cambiarse siempre que haya el mínimo signo de filtrado entre el adhesivo y la piel.

Según el tipo de vaciado, los sistemas disponibles pueden ser cerrados o abiertos.

- **Cerrados**. Las bolsas termoselladas, válidas para un solo uso, son las más adecuadas para las heces sólidas o pastosas. Se cambiarán cuando estén a 2/3 de su capacidad, evitando de esta forma el peso y el riesgo de desprendimiento del dispositivo.
- **Abiertos**. En el extremo inferior tienen una abertura que se cierra con una pinza o grifo que permite el vaciado de la bolsa. Igual que los sistemas cerrados, se vaciarán cuando estén a 2/3 de su capacidad o cada 24 horas (v. **Fig. 18-8**).

Plan de cuidados al paciente con una ostomía

El cuidado a un niño portador de una ostomía tiene como finalidad la prevención de las complicaciones potenciales de sangrado de la mucosa, el prolapso de las asas intestinales, la dermatitis de contacto, el granuloma y la retracción del estoma. La educación al niño y del cuidador principal se dirigirá hacia la detección precoz de estas posibles complicaciones potenciales, y orientarán las actividades del plan de cuidados.

> Será fundamental la valoración diaria del estoma en cuanto a color, tamaño y presencia de sangrado. Puede estar edematoso debido a la propia manipulación quirúrgica.

La cura diaria del estoma y la herida quirúrgica se llevarán a cabo mediante las siguientes actividades:

- Limpieza del estoma y de la zona circundante con una esponja suave, agua tibia y jabón neutro para eliminar bien los restos de exudado.

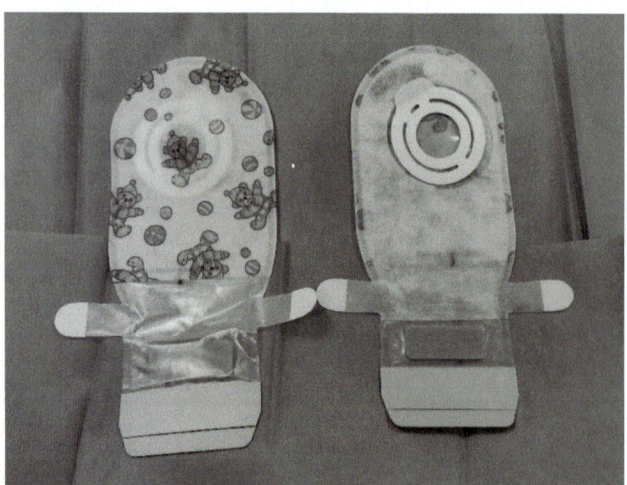

Figura 18-8. Bolsa o colector de elemento único con vaciado abierto

- Está desaconsejado el uso sistemático de toallitas infantiles ya que dejan la piel húmeda.
- Se limpiará con movimientos circulares desde el interior hacia el exterior, sin friccionar ni utilizar gasas o sustancias irritantes (colonias, etc.) que puedan erosionar la mucosa.
- No utilizar secadores ni métodos similares, ya que pueden producir irritaciones y quemaduras en la mucosa del estoma.
- El yodo y las soluciones yodadas pueden producir quemaduras, por lo que nunca se deben aplicar al estoma ni a su alrededor.
- Evitar el uso de aceite y cremas de baño que dificulten la adherencia de la bolsa.
- Tapar la zona con gasas y colocar el pañal. Durante los primeros días (o hasta que el estoma sea funcionante) en el neonato y el lactante es posible manejarse sin bolsa.
- En niños mayores, colocación del dispositivo para recoger de manera cómoda y eficaz las excreciones intestinales. Debe permitir la visualización del estoma para facilitar la detección y valoración de complicaciones.

 Valorar la herida quirúrgica y evitar su contaminación manteniéndola aislada del estoma.

Las actividades de las posibles complicaciones potenciales se describen a continuación:

- Ante un pequeño sangrado de la mucosa, se debe presionar suavemente con gasas impregnadas en solución fisiológica fría, pudiéndose aplicar pequeños toques con nitrato de plata.
- Si se produce un prolapso de las asas intestinales, se debe realizar una reducción manual masajeando suavemente en forma circular con guantes impregnados en vaselina y poner el disco ajustado y la bolsa. En neonatos, se pondrá pasta barrera en toda la piel periostomal, se envolverán las asas con gasas húmedas, se cubrirá con compresas y se sujetará con el pañal.
- Ante una dermatitis de contacto, se puede aumentar la fijación del disco con accesorios propios de las bolsas, como cremas o placas autoadhesivas, siempre que sea leve. En situaciones de mayor gravedad, la recogida de las heces se hará mediante gasas y se aplicarán en la piel productos epitelizantes.
- Si se produce un granuloma, se ajustará el recorte del disco (tapar con el disco parte de la mucosa favorece la proliferación de tejido granulomatoso). Si el granuloma fuese sangrante o incómodo para el paciente, se podrá aplicar nitrato de plata.
- Ante retracción del estoma, se debe valorar el posible filtrado de heces bajo el disco. Utilizar discos cóncavos y accesorios que ayuden al sellado como resinas moldeables.

EDUCACIÓN A LA FAMILIA Y/O CUIDADOR PRINCIPAL

Gracias al desarrollo técnico y científico experimentado en las últimas décadas, muchos pacientes que tenían que permanecer hospitalizados, actualmente pueden ser dados de alta a su domicilio con diferentes tipos de soporte terapéutico y con las mismas garantías de seguridad y eficacia que en el medio hospitalario[16]. En el caso de los pacientes pediátricos ostomizados, que dejan de controlar la micción y/o la deposición y pasan a depender de un dispositivo colector externo, conlleva un amplio programa de capacitación a los cuidadores principales que deben asumir la responsabilidad del autocuidado hasta que el niño adquiere la capacidad para hacerlo por sí mismo. Para ello, tienen que ser instruidos mediante un período formativo individualizado, tanto antes como después de la cirugía, sobre los cuidados, la manipulación, la alimentación y la identificación de los posibles signos y síntomas de complicaciones asociadas.

 Esta realidad puede plantear inseguridad y dudas en el entorno familiar tras el alta hospitalaria[17], siendo muy importante este programa de adiestramiento que facilite las respuestas adecuadas a cada situación[18].

Dependiendo del centro en que se realice la cirugía, una enfermera experta en estomaterapia[18] informará al niño y a los padres/cuidadores principales antes de la cirugía sobre los cuidados del estoma y les mostrará diversos dispositivos de abordaje. Durante el ingreso del paciente se irá desarrollando progresivamente el programa educativo que asegure la adquisición de conocimientos, habilidades y actitudes, así como el apoyo emocional necesario que les permita llevar a cabo los autocuidados derivados de la nueva situación de salud con seguridad y eficacia. Asimismo, la identificación de los circuitos asistenciales, la posibilidad de contactar directamente con el equipo de atención primaria ante la aparición de dudas o posibles complicaciones, y la disponibilidad de recursos, sirve de motivación y disminución de la ansiedad por tener que asumir cuidados profesionalizados y de cierta complejidad en el domicilio. Además, regularmente deben acudir a la consulta de enfermería para que valore la evolución del estoma y resuelva las posibles incidencias que pueden tener en relación con los cuidados y/o uso de material[18].

Los padres y/o cuidadores principales pueden tener dificultades emocionales o expresivas, consecuencia del estrés y miedo ante la toma de decisiones, o ante cambios de comportamiento de sus hijos, sobre todo si son adolescentes. Por esto, no solo deben adquirir destrezas en el manejo de los dispositivos, sino que necesitan aprender a manejar su estrés y a identificar cambios en el comportamiento de sus hijos, como emociones difíciles ligadas a la frustración e incluso, a la vergüenza, para poder mostrarse abiertos al diálogo y ayudar al niño a mantener un comportamiento positivo sintiendo que sus padres/cuidadores entienden sus sentimientos[18,19].

PUNTOS CLAVE

- Las sondas gástricas y enterales son dispositivos que permiten suplir la forma fisiológica de alimentación, ante distintas situaciones patológicas, que requieren de unos cuidados para la implantación, mantenimiento y prevención de complicaciones.
- La comprobación de la ubicación de las sondas gástricas y enterales se debe realizar mediante control radiológico; no obstante, hay consenso en la utilización de la medición del pH para evitar la realización de múltiples controles radiográficos.
- Ante las necesidades continuadas de alimentación enteral, se pueden aplicar técnicas quirúrgicas consistentes en la colocación de una sonda en cualquier segmento del tracto digestivo para nutrir al niño/adolescente. La gastrostomía percutánea es la técnica más sencilla y con menos complicaciones.
- Los dispositivos que ayudan en la eliminación permiten la evacuación mediante dispositivos (sondaje vesical) o bien la realización quirúrgica de una comunicación de una víscera hueca (uréteres, íleon, colon) con el exterior del organismo, generando un estoma.
- Los cuidados de los estomas irán encaminados a la prevención de complicaciones y al mantenimiento de la integridad del estoma mediante una higiene adecuada y un buen uso de los colectores.
- Es fundamental la educación a los familiares y al niño (según la etapa del desarrollo) en los cuidados del mantenimiento de los dispositivos.

REFERENCIAS

1. Segarra Cantón Ó, Redecillas Ferreiro S, Clemente Bautista S. Guía de nutrición pediátrica hospitalaria. 5ª ed. Madrid: Ergon; 2022.
2. Cortés Mora P, Moráis López A. Vías de acceso, material y modalidades. En: Lama More. Nutrición enteral en pediatría. Sociedad Española de Gastroenterología, Hepatología y Nutrición Parenteral. 2ª ed. Barcelona. 2015. Disponible en: https://www.seghnp.org/sites/default/files/2017-05/nutricion enteral en pediatria_2 ed.pdf [consultado en 22-04-2025].
3. Fan E, Tan S, Ang S. Nasogastric tube placement confirmation: where we are and where we should be heading. Proceedings of Singapore Healthcare. 2017;26(3):189-95.
4. Ureña Horno L, Manrique Moral O, Clemente Yago F, Mateo García M. Protocolo de Nutrición Enteral en Pediatría HGUA. Módulo Gastroenterología Pediátrica y Nutrición [Internet]. Serviciopediatria.com. 2019. Disponible en: https://serviciopediatria.com/wp-content/uploads/2020/02/Protocolo-NUTRICIÓN-ENTERAL-EN-PEDIATRÍA.-SP-HGUA-2019..pdf [consultado en 22-04-2025].
5. Barbosa Dias FS, Dias Emidio SD, Baena de Moraes Lopes MH, Kakuda Shimo AK, Medeiros Beck AR, Carmona EV. Procedures for measuring and verifying gastric tube placement in newborns: an integrative review. Rev. Latino-Am. Enfermagem. 2017;25: e2908.
6. NSW Government Health. Infants and Children Insertion and Confirmation of Placement of Nasogastric and Orogastric Tubes [Internet]. Sydney; 2016. Disponible en: http://www0.health.nsw.gov.au/policies/gl/2016/pdf/GL2016_006.pdf [consultado en 15-02-2021].
7. Documento de consenso de la Unión Mundial de Sociedades de Cicatrización de Heridas (WUWHS). La función de los apósitos en la prevención de las úlceras por presión. Wounds International, 2016 [online]. Disponible en: https://www.enfermeriaaps.com/portal/wp-content/uploads/2017/02/La-función-de-los-apósitos-en-la-prevención-de-las-úlceras-por-presión-WUWHS-2016.pdf [consultado en 22-04-2025].
8. Lama More RA, Galera Martínez R. Nutrición enteral. Pediatr Integral 2015; XIX (5): 365.e1-365.e6. Disponible en: https://www.pediatriaintegral.es/wp-content/uploads/2015/xix05/07/n5-365e1-e6_R-Bases_Rosa.pdf [consultado en 22-04-2025].
9. Grupo de estandarización de la Sociedad Española de Nutrición Parenteral y Enteral (SENPE). Documento de consenso SENPE/SEGHNP/ANECIPN/SECP sobre vías de acceso en nutrición enteral pediátrica [Internet]. Sociedad Española de Gastroenterología, Hepatología y Nutrición Pediátrica 2010. Disponible en: https://www.seghnp.org/documentos/documento-de-consenso-senpeseghnpanecipnsecp-sobre-vias-de-acceso-en-nutricion-enteral [consultado en 22-04-2025].
10. Boullata JI, Carrera AL, Harvey L, Escuro AA, Hudson L, Mays A, et al. ASPEN Safe Practices for Enteral Nutrition Therapy. Journal of Parenteral and Enteral Nutricion. 2016;41(1):15-103.
11. Irving SY, Rempel G, Lyman B, Sevilla WM, Northington L, Guenter P, et al. Pediatric Nasogastric Tube Placement and Verification Best Practice Recommendations from the NOVEL Project. Nutrition in Clinical Practice. 2018;33(6):921-7.
12. Herdman TH, Kamitsuru S, Lopes CT. Diagnósticos enfermeros: definiciones y clasificación, 2024-2026, 13ª ed. Barcelona: Elsevier; 2024.
13. Wagner CM, Butcher HK. Clasificación de Intervenciones de Enfermería (NIC), 8ª ed. Barcelona: Elsevier; 2024.
14. Abásolo Otegui I, Rezola Aldaz B, Sarasola González J, Arrieta Genua R, Gómez Prieto Y, Mugía Echeverría A, et al. Protocolo de sondaje vesical. Uso, inserción, mantenimiento y retirada. Enfuro. 2015;128:4-13.
15. Vallverdú Vidal M, Barcenilla Gaite F. Antisepsia en el sondaje urinario y en el mantenimiento de la sonda vesical. Medicina Intensiva. 2019;43(S1):48-52.
16. Cebrián Batalla ML, Guijarro González MJ, Martín Romero C, et al. Guía de atención integral al niño ostomizado. Coloplast. 2019. Disponible en: https://www.coloplast.es/Global/Spain/Ostomia/Otros/PDF/Gu%c3%adaPedi%c3%a1trica_G2694.pdf [consultado en 01-12-2020].
17. Martínez Pardo B, García Morillo M. Estomas en pediatría. NPunto. 2018;1(5):36-47.
18. Sociedad Española de Enfermería Experta en Estomaterapia. Guía para la persona colostomizada y familia. 2017. [online]. Disponible en: https://www.estomaterapia.es/images/Guias_Clinicas/guia-colostomia.pdf [consultado en 08-02-2021].
19. Jiménez Chiarri C. Necesidades de los cuidadores de lactantes con sonda PEG. Nutr Clín Diet Hosp. 2018;38(2):145-8.
20. Garrido García E, Guerrero Márquez G. Procedimiento de Enfermería en Urgencias de Pediatría de la Sociedad Española de Urgencias de Pediatría (SEUP). Madrid: Ergon; 2022.

  CASOS   AUTOEVALUACIÓN 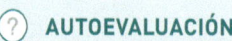 ENLACES DE INTERÉS 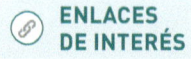 PREGUNTAS DE REFLEXIÓN

Cuidados en la nutrición enteral y parenteral 19

C. Jiménez Chiarri, C. Miguel Atanes y C. Martín Salinas

OBJETIVOS

- Definir conceptos sobre nutrición artificial.
- Identificar características, componentes y tipos de fórmulas de la nutrición enteral.
- Determinar los cuidados enfermeros en los niños y adolescentes que requieren nutrición enteral.
- Identificar características, elementos y tipos de fórmulas de la nutrición parenteral.
- Determinar los cuidados enfermeros en los niños y adolescentes que requieren nutrición parenteral.
- Identificar elementos de la nutrición artificial domiciliaria.
- Describir la educación del niño y la familia ante situaciones de nutrición artificial domiciliaria.

NUTRICIÓN ARTIFICIAL

En las últimas décadas se han desarrollado los cuidados de enfermería a pacientes pediátricos que reciben **nutrición artificial**, para dar respuesta a las demandas de cuidado especializado que requiere esta modalidad de alimentación. Debe ser administrada por profesionales cualificados, los cuales tienen que formar a su vez a los propios pacientes y a sus familiares, para que sean responsables de su autocuidado. La nutrición artificial proporciona las necesidades nutricionales de los pacientes que no se pueden alimentar de forma convencional, con la finalidad de asegurar el crecimiento y desarrollo.

Existen dos tipos bien diferenciados, la **nutrición parenteral**, que consiste en la administración de soluciones de macronutrientes y micronutrientes al torrente circulatorio; y la **nutrición enteral**, que suministra dietas líquidas completas o modificadas a la vía digestiva, siendo imprescindible que exista funcionalidad gastrointestinal[1].

Sin embargo, aunque es un procedimiento muy desarrollado, hay que tener algunas consideraciones. Fundamentalmente, el niño es un organismo en crecimiento y su cuidado difiere notablemente del adulto, tanto en la provisión de nutrientes como en la formulación, lo que ha llevado a la constitución de equipos de nutrición multidisciplinarios especializados. Estos equipos formados por médicos, farmacéuticos, enfermeros, etc., han hecho posible el desarrollo de la **nutrición artificial hospitalaria**, así como, los programas de nutrición enteral y parenteral domiciliaria[1].

Los grandes avances tecnológicos y científicos han permitido desarrollar una modalidad terapéutica nutricional denominada **nutrición artificial domiciliaria**, cuyo objetivo es favorecer la calidad de vida de los pacientes que precisan tratamiento nutricional pero que no necesitan estar hospitalizados. En los últimos años se ha puesto de manifiesto que favorece la humanización, ha disminuido la morbilidad y se aprovechan mejor los recursos económicos[2].

La aplicación de nutrición artificial domiciliaria pediátrica, tanto enteral como parenteral, requiere de un equipo multidisciplinar con protocolos bien establecidos, en el que los cuidados enfermeros son sustanciales al procedimiento, y no solo desde el punto de vista técnico, sino también desde el entorno social del paciente y de las posibilidades de aprendizaje de la familia como cuidadores principales[2].

NUTRICIÓN ENTERAL

La **nutrición enteral** es una modalidad de alimentación artificial que consiste en la administración de alimentos y/o una fórmula definida directamente en el tubo digestivo. Se asemeja a las condiciones fisiológicas de la alimentación, además de conservar las respuestas hormonales digestivas y las propiedades microbianas gastrointestinales. Está indicada cuando la ingestión por vía oral no es suficiente para satisfacer las necesidades nutricionales y siempre que el niño mantenga la funcionalidad del tracto gastrointestinal. Es la alternativa de elección por ser más fisiológica y segura, además de ejercer un efecto trófico local por la presencia de nutrientes en el intestino. La Sociedad Americana de Nutrición Parenteral y Enteral indica su uso en[4]:

- Niños con incapacidad de cubrir el 60-80 % de sus necesidades nutricionales en un período mayor o igual a 3 días si son menores de 1 año, o bien mayor o igual 5 días si son mayores de 1 año.
- Niños con discapacidad, que precisan administración de nutrición total más de 4-6 horas diarias.

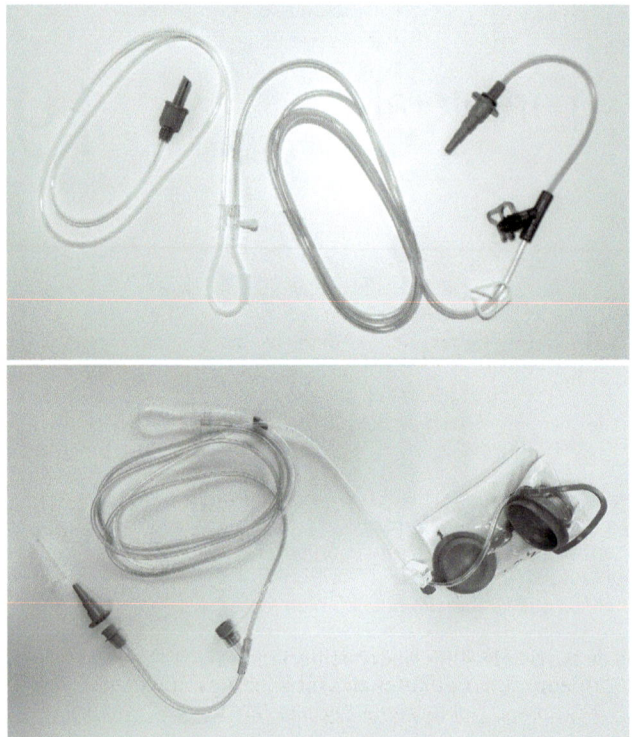

Figura 19-1. Nutrilíneas para la administración de nutrición enteral.
Catálogo de Grupo Vygon (https://www.vygon.es/productos/).

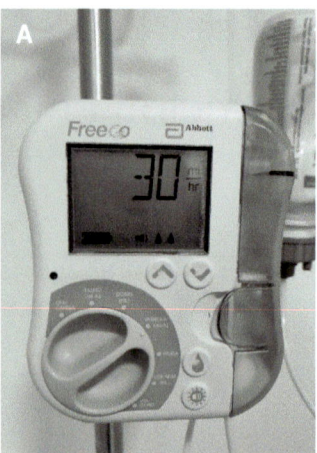

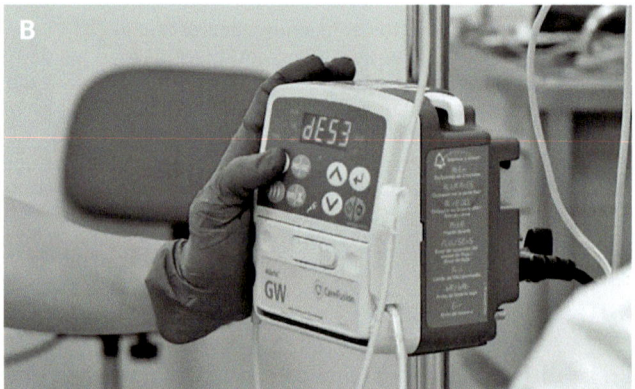

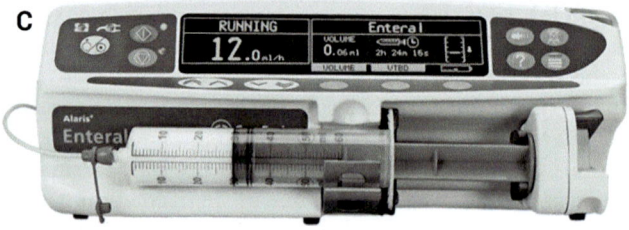

Figura 19-2. Bombas de infusión de nutrición artificial. **A)** Bomba de infusión peristáltica. Imprimen una velocidad de flujo mediante la velocidad de giro de un rotor. **B)** Bomba de infusión volumétrica. Regulan el paso de volumen mediante pistones o cámaras que van perfundiendo las cantidades de fórmula calculadas. **C)** Bomba de jeringa. Son muy precisas. El émbolo de la jeringa va desplazando la infusión según la velocidad y el volumen a infundir (es la más frecuente en la administración a neonatos).

Está contraindicada en situaciones de obstrucción o fracaso intestinal, peritonitis, perforación o íleo paralítico[1,3].

Vías de acceso

La elección del tipo de acceso para la administración de la nutrición enteral está condicionada por el tiempo previsto de tratamiento, inferior a 4-6 semanas según la ESPGHAN[5], e inferior a 8-12 semanas según SENPE-SEGHNP[6]. También influye la fórmula elegida, el riesgo de aspiración o movimiento de la sonda, el nivel de funcionalidad de las distintas porciones del tracto gastrointestinal y la anatomía del paciente, así como su estado clínico[1-3].

En general, el estómago es el acceso digestivo de elección por ser la vía más fisiológica que permite la acción digestiva y bactericida del jugo gástrico[7]. Cuando exista una limitación expresa para su uso, se recurre a técnicas invasivas, cómodas para el paciente y sus cuidadores, como la gastrostomía endoscópica percutánea (v. **Cap. 18**).

Dispositivos: contenedores, nutrilíneas, y bombas

En la actualidad se pueden emplear distintos productos, desde alimentos naturales hasta suplementos o fórmulas preparadas para nutrición artificial. Además, pueden ser empleados de manera exclusiva o mixta, en combinación con nutrición oral o parenteral. Las fórmulas se presentan en envases desechables que se conectan directamente a la línea de infusión. De esta forma, es más fácil de preparar y disminuye el riesgo de contaminación por la manipulación[6]. En general, los **contenedores** son de material plástico, transparentes y disponen de una graduación para identificar fácilmente los volúmenes administrados. Las **nutrilíneas** son de carácter universal. Constan de una cámara de goteo, una llave reguladora y un dispositivo proximal polivalente que permite la conexión a cualquier tipo de envase de nutrición enteral (**Fig. 19-1**). Habilitan la administración intermitente o continua por gravedad.

Las **bombas de infusión**[5] (**Fig. 19-2**) son dispositivos que administran el volumen de fórmula de forma continua (ritmo constante de infusión) o en bolos (volumen en un tiempo determinado de administración). Su uso mejora la tolerancia a la fórmula y reduce al mínimo la posibilidad de complicaciones gastrointestinales porque administra un volumen constante y controlado, asegura el vaciado gástrico y evita el almacenamiento de gran cantidad de residuo gástrico; asimismo, al disponer de alarma, avisa ante cualquier problema que impida el mantenimiento del flujo programado. Deben reunir algunas características tales como:

- Disponer de una batería que asegure unas 8 horas de autonomía.
- Tener alarmas visuales y acústicas de obstrucción, fin de perfusión, batería baja y fugas.
- Ser de pequeño tamaño y fáciles de manejar.

 Las bombas de infusión pueden ser peristálticas, volumétricas y bombas de jeringa (v. **Fig. 19-2**).

Formas de administración

La selección de la forma de administración depende de la colocación de la sonda y determina la tolerancia a la dieta.

Localización gástrica

La administración puede ser intermitente o continua[2,6] y permite la administración de fármacos. Cuando la administración es intermitente, el número y el volumen de las tomas depende de la edad, el peso y la tolerancia del paciente, y se suelen hacer coincidir con el desayuno, la comida, la merienda y la cena. En niños pequeños se pueden necesitar hasta dos tomas adicionales con menor volumen cada una. Puede ser:

- *Bolus* **con jeringa**. El volumen que corresponda se administra en un tiempo inferior a 30 minutos a un ritmo no superior a 0,20 mL/kg/min. En recién nacidos, se deja bajar el contenido lentamente sin empujar el émbolo, para evitar un exceso de contenido gástrico y distensión abdominal.
- **Por gravedad o** *gavage*. Se administra a partir del propio envase con un sistema de goteo para regular la velocidad de infusión a una duración de entre 2 y 3 horas cada toma. Es importante recordar que cuanto más se sube el envase, mayor efecto tendrá la fuerza de la gravedad y se administrará más rápido la fórmula.
- **Con bomba de infusión**. Si la tolerancia no es buena y aparecen náuseas, sensación de plenitud gástrica y/o diarrea, se puede administrar mediante una bomba de infusión para asegurar un flujo determinado y constante.
- También se puede administrar de **forma cíclica**, en la que la nutrición enteral se infunde mediante bomba o goteo por gravedad, habitualmente por la noche, con una duración entre 8 y 18 horas. De esta forma, se puede mantener la alimentación oral por el día, facilitando la reeducación a la alimentación por boca. La pauta se inicia con el 25 % del volumen total, incrementando el 25 % cada día hasta alcanzar el volumen total deseado.

Localización pospilórica

La administración de la dieta es continua durante las 24 horas con bomba de infusión. Se recomienda en pacientes con elevado riesgo de broncoaspiración o con vaciamiento gástrico retardado. La velocidad se establece según la edad y peso del niño, enfermedad de base, etc. En los lactantes la velocidad debe oscilar entre 0,08-0,12 mL/kg/min. La administración de fármacos puede no ser eficaz o provocar *dumping*.

 Dumping hace referencia a un conjunto de síntomas de intolerancia digestiva a la nutrición enteral por una absorción intestinal rápida, al evitar el paso por el estómago. Existe la forma temprana o precoz (a los 10-20 minutos del aporte nutricional), que implica distensión abdominal, cólico y diarrea, y la forma tardía (entre 2 y 4 horas tras el aporte), que implica taquicardia, sudoración profusa, fatiga y síncope vasovagal[8].

Cualquiera que sea la forma de administración, son necesarios unos cuidados comunes dirigidos a la prevención de complicaciones y a asegurar la eficacia de esta modalidad de apoyo nutricional[1]. Estos cuidados incluyen:

- Lavarse las manos con agua y jabón antes del procedimiento. Usar guantes en ambiente hospitalario.
- Mantener una posición erguida (30-45°) durante la administración de nutrición y hasta una hora después para evitar el reflujo. Los bebés menores de 6 meses necesitan un asiento con soporte firme y hay que evitar balancearlos, ya que se les puede inducir el vómito.
- Utilizar un equipo o jeringa por toma en el entorno hospitalario, así como en pacientes inmunodeprimidos o portadores de yeyunostomía. En el domicilio, las líneas, bolsas flexibles, contenedores y jeringas deben limpiarse con agua y jabón y se desechan a las 24 horas. Las bombas precisan una revisión anual.
- Lavar la sonda con agua, tanto al inicio como al finalizar, y cada 6 horas en administración continua.
- Seguir las normas de higiene universal para la manipulación de las dietas y el material. Es preferible el uso de fórmulas estériles.
- Registrar en la historia clínica el tipo de dispositivo que lleva el paciente además de la marca, posición, fecha de inserción y fecha prevista de cambio, calibre y longitud introducida.

Tipos de fórmulas de nutrición enteral

Los avances en la investigación nutricional han llevado al desarrollo de nuevos productos para la alimentación del recién nacido y lactante a través de la vía enteral, tanto si se administra por sonda nasogástrica como por gastrostomía. Estos productos deben cumplir unas recomendaciones elaboradas por la ESPGHAN y reguladas por una reglamentación técnico-sanitaria española y europea[3]. También es posible la administración de fórmulas lácteas, como de la propia leche materna, la cual no debe estar a temperatura ambiente un período de tiempo superior a 4 horas. La elección debe ser individual, según la edad, la situación del tracto gastrointestinal y el diagnóstico del paciente.

Según la composición de la fórmula se dividen en los tipos a continuación descritos.

Completas

La cantidad y distribución de nutrientes permiten utilizarlas como única fuente de alimento en el niño. También pueden usarse como suplemento parcial o complemento de la dieta. Según la fuente de nitrógeno se clasifican en poliméricas, oligoméricas y monoméricas. Las proteínas se obtienen de la caseína. Los carbohidratos están en forma de polímeros de glucosa, no llevan lactosa ni gluten, y las grasas proceden de aceites vegetales.

Incompletas

Su composición no es adecuada para servir de alimento exclusivo, ni en cantidad ni en calidad. Incluyen los módulos y los suplementos, y siempre deben usarse además de la alimentación ordinaria.

Existen fórmulas estándar y otras específicas para niños con problemas de salud definidos que se acompañan de necesidades nutricionales especiales, por ejemplo, fórmulas para lactantes con bajo contenido proteico, alto contenido en grasas y con lactosa como carbohidrato[5]. La elección y prescripción corresponde siempre al pediatra, según las necesidades del niño[7].

Administración de medicación por sonda

Muchos pacientes pediátricos con nutrición enteral necesitan también tratamiento farmacológico que, administrado por la sonda, no está exento de complicaciones. Por ello, se debe seguir un estricto protocolo al manipular la forma farmacéutica para evitar errores que alteren la eficacia del fármaco, la propia fórmula nutricional y/o comprometer la seguridad del paciente. Existen guías de administración de medicamentos junto con la nutrición enteral[6,9] que indican:

- Nunca añadir el fármaco directamente a la fórmula de nutrición enteral.
- Preferentemente, utilizar fármacos de presentación líquida.
- Antes de administrar el principio activo y su forma farmacéutica:
  - Comprobar la compatibilidad con la nutrición enteral y si se puede administrar por la sonda. En caso de duda, administrarlo una hora antes o dos horas después de la misma.
  - Verificar la situación del extremo de la sonda y su correcta colocación.
  - Comprobar la permeabilidad de la sonda y lavar los restos con agua.
- En el caso de **tratamiento múltiple**:
  - Triturar, disolver y administrar cada fármaco por separado, uno detrás de otro, lavando la sonda con 5-10 mL de agua entre cada fármaco. La manipulación se hará

inmediatamente antes de la administración y extremando las medidas de higiene.
  - Si se dispone de fármacos en forma líquida y sólida, se administran primero las formas farmacéuticas líquidas, en el orden de menor a mayor viscosidad para evitar la obstrucción de la sonda.
- Según la **forma farmacéutica**, pueden ser:
  - *Líquida*. En general son las más adecuadas para su administración por sonda. Es importante tener en cuenta tres aspectos:
    - **Osmolaridad**: se recomienda no superar los 350-400 mOsm/kg de agua para neonatos. Niveles mayores pueden provocar distensión abdominal y diarrea por secreción de agua.
    - **Sorbitol**: utilizado como excipiente es responsable del 50 % de los casos de diarrea. Aunque no se ha establecido la dosis máxima tolerada para la población pediátrica, se recomienda diluir el fármaco en, al menos, 30 mL de agua, especialmente si la sonda es pospilórica.
    - **Viscosidad**: origina problemas de obstrucción de la sonda. Puede disminuirse diluyendo el líquido en agua.
  - *Sólida*. Pueden ser cápsulas duras, cápsulas blandas, comprimidos y grageas.
    - **Cápsulas duras**: abrir la cápsula con cuidado de no perder el producto. Si el contenido de la cápsula son microgránulos, no triturarlos salvo recomendación expresa de la guía. Disolver el contenido en agua y administrar por la sonda. Administrar 5-10 mL de agua adicionales para lavar los restos y administrarlos por la sonda. No realizar esta técnica con varios medicamentos al mismo tiempo
    - **Capsulas blandas**: Comprobar que el contenido de la cápsula puede administrarse por sonda. Perforar la cápsula con la aguja de una jeringa y extraer cuanto se pueda (la pérdida de producto puede ser alta). Diluir el contenido (generalmente un líquido oleoso) en agua y administrar por sonda con cuidado de no obstruirla. Administrar 5-10 mL de agua adicionales para lavar los restos administrarlos por la sonda. No realizar esta técnica con varios medicamentos al mismo tiempo.
    - **Comprimidos/grageas**: triturar el comprimido, gragea o gránulos del interior de una cápsula dura, introducirlo en una jeringa sin el émbolo y cerrarla. Aspirar con agua, agitar hasta su disolución o suspensión y administrar por la sonda. Administrar 5-10 mL de agua adicionales para lavar los restos y administrarlos por la sonda. Nunca realizar esta técnica juntando varios medicamentos en la jeringa al mismo tiempo.
    - **Comprimidos efervescentes**: disolver en agua y esperar hasta que finalice la efervescencia. Tomar con una jeringa toda la disolución y administrar a través de la sonda. Lavar los restos con 5-10 mL adicionales de agua y administrarlos por la sonda.
- En caso de duda sobre cómo administrar un fármaco, se debe consultar con el servicio de farmacia hospitalario.

Cuidados enfermeros ante las complicaciones

La mayoría de las complicaciones suelen ser de poca importancia y fáciles de resolver. Por esto es necesario que las enfermeras y los cuidadores principales de niños con nutrición enteral estén familiarizados con el procedimiento para prevenir la aparición de complicaciones y proporcionar los cuidados necesarios en caso de que se presenten. Las más frecuentes, además de las complicaciones mecánicas relacionadas con la sonda (v. **Cap. 18**) se detallan a coninuación[8,10].

Complicaciones gastrointestinales

- **Vómitos y/o distensión abdominal**, por un flujo demasiado rápido de la fórmula o por vaciamiento lento del estómago. Para evitar su aparición se debe:
  - Administrar la dieta con la concentración y el flujo adecuados.
  - Comprobar el contenido gástrico antes de cada toma aspirando lentamente con una jeringa. Si el contenido extraído es mayor de 5 mL/kg o el 10-20 % del volumen administrado en una hora, deberá suspenderse la administración de la dieta durante un par de horas.
- **Diarrea**, por un flujo demasiado rápido. Se debe administrar la dieta con la concentración y flujo adecuados. Si aparece, es un signo de alarma y se recomienda suspender la nutrición enteral.
- **Dolor abdominal**, por la presencia de *buried bumper syndrome* o englobamiento del tope interno de la gastrostomía en la mucosa gástrica, por desplazamiento de dicho tope al conducto de la fístula, quedando recubierto por la mucosa gástrica. Aparece durante la movilización de la sonda o con la administración rápida de la alimentación:
  - Comenzar la administración de la dieta a baja velocidad e ir aumentándola, según la tolerancia, hasta alcanzar el volumen prescrito.

Complicaciones infecciosas

Por la manipulación incorrecta de la fórmula o inadecuada conservación de la leche materna. Se deben tomar las siguientes precauciones:

- Lavarse las manos antes de la manipulación de la dieta.
- Conservar la leche refrigerada si no se va a utilizar en un período de tiempo inferior a 4 horas.

Complicaciones psicológicas

Problemas evolutivos en la conducta alimentaria, como complicación frecuente en niños alimentados durante períodos largos de tiempo con nutrición enteral exclusiva. Se caracteriza por el rechazo a la alimentación oral y vómitos, atragantamientos y anorexia. La actuación enfermera debe ir orientada a:

- Estimular la succión durante la administración por sonda del alimento, colocando al pecho recién vaciado a los niños que tomen lactancia materna o colocando un chupete o un dedo de la mano a los que no lacten al pecho.
- Mantener mínimamente algún tipo de alimentación oral en aquellos niños con capacidad de deglutir.

NUTRICIÓN PARENTERAL

La **nutrición parenteral** consiste en la administración de nutrientes al torrente sanguíneo a través de catéteres venosos, para cubrir las necesidades metabólicas y del crecimiento y desarrollo. Está indicada cuando no es posible o no es suficiente la alimentación oral o enteral, en lactantes en un período de tiempo superior a 2 días, y de 5 a 7 días en niños mayores[11,12]. En general, se debe instaurar nutrición parenteral en cualquier niño:

- En ayuno absoluto durante un período igual o superior a 5 días.
- Cuando no sea posible la nutrición enteral, durante un período de 5 a 7 días, o antes si el niño está desnutrido.
- En recién nacidos pretérmino, especialmente en prematuros extremos, en las primeras 24 horas de vida.

No obstante, aunque no sea posible la alimentación oral, es aconsejable proporcionar una mínima ingesta, denominada alimentación mínima o trófica, para evitar la atrofia de las vellosidades intestinales y evitar complicaciones secundarias[1,13].

 La **alimentación trófica** es aquella nutrición enteral administrada directamente sobre el tracto gastrointestinal, que se infunde a ritmo lento, y en cantidades entre 0,5-25 mL/kg/día, con el objetivo de mantener la funcionalidad y la integridad del tracto digestivo, durante la administración de nutrición parenteral[1].

Vías de acceso

Es posible la nutrición parenteral prolongada, así como otros tratamientos intravenosos, gracias a la mejora de los **catéteres** venosos, tanto en el material utilizado como en el diseño, y han contribuido a una mejora en la calidad de vida de los pacientes.

La amplia gama de catéteres intravenosos y su elección depende de diferentes factores, como los accesos vasculares del paciente, las propiedades de los fármacos a infundir, la duración del tratamiento, y la enfermedad y estado nutricional del paciente. Existen numerosas guías que orientan en la elección del catéter, pueden ser de acceso periférico o central[14] (v. **Cap. 15**).

Acceso venoso periférico

La administración de nutrición parenteral por vía periférica se da en situaciones temporales y en aquellos pacientes con unas necesidades nutricionales que se pueden alcanzar con una nutrición parenteral hipocalórica, como en el caso de suplementación de la alimentación oral, y por períodos cortos de tiempo (inferiores a 7 días). Esta limitación de la nutrición parenteral por vía periférica es debido al riesgo de aparición de **flebitis**. La principal causa de aparición de esta complicación es la concentración de la solución final, que no debe exceder los 800 mOsm/L; sin embargo, también existen otros factores que pueden influir, como la presencia de lípidos en la fórmula y el pH de la solución, que debe de mantenerse en un rango entre 5-9. Además del riesgo de flebitis, es frecuente la **extravasación**, sobre todo de las venas anterocubitales, por lo que su uso se restringe al entorno hospitalario[14,15]. No obstante, y debido a las complicaciones y limitaciones asociadas, en neonatos y en pacientes pediátricos es preferible la canalización de un catéter venoso central.

Acceso venoso central

El **catéter venoso central** es un dispositivo de plástico, estéril, apirógeno y sin látex, cuyo extremo distal se sitúa en la vena cava superior o inferior[14]. Son de una o varias luces y se colocan en condiciones de asepsia quirúrgica.

En este grupo se incluyen las canalizaciones de vena umbilical, que se insertan en las primeras horas de vida en los neonatos y se dirigen a la vena cava. Su utilización se asocia a complicaciones trombóticas e infecciosas, lo que aconseja su retirada antes del decimocuarto día de inserción[14].

Atendiendo al tiempo previsto de duración[14,15] de la nutrición parenteral, se clasifican en:

- **Nutrición parenteral a corto plazo** (inferior a 3 semanas). Catéteres venosos centrales que se canalizan para un uso continuado, siempre en medio hospitalario y durante un corto período de tiempo. La inserción se realiza de forma percutánea, a ciegas o guiada por ecógrafo, en venas de grueso calibre (subclavia, yugular interna, innominada o femoral). Siempre se debe comprobar su correcta colocación a través de una radiografía.
- **Nutrición parenteral a medio plazo** (3 semanas-3 meses). Catéteres que se insertan de forma percutánea. Hay dos tipos, los catéteres centrales de inserción periférica y los catéteres venosos centrales no tunelizados (v. **Cap. 15**).
- **Nutrición parenteral a largo plazo** (superior a 3 meses). Los catéteres de elección son los tunelizados tipo Hickman y los de reservorio subcutáneo tipo Port (v. **Cap. 15**).

Cuidados enfermeros para el mantenimiento del catéter

El tratamiento intravenoso forma parte de los cuidados de salud, pero puede dar lugar a importantes complicaciones por un manejo inadecuado, derivando en un aumento de la morbilidad y de la estancia hospitalaria[10]. El mantenimiento de los catéteres en población neonatal y pediátrica está en constante revisión, de aquí la importancia de actualizar los tratamientos a la última evidencia disponible con el fin de actualizar los protocolos disponibles en las unidades asis-

tenciales, con el objetivo de cuidar de la forma más segura y eficiente a los niños[1,11]. En el capítulo 15 podrá encontrar las complicaciones de los accesos venosos que dirigirán muchos cuidados enfermeros en la nutrición parenteral.

Prevención de complicaciones infecciosas

La bacteriemia asociada al catéter es una de las complicaciones más frecuentes y la que presenta mayor riesgo para el niño. La causa es la infección del punto de inserción del catéter en la piel o el cabezal del mismo (catéter permanente), de la solución que se está administrando o por una infección sistémica[13]. La incidencia se estima en 0,2-1 por cada 1.000 días de catéter. Puede ser local o general. Cuando se produce una sepsis se manifiesta con fiebre de más de 38 °C, trombocitopenia e inestabilidad glucémica[13]. En caso de que la infección proceda del catéter, las manifestaciones serán eritema, inflamación y prurito en el punto de inserción o en el recorrido del catéter, en caso de los dispositivos tunelizados. En ocasiones, se asocia a salida de material purulento por la zona de inserción. Las recomendaciones de distintas sociedades científicas para reducir las complicaciones infecciosas en la nutrición parenteral son[11,15]:

- Los catéteres tunelizados se asocian con menores tasas de infección debido a que están protegidos de la contaminación extraluminal. Aun así, se deben implantar de forma quirúrgica, lo que puede plantear riesgos en pacientes anticoagulados y con trombocitopenia.
- Los catéteres con cubierta antimicrobiana se relacionan con una disminución de la incidencia de infecciones a corto plazo.
- Uso de catéteres con una sola luz, ya que la tasa de infección se asocia con la presencia de más luces por aumento de la manipulación. En catéteres de más de una luz, se debe reservar una exclusivamente para la administración de la nutrición parenteral, que será la distal, en caso de que sea un catéter no tunelizado. La luz del catéter por donde se administra la nutrición parenteral no se debe utilizar para extracciones sanguíneas ni para administrar otro tipo de tratamientos, especialmente, transfusiones de sangre.
- Uso de catéteres centrales de inserción periférica (PICC) cuando sea posible, ya que se asocia a un menor riesgo de infección en comparación con los catéteres venosos centrales a corto plazo. Especialmente indicados en pacientes con traqueostomías o alteraciones en la anatomía del cuello, y en pacientes que requieren nutrición parenteral domiciliaria durante un período de tiempo determinado.
- Elección del sitio de punción: los accesos inguinales, el cuello y la fosa anterocubital se asocian con mayor riesgo de infección. Lo correcto es el acceso en la fosa supraclavicular para la yugular interna y la fosa infraclavicular para el acceso a la subclavia.
- Manipulación aséptica para la inserción del catéter y manipulación posterior, con lavado de manos y uso de guantes estériles.
- Evitar al máximo las desconexiones del catéter y cuando haya que hacerlas, se realizarán sobre superficie estéril.

- Utilizar apósitos transparentes de poliuretano, con cambios cada 7 días en caso de que no se aprecien exudados o alteraciones en la integridad del apósito. Si se produce sangrado, realizar cura del punto de punción. En el manejo de los catéteres, deben limpiarse los tapones con alcohol. El cambio de las líneas de infusión debe realizarse cada 24 horas. Si la nutrición parenteral no contiene lípidos se realizará cada 72 horas.
- Valorar la presencia de síntomas como fiebre, calor, malestar general, sudoración, tiritona, frío, etc., para poder detectar precozmente posibles infecciones.
- En caso de fiebre, se deben extraer hemocultivos tanto del catéter como por punción. Se suspende la administración de nutrición parenteral por esa vía y se deja en la luz del catéter 2-3 mL de una mezcla de vancomicina y amikacina, tras extraer los hemocultivos.

Prevención de la obstrucción del catéter

La obstrucción del catéter es una complicación que puede ocurrir sobre todo en pacientes con nutrición parenteral de larga duración, incluida la domiciliaria. Se debe a la proliferación de una vaina de fibrina, obstrucción de la luz o trombosis venosa. No hay que olvidar que la heparina puede precipitar con las soluciones lipídicas, por lo que tras desconectar una solución que contenga lípidos, es fundamental lavar con solución salina antes de heparinizar. En caso de obstrucción del catéter, la actuación dependerá de la causa[13]:

- **Malposición del catéter.** Como medida de prevención se debe comprobar la correcta posición del catéter mediante radiografía y asegurar su fijación. En caso de que ocurra, se aspira con una jeringa con solución fisiológica colocando al

paciente en Trendelenburg y pidiéndole que tosa, además de que mueva el cuello o los brazos.
- **Oclusión trombótica.** Para prevenir la oclusión se deben hacer lavados con 3-5 mL de solución fisiológica en jeringas de 10 mL tras la administración de fármacos o extracción de muestras de sangre, seguido de heparinización en caso de que no se vaya a utilizar en 8 horas[11]. No existe evidencia ni consenso en la adición rutinaria de heparina en dosis de 0,5 a 1 UI/mL en las soluciones de nutrición parenteral, como profilaxis de la oclusión del catéter. Si se produce la oclusión se deberá administrar urocinasa en función del peso del niño.

Fórmulas nutritivas

En la edad pediátrica es infrecuente la utilización de **fórmulas estandarizadas** de nutrición parenteral por la dificultad de adaptación a las distintas situaciones fisiopatológicas[13]. La alternativa es un diseño individualizado de la fórmula, sustentado en el conocimiento de las necesidades de energía y nutrientes del paciente en cualquier etapa de desarrollo, ya que dichas necesidades varían con la edad, el peso, el estado de hidratación y la situación de estrés metabólico (**Tabla 19-1**). Básicamente, las mezclas de nutrición parenteral incluyen macronutrientes (aminoácidos, hidratos de carbono y lípidos) que proporcionan energía y proteínas, micronutrientes (vitaminas y oligoelementos), y agua y electrolitos[11,15].

Las necesidades de líquidos son muy elevadas en el período neonatal y van disminuyendo hasta la edad adulta. Se calculan según edad, peso, estado de hidratación, temperatura ambiental y enfermedad de base. En general, aumentan en caso de fiebre, hiperventilación, hipermetabolismo y pérdidas gastrointestinales, y disminuyen en caso de fracaso renal y de insuficiencia cardíaca congestiva. Asimismo, el cálculo de las necesidades energéticas se individualiza según edad, estado nutricional y enfermedad subyacente. En general, el gasto energético en reposo (GER) se estima a partir de las ecuaciones de predicción y se corrige por el factor de actividad y el grado de estrés.

En relación a las necesidades de proteínas, también varían con la edad. Las recomendaciones que garantizan un correcto balance nitrogenado y un crecimiento adecuado se muestran en la **tabla 19-1**. Normalmente, hasta los 10 años se utilizan soluciones de aminoácidos específicas para niños, con un mayor contenido de taurina y cisteína y menor cantidad de aminoácidos aromáticos y sulfurados.

Preparación y administración de la fórmula

La evidencia recomienda elaborar la mezcla nutritiva en los servicios de farmacia, en **campanas de flujo laminar** (**Fig. 19-3**), para garantizar las condiciones de asepsia en la manipulación de los componentes, y para adecuar las cantidades de macronutrientes, micronutrientes y volumen prescritos a partir de las soluciones específicas[11]. Las bolsas utilizadas para contener la mezcla deben ser multicapa, con dos capas de etileno acetato de vinilo y entre ellas una capa de un copolímero, que minimiza la degradación de vitaminas

---

Tabla 19-1. Composición de la fórmula nutritiva

Macronutrientes

- L-aminoácidos: para asegurar la síntesis proteica (150-250 kcal/g nitrógeno)
- Glucosa: 50-60 % del valor energético total. No se deben superar:
  – Lactantes: 1,2-1,4 g/kg/h
  – Niños (1-10 años): 1,0-1,2 g/kg/h
  – Adolescentes: 0,5-0,8 g/kg/h
- Lípidos
  – 30-35 % del valor energético total
  – Proporcionan ácidos grasos esenciales

Micronutrientes

- Vitaminas
  – Mezcla de hidrosolubles y liposolubles
  – La disponibilidad disminuye con la luz
- Oligoelementos (son necesarios en cantidades mínimas, pero realizan funciones esenciales):
  – Yodo, zinc, selenio, cromo, cobre, manganeso
  – La administración de hierro es controvertida
- Minerales y electrolitos
  – Calcio, fósforo y magnesio
  – Sodio, potasio

Adaptada de: Moreno J et al.[13]

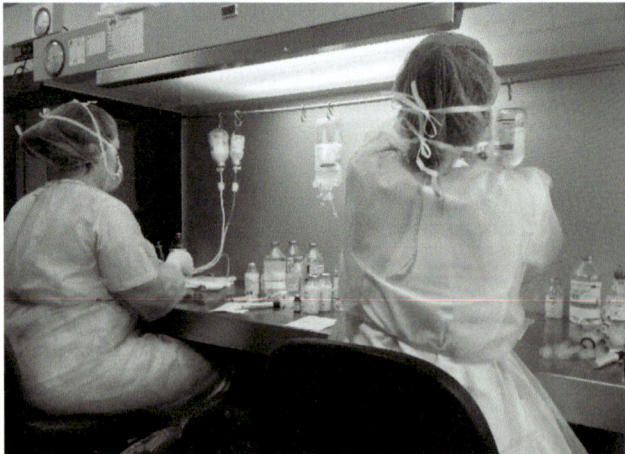

Figura 19-3. Campana de flujo laminar.

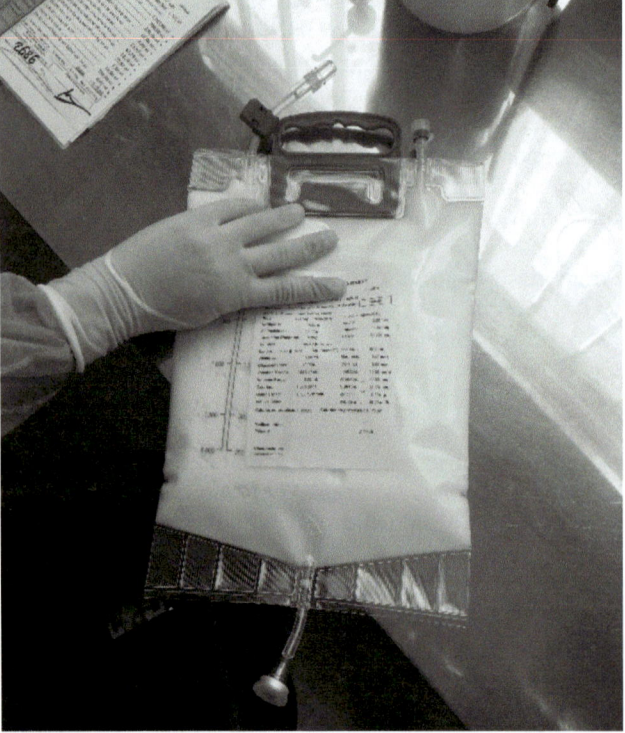

Figura 19-4. Bolsa de nutrición parenteral preparada y con la tarjeta de identificación.

y la formación de peróxidos por exposición a la luz. Una vez preparada (**Fig. 19-4**), se debe identificar con el nombre del paciente, la composición de la mezcla, la osmolaridad, la fecha de caducidad, la velocidad de infusión y se almacenan refrigeradas hasta el momento de la administración, para evitar la desestabilización de la emulsión lipídica y las interacciones entre nutrientes[10,13]. Además, deben llevar bolsa fotoprotectora y conectarlas a sistemas de infusión opacos que protegen de los fenómenos de peroxidación por exposición a la luz.

Las recomendaciones incluidas en las guías de práctica clínica para asegurar una administración segura incluyen los siguientes aspectos[11,13,15]:

- Lavado de manos.
- Los dispositivos protectores deben ser tipo *Segur-lock* o válvulas herméticas sin aguja para disminuir el riesgo de infección y evitar pinchazos accidentales.
- Usar filtros de 1,2 µm para nutrición parenteral con aminoácidos y dextrosa, y de 0,22 µm para nutrición parenteral sin lípidos; estos filtros impiden la entrada de aire y partículas en el torrente circulatorio. Son preferibles los sistemas de administración con filtro incorporado.
- Administrar siempre con bomba volumétrica, y en caso de precisar volúmenes muy pequeños, con bomba de jeringa (v. **Fig. 19-2**).
- Mantener la bolsa de nutrición parenteral refrigerada hasta una hora antes de la administración, tiempo requerido para que se atempere.
- Mover suavemente la bolsa para que se homogeneice su contenido antes de la conexión.
- Comprobar integridad de la bolsa y la presencia de posibles roturas u otros defectos.
- Valorar la existencia de partículas en suspensión o precipitados, así como separación del contenido.
- Comprobar en la etiqueta de la bolsa que los componentes que figuran en ella coinciden con la pauta de tratamiento y con el nombre del paciente para el que está prescrita. Se comprueba también la coincidencia con la vía de administración central o periférica, hora de inicio, velocidad de infusión y caducidad de la fórmula.
- Confirmar identidad del paciente de forma verbal y cotejando con la pulsera identificativa.
- Utilizar técnica estéril en manejo de los accesos vasculares.
- Iniciar la nutrición parenteral tras ajustar la bomba de infusión y conectar la bolsa al paciente.
- Administrar la nutrición parenteral por una luz del catéter exclusiva para la nutrición. En caso de que el catéter tenga una sola luz y haya que administrar un fármaco, se debe lavar con 10 mL de solución salina antes y después de la infusión de fármacos.
- No añadir ningún tipo de sustancia o fármaco a la bolsa de nutrición parenteral para evitar la desestabilización de la mezcla.
- Iniciar protocolo de monitorización, que incluye:
  - Respuesta del paciente: posibles efectos adversos durante la administración de la nutrición parenteral.
  - Valoración de constantes vitales, monitorización de glucosa, balance hídrico, ionograma y peso corporal diario.

La administración de la nutrición parenteral en niños se programa a lo largo de las 24 horas. Este método es aplicable tanto cuando se utilizan mezclas ternarias (con inclusión de lípidos), como cuando los lípidos se administran por separado. En este último caso, la solución lipídica se puede infundir en un tiempo menor siempre que no se superen los límites de velocidad de infusión.

Cuando los tratamientos son prolongados y/o en el domicilio del paciente, la nutrición parenteral se administra de forma cíclica en períodos cortos de tiempo, que oscilan entre 8 y 16 horas y habitualmente por la noche, para permitir la actividad del niño/a durante el día[15]. En esta modalidad, hay que tener la precaución de infundir solución salina al

0,9 % al finalizar la administración para evitar así la oclusión del catéter[13].

 La **velocidad de infusión** se establece a partir del volumen total que administrar dividido entre el tiempo total de administración: 8-16 o 24 horas. El **límite de la velocidad de infusión** dependerá del volumen para administrar y del tiempo programado para la administración.

Se muestra para cada volumen y tiempo de infusión, el cálculo de velocidad o ritmo de infusión, que marcará el límite de velocidad de infusión:

- 500 mL en 24 horas tienen una velocidad o ritmo de infusión de 21 mL/h. Este es el límite de velocidad de infusión.
- 1.200 mL en 24 horas tienen una velocidad de infusión de 50 mL/h.
- 1.200 mL en 16 horas tienen una velocidad de infusión de 75 mL/h.

Cuidados enfermeros ante las complicaciones

La nutrición parenteral no está exenta de riesgos, asociados a complicaciones derivadas del procedimiento. Pueden ser mecánicas, infecciosas, metabólicas y psicológicas. La prevención requiere una estricta monitorización de los pacientes para facilitar la detección precoz, así como establecer la eficacia y evaluar cambios durante la evolución clínica del niño. La realización de un **plan de cuidado sistematizado** para los niños con nutrición parenteral ha demostrado su eficacia en la administración de la fórmula, así como para la planificación de cuidados generales que proporcionen bienestar al paciente. La taxonomía NANDA-I[19] propone para estos casos: *Riesgo de infección* (00004), *Ingesta nutricional inadecuada* (00343) y *Riesgo de deterioro del equilibrio hidroelectrolítico* (00491). Las intervenciones enfermeras según taxonomía NIC[20] son: *Manejo de la hiperglucemia* [2120] y *Administración de nutrición parenteral total* [1200].

NUTRICIÓN ARTIFICIAL DOMICILIARIA

La **nutrición artificial domiciliaria** es la administración de nutrientes a través de la vía digestiva o intravenosa en el domicilio, con la finalidad de mejorar o mantener el estado nutricional del paciente en el ámbito sociofamiliar.

Para el correcto desarrollo de la nutrición artificial domiciliaria[2,16,17] es necesario un equipo interdisciplinar formado por enfermeras, pediatras, farmacéuticos y trabajadores sociales con experiencia en este tipo de pacientes y con una prioridad común: el apoyo a los padres, que son los responsables de los cuidados diarios, de la detección de problemas y de la búsqueda de soluciones. Por estas razones, los cuidadores principales del paciente pediátrico necesitan recibir, por parte de enfermeras expertas, un riguroso programa de educación y entrenamiento, con el objetivo de garantizar el tratamiento nutricional y los cuidados correspondientes en un entorno más cómodo, favoreciendo su integración social y el máximo bienestar posible y, a su vez, con una reducción de los costes derivados de la hospitalización.

Entre los criterios de selección de candidatos, se debe tener en cuenta la situación física, psíquica y social del paciente y su familia, las condiciones higiénicas del domicilio para garantizar la eficacia y seguridad del procedimiento, así como que la familia comprenda y haya asimilado el programa educativo antes del alta[11]. Es decir, además de los criterios técnicos hay que considerar, sobre todo cuando se trata de pacientes pediátricos, las consecuencias en el entorno familiar y, fundamentalmente, en la figura materna, que es quien renuncia en la mayoría de las ocasiones a su vida profesional y social[16].

La nutrición enteral domiciliaria, en particular a través de gastrostomía, es una práctica segura cuyo objetivo principal es mejorar la calidad de vida del paciente cuando tiene que prolongar el tratamiento nutricional durante largos períodos de tiempo, incluso, de forma permanente, sin necesidad de hospitalización. Permite al paciente permanecer en su entorno sociofamiliar, con similares garantías de seguridad y eficacia[2].

Paralelamente, la nutrición parenteral domiciliaria está indicada en niños que necesitan apoyo nutricional prolongado y su familia es capaz de asumir la responsabilidad de los cuidados y aceptan los cambios que se van a producir en su estilo de vida. De esta forma, el paciente permanece en su domicilio, se evita una hospitalización prolongada y, en general, mejora la calidad de vida[12,13].

Educación a la familia y/o cuidador principal

Los programas de educación orientados a los cuidadores principales de los pacientes pediátricos deben proporcionar información acerca del tipo de nutrición artificial en cada caso, señalando las necesidades de cuidado derivadas de dicha modalidad terapéutica. Deben ser capaces de diferenciar las partes de la sonda, describir el material fungible necesario para llevar a cabo una correcta nutrición, indicar la forma de conservación y preparación de las fórmulas, conocer el plan de acción ante posibles complicaciones, y distinguir la estructura sanitaria de apoyo[2].

Las enfermeras de atención hospitalaria son responsables del entrenamiento de la familia durante la estancia del paciente en el hospital, mediante indicaciones verbales con lenguaje comprensible, instrucciones por escrito y demostración práctica. Además, en el área de habilidades, durante la nutrición enteral domiciliaria los cuidadores principales deben ser entrenados y efectuar los cuidados específicos de la sonda, el manejo correcto del material necesario y los derivados de la administración de la dieta. En el caso de la nutrición parenteral domiciliaria, se presta especial atención a los cuidados de la vía venosa, preparación, almacenamiento y administración de la fórmula, y a la prevención y actuación ante las posibles complicaciones.

Paralelamente, las enfermeras de atención primaria deben estar en contacto continuo para asegurar el seguimiento del niño y su familia. Las características de dicho entrenamiento incluyen[16-18]:

- Información clara y comprensible para evitar la confusión y el temor a lo desconocido.

- Información repetitiva y progresiva para asegurar el aprendizaje.
- Información completa. Incluye cuidado de la sonda, de la gastrostomía o de la vía venosa, manipulación de los equipos de administración, almacenamiento, y cantidad y horario de administración de la fórmula. Incluye también cómo solicitar material y un teléfono de contacto durante las 24 horas para resolver dudas rutinarias o de urgencia.
- Información preventiva. Hay que informar de los posibles riesgos, para que los identifiquen, sepan actuar y cuando hay que consultar.
- Información evaluativa. Antes del alta, los padres deberán realizar una simulación correcta de lo que tendrán que realizar en el domicilio. De no ser así, se continúa con el entrenamiento hasta que garanticen la seguridad del paciente durante el procedimiento. Se debe entregar información en papel o digital para consultar *a posteriori*.
- Por último, durante el desarrollo del programa de educación, que suele durar entre 10 y 15 días, se manifestará motivación y compromiso con el taller, se verbalizarán las dudas acerca de los cuidados de la sonda, se expresarán miedos relacionados con el manejo en el domicilio de la sonda o de la vía venosa, y se compartirán experiencias con otros cuidadores de niños en la misma situación.

Aspectos técnicos de la nutrición enteral domiciliaria

Es frecuente que las familias decidan utilizar alimentos habituales triturados. Si es posible, las recomendaciones a tener en cuenta son las mismas que cuando se preparan alimentos para bebés.

En caso de utilizar fórmulas nutritivas, se preparan igual que en el hospital, y se guardará refrigerado el sobrante de un envase en administración intermitente.

Aspectos técnicos de la nutrición parenteral domiciliaria

Se debe tener en cuenta:

- **Preparación:**
  - La realización de todo el proceso de conexión y retirada de la nutrición parenteral ha de llevarse a cabo en una habitación donde puedan mantenerse las máximas condiciones higiénicas.
  - El material necesario se almacenará en un lugar cerrado y, si es posible, habilitado solo para ese fin.
- **Mezclas o fórmulas nutritivas:**
  - En general son mezclas ternarias con las mismas características que las utilizadas durante la hospitalización. Se deben conservar en el frigorífico (4 °C) y si las vitaminas y oligoelementos se añaden en el domicilio, se conservan en perfectas condiciones durante más tiempo. Estas indicaciones vendrán determinadas por la institución dispensadora.
- **Ritmo de infusión:**
  - Habitualmente, el tiempo de infusión oscila alrededor de las 16 horas, sobre todo si el niño es muy pequeño. Este tiempo se puede acortar si el niño tolera alimentación por vía oral o enteral.
  - El ritmo se ajustará en la bomba de infusión, imprescindible en nutrición parenteral domiciliaria, de acuerdo al volumen y tiempo de administración.

PUNTOS CLAVE

- La nutrición artificial proporciona las necesidades nutricionales de los pacientes que no se pueden alimentar de forma convencional. Existen dos tipos, la nutrición parenteral, que consiste en la administración de soluciones de macronutrientes y micronutrientes al torrente circulatorio; y la nutrición enteral, que suministra dietas líquidas completas o modificadas a la vía digestiva, siendo imprescindible que exista funcionalidad gastrointestinal.
- La nutrición enteral tiene acceso mediante sondas gástricas o intestinales o a través de ostomías de alimentación. La forma de administración vendrá determinada por la localización de la sonda u enterostomía, la administración continua o intermitente, la velocidad de infusión y la tolerancia del niño.
- Hay que tener especial precaución con la administración de fármacos por sonda; se debe seguir un estricto protocolo al manipular la forma farmacéutica para evitar errores que alteren la eficacia del fármaco, la propia fórmula nutricional y/o comprometer la seguridad del paciente.
- La nutrición parenteral requiere de accesos venosos con características específicas según la fórmula que administrar, preferentemente centrales debido a la osmolaridad de las fórmulas y en relación con el tiempo previsto de administración de la nutrición parenteral.
- Las principales complicaciones serán las infecciosas y de obstrucción del catéter, junto con las relacionadas con la propia fórmula, su velocidad de infusión y la tolerancia del niño.
- La nutrición artificial domiciliaria implica un avance en la incorporación de la nutrición enteral o parenteral al entorno de vida de los niños y sus familias. Requiere de soporte profesional y apoyo a las familias en este aprendizaje.

REFERENCIAS

1. Segarra Cantón Ó, Redecillas Ferreiro S, Clemente Bautista S. Guía de nutrición pediátrica hospitalaria. 5ª ed. Madrid: Ergon; 2022.
2. Bischoff S, Austin P, Boeykens K, Chourdakis M, Cuerda C, Jonkers-Schuitema C, et al. ESPEN guideline on home enteral nutrition. Clinical Nutrition. 2020;39(1):5-22.
3. Irving SY, Rempel G, Lyman B, Sevilla WMA, Northington LD, Guenter P. Pediatric Nasogastric Tube Placement and Verification: Best Practice Recommendations From the NOVEL Project. Nutr Clin Pract. 2018;33:921-7.
4. Boullata J, Carrera A, Harvey L, Escuro A, Hudson L, Mays A, et al. AS-PEN Safe Practices for Enteral Nutrition Therapy. Journal of Parenteral and Enteral Nutrition. 2017;41(1):15-103.
5. Grupo de estandarización de la Sociedad Española de Nutrición Parenteral y Enteral (SENPE). Documento de consenso SENPE/SEGHNP/ANECIPN/SECP sobre vías de acceso en nutrición enteral pediátrica [Internet]. Sociedad Española de Gastroenterología, Hepatología y Nutrición Pediátrica 2010. Disponible en: https://www.seghnp.org/documentos/documento-de-consenso-senpeseghnpanecipnsecp-sobre-vias-de-acceso-en-nutricion-enteral [consultado en 23-04-2025].
6. Ureña Horno L, Manrique Moral O, Clemente Yago F, Mateo García M. Protocolo de Nutrición Enteral en Pediatría HGUA. Módulo Gastroenterología Pediátrica y Nutrición [Internet]. Serviciopediatria.com. 2019. Disponible en: https://serviciopediatria.com/wp-content/uploads/2020/02/Protocolo-NUTRICIÓN-ENTERAL-EN-PEDIA-TRÍA.-SP-HGUA-2019..pdf [consultado en 23-04-2025].
7. Galera Martínez R, López-Ruzafa E, Moráis López A, Lama More R. Actualización en el soporte nutricional del paciente pediátrico críticamente enfermo. Acta Pediatr Esp.2017;75(8):e117-23.
8. Lama More R, Blanca García J. Nutrición enteral en pediatría. 2ª ed. Barcelona: Glosa; 2015.
9. Cordero ML, Hodgson MI, Schilling KW, Barja YS, Muñoz BE, Antilef R, et al. Nutrición Enteral Domiciliaria (NED) en niños y adolescentes. Recomendaciones de la Rama de Nutrición de la Sociedad Chilena de Pediatría. Rev Chil Pediatr. 2019;90(2):222-8. Disponible en: https://andespediatrica.cl/index.php/rchped/article/view/1000/1057 [consultado en 23-04-2025].
10. Jeong E, Jung YH, Shin SH, Kim MJ, Bae HJ, Cho YS, et al. The successful accomplishment of nutritional and clinical outcomes via the implementation of a multidisciplinary nutrition support team in the neonatal intensive care unit. BMC Pediatrics. 2016;16(1):113.
11. Pedrón Giner C, Cuervas-Mons Vendrell M, Galera Martínez R, Gómez López L, Gomis Muñoz P, Irastorza Terradillos I, et al. Pediatric parenteral nutrition: Clinical practice guidelines from the Spanish Society of Parenteral and Enteral Nutrition (SENPE), the Spanish Society of Pediatric Gastroenterology, Hepatology and Nutrition (SEGHNP) and the Spanish Society of Hospital Pharmacy (SEFH). Nutr Hosp. 2017;34(3):745-58.
12. Ríos-González R, Anaya-Florez MS, Gutiérrez-Hernández JI, et al. Nutrición parenteral en pacientes pediátricos: indicación y complicaciones en tercer nivel. Rev Med Inst Mex Seguro Soc. 2015;53(S3):262-269.
13. Moreno Villares J, Irastorza Terradillos I, Prieto Bozano G. Complicaciones de la nutrición parenteral pediátrica. 2017;34(S3):55-61.
14. Irastorza Terradillos I. Vías de acceso en nutrición parenteral pediátrica. Nutr Hosp. 2017;34(S3):9-13.
15. Kolacek S, Puntis J, Hojsak I, the ESPGHAN/ESPEN/ESPR/CSPEN working group on pediatric parenteral nutrition. ESPGHAN/ESPEN/ESPR guidelines on pediatric parenteral nutrition: Venous access. Clinical Nutrition. 2018;37(6):2379-91.
16. Hill S, Ksiazyk J, Prell C, Tabbers M, Braegger C, Bronsjy J, and ESPGHAN/ESPEN/ESPR/CSPEN working group on pediatric parenteral nutrition. ESPGHAN/ESPEN/ESPR/CSPEN guidelines on pediatric parenteral nutrition: Home parenteral nutrition. Clinical Nutrition. 2018;37(6 Pt B):2401-8.
17. Kim H, Chang SJ. Implementing an educational program to improve critical care nurses enteral nutritional support. Australian Critical Care. 2019;32(3):218-22.
18. Díaz Gómez J, Martín Salinas C, Calvo Viñuela I, Rico Hernández MA, Armero Fuster M. Nutrición parenteral y nutrición parenteral domiciliaria. En: Martín Salinas C, Díaz Gómez J. Nutrición y Dietética. Madrid: Editorial DAE, 2019. Pág 679-99.
19. Herdman TH, Kamitsuru S, Lopes CT. Diagnósticos enfermeros: definiciones y clasificación, 2024-2026, 13ª ed. Barcelona: Elsevier; 2024.
20. Wagner CM, Butcher HK. Clasificación de Intervenciones de Enfermería (NIC), 8ª ed. Barcelona: Elsevier; 2024.

  CASOS   **AUTOEVALUACIÓN**   **ENLACES DE INTERÉS**   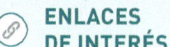 **PREGUNTAS DE REFLEXIÓN**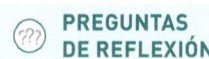

Cuidados enfermeros en situaciones agudas

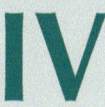

Estrategias para la adaptación a la hospitalización

20

P. González Villanueva y S. Vozmediano Adán

OBJETIVOS

- Describir el significado de la hospitalización en las diferentes etapas de desarrollo.
- Identificar los efectos de la hospitalización para niños, adolescentes y sus familias.
- Desarrollar diferentes estrategias asistenciales y educativas que promuevan la adaptación del niño y la familia en el hospital.
- Identificar diagnósticos enfermeros relacionados con el afrontamiento familiar durante la hospitalización de los hijos.
- Determinar la intervención enfermera ante un niño con dificultades en la hospitalización (desarrollado en caso clínico).

HOSPITALIZACIÓN EN LA INFANCIA Y EN LA ADOLESCENCIA

La atención al niño enfermo se ha planteado, durante siglos, desde dos perspectivas distintas: la de curar su enfermedad fisiológica, sin preocuparse de los aspectos emocionales, con fármacos u operaciones quirúrgicas; y la de organizar su ingreso hospitalario pensando en no alterar el orden y la tranquilidad de la institución. Por ello, era normal que las madres y los padres no estuvieran presentes en los procedimientos de su hijo, o incluso durante la propia duración del ingreso, sin tener en cuenta el sufrimiento que esto podía ocasionar tanto al menor como al núcleo familiar. En la actualidad, esta separación puede parecer una aberración, pero no fue hasta la década de 1950, cuando diversos autores como Spizt, Bowlby o Robertson, realizaron estudios sobre el desarrollo emocional del niño y el intenso estrés emocional que manifestaba al separarle de su familia[1,2].

Cualquier situación que requiera hospitalización genera un gran estrés físico y emocional en el paciente pediátrico: implica una ruptura con sus actividades cotidianas, la separación de su entorno familiar y la entrada en un ambiente desconocido. Se reconoce como el evento que produce mayor ansiedad en los niños, ya que su percepción en la experiencia de hospitalización excede sus capacidades para poder resolverla y afrontarla. También puede ser una experiencia positiva porque ofrece la oportunidad de aprender a superar con éxito situaciones difíciles[3].

Estresores hospitalarios

Las investigaciones indican que los niños que muestran mayores alteraciones de tipo emocional o psicológico ante la enfermedad y la hospitalización son:

- Los niños más pequeños.
- Los niños hospitalizados por primera vez.
- Los niños sometidos a intervención quirúrgica.
- Aquellos con padres y/o madres muy ansiosos y que no han preparado emocionalmente a su hijo.
- Los niños con experiencias previas negativas de hospitalización.

La intervención del equipo asistencial debe dirigirse al niño y a sus padres, dado que la ansiedad de los progenitores provoca malestar en el niño y modificación de su dinámica interna. Se trata de que la madre, el padre o el familiar, en colaboración con los profesionales, consigan minimizar los efectos perjudiciales y potenciar los efectos beneficiosos de la experiencia.

Partiendo de que cada niño es único, la mayoría de los estudios coinciden en señalar las siguientes como **situaciones estresantes:**

- Dolor.
- Enfermedad.
- Entorno hospitalario.
- Procedimientos invasivos.
- Anestesia, por el miedo a no despertar.
- Separación de su entorno familiar y amigos.
- Estrés de las personas acompañantes (generalmente padres y madres).
- Ruptura de la rutina habitual y adaptación a una rutina desconocida e impuesta.
- Pérdida de autonomía, control y competencia personal.
- Incertidumbre.
- Muerte[3,12].

La hospitalización puede provocar en los más pequeños llanto, problemas con las comidas, conductas regresivas o ansiedad de separación. En los preescolares y escolares puede producir tristeza y depresión como síntomas más generalizados. Esto suele estar relacionado con los miedos a estar en un sitio desconocido, al daño físico, a estar separados de la familia, a los procedimientos invasivos o al dolor[4,5].

De la restricción a la política de *puertas abiertas*

Desde el Plan de Humanización de la Asistencia Hospitalaria, iniciado en España en 1984, hasta la actualidad (Plan de Humanización de la Asistencia Sanitaria 2016-2019), se han producido enormes cambios en los hospitales españoles. En 1986 el Parlamento Europeo aprobó la Carta Europea de Derechos del Niño Hospitalizado, la cual establecía cómo se debía actuar con los niños durante su proceso de hospitalización.

Durante la década de 1990, las investigaciones mostraban que la participación de las madres/padres en el cuidado del niño era un tema importante, pero todavía había mucha resistencia por parte de los profesionales para implicarlos en su cuidado. Esto se observa en las restricciones en el horario de visitas, que fue dando paso a la política de **puertas abiertas**, una visita posible las 24 horas del día[6,7].

Uno de los conceptos erróneos fue partir de que los padres eran «visitas». Si se cambia el concepto y se les considera como las personas responsables del cuidado de sus hijos, seguramente cambie la forma de plantear la atención[1].

Hay que reseñar la importancia de incluir en el cuidado del niño y del adolescente a las familias en todas las áreas de la hospitalización, incluidas los servicios de urgencias y las unidades especiales, como la unidad de cuidados intensivos neonatal (UCIN) y pediátrica (UCIP)[2]. Quienes deben proporcionar los cuidados durante y después del proceso agudo de enfermedad, principalmente son madres/padres y familias, siendo responsables de los cuidados rutinarios, como la alimentación, el baño o el juego[6].

Como se indica en el capítulo 2, el cuidado centrado en la familia es el modelo de atención más recomendado. Esto implica que los profesionales conozcan cómo afecta la enfermedad a las familias, cuáles son sus preocupaciones y necesidades y que favorezcan su empoderamiento para desarrollar estrategias de afrontamiento, el control de sus emociones y la búsqueda de apoyo emocional en su entorno. En este sentido, es necesario trabajar con ellas para desarrollar **competencias** que les permitan:

- Saber manejar adecuadamente la enfermedad y proporcionar los cuidados que necesitan los niños.
- Participar activamente en el tratamiento y facilitar que sean candidatos a la hospitalización domiciliaria (actualmente en expansión).
- Buscar información adecuada y proporcionársela a sus hijos.
- Ayudar a sus hijos a desarrollar destrezas para el manejo de la enfermedad.
- Aprender a gestionar los sentimientos negativos y la ansiedad, teniendo una actitud positiva respecto a la resolución de los problemas.

- Aceptar las dificultades de los hijos, desarrollando más recursos para solucionar los problemas y colaborar estrechamente con los profesionales de los diferentes servicios: sanitarios, educativos y sociales[1].

Los derechos de madres, padres y niños hospitalizados

El 13 de mayo de 1986, el Parlamento Europeo aprobó una resolución denominada Carta Europea de los Niños y las Niñas Hospitalizados. En ella se recogen los Derechos de los Niños y Niñas Hospitalizados. Pero no solo en esta Carta se defienden los derechos de los niños; leyes como la Ley Orgánica 8/2015, de 22 de julio, de modificación del sistema de protección a la infancia y a la adolescencia, regula el derecho del menor a ser oído y escuchado. En menores de 12 años, el consentimiento lo dará el representante legal (generalmente los padres/madres/tutores legales), después de haber escuchado su opinión (v. **Cap. 4**). Entre los 12 y 16 años, cuando el **médico responsable** considera que el menor es capaz de tomar una decisión (tiene madurez suficiente o está emancipado) la voluntad del menor prevalece. Hay una excepción: en casos de **grave riesgo**. Según el criterio del médico, los padres pueden ser informados y contar con su opinión para tomar la decisión, sin que esto suponga sustituir la decisión del menor. A partir de los 16 años, el menor es autónomo para decidir. Es lo que se conoce como **mayoría de edad sanitaria**[8].

La práctica de ensayos clínicos de investigación y las técnicas de reproducción asistida requieren otro tratamiento diferente. Los ensayos clínicos tienen que ser autorizados por los Comités de Ética de la Investigación con medicamentos y tienen que otorgar un dictamen favorable.

En cuanto a los padres/madres, y dado que son también protagonistas en los derechos que precisamente recoge la Carta Europea, necesitan también estar regulados describiéndose en este apartado las medidas más recientes: permiso de paternidad y la prestación económica por cuidado de menores afectados por cáncer u otra enfermedad grave.

En marzo de 2007 se aprobó en España la Ley Orgánica 3/2007, de 22 de marzo, para la igualdad efectiva de mujeres y hombres. Con ella, los hombres y mujeres pudieron acceder entre otras cosas a: permiso de paternidad, baja de riesgo durante la lactancia, nuevas formas de disfrute del permiso de lactancia, aumento de la edad de los hijos e hijas para acceder a reducciones de jornada por cuidados infantiles o excedencias por cuidados. Posteriormente, el Gobierno aprobó el Real Decreto Ley 6/2019, de medidas urgentes para garantía de la igualdad entre mujeres y hombres en el empleo y la ocupación, con el que se equiparan los permisos de paternidad y maternidad de 16 semanas de duración[9]. Asimismo, y para favorecer la presencia continua de los progenitores durante la estancia hospitalaria, se reguló el Real Decreto Real Decreto 1148/2011, de 29 de julio, para la aplicación y desarrollo, en el sistema de la Seguridad Social, de la prestación económica por cuidado de menores afectados por cáncer u otra enfermedad grave. Con dicha legislación, se dota de un subsidio para compensar la pérdida de ingresos que sufren al tener que reducir su jornada laboral, con la consiguiente disminución de salarios, ocasionada por la necesidad de cuidar de manera directa, continua y permanente de los hijos o menores a su cargo, durante el tiempo de hospitalización y tratamiento continuado de la enfermedad (neurológica, psiquiátrica, congénita, pulmonar, prematuros nacidos antes de las 32 semanas de edad gestacional, etc.)[10]. La legislación vigente protege los derechos del niño y de los padres o tutores legales del menor indicando las enfermedades sujetas a protección.

EFECTOS DE LA HOSPITALIZACIÓN

Las investigaciones muestran que los niños que se enfrentan a una hospitalización tienen capacidades limitadas para comprender el significado de estar en un hospital; por ello, los niños de todas las edades pueden experimentar miedos y preocupaciones, pero son los lactantes y preescolares los que pueden tener mayores dificultades para hacer frente a la enfermedad, en relación con sus capacidades cognitivas y psicosociales. Experimentar la enfermedad y la hospitalización como algo negativo puede afectar al niño en su desarrollo y ocasionar dificultades psicológicas después del alta hospitalaria. En este sentido, es importante conocer las experiencias previas de cada niño para comprender su comportamiento y gestionar la atención sanitaria de la mejor manera posible. Es necesario que se desarrollen iniciativas que impliquen a los niños en las decisiones sobre su salud, que se oigan sus voces y que sean partícipes en el desarrollo de estrategias de adaptación al entorno hospitalario[9].

Los profesionales de la salud han de tener en cuenta algunos principios básicos para las intervenciones con los niños, como son el favorecer el desarrollo personal y su adaptación al medio que le rodea, la adaptación del plan terapéutico a la situación individual, así como a la edad y los recursos disponibles. Partiendo de que cada niño es único, la reacción de la población infantil-adolescente durante la hospitalización va a depender de factores como:

- La edad y etapa de desarrollo.
- El significado de la enfermedad para el niño y sus familiares.
- La separación de la familia.
- Experiencias previas.
- La capacidad adaptativa previa y las destrezas adquiridas.
- El nivel de dolor e incapacidad.
- El tiempo de permanencia en el hospital.

La **ansiedad de separación** se considera uno de los factores estresantes más importantes, sobre todo en menores de 7 años. Surge cuando el niño tiene que separarse de sus padres o de las figuras vinculares principales. Esto ha de tenerse en cuenta en todo tipo de unidades, incluidas las urgencias y las unidades de cuidados intensivos.

Por ello, entre los objetivos más importantes de las enfermeras está el favorecer, facilitar, implicar y estimular la presencia de la familia en el hospital, y permitir así la adaptación de los niños a su nuevo ambiente[1,11].

¿Se vive igual la hospitalización en todas las edades? No, en cada etapa se vive de una manera diferente, aunque sí hay elementos comunes. Entre los 3 y los 6 años el miedo a estar solo, a sentirse abandonado, los procedimientos invasivos y la pérdida de control sin tener a sus padres cerca, son los estresores que reinan en esta etapa. Pueden negarse a comer o colaborar en los cuidados habituales, se enfadan o tienen problemas de sueño, llegando a evitar tener relación con otras personas. Entre los 6 y los 12 años los principales estresores son la separación de su familia y amigos, el dolor, las técnicas invasivas, la inmovilidad y la pérdida de control sobre su cuerpo y su vida. Expresan miedo al dolor, la mutilación y posible muerte. Necesitan participar en sus cuidados para mantener cierta sensación de control. En los adolescentes aparecen estresores como la pérdida de la independencia, control e intimidad y la separación de los amigos y la familia; presentan miedo a los procedimientos invasivos, al dolor, a los cambios en la imagen corporal, la discapacidad y la muerte. Si disponen de cierta autonomía y participan en la toma de decisiones, son colaboradores.

Reacciones de los niños, según la etapa de desarrollo

Neonatos y lactantes

Las primeras horas tras el parto son cruciales para la instauración del vínculo progenitores/hijo, el cual influirá de forma determinante en el estado de salud del niño y en su desarrollo emocional. Tal como se ha comentado anteriormente, las familias han tenido restricciones en la entrada a los hospitales hasta la década de 1990, dado que se pensaba que el contacto físico con los niños podía ser perjudicial aumentando el riesgo de infecciones. Además, se creía que los recién nacidos, sobre todo los prematuros, no tenían la capacidad de relacionarse o de recordar. Sin embargo, la evidencia ha conseguido que el cambio de actitud sea radical, teniendo vital importancia para el neonato, su forma de relacionarse y la vinculación afectiva con sus madres y padres. El bebé ha de sentirse cómodo, confiado, seguro. Esto requiere mantener la vinculación afectiva con la presencia de los progenitores, sus cuidados y rutina, en un ambiente cálido y confortable, controlando los ruidos, la iluminación y la tecnología[2].

Las principales reacciones de los lactantes están relacionadas con la ansiedad de separación. Si se evita la separación, tienen una gran capacidad para soportar cualquier tipo de estrés, por lo que las figuras de apego, así como los objetos tales como pañuelos o peluches con el olor de su madre o padre, cobran gran relevancia a esta edad[1,3].

Preescolares

Los estresores entre los 3 y los 6 años son el miedo a estar solo, a sentirse abandonado, los procedimientos invasivos y la pérdida de control. La separación de sus madres y padres es uno de los estresores más importantes, aunque en rela-

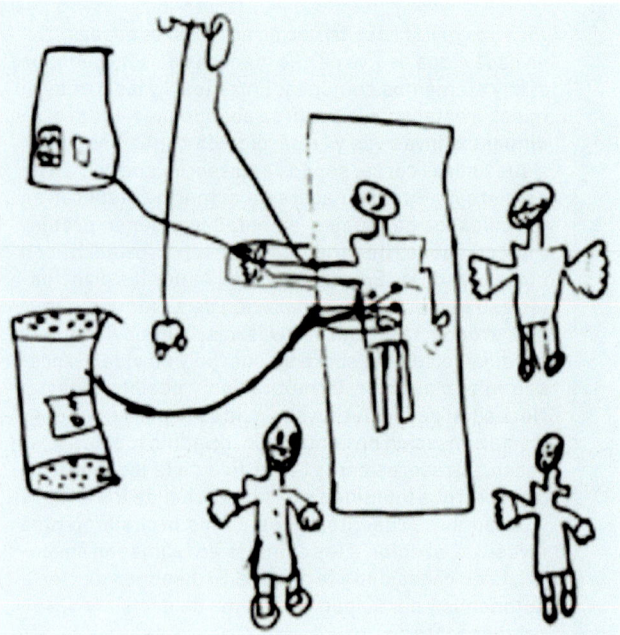

Figura 20-1. Dibujo de un niño de 6 años tras una intervención de hernia inguinal.

Imagen cortesía de V. Fiszson. De: Fiszson V, Rigol S, Muntasell I, *et al.*[17]

ción con los lactantes, toleran estar sin ellos durante breves períodos de tiempo, siempre y cuando puedan estar con otras personas en las que confíen. Los niños describen sentimientos de miedo cuando están en situaciones que ellos tienen que afrontar solos, sin la seguridad de sus padres. Las conductas de protesta pueden ser más sutiles y pasivas que en los lactantes. Suelen negarse a comer y evitan tener relación con otras personas. Pueden tener reacciones de enfado rompiendo juguetes, pegando a otros niños o negándose a colaborar en los cuidados habituales. Pueden tener problemas de sueño. La inmovilidad constituye un problema importante porque tienen una enorme necesidad de movimiento. Cuando requieren reposo, hay que buscar estrategias de movilidad pasiva.

No entienden el significado de la enfermedad, les resulta incomprensible. Los más pequeños parecen imaginar el cuerpo como una gran bolsa de plástico rellena de líquido rojo. Por esto, en la práctica, después de pinchar a un niño, es esencial poner una tirita o apósito; con esto se quedan mucho más tranquilos.

Tienen mucho miedo a los instrumentos del hospital[5], a los equipos y a los procedimientos invasivos, sean dolorosos o no. No entienden los procedimientos y porqué les tienen que hacer daño. Entre sus reacciones, es común el intentar esconderse y resistirse a los procedimientos con conductas de agresión y expresiones verbales. Pueden presentar reacciones de regresión, con un lenguaje y comportamientos de niño más pequeño.

Suelen interpretar la estancia en el hospital como un castigo. Por todo ello, resulta imprescindible la preparación para la hospitalización, los procedimientos y la cirugía. Lo que no sabe, se lo inventa, pero en esa invención puede ser mucho peor su fantasía, sus «monstruos» y sus pesadillas[1,11].

Escolares

En este grupo de edad, formado por los niños entre 6 y 12 años, hay muchas diferencias dado que los que se encuentran entre 6 y 8 años, comparten algunas de las características de la etapa preescolar, teniendo una capacidad de comprensión muy similar a ellos. A partir de los 9 años se manifiesta una evolución en el desarrollo cognitivo y, por lo tanto, un mejor nivel de comprensión. Por tanto, entre los 6 y los 12 años los principales estresores son la separación de la familia y amigos, el dolor, los procedimientos invasivos, la inmovilidad y la pérdida de control.

La hospitalización aparece como un cambio en su vida: en el ámbito escolar, en sus actividades, y en sus rutinas. El colegio se encuentra entre sus principales preocupaciones, el quedarse atrás, el perderse las actividades deportivas y el contacto con sus iguales.

Expresan miedo al dolor, la mutilación y la posible muerte. Cuando describen los tratamientos ven su cuerpo invadido por los procedimientos sanitarios. Algunos manifiestan preocupación por la imagen corporal y que su cuerpo pueda verse alterado y ser diferente a otros niños. La imagen física es muy importante para este grupo de edad. Los dibujos, las historias, suelen de gran ayuda para expresar el significado de la hospitalización (**Fig. 20-1**).

En general, en este grupo de edad los niños son colaboradores y necesitan participar en sus cuidados para mantener cierta sensación de control. Se sienten mayores y para ellos es muy importante que la enfermera cuente con ellos[11].

Adolescentes

Los estresores más importantes son la pérdida de la independencia, control e intimidad; miedo a los procedimientos invasivos, al dolor, a los cambios en la imagen corporal, la discapacidad y la muerte; la separación de los amigos y la familia. Aunque para ellos es muy importante el grupo de iguales, las investigaciones resaltan la importancia del apoyo familiar.

La construcción de la identidad es una de las tareas evolutivas de la adolescencia; por esto, para ellos es esencial todo lo relacionado con su imagen corporal y sus proyectos de vida futuros. Si disponen de cierta autonomía, se cuenta con ellos y participan en la toma de decisiones, son colaboradores.

El principal hándicap en esta etapa es que, en la mayoría de los hospitales, los ingresos no psiquiátricos de los adolescentes tienen lugar en unidades que no son específicas para pacientes de su edad. A partir de los 14-15 años suelen ingresar en unidades de adultos, las cuales, no son adecuadas para sus necesidades, dado que en ellas, los adolescentes no disponen de apoyo educativo y de ocio relacionados con su edad y etapa de desarrollo[2,4].

Las siguientes necesidades han de estar cubiertas para facilitar una evolución positiva:

- Cognitivas (necesidad de obtener información clara y extensa).
- Sociales (mantener el contacto y las relaciones con el exterior, familiares y amigos).

- Emocionales (la enfermedad y sus procesos diagnósticos y terapéuticos crearán alteraciones en su estado anímico).
- Prácticas como la falta de intimidad por no disponer de habitaciones individuales o algunos aspectos ambientales, como la ausencia de zonas de ocio de uso común que favorezca la relación con iguales, son elementos arquitectónicos que pueden mejorar o empeorar la percepción del ingreso hospitalario del adolescente[4].

Reacciones de la familia a la hospitalización

Reacciones de los padres

El temor, la ansiedad y la frustración son los sentimientos que con mayor frecuencia expresan los padres. La culpa es un sentimiento universal que lo invade todo, así como la falta de confianza en sí mismos, la inseguridad y la dificultad en la toma de decisiones.

Los factores que influyen en las reacciones de las madres y los padres están relacionados con:

- Gravedad de la enfermedad o tratamiento.
- Experiencias previas.
- Procedimientos invasivos relacionados con el diagnóstico o tratamiento.
- Sistemas de apoyo.
- Recursos personales.
- Valores y creencias.

Cada familia reacciona y vive la enfermedad de manera diferente y singular; todas pasan por las diferentes fases de adaptación (*shock*, rechazo, negación, ira, pacto, depresión y aceptación), pero sus reacciones y resoluciones son distintas.

La enfermedad del niño no solo incide en su bienestar psicológico; el modo en que los padres y la familia responden a la hospitalización puede ser de vital importancia, puesto que supone para ellos una forma de separación de la familia. La forma de adaptarse o no a la situación, va a marcar el funcionamiento de la familia. Un ingreso casual o inesperado puede suponer para la familia una oportunidad de crecimiento, madurez y fortalecimiento, como el peligro de que surjan trastornos en algunos de sus miembros.

Tras el ingreso en el hospital, la dinámica familiar se ve alterada y los roles de sus miembros se ven interrumpidos. La reacción más común es el aislamiento, cerrándose, por tanto, a cualquier apoyo que venga del exterior.

Las principales conductas que aparecen en los padres son la sobreprotección y la baja tolerancia a las frustraciones y los conflictos familiares. Dado que la hospitalización del niño genera ansiedad, estrés y depresión en los padres[13], esto puede dificultar el ajuste del niño a la hospitalización.

Las familias necesitan ser comprendidas y no interpretadas. Sus valores culturales deben ser respetados y no cuestionados. Una familia resiliente es capaz de reconocer los problemas y las limitaciones, hablar abierta y claramente acerca de ellos, analizar los recursos personales y familiares existentes, y así poder organizar y reorganizar las estrategias tantas veces como sea necesario, revisando y evaluando los logros y las pérdidas.

Tabla 20-1. Diagnósticos enfermeros más relevantes relativos al afrontamiento familiar
(00055) Desempeño ineficaz del rol
(00373) Afrontamiento familiar desadaptativo
(00389) Patrones de interacción familiar alterados
(00159) Disposición para mejorar los procesos familiares
(00080) Gestión de la salud familiar ineficaz
(00388) Deterioro de los procesos familiares

Adaptada de: Herdman TH *et al.*[21]

Algunos diagnósticos enfermeros sobre el afrontamiento familiar a la situación de hospitalización se relacionan en la **tabla 20-1**.

Reacciones de los hermanos

Las reacciones de los hermanos dependerán de la edad, etapa de desarrollo, percepción de la enfermedad, experiencias previas y la información recibida. Si son pequeños, pueden pensar que la enfermedad se ha producido por algo que ellos hayan hecho. La falta de información y de comprensión de la situación puede generar sentimientos de inseguridad, miedo, culpa. Dado que el hermano enfermo acaparará la atención de los padres, pueden sentirse «abandonados»; esto puede generar cambios en el comportamiento, falta de rendimiento en el colegio, problemas en la alimentación y/o sueño.

Se puede contribuir a que los hermanos comprendan la situación de enfermedad y hospitalización facilitando su entrada en el hospital. A pesar de que cada hospital tiene políticas distintas, la tendencia es hacia unas unidades más humanas y una política de puertas abiertas siguiendo las recomendaciones internacionales.

Es necesario incluir a las familias en la atención al niño en la unidad contribuyendo así a la humanización del cuidado:

- Ayudando a las familias en la información y comunicación sobre la enfermedad que mejore la comprensión de la necesidad de hospitalización.
- Preparándolos si hay cambios en su aspecto o imagen corporal, y sobre los equipos o dispositivos técnicos que tenga el niño ingresado.
- Invitándoles y facilitando su participación en actividades sencillas de cuidado del niño ingresado.
- Incluyendo a los hermanos en juegos y actividades lúdicas en el hospital[12].

CUIDADOS DE ENFERMERÍA A NIÑOS Y ADOLESCENTES HOSPITALIZADOS

Uno de los conceptos principales que ha de tener en cuenta la enfermera es el hecho de que el centro del cuidado son los niños, contando con su familia, pero sin dejarlos al margen. El Real Colegio de Pediatras y Salud Infantil distingue cuatro niveles de participación del niño[1]:

1. Informar.
2. Escuchar.
3. Tomar en cuenta sus puntos de vista para que ellos puedan influir en la toma de decisiones.
4. Respetar la competencia del niño como principal implicado en las intervenciones propuestas del cuidado de salud.

La estrategia más eficaz para establecer la relación de confianza con los niños, adolescentes y sus familias, es la información y la comunicación. Escucharlos es el punto de partida para identificar sus miedos, preocupaciones, su interpretación de la enfermedad, los errores o malentendidos que pueden tener; así como contar con ellos en las actividades de cuidados y la toma de decisiones. Se ha de trabajar para que la experiencia del niño sea lo más positiva posible; esto significa que se tienen que utilizar los recursos más adecuados para que puedan expresarse, dependiendo de su edad y situación: cuentos, imágenes, historias, dibujos o dramatizaciones[1].

Preparar a niñas y niños está basado en el principio de que el temor a lo desconocido supera el temor a lo conocido. Si se disminuyen los elementos desconocidos, habrá más probabilidades de que tengan menos miedo y puedan vivir la experiencia de la hospitalización de forma menos traumática.

Hay que explicar al niño en qué va a consistir lo que se le va a hacer, y básicamente qué es lo que va a vivir y sentir; esto reduce la ansiedad y aumenta, por tanto, su tolerancia al dolor.

Se debe utilizar un lenguaje sencillo, comprensible y adaptado a cada etapa del desarrollo. Las palabras técnicas pueden dar miedo. Por ejemplo, en los preescolares, en lugar de emplear la palabra «anestesia», se puede hablar de «dormir». Ellos conocen muy bien su significado y no infunde temor. Es importante que los profesionales sean honestos y no mientan; las mentiras generan desconfianza y para los niños es fundamental confiar en su familia y en el personal sanitario.

No es necesario explicar procedimientos cruentos al detalle. Se puede emplear la simulación para que entiendan qué se les va a realizar, es decir, llevar a cabo la técnica sobre uno de sus muñecos o de los padres. Se tiene que buscar la colaboración y participación de los niños de manera que puedan tener algún tipo de control, lo cual les ayuda a concentrarse en lo que tienen que hacer disminuyendo así la ansiedad[3].

Preparación para los procedimientos clínicos y la cirugía

Según Ortigosa *et al.*[12], la **preparación psicológica a la hospitalización infantil** hace referencia a todo tipo de actuación realizada con el fin de potenciar en los niños y en sus familias recursos para afrontar eficazmente las exigencias de la experiencia hospitalaria. Los objetivos generales de los programas son:

- Facilitar información a los niños y sus progenitores.
- Establecer una relación de confianza con el personal sanitario.
- Enseñar estrategias de afrontamiento.

Hay diferentes programas que incluyen una serie de técnicas basadas fundamentalmente en la trasmisión de la información, el entrenamiento en habilidades de afrontamiento, el modelado simbólico y el juego. Van dirigidos a los niños y sus familiares más cercanos. Los objetivos se centran en:

- Reducir la vulnerabilidad de los niños y los progenitores al estrés y hospitalización.
- Potenciar la habilidad de los niños y los padres y las madres para afrontar la ansiedad.
- Desarrollar o mantener el sentimiento de competencia que facilita el afrontamiento eficaz en niños y familias.
- Promover la participación de los padres como apoyo de sus hijos.
- Tener en cuenta la individualidad de los niños en relación con el nivel de funcionamiento cognitivo[12].

Dependiendo de la edad, tendrá más o menos posibilidades de entender el contexto temporal. Por esto, la preparación previa a los menores de 4 años suele hacerse con 1 o 2 días de antelación; de 4 a 7 años, con una semana para que puedan asimilar la información; sin embargo, los mayores de 7 años pueden requerir más tiempo para conocer la situación, hacer preguntas y comprenderlo.

La preparación de madres y padres es muy importante porque si afrontan la situación de forma inadecuada, contribuyen a aumentar el estrés de los niños. Por tanto, se forma a la familia para que sean ellos los que preparen a sus hijos para los procedimientos.

En el caso de la cirugía, el paciente pediátrico suele afrontarla expresando principalmente miedo a lo desconocido, temor al dolor y a la pérdida de la integridad corporal; fantasías de castración o muerte, desconfianza de la anestesia, angustia de separación de los progenitores y/o culpabilidad respecto de su enfermedad[3,17].

El miedo a la intervención quirúrgica repercute sobre la recuperación en el estado emocional y conductual. La psicoprofilaxis quirúrgica puede prevenir este efecto, y se define como un conjunto de técnicas psicoterapéuticas empleadas en la psicología pediátrica que se ocupan de preparar psicológicamente al niño y a su familia para afrontar una intervención quirúrgica con el menor impacto psicológico y físico posible. Esta preparación del paciente mejora su tránsito quirúrgico, disminuye la ansiedad y el temor (de niños y padres), facilita el despertar anestésico y reduce la necesidad de analgésicos. Se utilizan dibujos, juegos, cuentos o vídeos protagonizados por personajes infantiles que atraviesan satisfactoriamente una cirugía.

Contribuye también a la tranquilidad de los niños, el familiarizarlos con elementos quirúrgicos (gorros, batas, etc.) y con el quirófano (visita al quirófano). Para los más pequeños se emplean muñecos que son curados o intervenidos por los niños simulando ser doctores. Finalmente, pueden ser de utilidad estrategias de afrontamiento tales como relajación muscular o respiración profunda, o las imaginaciones (escenas agradables para el niño). Los niños que han recibido psicoprofilaxis presentan menores aumentos postoperatorios de la frecuencia cardíaca y de la presión arterial (menor impacto psicobiológico)[17].

Los programas de preparación psicológica utilizados en la mayoría de los hospitales de España suelen incluir:

- Control de estímulos externos para que el hospital no parezca un entorno hostil.
- Relajación muscular y respiración profunda para disminuir la activación vegetativa.
- Imaginación y distracción.
- Autoinstrucciones o autoverbalizaciones. Son frases que ayudan a los niños a afrontar la situación («todo va a salir bien») o a minimizar el carácter agresivo de la prueba («pronto habrá pasado»)[17].

MODELO *CHILD LIFE*

Dada la complejidad emocional que tienen los ingresos hospitalarios tanto para los propios enfermos, como para sus familiares y los profesionales sanitarios que los tratan, para poder acompañar a los más pequeños en este proceso y que su condición de niños se antepusiera a la de paciente, surgió el programa ***Child Life***, el cual hace referencia a mantener «el mundo infantil» en los niños hospitalizados. Este programa nació en 1982 en Estados Unidos y proporciona actividades de juego apropiadas para el desarrollo del paciente pediátrico, ofrece preparación psicológica informativa y tranquilizadora antes y durante los procedimientos, y ayuda al desarrollo de un afrontamiento positivo durante los mismos. Los especialistas *Child Life* forman parte de un modelo de atención interdisciplinario y centrado en el paciente y la familia, colaborando con ella y con todo el equipo asistencial para desarrollar un plan de cuidados de excelencia.

En Canadá y Estados Unidos hay un servicio en la mayoría de los hospitales infantiles. Está formado por profesionales de la salud, pedagogos, psicólogos, voluntarios y profesionales del entretenimiento, como los payasos. Todos ellos trabajan para dar soporte emocional a los niños/adolescentes y sus familias, con el objetivo de que comprendan el sentido de la hospitalización, la enfermedad, los procedimientos, la cirugía, y que la experiencia sea lo más positiva posible.

Disponen de espacios donde pueden jugar, dibujar, pintar, tocar un instrumento, escribir; en definitiva, espacios donde pueden hablar y expresarse libremente.

Child Life funciona en muchos países europeos, en Sudáfrica y en Australia. En nuestro país se ha puesto en marcha en el Hospital Sant Joan de Déu en Barcelona. El objetivo es que los niños vivan la experiencia del hospital como un lugar amigable, acompañados de sus familiares, con su juguete preferido, rodeados de personas como los payasos que hagan de esta experiencia algo agradable, divertido. Que el niño o niña pueda sentirse en un entorno pensado para sus características, para su modo de entender el mundo (**Fig. 20-2**).

EL JUEGO Y LAS ACTIVIDADES LÚDICAS Y ARTÍSTICAS

El juego es algo inseparable de la vida del niño. Forma parte del proceso de desarrollo y de la construcción de su identidad. Los niños necesitan **jugar**, divertirse, reírse y moverse.

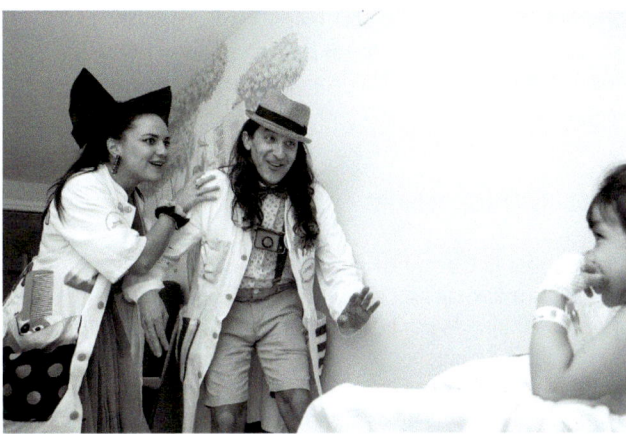

Figura 20-2. Los Doctores Sonrisa de Fundación Theodora, artistas hospitalarios profesionales (magos, músicos, interpretes, etc.), visitan a los menores hospitalizados de manera individualizada, desdramatizando la situación por la que atraviesan, llevándoles alivio y coadyuvando a una más rápida recuperación. Cortesía de: Alfonso Novo.

El juego y las actividades lúdicas disminuyen la ansiedad y el estrés, favorecen la adaptación a la experiencia hospitalaria y contribuyen al bienestar del niño. El juego con artistas hospitalarios profesionales aporta una experiencia muy positiva[15].

Las enfermeras han de tener esto en cuenta en todas las actividades que se realizan con ellos, y no olvidar que son niños, para estar abiertas a trabajar de forma creativa e integrar en sus cuidados la forma ocurrente de cuidar para disminuir la ansiedad de los niños y restarle rigidez y agresividad a algunas pruebas y tratamientos[15,17].

Dentro del juego terapéutico se encuentra el **juego de curar**, donde el niño puede realizar una gran variedad de actividades con elementos educativos que representan material sanitario, de manera que pueden jugar simulando múltiples situaciones que le ayudarán a comprender mejor su experiencia hospitalaria. Es importante que la familia participe en estas actividades y juegos, transformando aspectos estresantes en elementos positivos[17].

El arte es una forma de expresar las emociones. La **arteterapia**, cada día más utilizada y con más fuerza, es un recurso terapéutico orientado al bienestar dentro de la hospitalización infantil, utilizando el juego creativo, espontáneo y libre de niños, niñas y adolescentes. Este es el objetivo del Proyecto CurARTE, el cual se inició como un proyecto interuniversitario de promoción del juego, la educación artística y la creatividad como recursos de salud y bienestar para niños y adolescentes hospitalizados[19].

Otro método es la **musicoterapia**, que Benenzon definió como «psicoterapia que utiliza el sonido, la música, el movimiento y los instrumentos corporo-sonoro-musicales no verbales para desarrollar, elaborar y reflexionar un vínculo o una relación entre el musicoterapeuta y el paciente o grupo de pacientes, con el objetivo de mejorar su calidad de vida y rehabilitarlos para la sociedad»[18]. El foco del tratamiento está dirigido a la modificación del aspecto fisiológico, motor, psicológico, emocional, cognitivo, perceptual y autonómico. La musicoterapia proporciona beneficios significativos a los recién nacidos prematuros influyendo en la función cardíaca (frecuencias cardíacas más bajas) y respiratoria, mejora la alimentación y los patrones de succión y puede aumentar los períodos prolongados de los estados tranquilos de alerta, según el estudio de Loewy *et al.*[18]

Las aulas hospitalarias

A partir de la Carta Europea de Derechos del Niño Hospitalizado, numerosas asociaciones de profesionales y voluntarios vienen trabajando por la defensa de estos derechos y, de manera particular, el derecho de estos niños a la educación. En esta misma línea, la legislación española establece el marco de actuación de las llamadas aulas hospitalarias, así como de la atención educativa domiciliaria en los casos de convalecencia prolongada, para aquellos niños enfermos que deban de permanecer en casa.

Las **aulas hospitalarias** se definen como unidades escolares ubicadas en un centro hospitalario. Ofrecen el derecho a la educación a aquellos pacientes pediátricos que no puedan asistir al centro escolar por encontrarse hospitalizados. Desempeñan una función principal, que es evitar o reducir en la medida de lo posible las repercusiones negativas que la hospitalización conlleva en el paciente pediátrico[20].

La Ley Orgánica 1/1990, de 3 de octubre, de Ordenación General del Sistema Educativo, establece que con el fin de hacer efectivo el principio de igualdad en el ejercicio del derecho a la educación, los poderes públicos desarrollarán acciones de carácter compensatorio en relación con las personas, grupos y ámbitos territoriales que se encuentren en situaciones desfavorables y proveerán los recursos económicos para ello. Tales unidades han posibilitado que el alumnado ingresado en estos hospitales no haya quedado aislado de su proceso escolar.

En la actualidad y gracias al avance en los tratamientos terapéuticos, la estancia en los hospitales se ha podido ver disminuida, implicando, en ocasiones, un mayor período de convalecencia en el domicilio familiar. El modelo de atención educativa al alumnado enfermo se ha tenido que adaptar para, por una parte, recibir apoyo educativo en el hospital el tiempo que esté ingresado y, por otra, recibir apoyo educativo en su domicilio, con el fin de que la enfermedad no sea causa de marginación social.

Dentro de las ventajas y beneficios que proporcionan se encuentran: el desarrollo de actividades, fomento de las relaciones sociales, proporcionar apoyo afectivo y emocional y aumento de la autoestima, disminución de los niveles de ansiedad y estrés, y mejora del estado anímico del paciente, lo cual favorece el proceso de adaptación y recuperación del niño y su familia[20].

HOSPITALIZACIÓN A DOMICILIO

La Carta de los Derechos del Niño Hospitalizado promulga el derecho a que los niños solo se hospitalicen en el caso de que no puedan recibir cuidados en su casa o en un centro de salud. El Decálogo del Niño Ingresado empieza así: «No me ingreses si no es absolutamente necesario»; y termina: «Dame de alta lo antes posible». Estos derechos son la razón de ser de la **hospitalización a domicilio pediátrica** (HADOP).

La HADOP es una alternativa a la hospitalización tradicional, capaz de proporcionar asistencia en el domicilio del paciente cuando este ya no precise estar hospitalizado, pero sí requiere vigilancia activa y asistencia compleja.

Se puede utilizar en situaciones agudas o crónicas. Se requiere de contacto telefónico, videollamadas y/o visitas domiciliarias con los profesionales según el plan establecido de tratamiento. Su implantación en España va en una tendencia creciente.

Este tipo de hospitalización ha de cumplir con unos requisitos: que el niño se encuentre en una situación estable, salvo en los casos de cuidados paliativos; la familia ha de estar de acuerdo en llevar a cabo la hospitalización en el domicilio, que ha de cumplir con unas condiciones sanitarias mínimas y los cuidadores han de estar capacitados para cubrir las necesidades de cuidados[16].

PUNTOS CLAVE

- La hospitalización es un evento estresante para los niños y sus familias.
- Los principales estresores son: ansiedad de separación, situaciones desconocidas, procedimientos invasivos, dolor, experiencias previas y pérdida de control.
- Para desarrollar estrategias de adaptación, es fundamental la información y la participación de los niños y las familias.
- La preparación previa para la hospitalización, los procedimientos y la cirugía disminuye la ansiedad, el temor y el estrés.
- El juego, las actividades escolares, lúdicas y artísticas favorecen el proceso de adaptación al medio hospitalario.

REFERENCIAS

1. González Villanueva, P. Cuidados de Enfermería a niñas, niños y adolescentes en la hospitalización. En: González Villanueva, P (Coordinadora). Enfermería de la infancia y la adolescencia. Madrid: Editorial Universitaria Ramón Areces; 2011. 135-146.
2. González Villanueva, P. Las vivencias y los saberes de los niños y niñas en Cuidados Intensivos de Pediatría. (Tesis Doctoral): Universidad de Alicante; 2008. Disponible en: https://rua.ua.es/dspace/bitstream/10045/11274/1/tesis_purificacion.pdf [consultado en 14-05-2025].
3. De Mula-Fuentes B, Quintana M, Rimbau J, Martínez-Mejías A, Socorro Úriz M, Rivera-Pérez C, Garolera M. Ansiedad, miedos hospitalarios y alteraciones conductuales en la hospitalización infantil. Actas Esp Psiquiatr. 2018;46(2):42-50.
4. Butragueño Laiseca L, González Martínez F, Oikonomopoulou N, Pérez Moreno J, Toledo del Castillo B, González Sánchez M, Rodríguez Fernández R. Percepción de los adolescentes sobre el ingreso hospitalario. Importancia de la humanización de los hospitales infantiles. Revista Chilena de Pediatría 2016;87(5):373-9.
5. Monforte-Espiau J. Factores que intervienen en la hospitalización del niño – Ocronos – Editorial Científico-Técnica [Internet]. Ocronos – Editorial Científico-Técnica. 2019. Disponible en: https://revistamedica.com/factores-hospitalizacion-nino/ [consultado en 14-05-2025].

6. García-Salido A. Humaniza, que no es poco. Rev Esp Pediatr 2017;73 (Supl1):73-8.

7. De Ríos-Briz N. Cuidados intensivos de puertas abiertas: ¿estamos preparados los profesionales? Enfermería Intensiva. 2017;28(4):187.

8. N. de la Horra Vergara. La incidencia de la Ley 26/2015 en la Ley 41/2002 sobre capacidad de los menores de edad en el ámbito sanitario [Internet]. Adolescenciasema.org. 2020. Disponible en: https://www.adolescere. es/revista/pdf/volumen-IV-n1-2016/2016-n1-35_la-incidencia-de-la-ley-26-2015.pdf [consultado en 14-05-2025].

9. Guía de permisos de corresponsabilidad en los cuidados familiares: derechos para hacer compatible la vida laboral, familiar y personal [Internet]. Ugt.es. Disponible en: https://castillayleon.ugt-sp.es/wp-content/ uploads/pdfs/Mujer-Igualdad/UGT_guia_permisos_corresponsabilidad. pdf [consultado en 14-05-2025].

10. Real Decreto 1148/2011, de 29 de julio, para la aplicación y desarrollo, en el sistema de la Seguridad Social, de la prestación económica por cuidado de menores afectados por cáncer u otra enfermedad grave. Disponible en: https://www.boe.es/eli/es/rd/2011/07/29/1148/con [consultado en 14-05-2025].

11. Jepsen SL, Haahr A, Eg M, Jørgensen LB. Coping with the unfamiliar: How do children cope with hospitalization in relation to acute and/or critical illness? A qualitative metasynthesis. J Child Health Care. 2019;23(4):534-50. Doi: 10.1177/1367493518804097. Epub 2018 Nov 19. PMID: 30453743.

12. Ortigosa Quiles JM, Méndez Carrillo FX, Riquelme Marín A. Hospitalización pediátrica: aplicación de los programas de preparación psicológica. Información psicológica. 2007;90:48-59.

13. Doupnik SK, Hill D, Palakshappa D, et al. Parent Coping Support Interventions During Acute Pediatric Hospitalizations: A Meta-Analysis. Pediatrics. 2017;140(3):e20164171

14. Informe de resultados 2018. Índice de Humanización de Hospitales Infantiles [Internet]. Fundacion.atresmedia.com. 2020. Disponible en: https:// fundacion.atresmedia.com/documents/2019/11/27/36B1A90F-C22E-4B61-A063-584D99910170/informe_resultados_ihhi_2018.pdf [consultado en 14-05-2025].

15. Sridharan K, Sivaramakrishnan G. Payasos terapéuticos en pediatría: una revisión sistemática y un metaanálisis de ensayos controlados aleatorios. Eur J Pediatr. 2016;175(10):1353-60.

16. Sánchez Etxaniz J, Iturralde Orive I. Hospitalización a domicilio pediátrica. Tendiendo puentes entre el hospital y la Atención Primaria. Form Act Pediatr Aten Prim. 2017;10;106-8.

17. Fiszson V, Rigol S, Muntasell I, et al. Psicoprofilaxis quirúrgica pediátrica: experiencia inicial en un centro privado. Acta Pediatr Esp. 2018;76 (5-6):e86-e92.

18. Muñoz del Mazo E, de la Torre Rísquez A. Musicoterapia en Pediatría. En: AEPap (ed.). Curso de Actualización Pediatría 2016. Madrid: Lúa Ediciones 3.0; 2016, p. 217-24.

19. Del Río Diéguez M, Sánchez Velasco AR. Arteterapia en el ámbito de la hospitalización pediátrica. Metas Enferm. 2019;22(2):69-75.

20. Dirección General de Educación Infantil, Primaria y Secundaria. Instrucciones de la Dirección General de Educación Infantil, Primaria y Secundaria para el funcionamiento de las Unidades Escolares de Apoyo en Instituciones Hospitalarias de la Comunidad de Madrid [Internet]. Madrid: Consejería de Educación e Investigación; 2018. Disponible en: https://www.educa2.madrid.org/web/educamadrid/principal/files/ be32f699-84e7-4d0d-9569-3ff7c5586290/InstruccionesAAHH_2018. pdf?t=1543827738081 [consultado en 23-05-2025].

21. Herdman TH, Kamitsuru S, Lopes CT. Diagnósticos enfermeros: definiciones y clasificación, 2024-2026, 13ª ed. Barcelona: Elsevier; 2024.

  CASO   **AUTOEVALUACIÓN**   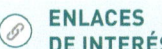 **ENLACES DE INTERÉS**

Valoración y tratamiento del dolor

21

P. Luna Castaño, R. Torres Luna y M. G. Cid Expósito

 OBJETIVOS

- Definir el dolor infantil y sus características específicas según las etapas del desarrollo.
- Determinar herramientas de valoración del dolor según las etapas del desarrollo.
- Analizar el tratamiento no farmacológico del dolor según las etapas del desarrollo.
- Describir la atención a los niños con dolor crónico.

INTRODUCCIÓN

El **dolor** es una experiencia compleja de configuración multidimensional que la IASP (de sus siglas en inglés, *International Association for the Study of Pain*) define como «experiencia sensorial y emocional desagradable asociada o semejante a un posible daño tisular». Se debe tener en cuenta que esta experiencia personal está influida por factores biopsicosociales sobre los que, a su vez, puede tener múltiples efectos. El dolor es una construcción individual que no solo se ve determinada por las experiencias vitales personales y familiares de cada individuo, sino también por la cultura donde cada persona crece y se desarrolla, que modula la propia vivencia y expresión del dolor a nivel sensitivo, emocional, cognitivo y afectivo[1,2].

Desde el nacimiento hasta la adolescencia, los niños experimentarán dolor en alguna ocasión como consecuencia de enfermedades agudas o crónicas, traumatismos, cirugías, pruebas diagnósticas y terapéuticas. Cómo se exprese el dolor, en relación con las formas establecidas por cada cultura, cómo se maneje (se oculte, se ignore o pase desapercibido) y cómo sea tratada esa experiencia dolorosa, pueden conducir a generar consecuencias negativas en la edad adulta[3,4].

En distintas ocasiones se ha dudado sobre la experiencia del dolor en los niños, bien por la patología subyacente (neonatos, prematuros, niños con parálisis cerebral o discapacidad intelectual) o la falta de habilidad para comunicar el dolor. Hoy en día no cabe ninguna duda sobre que la experiencia de dolor no viene determinada por la capacidad de comunicarlo. En los niños, la variabilidad física y cognitiva, relacionada con la etapa del desarrollo y su situación de salud, influirá directamente en la vivencia subjetiva del dolor. Es fundamental que los profesionales de la salud sean capaces de respetar los relatos personales sobre dolor de cada uno de los niños, sean cuales sean sus características[1,5,6].

Aunque la prevalencia es difícil de estimar por la variedad de presentaciones del dolor, su duración, patogenia e intensidad, se puede afirmar que un 77 % de los niños hospitalizados presentan dolor, recibiendo una media de seis procedimientos diagnósticos y/o terapéuticos, de los que el 22 % no recibe ninguna intervención preventiva de dolor. En urgencias las tasas se estiman entre el 30-78 %, similares a las de dolor posquirúrgico (70 %). Un 35 % de los niños presenta dolor crónico[6].

Fisiología del dolor[1,3]

Desde el momento del nacimiento los estímulos nocivos son procesados a nivel cerebral: los receptores somatosensoriales, o nociceptores, traducen los estímulos mecánicos, térmicos y químicos en señales que se transmiten por fibras aferentes primarias a la zona posterior de la médula espinal. Otros impulsos no dolorosos son transmitidos de forma competitiva por las mismas fibras (C, A, delta); de aquí que la percepción del dolor pueda ser modulada por la presencia de otros estímulos procedentes de la periferia. Desde el asta posterior de la médula, la información dolorosa utiliza las vías ascendentes para llegar a las distintas regiones cerebrales que procesan el dolor.

En el tálamo se realiza la percepción y se transmite la información dolorosa a la corteza cerebral, así como a los sistemas reticular y límbico, que procesan e interpretan el dolor, generando una respuesta emocional que puede incrementar o disminuir la intensidad del dolor percibido. Las vías descendentes desde el tronco encefálico pueden inhibir o facilitar la señalización de la médula espinal, ejerciendo de una modulación de la respuesta dolorosa. Esta es una sencilla explicación de la teoría de la compuerta de Melzack y Wall (1965), que explica cómo los impulsos dolorosos son transmitidos y modulados a nivel de la médula espinal y el cerebro. La secreción de opioides endógenos (endorfinas) se produce en respuesta a estímulos dolorosos para modular su inhibición.

Así pues, podemos definir:

- **Nocicepción**: hace referencia al propio proceso de codificación de estímulos nocivos que dañan o amenazan con dañar los tejidos (tocar un objeto muy caliente) y la respuesta que se genera a nivel del sistema nervioso central (aumento de la frecuencia cardíaca) y conductuales (dejar de tocar el objeto). Los mecanismos de la nocicepción cambian con la edad[3].
- **Dolor**: implica la experiencia elaborada por cada niño en función de múltiples factores, como la etapa de desarrollo y el nivel cognitivo del niño, cómo la familia y el entorno se comportan frente al dolor (forma de expresarlo y paliarlo). Es, en sí misma, la expresión de la sensación dolorosa.
- **Alodinia**: respuesta anormal ante un estímulo que normalmente no es doloroso, que es percibido como doloroso.
- **Hiperalgesia**: respuesta incrementada ante un estímulo doloroso, que hace que se elabore una respuesta de sensibilidad extrema al dolor.
- **Hiperalgesia crónica**: la inmadurez del sistema nervioso central de neonatos y lactantes implica una gran vulnerabilidad frente al dolor, puesto que el sistema inhibidor descendente no es funcionante hasta varias semanas o meses tras el nacimiento, y tienen menor cantidad de neurotransmisores inhibidores (cortisol, catecolaminas) ante el estrés[6].

La forma en que un neonato, lactante, escolar o adolescente responde y experimenta el dolor es diferente y está influenciada no solo por la etapa del desarrollo o la causa del dolor, sino también por factores psicológicos, ambientales y otros que incluyen intensidad, duración y experiencias previas de dolor. En este sentido, además del propio síntoma de dolor, se verán afectados negativamente durante el proceso doloroso los planos físico, emocional y social de los niños, por lo que los profesionales sanitarios deben ser capaces de comprender el impacto del dolor en la vida diaria de un niño, extendiendo su atención a áreas como ansiedad, miedo y catastrofización por dolor. Las consecuencias a largo plazo del dolor agudo se basan en los cambios inducidos tanto en la estructura como en la función del sistema nervioso: las alteraciones en diversos resultados cognitivos, conductuales y somatosensoriales en la vida posterior estarán relacionados con la exposición inicial al dolor, el tipo y la intensidad del estímulo y la edad del niño[3].

Clasificación del dolor[3,6]

El dolor se clasifica atendiendo a distintos elementos:

- **Duración**:
  - *Agudo:* es de duración limitada en el tiempo puesto que es la respuesta fisiológica ante un estímulo nocivo. Es un síntoma.
  - *Crónico:* de duración superior a tres meses; permanece aunque la causa orgánica que lo generó se haya resuelto. Deja de ser un síntoma para convertirse en una enfermedad en sí misma.
  - *Procedimental:* derivado de la realización de pruebas diagnósticas y/o terapéuticas.

- **Patogenia**:
  - *Nociceptivo:* estímulo nocivo sobre órganos o sistemas que activa los nociceptores. A su vez, se clasifica en:
    - Somático: producido por lesiones directas sobre el sistema musculoesquelético, piel y vasos. Es un dolor punzante, localizado.
    - Visceral: producido por una anormal estimulación de los receptores viscerales. Es un dolor que irradia a otras zonas.
  - *Neuropático:* producido por lesión o enfermedad que afecta al sistema nervioso somatosensorial. El propio sistema de detección de dolor está dañado, genera señales de dolor sin estímulos nocivos. Es un dolor urente (sensación de quemazón), se acompaña de hiperalgesia y alodinia.
  - *Mixto:* combina características de dolor nociceptivo y neuropático.
  - *Nociplástico:* aquel que surge de una alteración en la nocicepción, sin evidencia de mal funcionamiento del sistema somatosensorial, en contraposición al dolor neuropático donde sí existe un daño o lesión en el sistema.
- **Curso**:
  - *Continuo:* presente a lo largo de todo el día, dolor de fondo, constante.
  - *Intermitente:* presente y ausente a lo largo del día, dolor episódico.
  - *Incidental:* presente por una causa determinada y evitable (prevenible).
  - *Irruptor o disruptivo:* exacerbación puntual de un dolor controlado, sin causa aparente que lo provoque.
- **Intensidad**: medida como leve, moderada, severa o de intensidad máxima.

VALORACIÓN DEL DOLOR

El dolor no es un signo que pueda ser medido de manera objetiva, siendo este una experiencia individual y subjetiva; por ello, las herramientas más precisas para la evaluación del dolor son aquellas en las que el paciente informa sobre su propio **nivel de dolor**. Sin embargo, dependiendo de la edad que presente el niño, esto no siempre es posible. Es imprescindible conocer la evolución cognitiva y psicológica que presenta el niño lo largo de su infancia, para comprender y poder valorar el dolor en cada etapa del desarrollo infantil. En función de la edad que presente el niño, sus circunstancias clínicas y su desarrollo psicomotor y cognitivo, se deben elegir las herramientas adecuadas para valorar la presencia de dolor[3,6].

Es importante que, además del autoinforme de los niños, se obtengan datos sobre la valoración del dolor de los familiares, para completar el juicio clínico, puesto que madres y padres son quienes mejor conocen a sus hijos y saben indicar los elementos anormales de su día a día[3].

La **valoración del dolor** es fundamental para contribuir al diagnóstico, así como al tratamiento del mismo. Es necesario tener un registro protocolizado desde el inicio de la atención y hasta el alta, de una vez por turno y, además, siempre que se utilicen medidas farmacológicas y no farmacológicas del control del dolor[3,6].

Herramientas de valoración del dolor

Previo a la aplicación de un tratamiento para el dolor del niño, se debe realizar una valoración profunda sobre la aparición de este y sus manifestaciones en el niño. Para ello se deben utilizar herramientas cuyas propiedades psicométricas estén confirmadas para ese contexto, población y situación determinadas. Las más frecuentemente utilizadas se clasifican en[2]:

- **Medidas de autoinforme o autoevaluativas**: se consideran el *gold standard* de la valoración, siendo el enfoque más válido para la medición del dolor, puesto que son la expresión directa de la sensación dolorosa de la persona. En el caso de los niños, han de tener un desarrollo del lenguaje y una capacidad cognitiva suficiente para comprender la tarea de expresar valorativa y cuantitativamente aspectos concretos de su dolor (intensidad, características, localización) y generar una respuesta. A su vez, se agrupan en:
  - *Métodos proyectivos*: se utilizan para evaluar características cuantitativas del dolor, así como la vivencia del proceso y su repercusión en la vida habitual del niño. Consisten en la interpretación sobre láminas donde hay dibujos de un niño, o sobre un dibujo que realice el niño de sí mismo, sobre el cual sitúa dónde y también cuánto le duele, usando para esto último diferentes colores. Un ejemplo es la escala Eland Color Tool.
  - *Entrevistas estructuradas*: es un método que, mediante la formulación de una serie de preguntas, permite evaluar la experiencia dolorosa de manera completa, sin centrase únicamente en aspectos cuantitativos. Ejemplos de estos instrumentos son: Pediatric Pain Questionnaire (PPQ) que incluye valoración del niño y de los padres, Varni-Thompson Pediatric Pain Questionnaire (PPQ), Adolescent Pediatric Pain Tool (APPT) inspirada en el cuestionario de dolor de McGill, Abu-Saad Paediatric Pain Assessment Tool, Children's Comprehensive Pain Questionnaire (CCQP). Dentro de esta categoría se podrían incluir el Pain Diary o Diario de Dolor.
  - *Escalas de autoevaluación del dolor*: estas escalas permiten que los niños transmitan información sobre la intensidad del dolor y los profesionales puedan valorar la efectividad del tratamiento. Dentro de este tipo de escalas se pueden diferenciar varios tipos:
    - Caras: miden el grado de dolor según la expresión facial dibujada o fotografiada. Son ejemplos la Escala de Clasificación del Dolor con Caras de Wong-Baker (3-7 años) y la Escala de Caras Revisada (Faces Pain Scale-Revised) utilizada en niños de 5 a 12 años.
    - Palabras: miden el grado de dolor en una línea recta de 10 cm donde el inicio se corresponde con «sin dolor» y el final con «el peor dolor imaginable». Como ejemplo, la escala visual analógica (EVA).
    - Números: miden el grado de dolor en una línea recta de 10 cm de longitud donde el inicio de la línea es 0, «ningún dolor», y el final es 10, «el peor dolor que puedas imaginar». Como ejemplo, la Numerical Rating Scales (NRS) cuyo uso está validado en niños de 8 años o más, en situaciones de dolor agudo y, como recomendación débil, para dolor postoperatorio y crónico[3].

- **Medidas de indicadores fisiológicos**: se basan en manifestaciones del sistema nervioso central, del sistema somático o del sistema nervioso autónomo, desencadenadas por la presencia de dolor. Los principales parámetros que se modifican con la presencia de dolor son: frecuencia cardíaca, tensión arterial, frecuencia respiratoria, patrón respiratorio, saturación de oxígeno, presencia de sudoración palmar y corporal, aumento de la presión intracraneal, náuseas, vómitos y midriasis. Las reacciones fisiológicas que se producen en la presencia del dolor son objetivas y precisas, pero no específicas del mismo. Por ello, la valoración de estas medidas puede utilizarse para completar la evaluación comportamental y/o cognitiva del dolor; sin embargo, no se recomienda emplear estos indicadores de manera de manera independiente para valorar el dolor[2].

- **Medidas conductuales o comportamentales**: el dolor no siempre puede ser expresado por los niños, bien por una disminución del nivel de conciencia, alteraciones en el habla o por la falta de desarrollo del lenguaje, como es el caso de neonatos y lactantes. La expresión facial aporta bastante información sobre el dolor, presentando algunas manifestaciones, como abultamiento de la frente, ojos apretados, surco nasolabial marcado, labios fruncidos, boca estirada (horizontal o vertical), lengua tensa, barbilla temblorosa y protrusión de la lengua. Otras alteraciones de la conducta que se producen en presencia de dolor son: llanto intenso, agitación psicomotriz, irritabilidad, alteraciones del sueño, pérdida de apetito y alteraciones en la postura corporal[2]. En estos casos, el dolor puede ser medido mediante la interpretación de la expresión facial y corporal de los niños, por parte del profesional sanitario y/o de los padres de estos. Al ser una medida descriptiva basada en comportamientos, puede presentar variaciones individuales sustanciales en la expresión y vigor de las respuestas. Por ello, la utilización de esta escala requiere un entrenamiento y un tiempo para la codificación. En la **tabla 21-1** se reflejan diferentes escalas comportamentales para la valoración del dolor en función de la edad pediátrica.

- **Medidas combinadas**: Al ser el dolor un fenómeno multidimensional, se han elaborado medidas combinadas formadas por medidas conductuales y medidas fisiológicas. En la **tabla 21-2** se reflejan las diferentes escalas combinadas para la valoración del dolor en función de la edad pediátrica.

Indicaciones según la etapa del desarrollo[7]

Neonatos

En el momento del nacimiento el niño puede sentir sus propiocepciones. La madre modula con su presencia estas sensaciones y el lactante aprende sobre las experiencias de malestar, dolor, consuelo y satisfacción[2]. La observación de la conducta es la principal manera de evaluar el dolor de un niño, mediante la aplicación de escalas conductuales. Generalmente, son indicativos de dolor los movimientos corporales globales de rigidez o hipertonía (respuesta refleja local de retirada del estímulo nocivo), diferentes características del llanto y modificaciones diferentes de la expresión facial, como descenso y aproximación

Tabla 21-1. Escalas conductuales o comportamentales para la valoración del dolor, agrupadas por etapa del desarrollo

Neonatos

- Neonatal Facial Coding System (NFCS)
- Behavioral Indicators of Infant Pain (BIIP)
- Neonatal Infant Pain Scale (NIPS)
- ABC Pain Scale
- Douleur Aiguë du Nouveau-Né (DAN)
- Échelle Douleur Inconfort Nouveau-Né (EDIN)
- Nursing Assessment of Pain Intensity (NAPI)
- Liverpool Infant Distress Score (LIDS)
- Post-Operative Pain Score (POPS)

Lactantes

- Neonatal Facial Coding System (NFCS)
- Neonatal Infant Pain Scale (NIPS)
- Douleur Aiguë du Nouveau-Né (DAN)
- Échelle Douleur Inconfort Nouveau-Né (EDIN)
- Post-Operative Pain Score (POPS)
- Faces, Legs, Activity, Cry and Consolability (FLACC/FLACC revisada)
- Escala Comfort Behavioral
- University of Wisconsin Children's Hospital Pain Scale for Preverbal and Nonverbal Children
- Children's and Infant's Post-Operative Pain Scale (CHIPPS)
- Riley Infant Pain Scale (RIPS)
- Alder Hey Triage Pain Score (AHTPS)
- Escala EVENDOL

Niños mayores de 1 año

- Faces, Legs, Activity, Cry and Consolability (FLACC)
- The Children's Hospital of Eastern Ontario Pain Scales (CHEOPS)
- Escala Comfort Behavioral
- University of Wisconsin Children's Hospital Pain Scale for Preverbal and Nonverbal Children
- Children's and Infant's Post-Operative Pain Scale (CHIPPS)
- Riley Infant Pain Scale (RIPS)
- Pain Observation Scale for Young Children (POCIS)
- The Child Facial Coding System (CFC)
- Douleur Enfant Gustave Roussy (DEGR)
- Chedoke-McMaster Paediatric Pain Management Sheet (CMPPMS)
- The Toddler-Preschooler Postoperative Pain Scale (TPPPS)
- Derbyshire Children's Hospital Paediatric Pain Chart (DPC)
- Alder Hey Triage Pain Score (AHTPS)
- Escala EVENDOL
- Behavioural Observational Pain Scale (BOPS)

Tabla 21-2. Escalas combinadas para la valoración del dolor, agrupadas por etapa del desarrollo

Neonatos

- Premature Infant Pain Profile Revised (PIPP-R)
- Crying Requires Increased Vital Signs Expression Sleeplessness (CRIES)
- N-PASS
- The Scale for Use in Newborns (SUN)
- Escala FANS
- Pain Assessment Tool (PAT)
- Pain Assessment Scale for Preterm Infants (PASPI)
- Neonatal Infant Acute Pain Assessment Scale (NIAPAS)
- Modified Infant Pain Scale (MIPS)
- Distress Scale for Ventilated Newborn Infants (DSVNI)
- Neapean Neonatal Intensive Care Unit Pain Assessment Tool (NNICUPAT)
- Bernese Pain Scale for Neonates (BPSN)
- Pain Assessment in Neonates (PAIN)
- COVERS
- COMFORTneo

Lactantes

- Multidimensional Assessment Pain Scale (MAPS)
- COMFORT
- Observational Pain Scale (OPS o Escala Hannallah)
- LLANTO

Niños mayores de 1 año

- Preverbal, Early Verbal Pediatric Pain Scale (PEPPS)
- Multidimensional Assessment Pain Scale (MAPS)
- COMFORT
- Observational Pain Scale (OPS o Escala Hannallah)
- LLANTO
- Princess Margaret Hospital Pain Assessment Tool (PMH-PAT)

de las cejas (ceño fruncido), ojos cerrados con fuerza, boca abierta y cuadrangular. Se debe tener en cuenta que la ausencia de las respuestas de comportamiento no siempre indica ausencia de dolor. A esta edad la observación de la conducta es la principal manera de evaluar el dolor de un niño[2,4].

Lactantes

Los niños de 0 a 6 meses presentan una actividad motora refleja ante estímulos. Desde los 6 meses hasta el final del primer año y comienzo del segundo, se establece la dominancia de relaciones con el mundo exterior, mediante la alegría o la angustia, la sonrisa o la cólera. Hasta los 6-8 meses el lactante no presenta la capacidad para anticipar el dolor ni de sentir temor frente a este. Tanto la experiencia clínica como las investigaciones demuestran que el dolor en los 6 primeros meses llega a tener un impacto duradero sobre la conducta, apareciendo conductas aprensivas en niños en las situaciones en que se les ha infligido dolor con anterioridad. A los 10-12 meses se inicia el desarrollo del lenguaje, y a los 18 meses ya comienza a verbalizar palabras relacionadas con el dolor y puede señalar dónde le duele. No poseen un esquema corporal establecido, al igual que no tienen noción del tiempo, de la causa, de las consecuencias del dolor, ni de su potencial desaparición. El niño con dolor se encuentra completamente desprotegido, invadido por su dolor, en un desamparo total, angustiado y retraído, especialmente si el dolor se prolonga[2].

El niño de 1 a 12 meses puede presentar rigidez corporal y modificaciones de la expresión facial ante la presencia de dolor, al igual que llanto intenso e inconsolable, irritabilidad, dificultades para conciliar el sueño y puede perder el apetito. A esta edad la observación de la conducta o el uso de escalas combinadas continúa siendo la principal manera de evaluar el dolor de un niño[2,4]. Se recomienda utilizar la escala NIPS.

El niño con dolor de 1 a 2 años puede presentar llanto intenso, manifestar un comportamiento regresivo, mostrar resistencia física y alteración del sueño. En esta etapa, los niños todavía son incapaces de comunicar sus sentimientos con palabras; sin embargo, su comportamiento puede expresar su estado emocional y físico. Para evaluar la ubicación y la gravedad del dolor en esta edad, se puede recurrir a juegos y dibujos, siendo imprescindible la utilización de escalas comportamentales o combinadas para la valoración del dolor[2,4] (v. **Tablas 21-1** y **21-2**).

 Se recomienda utilizar la escala NIPS en el primer año de vida, y la escala FLACC desde los 2 meses hasta los 8 años, como medidas de valoración conductual.

Preescolares

Durante la etapa preescolar el niño desarrolla un lenguaje completo que le permite explicar lo que le sucede. Por el contrario, tienen un pensamiento centrado en sí mismo, lo cual se refleja en que piensan que alguien o algo es responsable de su dolor, siendo incapaces de relacionar la enfermedad con el dolor. Para los niños de esta edad la relación causa-efecto es inmediata, pudiendo confundir fantasía con realidad. Por todo ello piensan que los acontecimientos pueden ser causados por sus propias acciones o pensamientos; de este modo, la enfermedad y los tratamientos pueden hacerle sentir que está siendo castigado, generando un sentimiento de culpabilidad. A partir del segundo año de vida no tienen la capacidad para describir su tipo o intensidad, pero sí pueden localizarlo. Sin embargo, la experiencia consciente o explícita del dolor no es evidente hasta los 3-5 años. Hacia los 5 años, los recuerdos del dolor están relacionados con acontecimientos muy llamativos de este; por ejemplo, la forma en que se produjo la caída o la presencia de sangre[2].

El desarrollo cognoscitivo no es suficiente para comunicar el grado de dolor (poco o mucho) hasta los 3 o los 5 años, dependiendo de los autores. Además, durante esta edad su dolor se ve manifestado por movimientos de piernas y de brazos, cambios en la expresión facial y alteración del sueño. Por ello, lo adecuado en esta edad es utilizar escalas de autoinforme, así como medidas comportamentales o combinadas en función del desarrollo que presente el niño, contrastadas con la información que nos den los progenitores[2,8].

 Puede descargar la escala de Caras de Wong-Baker en distintos idiomas, para utilizar en niños de 3 a 7 años, para que ellos mismos cuantifiquen su dolor (v. *Enlaces de interés*). Se recomienda utilizar la escala FLACC hasta los 8 años, como medida de valoración conductual. La escala FLACC-revisada ha sido validada para su uso en niños con deterioro cognitivo y sin comunicación verbal desde los 4 años. La escala Non-Comunicating Children's Pain Checklist Revised (NCCPC-R) se utiliza en pacientes de 3 a 18 años que no se comunican por deterioro cognitivo o discapacidad para valorar el dolor posquirúrgico.

Escolares

Entre los 5 y los 7 años pueden discriminar la intensidad del dolor, así como considerar que el dolor está provocado por causas externas y concretas. En esta etapa se va configurando

la comprensión de la causalidad, presentando un pensamiento egocéntrico y mágico. Por ello, al igual que en la etapa anterior, pueden considerar que la enfermedad y el dolor son un castigo por algo malo que han realizado o pensado. El futuro es un concepto difícil de entender para ellos; por eso no comprenden que un dolor producido por un tratamiento les puede beneficiar. Entre los 6 y 11 años, los niños presentan un pensamiento más estructurado y lógico, teniendo la capacidad para resolver de forma lógica problemas con objetos concretos. Es capaz de expresar sus emociones, fantasías y temores a través del dibujo, el juego y las asociaciones libres. El niño sabe que el razonamiento de la gente que lo rodea es diferente de su Yo, analiza las causas externas y puede comprender el origen del dolor. Comienzan a comprender relaciones de causa-efecto. Presentan una capacidad de abstracción limitada y el dolor es frecuentemente percibido como sentimiento de castigo. El niño de esa edad con dolor cree todo aquello que le expliquen sobre la causa del dolor, y lo adhiere voluntariamente al tratamiento; sin embargo, aún no posee ideas acerca de los orígenes internos de su padecimiento, por lo que la utilización de gráficos para explicarle su enfermedad o dolor es importante. En esta edad, el niño puede ser más reservado, sintiendo temor y ansiedad al dolor, pudiendo incluso negar la presencia de dolor por miedo a las consecuencias (p. ej., una inyección). Es a partir de los 9 años cuando entienden que el dolor puede estar generado por una enfermedad, el mal funcionamiento de un órgano o la presencia de ciertos gérmenes[2,8].

El dolor puede manifestarse por la alteración de la conducta normal del niño, comportamiento regresivo, dificultad para la conciliación del sueño y presencia de pesadillas relacionadas con el dolor, contracción muscular facial o extremidades contraídas. A esta edad pueden utilizar escalas de autoinforme[2,3].

 Puede descargar la Faces Pain Scale-Revised en distintos idiomas (v. *Enlaces de interés*) para que niños de entre 5 y 12 años puedan informar de su dolor.

Adolescentes

Entre los 12 y los 16 años los niños desarrollan un pensamiento lógico explícito, el pensamiento abstracto y de la introspección. Comprenden la enfermedad como producto de un mal funcionamiento de su propio organismo. El adolescente es capaz de comprender las causas y las consecuencias de su enfermedad y saber que es posible mitigar el dolor. Pueden conocer mejor su enfermedad y el diagnóstico que las personas próximas y/o la familia; sin embargo, pueden disimular para aceptar el papel de niño que le han adjudicado. Esto le puede llevar a padecer más sufrimiento, al no poder manifestar y compartir sus temores y angustias. El adolescente que presenta dolor o una enfermedad puede sentir pérdida del control de su vida, pudiendo también manifestarse poco comunicativo o con una actitud desdeñosa. Por ello, el cuidador de la salud debe mostrar un interés verdadero por el niño, evitando confrontación y sentimientos negativos[2].

En esta edad pueden verbalizar su dolor, además este puede aparecer reflejado en su cuerpo por tensión muscular. Debido a la diversidad de conductas que se pueden presentar en la adolescencia, la herramienta que se debe utilizar para evaluar el dolor en estos pacientes son las medidas de autoinforme[2,3].

TRATAMIENTO DEL DOLOR

El tratamiento farmacológico del dolor debe individualizarse en cada niño: es importante emplear una vía de administración segura donde se produzca la dosificación a intervalos regulares de los fármacos prescritos. La preferencia será la vía oral frente a la intramuscular o subcutánea, siempre que sea segura su administración. El tipo de dolor, la patología subyacente, la edad del niño y sus características clínicas, determinarán la prescripción que el pediatra haga de la analgesia, en función de su peso corporal[4].

En la **figura 21-1** se muestran los cuatro escalones analgésicos que la OMS actualizó recientemente, incluyendo la selección del grupo de analgésicos según el grado de intensidad de dolor del niño. En niños con dolor leve se utilizarán analgésicos no opioides, fundamentalmente antiinflamatorios no esteroideos (AINE); en niños con dolor moderado o intenso, se administrará un opioide. En todos los momentos se pueden acompañar de coadyuvantes y de medidas no farmacológicas frente al dolor[9].

Respecto al tratamiento farmacológico, cabe destacar que la evidencia disponible sobre la eficacia de los fármacos en el dolor crónico en población pediátrica es muy escasa y está basada, sobre todo, en lo que se sabe sobre su acción en adultos, y se modula a partir de la experiencia de su uso *off label* –relativamente frecuente– en la población infantil. Esta ausencia de evidencia se basa, fundamentalmente, en la mayor dificultad de realizar ensayos clínicos en la población pediátrica.

> Revise en el recurso Pediamecum de la Asociación Española de Pediatría (v. *Enlaces de interés*) las indicaciones de dosificación y dilución para la administración de los siguientes fármacos: paracetamol, ibuprofeno, diclofenaco, morfina, fentanilo y oxicodona.

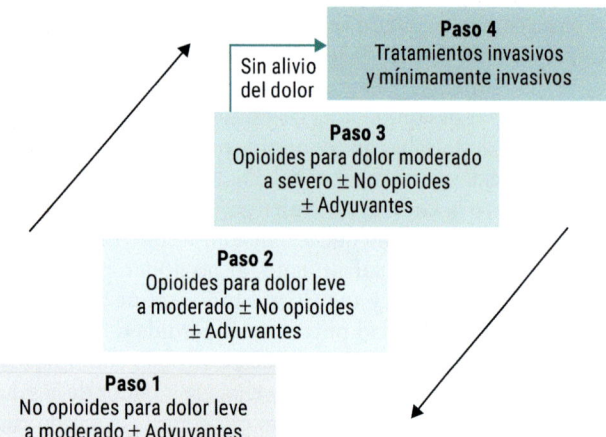

Figura 21-1. Escalera analgésica de la OMS.
Adaptada de: Anekar AA, Cascella M[9].

Tratamientos no farmacológicos[2,10]

Las intervenciones no farmacológicas pueden influir en los factores que intervienen en el aumento del dolor, activando los sistemas sensoriales que bloquean o inhiben la señal del dolor, y en elementos asociados al dolor como ansiedad, temor y estrés. En estos métodos se han observado formas de aumentar el confort y el bienestar, así como un aumento de la participación y del sentido de control frente al dolor del niño, mejorando la predisposición al tratamiento. La elección de los métodos no farmacológicos debe ser seleccionada en base a la edad del niño, su capacidad de comprensión y grado de madurez, el estado físico que presenta, el grado de ansiedad, el grado de colaboración activa en la intervención, el procedimiento al que sea sometido, el tipo de dolor que presenta (agudo o crónico), la disponibilidad de los métodos y la elección del niño. A continuación, se describen distintas intervenciones no farmacológicas, agrupadas según el elemento sobre el que actúan para disminuir el dolor[2,4].

Ambientales

Las intervenciones clasificadas en esta categoría implican la modificación del ambiente para tener una menor reactividad al dolor. Esta categoría está descrita como nivel de evidencia para la regulación inmediata del dolor. Dentro de ella se pueden distinguir las siguientes intervenciones:

- **Unificación de actividades**: en el neonato es fundamental la agrupación de tareas, para evitar estímulos repetidos, la limitación y selección, en lo posible, del tipo y momento del procedimiento, respetando el sueño y el momento de la alimentación.
- **Ambientación y cromoterapia**: un control adecuado del entorno, con limitación de ruidos y luz ambiental, puede disminuir la sensación dolorosa.
- **Presencia de los padres**: consiste en permitir la presencia de los padres durante el estímulo doloroso, pero sin que interactúen ampliamente con su hijo[11].

Posicionamiento

Las intervenciones relativas al posicionamiento son:

- **Contención o plegado facilitado**: consiste en conseguir una postura «de plegado» mediante el sostén firme de la cabeza y los miembros inferiores por parte del cuidador.
- **Envolver el bebé**: consiste en cubrir al lactante con mantas o sábanas de forma segura, para impedir que los miembros del niño se muevan excesivamente, proporcionándole al neonato o lactante una posición de seguridad.

Distracción

La distracción es una estrategia cognitiva que se basa en desviar la atención infantil del estímulo doloroso. Basada en el modelo neurocognitivo de atención al dolor, se ha demostrado que ofreciendo al paciente un estímulo lo suficientemente fuerte y agradable, cambia su atención a dicho estímulo, reduciendo así la percepción del dolor. Las intervenciones de distracción pueden ser físicas o cognitivas.

La principal **medida física** de distracción es el **juego**, que consiste en atraer la atención del niño con un estímulo agradable, en este caso el juego. Desde el punto de vista emocional, una situación divertida no solo facilita la distracción del dolor o los estímulos dolorosos, sino que también afecta al estado de ánimo, promoviendo un estado mental de bienestar y favoreciendo la liberación de hormonas que favorecen la relajación.

Como **medidas cognitivas** se encuentran las siguientes:

- **Relajación**: técnica que modifica la percepción y la cognición para realizar un cambio positivo en el comportamiento y el estado de ánimo. Esto funciona bien con los niños mayores, porque se les puede enseñar a respirar lentamente para relajar diferentes grupos músculos. En ocasiones, la relajación se utiliza en combinación con música relajante.
- **Visualizaciones**: consiste en enfocar la atención del niño lejos del dolor utilizando para ello la imaginación. Esta técnica requiere la cooperación activa del paciente; por ello es más eficaz en niños mayores de 8 años[4].
- *Mindfulness*: la meditación *mindfulness* está dirigida a mejorar la capacidad innata de los individuos para ser conscientes de sus experiencias emocionales, cognitivas y sensoriales en el momento presente. En relación con el dolor, en varios estudios se ha observado que el uso de esta terapia provocó un incremento significativo de la aceptación del dolor y de la función física, así como una disminución del dolor. Sin embargo, no existe evidencia suficiente para afirmar que la terapia *mindfulness* alivie el dolor[12].
- **Hipnosis**: la hipnosis es un procedimiento durante el cual una persona es guiada por un terapeuta para fomentar que el foco de atención de una persona se desplace hacia experiencias internas que causen cambios relacionados con una experiencia subjetiva del dolor. La susceptibilidad hipnótica comienza a los 3 años, alcanza su punto máximo entre los 8 y 12 años, y luego declina hasta los 16 años.

Tacto

Las intervenciones relativas al tacto son las siguientes:

- **Piel con piel**[13]: consiste en colocar al lactante en posición vertical, en el tórax desnudo de su cuidador, durante un procedimiento doloroso o para tranquilizarlo después de un procedimiento doloroso. Para que esta estrategia sea efectiva, se debe de colocar al bebé 10 minutos antes de iniciar el procedimiento.
- **Masaje**: consiste en la manipulación, aplicando presión al frotar o golpear el tejido blando y la piel, estimulando la circulación, relajación, y por lo tanto el alivio del dolor.
- **Estimulación competitiva**: consistente en la aplicación de roces, golpes y/o vibraciones suaves en una extremidad contralateral antes o durante el procedimiento doloroso.

Gusto

Las intervenciones relativas al gusto son las siguientes:

- **Sacarosa**: medida que presenta evidencia de alta calidad para disminuir el dolor durante la punción del talón, la venopunción y la inyección intramuscular. La calidad de la evidencia fue de baja a moderada en favor del uso de la sacarosa para otros procedimientos dolorosos. No se han identificado efectos secundarios graves ni daños asociados con esta intervención. No existe evidencia de cuál es la dosis óptima debido a la inconsistencia entre los estudios acerca de la posología efectiva de sacarosa[14]. Para que sea efectiva debe administrarse dos minutos antes del procedimiento doloroso.
- **Lactancia materna**[15]: existen varios mecanismos potenciales por los cuales la leche materna o la lactancia pueden proporcionar un efecto analgésico, como son la presencia de una persona reconfortante (madre), contacto piel con piel, desviación de la atención y sabor dulce de la leche materna. La lactancia materna o la leche materna son más efectivas para aliviar el dolor en los recién nacidos que se someten a un solo procedimiento doloroso, comparado con placebo, colocación o ninguna intervención. La administración de sacarosa tiene una eficacia similar a la de la lactancia para reducir el dolor[14].

MANEJO DEL DOLOR CRÓNICO INFANTIL: UNIDAD DE DOLOR CRÓNICO[16]

El **dolor crónico** es aquel que permanece más allá de tres meses, aunque la causa que lo generó haya sido resuelta. En este caso, el dolor deja de cumplir la función de alarma y pasa de ser considerado un síntoma a convertirse en una enfermedad en sí misma, en la que su repercusión va más allá del deterioro de la función fisiológica. En este momento, entran en juego factores psicosociales que se traducen en una afectación psicológica, emocional, social, familiar y escolar, generando modificaciones en la dinámica familiar. Se pueden distinguir dos categorías generales según su etiología: **dolor crónico primario**, que aparece por una alteración funcional o estrés emocional, que no está causado por otro motivo; y **dolor crónico secundario**, producido por otras patologías[17,18].

Cuando el dolor agudo no se trata de forma correcta y se estimulan prolongadamente los nociceptores, se producen cambios en las vías fisiológicas del dolor, ocasionando el fenómeno de sensibilización central que da lugar a un dolor crónico, caracterizado por generar signos de alodinia e hiperalgesia a nivel periférico y cambios en el sistema nervioso central, llegando a modificar, incluso, el umbral del dolor de la persona que lo presenta[6].

Cuando perdura más allá de los tres meses, la repercusión en el niño va más allá de las alteraciones fisiológicas que sufre el paciente pediátrico, y los aspectos psicológicos, sociales y ambientales se ven afectados, en gran medida. En estos casos, especialmente, es indispensable la integración de una atención multidisciplinar en el tratamiento del paciente, en

---

RECUADRO 21-1. Modelo biopsicosocial de Gatchel

La incorporación del Modelo biopsicosocial de Gatchel[21] en el tratamiento del dolor infantil ha generado una orientación más holística del paciente pediátrico, donde el niño se evalúa como un todo integrado por múltiples dimensiones, entre las que se encuentran la psicológica y la comportamental y no solo la fisiológica, como anteriormente se atribuía al concepto de dolor. Por ello, los profesionales que trabajan con pacientes pediátricos con dolor deben conocer estos aspectos acerca de su tratamiento, para intervenir activamente con todos los miembros del equipo multidisciplinar y conseguir que se trabaje en una misma línea por parte de todos los profesionales.

Dado el abordaje multifactorial del dolor, la enfermera tiene un papel clave en la valoración y seguimiento del paciente con dolor crónico. Entre sus funciones más importantes estarían:

- Realización de la valoración inicial, junto con el médico del paciente, recogiendo datos sociodemográficos, personales, emocionales, de salud, de grado e intensidad de dolor y de alteración de la calidad de vida.
- Seguimiento de pacientes con dolor vía telefónica y presencial, realizando así el control de la medicación y de los posibles efectos secundarios, además del registro, asesoramiento y evaluación de la continuidad de las actividades de la vida diaria, o cualquier patrón de salud que se viera alterado durante la valoración.
- Realización de sesiones individuales de relajación, hipnosis o *mindfulness*, con una entrevista previa y un *feedback* final, entrenando al paciente para que lo pueda llevar a cabo en su domicilio.
- Planificación y realización del seguimiento de reuniones del grupo multidisciplinar de dolor crónico infantil.
- Aplicación de tratamientos locales para el dolor neuropático periférico (parches de lidocaína o capsaicina, TENS, etc.).
- Administración y seguimiento de tratamientos intravenosos para el control del dolor crónico (infusiones de ketamina o lidocaína).
- Atención personalizada a los pacientes y su derivación al médico responsable, cuando sea necesario.
- Apoyo como enfermera de anestesia durante la realización de procedimientos específicos, como bloqueos nerviosos, crioterapia o radiofrecuencia pulsada.

---

la que el apoyo psicológico y la rehabilitación sean piezas clave para el éxito del tratamiento[19].

Situación nacional y estándares de calidad en unidades de dolor infantil

En la población pediátrica, se estima que alrededor del 30 % de los niños sufren dolor crónico en el mundo. Miró *et al.*[20] señalan que un 37,3 % de niños y adolescentes entre 8 y 16 años padecen alguna forma de dolor crónico, aunque únicamente un 5 % refiere compromiso en su calidad de vida. En la mayoría de los casos, el dolor crónico en la etapa pediátrica se relaciona con enfermedades de origen inflamatorio (como la artritis crónica juvenil), migrañas o dolor oncológico, siendo las partes del cuerpo más afectadas las extremidades inferiores, seguidas por la cabeza y el abdomen.

A pesar de estos resultados, solo diez centros españoles del Catálogo Nacional de Hospitales cuentan con una unidad específica o con algún programa de tratamiento especializado para el dolor infantil[20] (**Recuadro 21-1**).

Cuidados enfermeros

Gozan de una especial relevancia por favorecer la recogida de datos, además de permitir la vinculación con el paciente. Durante la entrevista se recogen, de una forma estructurada, datos personales, familiares y sociales gracias a la aplicación de preguntas principalmente abiertas. La historia de dolor, incluyendo sus características, localización, intensidad (a través de la puntuación obtenida en el autoinforme adecuado para su etapa del desarrollo) y tiempo de duración, ha de incluirse de una forma extensa, además de las estrategias que emplea el paciente, o sus familiares, para aliviarlo (masajes, descanso, vibración, frío, calor, etc.) y de las sensaciones o sentimientos que le suscita al niño el dolor[21].

Atendiendo a los patrones funcionales de Gordon, sería conveniente recoger información acerca de:

- **Patrón 1**. *Percepción-manejo de la salud:* se refiere al grado de afectación que supone el dolor tanto para la vida del niño como para la de sus padres. Estos aspectos aportarán la visión que presentan los niños y sus familiares acerca de todo el proceso y lo que esperan del tratamiento.
- **Patrón 2**. *Nutricional-metabólico:* se recogerán datos acerca de la alimentación habitual del niño y los horarios de las comidas. En la población pediátrica con dolor crónico la alimentación, al igual que otras actividades de su vida diaria, sufre desórdenes que pueden llevar consigo desajustes nutricionales, sobrepeso o malnutrición, que hay que valorar y vigilar.
- **Patrón 3**. *Eliminación:* los fármacos que se administran a los pacientes con dolor crónico pueden producir estreñimiento, y la afectación emocional subyacente, cambios en el patrón cotidiano, por lo que hay que valorarlo.
- **Patrón 4**. *Actividad-ejercicio:* es uno de los patrones que más tempano y con mayor frecuencia se alteran cuando un niño presenta dolor.
- **Patrón 5**. *Sueño-descanso:* su alteración es indicativa del grado de dolor que presenta el paciente pediátrico e influye negativamente en la percepción del dolor por el propio paciente. Tiene un carácter bidireccional, es decir, el dolor intenso provoca despertares continuados y al dormir mal el paciente al día siguiente presenta más dolor y más afectación de sus actividades diarias debido a un mal descanso.
- **Patrón 6**. *Cognitivo-perceptual:* se determina la existencia o no de dolor, la percepción del niño del propio dolor y de cómo influye en su vida cotidiana.
- **Patrón 7**. *Autopercepción-autoconcepto:* nos indica la actitud del niño hacia sí mismo, hacia su imagen corporal y su identidad, si se ven como niños «normales» o se consideran diferentes por presentar dolor.
- **Patrón 8**. *Rol-relaciones:* está ligado a la dinámica familiar que mantienen y cómo el dolor puede influir en ella. Este apartado incluye el aspecto familiar y social, el lugar donde

vive el paciente, la posición que ocupa en la familia y la presencia o no de apoyos sociales y dentro y fuera de la misma.

• **Patrón 9**. *Sexualidad-reproducción:* en relación con los adolescentes habría que explorar cómo influye el dolor en la visión y vivencias de su sexualidad.

• **Patrón 10**. *Adaptación-tolerancia al estrés:* patrón muy importante en la valoración, puesto que informa de las estrategias de afrontamiento del paciente y sus familiares, que van a determinar la recuperación de la funcionalidad del niño. Un afrontamiento positivo es predictor de una mejor evolución del dolor frente al afrontamiento negativo.

• **Patrón 11**. *Valores-creencias:* se refiere a los valores, creencias y expectativas que estén relacionados con la pérdida de la salud del niño y la posibilidad de la cronificación de la situación en el tiempo.

Plan de cuidados al niño con dolor crónico

Tras la valoración de enfermería es necesario establecer una serie de diagnósticos que sirvan de guía para realizar un tratamiento integral. Entre los que se encontrarían más alterados en el paciente con dolor crónico pediátrico, atendiendo a los Patrones de valoración de Marjory Gordon, y siguiendo la taxonomía NANDA-I[22], destacarían:

• **Eliminación**:
– *Deterioro de la eliminación intestinal* (00344).
• **Actividad y ejercicio**:
– *Deterioro de la capacidad para caminar* (00365).
– *Patrón de sueño ineficaz* (00337).

• **Sueño y descanso**:
– *Patrón de sueño ineficaz* (00337).
• **Cognición y percepción**:
– *Dolor agudo* (00132).
– *Dolor crónico* (00133).
• **Autopercepción y autoconcepto**:
– *Deterioro de la regulación del estado de ánimo* (00241).
• **Rol y relaciones**:
– *Desempeño de rol ineficaz* (00055).
• **Tolerancia al estrés**:
– *Ansiedad excesiva* (00400).
– *Deterioro de la resiliencia* (00210).
– *Riesgo de deterioro de la resiliencia* (00211).
– *Riesgo de autoestima situacional inadecuada* (00482).
– *Autoestima inadecuada crónica* (00483).

Atendiendo al tratamiento gestionado por parte de enfermería, se han de formular objetivos en relación con la recuperación de los patrones alterados y planificar de actividades dirigidas al aumento de la funcionalidad de los pacientes pediátricos con dolor, desarrollo de estrategias de afrontamiento[19] y al restablecimiento de sus actividades cotidianas. Estos objetivos han de estar en consonancia con los del resto de profesionales del equipo multidisciplinar para que resulte exitoso el tratamiento y evitar recaídas.

No se puede olvidar la evaluación del plan de cuidados para determinar la consecución o no de los objetivos señalados, detectar las complicaciones y planificar nuevas actividades, adaptadas a una situación que es cambiante, para mejorar la calidad de vida de los pacientes pediátricos con dolor[19].

PUNTOS CLAVE

• Los niños sienten y expresan dolor de modo específico según su etapa del desarrollo.
• La valoración del dolor debe realizarse según el nivel cognoscitivo de cada niño, su capacidad de comunicación verbal y el tipo de información a recabar.
• La enfermera puede tratar el dolor con distintas medidas, además de administrar el tratamiento farmacológico prescrito.
• Se estima que alrededor del 30 % de los niños sufren dolor crónico en el mundo.

REFERENCIAS

1. International Association for the Study of Pain Terminology Working Group. IASP Revises Its Definition for the First Time Since 1979. International Association for the Study of Pain [Internet]. 2020;4. Disponible en: https://www.iasp-pain.org/wp-content/uploads/2022/04/revised-definition-flysheet_R2-1-1-1.pdf [consultado en 16-05-2025].

2. Luna Castaño P. La valoración del dolor en los pacientes preverbales: indicadores fisiológicos y conductuales utilizados por las enfermeras en las UCI pediátricas. Alcalá de Henares (Madrid): Universidad de Alcalá; 2017.

3. Eccleston C, Fisher E, Howard RF, Slater R, Forgeron P, Palermo TM, et al. Delivering transformative action in paediatric pain: a Lancet Child & Adolescent Health Commission. Lancet Child Adolesc Health. 2021 Jan;5(1):47-87.

4. Hockenberry M, Wilson D (1950-2015), Rodgers CC. Wong. Enfermería pediátrica. 10ª ed. Barcelona: Elsevier; 2019.

5. Williams ACDC, Craig KD. Updating the definition of pain [Internet]. Pain. 2016;157(11):2420-3. Disponible en: https://journals.lww.com/pain/citation/2016/11000/updating_the_definition_of_pain.6.aspx [consultado en 16-05-2025].

6. Leyva Carmona M, Torres Luna R, Ortiz San Román L, Marsinyach Ros I, Navarro Marchena L, Mangudo Paredes AB, et al. Documento de posicionamiento del Grupo Español para el Estudio del Dolor Pediátrico (GEEDP) de la Asociación Española de Pediatría sobre el registro del dolor como quinta constante. An Pediatr (Engl Ed). 2019;91(1):58. e1-58.e7.

7. Mäki-Asiala M, Kaakinen P, Pölkki T. Interprofessional Collaboration in the Context of Pain Management in Neonatal Intensive Care: A Cross-Sectional Survey. Pain Management Nursing. 2022;23(6):759-66.

8. Pope N, Tallon M, McConigley R, Leslie G, Wilson S. Experiences of acute pain in children who present to a healthcare facility for treatment: A systematic review of qualitative evidence. JBI Database System Rev Implement Rep [Internet]. 2017;15(6):1612-44. Disponible en: https://journals.lww.com/jbisrir/Fulltext/2017/06000/Experiences_of_acute_pain_in_children_who_present.16.aspx [consultado en 16-05-2025].

9. Anekar AA, Cascella M. WHO Analgesic Ladder. Journal of the Royal College of Physicians of Edinburgh [Internet]. 2022;38(3):284. Disponible en: https://www.ncbi.nlm.nih.gov/books/NBK554435 [consultado en 16-05-2025].

10. Pillai Riddell RR, Racine NM, Gennis HG, Turcotte K, Uman LS, Horton RE, et al. Non-pharmacological management of infant and young child procedural pain. Cochrane Database of Systematic Reviews [Internet]. 2015;2017(7). Disponible en: https://www.cochranelibrary.com/cdsr/doi/10.1002/14651858.CD006275.pub3/full [consultado en 16-05-2025].

11. Pillai Riddell RR, Racine NM, Gennis HG, Turcotte K, Uman LS, Horton RE, et al. Non-pharmacological management of infant and young child procedural pain. Cochrane Database Syst Rev. 2015;12:CD006275.

12. Vásquez-Dextre E. Mindfulness: Conceptos generales, psicoterapia y aplicaciones clínicas. Rev Neuropsiquiatr. 2016;79(1).

13. Johnston C, Campbell-Yeo M, Disher T, Benoit B, Fernandes A, Streiner D, et al. Skin-to-skin care for procedural pain in neonates. Cochrane Database of Systematic Reviews [Internet]. 2017;2017(2). Disponible en: https://www.cochranelibrary.com/cdsr/doi/10.1002/14651858.CD008435.pub3/full [consultado en 16-05-2025].

14. Stevens B, Yamada J, Ohlsson A, Haliburton S, Shorkey A. Sucrose for analgesia in newborn infants undergoing painful procedures. Vol. 2016, Cochrane Database of Systematic Reviews. John Wiley and Sons Ltd; 2016.

15. Harrison D, Reszel J, Bueno M, Sampson M, Shah VS, Taddio A, et al. Breastfeeding for procedural pain in infants beyond the neonatal period. Vol. 2016, Cochrane Database of Systematic Reviews. John Wiley and Sons Ltd; 2016. Available from: https://www.cochranelibrary.com/cdsr/doi/10.1002/14651858.CD011248.pub2/full [consultado en 16-05-2025].

16. Organización Mundial de la Salud (OMS). Directrices sobre el manejo del dolor crónico en niños. 2021;1-18.

17. Palanca Sánchez I (Dir.). Unidad de Tratamiento del Dolor: estándares y recomendaciones de calidad y seguridad – Asociación Andaluza del Dolor [Internet]. Madrid; 2011. Disponible en: https://www.sanidad.gob.es/areas/calidadAsistencial/excelenciaClinica/docs/Unidad_de_tratamiento_del_dolor.pdf [consultado en 16-05-2025].

18. Nugraha B, Gutenbrunner C, Barke A, Karst M, Schiller J, Schäfer P, et al. The IASP classification of chronic pain for ICD-11: functioning properties of chronic pain. Pain [Internet]. 2019;160(1):88-94. Disponible en: https://pubmed.ncbi.nlm.nih.gov/30586076 [consultado en 17-12-2022].

19. Bioy A. Adaptation strategies faced with chronic pain. Soins [Internet]. 2017;62(815):36-7. Disponible en: https://pubmed.ncbi.nlm.nih.gov/28477758 [consultado en 17-12-2022].

20. Miró J, Micó JA, Reinoso-Barbero F. The management of pediatric chronic pain in Spain: a web-based survey study. Curr Med Res Opin [Internet]. 2021;37(2):303-10. Disponible en: https://pubmed.ncbi.nlm.nih.gov/33213211 [consultado en 17-12-2022].

21. Martínez Navarro M. Importancia del modelo biopsicosocial en el tratamiento del dolor crónico. Revisión sistemática. 2020. Trabajo de fin de grado. Facultad de Psicología. Universitat de les Illes Balears. Disponible en: https://dspace.uib.es/xmlui/bitstream/handle/11201/153122/Martinez_Navarro_Marcos_153122.pdf?sequence=3&isAllowed=y [consultado en 16-05-2025].

22. Herdman TH, Kamitsuru S, Lopes CT. Diagnósticos enfermeros: definiciones y clasificación, 2024-2026, 13ª ed. Barcelona: Elsevier; 2024.

 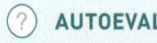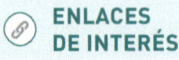

Problemas de salud agudos del neonato a término

22

M. G. Cid Expósito y M. Álvarez Álvarez

 OBJETIVOS

- Definir conceptos de los problemas de salud del neonato a término.
- Definir los datos a recabar en la valoración en cada una de la situaciones patológicas.
- Determinar los cuidados a realizar en cada uno de los problemas de salud del neonato a término.

INTRODUCCIÓN

Dentro de la edad pediátrica, el período neonatal es el de mayor riesgo de morbimortalidad. Casi el 50 % de la mortalidad infantil se produce en el período neonatal. De este porcentaje, un 80 % muere en la primera semana de vida (período neonatal precoz) y, de estos, un 40 % lo hace el primer día de vida. Además, debemos tener en cuenta que un 25 % de discapacidad intelectual tiene su origen en problemas relacionados con el parto o los primeros minutos de la vida extrauterina[1].

No cabe duda de que en los últimos años los cuidados neonatales han experimentado una revolución, disminuyendo claramente no solo la mortalidad neonatal sino también la morbilidad, con una mejora significativa de la calidad de vida del neonato, reduciendo las secuelas y minimizando los daños que se producen en esta etapa tan crucial para el desarrollo de la vida. Queda justificada claramente la necesidad de una excelencia a la hora de realizar los cuidados neonatales[1,2].

Las variables directas de la adaptación del neonato al medio extrauterino son numerosas y diversas. La adaptación es el concepto que mejor define esta etapa, así como el dinamismo o el cambio continuo. La problemática que se da en el recién nacido se asocia a factores que empiezan antes de la concepción y que de manera continua irán determinado la aparición de factores de riesgo hasta después del nacimiento.

Un **recién nacido de alto riesgo** se define como aquel que presenta una mayor morbimortalidad debido a una serie de factores que se describen a continuación[2-4]:

- Características de la madre y riesgos asociados para el feto o neonato:
  - Edad en el momento del parto (> 35 años: alteraciones cromosómicas, macrosomía, crecimiento intrauterino retardado (CIR), hemorragia; < 20 años: CIR, prematuridad, maltrato/descuido).
  - Factores personales: pobreza, consumo de drogas, tabaquismo, alcohol, trastornos de la alimentación, traumatismo.
  - Enfermedades médicas de la madre y riesgos asociados para el feto o neonato: diabetes mellitus, enfermedad tiroidea, enfermedad renal, infección del tracto uterino, enfermedad pulmonar o cardíaca, hipertensión, anemia, isoinmunización, trombocitopenia.
  - Antecedentes obstétricos y riesgos asociados para el feto o neonato: antecedentes de un hijo previo con prematuridad, icteria, síndrome de dificultad respiratoria o malformaciones; medicación materna; hemorragia en el inicio del embarazo; hipertermia; hemorragia del tercer trimestre; rotura prematura de membranas; infecciones del grupo TORCH (acrónimo de toxoplasmosis, otros [sífilis, varicela-zóster, parvovirus], rubéola, citomegalovirus y herpes simple); traumatismos.
- Afecciones fetales y riesgos asociados para el feto o neonato:
  - Gestación múltiple.
  - Retraso en el crecimiento intrauterino (RCIU).
  - Macrosomía.
  - Posición o presentación fetal anómala.
  - Alteraciones de la frecuencia o del ritmo cardíacos fetales.
  - Disminución de la actividad.
  - Polihidramnios.
  - Oligohidramnios.
- Problemas del parto y riesgos asociados para el feto o neonato:
  - Parto prematuro o postérmino.
  - Fiebre materna.
  - Hipotensión materna.
  - Parto precipitado.
  - Parto prolongado.
  - Presentación anormal.
  - Tetania uterina.
  - Líquido amniótico teñido de meconio.
  - Prolapso de cordón.
  - Cesárea.

– Analgesia y anestesia obstétricas.
– Alteraciones de la placenta.
• Afecciones neonatales evidentes de forma inmediata, y riesgos asociados para el feto o neonato:
– Prematuridad o posmadurez.
– Puntuación del test de Apgar baja a los 5 minutos, 10 y 15 minutos.
– Palidez o shock.
– Líquido amniótico o membranas malolientes.
– Tamaño pequeño para la edad gestacional.

PROBLEMAS RESPIRATORIOS[2-4]

En el paso de la vida intrauterina a la extrauterina se producen cambios cruciales en los aparatos respiratorio y circulatorio (v. **Cap. 8**). Los cinco cambios principales son:

• **Eliminación del líquido pulmonar fetal**: en la vida fetal el intercambio de oxígeno se realiza en la placenta. Los pulmones no están colapsados porque los alvéolos contienen líquido que segrega y sintetiza el propio pulmón. La producción de este líquido disminuye al iniciarse el parto y cesa a partir del nacimiento, pasando de un pulmón acuoso propio de la vida intrauterina a un pulmón aéreo. Parte del líquido mencionado debe reabsorberse en la primera inspiración, y otra parte se elimina por vías aéreas superiores al atravesar el canal del parto.
• **Establecimiento de la respiración espontánea e independiente**: el recién nacido respira por sí solo y realiza el intercambio respiratorio en sus pulmones. Influyen también estímulos mecánicos y factores químicos que estimulan al bulbo raquídeo (quimiorreceptores) para iniciar las respiraciones como consecuencia de la hipoxia cuando se liga el cordón. En la primera inspiración se ejerce una presión elevada para conseguir que el aire desplace el líquido pulmonar. Parte de ese aire inspirado se queda en el pulmón creándose una **capacidad residual funcional**. De este modo, los pulmones quedan parcialmente expandidos. A su vez, la distensión alveolar se produce con el llanto del niño.
• **Liberación de surfactante**: se necesita, además, la producción de una sustancia que actúa como estabilizador de la tensión superficial y que impide el colapso de los alvéolos más pequeños.
• **Disminución de la resistencia vascular pulmonar**.
• **Cese del cortocircuito de derecha a izquierda de la sangre venosa que regresa al corazón**.

El parto es un período de gran estrés fisiológico para el feto y su bienestar viene determinado por el suministro continuo de oxígeno. Si este suministro se ve disminuido de forma transitoria o prolongada, se describe como una situación de sufrimiento fetal.

La frecuencia respiratoria (FR) normal oscila entre 30-40 respiraciones por minuto (rpm), pero está influida por diversos factores, considerándose normal entre 20-60 rpm. Por encima de estas frecuencias se habla de **taquipnea** y por debajo, de **bradipnea**. El término **polipnea** hace referencia a un número mayor de respiraciones y a un aumento de la profundidad de las mimas.

Para valorar el grado de dificultad respiratoria se puede utilizar el **test de Silverman y Andersen** (**Fig. 22-1**), que valora la función respiratoria a través de cinco criterios; cada parámetro es cuantificable de 0 a 2 puntos, y la puntuación más alta indica un mayor compromiso respiratorio. El sumatorio de los cinco criterios se interpreta así:

• 0 puntos: recién nacido sin asfixia ni dificultad respiratoria, ausencia de distrés.
• De 1 a 3 puntos: dificultad respiratoria leve, distrés leve.
• De 4 a 6 puntos: dificultad respiratoria moderada.
• De 7 a 10 puntos: dificultad respiratoria grave.

Taquipnea transitoria del recién nacido[5]

También llamado síndrome del pulmón húmedo o maladaptación pulmonar, es más frecuente en el recién nacido a término, principalmente de la semana 37 a la 38 de gestación, y en el prematuro tardío, de la semana 34 a la 36. Se ha estimado una incidencia de entre 0,4 y 6,4 %, atendiendo a la edad gestacional de 38 y 34 semanas de gestación, respectivamente. La cesárea sin pródromos de parto, diabetes materna, recién nacido de sexo masculino y antecedentes familiares de asma son factores de riesgo para esta situación.

Se define como enfermedad respiratoria que se presenta desde el momento del nacimiento del niño, secundaria a la inadecuada movilización de líquido pulmonar en la transición de la vida intrauterina a la extrauterina, se caracteriza por el aumento de la FR, incremento del trabajo respiratorio y cianosis. El diagnóstico fundamental suele ser clínico, la FR suele estar entre 80-100 rpm. Esta taquipnea puede aparecer desde el momento del parto, pero también hasta dos horas después del nacimiento. La clínica se agrava en las primeras 6-8 horas de vida. En general, estos niños evolucionan bien a partir de las 12 horas de vida, con un mínimo de apoyo respiratorio, y se recuperan generalmente en 48 a 72 horas después del nacimiento.

El tratamiento incluye medidas generales de *Reanimación: neonato* [6974] para el calentamiento del recién nacido (cuna térmica o incubadora), además de administrar oxígeno según la monitorización de la $SatO_2$, en incubadora o con cámara de Hood, con un control de la FiO_2. Ante la taquipnea, se debe valorar la administración de alimentación enteral o intravenosa y reintroducir la alimentación enteral progresivamente según mejore el estado respiratorio y baje la FR.

Los cuidados enfermeros[6] irán dirigidos a prevenir complicaciones del *Deterioro del intercambio gaseoso* (00030) y del *Patrón respiratorio ineficaz* (00032) que presente el recién nacido. Será preciso *Monitorización de los signos vitales* [6680][7], en especial FR, $SatO_2$, CO_2, test de Silverman y relacionar su situación respiratoria con los cuidados referidos a alimentación. Con una FR sobre 60 rpm no ofrecer alimentación por boca, y administrar leche de madre por sonda orogástrica a un ritmo similar al de la toma al pecho (5-10 mL/30 minutos).

SIGNOS CLÍNICOS	0 PUNTOS	1 PUNTO	2 PUNTOS
Aleteo nasal	Ausente	Mínimo	Marcado
Quejido respiratorio	Ausente	Audible con el estetoscopio	Audible
Tiraje intercostal	Ausente	Apenas visible	Marcado
Retracción esternal	Sin retracción	Apenas visible	Marcada
Disociación toracoabdominal	Sincronizada	Retraso en inspiración	Bamboleo

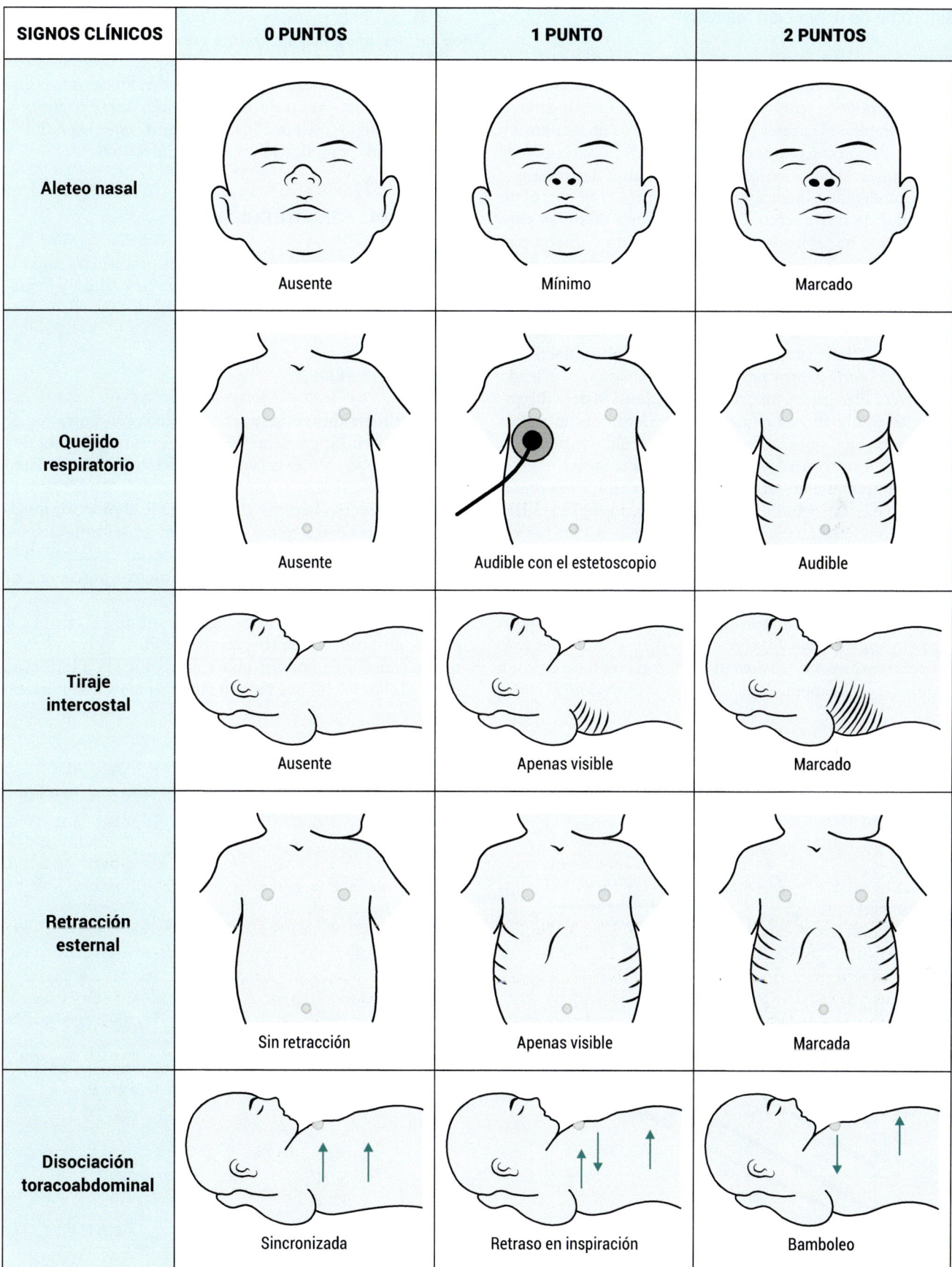

Figura 22-1. Test de Silverman y Andersen.
Adaptada de: Silverman WA, Andersen DH[13].

Síndrome de aspiración meconial[5]

El **síndrome de aspiración meconial** se define como la aspiración de meconio intraútero en un recién nacido con líquido amniótico teñido de meconio, con clínica de dificultad respiratoria al nacer. Ocurre en el 8-20 % de los partos y guarda relación con mayor edad gestacional. La valoración de cuán teñido está de meconio el líquido amniótico responde a leve, moderado e intensamente teñido (+/++/+++), y es un indicador de sufrimiento fetal. Los factores de riesgo para el síndrome de aspiración meconial son: insuficiencia placentaria, hipertensión materna, preeclampsia, oligoamnios y madre fumadora. La presencia de líquido amniótico meconial es un indicador de sufrimiento fetal agudo o crónico.

El meconio obstruye la vía aérea en sus tramos distales o de menor calibre, causando atelectasias; además inactiva la función del surfactante y produce una inflamación en el tejido pulmonar. Esto genera hipoxemia y disminución de la distensibilidad pulmonar. La clínica incluye elementos de distrés respiratorio en niños nacidos con líquido teñido de meconio: taquipnea, tiraje, quejido, aleteo nasal y cianosis.

Como tratamiento no se recomienda la aspiración orofaríngea ni nasofaríngea intraparto; solo se procederá a realizar intubación y aspiración traqueal en caso de recién nacido deprimido con escaso esfuerzo respiratorio, hipotonía y frecuencia cardíaca (FC) inferior a 100 lpm[8].

Los cuidados enfermeros[7] irán dirigidos a mantener un ambiente térmico neutro y evitar la *Disminución de la temperatura corporal neonatal* (00474) o el *Riesgo de disminución de la temperatura corporal neonatal* (00476) con la gestión de cuna térmica o incubadora, *Regulación de la temperatura: recién nacido* [3910]; la monitorización respiratoria y la aplicación de surfactante y oxigenoterapia prescrita con los cuidados pertinentes para gafas nasales, presión positiva continua de las vías respiratorias o ventilación mecánica en los casos más graves, para minimizar los efectos del posible *Patrón respiratorio ineficaz* (00032) (v. **Cap. 17**), o de *Riesgo de infección* (00004) por la posible complicación potencial infecciosa.

PROBLEMAS HEMATOLÓGICOS

En este apartado se describen diversos problemas, como la hiperbilirrubinemia y las enfermedades hemolítica y hemorrágica del recién nacido.

Hiperbilirrubinemia[5,9]

La **hiperbilirrubinemia** se define como la concentración de bilirrubina en sangre sobre los valores esperados para una edad, teniendo en cuenta la edad gestacional del nacimiento (**Fig. 22-2**)[5,9].

Es un proceso benigno, autolimitado y monosintomático que cursa con ictericia, coloración amarillenta de piel, esclerótica y uñas, de progresión cefalocaudal. Casi el 50 % de los recién nacidos a término y un mayor porcentaje de prematuros desarrollarán este proceso[9].

El proceso fisiológico de degradación de los eritrocitos genera un producto de desecho denominado grupo hemo, que se transforma en bilirrubina no conjugada o indirecta, molécula liposoluble que viaja en sangre unida a albúmina. En

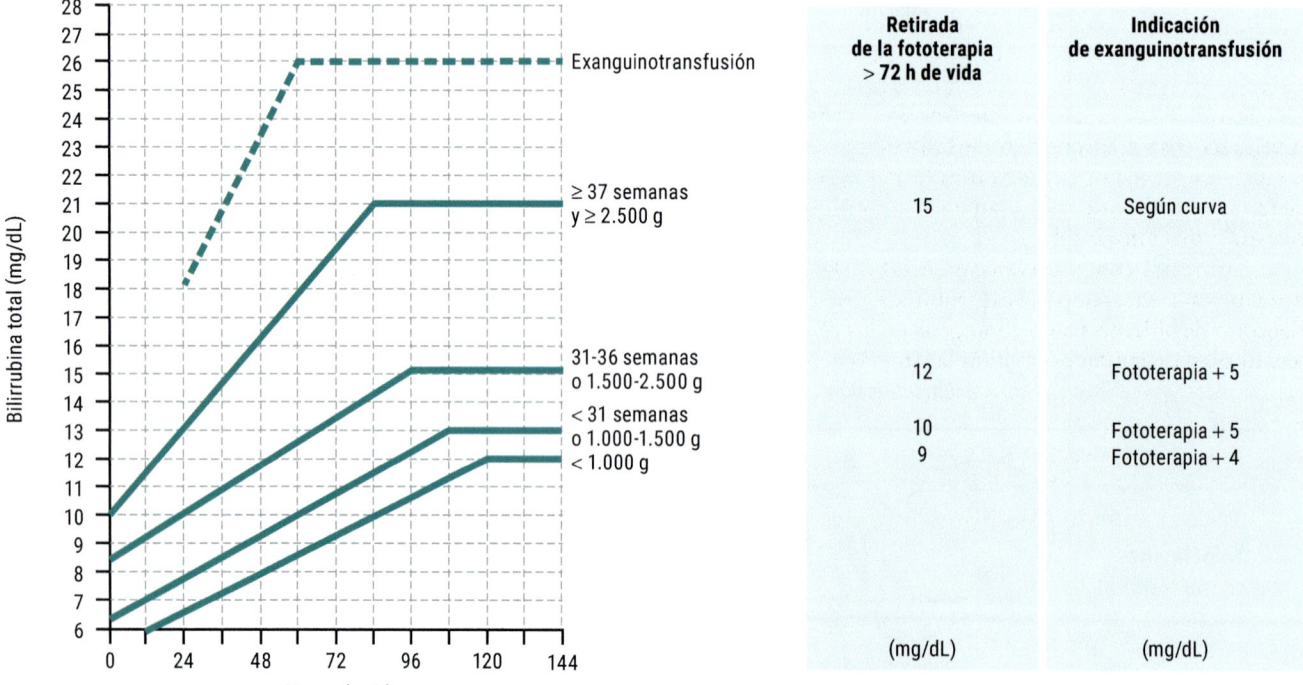

Figura 22-2. Nomograma de indicación de fototerapia en relación con horas de vida y edad gestacional.
Adaptada de: Moro M, Vento M[5].

el paso hepático, mediado por la enzima gluconiltransferasa, la bilirrubina no conjugada por acción del ácido glucurónico se transforma en bilirrubina conjugada o directa, una molécula hidrosoluble que se excreta por vía biliar al intestino, donde la acción de la microbiota intestinal la transforma en urobilinógeno, sustancia fácil de excretar junto con las heces.

Al nacer la función hepática aún es inmadura; la limitada producción de gluconiltransferasa y albúmina del neonato, junto con la falta de desarrollo de la microbiota intestinal y el bajo peristaltismo (derivación enterohepática), genera un aumento de la concentración sérica de bilirrubina a partir de las primeras 24 horas de vida, con un pico entre el 3er-4º día de vida y un descenso probable entre el 5º-7º día de vida. Cuando estos valores superan la línea del nomograma (v. **Fig. 22-2**) que corresponde a la edad gestacional y peso, en relación con las horas de vida, se iniciará tratamiento con fototerapia.

La fototerapia consiste en la exposición a luz fluorescente en la zona azul del espectro visible (420-490 nm) para transformar la bilirrubina en un isómero hidrosoluble y excretable en heces. Existen distintos tipos de lámparas para administrar la luz; las más utilizadas y efectivas son las de luz fluorescente azul, frente a las halógenas (mayor tendencia a la pérdida de calor del recién nacido) o mantas de fibra óptica que no serán de primera elección en recién nacidos a término. Antes de iniciar la fototerapia es importante que la piel esté limpia y no tenga aplicadas cremas hidratantes o aceites. A mayor superficie expuesta, mayor efecto.

La valoración del recién nacido ictérico se centra en recabar datos de los patrones funcionales de: percepción de la salud, alimentación y eliminación (v. **Cap. 8, Tabla 8-1**) para determinar la existencia de los problemas[6], *Hiperbilirrubinemia neonatal* (00194), *Riesgo de disminución de la temperatura corporal neonatal* (00476) y *Riesgo de hipertermia* (00471).

Los cuidados enfermeros incluyen el fomento de la alimentación y la prevención de la deshidratación, aumentando la frecuencia de las tomas en lactancia materna; monitorización de la evaluación intestinal, y monitorización de niveles séricos y transcutáneos de bilirrubina. Es importante aplicar un protector ocular durante la fototerapia; en los tiempos de descanso es fundamental retirarlo y proporcionar estimulación visual.

La principal complicación potencial de la hiperbilirrubinemia es la encefalopatía bilirrubínica, que consiste en el depósito de bilirrubina no conjugada en las células cerebrales. El plan de cuidados incluirá las intervenciones[7] *Fototerapia: neonato* [6924] y *Monitorización neurológica* [2620], evaluando si aparece hipotonía, succión débil, letargo, irritabilidad, reflejo de Moro débil o convulsiones. En estos casos de valores tan altos y afectación neurológica, se indica una exanguinotransfusión, que consiste en el recambio sanguíneo del recién nacido[14].

Enfermedad hemolítica del recién nacido[5,9]

Agrupa diversos trastornos que cursan con hiperbilirrubinemia en relación, muy frecuentemente, con la isoinmunización del factor Rh de la madre con el del recién nacido, o por la incompatibilidad de grupo ABO. Durante una primera gestación, al entrar en contacto la sangre materna (Rh−) con la fetal (Rh+), se activan los anticuerpos anti-D que, en las siguientes gestaciones, destruirán los glóbulos rojos fetales provocando anemia e ictericia, e incluso desarrollando hidropesía fetal (isoinmunización).

La **enfermedad hemolítica del recién nacido** se caracteriza por una clínica de insuficiencia cardíaca, edema generalizado y colapso circulatorio que puede llevar a la muerte intraútero. Un adecuado seguimiento del embarazo facilita la detección precoz de estas complicaciones. Es fundamental la administración de inmunoglobulina anti-D en la semana 28 de gestación a todas las madres Rh− para evitar la enfermedad hemolítica del recién nacido: dosis única para las madres no sensibilizadas, y para las sensibilizadas, una segunda dosis en las 72 horas posparto ante posible sensibilización (aborto, embarazo ectópico y amniocentesis[10]).

Enfermedad hemorrágica del recién nacido[5,9]

Se define como el trastorno hemorrágico causado por deficiencia de los factores de coagulación dependientes de la vitamina K (protrombina, convertina). Según el tiempo de aparición de síntomas en el recién nacido, se clasifica en: **temprana**, primeras 24 horas de vida, generalmente en hijos de madres en tratamiento farmacológico con anticonvulsivantes o anticoagulantes; **clásica**, entre el 2º y el 7º día de vida; y **tardía**, entre el 1er y el 3er mes de vida. Las dos últimas se relacionan con alimentación al pecho y no haber recibido suplementos de vitamina K al nacimiento.

La síntesis endógena de vitamina K se produce gracias a la acción de la flora intestinal: el recién nacido presenta un intestino sin microbiota, motivo por el cual se administra profilácticamente vitamina K al nacimiento (v. **Cap. 8**). La alimentación con fórmula adaptada incluye en su formulación suplementos de vitamina K.

SEPSIS NEONATAL[2,5,14]

Los recién nacidos desarrollan su inmunidad (humoral y celular) en la vida extrauterina por contacto con estímulos antigénicos (gérmenes, vacunas); la inmunidad pasiva, ligada a IgG (recibidas por vía placentaria) e IgA (leche materna) es la base de su protección en los primeros meses de vida. Esto, junto a la fragilidad de las membranas y la piel, hacen de los neonatos una población susceptible a la infección.

La **sepsis neonatal** se define como la proliferación de microorganismos en el torrente sanguíneo de un neonato. Ocurre hasta en 5 de cada 1.000 nacidos vivos, y hasta un 25 % de estos desarrollará una meningitis neonatal[5].

Las vías de transmisión de la sepsis neonatal son las siguientes:

- **Vertical**: contacto con gérmenes del canal del parto, por vía ascendente, durante la gestación o por contacto directo con secreciones contaminadas durante el parto (o durante la lactancia materna). Los principales factores de riesgo son: madre *Streptococcus agalactiae* (estreptococo del grupo B [EGB]) sin profilaxis completa, rotura prematura de membranas superior a 18 horas, amenaza de parto prematuro en menos de 35 semanas de gestación, sospecha de corioamnionitis materna y fiebre materna intraparto.

 La profilaxis materna intraparto para la prevención de infección neonatal por EGB está indicada en mujeres con hijo anterior que desarrollase sepsis por EGB, cultivo positivo para EGB en el embarazo en curso o desconocido y con parto prematuro, bolsa rota más de 18 horas o fiebre intraparto. La pauta determina penicilina G intravenosa, dosis inicial de 5.000.000 U y dosis de 2.500.000-3.000.000 U/4 h hasta la finalización del parto; ampicilina intravenosa, 2 g de inicio y 1 g cada 4 horas. En mujeres alérgicas a betalactámicos se realizará antibiograma[5].

- **Horizontal nosocomial**: contacto con microorganismos de los servicios hospitalarios y el personal sanitario durante el desarrollo de procedimientos diagnósticos y/o terapéuticos. Infecciones relacionadas con catéteres (venosos, vesicales), neumonía asociada a ventilación o intervenciones quirúrgicas.
- **Horizontal comunitaria**: contacto en su entorno diario con personas con procesos infecciosos.

La sintomatología de aparición brusca y de carácter inespecífico e insidioso, muestra una disminución de la actividad espontánea junto con inestabilidad térmica y regurgitaciones, retención gástrica y reflejo de succión débil. Progresa con distensión abdominal y vómitos junto con la aparición de sintomatología de dificultad respiratoria (taquipnea, aleteo nasal, quejido respiratorio, apnea), taquicardia, apatía y/o irritabilidad y convulsiones. La hipotonía generalizada y una coloración típica séptica (palidez tendente al gris) son indicativas del progreso de la infección. Pueden aparecer petequias y zonas equimóticas. Ante la aparición de sintomatología de shock séptico con taquicardia y pulso débil, relleno capilar lento, hay que sospechar progresión a hipertensión pulmonar.

La valoración enfermera irá dirigida a los patrones funcionales de: percepción de la salud (v. **Cap. 8, tabla 8-1**), donde se valorarán datos de los posibles factores de riesgo de desarrollo de sepsis; nutricional metabólico, valorando tolerancia alimentaria y temperatura corporal; actividad, ejercicio, recogiendo datos de las constantes vitales (FC, FR, TA, SatO$_2$); cognición-percepción, reflejos y si existe dolor. Se deben recoger datos sobre los progenitores en cuando a los patrones de rol-relaciones y afrontamiento y tolerancia al estrés.

Los posibles problemas[6] a tratar guardan relación con el posible *Riesgo de infección* (00004), *Respuesta ineficaz de succión y deglución del lactante/neonato* (00295), *Disminución de la temperatura corporal neonatal* (00474) y *Riesgo de deterioro de la organización del neurodesarrollo infantil* (00451).

Las intervenciones[7] irán dirigidas a la *Monitorización de los signos vitales* [6680], *Monitorización respiratoria* [3350], *Monitorización neurológica* [2620], *Regulación de la temperatura: recién nacido* [3910], así como a la realización de *Cuidados del lactante: recién nacido* [6824].

HIJO DE MADRE CON DIABETES[2-5,14]

Una gestación en **mujeres con diabetes previa** o que desarrollan **diabetes gestacional**, implica determinados riesgos para el neonato, en relación con los valores glucémicos mantenidos durante la gestación, y también los valores previos a la gestación en mujeres diabéticas. Está demostrado que, en mujeres con diabetes mal controlada previa a la gestación, altas concentraciones de hemoglobina glicosilada (HbA1c) guardan relación con el aumento de malformaciones congénitas cerebrales y cardíacas.

Durante la vida prenatal, la placenta nutre al feto de glucosa, con la extrapolación de los valores maternos de glucemia. Así, una hiperglucemia materna mantenida, provoca una hiperglucemia fetal que genera hiperinsulinismo fetal. Estos niveles altos de insulina provocan:

- Aumento del metabolismo basal, mayor consumo de oxígeno y una hipoxia relativa en la vida fetal, con mayor riesgo de sufrimiento fetal agudo:
  - Poliglobulia, aumento en la producción de eritrocitos fetales, que a su vez aumenta el riesgo de hiperbilirrubinemia y de hiperviscosidad (riesgo trombótico).
  - Desarrollo de miocardiopatía hipertrófica.
- Aumento de depósitos grasos, peso grande para la edad gestacional, lo que conforma la denominación de feto macrosómico en el caso de diabetes gestacional:
  - Grandes diámetros abdominal y de hombros, que genera distocia de parto con mayores posibilidades de parálisis braquial, fractura de clavícula y parálisis del nervio frénico.
  - Polihidramnios, que junto con la macrosomía fetal generan una distensión uterina que facilita el inicio del parto en la semana 37-38 de gestación.
- Retraso en el crecimiento intrauterino (RCIU) en el caso de mujeres con diabetes pregestacional, con mal control, cuya vasculopatía de base genera insuficiencia placentaria y una mala nutrición fetal, que desencadena un nacido con bajo peso para la edad gestacional.
- Una inhibición de la actividad del surfactante pulmonar, generando una mayor incidencia de distrés respiratorio al nacimiento.

La sintomatología del neonato hipoglucémico es inespecífica e incluye: irritabilidad, llanto anormal, letargia y estupor, apatía, hipotonía, temblor, succión débil, rechazo del alimento, vómitos y respiración irregular, taquipnea, apnea, bradicardia, cianosis, hipotermia, convulsiones y coma.

El objetivo es mantener los niveles de glucosa en sangre por encima de 45 mg/dL o 2,5 mmol/L, para lo cual se administra en la primera hora de vida leche de madre o fórmula adaptada (5-10 mL/kg) y se evalúa la glucemia a la hora de la toma. En la **figura 22-3** se describe el algoritmo de actuación según la cifra de glucemia.

La valoración enfermera irá dirigida a los patrones funcionales de: percepción de la salud, donde se valorarán datos de los antecedentes familiares y prenatales; nutricional metabólico, valorando tolerancia alimenticia, peso y glucemia; actividad ejercicio, con datos de las constantes vitales (FC, FR, TA, SatO$_2$); cognición-percepción y monitorización neurológica.

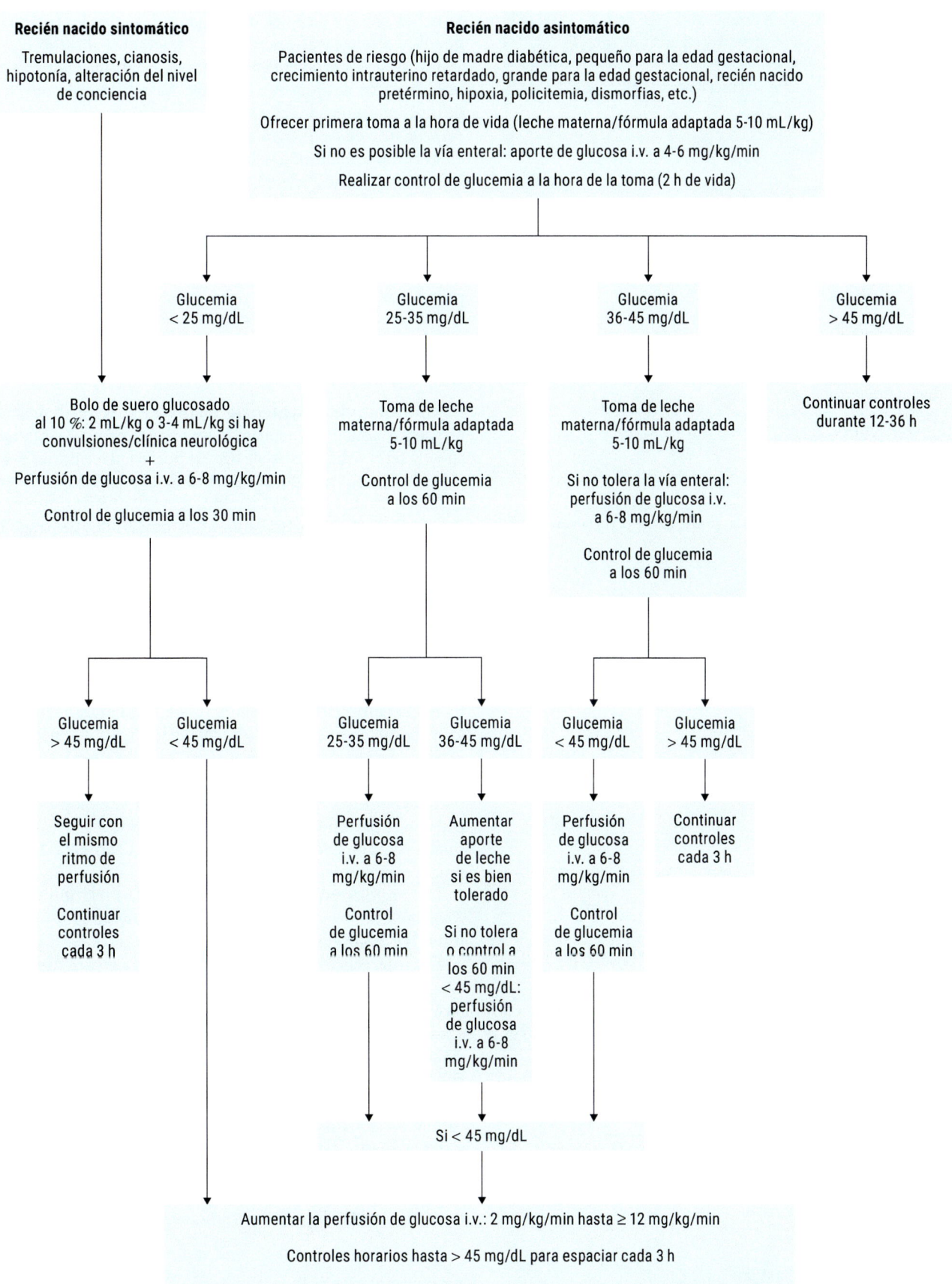

Figura 22-3. Algoritmo actuación ante hipoglucemia.

Adaptada de: Moro M, Vento M[5].

Tabla 22-1. Escala de valoración del síndrome de abstinencia neonatal (Test de Finnegan)

Alteraciones del sistema nervioso central

1. Llanto agudo	2
Llanto agudo continuo	3
2. Duerme < 1 hora después de comer	3
Duerme < 2 horas después de comer	2
Duerme < 3 horas después de comer	1
3. Reflejo de Moro hiperactivo	2
Reflejo de Moro marcadamente hiperactivo	3
4. Temblor ligero al ser molestado	1
Temblor moderado o grave al ser molestado	2
5. Temblor ligero espontáneamente	3
Temblor moderado o grave espontáneamente	4
6. Hipertonía muscular	2
7. Excoriaciones	1
8. Mioclonías	3
9. Convulsiones generalizadas	5

Alteraciones vegetativas

1. Sudoración	1
2. Fiebre 37,2-38,8 °C	1
Fiebre ≥ 38,4 °C	2
3. Bostezos frecuentes	1
4. Erupciones cutáneas fugaces	1
5. Obstrucción nasal	1
6. Estornudos frecuentes	1
7. Aleteo nasal	2
8. Frecuencia respiratoria > 60/min	1
Frecuencia respiratoria > 60/min y tiraje	2

Alteraciones gastrointestinales

1. Succión con avidez	1
2. Rechazo del alimento	2
3. Regurgitaciones	2
Vómitos a chorro	3
4. Deposiciones blandas	2
Deposiciones líquidas	3

Puntuación total

Si puntuación > 8, iniciar tratamiento

Adaptada de: Moro Serrano M, Vento Torres M[5].

Se deben recoger datos de los progenitores sobre los patrones de rol-relaciones y afrontamiento y tolerancia al estrés.

Los posibles problemas[6] a tratar guardan relación con el posible riesgo de glucemia inestable, hasta ajustar los niveles de insulina segregados con la ingesta extraútero, y la *Respuesta ineficaz de succión y deglución del lactante* (00295); la principal complicación potencial es la insuficiencia respiratoria. Las intervenciones[7] además de la *Monitorización de los signos vitales* [6680] y *Monitorización neurológica* [2620], se centrará en asegurar una alimentación adecuada y que cubra las necesidades del neonato, así como la realización de *Cuidados del lactante: recién nacido* [6824], junto con la explicación del proceso de cuidado a los progenitores.

HIJO DE MADRE ADICTA A DROGAS[2,5,11,12]

El **síndrome de abstinencia neonatal** hace referencia al estado y conducta del neonato que ha estado expuesto durante su vida fetal a suministro de drogas por vía placentaria. Tras el nacimiento, este aporte materno de drogas finaliza, y en el 60-90 % de los recién nacidos aparecen varios de estos síntomas: irritabilidad, temblores, llanto agudo, sudoración profusa, hipertonía, alteraciones en la deglución y la coordinación con la succión, alteraciones del sueño, taquipnea, vómitos, o diarrea ácida que genera alteraciones en la piel del área del pañal. La afectación del neonato dependerá del grado y tiempo de adicción materno, cantidad y tipo de droga y los niveles plasmáticos posparto.

La valoración enfermera irá dirigida a los patrones funcionales de: percepción de la salud, donde se valorarán datos de los antecedentes familiares y prenatales; nutricional metabólico, valorando tolerancia alimenticia y la ganancia ponderal; patrón de actividad, valorando tono muscular y reflejos; patrón cognitivo, haciendo una valoración neurológica completa, y el patrón de afrontamiento/tolerancia al estrés que incluya la valoración del test de Finnegan (**Tabla 22-1**), que guiará el tratamiento farmacológico.

Los posibles problemas[6] a tratar guardan relación con el *Riesgo de deterioro de la organización del neurodesarrollo infantil* (00451) y *Síndrome agudo de abstinencia de sustancias* (00258).

Las intervenciones[7] como *Cuidados de canguro* [6840] y *Cuidados del neonato-lactante prematuro* [6826], además, será necesario asegurar un aporte nutricional adecuado con alimentación a demanda (en menor volumen y mayor frecuencia), la lactancia materna estará contraindicada si persiste el consumo o si la madre es positiva al virus de inmunodeficiencia humana (VIH). La succión no nutritiva puede calmar al neonato. La creación del vínculo entre progenitores y descendiente es fundamental, y el papel de los servicios sociales en la valoración familiar debe ser prioritario. Se debe favorecer el alojamiento conjunto, siempre que las características y condiciones de consumo de la madre lo permitan.

Adicción al alcohol[14]

El **síndrome alcohólico fetal** hace referencia al estado y conducta del neonato que ha estado expuesto durante su vida fetal a suministro de alcohol. La prevalencia mundial es de 1 de cada 1.000 nacidos vivos. Las manifestaciones de unos rasgos físicos patognomónicos como son microcefalia, hendidura palpebral estrecha, puente nasal hundido, nariz chata, surco nasolabial borrado y labio superior delgado guían el diagnóstico clínico, junto con la confirmación del consumo materno de alcohol durante la gestación.

La discapacidad y el alto coste social vienen determinados por la afectación cerebral, grave e irreversible que cursa con retraso del lenguaje, trastornos de aprendizaje y conducta, retraso mental y epilepsia.

Es fundamental el papel de la educación para la salud, ofreciendo información a las mujeres que planean una gestación sobre el consumo de alcohol cero.

Adicción al tabaco[14]

El consumo de tabaco durante la gestación provoca una mayor incidencia de prematuridad, además de CIR y valores de test de Apgar más bajos. A largo plazo, los niños pueden desarrollar problemas en el desarrollo intelectual, emocional y conductual.

Es fundamental dejar de fumar o reducir el consumo al mínimo posible durante la gestación. En el período de lactancia, dada la vida media de nicotina y cotinina de 80 minutos y que son excretadas por la leche, se recomienda no fumar durante la lactancia; no obstante, se aconseja restringir el consumo de tabaco a los momentos inmediatamente posteriores a la toma al pecho.

PUNTOS CLAVE

- El recién nacido de alto riesgo es aquel con mayor morbimortalidad debido a factores relacionados con la madre, la evolución de la gestación, el desarrollo del parto y el proceso de transición a la vida extrauterina.
- Los procesos respiratorios patológicos guardan relación con una mala adaptación a la vida extrauterina, o bien con algún déficit estructural o funcional que impide el correcto funcionamiento fisiológico de los profesos respiratorios.
- La sepsis neonatal es un proceso grave que, atendiendo a distintos factores de riesgo, puede ser prevenible. Es fundamental la valoración enfermera de la adaptación respiratoria y la tolerancia alimentaria, así como la termorregulación que desarrolla el neonato, para detectar precozmente la aparición de este proceso.
- Los procesos de adicción durante la gestación influyen muy negativamente en la salud y el desarrollo de los neonatos, por ello es fundamental informar a las madres. El síndrome de abstinencia neonatal es una entidad con múltiples repercusiones tanto físicas como psicológicas en los recién nacidos.

REFERENCIAS

1. United Nations Inter-agency Group for Child Mortality Estimation (UN IGME). Levels & Trends in child mortality [Internet]. New York, USA; 2025. Disponible en: https://data.unicef.org/resources/levels-and-trends-in-child-mortality-2024/ [consultado en 19-05-2025].
2. Hockenberry M, Wilson D (1950 2015), Rodgers CC. Wong. Enfermería pediátrica. 10ª ed. Elsevier, editor. 2019.
3. Moro Serrano M, Málaga Guerrero S, Madero López L. Cruz. Tratado de Pediatría. 11ª ed. Cruz. Tratado de Pediatría. Madrid: Editorial Médica Panamericana; 2014.
4. Meadows-Oliver M. Enfermería Fácil. Enfermería Pediátrica. 2ª ed. Lippincott Williams & Wilkins (LWW); 2016.
5. Moro M, Vento M. De guardia en neonatología. 3ª ed. De guardia en neonatología. Madrid: Editorial Médica Panamericana; 2016.
6. Herdman TH, Kamitsuru S, Lopes CT. Diagnósticos enfermeros: definiciones y clasificación, 2024-2026. 13ª ed. Barcelona: Elsevier; 2024.
7. Wagner CM, Butcher HK. Clasificación de Intervenciones de Enfermería (NIC). 8ª ed. Barcelona: Elsevier; 2024.
8. Zeballos Sarrato G, Avila-Alvarez A, Escrig Fernández R, Izquierdo Renau M, Ruiz Campillo CW, Gómez Robles C, et al. Spanish guide for neonatal stabilization and resuscitation 2021: Analysis, adaptation and consensus on international recommendations. An Pediatr (Engl Ed). 2022;96(2):145.e1-145.e9.
9. González-Valcárcel Espinosa M, Raynero Mellado RC, Caballero Martín SM. Ictericia neonatal. Pediatria Integral. 2019;23(3):147-53.
10. Okwundu CI, Afolabi BB. Intramuscular versus intravenous anti-D for preventing Rhesus alloimmunization during pregnancy. Cochrane Database of Systematic Reviews. 2013 ene 31;2013(1).
11. Grossman MR, Berkwitt AK, Osborn RR, Xu Y, Esserman DA, Shapiro ED, et al. An initiative to improve the quality of care of infants with neonatal abstinence syndrome. Pediatrics [Internet]. 2017 jun 1;139(6). Disponible en: https://pmc.ncbi.nlm.nih.gov/articles/PMC5470506// [consultado en 19-05-2025].
12. Brandt L, Finnegan LP. Neonatal abstinence syndrome: Where are we, and where do we go from here? Vol. 30, Current Opinion in Psychiatry. Lippincott Williams and Wilkins; 2017, p. 268-74.
13. Silverman WA, Andersen DH. A controlled clinical trial of effects of water mist on obstructive respiratory signs, death rate and necropsy findings among premature infants. Pediatrics. 1956;17:1-10.
14. Sociedad Española de Neonatología. Protocolos de la Sociedad Española de Neonatología 2023. Madrid: SENEO; 2023.

  CASO **AUTOEVALUACIÓN** 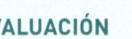 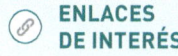 **ENLACES DE INTERÉS**

Problemas de salud agudos del neonato pretérmino

23

M. G. Cid Expósito

OBJETIVOS

- Definir los principales problemas de salud del neonato pretérmino.
- Definir los datos a recabar en la valoración en cada una de las situaciones patológicas.
- Determinar los cuidados a realizar en los problemas de salud del neonato pretérmino.

INTRODUCCIÓN

Según estimaciones de la Organización Mundial de la Salud (OMS)[1], cada año nacen 15 millones de niños prematuros, es decir, antes de la semana 37 de gestación. Esta tasa varía entre el 5 % de los países con ingresos altos, donde el avance tecnológico de las últimas décadas ha conseguido disminuir enormemente las tasas de morbimortalidad, hasta el 18 % de los países con ingresos bajos, donde la mitad de los niños nacidos antes de las 32 semanas de gestación mueren debido a la falta de tecnología y el uso de determinadas intervenciones relacionadas con el soporte respiratorio, la termorregulación, la infección y el soporte alimenticio-nutricional.

Nacer antes de tiempo sigue siendo en el siglo XXI la principal causa de mortalidad en menores de 5 años, y de morbilidad relacionada con las secuelas neurológicas, pulmonares y digestivas que pueden padecer estos niños[2]. Si bien es cierto que en las últimas décadas ha disminuido la mortalidad en menores de 1.000 g, la prevalencia de broncodisplasia pulmonar, retinopatía del prematuro y hemorragia intraventricular se mantiene[3].

La OMS recomienda el uso de intervenciones sencillas que han demostrado su efectividad en la reducción de la mortalidad de este grupo, como la técnica del cuidado canguro, el fomento de la lactancia materna precoz y el uso de presión positiva continua en la vía aérea (CPAP)[1].

El parto prematuro presenta unos factores de riesgo que se describen agrupados en torno a tres elementos[4]:

- **Madre**: embarazo sin seguimiento, pobreza, desnutrición, patología materna (cardíaca, renal, hipertensión y diabetes), abuso de sustancias como tabaco, alcohol y otras drogas.
- **Gestación**: múltiple, patologías durante la gestación, como desprendimiento de placenta, incompetencia cervical, rotura prematura de membranas, corioamnionitis, oligoamnios, polihidramnios, traumatismos e infecciones.
- **Feto**: anomalías cromosómicas y malformaciones congénitas, hidropesía no inmunitaria, eritroblastosis.

El **recién nacido pretérmino** (RNPT) presenta una inmadurez anatomofisiológica en relación con su desarrollo prenatal, motivo que dificultará su adaptación a la vida extrauterina en distintas áreas[3-6]:

- **Respiratoria**: desde la semana 28 aparecen alvéolos funcionales, pero la falta de surfactante (que comienza a sintetizarse entre las semanas 25-28 de gestación, y cuyo metabolismo se ve influido por situaciones de hipoxemia, hipercapnia, acidemia, shock), una distensibilidad pulmonar disminuida y la falta de desarrollo de la red capilar (que culmina su crecimiento hacia la semana 36) favorecen el desarrollo de distrés respiratorio por la tendencia al colapso alveolar. Para producir estímulos sobre el centro respiratorio inmaduro son necesarias altas concentraciones de CO_2, lo que provoca una acidosis respiratoria fisiológica en el prematuro. El reflejo de la tos disminuido y la hipotonía de la musculatura torácica son muestras de la falta de desarrollo del prematuro a nivel respiratorio, que influirán en el progreso de distrés respiratorio.
- **Cardiovascular**: la tendencia a la hipotensión arterial y la fragilidad capilar con riesgo de sangrado, pueden favorecer hemorragias intraventriculares y son características del niño prematuro. La persistencia del conducto arterioso genera alteraciones en la perfusión y oxigenación de cerebro, riñones e intestino, favoreciendo leucomalacia periventricular, necrosis tubular y enterocolitis necrotizante.
- **Digestiva**: reflejos de succión y deglución débiles, motilidad gastrointestinal con escaso peristaltismo hasta la semana 30, cardias incompetente o la escasa capacidad gástrica condicionan la alimentación del prematuro, que iniciará la coordinación de succión y deglución con respiración a partir de las semanas 32-33. Por ello, el niño prematuro precisa de nutrición parenteral al inicio de la vida debido a la imposibilidad de nutrirse por vía enteral.

La hiperbilirrubinemia es más tardía que el nacido a término, pero más prolongada.

- **Renal**: filtrado glomerular disminuido, insuficiencia de la función tubular que provoca una eliminación defectuosa de sodio y la aparición de edemas; escasa capacidad para concentrar la orina, lo que favorece la tendencia a la deshidratación.
- **Inmunológica**: concentraciones menores de inmunoglobulinas G (transplacentaria) y A (leche materna). Los anticuerpos maternos atraviesan la barrera placentaria a partir de la semana 32-34 de gestación. Falta de desarrollo de la inmunidad local del tubo digestivo. Barrera cutánea débil. Gran riesgo de infecciones y sepsis.

> Si el recién nacido de madre con antígeno de superficie de la hepatitis B (HBsAg) desconocido pesa menos de 2 kg, se le administrará lo antes posible la inmunoglobulina antihepatitis B sin esperar el resultado de la determinación materna.

- **Metabólica**: en cuanto a la termorregulación, existe una inmadurez del centro termorregulador, gran superficie corporal y poca capacidad de producir y mantener calor (escasa actividad motora, pocas reservas de tejido adiposo y glucógeno), pérdidas insensibles aumentadas por la inmadurez de la piel (pérdidas de calor por evaporación, necesita de humedad en la incubadora los primeros días/semanas) y labilidad vasomotora hacen que los prematuros tiendan a la hipotermia. El sobreesfuerzo en la termorregulación repercutirá a nivel respiratorio (distrés, vasoconstricción periférica, bradicardia, hipotensión, acidosis metabólica). Hipoglucemia, hiponatremia. Influencia negativa sobre la ganancia ponderal.
- **Sistema nervioso**: inmadurez neuronal, escasa mielinización, reflejos débiles o ausentes. La sobreestimulación por el ambiente tecnológico hospitalario influye negativamente en el neurodesarrollo extrauterino.
- **Hematopoyética**: anemia del RNPT debido a la vida media de los eritrocitos fetales y la inmadurez de los órganos eritropoyéticos. Hiperbilirrubinemia más tar-

día y duradera que en el nacido a término (v. **Cap. 22**). Riesgo de enfermedad hemorrágica del recién nacido: se debe administrar vitamina K intramuscular dosificada según peso: 0,3-0,5 mg/kg en menores de 1.000 g, y 0,5-1 mg/kg en mayores de 1.000 g.

- **Oftálmica**: en los menores de 28 semanas de gestación y menores de 1.000 g de peso al nacimiento, el riesgo de desarrollo de retinopatía del prematuro, provocada por la vasoconstricción de los vasos retinianos ante situaciones hipoxémicas, compensadas con proliferación vascular anómala en la retina que puede provocar su desprendimiento. Exposición a intensidades lumínicas más intensas en el ambiente extrauterino.
- **Actividad**: no presenta movimientos espontáneos. Ciclos de sueño-vigilia cortos. La hipotonía muscular generalizada que presenta el prematuro dificulta el mantenimiento de la línea media y la posición de flexión, que es necesaria para el desarrollo normal del control y movimientos corporales. La falta de puntos de referencia corporal hace necesario el uso de elementos de contención (nidos).
- **Vínculo materno y paterno filial**: separación de los padres ante la necesidad de soporte tecnológico para respirar y adaptarse a la vida extrauterina. Choque entre la imagen del recién nacido sano a término esperada con la realidad del recién nacido prematuro, con problemas de adaptación a la vida extrauterina, necesidades de soportes tecnológicos para respirar y pronóstico incierto.

Los prematuros tienen unas características diferenciales en relación con el recién nacido a término. Aunque el rango de prematuridad es amplio, los prematuros se clasifican en función de la edad gestacional, como se muestra en **tabla 23-1**. A menor edad gestacional, mayor diferenciación de características con respecto a un neonato a término. Tienen una cabeza grande en relación con el resto del cuerpo, además de un escaso depósito graso. El lanugo es abundante y el cabello es escaso y fino. La piel es muy fina, brillante, sonrosada, y permite ver los vasos sanguíneos en las extremidades. El cartílago auricular es blando y apenas están marcados los surcos palmares y plantares. Los niños muestran criptorquidia y escasez de arrugas escrotales; las niñas unos labios menores y clítoris prominentes. Presentan una actitud en extensión, la hipotonía característica les impide guardar la línea media y mantener una postura flexionada[4-6].

Tabla 23-1. Clasificación de los recién nacidos prematuros en función de la edad gestacional

	Denominación	Edad gestacional (semanas[+ días])
Pretérmino	Prematuro extremo	< 28
	Gran prematuro	28-31[+ 6]
	Prematuro moderado	32-33[+ 6]
	Prematuro tardío	34-36[+ 6]
Término	Término precoz	37-38[+ 6]
	Término maduro	39-41[6]
Postérmino	Postérmino	> 42

Adaptada de: Moro M, Vento M[3] y Eichenwald EC et al.[5]

> La **edad cronológica** del RNPT se corresponde con los días, semanas, meses y años de vida desde el día de su nacimiento. La **edad corregida** del RNPT se corresponde con el ajuste de edad si hubiera nacido a las 40 semanas de edad gestacional; se utiliza hasta los 24 meses de edad corregida para poder valorar el desarrollo físico y neurológico acorde a la madurez que hará extraútero. Se emplea para fechar la introducción de la alimentación complementaria que la OMS recomienda sea a partir del 6º mes de vida; en este caso, del 6º mes de edad corregida. La **edad posmenstrual** es aquella contabilizada desde la fecha de inicio de la última regla de la madre.

VALORACIÓN Y ACTUACIÓN EN LA TRANSICIÓN Y ADAPTACIÓN A LA VIDA EXTRAUTERINA DE UN PREMATURO[7,8,13]

Si el proceso de transición a la vida extrauterina es complejo, en el caso del nacimiento prematuro la inmadurez anatomofisiológica junto con los medios tecnológicos y humanos, determinan en gran medida el éxito de la adaptación. Una vez realizado el asesoramiento antenatal, donde se informa a los progenitores sobre la relación entre las semanas de gestación, la situación fetal, las posibilidades de morbimortalidad al nacimiento y la viabilidad, es fundamental la preparación de los profesionales con un entrenamiento estructurado de forma regular. El reparto de roles durante la estabilización y la preparación del material necesario para llevarla a cabo son esenciales: material fungible, sistemas de soporte respiratorio, incubadora de transporte, ambiente del paritorio (temperatura superior a 26 °C, luz y sonido atenuados).

 El Grupo de Reanimación Neonatal de la Sociedad Española de Neonatología, realiza una adaptación de las recomendaciones internacionales de reanimación neonatal para los recién nacidos prematuros.

El elemento principal que valorar al nacimiento, tras la edad gestacional, es la actividad respiratoria, si el prematuro llora o respira. La **actividad respiratoria espontánea** condicionará el momento del pinzamiento del cordón umbilical y el tipo de soporte respiratorio necesario que aplicar. La monitorización de la oximetría se realizará en la mano derecha para obtener mediciones preductales.

El segundo elemento fundamental es la **termorregulación**: dada la tendencia a la hipotermia de los prematuros es necesario aplicar distintas medidas para evitar la pérdida de temperatura (envoltorio de polietileno, gorro, colchón térmico, calor radiante) que se asocia a mayor morbimortalidad por cada grado por debajo de los 36,5 °C.

A partir de aquí, la apertura de la vía aérea, la estimulación suave y la evaluación de la frecuencia cardíaca y de la respiración determinarán:

- **Frecuencia cardíaca > 100 lpm y respiración espontánea:**
  - RNPT ≥ 30 semanas de gestación: valorar aumentar la concentración de oxígeno del aire según objetivos de saturación en relación con los minutos de vida, descritos en la **tabla 23-1**. Si comienza con dificultad respiratoria, aplicar CPAP aumentando la concentración de oxígeno según la pulsioximetría.
  - RNPT < 30 semanas de gestación: aplicar CPAP con presión positiva al final de la espiración (PEEP) de 5-7 cmH$_2$O y aumentando la concentración de oxígeno según la pulsioximetría. Si comienza con dificultad respiratoria, se debe valorar la ventilación con presión positiva (VPP) durante 30 segundos, con presión inspiratoria pico (PIP) de 20-25 cmH$_2$O y PEEP de 5-7 cmH$_2$O, FR de 40-60 rpm y tiempos inspiratorios inferiores a 1 segundo. Se debe disminuir la concentración de oxígeno, que no

Tabla 23-2. Objetivos de pulsioximetría en relación con los minutos de vida del prematuro

Concentración de oxígeno 21-30 % Aumentar concentración según pulsioximetría preductal	
Tiempo (minutos)	SatO$_2$ (%)
3	70-80
5	80-85
10	85-90

Si SatO$_2$ supera 90 % se debe disminuir la concentración de oxígeno progresivamente hasta entrar en el rango propuesto

Adaptada de: Zeballos Sarrato G[7].

ha debido superar el 30 % (hasta el 40 % en menores de 28 semanas de gestación) para mantener la pulsioximetría en los rangos descritos en la **tabla 23-2**.
- Ante el fracaso de la VPP se debe valorar la intubación y aplicación de surfactante exógeno.

- **Frecuencia cardíaca < 100 lpm o sin respiración espontánea:**
  - Aplicar VPP durante 30 segundos, con PIP 20-25 cmH$_2$O y PEEP 5-7 cmH$_2$O, FR 40-60 rpm y tiempos inspiratorios inferiores a 1 segundo. Aumentar la concentración de oxígeno hasta 30-40 % para conseguir objetivos de pulsioximetría.
  - Ante el fracaso de la VPP se debe valorar la intubación y aplicación de surfactante.

 Recuerda que la aplicación de cualquier dispositivo de oxigenoterapia en el prematuro debe realizarse humidificada y calentada. Véase el capítulo 17 para recordar los cuidados de los dispositivos de presión positiva continua en la vía aérea (CPAP) y ventilación mecánica (VM).

PROBLEMAS RESPIRATORIOS DEL PREMATURO

Los problemas respiratorios del prematuro vienen determinados por la inmadurez de estructuras y la falta de surfactante; esto implicará una situación hipóxica que condiciona de forma problemática la adaptación a la vida extrauterina. Será necesario aplicar un mayor soporte respiratorio a menor edad gestacional. La tendencia actual inicia el soporte con CPAP y valora la necesidad de otras medidas según las necesidades de oxígeno, el esfuerzo respiratorio del RNPT y los signos clínicos.

La administración de surfactante exógeno no se realiza de forma profiláctica[3,5], se aplica a los RNPT con signos de distrés respiratorio, aquellos que requieren intubación en la sala de partos o los que no han recibido corticoides prenatales, aunque no tengan síntomas de distrés. El surfactante exógeno de origen porcino o bovino es utilizado a dosis de 200 mg/kg administrado por vía intratraqueal en los primeros 15-30 minutos de vida. Es un medicamento que se conserva en nevera, por lo que será necesario atemperarlo antes de administrarlo.

Síndrome de distrés respiratorio[3]

También llamado enfermedad de la membrana hialina, está relacionado con la falta de madurez morfológica y funcional por el desarrollo incompleto en el momento del nacimiento. La falta de surfactante genera una dificultad respiratoria por falta de estabilización del alvéolo en la fase espiratoria de la respiración; esto impide la creación de un volumen residual funcional adecuado. La compensación del recién nacido con la taquipnea no se mantiene durante mucho tiempo, puesto que cada respiración le cuesta el mismo esfuerzo respiratorio que las primeras respiraciones (para volver a llenar de aire los pulmones), generando una situación de insuficiencia respiratoria caracterizada por hipoxemia e hipercapnia. La acidosis mixta aumenta las resistencias vasculares pulmonares, y favorece el cortocircuito derecha-izquierda (conducto arterioso y agujero oval). Pueden aparecer atelectasias que generan alteración de la ventilación y, por ende, de la relación ventilación-perfusión.

Las manifestaciones incluyen un empeoramiento rápido y progresivo de dificultad respiratoria con polipnea, tiraje, quejido, aleteo nasal y cianosis. A los pocos minutos del nacimiento, sin instaurar medidas ventilatorias se producirá una apnea. El tratamiento incluye elevadas presiones para abrir los alvéolos colapsados (25-30 cmH$_2$O) y una presión positiva en la espiración. El surfactante exógeno es fundamental para disminuir la tensión superficial alveolar.

Ante un parto prematuro ha de preverse la administración de corticoides prenatales a la madre y surfactante al niño al nacimiento, junto con la administración de CPAP (v. **Cap. 17**).

Los cuidados enfermeros[9] irán dirigidos a prevenir el *Patrón respiratorio ineficaz* (00032) que presente el recién nacido. Será preciso realizar[10] *Monitorización respiratoria* [3350]: FR, SatO$_2$, CO$_2$, test de Silverman y relacionar su situación respiratoria con los cuidados referidos a alimentación. La aplicación de la CPAP implica una serie de cuidados:

- **Alimentación**: se administrará por sonda orogástrica. Sonda abierta a bolsa entre las tomas, para prevenir la distensión abdominal. Valorar el diagnóstico *Amamantamiento exclusivo alterado* (00347) y el *Riesgo de aspiración* (00039)[9].
- **Dispositivo CPAP**: administración de mezcla caliente y humidificada de gases, cambio de interfases en cada manipulación del neonato, adecuación de la FiO$_2$ a la SatO$_2$ del recién nacido.
- **Úlceras por presión**: en relación con la aplicación de las interfases de los dispositivos respiratorios en prevención de la *Lesión por presión neonatal* (00287)[10].
- **Termorregulación**: regulación de la temperatura y la humedad de la incubadora y monitorización de temperatura central y periférica para prevenir[9] el *Riesgo de disminución de la temperatura corporal neonatal* (00476) y la *Termorregulación ineficaz* (00008).

La retinopatía del prematuro se relaciona con la administración de oxígeno, pero sus principales factores de riesgo son la prematuridad y el peso al nacimiento, sobre los que pueden influir otras situaciones sobrevenidas a la prematu-ridad, como administración de oxígeno, sepsis, crecimiento intrauterino retardado o transfusiones frecuentes. El rango óptimo de SatO$_2$ en menores de 28 semanas es de 90-95 %[3].

Apnea de la prematuridad[3,5]

Se define como una pausa respiratoria superior a 20 segundos, o inferior a 20 segundos con bradicardia o desaturación. Está relacionada con la inmadurez del centro respiratorio del prematuro y con una posible obstrucción de la vía aérea. Otras alteraciones deprimen el sistema nervioso central, como infecciones, alteraciones metabólicas (hipoglucemia, hipocalcemia, etc.) o alteraciones de la perfusión y/o ventilación.

Con una ligera estimulación táctil la apnea se puede revertir; no obstante, hay que cuidar el aumento brusco de tensión arterial por su influencia en el aumento brusco del flujo sanguíneo cerebral, en una población con una fragilidad capilar importante. Si no respondiera a esta estimulación, habría que iniciar ventilación con presión positiva (bolsa mascarilla tipo Ambú®).

El tratamiento ante episodios repetidos y/o prolongados es la administración de cafeína en los menores de 1.250 g para disminuir los tiempos de ventilación mecánica (y la incidencia de broncodisplasia pulmonar); presenta mayor beneficio cuanto más precozmente se administre.

La principal complicación potencial que implica es la parada respiratoria. Los cuidados enfermeros[9,10] irán dirigidos a detectar y prevenir el *Deterioro del intercambio gaseoso* (00030) mediante la *Monitorización respiratoria* [3350], *Aspiración de la vía aérea* [3160] y *Cuidados del lactante: prematuro* [6826]. Según el tipo de soporte respiratorio del RNPT, *Manejo de la ventilación mecánica: no invasiva* [3302] o *Manejo de la ventilación mecánica: invasiva* [3300], acompañados de *Cuidados del lactante: prematuro* [6826]. La descripción de los cuidados generales de la CPAP se puede consultar en el capítulo 17.

Broncodisplasia pulmonar[5,11]

Se define como la alteración crónica del aparato respiratorio, en nacidos prematuros que han requerido tratamiento con oxígeno y/o soporte respiratorio durante los primeros 28 días de vida. Ocurre en el 50 % de los prematuros menores de 28 semanas de gestación y en el 30 % de los nacidos antes de las 32 semanas de gestación. La prematuridad y la oxigenoterapia marcan la patogenia del tejido pulmonar mediada por la toxicidad del oxígeno, el barotrauma y el volutrauma de la ventilación mecánica y la inflamación del tejido pulmonar. La infección nosocomial es también un factor de riesgo precoz para el desarrollo de broncodisplasia pulmonar[11].

Se clasifica como leve, moderada o grave, según las necesidades de oxígeno que presentan los prematuros en relación a su edad gestacional, como se muestra en la **tabla 23-3**.

La valoración del RNPT con broncodisplasia pulmonar se centra en recabar datos relativos a la alimentación, puesto que su gasto energético está aumentado y puede influir negativamente sobre el crecimiento (son pequeños que se cansan en las tomas enterales), y del patrón actividad, valorando FR, SatO$_2$, patrón respiratorio, FC y TA. Es necesario valorar el patrón de afrontamiento y tolerancia al estrés para recabar datos de la actitud de los progenitores en relación con la situación crónica y las habilidades para el cuidado.

Los cuidados enfermeros[9,10] irán dirigidos a solucionar, prevenir y detectar precozmente la aparición de *Ingesta nutricional inadecuada* (00343) o *Riesgo de ingesta nutricional inadecuada* (00409), *Lactancia ineficaz* (00371), *Deterioro del intercambio gaseoso* (00030) y *Patrón respiratorio ineficaz* (00032). Será preciso realizar intervenciones de *Monitorización respiratoria* [3350], *Cuidados del lactante: prematuro* [6826], *Administración de nutrición parenteral total (NPT)* [1200], *Alimentación enteral por sonda* [1056], *Cuidados del drenaje: gastrointestinal* [1874] y *Monitorización nutricional* [1160] durante su estancia hospitalaria. Durante los últimos días de ingreso será necesario preparar a los progenitores sobre los *Conocimientos de salud inadecuados* (00435) que puedan tener sobre la monitorización respiratoria y la aplicación y cuidados del soporte respiratorio que el neonato pueda llevar a su domicilio con actividades de *Facilitación del aprendizaje* [5520].

PROBLEMAS DIGESTIVOS DEL PREMATURO

Se debe garantizar una nutrición suficiente que permita un crecimiento adecuado y evite secuelas neurocognitivas. La alimentación se realizará por vía venosa central mediante nutrición parenteral, debido a la inmadurez del sistema digestivo. Se debe iniciar lo antes posible (primeras 2 horas de vida). Se recomienda la administración de alimentación enteral trófica de leche materna propia o donada en dosis de 0,5-1 mL/kg/toma, como sistema de soporte que activa el peristaltismo, la secreción hormonal y vitamínica y el establecimiento de la microbiota intestinal[3]. En el proceso de crecimiento se deben ir aumentando los aportes enterales (por sonda orogástrica primero y por boca después de las 32-34 semanas posmenstruales) y disminuyendo los parenterales hasta conseguir una nutrición enteral completa de 140-160 mL/kg/día.

La valoración del RNPT se centra en recabar datos relativos al patrón nutricional-metabólico, con una valoración exhaustiva de la tolerancia digestiva que incluya la revisión de restos gástricos, perímetro abdominal y distensión, auscultación de ruidos abdominales, control de deposiciones (frecuencia, consistencia, color, presencia de moco o sangre, etc.), así como los relativos a la vía de alimentación que puede ser: en un primer momento una vía venosa central, sonda gástrica y, finalmente, alimentación por boca.

Los cuidados enfermeros[9,10] irán dirigidos a solucionar, prevenir y detectar precozmente la aparición *Respuesta ineficaz de succión y deglución del lactante* (00295), *Lactancia ineficaz* (00371) y la principal complicación potencial, la enterocolitis necrotizante. Las intervenciones se orientan a la *Monitorización nutricional* [1160] con una profusa valoración de la tolerancia digestiva, y el *Asesoramiento en la lactancia* [5244] con especial hincapié en las medidas higiénicas de la extracción y conservación de la leche extraída. Ante la instauración de sonda gástrica, valorar el *Riesgo de aspiración* (00039) y la necesidad de *Cuidados del drenaje: gastrointestinal* [1874] de la *Alimentación enteral por sonda* [1056], que incluirán actividades de higiene oral.

Tabla 23-3. Clasificación de la gravedad en broncodisplasia pulmonar

Edad gestacional		Clasificación
< 32 semanas de gestación	Leve	FiO$_2$ 21 % en la semana 36 posmenstrual
	Moderada	FiO$_2$ < 30 % en la semana 36 posmenstrual
	Grave	FiO$_2$ > 30 % en la semana 36 posmenstrual o necesidad de CPAP o soporte ventilatorio
> 32 semanas de gestación	Leve	FiO$_2$ 21 % en el día 56 de vida o el alta hospitalaria
	Moderada	FiO$_2$ < 30 % en el día 56 de vida o el alta hospitalaria
	Grave	FiO$_2$ > 30 % en el día 56 de vida o el alta hospitalaria o necesidad de CPAP o soporte ventilatorio

Adaptada de: Sucasas Alonso A[11] y Eichenwald EC[5].
CPAP: presión positiva continua en la vía aérea.

Enterocolitis necrotizante[3,5]

Se define como un proceso inflamatorio intestinal urgente que cursa con necrosis intestinal y es la primera causa de desarrollo de síndrome de intestino corto (v. **Cap. 31**). Se produce en el 10-12 % de los RNPT y presenta una mortalidad global superior al 20 %; requiere tratamiento quirúrgico en el 64,9 % de los casos[3].

La prematuridad es el principal factor de riesgo, junto con el inicio, volumen y frecuencia de la alimentación enteral. El riesgo es menor al administrar leche materna, propia o donada. La hipotermia, el estado acidótico que genera y la disminución del flujo sanguíneo intestinal pueden ser otros de los factores a tener en cuenta. La clínica aparece en un prematuro estable que comienza con intolerancia digestiva de forma brusca a las 3-4 semanas de vida, incluye:

- **Signos intestinales**: distensión abdominal, residuos alimentarios gástricos al valorarlos antes de la siguiente toma, vómitos biliosos o hemáticos, disminución o ausencia de ruidos intestinales, sangre en heces, masa abdominal persistente, ascitis.
- **Signos sistémicos**: dificultad respiratoria, apneas y/o bradicardias, inestabilidad térmica, irritabilidad, hipotensión, hipoperfusión periférica, acidosis y oliguria.

El tratamiento incluye suspensión de la alimentación enteral, soporte cardiorrespiratorio y valoración de la evolución para plantear medidas quirúrgicas.

La valoración para la detección precoz de esta complicación va dirigida a la *Monitorización nutricional* [1160] haciendo hincapié en la valoración de la tolerancia digestiva; además se realizará una *Monitorización respiratoria* [3350] y *Monitorización de signos vitales* [6680] para atender a los signos sistémicos de la enfermedad.

PROBLEMAS DE ADAPTACIÓN EN LA TERMORREGULACIÓN[3,5,6]

Los RNPT presentan una inmadurez del centro termorre-gulador, además de una gran superficie corporal con escaso control postural, debido a su hipotonía generalizada y una piel inmadura que favorece la pérdida de calor por evaporación y provee de un menor aislamiento cutáneo. Sumado a la poca capacidad de producir calor, la labilidad de la red vascular peri-férica y la situación hipóxico-acidótica generalizada, hacen que el prematuro tienda a la hipotermia y realice un sobreesfuerzo en mantener la temperatura en el rango de 36,5-37,5 °C.

Ante una situación de hipotermia (Fig. 23-1), aumenta el consumo de oxígeno y de energía en los tejidos, siendo escasos los depósitos de grasa, glucosa y glucógeno a partir de los cuales generar calor. Si esta situación hipóxica se mantiene, desencadena una hipoxia relativa en los tejidos que activa el metabolismo anaerobio y desencadena un estado acidótico que provoca bradicardia, vasoconstricción pulmonar, dismi-nución de la síntesis de surfactante y, por ende, aumenta sin-tomatología de dificultad respiratoria. Esta situación influye negativamente en la ganancia ponderal.

La **termoneutralidad** se define como el estado en el cual el prematuro presenta una estabilidad térmica, con gradiente inferior a un grado centígrado entre temperatura central y periférica, con un consumo mínimo de oxígeno y energía. Es necesario un ambiente térmico neutro, es decir, el ambiente externo (incubadora) debe proporcionar suficiente tempera-tura y humedad que permita al neonato invertir su consumo de oxígeno y energía en crecer y no activar mecanismos com-pensadores para generar calor y evitar perderlo. Para esto, el primer día la incubadora ofrecerá una humedad del 80 %, descendiendo en la primera semana (65-70 %) y sucesivas (55-65 %) progresivamente; la temperatura de la incubadora se inicia en 37 °C para los menores de 26 semanas y en 35 °C para los RNPT de 28 semanas. Ambos elementos guardan relación estrecha con las semanas de gestación al nacimiento, el peso al nacimiento y los días de vida, y serán modificados según los resultados de la monitorización de temperaturas central y periférica.

La valoración del RNPT se centra en recabar datos relati-vos a la temperatura y aquellos elementos que pueden mostrar alteración de los procesos relacionados a nivel cardiorres-piratorio. La actuación[9,10] ante *Disminución de la tempera-tura corporal neonatal* (00474) o *Riesgo de disminución de la temperatura corporal neonatal* (00476) incluye actividades de *Regulación de la temperatura: recién nacido* [3910] y *Cuidados de canguro (del niño prematuro)* [6840].

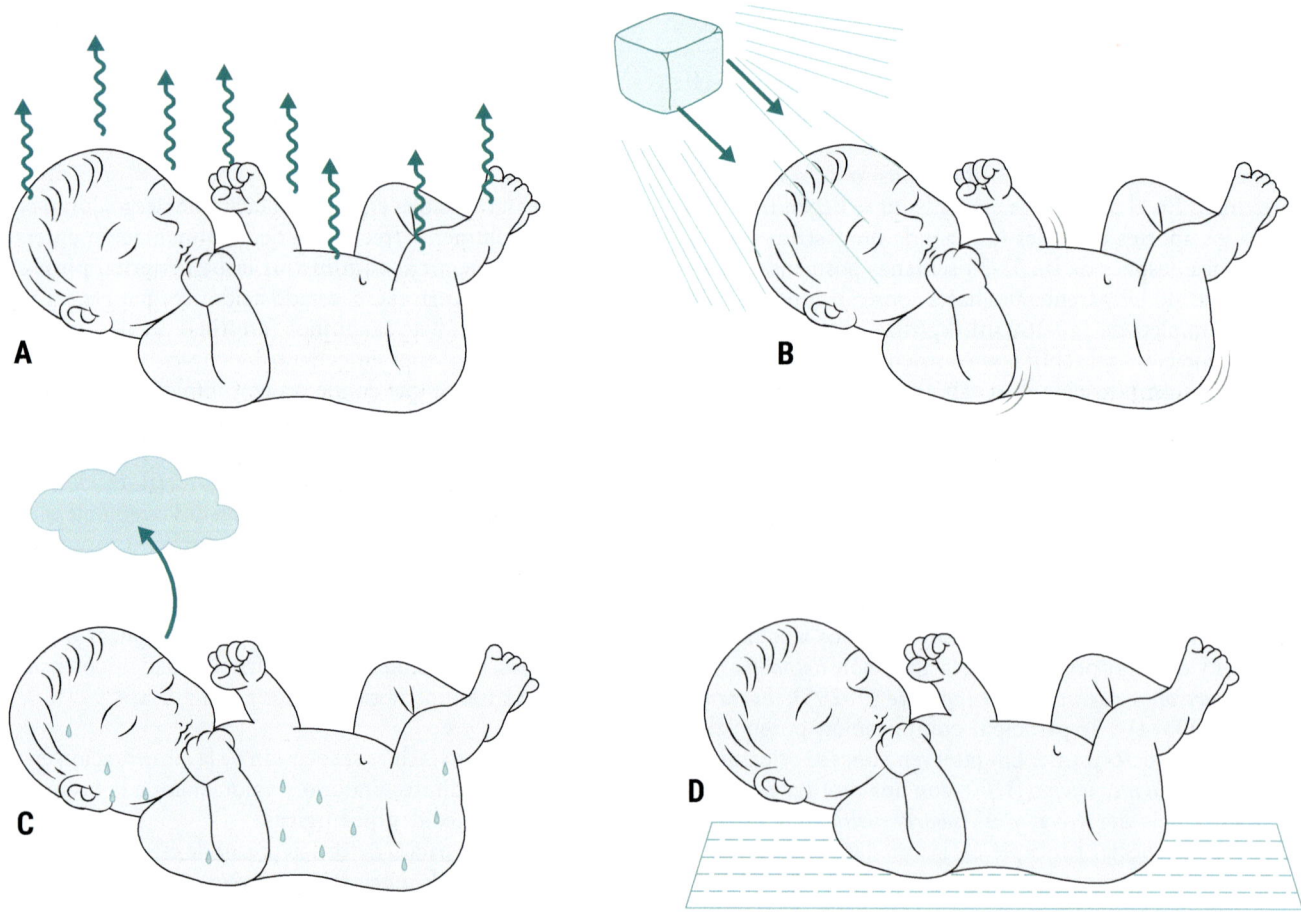

Figura 23-1. Mecanismos de pérdida de calor. **A)** Pérdida de calor por radiación. **B)** Pérdida de calor por convección. **C)** Pérdida de calor por evaporación. **D)** Pérdida de calor por conducción.
Adaptada de: Korones SB[14].

La piel del prematuro[6,13]

La piel del RNPT no conseguirá madurar hasta pasadas 3 semanas extraútero, favoreciendo mientras tanto el riesgo de deshidratación; las pérdidas de agua por transpiración pueden suponer hasta el 50 % más si el RNPT recibe fototerapia o calor radiante o si presenta heridas. La piel es fina y brillante, con un escaso desarrollo del estrato córneo, sin flora bacteriana ni pH neutro aún; el tejido adiposo es escaso. No tiene vérnix caseosa (sustancia blanquecina natural que protege la piel del bebé), pero sí lanugo (más cantidad cuanto menor edad gestacional presente).

El baño del RNPT se realiza una vez conseguida la estabilidad térmica, sin inmersión, con gasa estéril mojada en agua estéril calentada y sin jabones.

La posibilidad de desarrollar úlceras por presión está demostrada, sobre todo en la zona occipital y orejas, y aquellas otras sobre las que se ejerza presión o fricción, generalmente por colocación de dispositivos del aparataje de soporte y sus mecanismos de sujeción. Es necesario utilizar herramientas validadas para analizar el riesgo de desarrollar úlceras por presión e implementar medidas preventivas y/o correctoras. Se recomienda la escala e-NSRAS (Neonatal Skin Risk Assessment Scale) validada al contexto sanitario español[15].

 La piel del prematuro presenta una débil unión entre dermis y epidermis, con alto riesgo de lesión al retirar elementos de fijación: se deben humedecer previamente y realizar tracción en sentido horizontal para proteger la piel.

PROBLEMAS NEUROLÓGICOS DEL PREMATURO

La inmadurez neuronal y la escasa mielinización del sistema nervioso marcan un patrón concreto de respuesta postural del prematuro, con una hipotonía muscular que dificulta el mantenimiento de la línea media y la posición de flexión, que es necesaria para el desarrollo normal del control y movimientos corporales. Los reflejos están débiles o ausentes. En un cerebro en crecimiento, maduración y desarrollo en un ambiente estresante con multitud de estímulos, muchos de ellos dolorosos, es posible desarrollar secuelas cognitivas, sensoriales, motoras.

El dolor en el prematuro presenta una respuesta exagerada, tanto mayor cuanto menor edad gestacional al nacimiento del neonato ya que las vías inhibitorias descendentes están en desarrollo (v. **Cap. 21**). La exposición temprana y repetitiva al dolor y sus manifestaciones (aumento de FC, FR, TA y disminución SatO$_2$, aumento de concentraciones de renina, catecolaminas y cortisol) influirá en el desarrollo de alteraciones cognitivas y del aprendizaje[3,6].

Cuidados centrados en el desarrollo[6,12]

Las unidades de cuidados intensivos neonatales aportan la tecnología que requiere un nacimiento prematuro, pero generando un ambiente hiperestimulante, en comparación con el intrauterino, que influye en el crecimiento y maduración del cerebro vulnerable. Ante el aumento de morbilidades en el neurodesarrollo, a finales de siglo XX se inició una corriente de **cuidados centrados en el desarrollo**, donde se pretende controlar el impacto del ambiente extrauterino en el desarrollo del cerebro del RNPT. Para comprender las conductas que desarrollan los prematuros en este entorno, Heidelise Als enunció la **Teoría Sinactiva**, que describe los cinco sistemas sobre los cuales el RNPT organiza su conducta (**tabla 23-4**):

- **Sistema autónomo**: funcionamiento fisiológico básico del organismo, manifestado en la frecuencia cardíaca, patrón respiratorio y digestivo, coloración de la piel.
- **Sistema motor**: tono, postura y movimientos espontáneos del RNPT.
- **Sistema de los estados de consciencia**: paso de un estado de vigilia al sueño y al despertar, y actitud (mirada, llanto, estado de alerta).
- **Sistema de conductual o de atención-interacción**: receptividad de los estímulos del entorno y respuesta a los mismos, valoración de la adecuación a los cambios del entorno.
- **Sistema de autorregulación**: capacidad del prematuro de ajustar los sistemas previos al entorno, mediante distintos mecanismos y estrategias.

El programa NIDCAP (Newborn Individualized Developmental Care and Assessment Program) basa la actuación de los profesionales en la comprensión de los procesos de maduración extraútero de las capacidades neuronales en desarrollo, mediante observaciones estructuradas de las respuestas de los prematuros a las interacciones (manipulaciones, procedimientos, cuidados, etc.); de forma individualizada se identifican señales de estrés y de bienestar del prematuro para generar un plan de actuación y disminuir secuelas. Algunas de estas señales se muestran en la **tabla 23-4**. Así se puede afirmar que la conducta del neonato es desorganizada si presenta señales de estrés, o que es una conducta organizada si presenta señales de autorregulación; la **autorregulación** es la capacidad del RNPT para modular los sistemas descritos por Als ante los estímulos ambientales, generando conductas organizadas a partir de las 32-35 semanas posmenstruales.

Las observaciones ofrecen información para la valoración y centran la actuación en:

- **Macroambiente**: control de niveles de ruido y luz de la unidad de hospitalización.
- **Microambiente**: partiendo de la agrupación de los cuidados para respetar los períodos de descanso del prematuro, se establecen:
  - *Cuidados posturales:* para evitar el efecto de la gravedad sobre el hipotónico cuerpo del prematuro y posibles contracturas y/o deformidades. Se llevará a cabo un posicionamiento en flexión, que guarde la línea media, con las manos en la boca; contención, con nido o barreras que sirvan de puntos de referencia en la propiocepción.
  - Participación de los padres a través del *método canguro* temprano, continuo y prolongado, cuyos múltiples bene-

Tabla 23-4. Signos de bienestar y estrés de los prematuros según la Teoría Sinactiva

Teoría sinactiva	Signos de autorregulación/bienestar	Signos de estrés/desorganización
Sistema autónomo	Frecuencia cardíaca y tensión arterial estables	Taquicardia, bradicardia
	$SatO_2$ y frecuencia respiratoria estables	Descenso $SatO_2$, taquipnea, apnea
	Color rosado	Cianosis, palidez, cambios en la coloración de la piel
	Digestión y tránsito intestinal regular	Vómitos, reflujo
Sistema motor	Postura en flexión que guarda la línea media dentro del nido	Postura en extensión, sin guardar línea media, posicionados fuera del nido
	Tono y postura relajados, movimientos coordinados	Tono variable (hipo-hiper), no relajado, movimientos involuntarios
	Manos junto a la boca, pueden agarrar el nido	Separación de dedos de los pies Boca abierta, bostezos
Sistema de los estados de consciencia	Paso tranquilo del estado de sueño a vigilia y viceversa	Intranquilidad durante el sueño Despertares bruscos
	Actitud tranquila	Actitud de intranquilidad
	Ceño relajado, incluso sonríe durmiendo	Ceño fruncido, ojos apretados durante el sueño
Sistema conductual o de atención-interacción	Succión no nutritiva	Boca abierta
	Sonrisa consciente. Cara relajada	Bostezos
	Mirada que conecta	Sin mirada conectada
Sistema de autorregulación	Capacidad del prematuro para modular el efecto de los estímulos ambientales en los otros sistemas y generar conductas de autorregulación o mostrar conductas desorganizadas	

ficios fisiológicos y psicológicos hacen que sea altamente recomendado para prematuros y progenitores. Implicación en los cuidados del neonato y permanencia en la unidad de hospitalización.

– *Lactancia materna y succión no nutritiva:* por los múltiples beneficios de la leche de madre en todo el proceso de desarrollo del neonato, tanto a nivel físico, como psicológico y emocional.

– *Prevención de dolor y estrés:* aplicación de tratamientos no farmacológicos ante procedimientos invasivos. (v. **Cap. 21**)

• **Familia:** como protagonistas del cuidado de sus hijos que, aunque en un proceso diferente al esperado en un neonato a término, puedan llevar a cabo actividades de cuidado que permitan desarrollar la vinculación paternofilial durante su ingreso hospitalario.

Los beneficios de estas actuaciones en los prematuros incluyen: disminución de los tiempos de hospitalización, aumento de ganancia ponderal, mejores parámetros fisiológicos y del desarrollo (sueño más profundo, menos infecciones, menores concentraciones de cortisol); a esto podemos sumar los beneficios de la lactancia materna y del método madre canguro. Respecto a los padres, presentan niveles de ansiedad menores, se favorece el desarrollo del vínculo y se refuerza el papel principal de las familias como agente de cuidados de sus hijos.

La actuación ante el riesgo de *Riesgo de deterioro de la organización del neurodesarrollo infantil* (00451) pasa por *Cuidados de canguro (del niño prematuro)* [6840], *Cuidados del lactante: prematuro* [6826], *Succión no nutritiva* [6900] y *Asesoramiento en la lactancia* [5244][9,10].

Lesión cerebral – hemorragia intraventricular[3,5]

La **hemorragia intracraneal** en el recién nacido se clasifica según su localización, origen y la población a la que afecta con mayor incidencia. En los RNPT la **hemorragia intraventricular**, o hemorragia de la matriz germinal, es la que presenta una mayor incidencia que en el recién nacido a término (20-30 % en los menores de 1.500 g) y tiene un origen relacionado con alteraciones del flujo sanguíneo y de la coagulación. Se produce en las primeras 72 horas de vida. El flujo sanguíneo cerebral fluctuante y el aumento de la presión venosa central, que guardan relación con la ventilación mecánica invasiva, son factores de riesgo para el desarrollo de la hemorragia intraventricular propios del prematuro. Situaciones de descompensación, como hipercapnia, anemia, hipoglucemia o hipotensión, determinan un aumento compensador del flujo sanguíneo cerebral que, sumado a la red capilar inmadura y frágil (no tiene capa muscular y la adventicia es escasa), es muy susceptible a la rotura que dé lugar a la hemorragia.

Es fundamental el tratamiento preventivo, aplicando muchos de los principios comentados en el anterior apartado *Cuidados centrados en el desarrollo*, relacionados con las medidas ambientales que pueden reducir aumentos de tensión arterial, además de tener en cuenta todos los elementos que contribuyan a la estabilidad hemodinámica del prematuro.

Es importante valorar cualquier indicio de alteración neurológica que, de forma silente, aparezca en el RNPT: disminución del nivel de consciencia, hipotonía, movimientos oculares anormales o desviación de la mirada. El diagnóstico se confirmará mediante ecografía cerebral.

La principal complicación es la **leucomalacia periventricular**, lesión de la sustancia blanca causante de secuelas discapacitantes a nivel cognitivo, motor, sensorial y del aprendizaje; en un 5-15 % de los niños prematuros se desarrollará parálisis cerebral y hasta en un 25-50 % de los casos, dificultades de aprendizaje y conducta[3]. La confirmación ecográfica de esta lesión presentará tiempo después sintomatología de espasticidad y, más adelante, dificultades cognitivas en el ámbito escolar.

PUNTOS CLAVE

- Los problemas del nacimiento prematuro radican en el desarrollo inconcluso de estructuras y funcionalidad de múltiples órganos y sistemas.
- La tecnología y los cuidados avanzan para dar soporte a estas situaciones de inmadurez y falta de desarrollo, fundamentalmente en los sistemas respiratorio e inmune.
- Los cuidados centrados en el desarrollo deben incluir a los progenitores y estar dirigidos a favorecer un desarrollo lo más parecido a las condiciones intraútero, previniendo infecciones, favoreciendo el soporte respiratorio y nutricional, y atendiendo a promover condiciones que favorezcan el neurodesarrollo.

REFERENCIAS

1. World Health Organization. WHO recommendations for care of the preterm or low-birth-weight infant [Internet]. World Health Organization. 2022. 1-123 p. Disponible en: https://apps.who.int/iris/handle/10665/363697 [consultado en 20-05-2025].
2. Perin J, Mulick A, Yeung D, Villavicencio F, Lopez G, Strong KL, et al. Global, regional, and national causes of under-5 mortality in 2000-19: an updated systematic analysis with implications for the Sustainable Development Goals. Lancet Child Adolesc Health. 1 de febrero de 2022;6(2):106-15.
3. Moro M, Vento M. De guardia en neonatología. 3ª ed. Madrid: Editorial Médica Panamericana; 2016.
4. Hockenberry M, Wilson D, Rodgers CC. Wong. Enfermería pediátrica. 10ª ed. Elsevier, editor. 2019.
5. Eichenwald EC, Hansen AR, Martin CR, Stark AR. Cloherty y Stark. Manual de Neonatología. 8ª ed. Wolters Kluwer; 2017.
6. Sellán Soto MC, Vázquez Sellán A. Cuidados neonatales en enfermería. Madrid: Elsevier; 2017.
7. Zeballos Sarrato G, Avila-Alvarez A, Escrig Fernández R, Izquierdo Renau M, Ruiz Campillo CW, Gómez Robles C, et al. Guía española de estabilización y reanimación neonatal 2021. Análisis, adaptación y consenso sobre las recomendaciones internacionales. An Pediatr (Engl Ed). 1 de febrero de 2022;96(2):145.e1-145.e9.
8. Wyckoff MH, Greif R, Morley PT, Ng KC, Olasveengen TM, Singletary EM, et al. 2022 International Consensus on Cardiopulmonary Resuscitation and Emergency Cardiovascular Care Science With Treatment Recommendations: Summary From the Basic Life Support; Advanced Life Support; Pediatric Life Support; Neonatal Life Support; Education, Implementation, and Teams; and First Aid Task Forces. Circulation [Internet]. 20 de diciembre de 2022;146:483-557. Disponible en: https://www.ahajournals.org/doi/abs/10.1161/CIR.0000000000001095 [consultado en 20-05-2025].
9. Herdman TH, Kamitsuru S, Lopes CT. Diagnósticos enfermeros: definiciones y clasificación, 2024-2026. 13ª ed. Barcelona: Elsevier; 2024.
10. Wagner CM, Butcher HK. Clasificación de Intervenciones de Enfermería (NIC). 8ª ed. Barcelona: Elsevier; 2024
11. Sucasas Alonso A, Pértega Díaz S, Sáez Soto R, Ávila-Álvarez A. Epidemiología y factores de riesgo asociados a displasia broncopulmonar en prematuros menores de 32 semanas de edad gestacional. An Pediatr. 2022;96(3):242-51. Disponible en: https://www.analesdepediatria.org/es-epidemiologia-factores-riesgo-asociados-displasia-articulo-S1695403321001533? [consultado en 20-05-2025].
12. Harillo Acevedo D, Rico Becerra JI, López Martínez Á. La filosofía de los cuidados centrados en el desarrollo del recién nacido prematuro (NIDCAP): Una revisión de la literatura. Enfermería Global. 2017;16(4):577-89.
13. Bazo Hernández L, Llorca Porcar A, Padró Hernández M. Neonatología para Enfermería. España: Panamericana; 2024.
14. Korones SB. High risk newborn infants: The Basis for Intensive Nursing Care. 4ª ed. St. Louis: Mosby; 1986. p. 91-2.
15. García Molina P. Adaptación cultural y validación de la escala de valoración de riesgo de desarrollar úlceras por presión en neonatos hospitalizados (Neonatal Skin Risk Assessment Scale) [tesis doctoral]. Alicante: Universidad de Alicante; 2015. Disponible en: http://hdl.handle.net/10045/52058 [consultado en 26-06-2025].

Problemas de salud agudos del niño lactante

24

M. Á. Saz Roy, M. Tamame San Antonio y A. Bosch Alcaraz

OBJETIVOS

- Describir las características específicas de algunos problemas de salud que pueden presentarse en el período lactante.
- Determinar la fisiopatología y terapéutica que se precisará para tratar algunos problemas de salud que pueden presentarse en el período lactante.
- Establecer el plan de actuación necesario para el manejo asistencial del lactante y su familia con un problema de salud en situación aguda.
- Identificar los cuidados de enfermería más habituales durante el manejo asistencial del lactante y su familia con un problema de salud respiratorio, digestivo o infeccioso en situación aguda.

ANOMALÍAS CONGÉNITAS EN EL LACTANTE

Las **anomalías congénitas** que se detectan en el período neonatal y lactante responden a alteraciones del desarrollo embrionario y fetal. La detección de estas anomalías puede realizarse mediante el diagnóstico prenatal, que incluye técnicas ecográficas, citogenéticas, bioquímicas y moleculares. También pueden ser detectadas al nacimiento gracias a las pruebas de **cribado neonatal** (v. **Caps. 8** y **14**) que deben realizarse a las 48 horas de vida mediante la extracción de una muestra sanguínea por punción en el talón del neonato. Todas estas anomalías congénitas generan un gran impacto en la familia del niño que las padece, provocando preocupación y angustia según el pronóstico. Precisan que la familia cuente con apoyo, tanto emocional como educativo, en el proceso[1,2].

Algunas de estas alteraciones se definen como enfermedades raras, minoritarias o huérfanas, denominadas así por su escasa prevalencia (en Europa, inferior a 5 casos por cada 10.000 habitantes). Son enfermedades crónicas que pueden provocar una alta tasa de mortalidad y acompañarse de discapacidad[1,2].

Enfermedades metabólicas

Los errores innatos del metabolismo o **enfermedades metabólicas** son un conjunto de afecciones en las que una o diferentes vías metabólicas no operan de manera correcta. Su origen es genético y se transmiten de forma autosómica recesiva. La alteración metabólica afectada que causa la enfermedad puede ser cualquier producto orgánico: hidratos de carbono, lípidos, aminoácidos, hormonas, vitaminas, factores de coagulación, etc. Por esta razón, existen muchas y variadas patologías categorizadas como enfermedades metabólicas.

El producto orgánico que causa la enfermedad o su sustancia de degradación, que debería ser transportada o eliminada, no se hace adecuadamente, y como consecuencia, se acumula en el organismo causando lesiones que en muchas ocasiones son irreversibles[1,2].

Enfermedad de jarabe de arce o cetoaciduria de cadena ramificada[1-5]

La **enfermedad de jarabe de arce** o cetoaciduria de cadena ramificada o leucinosis, es un trastorno que se caracteriza por una alteración en el metabolismo de los aminoácidos ramificados debido a una deficiencia enzimática. Presenta valores elevados a nivel plasmático de leucina, isoleucina, valina y aloisoleucina, provocando la acumulación de estas sustancias y sus desechos en las células y líquidos del organismo, lo que conlleva a una disfunción mental grave. Su prevalencia en países anglosajones es de 1/185.000, y en países latinos de 1/60.000.

Los signos y síntomas que pueden presentar son: hipotonía alternada con hipertonía, letargia, somnolencia e incluso crisis convulsivas con deterioro neurológico que lleva a una encefalopatía grave; rechazo del alimento, vómitos y orina con olor similar al azúcar quemado que da nombre a la enfermedad (enfermedad de la orina con olor a jarabe de arce) e, incluso, acidosis metabólica.

El tratamiento en la fase inicial de descompensación metabólica es eliminar los metabolitos tóxicos, dar soporte nutricional y conseguir anabolismo.

Para esto puede ser necesario aplicar técnicas de depuración extrarrenal y modificaciones en la dieta mediante fórmulas modificadas para controlar los niveles de aminoácidos (leucina, isoleucina y valina) en sangre.

Fenilcetonuria[1-5]

La **fenilcetonuria** es una enfermedad que consiste en la deficiencia de cualquier enzima que intervenga en la reacción metabólica de la fenilalanina. Como consecuencia, no convierten correctamente la fenilalanina a tirosina, causando una deficiencia de esta última y un cúmulo no solo de fenilalanina en sangre, orina, tejidos y cerebro, sino también de los metabolitos que se forman a partir de esta, como las fenilcetonas, que se eliminan por la orina.

Su prevalencia es de 1-5/10.000 y se detecta por las pruebas de cribado neonatal (v. **Cap. 8**). Los signos y síntomas son: retraso pondoestatural, vómitos, olor corporal similar al de la humedad, irritabilidad, dermatosis, convulsiones y retraso psicomotor.

El **tratamiento** consiste en restringir la fenilalanina de la dieta reduciendo los alimentos ricos en proteínas y administrar tirosina, ya que es preciso como precursor de neurotransmisores.

Hipotiroidismo congénito[1,4,5]

El **hipotiroidismo congénito** es una patología que consiste en un déficit de hormona tiroidea desde el nacimiento. Su prevalencia es de 1-5/10.000. Se suele detectar precozmente en las pruebas de cribado neonatal (v. **Cap. 8**) y se diagnostica mediante la determinación sérica de la hormona estimulante de la tiroides (TSH) y T_4 (tiroxina). La ausencia o presencia escasa de hormonas tiroideas compromete el desarrollo y maduración cerebral, por lo que es de suma importancia su detención temprana para evitar lesiones irreversibles en el sistema nervioso central. Los signos y síntomas al inicio son inespecíficos, pero al cabo de un tiempo aparece disminución de la actividad, dificultad para alimentarse, ictericia y facies edematosa con macroglosia.

El tratamiento consiste en administrar levotiroxina para suplir la carencia de la hormona.

Ante las enfermedades metabólicas, la enfermera debe realizar una valoración focalizada sobre el patrón percepción-manejo de la salud, explorando la percepción y actitud de los padres sobre la enfermedad del niño y sobre cuál es su estado de salud desde el nacimiento, con una indagación nutricional sobre la cantidad y tipo de proteínas/aminoácidos que ingiere diaria o semanalmente. En el patrón cognitivo-perceptivo se explora el desarrollo psicomotor adquirido, tono muscular y reflejos nerviosos arcaicos presentes y abolidos, para orientar hacia una posible lesión neurológica y los déficits derivados de la misma. También se valora el nivel de estrés y adaptación familiar a la nueva situación en el patrón de adaptación y tolerancia al estrés.

La principal complicación potencial es el deterioro neurológico secundario a enfermedad metabólica, que requiere detectar signos y síntomas de deterioro neurológico, realizar tratamiento sustitutorio renal si es preciso (en caso de enfermedad de jarabe de arce) y administrar fórmulas especiales bajas en proteínas o dar aporte de levotiroxina, forma sintética de la tiroxina.

Los diagnósticos enfermeros que pueden formularse son: *Riesgo de deterioro de la organización del neurodesarrollo infantil* (00451), que precisa las siguientes intervenciones NIC: *Cuidados del lactante* [6820] y *Educación parental: lactante* [5568], para enseñar a los padres el manejo del lactante según su situación; *Manejo ambiental* [6480], para identificar las necesidades de seguridad del paciente, y *Enseñanza: proceso de enfermedad* [5602]. A nivel familiar puede existir un diagnóstico enfermero de *Afrontamiento familiar desadaptativo* (00373) que se apoye en intervenciones como *Mejora el afrontamiento* [5230], *Apoyo a la familia* [7140] y *Apoyo emocional* [5270].

Estenosis hipertrófica de píloro

La **estenosis hipertrófica de píloro** (EHP) es una anomalía que se caracteriza por la presencia de hipertrofia de las fibras circulares de la musculatura del píloro acompañada de espasmo y edema de la mucosa pilórica, produciendo un aumento de la estenosis que impide el vaciamiento normal del estómago, generando un cuadro de vómitos en proyectil. La causa es desconocida, aunque hay autores que reportan la probabilidad de un componente genético. Suele afectar a 2-3/1.000 lactantes, siendo más frecuente en varones[6,7].

La clínica suele aparecer entre la segunda y tercera semana de vida, aunque pueden darse casos más tardíos que inicien el cuadro sobre el quinto o sexto mes de vida[6]. Se manifiesta con vómitos no biliosos, en chorro y abundantes tras la toma alimentaria, que suele ir acompañada de contracciones musculares del abdomen. El lactante tiene irritabilidad y sensación de tener hambre, y muestra una facies característica que se asocia también a la posibilidad de dolor gástrico. Se acompaña de estreñimiento y pérdida de peso. La exploración mediante palpación de la «oliva pilórica», una masa móvil de 2-3 cm en el lado derecho del epigastrio, junto a la ecografía abdominal, permiten el diagnóstico. La complicación temprana de este cuadro es la deshidratación con acidosis hipoclorémica e hipopotasemia. El tratamiento es quirúrgico[8].

Ante un niño lactante con EHP, la enfermera debe realizar una valoración focalizada sobre el patrón nutricional-metabólico, explorando la hidratación y turgencia de la piel, la presencia y características de los vómitos y la falta de incremento ponderal. En el patrón de eliminación, las características y frecuencia de las deposiciones, y en el patrón cognitivo-perceptivo, los signos de dolor (v. **Cap. 21**). La principal complicación potencial prequirúrgica en el niño con EHP es la deshidratación secundaria a los vómitos, siendo preciso detectar signos y síntomas de deterioro según la escala de Gorelik (v. **Tabla 24-2**, más adelante), controlar signos vitales, mantener una dieta absoluta administrando líquido e iones según pauta.

Los principales diagnósticos enfermeros en un niño lactante que se va a someter a una cirugía (EHP o fisura palatina) son dirigidos a la familia: *Temor excesivo* (00390) con NIC *Disminución de la ansiedad* [5820], mediante actividades como favorecer un entorno de calma, estimular la verbalización de las emociones presentadas por la familia y permitir la participación familiar en todo momento, incluso acompañando al lactante a la zona prequirúrgica. También se aborda este diagnóstico con intervenciones educativas *Enseñanza: preoperatoria* [5610] que expliquen el circuito quirúrgico, protocolo y normas prequirúrgicas (ayuno, higiene, etc.), los cuidados postoperatorios y cualquier duda sobre el proceso y mediante el oportuno *Apoyo emocional* [5270] y *Asesoramiento* [5240].

Todo acto quirúrgico entraña como posible diagnóstico *Riesgo de lesión física* (00336) que condiciona intervenciones NIC de *Identificación de riesgos* [6610] centradas en identificar adecuadamente al lactante, preparación física adecuada: higiene y ayuno según protocolo, y *Manejo ambiental: seguridad* [6486] al utilizar los dispositivos adecuados para evitar lesiones por caídas y realizando vigilancia continua del lactante.

Específicamente, en el preoperatorio de la EHP puede existir una complicación potencial de dolor que debe valorarse según la escala adecuada, con la administración de medidas no farmacológicas y farmacológicas (v. **Cap. 21**) y utilizando medidas de confort.

Fisura palatina[8]

La **fisura palatina** es una anomalía congénita que consiste en un defecto de fusión de los procesos faciales en la línea media del paladar blando, paladar duro o ambos. Puede acompañarse con ausencia de continuidad o fusión en el labio o en los procesos nasales a nivel maxilar, llamado **labio leporino** (v. **Fig. 7-1**). Pueden presentarse ambas o por separado.

A nivel embriológico, entre las semanas 4ª y 9ª de vida fetal se produce la embriogénesis de la cara, se forma el paladar anterior junto con labios, cara y maxilar, y el paladar posterior en relación a la úvula. A nivel etiológico, los factores que pueden desencadenar esta anomalía son hereditarios (alteraciones cromosómicas), externos (infecciones, radiaciones, consumo de fármacos o drogas, contaminantes químicos) o desconocidos.

A nivel clínico esta anomalía puede provocar dificultad en la alimentación con riesgo de aspiración, porque la succión y deglución pueden estar comprometidas, problemas respiratorios asociados a la acumulación de secreciones, alteraciones en el lenguaje (voz nasal y vocalización fonética alterada) debido a dificultad de fonación y a maloclusiones dentarias por alteraciones en el crecimiento del maxilar, además de posibles problemas psicológicos para el niño y su familia.

El tratamiento es quirúrgico en diferentes momentos (se realiza desde las primeras semanas de vida hasta la adolescencia) para su corrección total. La técnica quirúrgica para la corrección de este defecto se denomina **uranorrafia** (paladar duro) o **estafilorrafia** (paladar blando).

En el período preoperatorio de la fisura palatina además de los diagnósticos de *Temor excesivo* (00390) y *Riesgo de lesión física* (00336) citados anteriormente en las intervenciones quirúrgicas, existe un *Riesgo de aspiración* (00039) durante la ingesta que condiciona actuaciones para prevenir la aspiración en el momento de la toma alimentaria: se puede utilizar un paladar ortopédico en las tomas para poder alimentarle por boca, o en su defecto se debe alimentar por sonda, enseñando a los padres el manejo del paladar ortopédico y aplicando medidas de confort al lactante, siendo necesario la preparación de material de aspiración por si fuera preciso.

En relación a los diagnósticos enfermeros en la fisura palatina, aparece la etiqueta *Amamantamiento ineficaz* (00371) que requiere intervenciones como *Alimentación enteral por sonda* [1056] y *Asesoramiento en la lactancia* [5244] para explicar a la madre las opciones para la extracción de leche materna para ser administrada por sonda, iniciar la lactancia cuando las condiciones lo permitan, y enseñar a la madre las técnicas y posiciones para mamar con el paladar ortopédico si procede, valorando la efectividad de la lactancia con la prótesis de paladar.

Displasia del desarrollo de la cadera

La **displasia del desarrollo de la cadera**, denominada previamente luxación congénita de cadera, es una anomalía que consiste en una alteración en el desarrollo y la relación anatómica de los componentes de la articulación coxofemoral (acetábulo, fémur y partes blandas). Cualquiera de los tres puede estar afectado y producir un desarrollo inadecuado de la articulación, generando una incapacidad en su función que, a largo plazo, puede provocar alteración en la marcha del niño que lo padece. Existen tres grados de displasia: displasia teratológica, del desarrollo de la cadera e infantil-adolescente[7,10]. En este capítulo se aborda la displasia del desarrollo de la cadera, que se presenta en niños en el período perinatal, no suele estar asociada a síndromes y existen factores de riesgo, como el sexo femenino o la presentación podálica, y antecedentes familiares (hermanos y/o padres) de displasia.

Los signos y síntomas presentes en el recién nacido son asimetría de pliegues cutáneos en muslos y glúteos, acortamiento del fémur, postura fetal mantenida, abducción limitada de la cadera y maniobra de Barlow y Ortolani positiva en la exploración (v. **Cap. 8**).

El tratamiento de un recién nacido es usar doble o triple pañal para conseguir mantener la cadera en flexión y abducción.

Si no mejora se utilizan medidas ortopédicas con el mismo objetivo mediante férulas de abducción o arnés específico durante 3-4 meses (p. ej., arnés de Paulik); también se puede emplear un yeso pelvipédico e incluso tracción cutánea previa al yeso para reducir la contractura de la musculatura. Con estas medidas muchos lactantes mejoran, pero si a los 18 meses persiste el problema, se llevará a cabo un tratamiento quirúrgico[7,10].

Los cuidados irán encaminados a recabar datos sobre las *Conductas de mantenimiento de la salud ineficaces* (00292) de la familia en los cuidados del niño y facilitar la *Enseñanza: proceso de enfermedad* [5602] mediante la explicación[11] de signos y síntomas de alarma, cómo realizar los cuidados habituales de higiene en el lactante y ofreciendo capacitación a la familia en los cuidados con el tratamiento ortopédico, bien sea con yeso pelvipédico (*Cuidados de los yesos: yeso húmedo* [0764], *Cuidados del de los yesos: mantenimiento* [0762] y *Prevención de las lesiones por presión* [3540]) o tracción cutánea (*Cuidados del paciente encamado* [740] y *Cuidados de tracción/inmovilización* [940]) (v. *Enlaces de interés*).

PROBLEMAS INFECCIOSOS EN EL LACTANTE

En este apartado se revisan los principales procesos infecciosos del lactante.

Síndrome febril[9]

El **síndrome febril** es una entidad que se caracteriza porque el lactante presenta como signo principal la **fiebre**, que es considerada como la elevación de la temperatura corporal por encima de 38 °C a nivel rectal (temperatura central) o 38,5 °C a nivel axilar (periférica), como consecuencia de cambios en el centro termorregulador del hipotálamo. Hay sustancias que tienen capacidad pirogénica siendo su origen exógeno o endógeno. Dichas sustancias, cuando entran en el organismo o se activan, son capaces de provocar una reacción que da lugar un aumento del punto de regulación de la temperatura en el centro termorregulador. A nivel fisiopatológico, en la fase inicial se activan los mecanismos periféricos del sistema nervioso simpático provocando vasoconstricción (conservación de calor) y contracción muscular (aumento de producción de calor). El niño lactante presentará frialdad de extremidades, sensación de frío y tiritonas. Después, la conservación y producción de calor continúa hasta que la sangre que perfunde el hipotálamo alcanza el nuevo punto de termorregulación, momento en que se produce un aumento de pérdidas de calor por vasodilatación periférica. En este punto el lactante presentará rubor facial, sensación de calor, vasodilatación periférica y sudoración[7].

La fiebre es un motivo muy frecuente de consulta en los lactantes; es un síntoma que subyace a una causa infecciosa, generalmente vírica, que no requiere tratamiento. La mayoría de los niños lactantes con fiebre no presentan foco de origen de esta en la exploración física o entrevista sobre sus antecedentes personales, familiares o tiempo de evolución de los síntomas, a lo que se denomina **fiebre sin foco**, presentando un buen estado general cuando es debida a una infección viral autolimitada. Sin embargo, puede ser el único signo de una infección bacteriana potencialmente grave, siendo la más frecuente la infección del tracto urinario[12]. La actuación varía en función de la edad: menores de 22 días, de 22-90 días y mayores de 90 días. En los menores de 22 días, el riesgo de infección sistémica o sepsis obliga a administrar antibiótico con ingreso hospitalario y pruebas diagnósticas (analítica de orina, urocultivo, hemograma, proteína C-reactiva, procalcitonina y hemocultivo, punción lumbar). Entre 22 y 90 días, precisan varias horas de observación hospitalaria para realizar pruebas que permitan identificar a los pacientes subsidiarios de recibir tratamiento antibiótico. Por encima de 90 días de edad, el ingreso en el hospital es infrecuente, eligiendo las pruebas a realizar en lactantes muy seleccionados.

Es importante identificar la fase de la fiebre en que se encuentra el lactante (**Fig. 24-1**) ya que en la fase inicial, en la que hay vasoconstricción, no están indicados métodos físicos ya que aumentarían la vasoconstricción y contracción muscular y, por consiguiente, la temperatura que presente el niño.

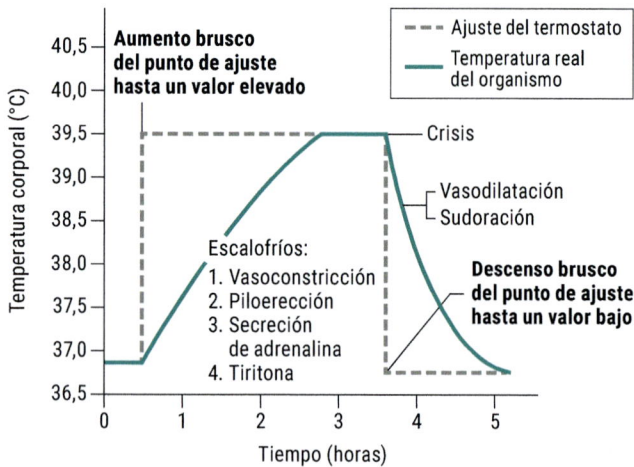

Figura 24-1. Representación del proceso fisiológico de la fiebre. Se produce un período de elevación de la temperatura con ahorro de pérdida de calor y aumento de producción, que provoca malestar, temblores, sensación de frío y piel fría. Le sigue un período de estabilización de la temperatura, con equilibrio de producción, pérdida de calor y piel enrojecida o sonrosada. El niño se siente mejor y se produce el descenso o defervescencia: la pérdida de calor supera a la producción, provocando piel sudorosa, húmeda y caliente.

 Los métodos físicos pueden utilizarse en la siguiente fase caracterizada por la vasodilatación periférica.

Meningitis

La **meningitis** es una infección que está localizada en las meninges en el sistema nervioso central, cuya inflamación está provocada por la invasión de un organismo patógeno, bacteria o virus. La **meningitis vírica** o aséptica se considera una presentación benigna de la infección ya que se resuelve favorablemente con manejo de la clínica presentada. La **meningitis bacteriana**, dada su gravedad, es una urgencia médica ya que puede provocar secuelas a nivel neurológico[9].

La sintomatología es propia de un proceso infeccioso con taquicardia, taquipnea, fiebre y afectación neurológica (disminución del nivel de conciencia, cefalea, vómitos, hipertensión intracraneal, afectación pupilar, parálisis de pares craneales). La clínica varía con la edad (**Tabla 24-1**) (v. *Enlaces de interés*).

Tabla 24-1. Sintomatología en el niño con meningitis bacteriana según la edad

Edad	Síntomas comunes	Síntomas específicos
Menores de 1 año	• Irritabilidad • Vómitos • Letargia • Convulsiones	• Afebril o hipotermia • Apnea • Rechazo de las tomas • Fontanela abombada
Mayores de 1 año	• Triada de Cushing • Rigidez de nuca[a] • Signo de Kerning[b] • Signo de Brudzinski[c] • Petequias • Púrpura	• Fiebre • Cefalea, confusión • Fotofobia

[a]Incapacidad para flexionar el cuello y aproximar la barbilla al pecho.

[b]Niño en decúbito supino con la cadera y rodilla en 90° de flexión, que no puede extender la rodilla más de 135° y tiene dolor en los músculos isquiotibiales (v. *Enlaces de interés*). Puede estar ausente en lactantes.

[c]Flexión involuntaria de las extremidades inferiores cuando se flexiona el cuello (v. *Enlaces de interés*). Puede estar ausente en lactantes.

Adaptada de: Téllez González C *et al.*[9]

Las pruebas diagnósticas, como la punción lumbar para determinar el agente causal (*Neisseria meningitidis* y *Streptococcus pneumoniae* son más frecuentes en mayores de 1 mes), muestran un aumento de proteínas y descenso de glucosa en el líquido cefalorraquídeo (LCR) turbio o purulento, junto al predominio de leucocitos polimorfonucleares en infecciones bacterianas, que se confirma mediante cultivo y antibiograma. Un menor nivel de glucosa en LCR indica mayor gravedad y duración de la infección.

La detección precoz es clave para minimizar la posibilidad de secuelas, instaurando tratamiento antibiótico parenteral lo antes posible y tratamiento de soporte. Si existe contraindicación para la punción lumbar, se inicia tratamiento antibiótico empírico precoz y corticoides por la elevada morbimortalidad a medida que se retrasa el inicio de la antibioterapia (v. **Cap. 35**).

 La prevención ideal es evitar su contagio mediante profilaxis vacunal (v. **Cap. 6**)[9].

Son frecuentes las complicaciones neurológicas (hidrocefalia, edema cerebral, ictus o convulsiones) que requieren vigilancia clínica (aumento de perímetro cefálico, crisis, obnubilación) y la realización de pruebas complementarias (TC). Una vez remontada la infección, pueden quedar secuelas neurológicas: sordera (16-30 %), problemas de conducta, retraso cognitivo, espasticidad, paresias o convulsiones[9].

Los principales diagnósticos enfermeros[1] que pueden presentarse en niños con meningitis son *Hipertermia* (00007) y *Dolor agudo* (00132).

Cuidados enfermeros[7]

Cuando el germen causal sea *N. meningitidis* o *Haemophilus influenzae* tipo B se llevará aislamiento por gotas hasta que cumpla 24 horas de tratamiento antibiótico: habitaciones individuales y uso de mascarilla en distancia menor a 1 m del paciente. Se realizará quimioprofilaxis con rifampicina oral o ceftriaxona i.m. a los contactos del paciente con *N. meningitidis* en las primeras 24 horas, a los sujetos convivientes con el caso índice o que hayan dormido con él en los últimos 10 días o compartan centro escolar si son menores de 2 años y haya más de 2 casos en la misma aula. También con los contactos habituales y convivientes menores de 5 años en el caso de que el germen causal sea *H. influenzae* tipo B.

La valoración enfermera se centrará en la hidratación, la alteración de la temperatura (hipotermia o fiebre) y la presencia de petequias o púrpura. En el patrón cognitivo perceptivo se valora el estado neurológico (cefalea, crisis convulsivas, aumento de perímetro cefálico, bajo nivel de conciencia, obnubilación o signos de hipertensión intracraneal) y se proveerá de un lugar tranquilo con baja luminosidad y limitación del ruido ambiental, así como de medición de una escala analgésica y efectividad de la analgesia pautada durante las primeras 72 horas. Se realiza balance hídrico para evitar edema cerebral. Se escuchará a los padres sobre las preocupaciones por las secuelas o sentimientos de culpa durante el tratamiento.

La meningitis aséptica está causada por virus (enterovirus, VIH, herpes simple, citomegalovirus y adenovirus) con clínica similar a la bacteriana pero cuya principal diferencia está en el LCR, donde los niveles de glucosa son normales y hay aumento de linfocitos. Los cuidados enfermeros son similares pero la menor duración de los síntomas y, generalmente, la ausencia de complicaciones, hace que únicamente requieran hidratación y analgesia.

Infección del tracto urinario[7]

La **infección del tracto urinario** es una infección bacteriana habitual en la edad pediátrica. La contaminación se produce por vía ascendente al aparato urinario a partir de gérmenes del intestino que colonizan la uretra o la zona perianal. El germen más común es *Escherichia coli* con el 75-90 % de los casos. En los lactantes puede pasar desapercibida ya que se presenta mediante fiebre, vómitos, letargia, rechazo del alimento por pérdida de apetito y pérdida de peso. Al ser síntomas que pueden darse por cualquier proceso infeccioso, hay que realizar un análisis de orina para confirmar la infección del tracto urinario (v. apartado *Recogida de muestras de orina* en el **Cap. 14**). Un diagnóstico y tratamiento precoces reducen la probabilidad de daño renal. A partir del año de vida los síntomas que pueden presentarse son: fiebre, dolor abdominal, vómitos, pérdida del apetito, hematuria, orina maloliente, disuria y cambios en la continencia.

 Para su resolución se precisará iniciar pauta antibiótica y tratamiento de soporte para el manejo de síntomas como la fiebre.

En los niños lactantes con procesos infecciosos se realiza una valoración focalizada en el patrón percepción-manejo de la salud, explorando la percepción y actitud de los padres sobre la enfermedad del niño y cuál es su estado vacunal, con una indagación sobre el patrón nutricional respecto a la cantidad y tipo de alimentos que ingiere (lactancia materna, artificial o alimentación complementaria) o si existe rechazo. En el patrón de eliminación se comprueban las alteraciones en las características de la orina (turbidez, mal olor o aumento de la frecuencia de micción). En el patrón cognitivo-perceptivo se explora la presencia de dolor (disuria, cefalea) o irritabilidad. Y en el patrón de adaptación y tolerancia al estrés se valora el nivel de estrés y adaptación familiar a la nueva situación.

La principal complicación potencial es la aparición de una infección generalizada, que precisa actuaciones de vigilancia sobre signos de deterioro clínico, neurológico, y la administración de tratamiento antibiótico y de soporte (antitérmicos, medidas físicas, hidratación y nutrición) si se precisa (v. **Cap. 35**).

El diagnóstico enfermero *Hipertermia* (00007) incluye una serie de cuidados enfermeros independientes dirigidos al confort del lactante con fiebre, entre los cuales figuran intervenciones NIC como *Regulación de la temperatura* [3900] y *Manejo de la hipertermia* [3786] explicadas anteriormente. También el diagnóstico enfermero *Amamantamiento ineficaz* (00371) puede beneficiarse de intervenciones de *Asesoramiento en la lactancia* [5244], y el *Riesgo de contaminación* (00180) indica que hay que realizar un control de infecciones para evitar el contagio, siguiendo las pautas actuales de aislamiento que sean pertinentes.

PROBLEMAS RESPIRATORIOS EN EL LACTANTE

Las **infecciones respiratorias** en los niños lactantes son comunes, molestas y generalmente no revisten gravedad. Esto es debido a la escasa exposición del sistema inmunológico del lactante a muchos patógenos; así, con cada contacto contraen una infección. Unido a esto, la cercanía y el ángulo de ramificación de la tráquea a los bronquios, facilitan la propagación de los agentes infecciosos. Además, el pequeño calibre de la vía aérea provoca alteraciones obstructivas del flujo aéreo.

 Los procesos infecciosos más relevantes en este grupo de edad son la bronquiolitis, la tosferina y la gripe.

Bronquiolitis

La **bronquiolitis** es la infección respiratoria más frecuente en el lactante que afecta a la vía aérea inferior. En algunos casos de presentación más grave, provoca el ingreso en el hospital para realizar un buen manejo. En 1993, McConnochie estableció los criterios clínicos: primer episodio agudo de sibilancias en un niño menor de 24 meses, disnea espiratoria y existencia de pródromos catarrales[15-17]. Se trata de una obstrucción inflamatoria de los bronquiolos provocada por edema y acumulación de moco, resultado de una infección viral. A nivel etiológico, el virus responsable en un alto porcentaje (83 %) de los casos[17] es el virus respiratorio sincitial, aunque también puede darse por afectación de otros virus como parainfluenza, micoplasma o adenovirus. Su evolución

no es rápida, se inicia con cuadro catarral de vías altas, tras una incubación de unos 7 días. La familia suele consultar por tos y dificultad respiratoria. La bronquiolitis se manifiesta como un catarro leve de inicio (secreción serosa y estornudos), febrícula al inicio que puede evolucionar a fiebre, disminución del apetito, dificultad para tomar el biberón o el pecho, y signos de dificultad respiratoria como cianosis, tiraje intercostal, apneas, tos, irritabilidad, taquipnea y aleteo nasal, que se relacionan con insuficiencia respiratoria con posible hipoxia.

Las pruebas diagnósticas se basan en la determinación del virus respiratorio sincitial en el aspirado nasofaríngeo (v. apartado *Recogida de muestras de orina* en el **Cap. 14**), analítica de sangre y orina y radiografía de tórax[15-17].

Para su manejo se han establecido escalas (Wood-Downes modificada por Ferrés, índice de distrés respiratorio, escala de Tal modificada y BROSJOD Score[7,15,16,18]) que ayudan a categorizar la gravedad que presenta el lactante y poder aplicar algoritmos de actuación. Tras aplicar la escala se puede determinar la gravedad de la crisis. El manejo en la crisis leve se basa en educación sanitaria sobre cuidados respiratorios (lavados nasales), alimentación (tomas fraccionadas) y normas de revaloración según la evolución, ya que el lactante puede ser enviado a domicilio. En la crisis moderada y/o grave se añade pauta farmacológica con adrenalina nebulizada y el lactante debe ser hospitalizado para un mejor manejo. Dependiendo de la evolución y del estado puede precisar oxigenoterapia, incluyendo oxigenoterapia de alto flujo o terapias respiratorias que sustituyan o ayuden a la función respiratoria tipo ventilación no invasiva o invasiva (v. *Enlaces de interés*).

Desde 2023 se ha incluido la prevención mediante el anticuerpo monoclonal nirsevimab frente al VRS (v. **Cap. 6**) logrando disminuir la prevalencia.

Tosferina[7,19]

La **tosferina** es una enfermedad infecciosa aguda cuyo agente causal es la bacteria gramnegativa *Bordetella pertussis*, la cual se une a los cilios de las células del epitelio respiratorio y produce toxinas que los paralizan, inflaman las vías respiratorias y obstaculizan la eliminación de las secreciones. Tiene un alto índice de contagio por las gotitas de Flügge expulsadas a través de la tos. Su máxima incidencia está descrita en lactantes, aunque también los adolescentes o adultos pueden padecerla por disminución de la inmunidad, siendo estos últimos un vector de contagio para los lactantes. En adolescentes y adultos el cuadro clínico puede ser muy ambiguo y de difícil diagnóstico presentando tos persistente de más de dos semanas de evolución.

El período de incubación oscila de 7 a 10 días, pero puede llegar hasta los 42 días siendo asintomático. La presentación clínica se divide en:

- **Fase catarral**, con rinorrea, febrícula y tos ocasional de 1 a 3 semanas de duración.
- **Fase de tos paroxística**, seca, irritativa y en accesos que pueden provocar el vómito. Esta tos dificulta la respiración originando congestión y cianosis. Al final de la crisis es característica la aparición de una inspiración ruidosa debida al espasmo de las cuerdas vocales, llamada «gallo».

- **Fase de convalecencia**, donde va desapareciendo la tos de forma gradual y puede haber reinfecciones por virus intercurrentes.

Cursa casi sin fiebre, pero puede provocar complicaciones importantes asociadas a la hipoxia. El tratamiento farmacológico es eritromicina o azitromicina (en jarabe).

La tosferina puede prevenirse gracias a la vacunación, pero se ha descrito un resurgir de esta patología debido a cambios genéticos en la bacteria, descenso de la inmunidad provocada por la vacuna acelular y pérdida de potencialidad de dicha vacuna acelular. La mejor fórmula para evitar esta enfermedad en el niño recién nacido es la vacunación de la embarazada a partir de la semana 27 de gestación (v. **Cap. 7**) y la vacunación sistemática en la etapa infantil y adolescente (v. **Cap. 6**).

Gripe

La **gripe** es una enfermedad de origen vírico (influenzavirus A, B, C) que cursa con fiebre, malestar general que se acompaña de dolor articular, cefalea, tos, congestión nasal con rinorrea, y dificultad en la alimentación con pérdida del apetito. Se contagia a través de gotas al toser y estornudar, por lo que se recomiendan medidas higiénicas para evitar el contagio, como lavarse las manos, toser tapándose la boca, no compartir utensilios y ventilar los espacios cerrados. En caso de hospitalización, se iniciarán medidas de aislamiento de contacto. Para evitar el contagio se recomienda la vacunación, sobre todo en grupos de riesgo, ya que la infección por gripe puede generar complicaciones como, por ejemplo, infecciones respiratorias[13] que obliguen a la hospitalización (la tasa en los niños sanos menores de 2 años es similar o incluso superior a la de las personas de 65 o más años).

Desde 2023 se ha incluido la prevención con vacunación sistemática en población infantil de 6 a 59 meses (v. **Cap. 6**) para disminuir la prevalencia.

En los niños lactantes con **procesos respiratorios** la enfermera realiza una valoración focalizada en el patrón percepción-manejo de la salud, explorando la percepción y actitud de los padres sobre la enfermedad del niño y cuál es su estado vacunal. Dada la repercusión que tiene la dificultad respiratoria sobre el patrón nutricional, se debe monitorizar la ingesta de alimentos (lactancia materna, artificial o alimentación complementaria) o si existe rechazo a las tomas. En el patrón de actividad-ejercicio se comprueban los signos de dificultad respiratoria y la presencia de secreciones. En el patrón cognitivo-perceptivo se explora la presencia de confusión, irritabilidad o letargia. Y en el patrón de adaptación y tolerancia al estrés se valora el nivel de estrés y adaptación familiar a la nueva situación.

La principal complicación potencial es la insuficiencia respiratoria, precisando vigilancia sobre signos de deterioro clínico (taquipnea, apnea, taquicardia, cianosis, saturación de la hemoglobina o dificultad respiratoria), neurológico (letargia) así como la administración de tratamiento antibiótico (si se precisa) y de soporte (oxigenoterapia de bajo o alto flujo, antitérmicos, medidas físicas, hidratación y nutrición) según el estado clínico. Son necesarias las medidas de confort mediante una posición incorporada (Fowler o semi Fowler) y ambiental (control de ruido y luminosidad). Para facilitar la alimentación se debe asegurar la permeabilidad de las fosas nasales mediante el lavado de fosas nasales con suero fisiológico, sobre todo antes de las tomas.

También pueden presentarse los diagnósticos enfermeros *Hipertermia* (00007), *Amamantamiento ineficaz* (00371) y el *Riesgo de contaminación* (00180) ya descritos en el apartado anterior.

PROBLEMAS DIGESTIVOS EN EL LACTANTE

Los principales problemas digestivos del lactante son el reflujo gastroesofágico, la gastroenteritis, la deshidratación y la invaginación intestinal.

Reflujo gastroesofágico[7]

El **reflujo gastroesofágico** es un síndrome emetizante que consiste en el retorno del contenido gástrico hacia el esófago de forma involuntaria por ineficacia del esfínter esofágico inferior. Es involuntario, sin aparición de náuseas ni uso de la musculatura gástrica para la expulsión, a diferencia del vómito. Es frecuente en recién nacidos y lactantes de forma leve, considerando la regurgitación de naturaleza benigna, y la curación espontánea se produce en la gran mayoría de casos cerca de los 2 años. Por esta razón, el tratamiento es conservador usándose normas dietéticas y posturales. Si hay esofagitis se acompaña de tratamiento farmacológico, como antiácidos.

Las complicaciones que se pueden presentar, sobre todo en las formas más graves, son: esofagitis, retraso pondoestatural, neumonía aspirativa y apnea.

Se deben plantear intervenciones educativas a los padres sobre la alimentación y la postura:

- **Manejo de la alimentación**: continuar con el tipo de alimentación que tome el lactante, bien sea lactancia materna o artificial. No fraccionar las tomas ya que puede aumentar la regurgitación. Las leches antirregurgitación pueden usarse en casos leves, pero no en casos graves ya que actúan reduciendo significativamente las regurgitaciones debido al espesante, pero no reducen el índice de reflujos ácidos.
- **Manejo postural**: se recomienda la postura en decúbito lateral izquierdo sin necesidad de elevar el cabecero de la cuna. No se aconseja la postura prona con inclinación de 30° anti-Trendelenburg, por su relación directa con el síndrome de muerte súbita del lactante.

Gastroenteritis[7,20]

La **gastroenteritis** (GEA) es la inflamación de la mucosa gástrica e intestinal, habitualmente de causa infecciosa, que cursa con un cuadro de deposiciones líquidas en número aumentado (diarrea) y suele acompañarse de vómitos, rechazo al alimento, fiebre o febrícula, dolor abdominal (tipo cólico o espasmo) y malestar general. Debido a esta inflamación e irritación puede aparecer sangre en las heces. La gravedad del cuadro dependerá de dos factores: la edad del niño y la pérdida de líquidos y electrolitos. Los niños lactantes pueden presentar más pérdida de fluidos y electrolitos que a edades mayores.

La GEA suele ser causada por virus (rotavirus, adenovirus, etc.), bacterias (*Salmonella, Campylobacter*, etc.), parásitos (*Giardia lamblia*) u otras causas, como otras infecciones no enterales, intolerancias alimentarias, enfermedades inflamatorias digestivas, fármacos, etc.

El manejo de la GEA pasa por la rehidratación y aporte de electrolitos con suero salino hiposódico vía oral durante 4 horas, mantenimiento de la lactancia materna, administración de antieméticos y probióticos, y cuidados de la piel perineal con óxido de zinc.

La complicación posible es la deshidratación por la pérdida de líquidos y electrolitos, que se aborda a continuación.

Deshidratación[7,20,21]

La **deshidratación** es una alteración producida por la pérdida de líquidos y electrolíticos en el organismo. Puede ser frecuente en los lactantes debido a su mayor superficie corporal por donde evacuar el agua, mayor proporción de líquido (fundamentalmente extracelular), mayor tasa metabólica junto con su incapacidad para solicitar líquidos. Las causas pueden ser variadas (reducción en la ingesta de líquidos, quemaduras, efectos de fármacos, etc.) y, muchas veces, es el resultado de otro proceso como la GEA, síndrome febril o fibrosis quística. La cantidad de agua corporal total (porcentaje del peso corporal debido al agua) varía en función de la edad y el sexo; va disminuyendo con la edad (80 % en el recién nacido a término y 50-60 % en el adulto)[21].

Los síntomas que sugieren deshidratación son: alteración de la conciencia, ojos hundidos, ausencia de lágrima, lengua y boca secas (mucosas secas), sensación de sed, elasticidad cutánea disminuida, pérdida de peso, fontanela hundida (característica en la exploración de los lactantes), taquipnea, taquicardia, hipotensión, tiempo de relleno capilar superior a 2 segundos y diuresis disminuida (**Tabla 24-2**). Los últimos signos descritos están relacionados con la presencia de shock hipovolémico.

Tabla 24-2. Clínica de la deshidratación en niños: escala de Gorelick

Aspectos para valorar

- **Elasticidad cutánea disminuida** (signo del pliegue abdominal)
- **Tiempo de relleno capilar**
- Alteración del estado general
- Presencia de lágrimas
- **Respiración alterada**
- Mucosas secas
- Ojos hundidos
- Pulso radial débil
- Taquicardia > 150 lpm
- Diuresis disminuida

Cada ítem se puntúa con 1 punto. *Deshidratación leve:* 1-2 puntos. *Deshidratación moderada:* 3-6 puntos. *Deshidratación grave:* 7-10 puntos. En **negrita**, los signos de mayor especificidad y sensibilidad para detectar deshidratación del 5 % o superior. Sensibilidad del 87 % y especificidad del 82 % para detectar deshidratación igual o superior al 5 %.
Adaptada de: Gorelick MH *et al.*[14]

La deshidratación se puede clasificar de forma:

- **Cuantitativa**: por cantidad de pérdida de líquido o pérdida de peso.
  - *Deshidratación leve:* pérdida de peso de menos del 5 %.
  - *Deshidratación moderada:* pérdida de peso de entre un 5-10 %.
  - *Deshidratación grave:* pérdida de peso de más del 10 %.
- **Cualitativa**: relaciona la osmolaridad de los líquidos perdidos respecto la osmolaridad plasmática mediante la valoración de sodio (Na) en sangre.
  - *Isonatrémica o isotónica:* Na = 130-150 mEq/L. Hay una pérdida de agua y electrolitos proporcionada.
  - *Hiponatrémica o hipotónica:* Na < 130 mEq/L. Más pérdida de electrolitos que de agua.
  - *Hipernatrémica o hipertónica:* Na > 150 mEq/L. Más pérdida de agua que de electrolitos.

Para poder clasificar el tipo de deshidratación se precisa el peso anterior del lactante o niño y/o una analítica; por esta razón se usa la escala de Gorelick (v. **Tabla 24-2**)[14], para planificar el manejo según el estado clínico del niño.

Se aconsejan las siguientes medidas generales siguiendo las recomendaciones de la Sociedad Europea de Gastroenterología, Hepatología y Nutrición Pediátrica (ESPGHAN) para prevenir y/o corregir la deshidratación ante un niño con algún problema que la pueda provocar:

- Uso de soluciones de rehidratación oral (SRO) hipotónicas (60 mmol/L Na) con 74-111 mmol/L de glucosa a demanda durante 3-4 horas, administrando de forma frecuente pequeñas cantidades (5-10 mL).
- Posteriormente, reintroducir la alimentación precozmente, reiniciando una dieta adecuada para la edad, sin restricciones, manteniendo la lactancia materna o de fórmula habitual (no se aconseja dilución ni utilizar fórmulas especiales (sin lactosa, hidrolizados, vegetales, etc.); únicamente se recomienda fórmula sin lactosa en diarreas prolongadas superiores a 15 días de duración. Se evitarán las grasas, azúcares simples y bebidas carbonatadas.
- Suplementar pérdidas (vómitos, diarreas) con SRO: administrando 10 mL/kg por cada diarrea y 2 mL/kg por cada vómito.
- No se aconseja utilizar productos comerciales para la rehidratación oral, como refrescos azucarados o bebidas isotónicas.

Las pautas de actuación ante un niño deshidratado vendrán marcadas por el tipo de deshidratación según valoración cuantitativa o cualitativa realizada:

- **En la deshidratación leve**:
  - *Si hay vómitos:* intentar tolerancia con SRO 5 mL cada 5 minutos en 1 hora. Si continúa con vómitos, plantear administrar SRO por sonda nasogástrica o rehidratación vía parenteral. A partir de los 6 meses se podría administrar antiemético (ondansetrón) para vómitos continuados. Si lo tolera se debe mantener la rehidratación oral con SRO 30-50 mL/kg en 4 horas.

– *Si hay diarrea:* se debe dar rehidratación oral con SRO 30-50 mL/kg en 4 horas.
- **En la deshidratación moderada**:
  – *Si hay vómitos:* probar tolerancia según lo planteado en la deshidratación leve. Si lo tolera se debe mantener la rehidratación oral con SRO 75-100 mL/kg en 4 horas.
  – *Si hay diarreas:* se debe dar rehidratación oral con SRO 75-100 mL/kg en 4 horas.
- **En la deshidratación grave**:
  – Se debe rehidratar por vía intravenosa con suero fisiológico 20 mL/kg en 30 minutos-1 hora y mantener al lactante a dieta absoluta por afectación del nivel de conciencia. Posteriormente, la cantidad de líquido para rehidratar por vía intravenosa se calcula según las necesidades basales, el déficit de líquidos y las pérdidas.

La velocidad de rehidratación varía en función del tipo de deshidratación: en la hipotónica se rehidrata en 24 horas, la isotónica en 24-36 horas y la hipertónica durante 48-72 horas para evitar el riesgo de edema cerebral.

En los niños lactantes con GEA la enfermera realiza una valoración focalizada en: el patrón percepción-manejo de la salud, explorando la percepción y actitud de los padres sobre la enfermedad del niño y cuál es el estado vacunal del niño (rotavirus), con especial interés en el patrón nutricional-metabólico monitorizando la cantidad y tipo de alimentos que ingiere (lactancia materna, artificial o alimentación complementaria) o si existe rechazo a las tomas, elasticidad cutánea disminuida, mucosas secas, fontanela deprimida o tiempo de relleno capilar mayor de 2 segundos. En el patrón de actividad-ejercicio se comprueban los signos vitales (taquipnea, taquicardia, hipotensión) y en el patrón de eliminación la diuresis disminuida o ausencia de lágrimas. En el patrón cognitivo-perceptivo se explora la presencia de confusión, irritabilidad o letargia.

Se valora el nivel de estrés y adaptación familiar a la nueva situación en el patrón de adaptación y tolerancia al estrés.

Los diagnósticos enfermeros en la GEA y el reflujo gastroesofágico son el *Deterioro de la motilidad gastrointestinal* (00423) y la *Ingesta nutricional inadecuada* (00343), pero dada la deshidratación como principal complicación potencial en la GEA, hay que plantear los diagnósticos *Riesgo de volumen de líquidos inadecuado* (00420) y *Riesgo de deterioro del equilibrio hidroelectrolítico* (00491) con vigilancia de los signos de deterioro clínico (taquipnea, taquicardia) y neurológico (letargia) cuando la deshidratación es grave. También pueden presentarse diagnósticos enfermeros como *Deterioro de la eliminación intestinal* (00344), *Hipertermia* (00007), *Amamantamiento ineficaz* (00371) y el *Riesgo de contaminación* (00180) ya descritos en el apartado anterior. De forma específica pueden establecerse otros diagnósticos como *Riesgo de gestión de la salud familiar ineficaz* (00410) y *Gestión de la salud familiar ineficaz* (00080) con intervenciones de *Enseñanza: proceso de enfermedad* [5602] o el *Riesgo de deterioro de la integridad cutánea* (00047), que precisa intervenciones de *Cuidados perineales* [1750], que consisten en limpieza del periné exhaustivamente y con regularidad para evitar lesión en la zona del pañal, y aplicación de una barrera protectora en la zona del pañal (p. ej., óxido de zinc, vaselina), si procede.

Invaginación intestinal[7]

La **invaginación** se define como la introducción de un segmento del intestino dentro de otro adyacente. Se presenta con dolor tipo cólico con llanto y flexión de las extremidades, vómitos, palidez, sudoración, taquicardia y deposiciones mucosas con posible presencia de sangre. A la exploración se palpa una masa abdominal y en el examen rectal puede haber evacuación de sangre y moco. Suele ser la causa de obstrucción intestinal en niños menores de 3 años y, sobre todo, lactantes. Es más frecuente entre los 5 y 10 meses de edad, siendo rara a partir de los 2 años. Se diagnostica mediante radiografía abdominal y/o ecografía.

Para solucionarla se realiza una reducción hidrostática mediante enema de suero o reducción neumática mediante aire con escopia. Por medio de esta actuación se resuelven el 95 % de los casos, y el 5 % restante debe ser tratado mediante reducción quirúrgica. Los cuidados enfermeros consisten en la vigilancia de recidivas de la invaginación, vigilancia de las deposiciones, mantenimiento de una dieta absoluta y posteriormente comprobar la tolerancia oral.

La primera deposición tras una invaginación es de color mermelada de frambuesa (es normal si es una única deposición de esas características).

PROBLEMAS NEUROLÓGICOS EN EL LACTANTE. CRANEOSINOSTOSIS[22]

La **craneosinostosis** consiste en el cierre prematuro de una o varias de las suturas craneales. El cierre precoz de las suturas se relaciona con el cierre de las fontanelas que sucede a los 3 meses de vida con la fontanela posterior, y alrededor de los 18 meses con la anterior. Todas las suturas se empiezan a calcificar sobre los 8 años, quedando ya calcificadas sobre los 12 años. Si el cierre precoz sucede solo en una de las suturas, producirá una deformidad estética, pero si son varias se compromete el desarrollo normal cerebral provocando de forma inicial un cuadro de hipertensión intracraneal y, de forma tardía, un deterioro neurológico con afectación intelectual.

Las causas son desconocidas, pero se ha visto que puede ir ligada a herencia genética, ya que hay síndromes que la presentan dentro de sus manifestaciones clínicas, como los síndromes de Apert, Carpenter o Crouzon.

Según la sutura afectada, que da una morfología determinada al cráneo, se clasifica en: braquicefalia, escafocefalia, plagiocefalia y trigonocefalia (**Fig. 24-2**). En cuanto a la plagiocefalia, existe una plagiocefalia posicional que no tiene que ver con el cierre de la sutura sino con factores extrínsecos compresivos o una tortícolis muscular congénita. De este tipo de plagiocefalia se ha visto un aumento desde que se

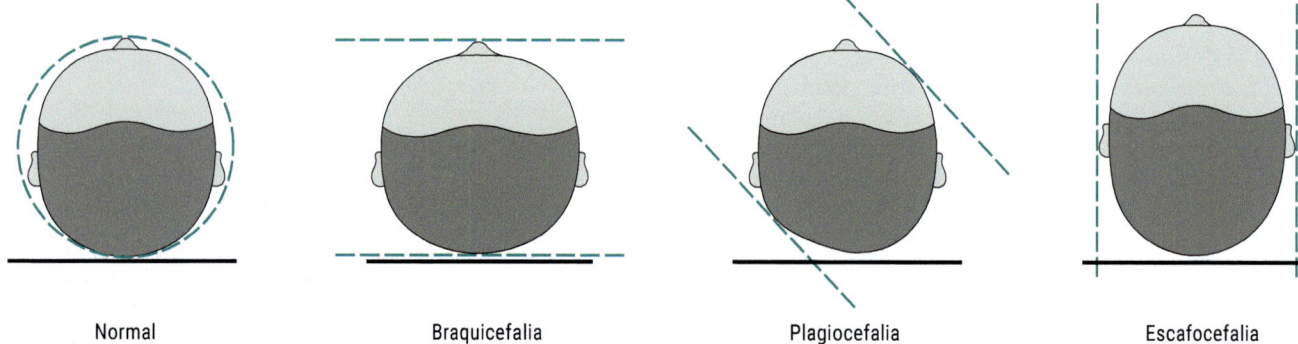

| Normal | Braquicefalia | Plagiocefalia | Escafocefalia |

Figura 24-2. Deformidades del cráneo.

recomienda la posición de decúbito supino para prevenir el síndrome de la muerte súbita del lactante. Para su prevención, al poner al lactante a dormir en decúbito supino, se debe cambiar de lado el punto de apoyo de la cabeza, y cuando el lactante esté despierto, ponerlo en decúbito prono para aligerar la presión en la cabeza.

El tratamiento para esta afección es quirúrgico dentro de los primeros 6 meses de vida, excepto en la plagioce-falia postural, en la que se aconsejan medidas posturales preventivas hasta los 5 meses de edad[23]: poner a dormir al lactante apoyando la cabeza en el lado abombado, pasar tiempo en decúbito prono y si se acompaña de tortícolis, realizar ejercicios de movilización de la cabeza (v. *Enlaces de interés*).

En la planificación de cuidados enfermeros se deberá tener en cuenta que el tratamiento es quirúrgico.

PUNTOS CLAVE

- Las principales anomalías congénitas en el niño lactante que requieren tratamiento quirúrgico son la estenosis hipertrófica de píloro y la fisura palatina.
- En las enfermedades metabólicas (fenilcetonuria o hipotiroidismo congénito) es clave el diagnóstico precoz para evitar que se produzcan lesiones irreversibles provocadas por la falta de degradación de sustancias producidas en las rutas metabólicas alteradas.
- En la displasia del desarrollo de la cadera se requieren cuidados en función de la situación clínica, precisando en los casos leves un arnés de Pavlik, o ingreso hospitalario para tracción cutánea y yeso pelvipédico.
- El principal proceso infeccioso en el niño lactante es la infección respiratoria, y cuando hay fiebre sin foco, lo más frecuente es la infección del tracto urinario.
- La bronquiolitis, la tosferina y la gripe constituyen los procesos respiratorios más graves en el período del lactante.
- La gastroenteritis y su posible complicación, la deshidratación, son los problemas digestivos más frecuentes del niño lactante, cuya principal actuación enfermera consiste en la rehidratación e introducción de la alimentación sin modificación de la dieta habitual.

REFERENCIAS

1. Mejias Plata D, Barba Pérez M. Las enfermedades raras en la infancia. En: Rodríguez López M, González Fernández C, Megías Plata D, editores. Enfermería del Niño y el Adolescente II. 3ª ed. Valencia: DAE; 2019. p. 689-714.
2. Sant Joan de Déu, Associació Catalana de Trastorns Metabòlics Hereditaris. Guías clínicas de distintas enfermedades metabólicas. 2022. Disponible en: https://metabolicas.sjdhospitalbarcelona.org/informacion/guias-clinicas [consultado en 23-05-2025].
3. Rodríguez Sánchez A, Chueca Guindulain MJ, Alija Merillas M, Ares Segura S, Moreno Navarro JC, Rodríguez Arnao MD. Diagnóstico y seguimiento de los pacientes con hipotiroidismo congénito diagnosticados por cribado neonatal. An Pediatr (Engl Ed). 2019 abr 1;90(4):250.e1-250.e8.
4. Orphanet. Prevalencia de las enfermedades raras: Datos bibliográficos. Enfermedades listadas por orden de prevalencia o incidencia decreciente o por número de casos publicados. Paris: Inserm; 2022. Disponible en: https://www.orpha.net/pdfs/orphacom/cahiers/docs/ES/Prevalencia_de_las_enfermedades_raras_por_prevalencia_decreciente_o_casos.pdf [consultado en 23-05-2025].
5. Federación Española de Enfermedades Raras. FEDER. Federación española de enfermedades raras [Internet]. 2022. Disponible en: https://www.enfermedades-raras.org/enfermedades-raras/patologias [consultado en 23-05-2025].
6. Ortiz ROE, Sandoval GMA, Rodríguez WLO, et al. Estenosis hipertrófica pilórica de presentación tardía. An Med Asoc Med Hosp ABC. 2022;67(2):148-151. Disponible en: https://www.medigraphic.com/cgi-bin/new/resumen.cgi?IDARTICULO=106031&id2= [consultado en 23-05-2025].
7. Hockenberry M, Wilson D, Rodgers CC. Wong. Enfermería pediátrica. 10ª ed. Barcelona: Elsevier; 2020.
8. Milán Dobson N. Manual para enfermería en cirugía pediátrica. La Habana (Cuba): Editorial Universitaria; 2018.
9. Téllez González C, Reyes Domínguez S, Sanchíz Cárdenas S, Collado Caparrós JF. Meningitis bacteriana aguda. Protoc diagn ter pediatr. 2021;1:611-25. Disponible en: https://www.aeped.es/sites/default/files/documentos/43_meningitis_bacteriana.pdf [consultado en 23-05-2025].
10. Abril J, Vara Patudo R, Egea Gámez R, Montero Díaz M. Displasia del desarrollo de la cadera y trastornos ortopédicos del recién nacido Pediatr Integral [Internet]. 2019;XXIII(4):176-186. Disponible en: https://www.pediatriaintegral.es/wp-content/uploads/2019/xxiii04/01/n4-176-186_JuanAbril.pdf [consultado en 23-05-2025].

11. NNNConsult [Internet]. Barcelona: Elsevier [actualizado 2024; consultado en 07-06-2025]. Disponible en: http://www.nnnconsult.com.

12. Sociedad Española de Urgencias de Pediatría (SEUP). Mintegi Raso S, Gómez Cortés B, Velasco Zúñiga V. Lactante febril. Protocolos diagnósticos y terapéuticos en urgencias pediátricas [Internet]. 2024. Disponible en: https://seup.org/wp-content/uploads/2024/07/11_Lactante_febril-4ed-jul24.pdf [consultado en 23-05-2025].

13. Comité Asesor de Vacunas de la AEP. Gripe. Manual de inmunizaciones en línea de la AEP [Internet]. 2024. Disponible en: https://vacunasaep.org/documentos/manual/cap-26 [consultado en 23-05-2025].

14. Gorelick MH, Shaw KN, Murphy KO. Validity and Reliability of Clinical Signs in the Diagnosis of Dehydration in Children. Pediatrics May 1997;99(5):e6. Disponible en: https://doi.org/10.1542/peds.99.5.e6 [consultado en 23-05-2025].

15. Benito Fernández J, Paniagua Calzón N. Diagnóstico y tratamiento de la bronquiolitis aguda en Urgencias. Protoc diagn ter pediatr. 2020;1:63-73. Disponible en: https://www.aeped.es/sites/default/files/documentos/05_bronquiolitis.pdf [consultado en 23-05-2025].

16. Sociedad Española de Pediatría Interna Hospitalaria (SEPIH). Protocolos SEPIH [Internet]. Disponible en: https://sepih.es/protocolos-sepih/ [consultado en 23-05-2025].

17. Jiménez García R, Andina Martínez D, Palomo Guerra B, Escalada Pellitero S, de la Torre Espí M. Impacto en la práctica clínica de un nuevo protocolo de bronquiolitis aguda. An Pediatr (Engl Ed). 2019 feb 1;90(2):79-85. Disponible en: https://analesdepediatria.org/es-impacto-practica-clinica-un-nuevo-articulo-S169540331830122X [consultado en 23-05-2025].

18. Balaguer M, Alejandre C, Vila D, Esteban E, Carrasco JL, Cambra FJ, et al. Bronchiolitis Score of Sant Joan de Déu: BROSJOD Score, validation and usefulness. Pediatr Pulmonol. 2017;52(4):533-9.

19. Comité Asesor de Vacunas de la AEP. Tosferina. Manual de inmunizaciones en línea de la AEP [Internet]. 2024. Disponible en: https://vacunasaep.org/documentos/manual/cap-39 [consultado en 23-05-2025].

20. Molina Cabañero J. Deshidratación. Rehidratación oral y nuevas pautas de rehidratación parenteral. Pediatr Integral [Internet]. 2019;XXIII(2):98-105. Disponible en: https://www.pediatriaintegral.es/publicacion-2019-03/deshidratacion-rehidratacion-oral-y-nuevas-pautas-de-rehidratacion-parenteral/ [consultado en 23-05-2025].

21. García Herrero MA, López López R, Guibert Zafra B. Deshidratación en contexto de gastroenteritis aguda. [Internet]: Sociedad Española de Urgencias de Pediatría (SEUP); 2024. Disponible en: https://seup.org/wp-content/uploads/2024/04/17_Deshidratacion_4ed.pdf [consultado en 23-05-2025].

22. Ayala-Peralta FD, Guevara-Ríos E, Carranza-Asmat C, Luna-Figueroa A, Espinola-Sánchez M, Racchumí-Vela A, et al. Factores asociados a malformaciones congénitas. Revista Peruana de Investigación Materno Perinatal [Internet]. 2019;8(4):30-40. Disponible en: https://investigacionmaternoperinatal.inmp.gob.pe/index.php/rpinmp/article/view/171 [consultado en 23-05-2025].

23. Hinojosa Mena-Bernal J, Pascual B. Trastornos del tamaño y la forma del cráneo. Pediatr Integral 2015;XIX(9):591-9. Disponible en: https://www.pediatriaintegral.es/publicacion-2015-11/trastornos-del-tamano-y-la-forma-del-craneo/ [consultado en 23-05-2025].

  CASO   AUTOEVALUACIÓN   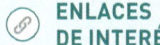 ENLACES DE INTERÉS   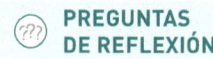 PREGUNTAS DE REFLEXIÓN

Problemas de salud agudos del niño preescolar y escolar

25

M. T. Alcolea Cosín, M. G. Cid Expósito y C. Oter Quintana

OBJETIVOS

- Reconocer los principales problemas infecciosos, respiratorios, digestivos, traumatológicos y neurológicos que cursan de forma aguda en el niño.
- Elegir las herramientas adecuadas para la valoración focalizada en procesos infecciosos, respiratorios, digestivos, traumatológicos y neurológicos.
- Identificar los problemas enfermeros más prevalentes.
- Describir las principales intervenciones enfermeras en cada uno de los problemas agudos mencionados.

PROBLEMAS INFECCIOSOS EN EL NIÑO PREESCOLAR Y ESCOLAR Y SU MANEJO

La enfermedad infecciosa es frecuente en el niño preescolar y escolar debido a que en esta franja de edad las infecciones respiratorias son comunes, molestas y, generalmente, no revisten gravedad. El sistema inmunológico no ha sido expuesto a muchos patógenos, y así, con cada exposición contraen una infección. El pequeño calibre de la vía aérea aumenta el riesgo de alteraciones obstructivas del flujo aéreo. Anatómicamente, la tráquea es más corta y se localiza cerca de los bronquios (a la altura de la 3ª vertebra dorsal, que en adolescentes y adultos está en la 6ª dorsal), y las ramificaciones bronquiolares permiten que los agentes infecciosos se propaguen con rapidez al pulmón. La trompa de Eustaquio es corta y recta, y se comunica con el oído, lo que aumenta el riesgo de infecciones óticas.

Enfermedades exantemáticas[1-4]

Tienen en común el **exantema**, una erupción cutánea que se clasifica por sus características morfológicas y evolutivas. Este puede producirse por daño directo de los patógenos o sus toxinas, por la respuesta inmune desencadenada frente a él (anticuerpos) o por fármacos.

Los exantemas, junto a los signos y síntomas acompañantes a la erupción cutánea, orientan a la etiología de la enfermedad, pero en ocasiones el examen de piel puede ser determinante.

El exantema genera alarma en los padres o cuidadores y obliga a buscar un diagnóstico. Para llevarlo a cabo es relevante conocer enfermedades exantemáticas padecidas, inmunizaciones recibidas, presencia de brote epidémico en el medio escolar o familiar, o el contacto casual con pacientes o portadores de enfermedades exantemáticas, como puede ser en el contexto de un viaje a zonas endémicas[2] (**Tabla 25-1**).

Aunque la mayoría de los exantemas son causados por virus (sarampión, rubéola, varicela o mononucleosis infecciosa), también pueden ser provocados por las toxinas de enfermedades bacterianas (escarlatina) o por otras enfermedades sistémicas, o por fármacos o mecanismos inmunológicos. El exantema con sus diversas presentaciones (tipo de lesión, coloración, color, tipo morfológico, distribución en la superficie corporal, confluencia entre sí, forma de inicio y evolución), puede ser una manifestación importante o definitoria de la enfermedad, pero con frecuencia se debe imbricar con otros síntomas o características epidemiológicas para concluir en el diagnóstico certero[1].

Las principales diferencias entre las enfermedades exantemáticas más frecuentes (sarampión, rubéola, varicela, escarlatina y mononucleosis infecciosa) se muestran en la **tabla 25-1** (v. *Enlaces de interés: Sarampión. Manchas de Koplik*).

La vacuna frente al virus varicela zóster se debe administrar en los 30 minutos siguientes a su reconstitución, y no puede ser congelada para garantizar la protección.

¿Qué justifica poner dos dosis de esta vacuna? Los niños que reciben dos dosis tienen un tercio menos de posibilidades de padecer la enfermedad en los 10 años siguientes a la vacunación.

Si un niño vacunado se contagia de varicela, el caso es más leve: presentará menos lesiones cutáneas, menor fiebre y una recuperación más rápida.

¿Se puede administrar la vacuna de varicela junto a la triple vírica? Sí, en lugares diferentes y con jeringas distintas. Si no se hace en el mismo acto, deberá esperarse un mes entre ambas vacunaciones por el riesgo de convulsión febril (v. apartado *Convulsión febril*, más adelante). Existen presentaciones de vacuna combinada de varicela con triple vírica, denominada tetravírica.

Tabla 25-1. Diferencias entre las enfermedades exantemáticas más frecuentes

Enfermedad	Germen	Pródromos	Signos asociados	Características del exantema
Sarampión	Paramixovirus	Fiebre y tos	Mancha de Koplik[a]	Maculopapuloso confluyente
Rubéola	Togavirus	Febrícula	Adenopatías	Maculopapuloso no confluyente
Varicela	Virus varicela zóster	Malestar	Plurito	Distintos estadios: mácula, pápula, vesícula y costra
Escarlatina	Estreptococo	Fiebre y amigdalitis	Lengua aframbuesada Signo de Pastia[b] Cara de Filatow[c]	Enrojecimiento inflamatorio extenso de la piel: cara en bofetón Micropapuloso confluyente, de tacto rugoso
Mononucleosis infecciosa	Virus Epstein-Barr	Fiebre y amigdalitis	Poliadenopatías Esplenomegalia	Exantema maculopapuloso Asociado a antibiótico

[a]Véase *Enlaces de interés*.
[b]Acentuado en pliegues y flexuras.
[c]El triángulo nasolabial no presenta el exantema que rodea las mejillas.
Adaptada de: Pellegrini Belinchón J, García Ron G[2].

Mononucleosis infecciosa[1,6]

La **mononucleosis infecciosa** es una enfermedad producida principalmente por el virus de Epstein-Barr, no incluida como enfermedad exantemática dado que el exantema maculopapuloso solo está presente en el 3-15 % de los casos.

El reservorio es únicamente humano (en las glándulas salivares) para el virus de Epstein-Barr, pudiéndose eliminar en saliva durante meses tras padecer la enfermedad (por lo que recibe el nombre de «enfermedad del beso») e incluso puede reactivarse en situaciones de inmunosupresión a lo largo de toda la vida. Tras un período de incubación que varía desde una a tres semanas en niños, hasta 30 a 50 días en jóvenes y adultos, el virus se transmite por contacto íntimo directo, transfusión de sangre o trasplante.

La sintomatología varía según la edad; en niños pequeños, puede cursar totalmente asintomática o con escasos síntomas, lo que dificulta su diagnóstico, mientras que en adolescentes la primoinfección por el virus de Epstein-Barr cursa con fiebre, astenia, adenopatías, faringoamigdalitis exudativa y hepatoesplenomegalia, edema periorbitario, y el exantema aparece o se incrementa en la mayoría de las personas tras la administración de β-lactámicos, con localización más frecuente en la cara y el tronco, y morfología variable. La analítica sanguínea con linfocitos atípicos resulta de utilidad para el diagnóstico.

Pueden aparecer complicaciones neurológicas (meningitis, convulsiones), respiratorias y hematológicas.

El tratamiento es sintomático, a base de analgésicos para la fiebre o malestar/dolor al deglutir.

Cuidados enfermeros: se debe evitar realizar deportes de contacto si hay esplenomegalia, por riesgo de rotura esplénica. Se aconsejará realizar gárgaras con antisépticos o líquidos calientes para aliviar el dolor faríngeo. Se informará a la familia de las medidas de confort y reposo, así como de la necesidad de consultar si aparece dificultad respiratoria, dolor abdominal o imposibilidad para ingerir. Se deberá evitar el contacto con la saliva del enfermo y tener precaución

con la transmisión por gotitas de Flügge. Es especialmente importante el aislamiento de pacientes inmunodeprimidos o mujeres embarazadas, así como no donar sangre ni asistir al colegio durante 1-2 semanas.

> Las **gotitas de Flügge** son generadas por la persona durante la tos, el estornudo, al hablar o durante intervenciones como la aspiración de secreciones o la broncoscopia. El contacto estrecho con la persona fuente de la infección puede suponer que dichas gotitas (tamaño superior a 5 μm) penetren en la conjuntiva o las membranas mucosas de la nariz o la boca de una persona susceptible, conteniendo los microorganismos víricos (gripe, varicela o rubéola) o bacterianos (*Haemophilus influenzae* de tipo b, *Neisseria meningitidis* o estreptococo de la escarlatina)[3].

Citomegalovirus[7]

Es una enfermedad vírica causada por el **citomegalovirus**, que pertenece a la familia de los herpes, y provoca en niños inmunocompetentes una enfermedad de carácter asintomático o leve que cursa con fiebre prolongada, fatiga, alteración de la función hepática y esplenomegalia, linfocitosis y, ocasionalmente, adenomegalias y faringitis. También puede originar cefalea, dolor abdominal y articular y exantema (cuadro similar al de la mononucleosis).

El virus afecta a personas de cualquier edad, pudiendo transmitirse horizontalmente en los centros educativos de cuidado infantil entre niños y cuidadores. Sin embargo, este cuadro puede ser potencialmente mortal en los niños con inmunosupresión o recién nacidos prematuros. Se puede consultar la infección congénita en el capítulo 7. Este virus provoca infecciones recurrentes. Para el diagnóstico se puede realizar una PCR del virus en muestras de orina, saliva o líquido cefalorraquídeo.

El tratamiento no es preciso en casos asintomáticos, que se recuperan en días o semanas, pero aquellos niños con riesgo de padecer un cuadro grave se deben tratar durante tres semanas con antivirales intravenosos u orales (si toleran la nutrición vía oral).

Cuidados enfermeros: el virus puede trasmitirse a través de la leche materna (salvo congelación a − 20 °C durante 72 horas o pasteurización), por secreciones vaginales del cuello uterino, por contacto durante el cuidado entre miembros de la familia, mediante transfusiones de productos sanguíneos o en el trasplante de órgano sólido por contaminación de dicho órgano, lo que obliga a informar de las medidas de higiene a extremar por el posible contagio en las madres lactantes, en los cuidados infantiles o a los contactos sexuales, siendo preceptivo el análisis de seronegatividad de citomegalovirus en receptores de productos sanguíneos de alto riesgo (prematuros o trasplante de médula ósea). No existe vacuna.

Se deben dar medidas de soporte para la fiebre o molestias: antipiréticos, líquidos y reposo.

Otitis[8]

La **otitis** es una enfermedad bacteriana producida por el *Streptococcus pneumoniae* o el *Haemophilus influenzae* no capsulado, que está presente, al menos con un episodio, en el 80 % de los niños a los 3 años, con un pico de incidencia entre los 6 y los 18 meses. El *Haemophilus* y el neumococo han sufrido una reducción considerable, sobre todo este último, motivada por el mayor número de serotipos que se abarcan en la inmunización sistemática de la población lactante.

Las formas de esta enfermedad varían entre la otitis externa y la otitis media. En esta última se produce inflamación de la mucosa del oído medio, que se acompaña de la presencia de líquido. Esto origina otalgia, irritabilidad, abombamiento timpánico (una coloración azulada o amarillenta del tímpano), otorrea e hipoacusia que se denomina **otitis media aguda** (OMA). Cuando el primer episodio de OMA se produce en menores de 6 meses, aumenta el riesgo de que haya recurrencias. Es una complicación del resfriado común. El uso de chupete es un factor de riesgo.

Se debe iniciar tratamiento analgésico (paracetamol a 60 mg/kg/día o ibuprofeno a 20 mg/kg/día por su mayor efecto antiinflamatorio) y si no es eficaz se valorará subir las dosis (90 y 30-40 mg/día, respectivamente) o pasar a opioides. El tratamiento antibiótico recomendado es amoxicilina a altas dosis durante 7-10 días (mayor duración si se perfora el tímpano, dado el riesgo de repetición del episodio o la aparición de complicaciones, como mastoiditis u otitis media crónica con hipoacusia). La prescripción antibiótica está en discusión, siendo recomendada por la Asociación Americana de Pediatría en caso de criterios de gravedad (otalgia persistente > 3 días y fiebre mayor de 39 °C), si es bilateral o el niño es menor de 6 meses.

Hay que indicar a los padres que si la fiebre y el dolor no ceden en las primeras 72 horas puede deberse a resistencias al antibiótico pautado (sucede en el 15 % de los casos) y requerir un antibiótico de segunda línea (cefalosporinas). Uno de cada 14 niños tratados con antibióticos presenta una reacción adversa a los mismos (vómitos, diarrea o erupción cutánea).

> Se denomina **otitis media aguda de repetición** cuando un niño experimenta tres o más episodios de OMA en ≤ 6 meses, o cuatro en ≤ 12 meses, siempre que el último se haya producido en los 6 meses previos. Está relacionada con la pérdida auditiva, que cuando supera los 30 decibelios requiere tratamiento quirúrgico (drenaje transtimpánico). La administración por vía tópica (ótica) de antibióticos es más efectiva que la oral en pacientes portadores de tubos transtimpánicos con otorrea.

La **otitis externa** es la inflamación y/o infección del conducto auditivo externo, producido por un exceso de humedad que altera la inmunidad local y macera la piel, o también por sequedad o la impactación de un tapón de cerumen. En un ambiente húmedo pueden proliferar los gérmenes (bacterias y virus). Los síntomas son dolor intenso, otorrea, síntoma del trago (dolor a la presión sobre el trago) y del pabellón auricular (hipersensibilidad y dolor si se tracciona de la oreja). Se deben incluir medidas higiénicas (secado exhaustivo después del baño) dado que es muy frecuente en nadadores y en verano en niños mayores. Precisa tratamiento antibiótico local (tras comprobar que no existe perforación timpánica).

Cuidados enfermeros[3]: administrar las medidas farmacológicas analgésicas en horario fijo en las primeras 24 horas, y posteriormente valorar la necesidad según el dolor, que puede acentuarse por la noche y generar insomnio: se despiertan llorando en mitad de la noche, mostrando irritabilidad, que puede combatirse si se eleva el cabecero de la cama. También se genera alivio del dolor con calor local.

En la otitis externa se debe evitar la humedad en el canal auditivo externo mediante secado con la punta de la toalla. Se debe evitar el uso de bastoncillos.

Ante una pauta antibiótica con amoxicilina y ácido clavulánico, se debe indicar la forma segura de administrarla: con comida o antes de la misma si hay náuseas, con probióticos para regenerar la flora intestinal, espaciar las tomas al menos 4 horas, y no administrar nunca dos dosis juntas si ha habido un olvido de una de ellas.

Informar a los padres sobre las medidas preventivas de la OMA: evitar temporalmente la asistencia a la escuela infantil, el tabaquismo pasivo, limitar el uso del chupete en niños mayores de 6 meses al momento de conciliación del sueño, y eliminarlo completamente a partir de los 10 meses. Se debe proveer de la vacunación de la gripe estacional a partir de los 6 meses[4], y de la vacuna antineumocócica **VNC15** o **VNC20** (frente a 15 o 20 serotipos de neumococo) en la actual pauta en la población infantil (2 meses, 4 meses y 11 meses).

Se recomienda la vacunación sistemática con la vacuna antigripal en la población pediátrica a niños de 6 a 59 meses, e ir sustituyendo la vacunación con vacunas con una cobertura frente a un mayor número de serotipos (VNC20, VNC23). Para más información sobre la **vacuna frente al neumococo**, consulte *Enlaces de interés*.

PROBLEMAS RESPIRATORIOS EN EL NIÑO PREESCOLAR Y ESCOLAR Y SU MANEJO

Los principales problemas respiratorios en esta edad son: bronquitis aguda, neumonía, laringitis (crup) y epiglotitis.

Bronquitis aguda

Consiste en la inflamación del árbol traqueobronquial asociada en niños a una infección viral del tracto respiratorio inferior en el 90 % de los casos. Se presenta en época invernal, con síntomas respiratorios de tos productiva acompañada de dolor torácico. Es una enfermedad leve y autolimitada que se resuelve en dos semanas. La bronquitis aguda de origen bacteriano es excepcional fuera de pacientes con fibrosis quística o inmunodeprimidos[9]. En caso de que perdure más de 3 meses se considera bronquitis crónica[3].

El tratamiento es sintomático (humidificación, analgesia); sin embargo, los antitusígenos están en discusión porque pese a su utilidad para favorecer el descanso, dificultan la eliminación de secreciones.

Neumonía

Es la inflamación del parénquima pulmonar debido a la inhalación del germen causal (virus, bacterias, micoplasmas) o por aspiración de sustancias (enfermedad primaria), aunque también puede producirse como complicación de otra patología que llega al pulmón a través de la vascularización sanguínea. Los gérmenes varían en función de la edad del niño.

Las **neumonías víricas** son las más frecuentes. Los síntomas generales y respiratorios (fiebre elevada, tos productiva de esputo blanquecino, crepitantes, dolor torácico, palidez y cianosis, aleteo y retracción costal, irritabilidad) pueden acompañarse de clínica digestiva (anorexia, vómitos, diarrea y dolor abdominal). El tratamiento se centra en la oxigenoterapia, drenaje postural, antitérmicos e hidratación.

La **neumonía bacteriana** suele estar producida por *Streptococcus pneumoniae* con un inicio súbito tras sufrir una infección viral presentando fiebre, malestar general, taquipnea, escalofríos y dolor torácico que se irradia al abdomen en niños. Pueden tratarse ambulatoriamente, pero si hay signos de dificultad respiratoria (baja saturación de oxígeno), se presenta en menores de 6 meses o en niños con enfermedades crónicas, pueden requerir ingreso hospitalario para tratamiento antibiótico, hidratación y antitérmicos por vía intravenosa[3].

Cuidados enfermeros: precisa valoración del estado respiratorio con el test de Silvermann (v. **Cap. 22**), frecuencia respiratoria, cardíaca, presencia de cianosis, saturación de oxígeno y de la hidratación corporal (escala de Gorelick)[10], dado que la taquipnea puede dificultar la ingesta de líquidos. Se debe garantizar esta ingesta por vía oral, o si no es posible, por vía intravenosa, por el riesgo de deshidratación (v. **Cap. 24**).

Se les colocará en posición incorporada para favorecer la movilidad diafragmática, y con decúbito sobre la zona afectada de la neumonía, para ayudar a controlar el dolor.

Se administrará oxigenoterapia con gafas nasales o mascarilla en función de las necesidades de oxígeno. La fiebre requiere tratamiento ambiental de la temperatura y antitérmicos.

A los niños mayores se les instruirá en maniobras de tos eficaz, y en niños pequeños se procederá a la aspiración de secreciones, si lo precisan (v. **Cap. 17**).

Laringitis (crup)[11]

La **laringitis** es una enfermedad inflamatoria de la laringe y del área subglótica motivada por una infección vírica, cuyos síntomas son estridor inspiratorio, tos disfónica o perruna y ronquera (triada). El término **crup** agrupa a una serie de alteraciones: laringitis, laringotraqueitis o crup espasmódico. Es un proceso que aparece en otoño e invierno en niños menores de 3 años. Es de carácter leve y autolimitado pero con riesgo de complicación por obstrucción de las vías aéreas superiores debido a su estrecho calibre; por esto podría requerir actuación urgente. Las escalas de Taussing y Westley[11] permiten establecer la gravedad del crup, y pueden consultarse en la **tabla 25-2**.

La **laringitis aguda vírica** tiene un inicio gradual de síntomas (rinorrea, tos leve y febrícula) pero en 12 a 48 horas evoluciona hacia los síntomas típicos de la triada. En los casos leves con Westley < 3[11] se pautan corticoides orales (dexametasona 0,15-0,6 mg/kg en fórmula magistral para administrar por vía oral; prednisona o prednisolona 1 mg/kg/día durante 3 días) o intramusculares en su defecto. Se realiza seguimiento en domicilio asesorando a los padres de la necesidad de consulta si aparecen signos de dificultad respiratoria. Los casos moderados (Westley 4-5) se tratan con adrenalina nebulizada (1:1.000 a 0,5 mg/kg; máximo 5 mg completando hasta 10 mL de suero fisiológico) con oxigenoterapia, junto con dosis única de corticoide oral (dexametasona 0,15-0,60 mg/kg, máximo 10 mg).

Los casos graves (Westley > 6) con dificultad respiratoria (cianosis, bajo nivel de conciencia o saturación de la hemoglobina inferior a 92 %) requieren la administración de adrenalina nebulizada (misma preparación y dosis) junto con una dosis única de corticoide sistémico (dexametasona oral, intravenosa o intramuscular). El efecto comienza a los 10 minutos y dura 2 horas. Puede repetirse la dosis hasta 3 veces con intervalos de 30 minutos, vigilando la aparición de taquicardia como efecto adverso.

Son criterios de ingreso hospitalario: persistencia de estridor en reposo pasadas 4 horas de observación en urgencias, menores de 6 meses, signos de hipoxia y actitud parental inadecuada o elevada distancia del domicilio al centro hospitalario (v. *Enlaces de interés*).

Cuidados enfermeros: vigilancia del estado respiratorio (test de Silvermann y monitorización respiratoria), administración de medicación oral, intramuscular o inhalada y vigilancia/monitorización de efectos adversos (agitación, taquicardias). La humidificación de la vía aérea puede administrarse si no produce agitación. La exposición a aire frío exterior (< 10 °C) durante 30 minutos pueden ayudar a aminorar

Tabla 25-2. Escalas de valoración de gravedad de laringitis de Taussing y de Westley

ESCALA DE TAUSSING				
Puntuación	**0**	**1**	**2**	**3**
Estridor	No	Leve	Moderado	Intenso/ausente
Entrada de aire	Normal	Leve disminución	Disminuida	Muy disminuida
Color	Normal	Normal	Normal	Cianosis
Retracciones	No	Escasas	Moderadas	Intensas
Nivel de conciencia	Normal	Agitado si se le molesta	Ansioso y agitado en reposo	Letargia

ESCALA DE WESTLEY						
Puntuación	**0**	**1**	**2**	**3**	**4**	**5**
Estridor inspiratorio	No	En reposo, audible con estetoscopio	En reposo, audible sin estetoscopio			
Retracciones/tiraje	No	Leve	Moderado	Severo		
Ventilación	Normal	Hipoventilación leve	Hipoventilación moderada-severa			
Cianosis	No				Con la agitación	En reposo
Nivel de conciencia	Normal					Alterado

Escala de Taussing: leve < 5; moderada 5-7; grave ≥ 8. *Escala de Westley:* leve ≤ 3; moderada 4-5; grave ≥ 6.
Adaptada de: Guirado Rivas C, Luaces Cubells C[11].

los síntomas. Se tranquilizará a los padres e informará de los signos de alarma.

Epiglotitis

Es una laringitis supraglótica aguda cuyo principal germen causal es *Haemophilus influenzae* tipo b, motivo por el cual ha disminuido su incidencia un 80-90 % desde que forma parte de la vacunación sistemática de la población infantil. En niños entre 2 y 5 años, se inicia como un proceso catarral, con fiebre elevada, dolor a la deglución, babeo continuo, disfagia e irritabilidad[3]. No existe afonía ni estridor. El niño adopta una postura típica, la **posición de trípode (figura 25-1)**: sedestación, inclinación hacia delante apoyando los brazos y con el cuello en hiperextensión y la boca abierta. Mediante laringoscopia se observa una epiglotis edematosa, grande, color rojo cereza.

Está contraindicada la exploración de la faringe con un depresor lingual ni la toma de muestra faríngea, porque puede provocar una obstrucción completa de la vía aérea.

La dificultad respiratoria puede evolucionar a mayor gravedad, con cianosis, precisando intubación nasotraqueal precoz o traqueotomía para evitar el coma por obstrucción de la vía aérea. Además de las medidas de soporte vital, se precisa tratamiento antibiótico intravenoso con cefalosporinas y corticoides. A los tres días la epiglotis ha reducido el edema y puede extubarse.

Cuidados enfermeros: vigilancia del estado respiratorio (test de Silverman y monitorización cardíaca y respiratoria), per-

mitiendo la posición más cómoda para el niño. Se administra medicación intravenosa y oxigenoterapia. Se tranquilizará a los padres e informará de los signos de alarma.

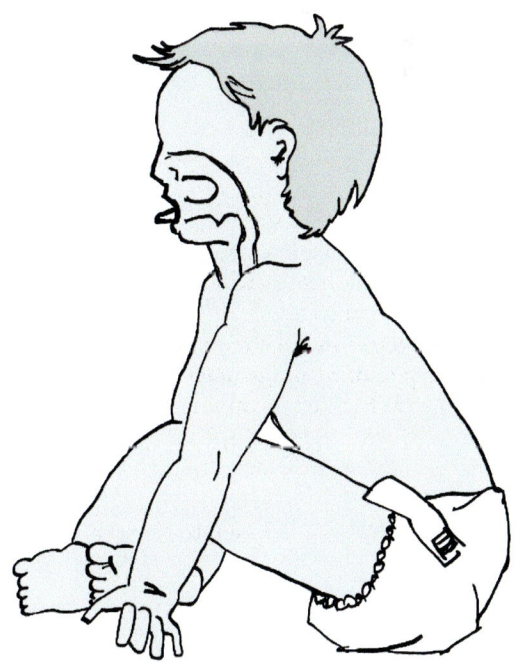

Figura 25-1. Posición de trípode en niño con epiglotitis. Se observa la cara típica con la boca abierta, la lengua fuera, babeo ligero y dificultad para tragar. El niño está sentado inclinando el tronco hacia delante, apoyando las manos y con la cabeza en hiperextensión.

PROBLEMAS DIGESTIVOS EN EL PREESCOLAR Y ESCOLAR Y SU MANEJO

Los más relevantes son la parasitosis intestinal y el dolor abdominal agudo, incluyendo la apendicitis.

Parasitosis intestinal[13]

Las infecciones por parásitos intestinales son más frecuentes en niños que en adultos, generalmente debido a la falta de adquisición de hábitos de higiene en los primeros. Tienen una distribución mundial afectando a más de la mitad de la población humana. En el contexto español producen patologías leves siendo las más frecuentes la **oxiuriasis** (producida por helmintos/lombrices) y la **giardiasis** (causada por un protozoo). La identificación de los síntomas contribuye a un tratamiento eficaz y así cortar la cadena de trasmisión a otro huésped susceptible.

La infección se inicia por ingestión de quistes de protozoos, huevos o larvas de los gusanos desde su ubicación en el suelo. Una vez en el huésped, la infección afectará a varios órganos.

En la **tabla 25-3** se describen las diferencias entre estas dos enfermedades parasitarias intestinales.

Cuidados enfermeros: es primordial evaluar los síntomas en el resto del grupo familiar por si requieren tratamiento. Se insistirá a toda la familia en que deben extremar las medidas de higiene, con lavado de manos antes de comer o manipular los alimentos y después de usar del inodoro para erradicar el parásito[3]. Se debe lavar cualquier fruta, verdura u hortaliza que haya estado en contacto con el suelo, durante su producción, antes de ingerirla.

Se informará de la importancia de reiterar el tratamiento una vez trascurridas una o dos semanas para lograr la erradicación de los organismos. No se deben usar piscinas comunitarias durante este tiempo.

Dolor abdominal agudo. Apendicitis[14]

El **dolor abdominal** es una sensación dolorosa intensa localizada en el abdomen que genera consulta frecuente, pudiendo presentarse de forma súbita o aguda y recurrente. El dolor abdominal se considera agudo cuando la duración es inferior a un mes. En los cuadros agudos la etiología predominante es orgánica y en los cuadros recurrentes es funcional. El dolor agudo puede ser debido a patologías intraabdominales o extraabdominales (tórax, otorrinolaringológicas), y se considera **abdomen agudo** cuando precisa tratamiento quirúrgico inmediato.

Se debe indagar en los antecedentes (situaciones similares previas), enfermedades, cirugía abdominal, alimentos ingeridos, fármacos administrados, ingestión de tóxicos o antecedentes obstétricos que puedan justificar el cuadro. Si el dolor es de presentación súbita suele indicar problemas mecánicos (perforación intestinal, invaginación, embarazo ectópico o torsión ovárica o testicular), mientras que, si aparece de forma más lenta, suele estar relacionado con procesos inflamatorios (apendicitis, pancreatitis o colecistitis). La presentación intermitente de tipo cólico induce a causas como dolor referido desde conductos pancreáticos, vías urinarias, vesícula biliar o trompas de Falopio.

Tabla 25-3. Comparativa entre oxiuriasis y giardiasis		
Elemento	**Oxiuriasis**	**Giardiasis**
Parásito	• *Enterobius vermicularis*	• *Giardia lamblia*
Tipo	• Helminto/pluricelular	• Protozoo/unicelular
Distribución socioeconómica	• Todos los estratos sociales	• Muy frecuentes en países con bajos recursos
Síntomas	• Prurito o sensación de cuerpo extraño • Invasión genital • Despertares nocturnos • Dolor abdominal	**Forma aguda**: • Diarrea acuosa, náuseas, vómitos • Deposiciones fétidas • Distensión abdominal **Forma crónica**: • Malabsorción, desnutrición, retraso en el crecimiento, anemia
Diagnóstico	• Test de Graham: cinta adhesiva transparente en zona perianal durante la noche (donde la hembra pone los huevos)	• Determinación de quistes en heces (3 muestras en días alternos)
Tratamiento	• Mebendazol, 100 mg dosis única, repetir en dos semanas • Tratamiento a toda la familia	• Metronidazol 15-30 mg/kg/día/8 h, 5-7 días, repetir al cabo de una semana
Cuidados enfermeros	• No rascarse la zona perineal sin ropa, no meterse los dedos en la boca y evitar morderse las uñas	• No bañarse en piscinas utilizadas por niños que usan pañales ni en aguas estancadas • Evitar consumir agua no tratada en acampadas

Adaptada de: Hockenberry M *et al.*[3] y Hernanz Lobo A *et al.*[13]

Las principales causas de dolor abdominal agudo a esta edad figuran en la **tabla 25-4**. La exploración clínica del abdomen mediante palpación, percusión, auscultación o inspección con el apoyo de pruebas complementarias, como analítica sanguínea, de orina, ecografía, radiografías, tomografía computarizada o escáner, tacto rectal y pruebas de embarazo pueden contribuir a definir la causa del dolor abdominal agudo.

Entre los cuidados enfermeros del abdomen agudo se encuentra la realización de pruebas diagnósticas y la información sobre la imposibilidad de dar analgésicos hasta que se consiga el diagnóstico porque se puede camuflar el cuadro.

La **apendicitis aguda** consiste en la obstrucción de la luz del apéndice vermiforme (por materia fecal endurecida –fecalito–, o inflamación del tejido linfático tras una infección vírica) originando la urgencia quirúrgica del abdomen más frecuente en niños entre 6 y 12 años. Su presencia antes de los 2 años es una excepcionalidad. Es más frecuente en varones y el diagnóstico se dificulta en menores de 4 años, existiendo además mayor riesgo de perforación en estos niños. El dolor periumbilical o epigástrico en los primeros momentos, evoluciona a una localización en la fosa ilíaca derecha. Se inicia como dolor visceral, sordo y se concreta en la fosa ilíaca derecha, aunque puede ubicarse en hipogastrio, pelvis o ingle si se trata de un apéndice retrocecal. Los síntomas acompañantes (náuseas, vómitos, estreñimiento, diarrea, febrícula o fiebre) unidos a la leucocitosis con neutrofilia de la analítica sanguínea y pruebas de imagen, confirman el diagnóstico. El tratamiento es una cirugía urgente que se puede realizar por laparoscopia. Si presenta perforación (20-40 % de los niños), precisará tratamiento antibiótico intravenoso para hacer frente a la posible peritonitis[14].

Cuidados enfermeros: la enfermera vigilará los cambios de comportamiento (postura rígida, inmovilidad, posición fetal) o las manifestaciones de dolor o negativa al juego. A los niños con dolor abdominal no se les administrará laxantes o enemas por riesgo de perforación intestinal. Tras la cirugía abdominal se mantiene al niño a dieta absoluta con líquidos por vía intravenosa y sonda nasogástrica a bolsa hasta que se confirme que hay motilidad intestinal. Requerirá antibióticos intravenosos si existe perforación intestinal y peritonitis. La cura de la herida quirúrgica y el control de dolor postoperatorio son esenciales en los primeros días tras la cirugía[3]. Habitualmente, los puntos de sutura se reabsorben y no precisan retirada en consulta ambulatoria. Se vigilarán signos de infección de la herida quirúrgica en el hospital y en el domicilio.

PROBLEMAS ORTOPÉDICOS Y TRAUMATOLÓGICOS EN EL PREESCOLAR Y ESCOLAR Y SU MANEJO

Los niños en edad preescolar y escolar se caracterizan por una intensa actividad física o deportiva que condiciona lesiones en el aparato osteomuscular y tegumentario.

Por ello, en este apartado se desarrollan las principales lesiones que presentan los niños de esta edad, así como algunas alteraciones de las articulaciones más frecuentes: la escoliosis, la sinovitis de cadera y la enfermedad de Perthes.

Tabla 25-4. Causas de dolor abdominal agudo en la población pediátrica

Edad	Procesos vinculados con dolor abdominal
Preescolar 2-5 años	• Gastroenteritis • Neumonía • Asma • Infecciones virales • Infección del tracto urinario • Estreñimiento
Escolar 6-12 años	• Gastroenteritis • Traumatismos • Infección del tracto urinario • Dolor abdominal funcional • Infecciones virales • Estreñimiento

Adaptada de: Alonso Cadenas JA, de la Torre Espí M[14].

Lesiones no intencionadas: fracturas, suturas y heridas[15]

Las **fracturas** presentan una mayor incidencia en niños que en niñas siendo más frecuentes en estas a edades más jóvenes (12 años). Las localizaciones por orden de mayor a menor frecuencia son: el radio distal, el húmero, la tibia, la clavícula y el fémur. En un 20 % de las fracturas se afectan los cartílagos de crecimiento.

El hueso infantil se caracteriza por un mayor contenido en agua y mejor tolerancia a la deformidad; el periostio es más grueso y resistente, lo cual dificulta la fractura y el desplazamiento de los fragmentos óseos y mantiene la reducción una vez lograda. También presenta una mayor capacidad osteogénica que acelera la formación del callo de fractura y acorta los períodos de inmovilización, que son menores a menor edad del niño. Estos generan menor grado de rigidez articular.

Las fracturas de la diáfisis de los huesos largos de las extremidades inferiores, y en menor medida de las superiores, sufren durante 18 o 24 meses tras la fractura un hipercrecimiento longitudinal de la zona fracturada tratada de forma quirúrgica que puede generar una dismetría, especialmente en niños menores de 10 años.

Debido a estas características del hueso infantil se tiende a llevar a cabo tratamientos conservadores de las fracturas mediante inmovilización con yeso o tracción. Se capacitará a la familia en los cuidados del niño con yeso (*Cuidados del paciente escayolado: yeso húmedo* [0764], *Cuidados del paciente escayolado: mantenimiento* [0762] y *Manejo de presiones* [3500]) o tracción cutánea (*Cuidados del paciente encamado* [0740] y *Cuidados de tracción/inmovilización* [0940])[21].

Cuidados enfermeros: los niños con fracturas precisan un tratamiento urgente que se centra en inmovilizar la articulación por encima y por debajo de la fractura usando una férula; si es una fractura abierta se cubre con apósito estéril, con valoración de la integridad vasculonerviosa en la zona distal a la lesión. Se puede mantener en elevación y aplicar frío hasta su derivación a un centro sanitario para tratamiento con vigilancia de la aparición del **síndrome compartimental**. Una vez en el hospital, si el tratamiento conservador precisa de un período largo de ingreso hospitalario, es conveniente incentivar las actividades recreativas o lúdicas, prevención de estreñimiento y, si lo desean, participar en el autocuidado en niños en la etapa final de la edad escolar donde puedan elegir sus propias rutinas o imagen diferenciada del resto en niños[3].

 El **síndrome compartimental** es una complicación producida por la compresión de nervios, vasos sanguíneos o músculos en un espacio cerrado y se valora mediante las 6 P de isquemia: *Pain*, de dolor que no mejora con analgésicos; *Pulselessness*, o ausencia de pulso distal a la fractura; *Palidez* y relleno capilar mayor de 3 segundos; *Parestesia*; *Parálisis* y *Presión*; la extremidad puede estar tensa y caliente.

Las **heridas** son lesiones con pérdida de la integridad o continuidad de la piel o las mucosas producidas si un objeto supera la resistencia mecánica de dichos tejidos. Constituyen la causa más frecuente de atención quirúrgica urgente en la infancia[16]. Debido a que la cara y las manos son las localizaciones más frecuentes, requieren un tratamiento eficaz por las posibles repercusiones estéticas. La profundidad de la herida determina el tratamiento: en una herida por abrasión se debe limpiar con agua y jabón y cubrirse con apósito de silicona en malla y crema antiséptica para evitar la adherencia y evitar las curas dolorosas. En las incisiones o laceraciones cutáneas, los cianoacrilatos aplicados en la herida son un efectivo adhesivo tisular que mantiene unidos los bordes de la herida hasta la cicatrización ayudando a disminuir el riesgo de infección.

En la herida superficial o de pocos centímetros de longitud, se puede suturar anestesiando localmente con mepivacaína al 2 % y utilizando sutura reabsorbible de 4/0 o 5/0 en tejido subcutáneo y 6/0 en piel, que evita la incomodidad de retirar la sutura.

Las heridas grandes o que afectan a zonas funcionales, como párpados, nariz, boca o genitales, pueden sangrar de forma profusa y se deben derivar a centros hospitalarios para desbridamiento y cobertura antibiótica.

Escoliosis[17,18]

La **escoliosis** consiste en una desviación lateral de la columna en el plano coronal con un ángulo de Cobb superior a 10°, que se presenta asociada a una rotación axial. El **ángulo de Cobb** se establece entre el platillo superior de la vertebra límite superior y el platillo inferior de la vértebra límite inferior. La Scoliosis Research Society clasifica las escoliosis como *idiopática del adolescente* cuando no se conoce la causa; *congénita* cuando es por una alteración en su desarrollo que puede asociarse a otras anomalías cardíacas, urinarias o raquídeas; *sindrómica* si forma parte de un síndrome como el de Down, y *neuromuscular*, por falta de musculatura vertebral. Se considera *escoliosis de inicio precoz* cuando se da en niños menores de 10 años, independientemente de la causa. El 75 % de las escoliosis son idiopáticas[18]. A mayor ritmo de crecimiento (pubertad), mayor riesgo de evolución, por lo que debe acentuarse el seguimiento en dichos períodos.

Los tratamientos varían en función de los grados que tenga la curva y de la madurez ósea del niño. Cuando el ángulo de Cobb sea inferior a 25° se realizará seguimiento y observación con revisiones frecuentes (cada 4-6 meses), pero si la curva es mayor o hay mayor inmadurez esquelética, entonces se prescribe corsé (tipo Boston y Rigo-Cheneau) que deben utilizarse un mínimo de 18 horas al día para evitar el incremento de la curva. Durante el uso del corsé se debe hacer vida normal en relación con el ejercicio físico y el deporte. Si el ángulo de Cobb tiene más de 50°, la corrección de la curva es quirúrgica.

La valoración enfermera se centra en los aspectos de exploración física (simetría de la elevación de los hombros, prominencia escapular y pliegues de la cintura, altura de las crestas ilíacas, así como la alineación de las apófisis espinosas, test de Adams) y la presencia de dolor en el dorso en el patrón cognitivo-perceptual y en el patrón de autopercepción-autoconcepto, debido a la afectación que estos tratamientos tienen en la imagen corporal.

Sinovitis inespecífica de cadera[18]

Es una inflamación de la membrana sinovial de la articulación de la cadera que aparece después de una infección viral en niños entre 2 y 8 años. El niño presenta dolor en la cadera más o menos intenso, de carácter autolimitado en unos 10 días. Suele ser unilateral. El niño refiere dolor durante la movilización articular o en la cara anterior del muslo al caminar o correr; es de inicio brusco y sin aparición de fiebre ni otros síntomas. Si el dolor es muy intenso puede justificarse un ingreso hospitalario para poner la articulación bajo tracción cutánea o evacuar el derrame articular.

Enfermedad de Perthes[3,18]

La **enfermedad de Perthes**, conocida también como osteocondritis de cadera, consistente en una necrosis avascular de la cabeza femoral de causa desconocida que afecta a niños de entre 4 y 8 años, en una proporción de 4:1 de niños sobre niñas, y es diez veces más frecuente en la raza blanca. La enfermedad evoluciona en varias fases: necrosis, revascularización con reabsorción, reconstrucción y remodelación del núcleo de osificación de la cabeza del fémur, que pueden alargarse hasta los 18 meses.

Los síntomas iniciales son cojera leve no muy dolorosa, rigidez en la movilización articular de la rotación y abducción. En ocasiones, el dolor puede ser inguinal o en el muslo o rodilla, por tratarse de un dolor referido del nervio obturador. Si el diagnóstico es tardío puede existir riesgo de deformidad de la cabeza femoral. El tratamiento consiste en poner la articulación en descarga, con tracción cutánea de la articulación para lograr estirar la musculatura aductora contraída e inmovilizar la cabeza femoral con férulas de abducción que permiten que se remodele lo más esférica posible. En casos tórpidos precisan tratamiento quirúrgico. Los resultados son mejores a menor edad (menos de 5 años). La enfermera debe incentivar las actividades escolares, creativas y lúdicas que pueda realizar con las limitaciones de la inmovilidad.

PROBLEMAS NEUROLÓGICOS EN EL PREESCOLAR Y ESCOLAR Y SU MANEJO

En el niño preescolar son frecuentes dos procesos neurológicos: la convulsión por fiebre y los traumatismos craneoencefálicos leves.

Convulsión febril[19]

La **convulsión febril** es una crisis convulsiva que ocurre por inmadurez cerebral coincidiendo con la fiebre (temperatura superior a 38 °C), en niños entre 6 meses y 5 años sin alteraciones neurológicas, metabólicas ni crisis febriles previas, sin criterios de infección/lesión intracraneal ni sistémicas que la justifiquen. No incluye a niños que hayan convulsionado por otras causas no febriles.

Es el trastorno neurológico más frecuente durante la lactancia y primera infancia, con una prevalencia del 4-5 % de los niños, siendo la incidencia máxima a los 18 meses. Una cuarta parte de los niños puede tener recidivas tras un primer episodio.

Entre los factores que influyen en su génesis está la inmadurez cerebral (no se dan por encima de los 6 años), el desequilibrio entre citocinas, los virus (que cursan con fiebre más elevada) y la predisposición genética (más frecuente cuando existen familiares de primer grado que las han padecen).

Las convulsiones febriles se clasifican en simples y atípicas por su sintomatología, siendo mayoría las simples o típicas (70 %) con una duración inferior a 15 minutos, sin recidivar ni presentar alteración neurológica poscrisis, y generalmente con temperatura superior a 38 °C en las primeras 24 horas del proceso febril. Son generalizadas, un 80 % tonicoclónicas y de corto período poscrisis. Las convulsiones febriles atípicas son menos frecuentes (30 %) y se definen por la duración superior a 15 minutos, el riesgo de recurrencia en las primeras 24 horas, con inicio focal con o sin generalización secundaria, alteración neurológica poscrisis (parálisis de Todd o postictal) y riesgo de evolucionar a estatus convulsivo febril (5 % del total de convulsiones febriles).

 Los **signos de alarma tras una convulsión febril** son: somnolencia prolongada poscrisis, persistencia de desviación ocular o mantener los ojos abiertos, asimetrías motoras en el contexto de una crisis bilateral.

Se indagará sobre antecedentes relacionados con la aparición de crisis febriles: hospitalización prolongada durante el período neonatal, desarrollo psicomotor lento, antecedentes familiares de convulsiones febriles y asistencia a guardería. Cada uno de estos factores se asocia con un riesgo de 6-10 % de una primera convulsión febril. El diagnóstico es por su sintomatología, no precisando en las convulsiones febriles simples pruebas como la punción lumbar salvo que se quiera confirmar infección del sistema nervioso central (menores de 6 meses, presencia de signos meníngeos, estado de vacunación incompleto o desconocido para *Haemophilus influenzae* tipo b o *Neumococo*, o que esté en tratamiento antibiótico). En convulsiones febriles atípicas se pueden requerir pruebas adicionales, como electroencefalograma o punción lumbar; las pruebas de neuroimagen están justificadas si hay focalidad neurológica, alteración de conciencia prolongada o estado febril. También se hará una determinación de glucemia en estados poscríticos que se prolonguen. La actuación del paciente neurocrítico se detalla en el capítulo 35.

Las convulsiones febriles causan gran preocupación a los familiares del niño, y la enfermera debe tranquilizarles y formarles para su actuación ante posibles de recidivas (presentes en el 30-45 % de los casos), o aparición de estado febril (un 3 % en niños neurológicamente sanos). Un 2-10 % presentan epilepsia secundaria (más frecuente en convulsiones febriles atípicas, con antecedentes familiares de primer grado de epilepsia, menores de 1 año, alteraciones neurológicas, primera convulsión febril tras vacunación), pero es inusual que queden secuelas en el neurodesarrollo y las convulsiones febriles tienden a disminuir con la edad a medida que el cerebro madura (v. **Cap. 30**).

El tratamiento con benzodiacepinas no se necesita dado que la mayoría de las convulsiones febriles duran menos de 2 minutos y ceden espontáneamente antes de su administración. Se debe posicionar al niño en decúbito lateral y mantener la vía aérea permeable vigilando tipo, características y duración de la convulsión. Cuando esta sobrepasa los 5 minutos se inicia tratamiento con diazepam intravenoso, intramuscular o rectal, existiendo la opción de midazolam transmucosa oral (0,5 mg/kg) mejor aceptado si se debe administrar por personal no sanitario o familiares, o cuando no se dispone de vía intravenosa.

 No está indicado la administración preventiva de anticonvulsivantes ni de antitérmicos para prevenir la aparición de convulsiones febriles.

Traumatismo craneoencefálico[20]

El **traumatismo craneoencefálico** (TCE) es una lesión de las estructuras de la cabeza motivada por una fuerza de origen mecánico. En el TCE hay un daño cerebral primario generado por el traumatismo y un daño cerebral secundario debido a la isquemia, hipertensión intracraneal o hipoxia. En los niños es frecuente la fractura de cráneo secundaria a un TCE porque su hueso es más fino y su musculatura cervical más débil. En niños entre 2 y 10 años la principal causa de TCE son los accidentes de circulación o bicicleta y las caídas. El TCE más frecuente es el leve, que no presenta alteración del nivel de consciencia (escala de coma de Glasgow = 15) (v. **Cap. 35**), exploración neurológica normal y sin signos de fractura de cráneo (escalón óseo o crepitación, hemotímpano, signo de Battle o equimosis retroauricular, ojos «de mapache», pérdida de líquido cefalorraquídeo por fosas nasales o conducto auditivo). Con frecuencia existe

Tabla 25-5. Condiciones de riesgo de lesión intracraneal en traumatismo craneoencefálico en niños

Riesgo alto	Riesgo intermedio		Riesgo bajo
	< 2 años	≥ 2 años	
• Focalidad neurológica • Fractura craneal palpable • Signos de fractura basilar • Fontanela tensa • Convulsiones	• Cefalohematoma no frontal importante • Pérdida de conocimiento > 5 s • Vómitos • Mecanismo de riesgo • Actitud anormal referida por los padres	• Cefalea severa • Pérdida de conocimiento • Vómitos • Mecanismo de riesgo	• No focalidad neurológica • No signos de fractura • Escala de coma de Glasgow = 15 • No mecanismo de riesgo • Asintomático

Adaptada de: González Balenciaga M[20].

conmoción cerebral, que es un estado disfuncional transitorio sin lesión identificable que se caracteriza por baja respuesta a estímulos, confusión, vómitos, mareos, cefalea y pérdida de consciencia.

Los niños con riesgo de lesión intracraneal pueden presentar pérdida de conocimiento, vómitos y cefalea. El mecanismo de riesgo implica: caída mayor de 1,5 m, impacto con objeto decisivo, accidente de coche con desplazamiento de ocupantes y/o herida penetrante. Deben mantenerse bajo vigilancia hospitalaria durante 24 horas, aunque general-mente las complicaciones aparecen en las primeras 6 horas. Si no están presentes estos factores de riesgo, el niño puede ser vigilado en domicilio por un adulto responsable indicándole los signos de alarma: cefalea intensa, irritabilidad, vómitos repetidos, pérdida de líquido cefalorraquídeo o sangre por oído o nariz, alteración del comportamiento, del habla, la visión o la somnolencia, o la pérdida de fuerza en las extremidades o de movilidad. En la **tabla 25-5** se muestran las condiciones de riesgo de lesión intracraneal en niños que han sufrido un TCE.

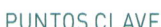

PUNTOS CLAVE

- Las enfermedades exantemáticas víricas (sarampión, rubéola, varicela) requieren tratamiento sintomático, pero la escarlatina precisa tratamiento antibiótico debiendo tomar medidas preventivas de aislamiento para evitar el contagio a los convivientes o compañeros de escolarización.
- En los problemas respiratorios (bronquitis, neumonía, laringitis o crup y epiglotitis) se valora del estado respiratorio (mediante los test de Silvermann, Taussing, Westley así como la frecuencia respiratoria, cardíaca, presencia de cianosis, y saturación de oxígeno de la hemoglobina) y la hidratación, garantizando la ingesta de líquidos por vía oral o intravenosa, manteniendo una posición incorporada y evaluando si se precisa la administración de oxígeno, terapia inhalada, antibióticos o antitérmicos.
- La apendicitis aguda es la urgencia quirúrgica del abdomen más frecuente en niños entre 6 y 12 años.
- Los problemas traumatológicos habituales en el niño preescolar y escolar son las fracturas, escoliosis y enfermedad de Perthes, que se benefician de las medidas ortopédicas por las características del tejido óseo del niño.
- Los dos problemas neurológicos agudos más frecuentes en el niño preescolar y escolar son la convulsión febril (en menores de 5 años) y el traumatismo craneoencefálico (en niños entre 2 y 10 años) motivado por accidentes de circulación o bicicleta y caídas.

REFERENCIAS

1. Silva Rico JC, Torres Hinojal MC. Diagnóstico diferencial de los exantemas. Pediatr Integral. 2014;XVIII(1):22-36. Disponible en: https://www.pediatriaintegral.es/numeros-anteriores/publicacion-2014-01/diagnostico-diferencial-de-los-exantemas/ [consultado en 27-05-2025].
2. Pellegrini Belinchón J, García Ron G. Exantemas. Punto de vista de un pediatra. Pediatr Integral. 2021;XXV(20):19-21. Disponible en: https://www.pediatriaintegral.es/wp-content/uploads/2023/xxvii05/06/n5-278-289_JavierPellegrini.pdf [consultado en 27-05-2025].
3. Hockenberry M, Wilson D, Rodgers CC. Wong, Enfermería Pediátrica. 10ª ed. Barcelona: Elsevier; 2020.
4. Vacunas y Programa de Vacunación. Ministerio de Sanidad. [Internet]. Madrid: Ministerio de Sanidad; 2025. Disponible en: https://www.sanidad.gob.es/va/areas/promocionPrevencion/vacunaciones/calendario/home.htm [consultado en 27-05-2025].
5. Fernández Romero V, Rodríguez Sánchez I, Gómez Fernández G. Hallazgos clínicos inusuales en un brote de escarlatina. Rev Pediatr Aten Primaria. 2016;18(71):231-41.
6. Calvo Rey C, Martínez Campos L, Moraleda Redecilla Mª, Rivero Calle I. Protocolos. Asociación Española de Infectología Pediátrica. Sociedad Española de Infectología Pediátrica; 2023. Disponible en: https://www.aeped.es/documentos/protocolos-infectologia-pediatrica [consultado en 27-05-2025].
7. Demmler-Harrison G J. Overview of cytomegalovirus infections in children. Uptodate: Wolters Kluwer; 2022.
8. Cruz Cañete M, López Martín D. Otitis media aguda y otitis externa. Mastoiditis. Protoc Diagn Ter Pediatr. 2023;2:97-110.
9. Ridao Redondo M. Bronquiolitis y bronquitis. Pediatr Integral. 2021; XXV(1):21-8.
10. García Herrero MA, López López R, Guibert Zafra B. Deshidratación en el contexto de una gastroenteritis aguda. Protocolos diagnósticos y terapéuticos en Urgencias de Pediatría. Asociación Española de Pediatría; 2024.
11. Guirado Rivas C, Luaces Cubells C. Diagnóstico y tratamiento de la laringitis en Urgencias Protocolos diagnósticos y terapéuticos en Urgencias de Pediatría. Asociación Española de Pediatría; 2024.

12. Ventosa Rosquelles P, Luaces Cubells C. Diagnóstico y tratamiento de la laringitis en Urgencias. Protoc diagn ter pediatr. 2020;1:75-82.

13. Hernanz Lobo A, Ramírez Cuentas JH, Gerig Rodríguez NE. Parasitosis intestinales y extraintestinales en Pediatría. Protoc Diagn Ter Pediatr. 2023;2:197-218.

14. Alonso Cadenas JA, de la Torre Espí M. Diagnóstico y tratamiento del dolor abdominal agudo (abdomen agudo) en Urgencias. Protocolos diagnósticos y terapéuticos en Urgencias de Pediatría. Asociación Española de Pediatría; 2024.

15. López Olmedo J. Fracturas infantiles más frecuentes. Esguinces y epifisiólisis. Pediatr Integral. 2019;XXIII(4):221.e1-221.e14.

16. Monteagudo Aguiar A R, Mora Diaz I, Jiménez Paneque R E, Tamargo Barbeito T O, Hidalgo Costa T, Gutierrez Rojas Á R. Uso de adhesivos tisulares para el cierre de heridas en la práctica médica. Rev Cubana Salud Pública. 2016;42(2):306-17.

17. Alonso Hernández J, Egea-Gámez RM. Patología de la espalda J. Pediatr Integral. 2019;XXIII(4):187-93.

18. Dana C. Patología adquirida del esqueleto del niño. EMC – Tratado de medicina. 2019;23(3):1-15.

19. García Ron A, Arriola Pereda G. Convulsiones febriles. Protoc Diagn Ter Pediatr. 2022;1:379-85.

20. González Balenciaga M. Traumatismo craneoencefálico. Protocolos diagnósticos y terapéuticos en urgencias de pediatría [Internet]: Sociedad española de urgencias de pediatría (SEUP); 2024.

21. Wagner CM, Butcher HK. Clasificación de Intervenciones de Enfermería (NIC). 8ª ed. Barcelona: Elsevier; 2024.

  CASO **AUTOEVALUACIÓN** 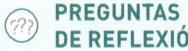 **PREGUNTAS DE REFLEXIÓN**

Problemas de salud agudos del adolescente

26

M. Lamoglia Puig y L. Ruiz Azcona

OBJETIVOS

- Identificar los problemas de salud agudos más prevalentes en la adolescencia.
- Describir las anomalías de la pubertad: la pubertad precoz y la retardada.
- Descubrir las características del embarazo en la adolescencia.
- Identificar las infecciones de transmisión sexual más frecuentes en la etapa de la adolescencia.
- Reconocer los trastornos de la conducta alimentaria que se producen en la adolescencia, los criterios de diagnóstico y gravedad, la actuación y la prevención de los mismos.
- Determinar las características del acoso escolar o *bullying* y sus tipos.
- Analizar la patología de la adicción y las adicciones más frecuentes en la etapa de la adolescencia.

INTRODUCCIÓN

Los adolescentes son una sexta parte de la población mundial (1.300 millones de personas) y están en la etapa más sana de la vida desde el punto de vista orgánico, aunque representan el 6 % de la carga global mundial de enfermedades y lesiones. Aunque es la etapa con menor riesgo de muerte (de 10 y 14 años), en 2021 fallecieron diariamente 4.500 jóvenes de entre 10 y 24 años, superando los 1,5 millones ese año. Las causas principales de mortalidad en adolescentes de ambos sexos, en el mundo, son: las lesiones y los traumatismos no intencionados (causados por accidentes de tráfico o ahogamientos), la violencia interpersonal, las autolesiones y las relacionadas con la maternidad. Sin embargo, si diferenciamos por sexo, es destacable el hecho de que las principales causas de defunción en las chicas entre 15 y 19 años son las complicaciones durante el embarazo y el parto, y los ahogamientos se producen en varones mayoritariamente[1].

La mayoría de los problemas de salud que presentan los adolescentes son debidos a sus hábitos, comportamientos y conductas de riesgo que se inician en ese período y que pueden tener consecuencias graves para su vida actual y un gran impacto en su salud en el futuro como adultos.

Los principales problemas de salud en los adolescentes son: embarazos no deseados, complicaciones en el parto, infecciones de transmisión sexual, traumatismos y accidentes, consumo de tabaco, alcohol y drogas, problemas de salud mental (de la conducta, depresión, trastornos del comportamiento alimentario, etc.), problemas de nutrición (malnutrición y obesidad) y la violencia. La mayoría de estos problemas se pueden prevenir, y por ello es de vital importancia desarrollar programas de promoción de la salud específicos para los adolescentes donde se desarrollen habilidades para la vida, se potencien los factores protectores y se promueva la resiliencia[1].

PROBLEMAS RELACIONADOS CON LA PUBERTAD

La edad de inicio de la pubertad en niños y niñas muestra una variabilidad de unos 4-5 años entre individuos con condiciones de vida similares. Dicha variabilidad viene determinada por diferentes factores: familiares, étnicos, nutricionales, socioeconómicos, el ciclo luz-oscuridad y las condiciones climáticas, el estrés crónico, las condiciones de vida intrauterina, los disruptores endocrinos y la adopción internacional de niñas[2].

Pubertad precoz

La **pubertad precoz** se define como la aparición de los caracteres sexuales secundarios antes de los 8 años en las niñas y de los 9 años en los niños (aproximadamente en una edad cronológica anterior a 2,5 desviaciones estándar [DE] de la mediana que le tocaría por el sexo y la población de referencia).

La causa más frecuente de pubertad precoz es la idiopática. Puede haber también una pubertad precoz secundaria a otros problemas de salud y coincide con una activación anómala del eje hipotálamo-hipófisis, llamada **pubertad precoz central** (PPC), que se relaciona con: tumores del sistema nervioso central (SNC), irradiación, malformaciones, infecciones, traumas del SNC y/o hipotiroidismo. También está la **pubertad precoz periférica** (PPP), que aparece cuando la sobreproducción hormonal no deriva del SNC y los esteroides sexuales se encuentran elevados; a diferencia de la PPC, la hormona luteinizante (LH) y la folículo-estimulante (FSH) están frenadas. Las causas más frecuentes de la PPP son: ingesta hormonal, patología ovárica/testicular, patología suprarrenal y/o tumores secretores de hormona gonadotropina coriónica humana (hCG)[3].

Los signos clínicos principales de la pubertad precoz en los dos sexos son: la telarquia y pubarquia prematura, ginecomastia y la menarquia precoz aislada. Para su diagnóstico es importante una anamnesis sobre los antecedentes familiares de pubertad precoz, de neurofibromatosis tipo 1, uso de fármacos, cremas, champús o cosméticos con estrógenos, aparición de síntomas neurológicos y/o antecedentes de retraso en el crecimiento intrauterino. Las pruebas complementarias a realizar son: ecografía mamaria, ecografía pélvica (solo en niñas), radiografía de la mano para estudio de la edad ósea, estudio hormonal basal y marcadores tumorales si se sospecha una etiología tumoral[2].

En el tratamiento de la PPC se pretende revertir, detener o, al menos, enlentecer el desarrollo de los caracteres sexuales secundarios, conservando el potencial de crecimiento y evitando las consecuencias psicosociales y conductuales de una pubertad temprana (dificultad de adaptación ante los rápidos cambios físicos con tendencia al aislamiento y la depresión, aumento de la libido con inicio precoz de las relaciones sexuales, menor competencia social y niveles educativos más bajos). Se busca frenar o suprimir la activación del eje hipotálamo-hipofisario-gonadal, siendo el tratamiento de elección los análogos de la hormona liberadora de gonadotropinas (GnRH) de liberación sostenida (depot). En los casos en los que exista una causa orgánica, se deberá hacer un tratamiento etiológico cuando sea posible, aunque este rara vez tiene efecto sobre la evolución de la pubertad. El tratamiento de la PPP es similar a los de la PPC, pero las GnRH son ineficaces y se deben utilizar fármacos que inhiban directamente la producción de estrógenos o su acción sobre los órganos diana[4].

Pubertad retrasada

 La **pubertad retrasada** es la ausencia de cambios puberales en una edad de 2-2,5 DE superior a la edad media en la que se inician en el sexo y población de referencia. Equivale a la ausencia de telarquia en las niñas a una edad de 13 años, y a la ausencia de incremento del volumen testicular (≥ 4 mL) a los 14 años en los niños. Se acompaña de una ralentización de la velocidad de crecimiento, siendo este el motivo más frecuente de consulta[3].

La **pubertad detenida** se define cuando la pubertad que, iniciada tardíamente o no, no llega a completarse y transcurren más de 4-5 años entre su inicio y el desarrollo gonadal completo en los varones o la menarquía en las mujeres. Por último, la **ausencia de pubertad** o **infantilismo sexual** se da cuando la pubertad no llega a iniciarse[5].

Las causas de una pubertad retrasada se dividen en cuatro categorías[5]:

- **Retraso puberal simple** por causa desconocida o por factores constitucionales o genéticos. Es la causa más frecuente de talla baja en la infancia.

- **Retraso puberal secundario a enfermedades crónicas** por un trastorno funcional en el eje hipotálamo-hipofisario-gonadal (**Tabla 26-1**).

- **Hipogonadismo hipogonadotrópicos** por anomalías en los mecanismos de control hipotálamo-hipófisis con niveles muy disminuidos o ausentes de LH y FSH. Pueden ser congénitos o adquiridos (tumores).

- **Hipogonadismo hipergonadotrópicos** debidos a un fallo gonadal primario; se caracterizan por niveles elevados de gonadotropinas y disminuidos de estrógenos. Pueden ser congénitos (síndromes de Klinefelter y de Turner) o adquiridos (torsión gonadal bilateral, castración quirúrgica por tumores, tratamiento del cáncer con quimioterapia y radioterapia, traumatismos severos en el escroto y testículos, orquitis bilaterales, etc.).

Para el diagnóstico de la pubertad retrasada es necesaria una anamnesis detallada en busca de una historia familiar de

Tabla 26-1. Principales patologías crónicas responsables de retraso puberal

- Malnutrición
- Infecciones recurrentes y crónicas
- Inmunodeficiencias:
  - Congénitas
  - SIDA
- Enfermedades gastrointestinales:
  - Malabsorción:
    - Enfermedad celíaca
    - Infestación por *Giardia lamblia*
    - Fibrosis quística
  - Enfermedad inflamatoria intestinal
  - Hepatopatías crónicas
- Enfermedades renales:
  - Nefropatías glomerulares
  - Tubulopatías congénitas
  - Nefropatías intersticiales
  - Síndrome nefrótico
  - Insuficiencia renal crónica
- Enfermedades respiratorias:
  - Asma crónico
  - Fibrosis quística
- Enfermedades hematológicas:
  - Anemias crónicas
  - Histiocitosis
  - Hemocromatosis
- Endocrinopatías:
  - Deficiencia de la hormona de crecimiento
  - Hipotiroidismo/hipertiroidismo
  - Diabetes mellitus tipo 1 controlada
  - Hipercortisolismo
  - Hiperprolactinemia
- Trastornos de la conducta alimentaria:
  - Anorexia nerviosa
  - Bulimia nerviosa
- Ejercicio excesivo (amenorrea atlética)
- Patología oncológica
- Miscelánea:
  - Enfermedades inflamatorias del tejido conectivo
  - Enfermedades neurológicas
  - Estrés psicológico
  - Enfermedad de Gaucher
  - Cardiopatías crónicas
  - Consumo de marihuana

Adaptada de: Pozo-Román *et al.*[5]

pubertad retrasada, de patologías crónicas inadvertidas, de antecedentes patológicos y trastornos nutricionales (celiaquía, anorexia, etc.). La exploración física ha de ser completa: talla, peso, signos de malnutrición o patología crónica, estigmas sindrómicos (Turner, Klinefelter, etc.) y signos neurológicos sugerentes de patología intracraneal. Las pruebas complementarias que se deben realizar son: radiografía de la mano para estudio de la edad ósea, analítica general, cariotipo, resonancia magnética craneal, ecografías pelvicoabdominales y estudios hormonales y moleculares. El tratamiento de la pubertad retrasada será específico según la causa que lo provoque[6].

EMBARAZO EN LA ADOLESCENCIA

El **embarazo en la adolescencia** supone un problema de salud a nivel mundial. La tasa media de natalidad mundial en chicas de 15 a 19 años es de 38,3 casos por cada 1.000 mujeres en 2024, y los índices más elevados se dan en países de ingresos bajos o medianos. En África, en América Latina y el Caribe la cifra llega al 97,9 y 51,4 ‰ respectivamente, mientras que en Europa registra un 13,1 ‰[7]. En España, en el año 2023 se registraron 5.515 nacimientos en chicas menores de 20 años; a estas cifras se tendría que añadir la de los embarazos adolescentes que acaban en aborto, ya sean espontáneos o por interrupciones voluntarias; 10.934 de las interrupciones voluntarias fueron en menores de 20 años[8].

A menudo el embarazo en la adolescente es una gestación no deseada y no planificada, con una relación de pareja inestable, lo que ocasiona muchas veces que la chica oculte su condición por miedo a la reacción de su familia y al rechazo social, hechos que provocan un control prenatal nulo, tardío o insuficiente. Son embarazos que conllevan peligro para la salud y la vida de la madre y el hijo. Por todo ello, son considerados embarazos de alto riesgo[9].

El embarazo y el parto en la adolescencia presentan mayores complicaciones que el de la mujer adulta. Los problemas que pueden aparecer durante el embarazo son: anemia, desnutrición, infección urinaria, rotura prematura de membranas, estados hipertensivos del embarazo (preeclampsia y/o eclampsia), desprendimiento prematuro de la placenta y crecimiento intrauterino retardado. En el parto y puerperio los riesgos son: desproporción pelvicofetal, trabajo de parto prolongado, parto prematuro, neonato de bajo peso, lesiones en el canal del parto, hemorragias y endometritis puerperal. Además, se deben añadir los problemas socioculturales que conlleva el embarazo en la adolescente y la maternidad precoz: fracaso escolar o barreras para completar el ciclo educativo, aislamiento social, pobreza y otros factores asociados, con la consiguiente dificultad para acceder al mundo laboral y con unas condiciones de bienestar económico inferiores[10].

La atención de enfermería a la adolescente embarazada debe abarcar los siguientes aspectos[11]:

- Abordaje interdisciplinar para proporcionar una atención integral biopsicosocial y espiritual a la adolescente, involucrando a la familia y a la pareja, si es posible.
- Identificar de forma precoz las posibles complicaciones del embarazo a través de un correcto control prenatal.

- Realizar educación para la salud sobre el embarazo, parto y puerperio para fomentar su autocuidado, así como también formación sobre el cuidado del recién nacido.
- Promover y fortalecer el vínculo afectivo madre-hijo.
- Dar información sobre las ayudas sociales a la maternidad precoz y fomentar la continuidad de los estudios de la adolescente.
- Proporcionar apoyo emocional a la adolescente, ayudándola a verbalizar sus miedos y problemas y la búsqueda de soluciones.

INFECCIONES DE TRANSMISIÓN SEXUAL

Las **infecciones de transmisión sexual** (ITS) son una serie de enfermedades infecciosas causadas por diferentes microorganismos cuyo mecanismo de contagio está relacionado con la actividad sexual. Los casos de ITS están aumentando considerablemente en todo el mundo, siendo los adolescentes la población más vulnerable para padecerlas y trasmitirlas. La OMS considera que a nivel mundial, el 25 % de los jóvenes sexualmente activos están afectados por alguna ITS. Su incidencia aumenta principalmente en mujeres, y se prevé que la mitad de los nuevos casos se darán en personas de 15 a 24 años. El inicio precoz de las relaciones sexuales, el número elevado de parejas sexuales diferentes o la falta de utilización de métodos preventivos, como el preservativo, se asocian con una frecuencia elevada de ITS[12].

Según el mecanismo de transmisión, las ITS que pueden afectar mayormente a los adolescentes, se dividen en[13]:

- **ITS por contacto directo piel-piel**: el virus del papiloma humano (VPH) en su forma de condilomas acuminados, la infección por herpes simple, los moluscos contagiosos y la sífilis.
- **ITS por contacto sexual**: la *Chlamydia trachomatis*, la gonorrea, el virus de la inmunodeficiencia humana (VIH) y la hepatitis B.

La sintomatología y el tratamiento de las ITS más frecuentes se describe en la **tabla 26-2**.

Atención de enfermería a los adolescentes con ITS o con sospecha de padecerlas y su prevención

Los adolescentes por sus características son más propensos a tener comportamientos sexuales de riesgo, como son: relaciones sexuales sin usar preservativo, sexo oral sin protección bucogenital y la promiscuidad sexual. Es esencial realizar una correcta educación para la salud en esta etapa para promocionar una sexualidad sana. Es necesario realizar un diagnóstico precoz de posibles ITS y tratar correctamente las que hubieran resultado positivas; de esta manera, se detiene el daño a largo plazo que puede sobrevenir sobre su salud en todas las áreas, especialmente en la sexual y reproductiva. Se debe informar a los adolescentes acerca de la forma de adquisición de dichas infecciones y recordar el riesgo de transmisión a sus parejas sexuales, así como de reinfección para ellos mismos. Es el

Tabla 26-2. Infecciones de transmisión sexual en la adolescencia

ITS	Microorganismo	Sintomatología	Tratamiento
Condilomas acuminados	Virus del papiloma humano (VPH)	Lesiones papulosas de coloración variada y con prurito en la vulva, vagina, cuello uterino o cérvix, ano, recto, pene, escroto, cavidad bucal y faringe	Tratamientos locales a base de: crioterapia, ácido tricloracético, electrocoagulación, láser de CO_2 o pomadas tópicas que modifican la respuesta inmune local
Infección por herpes simple	Virus del herpes simple de tipo 1 (VHS-1) y de tipo 2 (VHS-2)	• La mayoría son infecciones asintomáticas • Cuando hay síntomas, aparece: fiebre, cefalea, mialgias y lesiones vesiculosas herpéticas en genitales externos y periné, con disuria y adenopatías inguinales dolorosas	• Antivirales: aciclovir, famciclovir y valaciclovir • Puede haber recidivas
Molusco contagioso	Poxvirus de doble cadena	Pequeñas pápulas de aspecto «perlado» y brillante, y a veces con eritema perilesional y umbilicación central	Tratamiento variado: evisceración de la lesión con un instrumento punzante o cortante, curetaje, crioterapia, podofilina y podofilotoxina, inmunomoduladores como imiquimod en crema al 5 %, láser, cantarina en solución de colodión elástico al 7 %, e hidróxido de potasio en solución tópica al 10 %
Sífilis	Bacteria *Treponema pallidum*	Cuatro estadios de evolución: • *Sífilis primaria*: aparición de una lesión cutánea llamada chancro (primero es una pápula que degenera en una úlcera) acompañada de adenopatías en la zona inguinal (unilateral o bilateral) • *Sífilis secundaria*: se inicia al cabo de 4 a 10 semanas de la aparición de la lesión cutánea inicial. La bacteria se disemina por todo el cuerpo causando astenia, febrícula, adenopatías generalizadas, aparición de un exantema en el tronco y extremidades superiores llamado roséola sifilítica, lesiones papuloeritematosas escamosas en las palmas de las manos y en las plantas de los pies (clavos sifilíticos) y lesiones en la mucosa oral y en la lengua • *Sífilis latente*: no causa síntomas pero si no se trata se llegará a la última fase de la enfermedad • *Sífilis terciaria*: afectación de órganos internos pudiendo causar: parálisis, ceguera, sordera, insuficiencia cardíaca entre otras, e incluso la muerte	El tratamiento depende del estadio de la enfermedad, pero básicamente es con penicilina G benzatina
Infección por *Chlamydia trachomatis*	Bacteria *Chlamydia trachomatis* (los serotipos D a K causan infecciones genitales)	En la mayoría de los casos es una infección asintomática, pero en mujeres a largo plazo puede causar enfermedad inflamatoria pélvica, dolor pélvico crónico y salpingitis, llegando a producir esterilidad	Azitromicina 1 g monodosis o doxiciclina 100 mg/12 h durante 7 días
Gonorrea	Bacteria *Neisseria gonorrhoeae*	• *En chicos*: uretritis purulenta • *En chicas*: el 50 % de los casos es asintomática y en el resto, aparece flujo vaginal y disuria	Ceftriaxona y azitromicina
Virus de la inmunodeficiencia humana (VIH)	Virus de la inmunodeficiencia humana (VIH)	• Varía desde ningún síntoma hasta un cuadro gripal con fiebre, cefalea, erupciones o dolor de garganta • A medida que la infección va debilitando el sistema inmunitario, la persona puede presentar otros signos y síntomas, como inflamación de los ganglios linfáticos, pérdida de peso, fiebre, diarrea y tos	Actualmente, no existe curación y se sigue investigando, pero se ha conseguido inhibir el VIH mediante la combinación de tres o más antirretrovirales (TAR). Estos, frenan la replicación del virus en el organismo y permiten recuperar el sistema inmunitario
Hepatitis B	Virus de la hepatitis B (VHB)	La mayoría de los casos son asintomáticos. Cuando aparecen síntomas, estos conforman un cuadro poco específico: malestar general, a veces fiebre, cansancio, anorexia, dolor abdominal con náuseas y vómitos. No siempre aparece la ictericia y en el 1-2 % de los casos puede ocasionar un fallo hepático agudo fulminante	• No hay un tratamiento específico ni eficaz en la fase aguda; se realizará un tratamiento de apoyo, evitando los fármacos y productos hepatotóxicos • En las formas fulminantes, la única alternativa es el trasplante hepático • En los casos de hepatitis B crónica el tratamiento consiste en una combinación de interferón α, ribavirina y lamivudina de 6 a 12 meses. Existe vacuna

Adaptada de: Comunión-Artieda A[34].

momento de aconsejar conductas sexuales que preserven su salud y la de sus compañeros/as sexuales incorporando prácticas sexuales protegidas (relaciones sexuales sin penetración, utilización del preservativo o protección en prácticas de sexo oral). También es necesario un fácil acceso a los preservativos y el aprendizaje sobre su uso, así como el acceso de agujas y jeringuillas limpias en el caso de adolescentes consumidores de drogas inyectables. Otra medida de prevención es la vacunación para protegerse de las infecciones de las que se dispone de vacunas (VPH, hepatitis B, hepatitis A). Además, se precisa de un mayor acceso a pruebas de detección del VIH y asesoramiento sobre el tema, así como el establecimiento subsiguiente de vínculos más estrechos entre las personas que dan positivo en las pruebas de detección del VIH y los servicios de tratamiento del virus. En definitiva, la educación para la salud es la principal estrategia para prevenir y controlar las ITS. Son necesarios programas de educación sexual en los centros educativos para dotar a los adolescentes de conocimientos y recursos personales para una adecuada salud sexual y reproductiva[14].

TRASTORNOS DE LA CONDUCTA ALIMENTARIA

 Los **trastornos de la conducta alimentaria** (TCA) son enfermedades psiquiátricas graves, con alteraciones en el comportamiento, las actitudes y la ingestión de alimentos, generalmente acompañadas de intensa preocupación por el peso o por la forma corporal. Son problemas de salud con importantes repercusiones en el desarrollo biológico, psicológico, social y familiar de los niños y adolescentes que los sufren[15].

La mayoría de los adolescentes muestran preocupación por su peso e imagen corporal, y hasta el 50 % pueden manifestar insatisfacción corporal, pero la población de riesgo de padecer TCA son mujeres entre los 12-25 años de edad, que constituyen alrededor del 40 % de los casos identificados de estas patologías, tanto en estudios de EE. UU. como de Europa[16].

Las tres características necesarias para que se dé este trastorno son[17]:

- Una alteración persistente de los hábitos de alimentación o del comportamiento de control de peso.
- Alteraciones conductuales asociadas al trastorno, como una sobreevaluación del cuerpo o el peso cuyo resultado es un deterioro clínicamente significativo de la salud física o el funcionamiento psicosocial.
- El trastorno no debe ser secundario a ningún trastorno médico general o a cualquier otra condición psicopatológica.

Los tipos de TCA son: la anorexia nerviosa, la bulimia nerviosa y el trastorno por ingesta voraz o por atracón. La anorexia y la bulimia suelen aparecer de forma alternada en una misma persona[15].

Los factores de riesgo de padecer un TCA son[18]: factores biológicos (la genética, la pubertad, el sobrepeso y la obesidad), factores socioculturales (presión social sobre el peso, influencia de los medios de comunicación, las relaciones interpersonales, los aspectos transculturales), factores psi-cológicos (preocupación por el peso y la internalización del ideal de delgadez, insatisfacción con la imagen corporal, uso inadecuado de las dietas, baja autoestima y afecto negativo) y acontecimientos vitales potencialmente estresantes.

Anorexia nerviosa

La **anorexia nerviosa** es un síndrome de rechazo de la alimentación por un estado mental de miedo a engordar, que puede tener graves consecuencias patológicas, incluso la muerte. Se inicia en torno a la pubertad y siempre es preciso descartar que esta pérdida de peso dependa de enfermedades físicas (cáncer u otras patologías) o psíquicas (depresión, delirio de envenenamiento, etc.). Para poder considerar que una persona tiene anorexia, tiene que existir la autoimposición de mantener su peso por debajo del normal. El criterio mínimo utilizado ha sido un peso por debajo del 85 % del peso esperado para su edad y su altura, o tener un índice de masa corporal (IMC) igual o inferior a 17,5[19].

Los criterios diagnósticos del DSM-5 se pueden consultar en el **recuadro 26-1**[15]. En su diagnóstico se debe especificar si es de tipo restrictivo o del tipo con atracones y purgas, si es de remisión parcial o total y el tipo de gravedad actual[15].

La **anorexia nerviosa de tipo restrictivo** se caracteriza porque durante los últimos tres meses, el individuo no ha tenido episodios recurrentes de atracones o purgas (es decir, vómito autoprovocado o utilización incorrecta de laxantes, diuréticos o enemas). Este subtipo describe presentaciones en las que la pérdida de peso es debida sobre todo a la dieta, el ayuno y/o el ejercicio excesivo. En la **anorexia nerviosa con atracones y/o purgas**, durante los últimos tres meses,

---

RECUADRO 26-1. Criterios diagnósticos de anorexia nerviosa en el DSM-5[15]

- **Criterio A**: restricción de la ingesta energética en relación con las necesidades, que conduce a un peso corporal significativamente bajo con relación a la edad, el sexo, el curso del desarrollo y la salud física.
- **Criterio B**: miedo intenso a ganar peso o a engordar, o comportamiento persistente que interfiere en el aumento de peso, incluso con un peso significativamente bajo.
- **Criterio C**: alteración en la forma en que uno mismo percibe su propio peso o constitución, influencia impropia del peso o la constitución corporal en la autoevaluación, o falta persistente de reconocimiento de la gravedad del bajo peso corporal actual.
- Se considera una **remisión parcial** cuando después de haberse cumplido con anterioridad todos los criterios para la anorexia nerviosa, el criterio A (peso corporal bajo) no se ha cumplido durante un período continuado, pero todavía se cumple el criterio B (miedo intenso a aumentar de peso o a engordar, o comportamiento que interfiere en el aumento de peso) o el criterio C (alteración de la autopercepción del peso y la constitución).
- La **remisión total** es cuando después de cumplido con anterioridad todos los criterios para la anorexia nerviosa, no se ha cumplido ninguno de los criterios durante un período continuado de años.

el individuo ha tenido episodios recurrentes de atracones o purgas (es decir, vómito autoprovocado o utilización incorrecta de laxantes, diuréticos o enemas).

Respecto a la gravedad, se ha de tener en cuenta el IMC actual del adolescente: **leve** (IMC > 17 kg/m²), **moderada** (IMC 16-16,99 kg/m²), **grave** (IMC 15-15,99 kg/m²), y **extrema** (IMC < 15 kg/m²). Además, la gravedad puede aumentar para reflejar los síntomas clínicos, el grado de discapacidad funcional y la necesidad de supervisión[15].

Bulimia nerviosa

La **bulimia nerviosa** es el síndrome de deseo compulsivo de comer, con provocación de vómitos y consecuencias patológicas. Los criterios diagnósticos son[15]:

- **Criterio A**: episodios recurrentes de atracones. Un episodio de atracón se caracteriza por los dos hechos siguientes: *1)* ingestión, en un período determinado (p. ej., dentro de un período cualquiera de 2 horas), de una cantidad de alimentos que es claramente superior a la que la mayoría de las personas ingerirían en un período similar en circunstancias parecidas, y *2)* sensación de falta de control sobre lo que se ingiere durante el episodio (p. ej., sensación de que no se puede dejar de comer o controlar lo que se ingiere o la cantidad de lo que se ingiere).
- **Criterio B**: comportamientos compensatorios inapropiados recurrentes para evitar el aumento de peso, como el vómito autoprovocado, el uso incorrecto de laxantes, diuréticos u otros medicamentos, el ayuno o el ejercicio excesivo.
- **Criterio C**: los atracones y los comportamientos compensatorios inapropiados se producen, de promedio, al menos una vez a la semana durante tres meses.
- **Criterio D**: la autoevaluación se ve indebidamente influida por la constitución y el peso corporal.
- **Criterio E**: la alteración no se produce exclusivamente durante los episodios de anorexia nerviosa.

Se debe especificar si la remisión es parcial o total y el nivel de gravedad[15].

La remisión parcial de la bulimia nerviosa se refiere a que después de haberse cumplido con anterioridad todos los criterios, algunos, pero no todos, no se han cumplido durante un período continuado. Y la remisión total es cuando no se ha cumplido ninguno de los criterios durante un período continuado después de haberse cumplido con anterioridad todos los criterios para la bulimia nerviosa.

La gravedad se mide a través de una escala que va de leve a extrema y se basa en la frecuencia de comportamientos compensatorios inapropiados: **leve** (promedio de 1-3 episodios de comportamientos compensatorios inapropiados a la semana), **moderada** (promedio de 4-7 episodios de comportamientos compensatorios inapropiados a la semana), **grave** (promedio de 8-13 episodios de comportamientos compensatorios inapropiados a la semana) y **extrema** (promedio de 14 episodios o más de comportamientos compensatorios inapropiados a la semana). La gravedad puede aumentar para reflejar otros síntomas y el grado de discapacidad funcional[15].

Actuación y prevención de los TCA

En la atención primaria la actuación se centra en[18]:

- Identificar a las personas con riesgo de padecer un TCA y establecer un diagnóstico precoz (test de Scoff).
- Decidir si se puede tratar en el propio centro de atención primaria (CAP) o debe derivarse a la atención especializada. Para ello se deberá tener en cuenta el tipo de TCA, la edad, el nivel de riesgo, las complicaciones físicas y psicológicas y las preferencias de la persona afectada.
- Iniciar el tratamiento nutricional que incluye los siguientes objetivos: conseguir en el paciente un peso normal, corregir la malnutrición, evitar el síndrome de realimentación (v. *Enlaces de interés*), controlar o curar las complicaciones médicas, llevar a cabo educación nutricional con el objetivo de normalizar los patrones dietéticos alterados, tanto en el paciente como en su familia, y prevenir o controlar las recidivas.
- Informar de manera clara y veraz a las personas afectadas y familiares sobre los TCA
- Detectar y corregir ideas erróneas sobre el peso y la salud.
- Terapia familiar con intervenciones para ayudarles a identificar el tipo de relaciones entre los miembros de la familia, abordar la distribución de los roles que ocupan cada uno y los límites que se establecen.
- Efectuar control de las complicaciones físicas.

En los casos más graves de TCA se debe recurrir a la atención especializada en las consultas ambulatorias de los centros de salud mental infantil y juvenil y las unidades de hospitalización especializadas en TCA.

Respecto a la prevención de los TCA, la difusión indiscriminada de información sobre ellos puede tener un efecto potencialmente negativo en las adolescentes, siendo un reclamo para ellas, enseñándoles a ser anoréxicas o bulímicas. Se ha de tener en cuenta que en la adolescencia, las personas están preocupadas por su imagen corporal y que la información sobre los TCA puede ser gravemente distorsionada por ellas y provocar el efecto contrario al deseado. Los programas de educación para la salud para prevenir los TCA en la adolescencia, deben fomentar la motivación, las habilidades personales y la autoestima, todo ello enfocado a mejorar la salud. Deben ayudar a desarrollar la autoestima, las actitudes críticas ante los medios de comunicación y la mejora de las relaciones familiares[15].

ACOSO ESCOLAR O *BULLYING*

 El **acoso escolar** o *bullying* se refiere a la violencia mantenida, física o psicológica, guiada por un individuo en edad escolar o por un grupo, dirigida contra otro individuo también en edad escolar que no es capaz de defenderse a sí mismo en esa situación, y que se desarrolla en el ámbito escolar.

Es una forma de violencia entre iguales que tiene las siguientes características: *1)* suele incluir conductas de diversa naturaleza (burlas, amenazas, intimidaciones, agresiones físicas, aislamiento sistemático, insultos); *2)* tiende a originar problemas que se repiten y prolongan durante cierto tiempo; *3)* supone un abuso de poder, al estar provocada por un alumno (el matón), apoyado generalmente en un grupo, contra una víctima que se encuentra indefensa y que no puede salir de esta situación por sí misma, y *4)* se mantiene debido a la ignorancia o pasividad de las personas que rodean a los agresores y a las víctimas sin intervenir directamente[20].

El Fondo de las Naciones Unidas para la Infancia (UNICEF), en un informe publicado en el año 2018, afirma que uno de cada tres estudiantes de 13 a 15 años (unos 150 millones de adolescentes), han experimentado acoso escolar. También denuncia que unos 720 millones de escolares viven en países donde no están protegidos por ninguna ley sobre el castigo corporal en la escuela. Los niños que son acosados a menudo son marginados por sus compañeros y exhiben factores de riesgo tales como la soledad. Los niños que se identifican con ciertos grupos, como las minorías étnicas y los niños con discapacidades, son más propensos a ser seleccionados para intimidación. Los adolescentes son a menudo objetivo debido a su identidad sexual[21]. Los antecedentes de malos tratos en la infancia y adolescencia y el *bullying* incrementan la posibilidad de presentar psicopatología en algún momento de la edad adulta, sobre todo en mujeres[20].

El Ciberbullying Research Center define el **ciberbullying** o **ciberacoso** como «el daño intencional y repetitivo infligido a través del uso de ordenadores, teléfonos móviles y otros dispositivos electrónicos»[21]. Sin embargo, hay un fuerte vínculo entre el acoso en línea y el acoso en persona. Los diferentes tipos de *ciberbullying* pueden consultarse en el **recuadro 26-2**.

Los factores de riesgo de los adolescentes para sufrir *bullying* o *ciberbullying* dependen del desarrollo personal y del contexto familiar y escolar (v. *Enlaces de interés*)[22].

En los casos de *bullying* y *ciberbullying*, existe un pacto de silencio que se inicia con el propio chico o chica acosado/a y se continúa con el resto de los escolares que ven, entre impotentes, impasibles o casi cómplices, la situación creada. Es importante destacar la actitud de las figuras parentales de los acosadores, que en general se muestran reivindicativos hacia los derechos de sus hijos o bien pueden pensar: «si él pega... por algo será». Minimizan su comportamiento y agresividad y lo hacen amenazando a la institución escolar y con grandes tasas de agresión hacia los que señalan la conducta de su hijo. Esta actitud paraliza, aún más, a una institución escolar dubitativa e incrédula. La actitud de las instituciones escolares se percibe, en ocasiones, como más tolerantes con los agresores que con los sujetos víctimas del *bullying*. Se tiende a minimizar los hechos, a buscar explicaciones, a sancionar a la baja al acosador cuando no a culpar al acosado si se defiende o a buscarle un diagnóstico psicopatológico, e incluso a ser tratado farmacológicamente por tal proceso. Es decir, con frecuencia se libera al acosador de su carga y abandona al acosado a su suerte. Las administraciones públicas tienen una responsabilidad ineludible a la hora de trabajar por la mejora de la convivencia educativa, y por este motivo deben

RECUADRO 26-2. Tipos de *ciberbullying*

- **Provocación incendiaria (*flaming*)**: cuando se intercambian insultos breves y acalorados por medio de mensajes electrónicos utilizando un lenguaje vulgar.
- **Fustigación (*harassment*)**: cuando se envían imágenes o vídeos humillantes sobre una persona, se envían virus informáticos, se les denigra en los juegos *on-line*, etc.
- **Denigración (*denigration*)**: cuando se distribuye información de otro en tono despectivo y falso por medio de correos electrónicos, mensajes o envío de fotografías alteradas digitalmente.
- **Acoso público (*happy slapping*)**: cuando un grupo filma las vejaciones que inflige a otros compañeros o compañeras y los cuelga en la red.
- **Exclusión social (*exclusion*)**: cuando se priva a la víctima del acceso a fórums, grupos, chats o redes sociales.
- **Suplantación de personalidad (*impersonation*)**: cuando se entra en la cuenta de correo electrónico o en el perfil de una red social de una persona para enviar o publicar material comprometedor, manipulante y usurpando su identidad.
- **Difamación y juego sucio (*outing and trickey*)**: cuando se engaña a la víctima para que comparta y transmita información confidencial sobre otro, promoviendo rumores difamatorios.
- ***Sexting***: consiste en la difusión o publicación de contenidos (principalmente fotografías o vídeos) de tipo sexual producidos por una persona, utilizando el teléfono móvil u otro dispositivo tecnológico. Puede ser que la persona envíe la imagen de forma voluntaria y confidencial a otra persona, pero la persona receptora la difunde y pasa a ser pública. O que sea de forma involuntaria (por robo del móvil y mediante el acceso no consentido de una tercera persona al ordenador) y entrar en el circuito de pornografía infantil y favorecer la ***sextorsión*** (chantaje con el uso de esos contenidos y la amenaza de su publicación) o el ciberacoso sexual o ***grooming***. Este último, cuando se produce a menores, no está dentro del *bullying* ya que se trata de una forma de acoso sexual en la cual los adultos se ganan la confianza de los menores (engañándoles o suplantando la personalidad), fingiendo empatía y estimación con la intención de obtener satisfacción sexual.

realizar protocolos para prevenir, detectar y actuar/intervenir en situaciones relacionadas con el *bullying* y el *ciberbullying* (v. **Cap. 5**). En España, todas las comunidades autónomas poseen en la actualidad protocolos específicos para el abordaje del acoso escolar. Algunas comunidades, como Andalucía, País Vasco o Cataluña, tienen protocolos específicos frente al *ciberbullying*[23].

ADICCIONES

La American Psychiatric Association, en la nueva clasificación de los trastornos mentales, define las adicciones como **trastornos relacionados con sustancias** cuando se refiere a una dependencia a sustancias químicas (cannabis, anfetaminas, nicotina, alcohol, cocaína, opiáceos) y los **trastornos no**

relacionados con sustancias, que solo incluye la adicción al juego de apuestas o ludopatía. Dicha clasificación no incluye las adicciones conductuales como es la adicción a las nuevas tecnologías[15].

 La adolescencia es una época muy vulnerable a adquirir algún tipo de adicción debido a las propias características de esta etapa de la vida, a las influencias sociales, a la baja autoestima, a la ansiedad y a presentar dificultades en las habilidades sociales[24].

Adicción al tabaco

Se estima que un 22,3 % de la población mundial consumía tabaco en 2023, y que un 10 % de los adolescentes lo consumen[1]. Actualmente, los países con la prevalencia más alta de consumo de tabaco en jóvenes son los que tienen un índice de desarrollo humano no muy alto. En varios de estos países, el consumo de tabaco entre las chicas adolescentes es ahora más común que entre las mujeres adultas. La iniciación del tabaquismo y la experimentación temprana con el tabaco en los adolescentes, se produce a través de una combinación de variables sociales, familiares, personales y cognitivas. Entre los factores de riesgo que han mostrado fuertes relaciones con el comportamiento tabáquico se encuentran la presencia de amigos fumadores, la permisividad hacia el consumo de tabaco en el hogar, y la creencia en los beneficios de fumar. En cambio, la supervisión que ejercen los padres sobre las actividades de sus hijos y la creencia que tienen los jóvenes respecto a la adicción al tabaco parecen actuar como factores protectores[25].

Adicción al cannabis

El **cannabis** continúa siendo la droga más consumida en el mundo, un 4 % de la población mundial (se estiman unos 228 millones de consumidores de cannabis en 2022), con un incremento del 28 % en la última década. En Europa, las prevalencias de consumo de cannabis más elevadas se registran entre los jóvenes. En el estudio ESTUDES, algo más del 20 % de los estudiantes de 14 a 18 años han consumido cannabis en España durante el año 2023. Los chicos consumen con mayor frecuencia y con mayor intensidad que las chicas. El cannabis provoca cambios neurobiológicos durante el período de maduración cerebral. El inicio temprano del consumo se asocia con la aparición de trastornos mentales en la edad adulta, como la ansiedad, la depresión y la psicosis, con un mayor consumo de otras drogas en el futuro, con más dificultad para dejar de consumir, con problemas de rendimiento escolar y con el abandono prematuro de los estudios. El consumo de cannabis durante la adolescencia se asocia con dificultades escolares, peores notas, menor satisfacción escolar, actitudes más negativas hacia la escuela, aumento del absentismo, abandono de los estudios y fracaso en la formación profesional y en los estudios universitarios[26].

Adicción al alcohol

La OMS expone que tanto en países en desarrollo como en los desarrollados, el **alcohol** es la droga preferida por los jóvenes. Es la sustancia psicoactiva más consumida en cualquier grupo de edad, y su consumo viene creciendo entre los adolescentes de 12 a 15 años de edad. En todo el mundo, el 22 % de los jóvenes entre 15-19 años son bebedores. Las mayores tasas de

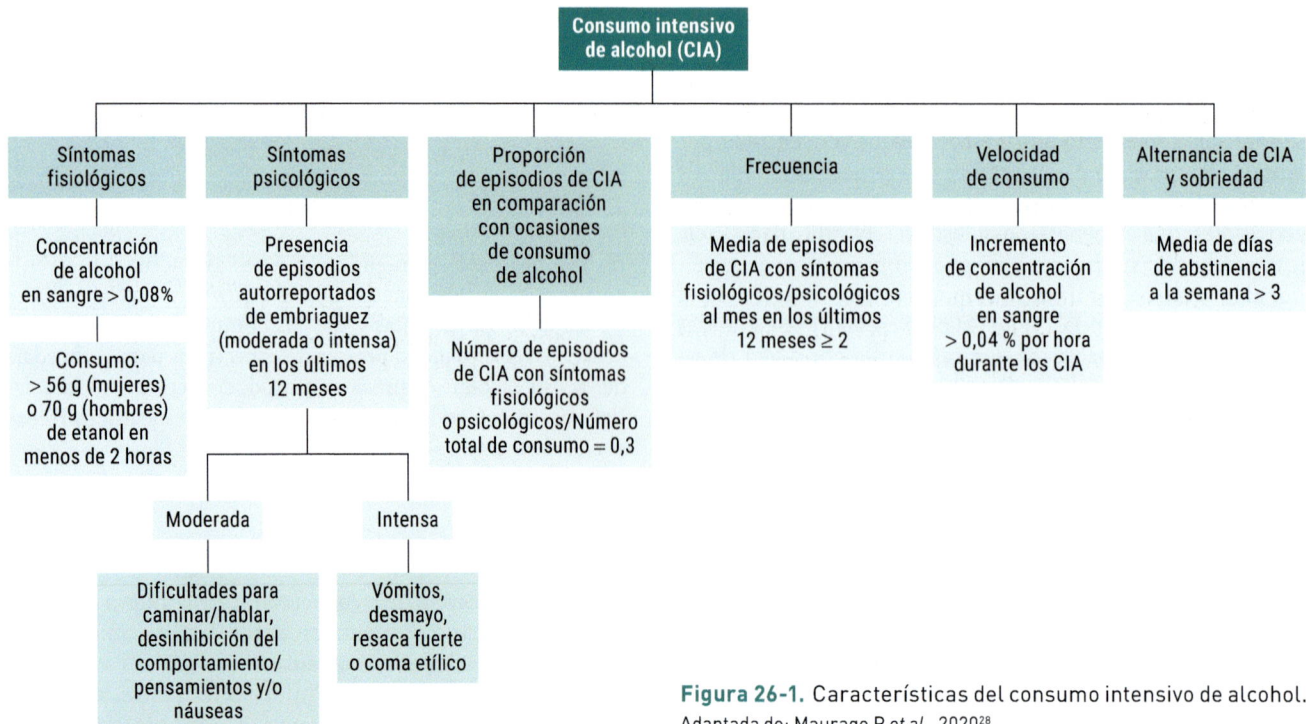

Figura 26-1. Características del consumo intensivo de alcohol. Adaptada de: Maurage P *et al.*, 2020[28].

consumo actual de alcohol corresponden a Europa (44 %), el continente americano (41,9 %) y el Pacífico Occidental (36,9 %). Las encuestas escolares indican que, en muchos países, el consumo de alcohol comienza antes de los 15 años, con diferencias muy pequeñas entre sexos. El alcohol es una sustancia que se utiliza como ritual de paso o iniciación para dejar la niñez, en el que la presión de grupo es muy importante. La familia, los amigos y la publicidad son importantes incentivadores del consumo de alcohol. Con este consumo los jóvenes buscan desinhibirse y lo utilizan como facilitador de las interacciones sociales, sin tener percepción de riesgo ni conciencia de sus graves consecuencias[27].

Existe un patrón de consumo en los adolescentes llamado **consumo intensivo de alcohol** (CIA) que se caracteriza por la ingestión de grandes cantidades de alcohol en cortos espacios de tiempo (generalmente, el fin de semana), y que suele llevar a la embriaguez, con síntomas físicos y psicológicos con una frecuencia de dos veces al mes en el último año, y la presencia de una concentración de alcohol en sangre superior al 0,08 % (**Fig. 26-1**). Los adolescentes que beben presentan mayores probabilidades de tener comportamientos de riesgo para la salud, como participación en peleas, accidentes y comportamiento sexual de riesgo (embarazos no deseados, promiscuidad, ITS). Entre las consecuencias del consumo de alcohol se encuentra el absentismo y fracaso escolar, la apatía y la pérdida de interés[28].

Adicción a otras drogas

La OMS define **droga** como toda sustancia terapéutica o no que, introducida en el organismo por cualquier vía de administración (inhalación, ingestión, fricción, administración parenteral), produce una alteración, de algún modo, del natural funcionamiento del SNC del individuo y es, además, susceptible de crear dependencia, ya sea psicológica, física o ambas, de acuerdo con el tipo de sustancia, la frecuencia del consumo y la permanencia en el tiempo. Un 5,8 % de la población mundial de edades comprendidas entre los 15 y los 64 años, consumió drogas en al menos una ocasión en 2021. El número estimado de consumidores pasó de 240 millones en 2011 a 296 millones en 2021, un aumento del 23 %, debido en parte al crecimiento demográfico. Durante 2021, una de cada diecisiete personas de 15 a 64 años usó algún tipo de droga[29].

En el análisis del consumo de sustancias en la adolescencia están las motivaciones de estos para acercarse a las drogas y los sentimientos. Respecto a las motivaciones están: la curiosidad, intentos de evasión, desinhibición, búsqueda de afectos positivos, presión de grupo, desafío, etc. Y en relación a los sentimientos están la angustia y el malestar, la experiencia de duelo o pérdida afectiva, que lleva a buscar estímulos externos placenteros, la búsqueda de identidad y de diferenciación radical de los otros. Los factores de riesgo y los factores protectores que puede presentar el adolescente referidos al consumo de drogas tienen relación con la biología y la genética, el ambiente social, el ambiente percibido, la personalidad y la conducta, y se exponen en la **tabla 26-3**. Los signos y síntomas de sospecha de consumo de drogas en los adolescentes se muestran en la **tabla 26-4**[24].

Tabla 26-3. Factores de riesgo y factores protectores del consumo de drogas en los adolescentes

	Factores de riesgo	Factores protectores
Biología y genética	Antecedentes familiares de abuso de drogas y alcohol, antecedentes familiares y personales de trastornos de salud mental	Inteligencia alta, salud adecuada
Ambiente social	Pobreza, consumo alto en la comunidad, disponibilidad de droga en la comunidad o escuela	Escuela de calidad, familia intacta, supervisión, compromiso
Ambiente percibido	Abuso de drogas por compañeros, modelos de conducta alterados, ausencia de modelos adultos adecuados, representación en los medios de comunicación y publicidad de que el consumo es normativo	Compañeros con valores convencionales, supervisión estrecha de los padres, modelos de función positivos
Personalidad	Autoestima baja, tendencia a correr riesgos, sensación de pocas opciones	Valorar logros, valorar salud, valores convencionales
Conducta	Aspiraciones y expectativas bajas, apatía, conductas arriesgadas, rendimiento escolar inadecuado	Participación en grupos deportivos, culturales, eclesiásticos, fijación de objetivos y aspiraciones actuales y futuras

Adaptada de: United Nations Office on Drugs and Crime (UNODC)[29].

Tabla 26-4. Signos y síntomas de sospecha de consumo de drogas en los adolescentes

- En el desempeño escolar: malas calificaciones, absentismo escolar y mal comportamiento
- En el interés en actividades: pérdida de interés en pasatiempos habituales, deportes y/o actividades favoritas
- En las rutinas cotidianas: comer demasiado o dejar de comer, dormir demasiado o dejar de dormir
- En la selección de amigos: cambiar de amigos o juntarse con otros que se sabe que utilizan drogas
- En la personalidad: mal humor, nerviosismo, agresividad o rebeldía persistente
- En el comportamiento: habitación cerrada con llave, cajas, etc.
- En los hallazgos entre sus cosas de: papeles para liar cigarrillos, pipas; frascos pequeños de medicinas, pastillas, comprimidos con adornos; envoltorios de papel con múltiples dobleces, bolsitas de celofán, etc.

Adaptada de: Terán-Prieto A et al.[24]

Las acciones a realizar en la consulta de atención primaria con los adolescentes respecto a las drogas son[24]:

- Detectar, captar y motivar para la consecución de un plan terapéutico completo.
- Informar y orientar sobre las distintas posibilidades de tratamiento.
- Desintoxicar en los casos de consumos no complicados y que exista un adecuado apoyo familiar.
- Derivar a dispositivos específicos de tratamiento de las adicciones.
- Detectar, tratar y seguir, en colaboración con otras especialidades, las patologías físicas y psíquicas asociadas al consumo de drogas.
- Educación para la salud para minimizar los riesgos y daños asociados al consumo de drogas.
- Información, apoyo y asesoramiento a la familia del adolescente consumidor de drogas.
- Se debe evitar: mostrar rechazo o una actitud moralizante o juicios de valor; ver al consumidor como un problema de la asistencia especializada en el que no se tiene nada que hacer; el paternalismo, presentar una actitud compasiva o complaciente con el fin de evitar enfrentamientos o problemas en la consulta; y la prescripción de psicofármacos sin ningún tipo de control.

Adicción a las nuevas tecnologías

Las **tecnologías de la información y la comunicación** (TIC) son de una gran ayuda en la vida diaria, pero se pueden convertir en una adicción, siendo los adolescentes la población con más riesgo de padecerla.

 La **ciberadicción** se establece cuando el adolescente deja de verse con sus amigos y se instala frente a la pantalla de sus dispositivos electrónicos con sus videojuegos y redes sociales, interfiriendo negativamente en su vida cotidiana y disminuyendo su rendimiento escolar.

El 21 % de los adolescentes españoles de 14 a 18 años hacen un uso compulsivo de Internet[30]. Su uso es positivo siempre que no interfiera en las actividades del día propias de la edad. El abuso de las TIC puede provocar aislamiento, ansiedad, afectar a la autoestima y la pérdida de la capacidad de control. El atractivo de Internet para los jóvenes es que se caracteriza por la respuesta rápida, las recompensas inmediatas, la interactividad y las múltiples ventanas con diferentes actividades[31].

Las principales señales de alarma que indican que existe una dependencia a las TIC o a las redes sociales, y que pueden ser un reflejo de cómo una afición se ha convertido en una adicción, son[32]:

- Privarse de sueño (< 5 horas) para estar conectado a la red, a la que se dedica unos tiempos de conexión anormalmente altos.
- Descuidar otras actividades importantes, como el contacto con la familia, las relaciones sociales, el estudio o el cuidado de la salud.
- Recibir quejas en relación con el uso de la red de alguien cercano, como los padres o los hermanos, sin prestarles atención o negando el uso desmedido.
- Pensar en la red constantemente, incluso cuando no se está conectado a ella, y sentirse irritado excesivamente cuando la conexión falla o resulta muy lenta.
- Intentar limitar el tiempo de conexión, pero sin conseguirlo, y perder la noción del tiempo.
- Mentir sobre el tiempo real que se está conectado o jugando a un videojuego.
- Aislarse socialmente, mostrarse irritable y bajar el rendimiento en los estudios.
- Sentir una euforia y activación anómalas cuando se está delante del ordenador.

 El abuso de las redes sociales puede provocar una pérdida de habilidades en el intercambio personal, ya que la comunicación personal se aprende practicando, y desembocar en una especie de analfabetismo relacional facilitando la construcción de relaciones sociales ficticias.

Además, al igual que en las adicciones químicas, las personas ciberadictas presentan **síndrome de abstinencia** cuando no están conectadas a Internet, con malestar emocional, insomnio, irritabilidad e inquietud psicomotriz. Negarán su adicción y solo un suceso muy negativo, como el fracaso escolar, los trastornos de conducta, las mentiras reiteradas, el aislamiento social, los problemas económicos o la presión familiar, son los que le hacen tomar conciencia de su problema. Son los padres u otros familiares, más que el paciente mismo, quienes pueden consultar por el problema.

El objetivo final del tratamiento no es la abstinencia, sino la reorganización de la personalidad en el sentido de que el sujeto se vea capaz de poder dirigir su propia vida y hacer elecciones saludables y un reaprendizaje de la conducta de una forma controlada. Esto solo va a ocurrir cuando el adolescente tenga deseo de cambio o cuando una nueva relación le dé la posibilidad de restablecerse. Cuando no haya deseo de cambio y la relación no sea suficientemente estimulante, habrá que programar un trabajo basado en metas realistas y ajustadas que le facilite una buena reinserción[33].

PUNTOS CLAVE

- La pubertad puede presentarse de forma precoz cuando aparece antes de los 8 años en las niñas y de los 9 años en los niños, o de forma retrasada si existe ausencia de telarquia en las niñas a una edad de 13 años y la ausencia de incremento del volumen testicular (≥ 4 mL) a los 14 años en niños.
- El embarazo y el parto en la adolescencia presentan mayores complicaciones que el de la mujer adulta, por lo que se consideran de alto riesgo.
- El aumento de casos de infecciones de transmisión sexual en los adolescentes requiere de programas de educación sexual para una adecuada salud sexual y reproductiva.
- Los trastornos de la conducta alimentaria son enfermedades psiquiátricas graves, con alteraciones en el comportamiento y la ingestión de alimentos, que generalmente afectan al 40 % de las jóvenes entre 12 y 25 años, siendo necesario establecer un diagnóstico precoz.
- Existen protocolos específicos para el abordaje del acoso escolar, siendo necesario incluir el abordaje específico del ciberacoso o *ciberbullying*.
- La adolescencia es una etapa muy vulnerable a adquirir algún tipo de adicción (alcohol, cannabis, tabaco, nuevas tecnologías) debido a las propias características de esta etapa de la vida, a las influencias sociales, a la baja autoestima y la ansiedad y a presentar dificultades en las habilidades sociales.

REFERENCIAS

1. World Health Organization. The Health of Adolescents. Geneva (Switzerland): World Health Organization; 2024. Disponible en: https://www.who.int/publications/i/item/9789240081765 [consultado en 14-06-2025].
2. Klein D, Emerick J, Sylvester J, Vogt K. Disorders of Puberty: An Approach to Diagnosis and Management. Am Fam Physician. 2017;96(9):590-9. Disponible en: https://www.aafp.org/pubs/afp/issues/2017/1101/p590.html [consultado en 27-05-2025].
3. Salas-Alvarado M, Tovar-Sosa M, Rodríguez-Herrera R, Macías-Parra M, Calzada-León R. Guía para el diagnóstico y terapéutica en pediatría. 5ª ed. Ciudad de México: Editorial El Manual Moderno; 2017.
4. Sultan C, Gaspari L, Maimoun L, Kalfa N, Paris F. Disorders of puberty. Best Pr Res Clin Obs Gynaecol. 2018;48:62-89.
5. Pozo-Román J, Márquez-Rivera N, Muñoz-Calvo M. Pubertad precoz y retraso puberal. Adolescere 2017;V(1):23-49. Disponible en: https://www.adolescere.es/pubertad-precoz-y-retraso-puberal/ [consultado en 27-05-2025].
6. Khan L. Puberty: Onset and Progression. Pediatr Ann. 2019;48(4):e141-5.
7. Organización Mundial de la Salud. Datos. Geneva (Switzerland): World Health Organization; 2025. Disponible en: https://data.who.int/es/indicators/i/24C65FE/27D371A [consultado en 14-06-2025].
8. INE. Instituto Nacional de Estadística (INE). 2023. Disponible en: https://www.ine.es/jaxiT3/Datos.htm?t=6517#_tabs-tabla [consultado en 27-05-2025].
9. Ortega-Barreda E, Darias-Curvo S, Cairós-Ventura L, Pérez-Díaz E, Melián-Hormiga C, Aguirre-Jaime A. Una escala para valorar el riesgo de embarazo adolescente no planificado. Matronas Prof. 2019;20(1):30-8. Disponible en: https://s3-eu-south-2.ionoscloud.com/assetsedmayo/articles/mcybaHkaTtoiSKzWQ8FxoW7n2UD1s5uFV4FBk6e0.pdf [consultado en 27-05-2025].
10. Brindis C. Advancing the Field of Teenage Pregnancy Prevention Through Community-Wide Pregnancy Prevention Initiatives. J Adolesc Heal. 2017;60(3S):S1-2. Disponible en: https://www.jahonline.org/article/S1054-139X(16)30880-1/fulltext [consultado en 27-05-2025].
11. Hernández-Cordero A, Gentile A, Aventín A, Hervás L. Atención socio sanitaria a embarazos tempranos y madres adolescentes en España. Cuad Investig en Juv. 2019;7(2530-0091):e038. Disponible en: https://dialnet.unirioja.es/servlet/articulo?codigo=7041981 [consultado en 27-05-2025].
12. Shannon C, Klausner J. The growing epidemic of sexually transmitted infections in adolescents: a neglected population. Curr Opin Pediatr. 2018;30(1):137-43. Disponible en: https://pmc.ncbi.nlm.nih.gov/articles/PMC5856484/ [consultado en 27-05-2025].
13. Andrés-Domingo P. Infecciones de transmisión sexual. Pediatr Integr [Internet]. 2017;XXI(5):323-33. Disponible en: https://www.pediatriaintegral.es/wp-content/uploads/2017/xxi05/03/n5-323-333_MariaDomingo.pdf [consultado en 27-05-2025].
14. Wangu Z, Burstein G. Adolescent Sexuality: Updates to the Sexually Transmitted Infection Guidelines. Pediatr Clin North Am. 2017;64(2):389-411. Disponible en: https://doi.org/10.1016/j.pcl.2016.11.008 [consultado en 27-05-2025].
15. American Psychiatric Association. Manual diagnóstico y estadístico de los trastornos mentales (DSM-5). 5ª ed. Madrid: Editorial Médica Panamericana; 2014.
16. Ayuzo N, Covarrubias J. Trastornos de la conducta alimentaria. Rev Mex Pediatría. 2019;86(2):80-6. Disponible en: hhttps://www.scielo.org.mx/pdf/rmp/v86n2/0035-0052-rmp-86-03-80.pdf [consultado en 27-05-2025].
17. Treasure J, Duarte T, Schmidt U. Eating disorders. Lancet. 2020;395 (10227):899-911.
18. Salmerón M, Román C, Casas J. Trastornos del comportamiento alimentario. Pediatr Integr. 2017;XXI (2):82-1. Disponible en: https://www.pediatriaintegral.es/publicacion-2017-03/trastornos-del-comportamiento-alimentario-2/ [consultado en 27-05-2025].
19. Batista M, Žigić-Antić L, Žaja O, Jakovina T, Begovac I. Predictors of eating disorder risk in anorexia nervosa adolescents. Acta Clin Croat [Internet]. 2018;57(3):399-410. Disponible en: https://pmc.ncbi.nlm.nih.gov/articles/PMC6536277/ [consultado en 27-05-2025].
20. Cañas-Pardo E. Acoso escolar: características, factores de riesgo y consecuencias. Rev Dr UMH. 2017;3(1):7 [online]. Disponible en: https://revistas.innovacionumh.es/index.php/doctorado/article/view/635/986 [consultado en 27-05-2025].
21. United Nations Children's Fund. Una lección diaria. Acabar con la violencia en las escuelas. New York: United Nations Children's Fund (UNICEF); 2018, p. 1-27. Disponible en: https://www.unicef.org/media/73526/file/An-Everyday-Lesson-ENDviolence-in-Schools-2018-SP.pdf [consultado en 27-05-2025].
22. Generalitat de Catalunya. Protocol de prevenció, detecció i intervenció enfront el ciberassetjament entre iguals. Barcelona: Generalitat de Catalunya. Departament d'Ensenyament; 2018. Disponible en: https://xtec.gencat.cat/web/.content/centres/projeducatiu/convivencia/recursos/resconflictes/horrar-assetjament_iguals/documents/protocol-ciberassetjament-arxiu-unificat.pdf [consultado en 27-05-2025].
23. Vega-Osés A, Pañalva-Vélez A. Los protocolos de actuación ante el acoso escolar y el ciberacoso en España: un estudio por comunidades autónomas. Int J New Educ [Internet]. 2018;1:51-76. Disponible en: https://dialnet.unirioja.es/servlet/articulo?codigo=6938583 [consultado en 27-05-2025].
24. Terán-Prieto A, Mayor-Toranzo E, García-García L. Drogodependencias en el adolescente. Actuación desde la consulta. Pediatr Integr [Internet]. 2017;XXI (5):343-9. Disponible en: https://www.pediatriaintegral.es/publicacion-2017-07/drogodependencias-en-el-adolescente-actuacion-desde-la-consulta/ [consultado en 27-05-2025].
25. Drope J, Schluger N, Cahn Z, Drope J, Hamill S, Islami F, et al. The Tobacco Atlas. Atlanta: American Cancer Society and Vital Strategies. [Internet]. Atlanta, Georgia (USA): The American Cancer Society; 2018. Disponible en: https://theunion.org/sites/default/files/2020-12/TobaccoAtlas_6thEdition_LoRes.pdf [consultado en 27-05-2025].
26. Rial A, Burkhart G, Isorna M, Barreiro C, Varela J, Golpe S. Consumo de cannabis entre adolescentes: patrón de riesgo, implicaciones y posibles variables explicativas. Adicciones [Internet]. 2019;31(1):62-77. Disponible

en: https://adicciones.es/index.php/adicciones/article/view/1212/980 [consultado en 27-05-2025].

27. World Health Organization. Global status report on alcohol and health and treatment of substance use disorders 2024. Geneva (Switzerland): World Health Organization; 2024. Disponible en: https://www.who.int/publications/i/item/9789240096745 [consultado en 27-05-2025].

28. Maurage P, Lannoy S, Mange J, Grynberg D, Beaunieux H, Banovic I, Gierski F, Naassila M. What we talk about when we talk about binge drinking: towards an integrated conceptualization and evaluation. Alcohol and Alcoholism [Internet]. 2020;55(5):468-79. Disponible en: https://academic.oup.com/alcalc/article/55/5/468/5859590?login=false [consultado en 27-05-2025].

29. United Nations Office on Drugs and Crime (UNODC). World Drug Report 2023 [Internet]. Viena: United Nations publication; 2023. Disponible en: https://www.unodc.org/res/WDR-2023/WDR23_Exsum_fin_SP.pdf [consultado en 26-06-2025].

30. Delegación del Gobierno Para el Plan Nacional sobre Drogas. Encuesta sobre el uso de drogas en enseñanza secundaria en España (ESTUDES 20162017). [Internet]. Madrid: Ministerio de Sanidad, Servicios Sociales e Igualdad. Delegación del Gobierno para el Plan Nacional sobre Drogas.; 2018. Disponible en: https://pnsd.sanidad.gob.es/profesionales/sistema-sInformacion/sistemaInformacion/encuestas_ESTUDES.htm [consultado en 27-05-2025].

31. Chóliz-Montañés M, Marcos-Moliner M. Detección temprana y prevención de adicciones tecnológicas en adolescentes. [Internet]. Madrid: Fundación Mapfre y Universidad de Valencia; 2020. Disponible en: https://documentacion.fundacionmapfre.org/documentacion/publico/es/bib/171878.do [consultado en 27-05-2025].

32. Terán-Prieto A. Ciberadicciones. Adicción a las nuevas tecnologías (NTIC). AEPap (ed) Congr Actual Pediatría [Internet]. 2019;131-41. Disponible en: https://www.aepap.org/sites/default/files/pags._131-142_ciberadicciones.pdf [consultado en 27-05-2025].

33. Canadian Paediatric Society, Digital Health Task Force, Ottawa O. Screen time and young children: Promoting health and development in a digital world. Paediatr Child Health [Internet]. 2017;22(8):461-8. Disponible en: https://pmc.ncbi.nlm.nih.gov/articles/PMC5823000/ [consultado en 27-05-2025].

34. Comunión-Artieda A. Infecciones de transmisión sexual en el adolescente. Lo que el pediatra de Primaria debe saber. En: AEPap (ed.). Curso de Actualización en Pediatría. Madrid: Lúa Ediciones 3.0; 2018, p. 201-7. Disponible en: https://www.aepap.org/sites/default/files/201-207_infecciones_transmision_sexual.pdf [consultado en 27-05-2025].

  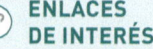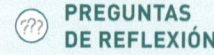

Cuidados enfermeros en situaciones crónicas

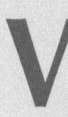

Cuidados enfermeros en situaciones crónicas respiratorias

27

D. San Miguel Simonin y M. J. Vidorreta Martínez de Salinas[†]

OBJETIVOS

- Definir el concepto de asma, su incidencia y fisiopatología.
- Determinar los mecanismos del asma alérgica.
- Especificar las características del asma infantil, clasificándolo según sus síntomas.
- Valorar al niño con asma y fibrosis quística según los patrones de Marjory Gordon.
- Describir los cuidados enfermeros en el niño asmático.
- Referir la actuación ante una reacción anafiláctica.
- Describir las características de la fibrosis quística, los métodos de valoración y diagnóstico.
- Explicar las intervenciones enfermeras más frecuentes en la fibrosis quística.

INTRODUCCIÓN A LOS PROBLEMAS DE SALUD CRÓNICOS RESPIRATORIOS EN LAS ETAPAS DEL DESARROLLO

La **enfermedad pulmonar crónica** en pediatría abarca un grupo heterogéneo de patologías que se manifiestan con síntomas persistentes o recurrentes. Esta enfermedad debería sospecharse en pacientes con síntomas respiratorios de evolución continua sin respuesta a tratamientos convencionales durante 3 o más meses, o síntomas recurrentes con 6 o más recidivas en el lapso de un año[1]. La sintomatología puede hallarse presente desde el nacimiento o desarrollarse en forma solapada a lo largo de meses o años.

Una definición inicial sobre el patrón respiratorio clínico predominante (**obstructivo** o **restrictivo**) ayuda a organizar la evaluación diagnóstica de forma más selectiva.

Patrón respiratorio obstructivo: hay un aumento de la resistencia al flujo de aire en las vías aéreas, en el cual se ve dificultada la espiración, como en el asma, enfisema y EPOC.

Patrón respiratorio restrictivo: es causado por una reducción de la elasticidad pulmonar que disminuye la capacidad pulmonar total (inferior al 80 %), como en la fibrosis pulmonar.

Aún sin un diagnóstico de certeza, el cuidado kinésico respiratorio, el soporte nutricional y el manejo adecuado de las intercurrencias mejoran el pronóstico de la enfermedad.

En este capítulo se van a abordar el asma y la fibrosis quística como principales problemas respiratorios crónicos en la infancia y adolescencia, incluyendo la anafilaxia como principal problema agudo más grave a tratar con inmediatez en los casos de asma alérgica.

ASMA

Concepto y epidemiología

El **asma** es una enfermedad inflamatoria crónica que cursa con hiperrespuesta bronquial y una obstrucción variable al flujo aéreo, total o parcialmente reversible, ya sea por la acción medicamentosa o espontáneamente, y el objetivo de su abordaje como enfermedad crónica es alcanzar y mantener el control de la patología y la prevención del riesgo futuro, especialmente de las exacerbaciones, que pueden poner en riesgo la vida del paciente y generar una carga para la sociedad[2]. Se presenta con episodios recurrentes de sibilancias, tos y dificultad para respirar que son habituales en niños menores de 3 años a los que resulta complicado evaluar su función pulmonar[2]. Los síntomas que el paciente siente son debidos a la inflamación de la vía aérea/del árbol bronquial.

El asma es la enfermedad crónica de vías respiratorias bajas más frecuente en la población pediátrica: un 10 % de los niños tienen síntomas de asma a nivel mundial[3].

La media de la prevalencia de asma infantil en España, similar a datos de la Unión Europea, llega en algunas áreas hasta un 10 % en escolares y a un 15 % en adolescentes[2,3]. El 92,5 % de los asmáticos refieren el inicio de su enfermedad antes de los 8 años de edad, estimándose que más de la mitad de los adultos asmáticos ya lo eran en su infancia. La prevalencia se mantiene en los niños en edad escolar y se ha incrementado en los adolescentes (respecto a 2002). El asma infantil representa el 40,5 % de las visitas a la consulta de alergología[2,3].

No existe un marcador biológico que determine que un lactante con sibilancias (v. *Enlaces de interés*) vaya a desarrollar asma en la edad escolar[4]; sin embargo, aquellos que tienen 3 o más episodios de sibilancias al año tienen una probabilidad de 4-10 veces mayor de padecer asma a los 6-13 años[5].

Se utiliza el **índice predictivo de asma** (IPA)[2] que se considera positivo ante la presencia de un criterio mayor o dos menores (v. *Enlaces de interés*). En niños menores de 3 años el diagnóstico es probabilístico, aumentado si hay atopia.

 Se debe considerar la opción de asma cuando haya más de 3 episodios al año, o episodios graves, de tos, sibilancias y dificultad respiratoria, con buena respuesta al tratamiento de mantenimiento con glucocorticoides inhalados y si se produce un empeoramiento tras su retirada[2].

Fisiopatología y etiología

La causa del **asma infantil** es debida a una combinación de exposiciones ambientales, aeroalérgenos, infecciones respiratorias víricas, agentes irritantes (contaminación y humo) que, junto a una predisposición genética y biológica inherente, como atopia e hiperreactividad bronquial, puede dar lugar a una hiperrespuesta bronquial caracterizada por la contracción excesiva del músculo liso y engrosamiento de la pared de la vía respiratoria[2].

El **asma alérgica** tiene una base inmunológica: se produce una reacción exagerada del organismo frente a sustancias llamadas alérgenos, que están en el entorno, alterándose el equilibrio entre linfocitos Th1 y Th2, lo que da lugar a una cascada de marcadores inflamatorios entre los que destacan linfocitos B, inmunoglobulina E (IgE), histamina, prostaglandinas, etc., desencadenando la enfermedad alérgica. Existe una alta prevalencia de sensibilización mediada por IgE contra alérgenos específicos en los pacientes asmáticos siendo frecuente la polisensibilización[2].

Los **aeroalérgenos** son los elementos que, transportados por el aire, entran en contacto con las vías respiratorias del ser humano u otras mucosas, y pueden producir una alergia respiratoria, asma o rinitis. Los más frecuentes son los pólenes, los ácaros del polvo, los epitelios de los animales, los hongos de la humedad y los pólenes de las gramíneas, cupresáceas, etc.[2]

 El asma es una enfermedad multifactorial con un mecanismo inflamatorio único.

Las siguientes interacciones celulares hacen posible el proceso inflamatorio[2]:

- **Células inflamatorias**. El aumento de las células inflamatorias, linfocitos T, mastocitos, eosinófilos y neutrófilos, así como la presencia de células dendríticas y macrófagos, están implicados en la inflamación de las vías aéreas, que incluye la mucosa nasal.
- **Elementos estructurales**. El daño del epitelio bronquial con hiperplasia e hipertrofia de la musculatura lisa es

debido a la activación de las células endoteliales, fibroblastos y miofibroblastos, así como a la activación del sistema nervioso colinérgico, facilitando la persistencia de la inflamación.
- **Moléculas implicadas**. La histamina, leucotrienos, prostaglandinas y citocinas liberados por los mastocitos y eosinófilos.
- **Mecanismo de obstrucción**. La contracción del músculo bronquial, el edema de la vía aérea, la hipersecreción de moco y los cambios estructurales de la vía aérea conducen a la obstrucción bronquial.

En la etiopatogenia del asma hay que distinguir los factores genéticos y ambientales. También se diferencian aquellos factores que originan el asma (intrínsecos) y otros que desencadenan los síntomas (frecuentemente extrínsecos). Entre los factores dependientes del individuo destacan la historia de atopia, tabaquismo, sobrepeso y obesidad materna en la gestación, infecciones, dieta o contaminantes pueden aumentar el riesgo de asma. La obesidad y el sexo masculino en la infancia y la función pulmonar neonatal condicionan una mayor prevalencia de asma[5]. Por otro lado, la exposición a los alérgenos en etapas precoces de la vida (vivienda rural, animales domésticos o de granja), la dieta (vitamina D y lactancia materna) son elementos de protección frente al asma. Algunas infecciones respiratorias (virus respiratorio sincitial, rinovirus, *Mycoplasma pneumoniae*), la exposición al tabaco, la contaminación ambiental (dióxido de nitrógeno), o los cambios climáticos extremos (huracanes, tormentas, olas de calor) pueden ser factores que incrementan el desarrollo de asma[2].

Manifestaciones clínicas y clasificación del asma

Los síntomas del asma son: tos, sibilancias, dificultad respiratoria y opresión torácica[2]. El asma se clasifica según la frecuencia e intensidad de los síntomas, tanto diurnos como nocturnos, la necesidad de medicación y la tolerancia al ejercicio[5] (**Tabla 27-1**). Hay una gran concordancia entre inflamación y expresión clínica. Las dos formas más frecuentes de presentación del asma grave en niños[2] son: el asma alérgica y el asma inflamatoria con Th2 alto. La primera suele cursar asociada a otras patologías atópicas (rinitis o dermatitis) o alergia alimentaria. La segunda presenta elevación de IgE, eosinófilos en sangre periférica y elevación de la fracción exhalada de óxido nítrico (FeNO). Por ello, varias pruebas diagnósticas se basan en la medición de estos elementos (IgE, **óxido nítrico**). Para el diagnóstico del asma se precisa, además de la sintomatología, pruebas de broncodilatación positiva o pruebas de provocación con metacolina o ejercicio que permiten clasificar el asma o diagnosticarla, pero que son difíciles de realizar en niños pequeños.

El análisis de la gravedad del asma depende de diversos factores (**tabla 27-1**)[2,5,8]:

- La frecuencia e intensidad de los síntomas (presencia de síntomas nocturnos).

Tabla 27-1. Clasificación de la gravedad del asma

	Ocasional	Persistente leve	Persistente moderada	Persistente grave
Frecuencia de episodios	Máximo 4-5 crisis/año	Máximo 6-8 crisis/año	> 1 cada 4-5 semanas	Frecuentes
Síntomas intercrisis	Asintomático, con buena tolerancia al ejercicio	Asintomático	Leves	Frecuentes
Sibilancias	No	Con esfuerzos intensos	Con esfuerzos moderados	Con esfuerzos mínimos
Síntomas nocturnos	No	No	≤ 2 noches/semana	> 2 noches/semana
SABA	No	No	≤ 3 días/semana	3 días/semana
FEV$_1$	> 80 %	> 80 %	> 70-80 %	< 70 %
FEV$_1$/FVC (Z-score)	> − 1,645	− 1,645 y − 2,5	− 2,5 y − 4	> − 4
Variabilidad PEF	< 20 %	< 20 %	20-30 %	> 30 %
Tratamiento farmacológico[a]		Escalón 1 y 2	Escalón 3 y 4	Escalón 5 y 6

[a]Consultar fuente: https://gemasma.com/sites/default/files/2024-10/GEMA54.pdf[2].

Adaptada de: Guía española para el manejo del asma GEMA 5.4[2], Álvarez Caro F y García González M[5], y Stanojevic S *et al.*[8]

FEV$_1$: volumen espiratorio forzado en el primer segundo; FVC: capacidad vital forzada; PEF: flujo espiratorio máximo; SABA: inhaladores agonistas β$_2$-adrenérgicos de acción corta.

- Los valores de la función respiratoria. Cuando no es posible medirla en niños pequeños se establece con la sintomatología.
- La necesidad de broncodilatadores de rescate.
- La necesidad de tratamiento: en el escalón 5 o 6 se considera asma grave, en el escalón 3 o 4 (asma moderada) y en el escalón 1 o 2 (asma leve).

Además, el asma infantil varía a lo largo del tiempo en las diferentes estaciones del año, lo que obliga a modificar la gravedad del proceso. También es necesario conocer los factores de riesgo desencadenantes y el grado de control del asma.

Se denomina **control del asma** cuando se consiguen reducir o eliminar los síntomas con el tratamiento prescrito: en dos momentos, el actual y en el futuro. Esto permite establecer si el asma está bien, parcialmente o mal controlada.

Tabla 27-2. Factores de riesgo que pueden desencadenar una exacerbación del asma en niños

- Una exacerbación grave en el año previo
- Necesidad de asistencia en UCI o de intubación con anterioridad
- Uso excesivo de SABA
- Síntomas persistentes y/o mal controlados
- No adhesión al tratamiento o técnica inhalatoria inadecuada
- FEV$_1$ bajo. Prueba broncodilatadora positiva
- Exposición a alérgenos (si hay atopia o alergia)
- Exposición al humo del tabaco
- Comorbilidad: obesidad, rinitis alérgica, alergia alimentaria
- Problemas psicológicos o socioeconómicos relevantes
- Eosinofilia en sangre o esputo; elevación de la FeNO en revisiones rutinarias

Adaptada de: Guía Española para el manejo del asma GEMA 5.4[2].

FeNO: fracción exhalada de óxido nítrico; FEV$_1$: volumen espiratorio forzado en el primer segundo; SABA: inhaladores agonistas β$_2$-adrenérgicos de acción corta.

Existen cuestionarios que evalúan el control de síntomas de asma en el momento actual, validados al castellano: Control del Asma en el Niño (CAN) y Childhood Asthma Control Test (c-ACT)[2].

El control a futuro se debe a la presencia de factores de riesgo que pueden desencadenar una exacerbación (**Tabla 27-2**), de desarrollar una limitación permanente al flujo aéreo y presentar efectos secundarios del tratamiento (glucocorticoides).

Pruebas diagnósticas

El diagnóstico se basa en los síntomas en ausencia de otro diagnóstico alternativo. Para poder realizar el diagnóstico, se recomienda realizar una serie de pruebas (**Tabla 27-3**).

Espirometría[7]

Es la principal prueba para valorar la función pulmonar, ya que permite objetivar y cuantificar la gravedad de las exacerbaciones, valorar la respuesta a los tratamientos

Tabla 27-3. Pruebas diagnósticas en el asma infantil

- Espirometría
- Prueba broncodilatadora
- Medición de óxido nítrico
- Prueba de esfuerzo
- Medidor de pico de flujo
- Pruebas *in vivo*:
  - Prick-test
- Pruebas *in vitro*:
  - InmunoCAP Rapid
  - Phatadiatop Infant

Adaptada de: Ridao Redondo M[9].

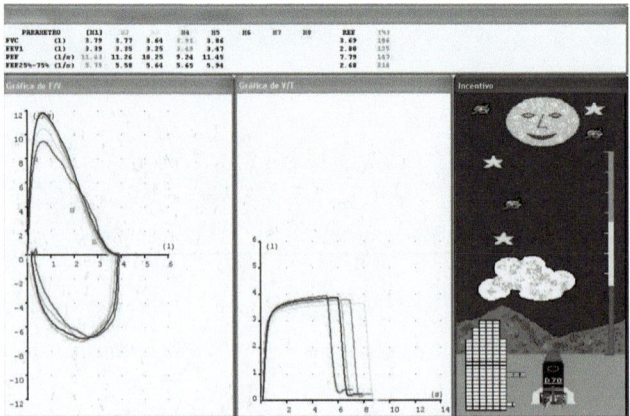

Figura 27-1. Espirometría incentivada por ordenador para niños.
Imagen cortesía de Ana Frías.

empleados y predecir la supervivencia. Se realizan dos exploraciones básicas: la espirometría simple y la forzada.

Espirometría simple

Consiste en que el niño realice unas respiraciones lentas o controladas, para posteriormente realizar una inspiración profunda seguida de una espiración máxima.

Espirometría forzada

Consiste en que el niño realice una inspiración máxima y después haga una espiración brusca, forzando al máximo la salida del aire al exterior. Es la más útil para el estudio de broncopatías. Las principales variables que mide son la capacidad vital forzada (FVC) y el volumen espiratorio forzado en el primer segundo (FEV_1) (**Fig. 27-1**). Las principales variables espirométricas son:

- **FVC**. Es el volumen de aire que puede ser espirado, con el máximo esfuerzo y rapidez, partiendo de una inspiración máxima. Se expresa en litros.
- **FEV_1** (volumen espiratorio forzado en el primer segundo), partiendo de una inspiración máxima. Se expresa en litros. Refleja las alteraciones de las vías aéreas mayores. Se ha utilizado como principal parámetro al valorar la gravedad del asma, aunque puede ser normal en formas graves de asma. En niños más pequeños (2-6 años) se usa el $FEV_{0,5}$ porque realizan la espiración completa en menos de 1 segundo[5,2].
- **Relación FEV_1/FVC**. Es el porcentaje de la FVC que se espira en el primer segundo. Es el parámetro más útil para identificar una obstrucción que se correlaciona mejor con la gravedad del asma (v. **Tabla 27-1**).
- **$FEF_{25-75\%}$**. Es el flujo espiratorio forzado entre el 25 % y el 75 % de la FVC. Es un índice muy sensible para reflejar la obstrucción de las pequeñas vías aéreas, pero es muy variable, lo que le resta utilidad en niños.
- **FEM**. Es el flujo máximo conseguido durante la espiración forzada. Se expresa en litros por segundo (L/s). Es dependiente del esfuerzo, pero de escasa variabilidad, por lo cual resulta muy útil en la práctica clínica. Una variación superior al 20 % es sugestiva de asma (v. *Enlaces de interés*).

- **En niños preescolares**, es posible realizar espirometrías forzadas fiables a partir de los 3 años de edad[2] con profesionales enfermeros adecuadamente formados.
- **En los estadios iniciales**, las alteraciones funcionales respiratorias reflejan un atrapamiento aéreo y una disminución de los flujos mesoespiratorios ($FEF_{25-75\%}$). A medida que progresa la enfermedad se observa una obstrucción de las vías de mayor calibre y un aumento de las resistencias, con una disminución del FEV_1. En la **tabla 27-1** se pueden observar los datos espirométricos y su relación con los patrones ventilatorios que se afectan en las crisis de asma según la gravedad.
- **Los parámetros de función pulmonar para espirometría**, test de difusión y volúmenes pulmonares, deben usarse mediante las referencias estandarizadas de Global Lung Function Initiative (GLI)[8]. De esta forma, se define el rango esperado de valores en individuos sanos. Normalmente, la altura, la edad y el sexo se utilizan para estimar la función pulmonar esperada y dar cuenta de la amplia variabilidad biológica observada dentro y entre la población, incluyendo así mismo, su origen étnico. En definitiva, las referencias GLI son ecuaciones disponibles que facilitan estandarizar, reportar e interpretar la función pulmonar. Los límites entre el percentil − 5 y + 5 (*Z-score* − 1,645 y + 1,645) de la población sana pueden usarse para identificar individuos con resultados menores y mayores, respectivamente. Ya no se recomienda el uso del porcentaje en FEV_1 (anteriormente era > 80 %). La gravedad en la función pulmonar[8] vendrá definida, por tanto, según el valor de *Z-score*, siendo su valor normal mayor de − 1,645. (v. **Tabla 27-1**).

Procedimiento para realizar una espirometría[5,7,9]

Condiciones previas (del niño y del ambiente)

- Edad superior a 5-6 años (depende de la capacidad de colaboración del niño).
- Suspender los broncodilatadores inhalados de acción corta 6 horas antes, y los de acción larga, solos o combinados, 12 horas antes.
- Si ha sido preciso tomarlos, deberá registrarse.
- Abstenerse de fumar 2-3 horas antes (adolescentes).
- Ambiente tranquilo (libre de distracciones) y temperatura adecuada.
- Pesar y tallar al niño.

Técnica de ejecución

- Explicar el procedimiento al niño y hacer una demostración.
- Mantener la posición sentada con la cabeza y el tronco erguido y sin cruzar las piernas. La posición bípeda también es posible.
- Usar ropa cómoda.
- Es opcional, aunque muy recomendable, el uso de pinzas nasales.
- Emplear una boquilla pediátrica, no deformable y desechable.

- Realizar varias respiraciones normales (volumen corriente).
- Hacer una inspiración máxima mantenida durante 2-3 segundos, seguida de una espiración lo más rápida y fuerte posible, prolongándola hasta alcanzar el vaciado completo de los pulmones.

Selección de maniobras

- **Criterio de aceptabilidad**:
  – Maniobra de inicio, trazado y finalización satisfactorios.
  – Duración adecuada (en niños, al menos 3 segundos).
  – Libre de artefactos (tos, fugas, etc.).
  – Realizada con esfuerzo suficiente a juicio del técnico.
- **Criterio de reproducibilidad**:
  – Si los dos mejores valores de FVC y de FEV_1 no difieren entre sí más de un 5 % o 100 mL.
  – En niños pequeños se puede aceptar el 10 % del FEV_1, que permitiría la realización de las espirometrías a niños entre 3-5 años[8]. Las espirometrías incentivadas con ordenador mejoran el rendimiento en niños entre 3 y 6 años (v. **Fig. 27-1**) (v. *Enlaces de interés*).

En menores de 2-3 años se utiliza la oscilometría de impulsos como alternativa a la espirometría.

¿Cómo se analiza la curva?

- **Inicio de la maniobra**: con ascenso rápido.
- **Duración de la maniobra**: recorrido que pasa cerca de los puntos de referencia de sujetos sanos.
- **Morfología de la curva**: convexa hacia el exterior.
- **Finalización**: progresiva hasta cerca del punto de referencia de la FVC.

Prueba broncodilatadora[7]

Esta prueba mide la reversibilidad de la obstrucción al flujo aéreo mediante la medición de una espirometría antes y después de administrar un broncodilatador de acción rápida (agonista β_2-adrenérgico), por ejemplo salbutamol 400 µg (4 pulsaciones intercaladas por 30 segundos) aplicados con un inhalador en cartucho presurizado (MDI) con cámara de inhalación). El tipo de broncodilatador, la dosis y el momento de medir el efecto influyen sobre la respuesta obtenida.

Transcurridos 15 minutos después de la inhalación se debe realizar una segunda serie de maniobras espirométricas, siguiendo los mismos criterios de calidad y aceptabilidad anteriormente expuestos.

 La prueba broncodilatadora será positiva cuando exista un cambio mayor al 10 % del valor basal del individuo en FVE_1 y FVC[8].

No se trata de una prueba concluyente, dado que una prueba negativa no excluye el diagnóstico de asma. La fórmula del test de provocación bronquial es la siguiente:

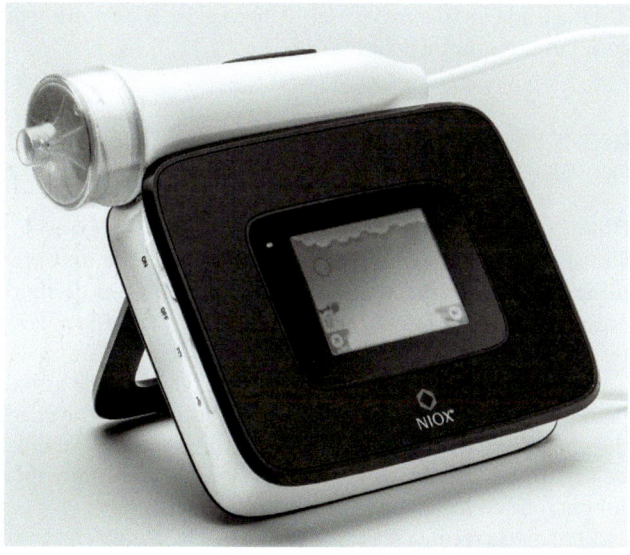

Figura 27-2. Monitor de FeNO Niox.

$$\frac{FEV_1\ posbroncodilatación - FEV_1\ prebroncodilatación}{FEV_1\ prebroncodilatación} \times 100 \geq \mathbf{10\ \%}$$

Medición de óxido nítrico

La medición de la FeNO es una técnica no invasiva y sencilla de realizar a partir de los 6 años. La FeNO evalúa la inflamación bronquial eosinofílica pulmonar y la inflamación del fenotipo alérgico-Th2, midiendo el óxido nítrico sintetizado en las células epiteliales de la vía aérea que precede a los síntomas, motivo por el cual es un buen predictor de exacerbaciones. El punto de corte se ha establecido en > 25 a 40 ppb, valorando siempre la evolución dentro del mismo paciente. Alcanza una elevada sensibilidad y especificidad para el diagnóstico de inflamación en el asma junto con la espirometría, que valora la obstrucción pulmonar midiendo la capacidad pulmonar. La técnica se realiza tomando aire profundamente mediante una boquilla del monitor medidor de la FeNO y expulsándolo lentamente durante 6 segundos. El resultado es inmediato. Se debe hacer siempre antes de la espirometría, ya que esta prueba, al realizar un esfuerzo, actúa como broncodilatador, y puede dar un resultado erróneo[2] (**Fig. 27-2**).

Test de esfuerzo en el asma o prueba de ejercicio

La prueba de provocación con el ejercicio sería de elección por su fácil realización y presentar una alta especificidad. Permite conocer el efecto del ejercicio sobre el individuo, explorando si produce broncoconstricción. Es útil en pacientes con síntomas (tos, sibilancias, opresión en el pecho, o disnea) pero con estudios de mecánica pulmonar con resultados normales en reposo. Se calcula mediante la fórmula:

$$\frac{FEV_1\ basal - FEV_1\ postejercicio}{FEV_1\ basal} \times 100$$

Una caída igual o mayor del 10 % en el FEV_1 se considera como una respuesta positiva[5].

Medidor del pico de flujo (peak flow o medidor flujo espiratorio máximo portátil)

Cuantifica el flujo espiratorio máximo en el primer segundo. Consiste en realizar una espiración forzada desde una inspiración máxima, alcanzando un punto máximo de flujo espiratorio, con un rango de 0 a 400 L/min en niños. Tras repetir la maniobra tres veces se anota el mejor valor.

Esta técnica no es adecuada para el diagnóstico de asma, pero permite al paciente valorar en su domicilio la gravedad del episodio y su respuesta al tratamiento, o como medida de seguridad previa a la administración de inmunoterapia subcutánea en los equipos de atención primaria[9].

Para que la técnica sea correcta hay que instruir y entrenar al paciente a partir de los 6 años.

A continuación, se abordan pruebas *in vivo* e *in vitro* en las cuales se utiliza al propio paciente de forma activa en las primeras, y su material biológico (sangre) en las segundas, para detectar la presencia de alergia (v. *Enlaces de interés*).

Pruebas in vivo. Prick-test

La **prueba in vivo** más utilizada en niños es el **prick-test** o prueba cutánea. Es la prueba de elección por su elevada sensibilidad, especificidad, sencillez de realización y coste. Es una prueba donde se pone en la piel del antebrazo una gota con un extracto estandarizado de la sustancia que se va a estudiar (suelen administrarse distintos extractos en gotas separadas unos 3 cm entre sí). A continuación, se practica una punción con una lanceta estandarizada de 1 mm presionando perpendicularmente durante un segundo para la posterior introducción en la epidermis, sin inducir sangrado. Se utilizará una microlanceta para cada extracto con el fin de no mezclarlos. Se ponen siempre dos pruebas de control o testigos: suero salino e histamina. La prueba del suero no tiene que dar reacción (prueba negativa), y la de histamina sí que tiene que dar un diámetro mínimo de la pápula (> 3 mm es un resultado positivo de la prueba). A los 15 minutos se valora el resultado y si ha salido un habón, se mide con una regla milimétrica y se marca ese alérgeno; la valoración de positivo irá ligada al tamaño de los marcadores, positivo de la histamina (3 mm) y negativo del suero salino, y a la clínica que presente el paciente[9]. Esta prueba cutánea puede realizarse desde los primeros meses de vida.

Pruebas in vitro

Detectan la presencia de inmunoglobulina E (IgE) circulante en la sangre del paciente, siendo de ayuda para el diagnóstico de asma, rinitis y alergia alimentaria. Las dos pruebas comercializadas existentes son **Phadiatop Infant**® e **ImmunoCAP® Rapid**. La primera contiene la mayor parte de los alérgenos inhalados (ácaros, gato, perro, caballo, alternaria,

Tabla 27-4. Alérgenos presentes en ImmunoCAP® Rapid		
Niños con sibilancia/rinitis	**Adultos con asma/rinitis**	**Rinitis/asma 1**
Gato	Gato	Gato
Abedul	Abedul	Moho
Artemisa	Artemisa	*Dactylis glomerata*
Hierba timotea	Hierba timotea	Ambrosía común
Clara de huevo	Cucaracha	Artemisa
Perro	Perro	Perro
Polen de olivo	Olivo	Cucaracha
Parietaria judaica	*Parietaria judaica*	Cedro japonés
Ácaros del polvo	Ácaros del polvo	
Leche de vaca	Moho	

Adaptada de: Thermo Fisher Scientific Inc. (www.thermofisher.com).

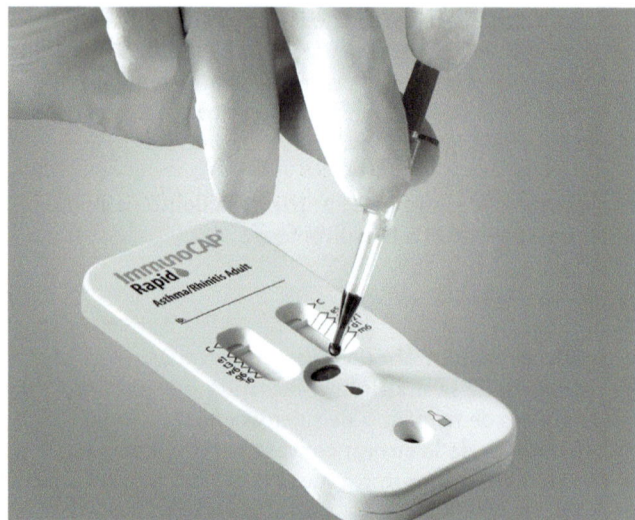

Figura 27-3. Realización de un test con ImmunoCAP® Rapid.

parietaria, phleum, abedul, platanero, olivo) y alimentarios (leche, huevos, cacahuetes, soja y gambas) que generan alergia en este grupo etario.

El ImmunoCAP® Rapid es un test de diagnóstico rápido que está disponible en las consultas de atención primaria en España desde 2005. Detecta IgE específica frente a diez alérgenos inhalados y alimentarios (**Tabla 27-4**) a partir de una muestra de sangre capilar obtenida del extremo distal del dedo, en 20 minutos (**Fig. 27-3**).

Tratamiento

Un buen control del asma es fundamental ya que los síntomas aparecen si la enfermedad no está bien controlada. El tratamiento debe ser individualizado para intentar obtener la mejor respuesta con la menor cantidad de medicación, adaptar el tratamiento a los cambios en el control de la enfermedad y tratar la inflamación de las vías respiratorias con la medicación de control indicada, así como tratar precozmente los síntomas cuando aparezcan[2].

Conviene evitar los factores desencadenantes mediante el control ambiental, ya que actúan como un valor añadido en el tratamiento; lo mismo ocurre con el humo del tabaco durante la gestación y la infancia, ya que resulta especialmente nocivo para los niños[4].

El control ambiental dependerá de la alergia del paciente, siendo importante reducir los ácaros del polvo y los hongos de la humedad, así como evitar salir al exterior en la época de polinización, aunque en ocasiones evitar completamente el alérgeno puede ser imposible.

Hay dos tipos de tratamiento para el asma[2]:

- **Tratamiento sintomático, de rescate, de alivio**: fármacos que se usan cuando aparecen síntomas. Se les conoce como broncodilatadores, al facilitar la dilatación del árbol bronquial. Son los inhaladores agonistas β_2-adrenérgicos de acción corta (SABA), cuya administración debe ser siempre con cámara espaciadora, y los anticolinérgicos inhalados (bromuro de ipratropio).
- **Tratamiento preventivo, de base, continuo, de control o de mantenimiento**: son fármacos antiinflamatorios de uso diario y continuado, que deben seguir administrándose a pesar de mejorar la sintomatología, salvo indicación facultativa. Son de cuatro tipos: *1)* inhaladores agonistas β_2-adrenérgicos de acción larga (LABA), que deben utilizarse siempre con cámara espaciadora; *2)* glucocorticoides inhalados (GCI) o sistémicos; *3)* antagonistas de los receptores de los leucotrienos (montelukast), que se administran por vía oral, y *4)* tratamiento biológico, los anticuerpos monoclonales anti-IgE (omalizumab, mepolizumab o dupilumab[2]), por vía subcutánea y de uso hospitalario, que se utilizan en el asma persistente grave en niños a partir de los 6 años de edad.

La **inmunoterapia específica** es el único tratamiento propio que actúa sobre la etiología de la enfermedad, desarrollando en el niño una tolerancia a los alérgenos administrados y evitando la progresión a asma. La inmunoterapia forma parte del tratamiento en el asma alérgica, junto con las medidas de desalergenización, el tratamiento farmacológico y las medidas de educación[6,10].

La técnica de la inmunoterapia se basa en inyección por vía subcutánea de cantidades crecientes del alérgeno, con frecuencia semanal durante las primeras semanas, y mensualmente durante la fase de mantenimiento, en un tratamiento que dura entre 3 y 5 años, para conseguir la tolerancia al alérgeno. Está técnica se realiza por profesionales enfermeros en un centro sanitario, dado que deben permanecer bajo observación de este durante 30 minutos por posibles efectos secundarios sistémicos. Existen vacunas orales y sublinguales que se administran en casa diariamente y que requieren una educación previa del paciente para realizar la técnica de forma correcta[6,10].

ANAFILAXIA

Concepto y etiología

La **anafilaxia** es una reacción alérgica multisistémica grave, de inicio rápido y potencialmente mortal, que puede afectar a individuos jóvenes y sanos[11]. La prevalencia es de un caso por cada 1.000 visitas a urgencias. Su comienzo se produce al entrar en contacto con una sustancia (alérgeno) que resulta extraña para el individuo[11]. Esta sustancia es mayoritariamente alimentos en la población pediátrica (70 %), a diferencia de la población adulta, cuyos principales alérgenos son los fármacos o los insectos. Ambas, alergia alimentaria y anafilaxia, están en aumento[12].

 Para desencadenar una anafilaxia, además del alérgeno existen cofactores que pueden aumentar el riesgo de que ocurra o bien su gravedad. Los más frecuentes son el ejercicio, el estrés emocional, las medicaciones, las infecciones, el alcohol o el estado premenstrual.

También algunos factores individuales, como el fenotipo atópico, predisponen a desarrollar una reacción alérgica. El fenotipo atópico se caracteriza por la triada de síntomas: rinitis alérgica, asma y dermatitis atópica.

Fisiopatología

Los mecanismos fisiopatológicos de la reacción alérgica se pueden agrupar en inmunológicos, no inmunológicos o idiopáticos[11].

En la anafilaxia de tipo inmunológico se produce una reacción de hipersensibilidad tipo I mediada por IgE, que se debe a los alérgenos citados con anterioridad. Es el tipo más frecuente. En la anafilaxia no inmunológica se produce una activación de los mastocitos y/o basófilos secundaria a estímulos físicos o por la administración de fármacos (opiáceos, vancomicina) sin relación con la IgE.

Por último, la anafilaxia por mecanismo desconocido o idiopático incluye la producida por el ejercicio, dependiente de alimentos o debida a aditivos alimentarios, en la que no se llega a identificar el agente causal[11].

Manifestaciones clínicas

La anafilaxia cursa con afectación multisistémica, siendo los órganos más frecuentemente afectados la piel y los aparatos respiratorio, digestivo y cardiovascular:

- **Piel**. Los síntomas cutáneos son los más frecuentes: urticaria, angioedema, prurito y eritema, apareciendo en el 90 % de los pacientes.
- **Respiratorio**. Es el siguiente en frecuencia de presentación (80 % de los casos) con síntomas como tos, sibilancias, disnea, opresión torácica o de garganta, o incluso parada respiratoria.
- **Digestivo**. Los síntomas más frecuentes son: náuseas, vómitos, dolor abdominal y diarrea. Están presentes en casi el 50 % de los pacientes.
- **Cardiovascular**. Los síntomas son: mareo, hipotensión, síncope o disminución del nivel de alerta. La hipotensión se asocia con mala evolución y mayor probabilidad de ingreso en cuidados intensivos.

Diagnóstico

El diagnóstico de la anafilaxia en urgencias es clínico. En 2005 se establecieron los criterios diagnósticos que se detallan en la **tabla 27-5**, que siguen siendo los más recomendados hoy en día.

El curso de la anafilaxia es variable. La decisión de tratamiento debe ser individualizada y basada en el tipo de alérgeno y tiempo desde el contacto, gravedad de los síntomas, antecedentes personales, edad, etc.

Las reacciones bifásicas consisten en la recurrencia de síntomas (grave o no) después de la resolución aparente del episodio anafiláctico inicial, sin exposición adicional al agente causal, y tienen una prevalencia del 5 %. Suceden en las primeras 6-8 horas, aunque también se han descrito 24 horas después.

Tratamiento

El manejo de la anafilaxia se basa en la aplicación de medidas de soporte: oxigenoterapia, canalización de vía venosa o intraósea, monitorización, expansores de volumen (SSF 20 mL/kg), adrenalina i.m. a la dosis de 0,01 mg/kg (máx. 0,5 mg) o nebulizada 0,5 mg/kg (máx. 5 mg)[11]. Si existe obstrucción de la vía aérea inferior, salbutamol inhalado. El algoritmo de actuación está detallado por la Sociedad Española de Urgencias de Pediatría (v. *Enlaces de interés*).

 La **adrenalina** es un fármaco de acción rápida, eficacia demostrada y muy seguro, que no debe retrasarse ante la sospecha de anafilaxia. Todos los pacientes deben recibir instrucciones sobre evitación del alérgeno, disponer de autoinyectables de adrenalina y recibir entrenamiento en su uso, así como ser derivados a estudio por un alergólogo.

FIBROSIS QUÍSTICA

Concepto y epidemiología

La **fibrosis quística** es una enfermedad genética multiorgánica causada por mutaciones en el gen regulador de la conductancia transmembrana de la fibrosis quística (en inglés *cystic fibrosis transmembrane conductance regulator*, en adelante CFTR), localizado en el cromosoma 7[13] y que se caracteriza por enfermedad pulmonar obstructiva crónica progresiva[14].

La fibrosis quística es la enfermedad genética grave con patrón de herencia autosómica recesiva más frecuente en la población de origen caucásico, con una incidencia de 1 de cada 1.800-25.000 recién nacidos vivos, dependiendo de la región y/o etnia de origen[15]. En el contexto europeo, la incidencia es de 1 de cada 5.000 recién nacidos, siendo portadores una de cada 50 personas[13].

La fibrosis quística afecta a múltiples órganos y sistemas, originando secreciones anómalas y espesas de las glándulas exocrinas. La principal causa de morbilidad y mortalidad es la

Tabla 27-5. Criterios de diagnóstico de anafilaxia

Criterio 1

Inicio agudo (minutos u horas) de síndrome que afecta a la piel o mucosas (urticaria, edema de labios, etc.) junto a uno de los siguientes:

- Compromiso respiratorio (disnea, sibilancias, etc.)
- Disminución de la tensión arterial o síntomas de disfunción orgánica (síncope, hipotonía)

Criterio 2

Aparición rápida (de minutos a algunas horas) de dos o más de los siguientes síntomas tras la exposición a un alérgeno potencial para ese paciente:

- Afectación de piel o mucosas
- Compromiso respiratorio
- Disminución de la tensión arterial o síntomas asociados de disfunción orgánica
- Síntomas gastrointestinales persistentes (p. ej., dolor abdominal, cólico, vómitos)

Criterio 3

Disminución de la tensión arterial en minutos o algunas horas tras la exposición a un alérgeno conocido para ese paciente:

- Lactantes: TAS < 70 mmHg
- Niños 1-10 años: TAS < 70 mmHg + (edad años × 2)
- Niños > 10 años: TAS < 90 mmHg o descenso del 30 % sobre la basal

Adaptada de: Olabarri García M[11].
TAS: tensión arterial sistólica.

afectación pulmonar, causante del 95 % de los fallecimientos, sobre todo por infecciones repetidas originadas por obstrucción bronquial debida a la secreción mucosa muy espesa.

No existe ningún tratamiento curativo; sin embargo, hay tratamientos que permiten la mejoría de los síntomas y aumentar la esperanza de vida. Es uno de los tipos de enfermedad pulmonar crónica más común en niños y adultos jóvenes, y es un trastorno potencialmente mortal. En casos graves, el empeoramiento de la enfermedad puede imponer la necesidad de un trasplante de pulmón. Este es un procedimiento complejo, con una supervivencia a largo plazo limitada por la frecuencia elevada de rechazo crónico. La supervivencia media a nivel mundial de estos pacientes se estimaba en 35-40 años, pero debido al desarrollo de nuevos tratamientos, denominados fármacos moduladores, esta cifra de esperanza de vida se verá incrementada.

Fisiopatología

La fibrosis quística es una enfermedad que afecta principalmente a los pulmones, páncreas, hígado e intestino, provocando la acumulación de moco espeso y pegajoso en estas glándulas.

La fibrosis quística está producida por la mutación en el gen que codifica la proteína CFTR. Hasta la fecha se han identificado y descrito más de 2.000 mutaciones que dan lugar a diferentes formas de enfermedad, siendo posible conocer la mutación gracias a una aplicación web*. Esta proteína

_____
* http://www.genet.sickkids.on.ca/app.

de 1.480 aminoácidos interviene en el paso del ion cloro a través de las membranas celulares a modo de canal, y su deficiencia altera la producción de sudor, jugos gástricos y moco, que los convierte en más espesos[13].

Los síntomas y la gravedad de la fibrosis quística pueden variar desde personas con problemas serios desde el nacimiento, hasta otras que pueden tener un tipo más leve de la enfermedad que no se manifiesta hasta la adolescencia o al inicio de la edad adulta. Esto dependerá, en gran medida, de la clase a la que pertenezcan las mutaciones del paciente. Se distinguen seis clases con distinta complejidad y gravedad donde puede verse afectada la síntesis de la proteína CFTR de manera total (clase I) o parcial (clase V), la maduración y el transporte intracelular (clase II), la activación (clase III), la conducción (clase IV) o la estabilidad en la membrana celular (clase VI)[14].

Actualmente, no se puede determinar la gravedad de la enfermedad respiratoria basándose solo en las mutaciones. La correlación entre genotipo y fenotipo solo se ha podido constatar para la insuficiencia pancreática, pero no para la enfermedad pulmonar.

La fibrosis quística también afecta las glándulas sudoríparas. Hay demasiado sodio, cloro y potasio en el sudor. Esto puede causar graves complicaciones, como la deshidratación, cuando hay sudoración abundante.

Manifestaciones clínicas relacionadas con la fibrosis quística, por defecto de CFTR

Las manifestaciones clínicas relacionadas con la fibrosis quística por defecto de CFTR se muestran en la **figura 27-4**.

Pruebas diagnósticas

El diagnóstico precoz de fibrosis quística permite reducir la extensión y gravedad de la morbilidad y la tasa de mortalidad temprana.

Una vez superado el período neonatal, las pruebas diagnósticas para determinar la enfermedad de fibrosis quística son el test de sudor y un análisis genético en sangre, en busca de las dos mutaciones necesarias para poder desarrollar la enfermedad.

Test de sudor

Está basado en que los enfermos presentan una alta concentración de sal (NaCl) en el sudor, lo que permite llegar al diagnóstico mediante su análisis de conductividad y clorimetría. Consiste en un test cuantitativo de iontoforesis de pilocarpina (QPIT) basado en la medición de la concentración de cloro en el sudor, estimulado en el antebrazo. Consta de tres fases:

1. **Estimulación del sudor**: la estimulación dura 5 minutos.
2. **Recogida del sudor**: si la cantidad recogida en este período es inadecuada (< 15 μL) no se debe procesar la muestra. Normalmente, el período de recogida no debe superar los 30 minutos.
3. **Análisis de la muestra**: primero se hace una lectura de la concentración de NaCl en sudor, que es la conductividad, la cual dará una primera idea de cómo será después el valor del cloro, que es el determinante para el diagnóstico. La clorimetría, con el hallazgo de un Cl > 60 mmol/L, tiene una sensibilidad y especificidad próximas al 100 % para

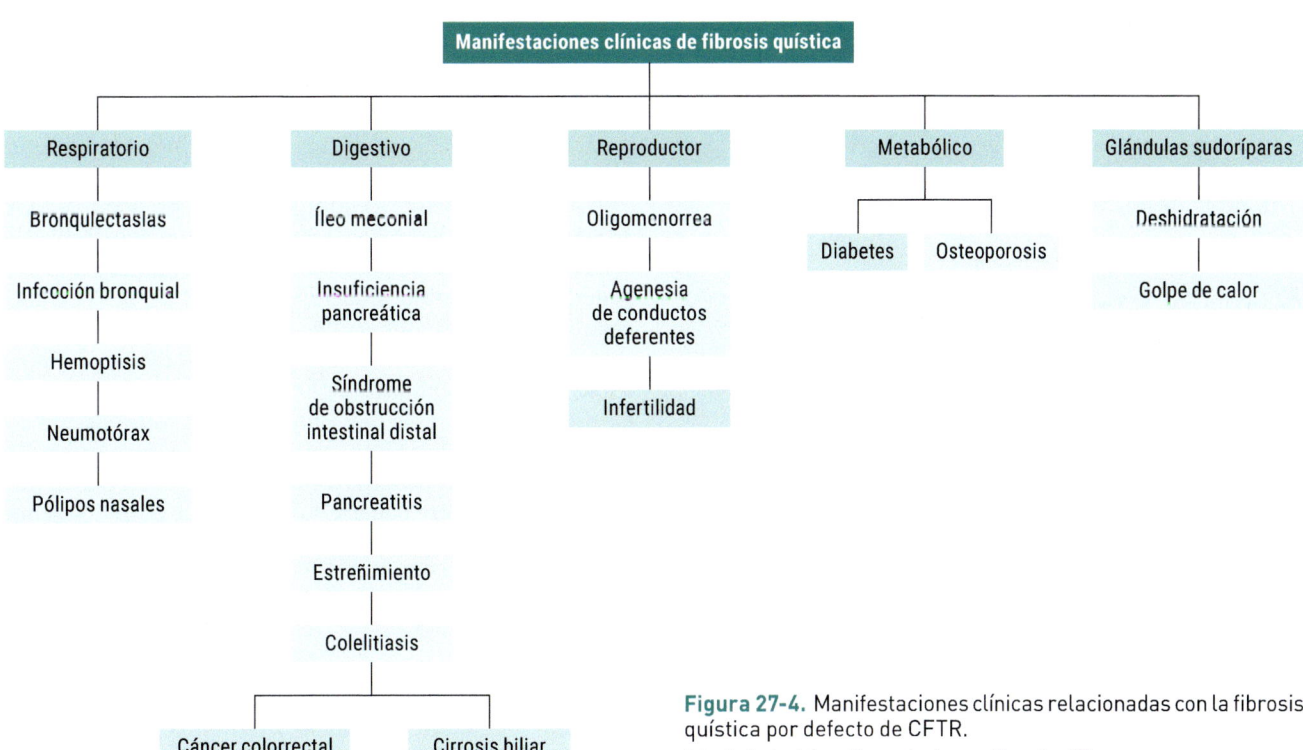

Figura 27-4. Manifestaciones clínicas relacionadas con la fibrosis quística por defecto de CFTR.
Adaptada de: López Neyra A y Lamas Ferreiro A[13].

el diagnóstico de fibrosis quística; por eso este es el *gold standard* para el diagnóstico de la fibrosis quística. Este test es conveniente realizarlo a partir del mes de vida para que sea fiable.

Estudio genético

Mediante un análisis sanguíneo, comprobar la existencia de dos variantes patogénicas en el gen CFTR.

Pruebas de la función pulmonar

Se realizan espirometría, prueba de broncodilatación y FeNO (v. apartado *Asma. Pruebas diagnósticas*). En los niños con fibrosis quística existe una nueva prueba, el **índice de aclaramiento pulmonar**, que mide la heterogeneidad en la distribución de la ventilación, por lo que es muy sensible para detectar alteraciones de forma precoz a la espirometría[15] (**Fig. 27-5**).

Técnicas de enfermería para la recogida de muestras respiratorias

Es importante recoger muestras respiratorias del paciente y cultivarlas para detectar la presencia de cualquier virus, bacteria u hongo patógeno que pueda estar causando una infección. *Staphylococcus aureus* y *Haemophilus influenzae* colonizan e infectan los pulmones. Más tarde, sin embargo, prevalecen *Pseudomonas aeruginosa* y, a veces, el complejo *Burkholderia cepacia*. Una vez diseminadas por las vías respiratorias, estas bacterias se adaptan al medio y desarrollan resistencia a los antibióticos.

Con el fin de establecer criterios comunes para el tratamiento de la infección respiratoria, es conveniente manejar los siguientes conceptos:

- **Enfermo con infección bronquial crónica**: aquel en cuyos cultivos de esputo aparece el mismo germen un mínimo de tres veces en los últimos 12 meses.

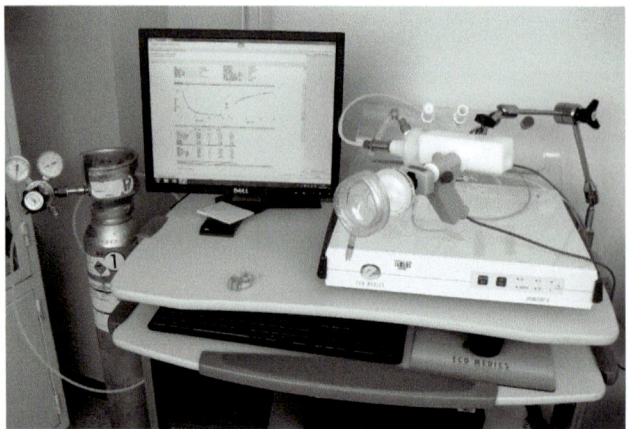

Figura 27-5. Índice de aclaramiento pulmonar.
Imagen cortesía de Ana Frías.

- **Infección bronquial intermitente**: aquel en el que se obtienen cultivos ocasionalmente negativos, pero frecuentemente son positivos para el mismo germen.
- **Primoinfección**: cuando aparece por primera vez la infección ante un germen.

Todas las técnicas se deben realizar de forma aséptica para evitar la contaminación de la muestra.

Aspirado nasofaríngeo

- **Obtención de la muestra**: limpieza de arrastre con suero fisiológico de ambas fosas nasales. Aspirar el moco introduciendo el tubo aspirador pinzado por vía nasal unos centímetros hasta llegar a faringe, y extraer el tubo despinzando para generar la aspiración y recoger la muestra.
- **Volumen que recoger**: entre 0,5-1 mL.
- **Transporte y conservación**: a temperatura ambiente < 2 horas. Refrigerado a 4 °C < 24 horas.

Esputo

El paciente previamente se enjuagará la boca o hará gárgaras con agua.

- **Obtención de la muestra**: obtener el esputo tras una expectoración profunda, preferentemente matinal.
- **Volumen que recoger**: > 1 mL. Ver consistencia en la muestra.
- **Transporte y conservación**: a temperatura ambiente < 2 horas. Refrigerado a 4 °C < 24 horas.

Esputo inducido

De no producirse expectoración espontánea, se puede inducir mediante nebulizaciones de suero fisiológico hipertónico (25 mL de solución salina estéril al 3-10 %). Para favorecerlo, se puede realizar un drenaje postural o fisioterapia respiratoria. Nunca debe hacerse si el paciente ha padecido una hemoptisis reciente.

La técnica consiste en administrar un broncodilatador 15 minutos antes de nebulizar el suero hipertónico. Para ello, se sienta al paciente en posición cómoda y erguida y después se le solicita que respire el suero hipertónico a través del tubo corrugado 6 veces a intervalos de 2 minutos cada vez, de forma lenta y profunda, con pinza nasal. Pasados los 2 minutos se detiene la nebulización. El paciente desecha en uno de los dos contenedores la saliva producida. A continuación, el paciente debe realizar una inspiración enérgica seguida de una expectoración profunda, buscando la salida del esputo y se recoge en el otro contenedor estéril, que posteriormente se llevará al laboratorio para su análisis.

Tratamiento

Los pilares del tratamiento de la fibrosis quística se basan en terapias respiratorias, nutricionales, farmacológicas y de fisioterapia, unidas a un plan de actividad física individualizado.

A continuación, se aborda únicamente el **tratamiento respiratorio**.

El tratamiento antibiótico nebulizado[16] reduce la frecuencia de exacerbaciones/agudización de la enfermedad y mejora la función pulmonar. Algunos síntomas que lo evidencian son los cambios en la intensidad y características de la tos, aumento de volumen y cambio en las características del esputo, entre otros. La administración de antibióticos nebulizados permite depositar altas concentraciones del fármaco en el sitio de infección, con baja absorción sistémica y con mínima inducción de resistencias[16].

Sobre la terapia respiratoria inhalada o nebulizada, el primer contacto debe ser obligatoriamente en el hospital, ya que se requiere de una destreza especial para aprender el correcto manejo de los dispositivos, y además es más seguro administrar una primera dosis al paciente y así poder detectar posibles efectos secundarios. La educación no solo se realiza en la primera visita de toma de contacto del tratamiento con el paciente, sino también en las visitas sucesivas para realizar un *feedback* y detectar posibles errores de la técnica. Hay que diferenciar entre aerosol, inhalador y nebulizador:

- **Aerosol**: suspensión de pequeñas partículas sólidas o líquidas en un gas.
- **Inhaladores**: aparatos utilizados para generar aerosoles de partículas sólidas.
- **Nebulizadores**: aparatos que convierten un líquido en partículas de aerosol susceptibles de ser inhaladas.

La secuencia de administración de los fármacos inhaladores debe ser[16]:

1. Broncodilatador de acción rápida.
2. Suero salino hipertónico o desoxirribonucleasa.
3. Ejercicios de fisioterapia respiratoria.
4. Tratamiento antibiótico inhalado.
5. Corticoide.

Existen tres tipos de dispositivos para realizar la inhalación, cuyo uso está determinado por la edad (**Tabla 27-6**)[16]:

1. Inhaladores presurizados (siempre deben usarse con cámara espaciadora).
2. Inhaladores de polvo seco.
3. Nebulizadores (ultrasónicos, jet, de malla).

La eficacia de la nebulización depende de muchos factores, como las características del fármaco que se vaya a nebulizar, la anatomía de las vías aéreas, la técnica de inhalación del paciente, una interfase bucal adecuada, el sistema de nebulización utilizado y el mantenimiento del mismo, entre otros. Los diferentes tipos de nebulizadores se describen en la **tabla 27-7**.

Las inhalaciones deben realizarse en posición sentada, respirando de forma lenta y profunda, sin llanto, procurando no hablar durante la nebulización y con parada al final de la inhalación.

Tabla 27-6. Tipos de inhaladores según la edad del niño

Edad	Inhalador	Pauta
< 4 años	Inhalador presurizado mediante cámara espaciadora con válvula y aplicado mediante una mascarilla nasobucal con buen ajuste	5-10 respiraciones tranquilas mientras inhala la medicación
4-6 años	Inhalador presurizado con cámara espaciadora sin mascarilla	5-10 respiraciones tranquilas (preferiblemente profundas) mientras inhala la medicación
> 6 años	Inhalador de polvo seco tras un adecuado adiestramiento. Se usa sin cámara espaciadora	Uso difícil en obstrucción moderada-grave

Adaptada de: Moral L *et al.*[22]

Tabla 27-7. Tipos de nebulizadores

	Ventajas	Inconvenientes
Ultrasónicos	• Grandes volúmenes de líquido • Más silenciosos que los jet	• Desnaturalizan algunos fármacos por el calor • No nebulizan suspensiones • No son adecuados en menores de 3 años
Jet	• Proporcionan altos flujos • Más rápidos que los ultrasónicos • Pueden nebulizar suspensiones y soluciones	• Compresores ruidosos y pesados
De malla	• Funcionan con pilas y electricidad • Algunos con la batería del coche • Poco voluminosos, silenciosos • Pueden nebulizar suspensiones y soluciones • Más rápidos que los jet	• Menos resistentes que los jet • Faltan estudios farmacocinéticos y de bioequivalencia

Adaptada de: Máiz Carro L *et al.*[16]

Importancia de la adherencia al tratamiento y problemas de colaboración

El tratamiento de la patología respiratoria en la fibrosis quística intenta incidir en tres aspectos claves de la patogenia de esta enfermedad: obstrucción, infección e inflamación de las vías aéreas.

La ruta de administración del fármaco dependerá, básicamente, de la gravedad de la exacerbación. Existen tres formas de administración, nebulizada, oral e intravenosa. Habitualmente, los antibióticos nebulizados suelen utilizarse como terapia de mantenimiento, los orales suelen reservarse para las exacerbaciones moderadas y los intravenosos para las graves.

Tratamientos moduladores del gen CFTR

En el año 2021 se aprobaron unos moduladores para el gen *CFTR* de dispensación hospitalaria. Por el momento, no están disponible para todas las edades y mutaciones genéticas, pero se siguen haciendo ensayos clínicos en fase de desarrollo con la esperanza de que se puedan generalizar para todos los enfermos. Estos tratamientos hacen aumentar el número de proteínas CFTR en la superficie celular, o mejorar la actividad de la proteína CFTR defectuosa. Estas acciones se combinan para que el moco pulmonar y los jugos digestivos sean menos espesos, lo que ayuda a aliviar los síntomas de la enfermedad.

PLAN DE CUIDADOS ANTE PROBLEMAS RESPIRATORIOS

Las intervenciones de enfermería pueden funcionar como un proceso adaptativo primario con una mejor capacidad funcional, estabilización y control de síntomas.

Se debe llevar a cabo mediante una estrategia individualizada, supervisada, de tutorización y acompañamiento. Se han de dar instrucciones escritas sobre los tratamientos (orales, intravenosos, inhalados) pautados. Es necesaria la tutorización y supervisión para comprobar mediante la exhibición, por parte del paciente y la familia, de lo enseñado corrigiendo los posibles fallos, valorando lo aprendido y reforzando el aprendizaje, animándole en el buen uso de los conocimientos adquiridos.

Valoración según patrones funcionales de M. Gordon[17]

1. **Percepción-manejo de salud:**
   - Comprobación del grado de conocimientos sobre la enfermedad, su tratamiento (manejo de inhaladores) y la prevención de las complicaciones.
   - Hábitos preventivos de salud: ¿se realizan las revisiones de salud periódicamente?, ¿se han realizado las inmunizaciones (covid-19, gripe, antineumocócica tridecavalente) como grupo de riesgo por los procesos pulmonares crónicos?
   - Manejo en las exacerbaciones (asma) y/o reinfecciones (fibrosis quística).

   - ¿Estado de salud del niño desde que nació?; ¿Infecciones en el niño/bebé?; ¿Ausencias del niño a la escuela?; ¿Problemas médicos en el niño/bebé, tratamiento y pronóstico?
   - ¿Acciones llevadas por los padres cuando se han percibido signos/síntomas?
   - ¿Fuman los padres? ¿Cerca de los niños? En caso de adolescentes: ¿fuma o tiene hábitos tóxicos?
   - Evaluar el grado de control actual del asma mediante: Childhood Asthma Control Test (c-ACT) y Control del Asma en el Niño (CAN)[2]; actualmente existen aplicaciones electrónicas que apoyan el autocontrol del asma (v. *Enlaces de interés*).

2. **Nutricional-metabólico:**
   - Apetito. ¿Malestar con la comida?
   - Valorar el estado nutricional, cuantificando pérdida de peso, IMC, consumo de suplementos de vitaminas liposolubles y sales de sodio (fibrosis quística).
   - Calcular el gasto metabólico basal del paciente.
   - Control de la ingesta de líquidos.

3. **Eliminación**. Control de pérdidas (urinarias, fecales, sudoración):
   - Patrón de eliminación intestinal (describir): frecuencia y características (consistencia, cantidad, calidad [cuantificar grasa en heces-fibrosis quística]).
   - Valorar signos de deshidratación (exceso de sudor).

4. **Actividad y ejercicio**. Cantidad y calidad del ejercicio diario:
   - Nivel general de actividad del niño. Tolerancia al ejercicio (cuantificarlo y ver la evolución en distintas visitas), presencia de tos o sibilancias, expectoración, hemoptisis, factores desencadenantes (durante la noche, antes de época lluviosa, presencia de mascotas, etc). Frecuencia cardíaca y respiratoria.
   - *Pulmonary Score* en niños mayores de 5 años[2] (v. *Enlaces de interés*).

5. **Sueño-descanso:**
   - Valorar la presencia de interrupciones del sueño (tos nocturna).
   - Uso de almohadas para dormir (ortopnea).

6. **Cognitivo-perceptual:**
   - Habilidad del niño/bebé para identificar necesidades: sed, dolor abdominal, malestar, etc.
   - Valoración del dolor mediante evaluación visual analógica en mayores de 7 años por problemas gastrointestinales en la fibrosis quística, o dolor torácico o intercostal por la tos persistente.
   - Necesidad de ayudas visuales (gafas). Conocimiento de la escala decimal.

7. **Autopercepción-autoconcepto:**
   - Autopercepción. Sentido del niño de la valía, identidad, competencia.
   - Miedos ¿pasajeros/frecuentes?; explorar miedos ante la enfermedad y la muerte.
   - Sentimiento de vergüenza al sentirse distintos a los demás; necesidad de aceptación por parte de los iguales.

8. **Rol-relaciones**: estructura de la familia/casa. Dependencia familiar:
   - Relación entre los miembros de la familia, apoyo familiar, asociaciones (programa de respiro familiar).

– Compromisos de rol. Explorar sobreprotección o sentimientos de culpa en los progenitores al ser una enfermedad genética (fibrosis quística).

9. **Sexualidad-reproducción**:
   – En varones adolescentes, si procede, ¿existe preocupación por la posible infertilidad? (azoospermia en varones fibrosis quística).
   – A los padres: indagar por estudio genético si desean tener más hijos.

10. **Adaptación-tolerancia al estrés**:
    – ¿Qué produce estrés en el niño? ¿Nivel de tolerancia al estrés? Patrón del niño en el tratamiento de problemas, frustraciones, enfado, etc. Los sistemas de apoyo disponibles ante ingresos hospitalarios o necesidad de terapia (fisioterapia respiratoria) que afecta diariamente a la conciliación familiar.
    – Es importante comprender la relación entre el estado emocional o conductual y la patología respiratoria del niño. Se observa que el niño escolar está inmerso en situaciones estresantes de manera cotidiana, el colegio, los amigos, el deporte, la familia, que pueden afectar su estado de salud, ya que el ambiente en el que se encuentra inmerso puede ser un factor que desencadene una serie de conductas o emociones que puede percibir como negativas, tanto la familia como el niño. El ambiente en el que se encuentra el niño representa posibles dificultades para asumir una situación de salud; necesita una adaptación y una valoración del estrés al que está expuesto[18].
    – Se debe valorar el estrés emocional, si sospechamos algún problema; mediante el Inventario Infantil de Estresores Cotidianos (IIEC) se valora el nivel de estrés en niños de 8 a 12 años, en una escala del 1 al 100[19].

11. **Valores-creencias**:
    – ¿Existen patrones culturales arraigados que afectan en las prácticas de la salud?
    – ¿Qué impacto ha tenido la enfermedad en sus metas o planes de futuro?

Principales diagnósticos enfermeros e intervenciones

Los principales problemas encontrados en un niño con diagnóstico de asma son: el *Patrón respiratorio ineficaz* (00032), la *Autogestión de la salud ineficaz* (00276) y la *Ansiedad excesiva* (00400). Las principales intervenciones enfermeras para abordar el patrón respiratorio ineficaz son la *Mejora de la tos* [3250], *Manejo del asma* [3210], *Oxigenoterapia* [3320] y *Manejo de la anafilaxia* [6412][20,23,24]. Existe un diagnóstico de *Riesgo de reacción alérgica* (00217) que se aborda con la intervención de la *Monitorización respiratoria* [3350].

En cuanto a los niños con fibrosis quística, los principales problemas son el *Riesgo de infección* (00004), la *Limpieza ineficaz de las vías aéreas* (00031), el *Deterioro del intercambio de gases* (00030) y el *Patrón respiratorio ineficaz* (00032). Las intervenciones enfermeras dirigidas a estos diagnósticos son la *Oxigenoterapia* [3320], el *Favorecimiento del ejercicio* [0200] y la *Fisioterapia torácica* [3230]. Además, en estos pacientes aparecen problemas nutricionales, con etiquetas diagnósticas de *Ingesta nutricional inadecuada* (00343), que requieren

intervenciones como el *Manejo de la nutrición* [1100]. En lo relativo al funcionamiento familiar al atender a un niño o adolescente con patología crónica, es posible que exista un diagnóstico de *Afrontamiento familiar desadaptativo* (00373) que requiera de intervenciones que fomenten la implicación familiar en el proceso.

Las principales intervenciones de enfermería se pueden agrupar en propiamente terapéuticas, de educación y de apoyo y motivación, además de las de vigilancia y seguimiento ante complicaciones potenciales de la patología.

Intervenciones enfermeras

Administración de medicación: inhalatoria [2311]

En cualquier patología respiratoria se debe dar prioridad a la administración de la medicación por vía inhalatoria, aspecto que con frecuencia puede tener dificultades en su aprendizaje. El perfecto uso y manejo de los inhaladores es fundamental en el asma y en la fibrosis quística. Se debe explicar al paciente el uso del inhalador más acorde a su edad y reevaluar en cada consulta. La adhesión a este tratamiento es la base de su curación y/o su bienestar diario.

 Los inhaladores presurizados MDI se administran **siempre** con cámara espaciadora.

Los inhaladores y las cámaras

Es muy importante utilizar los **inhaladores** correctamente y adaptar la técnica a la edad del paciente, para que se distribuya el fármaco por todo el árbol bronquial. Existen diferentes **cámaras espaciadoras** con distintos volúmenes para utilizar según la edad. Las técnicas varían según la colaboración del niño. La mascarilla es necesaria hasta conseguir que el niño, a partir de los 3 o 4 años, consiga respirar profundamente por la boca.

Las explicaciones de la enfermera se harán mediante una práctica con la cámara espaciadora y un placebo; para confirmar el aprendizaje, ellos repetirán la técnica de inhalación en presencia del profesional enfermero, para corregir errores y asegurar que el niño/adolescente realiza las maniobras correctamente (v. *Enlaces de interés*).

Una adecuada asistencia al paciente respiratorio contribuirá a seguir reduciendo las crisis y a mejorar su calidad de vida. No deben limitarse a trasmitir la información, sino que deben generar los conocimientos, habilidades y actitudes en el paciente para poder tomar un papel activo en el proceso, mediante un empoderamiento del paciente para controlar su enfermedad y mejorar sus síntomas.

Manejo de la nutrición [1100]

Los pacientes con fibrosis quística pueden presentar mala digestión y malabsorción de grasas, proteínas, hidratos de carbono y vitaminas liposolubles, así como afectación hepatobiliar; por tanto, se deben cuantificar las pérdidas e incrementar su reposición. En estos pacientes hay que prestar especial atención a su gasto metabólico basal ya que va directamente relacionado con la disminución de la función pulmonar, infecciones pulmonares y estrés oxidativo. Por tanto, hay que cuantificar las variaciones de peso, haciendo hincapié sobre los correctos hábitos alimentarios, ingesta de nutrientes en 24 horas, suplementos y administración vitaminas liposolubles (A, D, E y K) o enzimas pancreáticas. Estas enzimas deben administrarse con cada comida, con agua o alimentos ácidos (zumo) para evitar que se abran las microcápsulas antes de tiempo.

Se debe intentar que el peso alcance el percentil 50 (P50) en menores de 2 años, y el IMC ≥ P50 en mayores de 2 años[15].

Debido a las pérdidas de iones cloro durante épocas de calor, se debe recomendar suplementar con cloruro sódico.

Favorecimiento del ejercicio [0200]

El niño con fibrosis quística debe conocer la importancia de realizar ejercicio aeróbico diariamente para movilizar secreciones, complementario a la fisioterapia respiratoria.

En los niños asmáticos conviene evitar los factores desencadenantes mediante el control ambiental, ya que actúan como un valor añadido en el tratamiento. Este control dependerá de la alergia del paciente, e incluye reducir los ácaros del polvo, los hongos de la humedad, y evitar salir en la época de polinización (gramíneas, olivo, cupresáceas). La evitación completa del alérgeno puede ser imposible. Es necesario evitar el humo del tabaco durante la gestación y la infancia (es especialmente relevante en adolescentes) así como los productos de limpieza y los olores fuertes, como perfumes, que resultan demasiado irritantes para las vías respiratorias[2,4].

En cuanto al niño asmático, se debe valorar la tolerancia al ejercicio por la posible asma inducida por el ejercicio[21], que es bastante habitual. En esos casos, algunos deben tomar un broncodilatador 15 minutos antes del ejercicio y tener un calentamiento progresivo, respirar correctamente por la nariz para humedecer y templar el aire antes de que llegue a los pulmones, y parar inmediatamente si hay una crisis. Un buen control del asma es fundamental. Es recomendable entregar al niño un informe con las recomendaciones para que el profesor de educación física pueda realizar una adaptación curricular[2] (v. *Enlaces de interés*).

En el sueño-descanso

Tanto el asma mal controlada como la fibrosis quística pueden interrumpir la cantidad y calidad del sueño debido a la tos persistente, y la disnea. Para evitarlo, es importante cumplir con el tratamiento farmacológico y modificar los hábitos, para adoptar una adecuada higiene del sueño.

En el patrón cognitivo-perceptual

Para mejorar el estado de salud, debe haber cambios en el comportamiento y, por lo tanto, se debe intentar influir en los valores y preferencias del paciente, y promover la confianza y motivación. A través de la formación y capacitación será más efectivo el autocontrol en los pacientes.

En el patrón adaptación/tolerancia al estrés

Las estrategias de afrontamiento de estrés más frecuentes que asumen los niños entre los 9 y los 11 años en el ámbito escolar están centradas en buscar una actitud positiva y una solución activa, comunicar el problema a otros y en buscar información[10].

Un mayor control de la enfermedad se correlaciona con un estilo de afrontamiento funcional, y los bajos niveles de estrés en el niño se correlacionan con un mayor control de su enfermedad.

Mediante entrevistas se pueden valorar los resultados, o pueden servir de base para enfocar el problema: explorar la vivencia emocional, dar mensajes empáticos o de apoyo, animar a expresar los sentimientos de ansiedad o tristeza, permanecer junto al paciente y ofrecer seguridad en momentos de ansiedad. Las actividades recomendadas tratarán de conseguir un ambiente de confort, mostrar calma, y escuchar los miedos del paciente y la familia respondiendo de manera sincera. El aprendizaje de la relajación mediante la respiración controlada es fundamental, así como realizar relajación progresiva o guiada, según los gustos[8].

PUNTOS CLAVE

- Los síntomas del asma son tos, sibilancias, dificultad para respirar y opresión torácica.
- El diagnóstico de asma alérgica se basa en la concordancia entre la historia clínica y el resultado de las pruebas diagnósticas, de la prueba cutánea (punción epidérmica o prick-test), pruebas *in vivo* (IgE específica) o bien pruebas *in vitro* (ImmunoCAP® Rapid).
- Un buen control del asma es fundamental. Los síntomas aparecen si el asma no está bien controlada.
- El tratamiento de la alergia respiratoria se centran en evitar la presencia del alérgeno (si es posible) y los fármacos para el control de síntomas (broncodilatadores) y de la inflamación.
- La fibrosis quística es una enfermedad genética de herencia autosómica recesiva y que afecta principalmente a los pulmones, y en menor medida al páncreas, hígado, intestino, provocando la acumulación de moco espeso y pegajoso.
- El buen control de la función pulmonar es fundamental para evitar las exacerbaciones pulmonares y así retrasar la extensión y severidad de la morbilidad y la tasa de mortalidad temprana.
- Los inhaladores presurizados MDI se administrarán siempre con cámara espaciadora.
- La enfermera es clave para proporcionar a los pacientes y cuidadores una buena educación, tanto en el manejo, funcionamiento, limpieza y mantenimiento de los dispositivos, así como en la sustitución de la medicación, e intentar la mayor adherencia al tratamiento posible.

REFERENCIAS

1. Rodríguez MS, Castaños C, Rino PB, Hospital de Pediatría Garrahan. El niño con problemas respiratorios. 1ª ed. Buenos Aires: Editorial Médica Panamericana; 2018.

2. Guía Española para el manejo del asma GEMA 5.4 [Internet]. Madrid: Luzan 5; 2024. Disponible en: https://gemasma.com/sites/default/files/2024-10/GEMA54.pdf [consultado en 28-05-2025].

3. The Global Asthma Report. Int J Tuberc Lung Dis. 2022;26:S1-S102. Disponible en: http://dx.doi.org/10.5588/ijtld.22.1010 [consultado en 29-05-2025].

4. Sanchez García S, Cárdenas Contreras R, Ruiz Hornillos J, Contreras Porta FJ, Olaguibel Rivera JM. Asma en la infancia. En: Dávila González IJ. Tratado de alergología, tomo II. Sociedad Española de Alergología e Inmunología Clínica. Majadahonda (Madrid): Ergón; 2015;23:729-44.

5. Álvarez Caro F, García González M. Asma: concepto, fisiopatología, diagnóstico y clasificación. Pediatría integral [Internet]. 2021;25(2):56-66. Disponible en: https://www.pediatriaintegral.es/publicacion-2021-03/asma-concepto-fisiopatologia-diagnostico-y-clasificacion/ [consultado en 29-05-2025].

6. Vidorreta Martínez de Salinas MJ, Gimeno Fleta P. Manual de Inmunoterapia de enfermería [Internet]. Valencia: Sociedad Española de Alergología e Inmunología Clínica; 2016. Disponible: https://www.seaic.org/profesionales/blogs/enfermeria-en-alergia/manual-de-inmunoterapia.html [consultado en 26-10-2022].

7. García de la Rubia S, Pérez Sánchez S. Asma: concepto, fisiopatología, diagnóstico y clasificación. Pediatría integral [Internet]. 2016;20(2): 80-93. Disponible en: https://www.pediatriaintegral.es/wp-content/uploads/2016/xx02/01/n2-080-093_ServandoGarcia.pdf [consultado en 29-05-2025].

8. Stanojevic S, Kaminsky DA, Miller M, et al. ERS/ATS technical standard on interpretive strategies for routine lung function test. Eur Respir J. 2022; 60(1): 2101499. Disponible en: https://doi.org/10.1183/13993003.01499-2021 [consultado en 29-05-2025].

9. Ridao Redondo M. Metodología diagnóstica en alergología pediátrica. Pediatría integral [Internet]. 2018;22(2):102.e1-102.e8. Disponible en: https://www.pediatriaintegral.es/wp-content/uploads/2018/xxii02/05/n2-102e1-e8_RB-Ridao.pdf [consultado en 29-05-2025].

10. Ridao Redondo M. Inmunoterapia en patología alérgica pediátrica. Pediatría integral [Internet]. 2018;22(3):116-24. Disponible en: https://www.pediatriaintegral.es/wp-content/uploads/2018/xxii02/05/n2-102e1-e8_RB-Ridao.pdf [consultado en 29-05-2025].

11. Olabarri García M. Anafilaxia en Urgencias. Protocolos diagnósticos y terapéuticos en Urgencias de Pediatría [Internet]. Sociedad Española de Urgencias de Pediatría (SEUP); 2024. Disponible en: https://seup.org/wp-content/uploads/2024/04/7_Anafilaxia_4ed.pdf [consultado en 29-05-2025].

12. Escarrer Jaume M, Juliá Benito JC, Quevedo Teruel S, et al. Cambios en la epidemiología y en la práctica clínica de la alergia mediada por IgE en pediatría. Anales de pediatría. [Internet]. 2021;95(1):56.e1-56.e8. Disponible en: https://doi.org/10.1016/j.anpedi.2021.04.014 [consultado en 26-10-2022].

13. López Neyra A, Lamas Ferreiro A. Fibrosis quística y sus manifestaciones respiratorias. Pediatría integral [Internet]. 2021;25(2):91-100. Disponible en: https://www.pediatriaintegral.es/publicacion-2021-03/fibrosis-quistica-y-sus-manifestaciones-respiratorias-2/ [consultado en 29-05-2025].

14. Ruiz de Valbuena Maiz M. Fibrosis quística y sus manifestaciones respiratorias. Pediatría integral [Internet]. 2016;20(2):119-27. Disponible en: https://www.pediatriaintegral.es/wp-content/uploads/2016/xx02/05/n2-119-127_MartaRuiz.pdf [consultado en 29-05-2025].

15. Gartner S, Mondéjar-López P, Asensio de la Cruz Ó. Protocolo de seguimiento de pacientes con fibrosis quística diagnosticados por cribado neonatal. Anales de Pediatría 2019;90(4):251.e1-251.e10. Disponible en: https://doi.org/10.1016/j.anpedi.2018.11.009 [consultado en 29-05-2025].

16. Máiz Carro L, Martínez García MA, De la Rosa Carrillo D. Antibióticos inhalados. Zaragoza: Neumología y salud; 2021.

17. Gordon M. Manual de Diagnósticos enfermeros. 10ª ed. Madrid: Elsevier Mosby; 2003.

18. Segura Moreno CC. Estrés, afrontamiento y control del asma en niños. [Tesis]. Bogotá: Universidad Nacional de Colombia; 2017. Disponible en: https://repositorio.unal.edu.co/bitstream/handle/unal/63288/Estres%20afrontamiento%20y%20control%20del%20asma%20en%20ni%C3%B1os%20.pdf?sequence=1 [consultado en 29-05-2025].

19. Trianes Torres MA, Blanca_Mena MJ, Fernández Baena FJ, Escobar_Espejo M, Maldonado_Montero EF, Muñoz _Sánchez AM; Evaluación del estrés infantil: Inventario Infantil de Estresores Cotidianos (IIEC). Psicothema [Internet]. 2009;21(4):598-603. Disponible en: http://www.psicothema.com/psicothema.asp?id=3677 [consultado en 26-10-2022].

20. Almudéver Campo L, Clari García A,Pla Martí MJ. Diagnósticos de enfermería (NANDA) en el asma infantil. Enfermería Integral [Internet]. 2015;110:17-20. Disponible en: https://dialnet.unirioja.es/servlet/articulo?codigo=6123098 [consultado en 29-05-2025].

21. Pere Casan C, Duce Gracia F, Martínez González-Rio J, et al. El asma en los centros escolares [Internet]. Cesea neumológico; 2019. Disponible en: https://neumoped.org/wp-content/uploads/2019/05/Guia-Asma-Centros-Escolares-1.pdf [consultado en 29-05-2025].

22. Moral L, Asensi Monzó M, Juliá Benito JC, et al. Asma en pediatría: consenso REGAP. Anales de Pediatría 2021;95(2):125.e1-125.e11. Disponible en: https://doi.org/10.1016/j.anpedi.2021.02.009 [consultado en 29-05-2025].

23. Herdman TH, Kamitsuru S, Lopes CT. Diagnósticos enfermeros: definiciones y clasificación, 2024-2026. 13ª ed. Barcelona: Elsevier; 2024.

24. Wagner CM, Butcher HK. Clasificación de Intervenciones de Enfermería (NIC). 8ª ed. Barcelona: Elsevier; 2024.

 CASO
 AUTOEVALUACIÓN
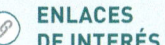 **ENLACES DE INTERÉS**
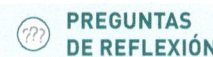 **PREGUNTAS DE REFLEXIÓN**

Cuidados enfermeros en situaciones crónicas digestivas

28

T. Cano Morán

OBJETIVOS

- Describir las patologías crónicas digestivas más relevantes en la edad pediátrica.
- Especificar los cuidados enfermeros específicos en relación con cada patología concreta.
- Describir los principales dispositivos asociados a estas patologías.
- Especificar los cuidados relacionados a los dispositivos y las posibles complicaciones de estos.

INTRODUCCIÓN

En este capítulo se abordan las patologías crónicas digestivas más relevantes en la edad pediátrica y los cuidados de enfermería concretos para cada situación. El fin de estos cuidados siempre irá encaminado a mantener o mejorar el estado de salud de los pacientes. Suelen ser patologías que requieren cuidados complejos, un abordaje coordinado desde un equipo multidisciplinar y atención holística e integral al paciente y a sus familias. Los profesionales de enfermería se encuentran en una posición privilegiada para actuar como garantes del cumplimiento de estos cuidados y, por tanto, de mejorar el bienestar del paciente y su familia.

Será de vital importancia en la atención a estos pacientes, tener en cuenta la esfera psicológica y minimizar el impacto que estas alteraciones puedan tener en su desarrollo adaptando los cuidados a cada etapa madurativa.

FRACASO INTESTINAL

Se conoce como **fracaso intestinal** al resultado final de ciertas patologías que generan una dependencia crónica de nutrición parenteral durante más de 60 días, como resultado de una alteración o resección intestinal para garantizar el balance hidroelectrolítico, la absorción de macronutrientes o micronutrientes y el crecimiento adecuado del paciente pediátrico.

El fracaso intestinal es una entidad poco frecuente, secundaria a diferentes situaciones de origen congénito o adquiridas, cuya incidencia es difícil de determinar, aunque se estima entre 1-12 casos por millón de habitantes[1].

Las patologías que pueden desencadenar un fracaso intestinal se pueden clasificar según el período de su aparición: origen congénito (atresias intestinales, defectos en la pared abdominal [gastrosquisis, onfalocele]); período neonatal (enterocolitis necrotizante, íleo meconial, trombosis vasculares y vólvulo intestinal); y período posnatal (vólvulos intestinales, enfermedad inflamatoria que precisa resección intestinal, invaginación y trastornos de la motilidad como seudoobstrucción crónica o enfermedad de Hirschsprung). Estas patologías requieren de especial atención ya que asocian una morbilidad elevada, una afectación importante en la calidad de vida del paciente y complicaciones asociadas al uso de los catéteres para nutrición parenteral y a su uso prolongado[1].

Síndrome del intestino corto

La causa más frecuente del fracaso intestinal en niños es el **síndrome de intestino corto**. Este se debe a la pérdida de tejido funcional intestinal por una resección quirúrgica, tras la que permanece menos de un 25 % de la longitud intestinal esperada para su edad gestacional o cronológica[2]. La consecuencia inmediata de esta resección es la pérdida de la superficie de absorción de la parte afectada, lo que conlleva a la malabsorción y malnutrición del paciente pediátrico y a la dependencia de otras formas de nutrición artificial[3].

El síndrome de intestino corto en el paciente pediátrico posee una baja incidencia, 24 casos/100.000 recién nacidos vivos, pero una muy alta morbimortalidad[2]. Sin embargo, la capacidad de adaptación del intestino es alta, atravesando distintas fases tras la resección (fase aguda, adaptación de 1-2 años y de mantenimiento), por lo que no siempre la afectación resulta definitiva. Las resecciones de estómago y duodeno son raras. La mayor absorción de componentes nutricionales se produce en yeyuno e íleon. El intestino posee gran capacidad de adaptación tras una resección, para minimizar la pérdida de su funcionalidad[3]. Según la sección de intestino afectada, la longitud, la extensión de la resección y las patologías de base, aparecen distintas manifestaciones. Atendiendo a su localización, se resumen[1,3] en la **tabla 28-1**.

El tratamiento del síndrome de intestino corto irá encaminado a favorecer la adaptación intestinal, maximizar la

Tabla 28-1. Sintomatología según la zona de resección intestinal				
	Yeyuno	**Íleon**	**Válvula ileocecal**	**Colon**
Función	• Absorción de macronutrientes, iones, minerales (magnesio, zinc), vitaminas liposolubles • Digestión de las grasas	• Absorción de vitamina B_{12} y sales biliares • Participa en la circulación enterohepática • Tránsito más lento	• Se contrae para favorecer la absorción de nutrientes en el íleon • Controla el paso de nutrientes y líquidos al colon. Limita el paso retrógrado hacia el íleon de bacterias	• Absorción de agua y electrolitos • Transporte de heces • Fermentación de la fibra dietética debido a la microbiota
Problemas tras resección	• A largo plazo, el íleon puede compensar parcialmente las funciones del yeyuno • Malabsorción de nutrientes	• Ácidos biliares en exceso en el colon (diarrea coletérica), malabsorción de grasas (esteatorrea) • Colelitiasis	• Síndrome de sobrecrecimiento bacteriano con síntomas: anorexia, náuseas, distensión abdominal	• Heces diarreicas

Adaptada de: Cruz Hernández M, García García JJ[1] y Román Riechmann E[3].

superficie de absorción intestinal y prevenir complicaciones. En última instancia, y tras el fracaso de otras medidas primarias, en ocasiones se planteará un trasplante intestinal.

El manejo terapéutico dependerá de la fase en la que se encuentre el paciente[1-3].

- **Fase inicial o aguda.** Tras la resección intestinal, el paciente tendrá pérdidas electrolíticas abundantes, más acusadas cuanto menor sea la edad del niño y en presencia de ileostomía o yeyunostomía. En esta fase la nutrición parenteral y los aportes intravenosos serán el tratamiento. La nutrición parenteral exclusiva se disminuirá progresivamente hasta suspenderla, aumentando de manera paralela los aportes enterales. (v. **Cap. 19**).
- **Fases posteriores.** Se fomentará la nutrición enteral en cuanto sea posible y cuando el volumen de las pérdidas intestinales haya disminuido. La nutrición enteral favorece la adaptación intestinal y resulta más fisiológica. Se comenzará por pequeñas cantidades a bajo ritmo, denominadas **nutrición enteral trófica**, generalmente mediante infusión enteral continua (v. **Cap. 19**).

Las soluciones más adecuadas y menos agresivas serán la lactancia materna propia o con leche donada, o fórmulas hidrolizadas en el caso de lactantes; en última instancia se emplearán fórmulas elementales[1,3].

Cuidados enfermeros

Los cuidados de enfermería irán enfocados al manejo de las alteraciones producidas tras la intervención y resección del intestino[1,2].

- Valorar la tolerancia enteral, vigilando la aparición de síntomas como vómitos, irritabilidad y distensión abdominal.
- Vigilar las pérdidas digestivas por heces (ideal menor de 2 mL/kg/h o 40-50 mL/kg/día).
- Vigilar el riesgo de deshidratación (v. **Cap. 24**), especialmente en la fase aguda y con dispositivos de ileostomía o yeyunostomía.

- Asegurar la correcta reposición hidroelectrolítica y realizar balance hídrico por turno (v. **Cap. 24**).
- Manejo de la dieta: restricción de los azúcares simples. Fomentar los alimentos ricos en proteínas y grasas por tener una menor carga osmolar. Evitar los alimentos ricos en oxalatos por el riesgo de litiasis renal con colon conservado[1,3].
- Manejo del dolor.
- Vigilancia de la integridad cutánea por heces ácidas.
- Apoyo a la familia y al paciente por riesgo de alteración en su imagen corporal.
- Prevención y manejo de las complicaciones asociadas a la nutrición parenteral y a los dispositivos de acceso venosos centrales (v. **Cap. 19**).
- Manejo de los dispositivos asociados a la intervención quirúrgica: colostomías, ileostomías, etc. (v. **Cap. 18**).
- Favorecer la estimulación oral no nutritiva durante la rehabilitación intestinal y aumentar de manera progresiva la **nutrición enteral nutritiva**[3]. De manera orientativa se puede relacionar el ritmo de pérdidas digestivas con el aumento progresivo de la nutrición enteral[1] (**Tabla 28-2**).

Trastornos de la motilidad intestinal

Las entidades asociadas a **trastornos de la motilidad** son de gravedad variable, frecuentes en niños, siendo la seudoobstrucción intestinal crónica el trastorno más grave y causa del 15 % de los fracasos intestinales en el paciente pediátrico[1,3].

Tabla 28-2. Pérdidas digestivas y su relación con el ritmo de la nutrición enteral	
Ritmo de pérdidas digestivas	**Ritmo enteral**
2 g/kg/h	Aumentar débito enteral 10-20 mL/kg/día
2-3 g/kg/día	Mantener mismo ritmo
> 3 g/kg/día	Disminuir ritmo de débito enteral

Las heces son pesadas en gramos siempre que tengan consistencia sólida o semisólida; para las heces líquidas se utilizará una medida de volumen, mililitros, en lugar de una de masa, gramos.
Adaptada de: Cruz Hernández M, García García JJ[1].

Seudoobstrucción intestinal crónica

Se trata de un trastorno crónico con incapacidad para expulsar el contenido intestinal. Se caracteriza por la frecuencia de episodios con patrones sugestivos de obstrucción, tanto clínicos como radiológicos, sin poder hallar presencia de una obstrucción mecánica, es decir, sin existir una oclusión luminal. Engloba patologías relacionadas con el sistema nervioso entérico o inervación autonómica y con alteraciones en el músculo liso digestivo. La incidencia es baja (1:270.000), aunque se trata de un trastorno grave. Un 16 % de los casos se pueden detectar intraútero, asociando en ocasiones polihidramnios, mega vejiga y dilatación de las asas intestinales. La mayoría de los casos se diagnostican en el primer año de vida, frecuentemente entre los 2-3 primeros meses de vida. El diagnóstico será fundamentalmente clínico, aunque se emplean pruebas complementarias como radiografías y manometrías[1,3].

La causa puede ser de origen congénito (más frecuente en niños) o adquirido. Se considera crónica cuando permanece durante 2 meses tras el nacimiento, o 6 meses si es de origen adquirido. Según el origen histológico y los patrones de motilidad, se puede clasificar en forma miopática o forma neuropática[1,3]:

- **Formas neuropáticas.** Trastorno del sistema nervioso entérico caracterizado por contracciones no coordinadas con ausencia de un **complejo motor migratorio**.
  - *Neuropatías viscerales primarias.* Presentan afectación de los plexos mientéricos de Auerbach y submucosos de Meissner. Es la causa más frecuente en pediatría. Pueden ser trastornos hereditarios o esporádicos como la hipoganglionosis o hiperganglionosis.
  - *Neuropatías viscerales adquiridas.* Pueden aparecer a cualquier edad. Daño en el sistema nervioso entérico debido a diferentes agentes externos o patologías. Infecciones como la enfermedad de Chagas (infección por *Tripanosoma cruzi*), agentes tóxicos, radiación, enfermedades autoinmunes, inflamatorias (como enfermedad de Crohn), enterocolitis necrotizante, celiaquía o neuropatía visceral autoinmune (ganglionitis).
- **Formas miopáticas.** Presentan alteración en las capas musculares con contracciones coordinadas, pero de baja amplitud. Menos frecuentes, pero de mayor gravedad.
  - *Miopatías viscerales primarias.* Pueden ser trastornos hereditarios o esporádicos.
  - *Miopatías secundarias.* Relacionadas con trastornos en el tejido conectivo, como colagenosis o distrofia muscular.

Los síntomas dependen de la localización de la parte afectada y de su extensión. Los síntomas inespecíficos pueden favorecer el retraso del diagnóstico: distensión abdominal, vómitos, estreñimiento, dolor abdominal e intolerancia digestiva. Se puede observar también un sobrecrecimiento bacteriano debido al retraso en el vaciado del contenido intestinal, dando lugar a malabsorción de nutrientes y consecuentemente aparición de episodios diarreicos. Con frecuencia, pueden aparecer asociadas a anomalías en las vías urinarias y a malrotación intestinal[1].

Estas patologías resultan de alta complejidad y precisan cuidados multidisciplinares para su abordaje. Los fines raramente son curativos, sino encaminados a paliar las consecuencias de la patología y mejorar la calidad de vida de los pacientes[1,3]:

- **Soporte nutricional.** La mayoría de los pacientes presentan malnutrición y malabsorción de nutrientes. Se debe fomentar ingestas frecuentes, de escasas cantidades, preferiblemente por vía oral. Si no fuera posible, pueden necesitar gastrostomía o yeyunostomía para alimentación y favorecer descompresión intestinal.
- **Dependiendo de la localización y la afectación**, se precisarán distintos dispositivos para la administración de alimentación y la descompresión del intestino. Será necesario el buen manejo de los dispositivos como sondas nasogástricas, gastrostomías, ileostomías o colostomía. Las ostomías de descarga facilitarán la reducción de la dilatación intraluminal, pudiendo mejorar la dismotilidad.
- **Siempre se favorecerá nutrición enteral trófica.** Si estuviera contraindicada por malnutrición grave o fracaso de la administración enteral, se administraría nutrición parenteral, teniendo en cuenta las posibles complicaciones derivadas de la misma y la elevada morbilidad asociada (trombosis de catéter, infección, alteración hepática).
- **Reducción de grasas y de fibra en la dieta** (la fibra soluble retrasa el vaciamiento gástrico y propicia la distensión abdominal).
- **Manejo del dolor.** El dolor visceral intenso es frecuente en niños con seudoobstrucción intestinal crónica, con necesidad de analgésicos potentes. Los opiáceos deben ser empleados con especial atención ya que pueden enlentecer la motilidad intestinal.
- **Apoyo psicológico** al paciente y su familia.

Enfermedad de Hirschsprung

La **enfermedad de Hirschsprung**, o megacolon congénito, es un trastorno de la motilidad caracterizado por la ausencia de células ganglionares en los plexos mientéricos del sistema nervioso entérico (aganglionosis colónica), en el 80 % de los casos localizados en colon sigmoide y recto. Es de origen congénito y la causa más frecuente de obstrucción intestinal distal en recién nacidos. Su incidencia aproximada es de 1 por cada 5.000 nacidos vivos, siendo más frecuente en varones (1:4). Puede presentarse junto con otras anomalías cardíacas, genitourinarias y gastrointestinales (en un 15-20 % de los casos), y genéticas como el síndrome de Down[1,3].

Los plexos neuronales del intestino (Auerbach, Meissner y Henle) controlan las funciones del intestino, entre ellas la motilidad mediante la contracción y relajación del músculo liso. En condiciones normales predomina la relajación del intestino a través de las fibras adrenérgicas. La contracción se produce por medio de la acetilcolina en las fibras colinérgicas. En la enfermedad de Hirschsprung se produce una hipertrofia de las fibras adrenérgicas y actividad aumentada de la enzima acetilcolinesterasa en la zona aganglionar. Esto se traduce en una alteración en la motilidad dificultando el tránsito normal

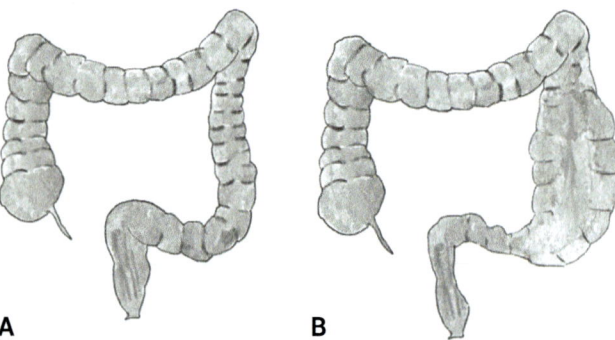

Figura 28-1. A) Representación de colon sin alteraciones. **B)** Colon con dilatación por enfermedad de Hirschsprung (derecha).
Ilustración: © Tania Cano.

como se representa en la **figura 28-1**. El 90 % de los casos se diagnostican en el período neonatal. El diagnóstico se realizará fundamentalmente mediante tres pruebas[1,3]:

- **Enema opaco a baja presión**: en los tres apartados permite detectar radiológicamente las tres zonas características de la enfermedad de Hirschsprung: zona dilatada, zona de transición o embudo y zona estenótica.
- **Manometría**: detecta la motilidad intestinal en ayuno y en estado posprandial. Si está afectado, se objetivará la anormal o ausente respuesta del complejo motor migratorio (actividad motora del tracto gastrointestinal durante los períodos de ayuno que favorece la eliminación de restos e impide el sobrecrecimiento bacteriano) y la ausencia de respuesta ante la comida o fármacos inductores de la motilidad (eritromicina y octreotida). Resulta de utilidad para valorar la fase de la enfermedad en la que se encuentra el paciente (I-III) y estimar su evolución, relacionándolo con la necesidad de empleo de nutrición parenteral y el pronóstico.
- **Biopsia rectal**: confirma la ausencia de células ganglionares, no se considera una prueba rutinaria[1].

Los síntomas que pueden hacer sospechar de la presencia de esta patología son: retraso de 48 horas en la emisión del meconio, distensión abdominal y vómitos, en el período neonatal. Si el tramo aganglionar es corto, las manifestaciones pueden ser de estreñimiento leve alternando con diarrea leve, síntomas que dificultarán el correcto diagnóstico. El objetivo global es preservar la calidad de vida de los pacientes con este trastorno hasta su reparación quirúrgica. El tratamiento inicial de estos pacientes será conservador con irrigaciones rectales una o varias veces al día, con el fin de evitar la obstrucción completa eliminando las heces del colon y evitando el sobrecrecimiento bacteriano. El tratamiento final será la resección de la porción aganglionar afectada y descender la parte sana hacia el canal anal, preservando la funcionalidad del esfínter anal interno[1,3].

 La detección precoz es fundamental, pero recuerda que los recién nacidos prematuros expulsan el meconio más tarde que los recién nacidos a término, incluso pasadas las 48 horas de vida. Sin embargo, la enfermedad de Hirschsprung es rara en los pacientes pretérmino[3].

Los cuidados de enfermería ante esta patología son de suma importancia, al igual que el reconocimiento precoz de las complicaciones. Cuanto mayor sea el segmento aganglionar intestinal, habrá mayor ***Riesgo de deterioro de la motilidad gastrointestinal (00422)***[1,3]:

- Prevención de complicaciones asociadas a la retención fecal, que pueden dar lugar a fecalomas y, consecuentemente, a obstrucción o suboclusión luminal, ulceración de la mucosa y en casos más graves, perforación intestinal y neumatosis.
- Vigilancia de síntomas de enterocolitis provocada por la retención fecal: fiebre, distensión abdominal, diarrea explosiva, vómitos biliosos o restos hemáticos en heces.
- Cuidados postoperatorios y manejo del dolor.
- Apoyo psicológico a la familia e implicación en los cuidados[1,3].
- Técnica de la **irrigación rectal**. Durante la hospitalización, los profesionales de enfermería instruirán a los padres en la técnica ya que probablemente la realicen en el domicilio[5]:
  - *Material:* batea o dispositivo de recolección, sonda rectal tipo Nelaton, jeringas de 50-60 mL con conexión adaptadas a la sonda, suero salino fisiológico tibio en alícuotas de 10-20 mL/kg, guantes y material de limpieza, lubricante.
  - *Técnica:* las irrigaciones se harán 1 o 2 veces al día, asegurando el confort del niño. La posición más adecuada será en decúbito lateral izquierdo para niños; en neonatos se puede realizar en decúbito supino. Para la técnica habrá que informar a la familia y al paciente del procedimiento, considerar métodos de distracción o analgesia no farmacológica (v. **Cap. 21**). Se introducirá suavemente la sonda previamente lubricada por el recto, poniendo especial atención en no forzar si se encuentra resistencia en el trayecto. Si se perciben resistencias, asegurar que el niño está tranquilo y confortable durante la técnica y volver a valorar. Se comenzará a instilar la cantidad de suero salino adecuado al paciente a través de la sonda, de manera lenta y vigilando la tolerancia del paciente. Tras introducir el suero, se desconecta la jeringa de la conexión de la sonda y se vigilará la obtención del suero instilado; si se sospecha retención o no se observa la salida de la solución introducida, se habrá de comunicar al equipo médico. Se anotará la cantidad y las características del contenido expulsado. No está indicado la aspiración con la jeringa por riesgo de lesión de la mucosa intestinal. Asegurar la limpieza del paciente y su confort tras la técnica[5].

ENFERMEDAD INFLAMATORIA INTESTINAL

La **enfermedad inflamatoria intestinal** es una enfermedad multisistémica que engloba aquellas entidades caracterizadas por inflamación crónica del intestino cuya etiología es desconocida, pero comparten criterios clínicos. Dentro de este grupo se encuentra la enfermedad de Crohn y la colitis ulcerosa, que se caracterizan por alternar períodos de brotes o actividad con períodos de remisión[1,3,6].

Tabla 28-3. Sintomatología comparativa entre enfermedad de Crohn y colitis ulcerosa

	Enfermedad de Crohn	Colitis ulcerosa
Localización	• Cualquier parte del tracto digestivo	• Colon y recto
Distribución	• Por segmentos, transmural	• Continua, afectación de la mucosa
Síntomas predominantes	• Dolor abdominal inespecífico pospandrial o nocturno. Pérdida de peso, retraso en el crecimiento de + 1 desviación estándar (DE) que puede preceder a los síntomas digestivos • Manifestaciones extradigestivas (aftas bucales)	• Dolor abdominal de intensidad variable tipo cólico • Diarrea mucosanguinolenta y rectorragia, urgencia defecatoria o tenesmo
Pronóstico	• Variable en función de la respuesta al tratamiento y la capacidad de mantenerse en estado de remisión	• Generalmente más favorable, mejor respuesta al tratamiento. Cirugía con fin curativo
Representación gráfica		

Ilustraciones: © Tania Cano.
Adaptada de: Cruz Hernández M y García García JJ[1], Román Riechmann E[3] y Tolín Hernani M et al.[6]

Se trata de una patología en aumento en sociedades en países desarrollados y áreas industrializadas, relacionándose en gran medida con los factores ambientales que modifican la microbiota, como la dieta. Puede aparecer en cualquier etapa de la vida; sin embargo, el 30 % de los casos de enfermedad inflamatoria intestinal se diagnostican en la edad pediátrica, con una edad media del inicio a los 12 años. Se ha observado una tendencia de aparición de la enfermedad cada vez en etapas más precoces de la vida, siendo la incidencia pediátrica en España de 2,8 nuevos casos por cada 100.000 habitantes. A edades más tempranas, es más frecuente la colitis sin diferenciación entre sexos, mientras que, a mayor edad, la enfermedad de Crohn es más frecuente, especialmente en varones[6].

La etiología de estas entidades no está claramente definida. Se ha demostrado una interacción de predisposición genética y ciertos factores ambientales que generan en el individuo una respuesta inmune alterada[1,3]. Entre los factores ambientales predisponentes figuran las dietas ricas en azúcares y/o grasas, infecciones y tratamiento con antibióticos en la etapa neonatal, y estrés psicológico o crónico para los brotes. La lactancia materna actúa como factor protector por su efecto beneficioso en la microbiota intestinal. El tabaco resulta controvertido ya que actúa como desencadenante para la enfermedad de Crohn y como protector para la colitis ulcerosa[3].

Las alteraciones fisiopatológicas en la enfermedad inflamatoria intestinal se basan en la alteración en la permeabilidad intestinal con daño en el epitelio debido a citocinas, y alteración en la inmunidad innata reconociendo como extrañas las bacterias saprófitas. Como resultado de esta respuesta inmune y de la liberación de citocinas proinflamatorias, se producirá una inflamación intestinal con aumento de linfocitos, células citotóxicas (natural killer, NK) o neutrófilos, que propiciarán una respuesta inmune en cadena, promoviendo mayor inflamación mediante la llamada de nuevas células y la adhesión de leucocitos al endotelio vascular[3].

Ambas entidades comparten sintomatología; sin embargo, estos síntomas varían según la localización de la inflamación. Es importante reseñar que cursan también con sintomatología inespecífica que puede retrasar el diagnóstico, sobre todo en el caso de la enfermedad de Crohn. Un retraso en el diagnóstico se ha relacionado con peor calidad de vida y mayor extensión de la enfermedad. Presenta características particulares en la edad pediátrica que difieren del adulto, siendo más frecuentes los síntomas extraintestinales[6], pudiendo afectar al crecimiento de los niños y a su calidad de vida. La sintomatología más significativa de ambas entidades está descrita en la **tabla 28-3**[1,3,7].

El 30 % de los pacientes presenta manifestaciones extradigestivas en cualquier etapa de la enfermedad, siendo las más frecuentes alteraciones cutaneomucosas, oculares, osteoarticulares, hepatobiliares, por contigüidad como fístulas, y por alteraciones en la absorción, como el caso de la litiasis renal o anemia[1,6].

El diagnóstico se basa en los síntomas y pruebas complementarias: analíticas, histológicas y radiográficas, como ecografía abdominal, endoscopia digestiva alta e ileocolonoscopia mediante sedación, para obtener muestras mediante biopsia, y enterografía por resonancia magnética[1,6,12].

El principal objetivo del tratamiento será la preservación del crecimiento y desarrollo del paciente pediátrico. Para ello se buscará la remisión de la sintomatología de manera precoz, anticipándose a las recaídas. Estos niños tendrán un seguimiento controlado, procurando disminuir la actividad inflamatoria mediante[1,6]:

- **Fármacos**: se usarán para regular el sistema inmunitario y la actividad inflamatoria. Se buscará inducir los estados de remisión mediante la actuación sobre las citocinas que propician estados de inflamación (interleucina-1 [IL1]). Para la fase de mantenimiento, inhibiendo la amplificación de la cascada inflamatoria (prostaglandinas, leucotrienos), junto con las terapias biológicas y los tratamientos inmunosupresores.
- **Soporte nutricional**: con nutrición enteral exclusiva con fórmulas poliméricas durante 6-8 semanas, con el fin de inducir la remisión y corrección de las alteraciones nutricionales. No está indicada en afectación gastroduodenal o estados graves de manifestaciones extradigestivas.
- **Cirugía**: curativa en la colitis ulcerosa, no para la enfermedad de Crohn. Se reserva para casos refractarios al tratamiento médico. La técnica quirúrgica de elección es la proctocolectomía (recto y colon) y anastomosis ileorrectal con reservorio, conservando la continencia anal.
- **Nuevas terapias en estudio**: probióticos y aceites de pescado (ácidos grasos omega con actividad antiinflamatoria), aunque son necesarios más estudios para confirmar sus efectos[1,6].

Cuidados enfermeros

El papel de enfermería en estos pacientes será muy relevante, ya que por su carácter crónico y de aparición de brotes supone un desgaste emocional y físico para los pacientes y sus familiares. En este contexto, será importante valorar el *Riesgo de excesiva carga de cuidados* (00401)[8]. Se ha de garantizar el cumplimiento del tratamiento anteriormente descrito y detectar sus posibles efectos adversos, así como la aparición de sintomatología de manera precoz para garantizar el tratamiento temprano de los brotes y su pronta remisión. La educación para la salud en estos casos desempeña un papel importante debido a la implicación

de los factores ambientales en la misma. Los aspectos a tener en cuenta son[1,3,6]:

- Durante el tratamiento con inmunosupresores, están contraindicadas las vacunas de virus vivos. Recomendar completar las vacunas de virus vivos antes de iniciar el tratamiento.
- Está recomendada la vacunación anual contra la gripe por vía parenteral; se excluye la vacuna intranasal.
- Se desaconseja el hábito tabáquico, también de manera pasiva, puesto que está relacionado con aumento de recidivas y peor pronóstico.
- Favorecer hábitos de vida saludables que incluyan una dieta equilibrada, evitando el consumo de productos ultra procesados. Asegurar un correcto aporte de calcio y vitamina D en la dieta.
- Vigilar la adhesión al tratamiento, especialmente en etapas de la edad pediátrica como la adolescencia, relacionada con más recaídas.
- Serán útiles los índices de actividad para la valoración de la gravedad de ambas entidades, como el índice ponderado de actividad de la enfermedad de Crohn pediátrica (wPCDAI) e índice de actividad de la colitis ulcerosa pediátrica (PUCAI)[1,11,12].

FIBROSIS QUÍSTICA: ASPECTOS DIGESTIVOS Y NUTRICIONALES

La **fibrosis quística** es una enfermedad genética autosómica recesiva con afectación a las células epiteliales y glándulas exocrinas. Los principales órganos afectados son los pulmones, pero también se manifiesta en el páncreas, hígado, tracto gastrointestinal y en el aparato reproductor. La afectación pulmonar es la más relacionada con la morbimortalidad de esta patología (v. **Cap. 27**).

El aspecto nutricional en estos niños resulta de gran importancia, ya que está íntimamente relacionado con la función pulmonar y con la supervivencia. Estos pacientes requieren aportes energéticos muy elevados, siendo de un 110-200 % de las recomendaciones de ingesta diaria[11]. Con frecuencia precisan suplementos y, en ocasiones, aportes mediante dispositivos enterales para cubrir estas necesidades, debido a la sintomatología asociada que les puede limitar el aporte oral[3]. Se precisa que las calorías se repartan en 35-40 % en grasas, un 20 % en proteínas y 40-45 % en hidratos de carbono, siendo recomendable utilizar suplementos si no se alcanzan las especificaciones[11].

Los síntomas digestivos más prevalentes en la edad pediátrica son: insuficiencia pancreática exocrina (presente en el 85-90 % de los casos), reflujo gastroesofágico, alteraciones en el vaciamiento gástrico, íleo meconial, estreñimiento, síndrome de obstrucción intestinal distal, sobrecrecimiento bacteriano y enfermedad hepática[1].

En general, las manifestaciones clínicas[7] más prevalentes se pueden agrupar según la etapa en la que se encuentre el paciente, y se detallan en la **tabla 28-4**.

El tratamiento se centrará en mantener un estado nutricional adecuado con el fin de promover el crecimiento y

Tabla 28-4. Sintomatología digestiva de fibrosis quística según la etapa del desarrollo		
Etapa	**Manifestaciones clínicas digestivas**	**Respiratorias**
Neonatal	• Obstrucción intestinal distal o íleo meconial • Colestasis neonatal con ictericia prolongada (5 %)	• Patología respiratoria poco frecuente
Lactante y preescolar	• Retraso en el crecimiento y escasa ganancia ponderal • Diarrea crónica con heces grasas (esteatorrea), frecuentes y voluminosas debido a malabsorción • Prolapso rectal (15-20 %)	• Sintomatología respiratoria (bronquitis recurrentes, atelectasias por secreciones espesas, infecciones) • Tos crónica, esputo amarillento y verdoso, espeso. Colonización de microorganismos como *Staphylococcus aureus* y *Pseudomonas*
Escolar	• Insuficiencia pancreática exocrina manifestada en malabsorción de proteínas y grasas • Exploración física con disminución de la masa muscular, distensión abdominal, aumento del diámetro anteroposterior del tórax y retraso en el crecimiento	
Adolescencia	• Pancreatitis aguda, reflujo gastroesofágico, intolerancia a los hidratos de carbono con hiperglucemias (10 % de los pacientes desarrollarán una diabetes). Disfunción hepática	• Bronquitis crónica, infecciones recurrentes refractarias

Adaptada de: Uribe Velázquez SP y Lagoueyte Gómez MI[7].

desarrollo acorde a la edad del paciente. El tratamiento y la presencia o no de desnutrición en la edad pediátrica se ha relacionado con el pronóstico y la calidad de vida en la edad adulta. Está condicionado por tres factores que propician un desequilibrio nutricional:

• Aumento de los requerimientos energéticos, relacionado con el trabajo respiratorio y la respuesta inflamatoria sistémica con los episodios de infección.
• Disminución de la ingesta de nutrientes.
• Aumento de las pérdidas, debido a maldigestión y malabsorción de los nutrientes.

Cuidados enfermeros

Los cuidados irán dirigidos a evitar, mitigar o resolver el diagnóstico de *Ingesta nutricional inadecuada* (00343) y los *Conocimientos de salud inadecuados* (00435) sobre la enfermedad y los cuidados a implementar[8]:

• Dieta hipercalórica y minerales como zinc, calcio, hierro y selenio[11]. Evitar restricciones de grasas, ya que disminuyen el aporte calórico y resultan menos apetecibles. Es recomendable enriquecer las comidas con grasas saludables sin aumentar el volumen con alimentos como aceite de oliva, nata, queso, frutos secos, semillas o aguacate.
• Valorar suplementos orales y en estados nutricionales graves o en reagudizaciones que requieren mayor gasto energético.
• Valorar necesidad de colocar sonda nasogástrica o transpilórica para garantizar los aportes (v. **Cap. 18**). Generalmente, la nutrición enteral se administra durante la noche para aumentar los aportes energéticos sin interrumpir la ingesta durante el día. Cuando esta situación tiene lugar en el ámbito domiciliario (v. **Cap. 19**), además tiene la ventaja de no interferir en sus actividades habituales, como la vida escolar. Si se prevé suplementación a largo plazo, valorar la necesidad de gastrostomía porque produce menor disrupción de la imagen corporal, especialmente en adolescentes[9].

Es importante tener en cuenta el riesgo de aparición del diagnóstico enfermero *Imagen corporal alterada* (00497)[8].
• Los suplementos líquidos pueden aportar 1-2 kcal/mL, por lo que resultan idóneos para administrar calorías en volúmenes pequeños[3].
• Administración en las comidas de enzimas pancreáticas como terapia sustitutiva en la insuficiencia pancreática exocrina: lipasa, proteasas y amilasas. Estas enzimas actualmente vienen en cápsulas con microgránulos que los protegen del pH ácido del estómago y favorecen la liberación retardada en el pH alcalino a nivel del duodeno, por lo que no se deben masticar ni machacar. Se deben tomar con alimentos ácidos (compota de manzana), evitando ingerirlas con alimentos alcalinos como la leche, para evitar su liberación precoz[3,11].

 En caso de tomar una pequeña cantidad de alimentos previo a la comida principal, se debe adelantar 1/3 de la dosis. Si existen dificultades en la deglución de la cápsula, se pueden extraer los microgránulos e ingerirlos sin masticar con mezcla con alimentos cuyo pH será inferior a 5,5 (yogur, zumo de naranja). Se deben administrar inmediatamente y comprobar que las microesferas no permanecen en la boca donde podrían lesionar la mucosa.

• Suplementos de vitaminas liposolubles (A, D, E y K)[11]. Considerar aportes de cloruro sódico, sobre todo con elevado calor ambiental, en caso de deporte intenso, fiebre (por la elevada sudoración) o pérdidas digestivas elevadas, como en caso de diarrea[10].
• En lactantes está recomendada la lactancia materna. La alimentación complementaria será introducida siguiendo las recomendaciones actuales para la población general, teniendo en cuenta las indicaciones comentadas previamente.
• En el caso de desarrollar una diabetes, hay que tener en cuenta que los objetivos serán: controlar los síntomas y evitar las hipoglucemias, mantener o incrementar el peso y mantener una calidad de vida adecuada. En primeras fases,

se pueden emplear hipoglucemiantes orales, aunque en fases más avanzadas requerirán insulinoterapia. La dieta no será restrictiva para evitar la pérdida de peso; sin embargo, se deberán evitar los hidratos de carbono de acción rápida[3,9].

- Instruir a los padres y cuidadores en la importancia del aporte calórico y fomentar que sea apetecible y natural.
- Entrenar a los padres y al paciente en la detección de complicaciones.
- Se deben vigilar las características de las deposiciones dado que informan del ajuste adecuado de las enzimas pancreáticas.

El tratamiento global requiere un equipo multidisciplinar conformado por nutricionistas, gastroenterólogos, neumólogos, pediatras y enfermeras que formen parte de la **unidad de fibrosis quística** para un abordaje integral de las diferentes alteraciones presentes en estos pacientes, junto a un cuidado familiar. Será muy importante el apoyo psicológico a estas familias ya que se trata de un proceso crónico y con continuas reagudizaciones que pueden llegar a afectar notablemente a la calidad de vida del paciente y de su familia. Durante los procesos de hospitalización, será recomendable animar al paciente a continuar con sus actividades escolares[9].

PUNTOS CLAVE

- El fracaso intestinal es una entidad poco frecuente, pero de gran relevancia. La causa más frecuente es el síndrome del intestino corto, con menos de un 25 % de intestino remanente funcionante. Los cuidados de enfermería estarán enfocados en el soporte nutricional, con alimentación enteral o parenteral.
- La enfermedad inflamatoria intestinal engloba la enfermedad de Crohn y la colitis ulcerosa. Presentan períodos de brotes alternados con otros de remisión. Los cuidados de enfermería serán la educación del paciente y su familia en los síntomas, para reconocer signos de recaída y promover hábitos saludables.
- La fibrosis quística tiene repercusiones en el sistema digestivo. Los cuidados de enfermería se centrarán en mantener un estado nutricional adecuado, aumentando las ingestas diarias recomendadas, aporte de sal, vitaminas liposolubles y enzimas pancreáticas.
- En pacientes con desnutrición grave, será necesario tener especial precaución en la reintroducción de la nutrición.

REFERENCIAS

1. Cruz Hernández M, García García JJ. Manual de pediatría. 4ª ed. Majadahonda (Madrid): Ergon; 2020.
2. Fernández A, Desantadina V, Balacco M, Busoni V, et al. Guía clínica para el manejo de la falla intestinal secundaria a síndrome de intestino corto en pediatría. Arch Argent Pediatr [Internet]. 2021;119(5). Disponible en: https://www.sap.org.ar/docs/publicaciones/archivosarg/2021/v119n5a15.pdf [consultado en 02-06-2025].
3. Román Riechmann E. Tratamiento en Gastroenterología, Hepatología y Nutrición Pediátrica SGHNP. 5ª ed. Majadahonda (Madrid): Ergon; 2021.
4. Segarra Cantón O, Redecillas Ferreiro S, Clemente Bautista S. Guía de nutrición pediátrica hospitalaria: Hospital Universitari Vall d'Hebron Barcelona [Internet]. 5ª ed. Majadahonda [Madrid]: Ergon; 2022. Disponible en: https://www.seghnp.org/sites/default/files/2021-10/guia_nutricion_pediatrica_vh5.pdf [consultado en 02-06-2025].
5. Nataraja RM, Ferguson P, King S, Lynch A, Pacilli M. Management of Hirschsprung disease in Australia and New Zealand: a survey of the Australian and New Zealand Association of Paediatric Surgeons (ANZAPS). Pediatr Surg Int. Abril de 2019;35(4):419-23.
6. Tolín Hernani M, Sánchez Sánchez C, Miranda Cid C, Álvarez Catalayud G, Rodríguez Jiménez C. Enfermedad inflamatoria intestinal pediátrica. Pediatr Integral. 2019;XXIII(8):406-16.
7. Uribe Velázquez SP, Lagoueyte Gómez MI. El papel del profesional de enfermería en el cuidado de los niños con fibrosis quística. Rev Salud Bosque. 2022;12(1):1-12.
8. NNNConsult [Internet]. Barcelona: Elsevier, 2024. Disponible en: http://www.nnnconsult.com [consultado 17-06-2025].
9. Hockenberry M, Wilson D. Wong Enfermería Pediátrica. 10ª ed. Barcelona: Elsevier; 2019.
10. Gartner S, Mondéjar-López P, Asensio de la Cruz Ó. Protocolo de seguimiento de pacientes con fibrosis quística diagnosticados por cribado neonatal. Anales de Pediatría. 2019;90(4):251.e1-251.e10.
11. Rodríguez Martínez A, Velasco Rodríguez-Belvís M, Navas López VM. Enfermedad inflamatoria intestinal:colitis ulcerosa y enfermedad inflamatoria intestinal no clasificada. Protoc diagn ter pediatr. 2023;1:207-21. Disponible en https://www.aeped.es/sites/default/files/documentos/17_eii.pdf [consultado en 02-06-2025].
12. Martín de Carpi J, Viada Bris J, Jiménez Treviño S. Enfermedad de Crohn. Protoc diagn ter pediatr. 2023;1:191-205. Disponible en: https://www.aeped.es/sites/default/files/documentos/16_enf_crohn.pdf [consultado en 02-06-2025].

 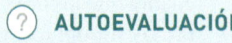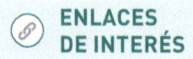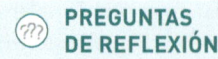

Cuidados enfermeros en situaciones crónicas endocrinas

29

A. Martín Salvador y M. C. Martín-Crespo Blanco

 OBJETIVOS

- Describir las patologías crónicas endocrinas más relevantes en la edad pediátrica y sus manifestaciones clínicas.
- Reconocer las complicaciones más frecuentes en estos pacientes.
- Definir los datos a recabar en la valoración del paciente pediátrico con problemas endocrinológicos.
- Determinar los cuidados de enfermería específicos en cada patología endocrinológica pediátrica.
- Identificar las actividades preventivas en estas enfermedades.

INTRODUCCIÓN

El **sistema endocrino** es un conjunto de órganos y tejidos que conforman las glándulas que secretan y liberan hormonas para regular las funciones de los órganos vitales. Su función es controlar y regular el metabolismo influyendo en la producción de energía, el crecimiento y el desarrollo corporal. El hipotálamo ejerce un papel protagonista al controlar al resto de glándulas del sistema endocrino, ya sea directamente o a través de la glándula hipofisaria[1].

Las enfermedades del sistema endocrino son numerosas y variadas. Pueden ser debidas a una hipersecreción o una hiposecreción de hormonas endocrinas. Este capítulo se centra en la diabetes, la obesidad, el hipotiroidismo y el hipertiroidismo. La educación sanitaria es clave para el buen control de estos trastornos[2].

DIABETES MELLITUS

La **diabetes mellitus** (DM) es un trastorno metabólico complejo que se caracteriza por hiperglucemias crónicas y glucosuria provocadas por déficit de la hormona **insulina**, producida en el páncreas, por disminución de la acción de esta o por ambas[2]. Está considerada una de las emergencias sanitarias mundiales de más rápido crecimiento durante el siglo xxi[3].

Es una enfermedad crónica frecuente en la infancia y adolescencia. La diabetes infantojuvenil aumenta cada año. España es el país con mayor incidencia de **diabetes mellitus tipo 1** (DM1) del sur de Europa: unos 12.000 niños menores de 15 años conviven con la diabetes en España, y se diagnostican entre 1.200 y 1.500 nuevos casos al año[8]. El inicio de la DM1 se puede producir en cualquier edad, pero existe un pico entre los 4-6 años y otro entre los 10-14 años, produciéndose el 45 % de los casos antes de

los 10 años. Por el contrario, la **diabetes mellitus tipo 2** (DM2) se detecta en la mayoría de los casos en niños después de los 10 años.

En apenas 30 años, la prevalencia de la DM2 en adolescentes y jóvenes se ha incrementado en un 56,4 % debido al aumento de incidencia de obesidad infantil.

Clasificación

La American Diabetes Association (https://diabetes.org) ha propuesto un sistema de clasificación de la diabetes en cuatro clases: DM1, DM2, diabetes gestacional y otros tipos específicos de diabetes (diabetes juvenil de inicio en la madurez y la diabetes mitocondrial). A continuación, se describen las dos primeras.

- **Diabetes mellitus tipo 1**: es la diabetes más frecuente en la edad pediátrica; representa el 90 % de los casos y es una de las patologías crónicas más prevalentes en la infancia. Se caracteriza por la destrucción autoinmune de las células β pancreáticas (islotes pancreáticos) que suelen conllevar una deficiencia absoluta de la insulina, haciendo al niño dependiente de insulina exógena. La destrucción de las células β pancreáticas probablemente se deba a un problema autoinmune producido por algún tipo de infección vírica que afecta a los niños genéticamente más susceptibles.

  Los niños con DM1 se enfrentan a grandes cambios en su estilo de vida, la necesidad de controlar la glucemia, la administración de insulina y el control sobre la ingesta alimentaria y la actividad física. Los desajustes en los niveles de glucemia dan lugar a mayores complicaciones a largo plazo y al aumento de la morbimortalidad[4].

- **Diabetes mellitus tipo 2**: es causada por la combinación de la pérdida progresiva de la secreción de insulina de las células β unido a la resistencia a la insulina, una pérdida de receptores de insulina en las membranas superficiales de las células diana que reducen la efectividad de la absorción de la glucosa[5]. Está asociada a la obesidad. En los últimos años los casos en los jóvenes han aumentado[6].

Fisiología y fisiopatología de la glucosa en sangre[1,5]

La ausencia o déficit de insulina o el menor número de receptores de la insulina, hacen imposible la entrada de la glucosa a las células produciendo un aumento de los niveles de glucosa en sangre (**hiperglucemia**). Además, la resistina (hormona secretada por las células adiposas) puede interferir también en la acción de la insulina.

Las causas que provocan los problemas relacionados con la insulina se siguen investigando, pero todo hace pensar que sea por una combinación de factores, como la predisposición genética, agresión externa (vírica), alteración de la nutrición y la dieta, obesidad, trastornos autoinmunes y la exposición de agentes lesivos.

La hiperglucemia da lugar a la **glucosuria** (presencia de glucosa en orina), debido a que la capacidad de filtración de los túbulos renales se ve comprometida por los niveles aumentados de glucosa en sangre, provocando que los túbulos renales sean incapaces de reabsorber toda la cantidad de glucosa y está tenga que ser excretada por la orina. La presencia de glucosuria dará lugar a **poliuria**, un aumento de producción de orina, ya que se necesita mayor cantidad de agua para eliminar la glucosa por esta vía. El cuerpo al perder esa gran cantidad de agua se deshidrata, lo cual empeora cuando aumenta la concentración osmótica de la sangre por los altos niveles de glucemia y saca agua de las células. La deshidratación produce en el diabético una sensación excesiva de sed (**polidipsia**) aumentando el consumo de líquidos. Además, aumenta su apetito (**polifagia**) y tienen continuamente sensación de hambre, ya que las células carecen de glucosa de la que obtener energía. La falta de sustrato energético hace que el cuerpo utilice proteínas y grasas para obtener energía. Este cambio metabólico produce fatiga y pérdida de peso en el paciente. Si el cuerpo quema grandes cantidades de grasa produce cantidades tóxicas de cuerpos cetónicos. El aumento de estos provoca un descenso del pH sanguíneo, causando trastornos en el equilibrio ácido-básico produciendo cetoacidosis diabética.

Presentación clínica y criterios diagnósticos

En primer lugar, se produce hiperglucemia y glucosuria que darán lugar a los síntomas. La presentación clásica de la **DM1** incluye poliuria, polidipsia y polifagia. También se puede producir pérdida de peso, sobre todo en niños de 10 a 14 años. Además, puede producirse deshidratación, sudoración, estreñimiento, debilidad muscular, apatía, astenia, irritabilidad y bajo rendimiento escolar, entre otros síntomas.

En los niños, la poliuria se detecta por la presencia de nicturia, enuresis (entre los 4-10 años), pañales más mojados, y se puede producir incontinencia diurna cuando ya el menor anteriormente era continente.

En la **DM2** se presentan los mismos síntomas, pero más sutiles y difíciles de reconocer.

En los casos más graves, cuando se produce la cetoacidosis diabética, pueden llegar a producirse náuseas, vómitos, disminución del nivel de conciencia, bradicardia, edema cerebral y llegar a la parada cardíaca.

Para diagnosticar la diabetes es necesario que se cumpla con alguno de estos criterios[4]:

- Glucosa sérica en ayunas ≥ 126 mg/dL.
- Test de tolerancia oral a la glucosa anormal, con un valor de glucosa a las 2 horas posprandiales ≥ 200 mg/dL.
- Hemoglobina glicosilada (HbA1c) ≥ 6,5 %.
- Concentración de glucosa sérica ≥ 200 mg/dL en una muestra aleatoria con síntomas de hiperglucemia.

Complicaciones agudas[2,4]

Las principales complicaciones agudas de la diabetes son la hipoglucemia, la hiperglucemia y la cetoacidosis diabética.

Hipoglucemia

La **hipoglucemia** es una de las complicaciones agudas más frecuentes en los pacientes con DM1. Aunque tengan un control adecuado, suelen aparecer entre una o dos hipoglucemias semanales. El 25 % de los pacientes no son conscientes de que están teniendo una hipoglucemia. La causa principal es un exceso de insulina respecto a la glucemia sanguínea en ese momento, que puede deberse a varias causas relacionadas con la insulina (alteración en la dosis, momento de inyección, absorción), relacionadas con la alimentación (cambios en la ingesta de carbohidratos) o relacionadas con un aumento de la actividad física.

Las manifestaciones son: cefalea, cambios visuales, confusión, irritabilidad, convulsiones, temblor, taquicardia, sudoración o ansiedad.

El tratamiento de las hipoglucemias leves consiste en la administración de glucosa oral de absorción rápida y después administrar un hidrato de carbono complejo (galletas, pan) para mantener la glucemia dentro de los valores normales. En cambio, si la hipoglucemia es más grave, dando lugar a convulsiones o pérdidas de consciencia, se debe tratar con inyecciones intramusculares o subcutáneas de glucagón a nivel domiciliario y perfusiones de glucosa intravenosa a nivel hospitalario.

Hiperglucemia

En caso de **hiperglucemia hiperosmolar** se debe administrar insulina de acción rápida en infusión intravenosa continua (0,1 UI/kg/h). La concentración sérica de glucosa debería descender a un ritmo 50-75 mg/dL/h. Cuando la glucemia haya descendido a niveles por debajo de los 300 mg/dL, deberá reducirse la dosis a 0,05-0,1 UI/kg/h. Si no hay vía venosa, se podrá administrar por vía subcutánea 0,1-0,3 UI/kg, seguidos de 0,1 UI/kg/h por vía subcutánea o intramuscular, o 0,15-0,2 UI/kg cada 2 horas por vía subcutánea hasta la resolución de la hiperosmolaridad, seguido entonces de administración a 0,05 UI/kg/h.

Cetoacidosis diabética

Es la forma de inicio de la DM1 en muchos niños. Es una complicación grave que provoca que las células no tengan aporte de glucosa dando lugar a la producción de cuerpos cetónicos. Se produce cuando el paciente presenta el pH arterial por debajo de 7,3 y los valores del bicarbonato sérico por debajo de 15 mEq/L, además de cuerpos cetónicos elevados tanto en suero como en orina.

Normalmente, se produce en DM1 sin diagnosticar, en diabetes mal controlada o durante una enfermedad cuando no se consiguen cubrir las mayores necesidades de insulina generadas por las elevadas concentraciones de hormonas contrarreguladoras y de estrés.

Se manifiesta inicialmente con poliuria, polidipsia, náuseas y vómitos. También puede aparecer dolor abdominal, taquipnea con respiraciones profundas (respiración de Kussmaul), aliento con olor afrutado debido a los cuerpos cetónicos, y alteración del estado mental desde desorientación hasta coma. El tratamiento se basará en la rehidratación del paciente, la administración de insulina intravenosa a 0,1 UI/kg/h para disminuir la hiperglucemia y el aporte de electrolitos.

Complicaciones a largo plazo

Un mal control de la diabetes durante la infancia va a tener complicaciones de salud incapacitantes y potencialmente mortales en la edad adulta, debido al daño producido en muchos tejidos y órganos, a saber: retinopatías que pueden provocar la pérdida de visión e incluso ceguera, nefropatías, insuficiencia renal, neuropatías, cardiopatías isquémicas y obstrucciones arteriales, llegando a producirse la amputación de miembros inferiores[2]. Si se lleva a cabo un buen control de los niveles de glucemia en sangre, las complicaciones a largo plazo se pueden retrasar o prevenir por completo.

Valoración enfermera

Hay que tener en cuenta que las características clínicas de los niños con DM1 y DM2 son diferentes, por lo que la valoración de enfermería tendrá que ser individualizada e irá dirigida a evaluar los siguientes patrones:

- **Patrón nutricional-metabólico**: se valorará el consumo de alimentos y líquidos, el tiempo de dieta que realiza, consumo de azúcares, preferencias alimentarias, si tiene apetito, creencias sobre los alimentos, etc. Además, se realizará un examen físico donde se harán mediciones de talla, peso, perímetro abdominal y se calculará el índice de masa corporal (IMC) del paciente, dado la alta prevalencia (80 %) de obesidad en la DM 2. Es muy importante el seguimiento de los niveles glucémicos del paciente a través de glucemias capilares, así como el control de la HbA1c.
- **Patrón actividad-ejercicio**: se le preguntará sobre la actividad física realizada diaria y semanalmente (frecuencia, duración, intensidad), actividades de ocio y control de la tensión arterial, especialmente en la DM2.
- **Patrón autopercepción-autoconcepto**: valorar la percepción de su imagen corporal y su identidad. También se valorará el estado de ánimo.

Diagnósticos de enfermería[7]

Los diagnósticos enfermeros más frecuentes que presentan estos pacientes son:

- *Conocimientos de salud inadecuados* (00435).
- *Disposición para mejorar la alfabetización en salud* (00262).
- *Autogestión de la salud ineficaz* (00276).
- *Riesgo de autogestión del patrón de glucemia ineficaz* (00489).

En los niños con DM2 también hay que abordar los diagnósticos siguientes:

- *Autogestión del sobrepeso ineficaz* (00398).
- *Conductas sedentarias excesivas* (00355).
- *Dinámica de comidas ineficaz del adolescente* (00269).
- *Dinámica de comidas ineficaz del niño* (00270).
- *Disposición para mejorar la ingesta de nutrientes* (00419).

Cuidados enfermeros[2,4,8,9]

Cuando un niño o adolescente debuta con diabetes es muy importante el papel de los profesionales enfermeros, tanto para los padres como para el propio sujeto. El objetivo será proporcionar los conocimientos necesarios para el autocuidado y el manejo efectivo de la diabetes, cuyo resultado será la mejora de la calidad de vida, el buen control de la diabetes y prevención de complicaciones a largo plazo derivadas de esta.

Se debe formar y educar tanto a los niños como a los padres, teniendo en cuenta la edad del paciente, el tipo de diabetes diagnosticada, el tratamiento prescrito, los estilos de vida, y el entorno cultural y social del menor.

En los niños menores de 3 años, los padres asumen todo el control de la diabetes; a partir de los 3 años, los niños pueden empezar a participar en los cuidados con pequeñas tareas supervisadas siempre por los padres, pero a partir de los 8 años, los niños deben asumir parte del control de la diabetes, aunque supervisados y apoyados por los adultos.

En el caso de los menores que debutan con DM1 es esencial la educación diabetológica, tanto en los niños como su familia, para que adquieran los conocimientos y el aprendizaje de técnicas y habilidades para el manejo de la enfermedad. Es esencial enseñar el autocontrol glucémico, la administración de la insulina, el manejo de los síntomas y fomentar hábitos saludables. En los niños con DM1 es muy importante evitar las hipoglucemias y la cetoacidosis diabética. Los niños menores de 3 años tienen mayor riesgo de

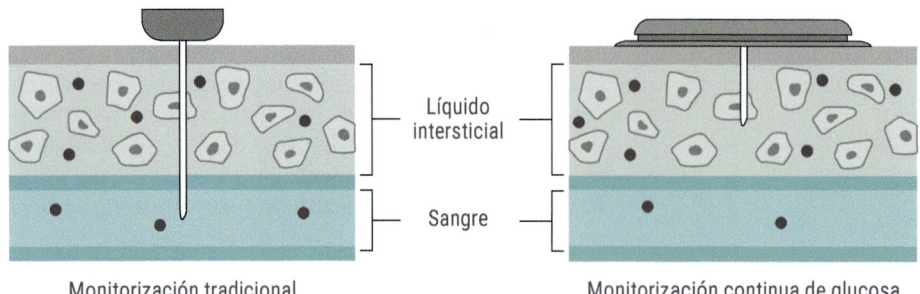

Monitorización tradicional
de glucosa en sangre

Líquido
intersticial

Sangre

Monitorización continua de glucosa
en líquido intersticial

Figura 29-1. Monitorización tradicional de glucosa en sangre frente a la monitorización continua de glucosa en líquido intersticial.

Tabla 29-1. Objetivos glucémicos recomendados

Antes del desayuno y las comidas	70-130 mg/dL
Después de las comidas	90-180 mg/dL
Al acostarse	80-140 mg/dL
A las 3 de la mañana	90-150 mg/dL
Hemoglobina glicosilada (HbA1c)	< 6,5-7 %

Adaptada de: Grupo de trabajo de diabetes de la SEEP[8].

hipoglucemias graves porque son difíciles de detectar, así que es de vital importancia enseñar a los padres a reconocerlas, tratarlas y prevenirlas.

En los niños diagnosticados de DM2 los cuidados irán centrados en los hábitos de vida saludables, alimentación y ejercicio físico, fomentando la pérdida de peso.

El objetivo de los cuidados es que el menor consiga unos niveles óptimos de glucosa en sangre (**Tabla 29-1**), así como niveles de HbA1c inferiores a 7,5 %, que deben ser individualizados para cada paciente según su edad y características.

En los últimos años se han producido muchos avances para el control de la enfermedad. El control de los niveles glucémicos con sensores de glucosa ha aumentado la calidad de vida de los niños y adolescentes con DM1, ya que reduce considerablemente los pinchazos diarios. Estos sensores miden la glucosa en el **líquido intersticial** (**Fig. 29-1**), realizan lecturas cada minuto y almacena los datos durante 8 horas. El sensor tiene una vida útil de 14 días y el paciente puede bañarse, nadar y practicar actividad física con él. Solo se tendrá que tomar una muestra de sangre capilar cuando los valores sean extremos (muy bajos o muy elevados) para su confirmación y, siempre en su calibración al inicio de uso.

Además, se disponen de nuevos análogos de insulina de acción rápida y prolongada que poseen propiedades farmacocinéticas y farmacodinámicas que hace que la insulina sea administrada de manera muy similar a la forma fisiológica. Existen dos tipos de insulina, de acción rápida y de acción lenta. Las **insulinas de acción lenta** permiten mantener la glucemia estable entre las comidas mientras que la **insulina de acción rápida** se administra antes de las comidas para corregir las hiperglucemias. La administración de insulina se realiza por vía subcutánea, por bolos o por infusión continua. La infusión continua de insulina se hace a través de bombas de infusión, bastante utilizadas en la actualidad para el tratamiento de la DM1 en niños y adolescentes, ya que consigue

mejores niveles de HbA1c, reduce las hipoglucemias y mejora la calidad de vida y satisfacción del paciente. Si además el menor lleva un dispositivo de monitorización continua de glucosa, mejora el control glucémico.

El endocrino prescribirá la cantidad de insulina diaria: en los niños con DM1 suele ser de 0,4 a 1 UI/kg de peso, ajustándose según los niveles de glucosa. La enfermera tendrá que enseñar la técnica de inyección de la insulina y proporcionarle información para la conservación de la misma en nevera (4-8 °C) o a temperatura ambiente (4-30 °C) durante un mes en el dispositivo en uso. Además, se debe indicar que las zonas de punción de la insulina se rotarán (**Fig. 29-2**) para que no se produzca la **lipohipertrofia**, que consiste en un aumento local del volumen del tejido adiposo por el efecto lipogénico de la insulina, visualizado como un endurecimiento en el tejido graso.

En algunos casos se produce una remisión transitoria de la DM1, conocida como «luna de miel», al iniciar el tratamiento, que suele durar unos meses. Las células β que aún están funcionales en el debut, aumentan la secreción de insulina temporalmente siendo necesaria una cantidad menor de insulina.

Una buena educación diabetológica y apoyo psicológico de los niños y su familia en el momento del debut reducirá

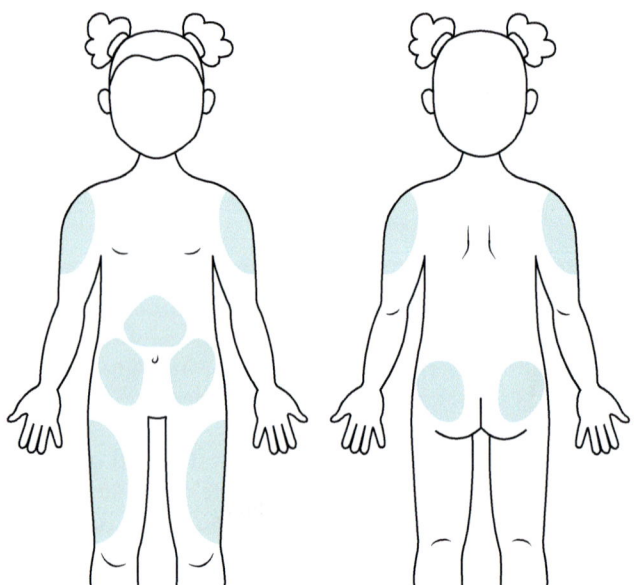

Figura 29-2. Lugares de rotación para la administración de insulina subcutánea.
Adaptada de: Hospital Sant Joan de Déu[9].

el estrés y ansiedad tanto de los padres como de los niños, aumentará el control de la glucemia y reducirá el incumplimiento terapéutico.

Respecto a la alimentación, se deberá planificar:

- 50 % de calorías provenientes de hidratos de carbono (40-45 % de absorción lenta), junto con 15-30 g/día de fibra (que facilitará un enlentecimiento en su absorción y una elevación lenta de la glucemia). Los hidratos de carbono de absorción rápida serán menos del 10 % del total de la alimentación y se ingerirán en las comidas principales junto con fibra, grasas o proteínas que enlentecerán su absorción.
- 30 % de calorías provenientes de lípidos, siendo menos del 10 % grasas saturadas.
- 20 % de proteínas, priorizando las vegetales como las legumbres.

 Para el cálculo de kilocalorías según la edad se suman a 1.000 kcal basales, 100 kcal por cada año cumplido del niño. Si existe una situación de sobrepeso o de escasa actividad física, se debe reducir un 10-15 % el total calórico propuesto. Se muestra un ejemplo en el *caso 29-1*.

La adaptación de la alimentación se traduce en la dieta por raciones y el ajuste de la insulina a administrar a estas raciones de hidratos de carbono (1 UI insulina por cada ración de hidratos de carbono). Una ración de hidratos de carbono es la cantidad de cada alimento que aporta 10 g de hidratos de carbono. Existen multitud de documentos como los que contienen información en tablas calculadoras que traducen el etiquetado de los alimentos de gramos a raciones (v. *Enlaces de interés*).

Es importante también valorar la interferencia sobre la glucemia de grasas y proteínas, que provoca elevación de la glucemia entre 3 y 6 horas tras la ingesta, además de enlentecer la digestión de los alimentos y provocar un menor nivel de glucemia 1-2 horas tras la ingesta.

Se debe tener en cuenta que 150 kcal generadas por grasas y/o proteínas (denominadas unidades grasa-proteínas, UGP) necesitan insulina como una ración de hidratos de carbono. Esto debe contemplarse a la hora de calcular los bolos de insulina que, además, se deberán aplicar entre 2 y 3 horas tras la ingesta.

 Por ejemplo: si un adolescente decide comer media pizza de un envase comercial (300 g de pizza que contienen 78 g de hidratos de carbono, 36 g de proteínas y 35,4 g de grasas), debe calcular que esos 150 g de pizza implican estos cálculos:

- 39 g de hidratos de carbono son 3,9 raciones de hidratos de carbono:
  - Se aplicaría un bolo de insulina de 3,9 UI antes de la ingesta, 1 UI de insulina por cada ración de hidratos de carbono.
- 18 g de proteínas, multiplicado por 4 kcal por gramo de proteína, resultan 72 kcal.
- 17,7 g de grasas, multiplicado por 9 kcal por gramo de grasas, resultan 159,3 kcal:

- Si sumamos las kilocalorías de grasas y proteínas, obtendremos 231,3 kcal. Atendiendo a que 1 UGP equivale a 150 kcal, obtendríamos la equivalencia a 1,542 UGP (se aproxima a 1,6 UGP).
- Teniendo en cuenta que 1 UGP se traduce en 1 UI de insulina, se aplicaría un bolo 2-3 horas tras la ingesta de 1,6 UI insulina.

Así pues, de forma prepandrial se administrarían 3,9 UI de insulina, para corregir la ingesta de 3,9 raciones de hidratos de carbono, y un bolo posprandial de 1,6 UI para corregir las UGP.

Existen guías de apoyo y recursos para proporcionarle a los padres y al niño, y así ayudarlos a adquirir los conocimientos necesarios para el manejo de la diabetes[8,9] (v. *Enlaces de interés*).

Los niños y adolescentes con DM1 han de seguir ciertas pautas de control antes, durante y tras el ejercicio físico para llevarlo a cabo en condiciones de seguridad:

- El **ejercicio físico habitual** es planificado y tiene un ajuste previo conocido tanto de la alimentación como de la insulinoterapia.
- El **ejercicio físico puntual** o no planificado requiere de ajuste según la situación de la glucosa en el organismo, en el momento antes de comenzarlo.

Fisiológicamente hay una fase inicial en el ejercicio que utiliza como sustrato la glucosa sanguínea y la muscular; pasados 30 minutos, se recurre al glucógeno hepático como sustrato energético. A partir de los 60-90 minutos de ejercicio físico la energía se obtiene de las cetonas, generadas por oxidación de las grasas, una vez terminada la reserva de glucógeno hepático. Si la insulina administrada no ha sido suficiente, esta alteración se iniciará antes, apareciendo hiperglucemia con cetonemia; si ha sido excesiva, habrá menor glucogenólisis y se generará hipoglucemia.

Para que el ejercicio físico sea beneficioso, es necesaria una cantidad adecuada de insulina en el organismo. Así pues, se recomienda comenzar a realizar ejercicio físico con los niveles de glucemia superando los 100 mg/dL; si fuesen inferiores se recomienda ingerir 10 g de hidratos de carbono de acción lenta y comenzar la actividad pasados, al menos, 15 minutos. Por el contrario, cuando la glucemia está sobre 250 mg/dL se debe valorar la presencia de cetonuria, y no se puede realizar deporte hasta que los cuerpos cetónicos en orina sean negativos. Una vez terminada la actividad deportiva (hasta 12-24 horas puede haber disminución de glucemia en relación con el ejercicio realizado) hay que ajustar la alimentación y la cantidad de insulina dependiendo del momento, duración e intensidad, de realización de la actividad.

La recomendación general implica un ejercicio físico regular en horario y duración, con una intensidad moderada y de tipo aeróbico. Existen dos fórmulas de actuación: bien disminuir la dosis de insulina previa o aumentar el aporte de hidratos de carbono sin modificar la insulina. En casos de ejercicio prolongado o intenso, también será necesario reducir la dosis de insulina basal hasta un 10-20 %. Se deberá aprender a ajustar la estrategia elegida o la combinación de ambas al tipo y momento de realización del ejercicio, al niño, a la edad y la gestión de la glucemia.

OBESIDAD

La **obesidad** es una enfermedad crónica, considerada un factor de riesgo para la aparición de DM2, algunos tipos de cáncer, enfermedades cardiovasculares y trastornos osteoarticulares y psicológicos. Consiste en la acumulación de tejido graso en el organismo en relación con otros componentes corporales, y suele ser el resultado de un balance energético positivo, en el que la entrada de energía excede al gasto[10,11].

La Organización Mundial de la Salud (OMS) estima que 124 millones de niños y niñas de entre 5 y 19 años en todo el mundo padecen obesidad. Existe una amplia heterogeneidad en la distribución de la prevalencia de la obesidad a nivel mundial. El país con la tasa más alta es Estados Unidos con un 30 %, seguido de México y Arabia Saudí. En Europa los países con mayor obesidad son Reino Unido, Alemania, Bélgica, Portugal y España[12].

En España, la incidencia de esta enfermedad se ha triplicado desde la década de 1970. En la actualidad, la prevalencia de exceso de peso en la población infantojuvenil es del 33,4 %, es decir, 1 de cada 3 menores de entre 8 y 16 años presenta sobrepeso (21,6 %) u obesidad (11,8 %) según el estudio PASOS de la Gasol Foundation realizado en 2022. Esto hace que España esté sufriendo una epidemia de obesidad infantil que está afectando al desarrollo de los niños y adolescentes. Además, un 20,4 % de la población infantil y adolescente presentó una acumulación excesiva de grasa en el perímetro abdominal[6].

Los estudios epidemiológicos[6,13] demuestran consistentemente que la obesidad se asocia a niveles bajos de ejercicio físico, menor nivel socioeconómico y hábitos alimentarios menos saludables.

La prevalencia de exceso de peso en España es mayor en el sexo masculino y en la población de menor edad: la adherencia a la dieta mediterránea ha disminuido un 4,4 % desde 2019 a 2022[6].

La obesidad se ha convertido en un problema de salud pública de primera magnitud, debido a las consecuencias de morbimortalidad de las personas que la padecen[14].

Clasificación y estándares de crecimiento

La forma más utilizada para clasificar el grado de exceso de peso en la población se basa en el IMC, que se calcula dividiendo el peso en kilogramos por la altura en metros al cuadrado.

Existe mucha controversia en la utilización del IMC para el diagnóstico de la obesidad. Muchos estudios indican que el IMC no es la forma más exacta para medir el exceso de grasa corporal, pero sí la más sencilla, reproducible y la más utilizada. La determinación del IMC para identificar a niños o niñas con obesidad parece tener alta sensibilidad (95-100 %) pero baja especificidad (36-66 %)[11].

Los valores del IMC son muy variables a lo largo de la infancia y la adolescencia, ya que reflejan el desarrollo del tejido adiposo. Durante el primer año se produce un incremento rápido: el valor medio pasa de ser 13 kg/m² al nacer a 17 kg/m² a los 12 meses. Seguidamente se produce una disminución hasta los 6 años (15,5 kg/m²), y después de esto se produce un nuevo incremento, denominado «rebote adiposo», hasta alcanzar valores medios de 21 kg/m² a los 20 años. Además, los valores de IMC varían en relación con el sexo y el estadio puberal.

La OMS estableció en 2004 unos estándares de crecimiento para definir la obesidad infantojuvenil. La situación ponderal de cada niño se establece siguiendo los criterios de:

- **Delgadez extrema**: IMC menor de 3 desviaciones estándar.
- **Delgadez**: IMC menor de 2 desviaciones estándar.
- **Sobrepeso**: IMC mayor de 1 desviación estándar.
- **Obesidad**: IMC mayor de 2 desviaciones estándar.

Existen tablas con percentiles por edad y sexo basadas en diferentes poblaciones, en las que un IMC mayor del percentil 95 y entre el percentil 85 y 95 son los criterios que definen obesidad y sobrepeso. La International Obesity Task Force (IOTF) fijó puntos de corte del IMC cada medio año y dependiendo del sexo, para el diagnóstico de sobrepeso y obesidad. Se pueden consultar en los *Enlaces de interés*. En España se utilizan las curvas del Estudio Orbegozo, que se pueden consultar también en los *Enlaces de interés*, así como las propuestas por la OMS.

Así, si el niño se encuentra en la zona sombreada clara, tiene un peso o talla normal para la edad. Pero si en consultas posteriores, aunque permanezca en la zona sombreada clara va cambiando de percentil (líneas negras del estudio longitudinal), esto indica que puede tener alguna alteración del crecimiento. En cambio, si el niño se encuentra fuera del sombreado claro, tiene un peso o talla que no corresponde a su edad y habrá que descartar la existencia de una patología del crecimiento y valorar la velocidad de crecimiento.

La utilización de la medida de la **circunferencia de la cintura**, así como la **relación cintura/cadera**, estiman más específicamente la acumulación de grasa visceral y ayuda a valorar el riesgo de complicaciones. Niños con valores por encima del percentil 75 en la circunferencia de la cintura tienen mayor riesgo cardiovascular, por lo que se les debe realizar una valoración de tensión arterial, glucosa, insulina y perfil lipídico completo[10,11].

Tratamiento

La base para que funcione el tratamiento para la obesidad son los cambios en los estilos de vida y alimentación. Es necesario abordar este problema de forma integral, tanto en el ámbito sanitario como educativo, y es esencial una intervención en el entorno familiar[15].

- **Recomendaciones nutricionales**: el plato para comer saludable de Harvard[16] es actualmente la referencia de mayor consenso para seguir comidas saludables y equilibradas. Expertos en nutrición de la Escuela de Salud Pública de Harvard indican que la mitad del plato deben ser vegetales y frutas, excluyendo las patatas por su efecto negativo en la glucosa en sangre. Un cuarto del plato deben ser granos integrales, como el trigo integral, la cebada, la quinoa, la avena o el arroz integral. Y el otro cuarto deben ser proteínas, en forma de pescado, pollo y legumbres. Hay que limitar las carnes rojas y evitar las carnes procesadas, como los embutidos. Además de hacer un consumo moderado de aceites vegetales saludables (oliva, maíz, girasol, cacahuete), no se deben consumir bebidas azucaradas, y limitar los productos lácteos a una o dos porciones al día y los zumos (mejor la fruta entera por su aporte de fibra). Por otro lado, es importante seguir un horario de comidas regulares, evitando el picoteo entre las comidas. Se debe usar la dieta del semáforo (alimentos prohibidos, desaconsejables y aconsejables) para trabajar el conocimiento de la alimentación recomendada de forma lúdica.

- **Fomento del ejercicio físico**: el ejercicio es esencial para disminuir los depósitos adiposos y el aumento de la masa magra. Además, reduce las complicaciones metabólicas y cardiovasculares.

  La OMS, desde el año 2020, recomienda la práctica de al menos 60 minutos diarios de actividad física moderada o vigorosa, que active el ritmo cardíaco y la respiración. En población infantil y adolescente la actividad física moderada o vigorosa supone movimientos corporales intensos como correr, saltar o bailar. Hasta la adolescencia tardía no se recomiendan los ejercicios para aumentar la fuerza. El ejercicio se adaptará según la edad y el sexo. Los programas de entrenamiento infantil deben ser de baja intensidad, cortos y entretenidos.

- **Abordaje psicológico**: la obesidad puede estar asociada con trastornos de la conducta alimentaria y depresión. Se trabajará el autocontrol, las emociones, la autoestima y la imagen corporal.

- **Tratamiento**: en la infancia y adolescencia no se utilizan fármacos para la disminución de peso. En adolescentes con obesidad grave que no pueden bajar de peso con cambios en los estilos de vida, la cirugía bariátrica puede ser una opción[11].

Valoración enfermera

Irá dirigida a valorar los siguientes patrones:

- **Patrón percepción-manejo de salud**: se valora la percepción del propio individuo sobre su salud y bienestar, la adherencia al tratamiento, y si evita o controla prácticas sociales perjudiciales para la salud (consumo de tóxicos). Además, también se valora si tiene antecedentes familiares de sobrepeso u obesidad. Es clave conocer la valoración de la familia de la existencia de la obesidad en el niño y su implicación para implementar medidas para hacerle frente.

- **Patrón nutricional-metabólico**: se valorará el consumo de alimentos y líquidos, el tipo de dieta que realiza, qué come habitualmente, preferencias alimentarias, si tiene apetito, horarios de comida, si come entre horas, hábitos durante las comidas, valoración de las creencias sobre los alimentos, etc. La medición de datos antropométricos más utilizados son el peso, la talla, el IMC, la circunferencia de la cintura, la estimación del coeficiente circunferencia de la cintura/talla y los pliegues cutáneos.

- **Patrón actividad-ejercicio**: se le preguntará sobre la actividad física realizada diaria o semanalmente (frecuencia, duración, intensidad), actividades de ocio y tiempo diario de uso de pantallas.

- **Patrón sueño-descanso**: se indagará sobre las horas de sueño, la presencia y el número de despertares, y la calidad subjetiva del sueño, diferenciando entre los días laborables y los festivos.

- **Patrón autopercepción-autoconcepto**: es importante la percepción que tienen de sí mismos, incluyendo actitudes hacia ellos mismos, hacia su imagen corporal y su identidad. También se valorará el estado de ánimo.

- **Patrón rol-relaciones**: hay que valorar las relaciones con sus iguales para detectar posibles situaciones de *bullying* debidas a la obesidad y conocer su círculo social en escolares y adolescentes. Además, es necesario preguntar por las relaciones con su familia.

Diagnósticos de enfermería[7]

Los diagnósticos enfermeros más frecuentes son:

- *Autogestión del sobrepeso ineficaz* (00398).
- *Disposición para mejorar la autogestión del peso* (00447).
- *Dinámica de comidas ineficaz del adolescente* (00269).
- *Dinámica de comidas ineficaz del niño* (00270).
- *Dinámica de alimentación del lactante ineficaz* (00271).
- *Disposición para mejorar la ingesta de nutrientes* (00419).
- *Riesgo de autogestión del patrón de glucemia ineficaz* (00489).
- *Autoestima situacional inadecuada* (00481).
- *Deterioro de la interacción social* (00052).
- *Imagen corporal alterada* (00497).
- *Conductas sedentarias excesivas* (00355).

Cuidados enfermeros[17]

Las intervenciones de enfermería irán encaminadas a mantener o recuperar el estado nutricional óptimo, favorecer prácticas nutricionales saludables, motivar al paciente para disminuir su peso con el uso de entrevista motivacional[18], fomentar el ejercicio físico y prevenir complicaciones. Las intervenciones que enfermería tendrá que llevar a cabo son:

- *Monitorización nutricional* [1160].
- *Manejo del peso* [1260].
- *Ayuda para perder peso* [1280].
- *Asesoramiento nutricional* [5246].
- *Favorecimiento del ejercicio* [0200].
- *Favorecimiento de la implicación familiar* [7110].
- *Entrevista motivacional* [4395].

Prevención

La prevención de la obesidad en los niños y adolescentes es fundamental para la salud pública del país. En España existe el Plan Estratégico Nacional para la Reducción de la Obesidad Infantil que plantea la promoción de estilos de vida saludables en base a 4 elementos: vida activa, alimentación equilibrada, bienestar emocional y buenos hábitos de descanso[15].

La complejidad de la pandemia de la obesidad infantil requiere un abordaje integral para su prevención, teniendo en cuenta los determinantes sociales de la salud, fomentando el ejercicio físico y llevando una alimentación saludable. Es necesario llevar a cabo medidas preventivas en las diferentes etapas de la infancia:

- **Etapa lactante**: promoción de la lactancia materna hasta los 2 años. Al lactante no se le tienen que dar productos azucarados antes de los 2 años.
- **Etapa preescolar**: ofrecer raciones adecuadas sin coaccionar. No distraer a los niños con pantallas mientras comen.
- **Etapa escolar**: la cantidad de comida debe ajustarse a la edad y a la actividad física del niño. Limitar el consumo de zumos, tanto caseros como industriales. Entre los 8-11 años hay mayor riesgo de exceso de peso debido al aumento rápido del IMC.
- **Adolescencia**: ofrecer educación sobre etiquetado nutricional, informar de los efectos secundarios de la ingesta elevada de ultraprocesados y del beneficio de la dieta mediterránea, sin olvidar de los peligros de las «dietas milagro». También hay que hacer hincapié en la importancia de mantener unos horarios regulares de comidas y en la práctica de ejercicio físico.

ALTERACIONES DE LA GLÁNDULA TIROIDES[1,5]

La **glándula tiroides** está situada en el cuello y sintetiza las hormonas tiroideas **tiroxina** (T_4) y **triyodotironina** (T_3) contribuyendo a regular el metabolismo de todas las células y los procesos de crecimiento celular y diferenciación tisular. La secreción de estas hormonas está estimulada por la **hormona liberadora de tirotropina** (TRH) y la **hormona tiroideoestimulante** (TSH). Cuando los niveles de hormonas tiroideas descienden en sangre, se acelera la producción de TRH y TSH, mientras que si los valores de hormonas tiroideas aumentan, desciende la producción de TRH y TSH.

La glándula tiroidea también produce la **calcitonina**, hormona que controla el contenido de calcio en la sangre, aumentando la formación de hueso por los osteoblastos e inhibiendo la degradación por los osteoclastos.

Hipotiroidismo[2,19,20]

El **hipotiroidismo** es uno de los problemas endocrinos más comunes en la infancia. Puede ser congénito o adquirido, debido una disminución de producción de las hormonas tiroideas. Esta disminución de la actividad de las hormonas tiroideas puede deberse a una producción deficiente o por resis-

tencia a la acción en los tejidos diana, alteración en el transporte o en el metabolismo. El hipotiroidismo se clasifica en:

- **Hipotiroidismo congénito primario**: presente desde el nacimiento. Es la causa más frecuente de alteraciones endocrinas del recién nacido. La incidencia mundial está alrededor de 1 de cada 2.000 nacimientos. El 90 % de los casos son hipotiroidismos permanentes. Los neonatos con trisomía 21 tienen una incidencia mayor. La mayoría se debe a la formación anómala de la glándula tiroidea (disgenesias tiroideas), sobre todo en niñas, y una minoría a errores innatos de la síntesis y secreción de hormonas tiroideas (dishormonogénesis) (v. **Cap. 24**).
- **Hipotiroidismo congénito secundario o central**: existe una falta de estímulo hipotálamo-hipofisario sobre la glándula tiroides por defectos en la TRH o en la TSH. Las causas de la deficiencia congénita de la TRH o TSH son mutaciones de genes que codifican factores de transcripción esenciales para el desarrollo hipofisario o para la diferenciación de las células tirotropas.

  Afecta a 1 de cada 16.000-30.000 lactantes, pero muchos casos no se detectan con los programas de cribado neonatal, sobre todo porque muchos de estos programas están diseñados para detectar solo el hipotiroidismo primario.

  Este tipo de hipotiroidismo también puede ser permanente o transitorio; este último suele producirse en prematuros por inmadurez del eje hipotálamo-hipófisis-tiroides o en recién nacidos de madres con hipertiroides por enfermedad de Graves.
- **Hipotiroidismo adquirido**: es de comienzo más tardío con sintomatología menos intensa. Esta causado por déficit de yodo o tiroiditis, que es un grupo heterogéneo de procesos de distintas etiologías y características clínicas que dan lugar a la destrucción de la estructura normal del folículo tiroideo. La tiroiditis linfocitaria crónica (tiroiditis de Hashimoto o autoinmunitaria) es la causa más frecuente: un 6 % de los niños de 12-19 años tiene signos de enfermedad tiroidea autoinmune, y las niñas presentan el doble de probabilidad de verse afectadas.

  La deficiencia de yodo es la causa más importante de retraso mental y de parálisis cerebral prevenible. La gravedad del daño en el sistema nervioso central está relacionada con la fase del desarrollo durante la cual se produce la deficiencia.

Manifestaciones clínicas

El hipotiroidismo congénito primario tiene poca expresividad clínica en el período neonatal y la mayoría de los recién nacidos tiene una exploración clínica normal, aunque si se trata de cretinismo genético o hijos de madres con hipertiroidismo durante el embarazo tratadas con fármacos antitiroideos, pueden tener manifestaciones desde el nacimiento.

La mayoría de los casos de hipotiroidismo congénito se detecta en el cribado metabólico neonatal (v. **Cap. 8**) realizado entre las 24-72 primeras horas de vida, antes de que se desarrollen síntomas y signos clínicos. Si no se realiza el cribado metabólico, la enfermedad empezará a manifestarse en las primeras semanas de vida, aunque en los casos leves pueden tardar meses en aparecer los síntomas.

Las manifestaciones clínicas del **hipotiroidismo congénito primario** grave son: icteria prolongada, anemia macrocítica, bocio, letargo, lloran poco, duermen mucho y tienen poco apetito, además de hernia umbilical, macroglosia que produce dificultades respiratorias, hipotonía con hiporreflexia, piel moteada, frialdad de las extremidades y estreñimiento. Presentan el pulso lento y son frecuentes los soplos cardíacos. El perímetro cefálico al nacer puede estar ligeramente incrementado y las fontanelas anterior y posterior muy ensanchadas.

Si la enfermedad no se detecta precozmente, en el lactante y en la edad escolar, aparece retraso en el crecimiento y en el desarrollo físico y mental, además de alteraciones funcionales. Se manifiesta por talla baja, extremidades cortas, retraso de la maduración ósea y retraso de la dentición. También pueden presentarse trastornos neurológicos, como paraparesia espástica, hiperreflexia tendinosa, temblor e incoordinación motora y crisis convulsivas.

> La detección precoz es esencial, ya que el hipotiroidismo congénito es una de las causas más frecuentes de discapacidad evitable en la infancia. Aunque en la gran mayoría de los países ya existen programas de cribado, todavía millones de niños nacidos en todo el mundo no se someten a dichas pruebas.

Las manifestaciones clínicas del **hipotiroidismo congénito secundario** son: hipoglucemia, icteria persistente, micropene o criptorquidia (en varones), o defectos de la línea media, como labio leporino, paladar hendido o hipoplasia mediofacial.

En cuanto a las **manifestaciones clínicas del hipotiroidismo adquirido**, la aparición de bocio es la característica inicial más frecuente. Además, se produce una ganancia de peso por retención de líquidos, cambios mixedematosos de la piel, estreñimiento, intolerancia al frío, hipoactividad y un aumento de la necesidad de sueño. La maduración esquelética está retrasada y los adolescentes tienen una pubertad tardía.

Tratamiento

La detección precoz del hipotiroidismo congénito hará posible la derivación rápida a un endocrinólogo pediátrico para realizar las pruebas específicas para el diagnóstico e instaurar en los primeros 30 días de vida el tratamiento hormonal sustitutivo y así evitar el daño neurológico, la morbilidad y las posibles discapacidades asociadas.

La levotiroxina por vía oral es el tratamiento de elección, ya que normalizará rápidamente la TSH y la T$_4$.

El tratamiento con hormonas tiroideas está encaminado a mantener los valores de tiroxina total y de tiroxina libre en la mitad superior del intervalo normal durante los tres primeros años de vida. A los 3 años se realizará una reevaluación diagnóstica en los casos que no hayan sido diagnosticados de agenesia tiroidea o tiroides ectópico.

Hipertiroidismo[21]

El **hipertiroidismo** se define como la síntesis y secreción excesiva de hormona tiroidea por la glándula tiroides. Hay que diferenciarlo de la **tirotoxicosis**, que es el exceso de hormona tiroidea circulante.

Es una alteración muy infrecuente durante la infancia y adolescencia. Su incidencia es de 1-3 por cada 100.000 personas, encontrándose la mayor incidencia en la adolescencia. Se produce con más frecuencia en el sexo femenino.

La causa más frecuente de hipertiroidismo en la primera etapa de la vida es la enfermedad de Graves. Esta enfermedad es un trastorno autoinmune que da lugar a la producción de anticuerpos estimulantes del receptor de TSH, provocando un aumento de la hormonogénesis tiroidea y un crecimiento de la glándula tiroidea. Entre las causas no autoinmunitarias de hipertiroidismo están los nódulos tiroideos hiperfuncionantes y las mutaciones genéticas.

Manifestaciones clínicas

La presentación de las manifestaciones es lenta e insidiosa dando lugar a síntomas inespecíficos que dificultan y retrasan el diagnóstico. Las manifestaciones más comunes son: taquicardias con palpitaciones, aumento de la presión arterial, sudoración profunda, nerviosismo con trastorno del aprendizaje o falta de atención, irritabilidad, excitabilidad fácil, insomnio, fatiga, aumento del número de deposiciones y pérdida de peso. El hipertiroidismo aumenta la velocidad de crecimiento; si este se inicia antes de la pubertad, puede retrasar su inicio. En niñas que ya han tenido la menarquia puede generar alteraciones menstruales. En los niños puede aparecer ginecomastia.

Si el hipertiroidismo está debido a la enfermedad de Graves, puede producirse además oftalmopatía infiltrativa y otras afectaciones oculares.

Tratamiento

El tratamiento del hipertiroidismo es completo. Si es producido por la enfermedad de Graves se centra en el tratamiento de esta. El objetivo será disminuir el exceso de la producción de la hormona tiroidea y lograr niveles normales de hormonas tiroideas en el organismo.

En la actualidad hay diferentes opciones de tratamiento, desde medicación antitiroidea (tionamidas), tratamiento con radioyodo y/o la cirugía (tiroidectomía total o subtotal). Existe una gran controversia en el abordaje de la enfermedad, aunque la mayoría de los endocrinólogos pediátricos sigue utilizando los fármacos antitiroideos como primera opción.

La valoración de enfermería en estos niños estará centrada en la detección de síntomas y signos. La enfermera tendrá que proporcionar conocimientos sobre la enfermedad y fomentará la adherencia al tratamiento.

PUNTOS CLAVE

- Un buen control de los niveles glucémicos en los niños diabéticos es esencial para la prevención de complicaciones a corto y largo plazo.
- Llevar a cabo un programa de educación diabetológica en los niños que debutan con DM1 y en sus padres es fundamental para el manejo y control de la enfermedad y la adherencia al tratamiento.
- Enfermería juega un papel muy importante en la promoción y prevención de la obesidad infantojuvenil. Es esencial una buena educación sanitaria centrada en los hábitos de vida saludable para reducir la incidencia del sobrepeso y la obesidad infantil.
- La detección precoz del hipotiroidismo congénito es fundamental para evitar complicaciones y discapacidades a largo plazo. Los profesionales de enfermería son claves para que los padres realicen el cribado neonatal a su descendencia.
- El seguimiento sanitario a través del programa del niño sano es esencial para detectar enfermedades endocrinometabólicas de forma precoz, y así reducir la aparición de complicaciones asociadas.

REFERENCIAS

1. Tortora GJ. Principios de Anatomía y Fisiología. 15ª ed. Derrickson B, editor. México: Editorial Médica Panamericana; 2018.
2. Marcdante KJ, Kliegman RM. Nelson. Pediatría esencial. 8ª ed. Barcelona: Elsevier; 2019.
3. International Diabetes Federation. IDF Diabetes Atlas. 2025. Disponible en: https://diabetesatlas.org [consultado en 03-06-2025].
4. Barrio Castellanos R, Ros Pérez P. Diabetes Tipo 1 en la edad pediátrica: insulinoterapia. Asociación Española de Pediatría. 2019;(1):77-89.
5. Patton KT. Anatomía y fisiología. 8ª ed. Thibodeau GA, editor. Barcelona: Elsevier; 2013.
6. Gasol Foundation Europa. Estudio PASOS 2022: resultados preliminares. 2023. Disponible en: https://gasolfoundation.org/wp-content/uploads/2023/01/GF-PASOS-informe-2022-WEB.pdf [consultado en 03-06-2025].
7. NNNConsult [Internet]. Barcelona: Elsevier; 2024. Disponible en: http://www.nnnconsult.com [consultado en 17-06-2025].
8. Grupo de Diabetes de la Sociedad Española de Endocrinología Pediátrica. Lo que debes saber sobre la diabetes en la edad pediátrica [Internet]. Madrid: Ministerio de Sanidad; 2023. Disponible en: https://www.sanidad.gob.es/areas/calidadAsistencial/estrategias/diabetes/docs/Lo_que_debes_saber_sobre_la_diabetes_en_la_edad_pediatrica.pdf [consultado en 17-06-2025].
9. Hospital Sant Joan de Déu, Centro para la innovación de la diabetes infantil San Joan de Déu. Guía Diabetes tipo 1 [Internet]. Disponible en: https://diabetes.sjdhospitalbarcelona.org/es [consultado en 03-06-2025].
10. Moreno Aznar LA, Lorenzo-Garrido H. Obesidad infantil. Protocolos diagnósticos y terapéuticos, Sociedad Española de Pediatría. 2023;1(7): 535-42.
11. Bellido Guerrero D, López de la Torre Casares M, Monereo Megías S. Obesidad: una enfermedad crónica. Buenos Aires; Panamericana; 2022.
12. World Health Organization. Obesidad y sobrepeso [Internet]. Disponible en: https://www.who.int/es/news-room/fact-sheets/detail/obesity-and-overweight [consultado en 03-06-2025].
13. Estudio Aladino 2023: Estudio sobre la alimentación, actividad física, desarrollo infantil y obesidad en España 2023. Disponible en: https://www.aesan.gob.es/AECOSAN/docs/documentos/nutricion/ALADINO_AESAN.pdf [consultado en 03-06-2025].
14. Ruiz Benítez B (Observatorio de la Infancia y Adolescencia de Andalucía). Estado de salud y hábitos de vida. Informe OIA-A 2022. Disponible en: https://www.observatoriodelainfancia.es/ficherosoia/documentos/8108_d_EIA2022_HabitosVidayEstadodeSalud.pdf [consultado en 03-06-2025].
15. Alto comisionado para la lucha contra la pobreza infantil. Plan estratégico nacional para la reducción de la obesidad infantil (2022-2030). Disponible en: https://www.lamoncloa.gob.es/presidente/actividades/Documents/2022/100622-plan-estrategico-nacional-reduccion-obesidad-infantil_en-plan-bien.pdf [consultado en 03-06-2025].
16. The Nutrition Source. El Plato para Comer Saludable [Internet]. Disponible en: https://nutritionsource.hsph.harvard.edu/healthy-eating-plate/translations/spanish/ [consultado en 03-06-2025].
17. Wagner CM, Butcher HK. Clasificación de Intervenciones de Enfermería (NIC). 8ª ed. Barcelona: Elsevier; 2024.
18. Porcar Serrador R, Ruiz Hontangas A. La comunicación y la entrevista motivacional en la relación terapéutica enfermera en Atención Primaria: revisión bibliográfica. RIdEC. 2019;12(2):38-46.
19. Sanz Fernández M, Arnao R, Rodríguez Sánchez A. Alteraciones tiroideas en la adolescencia. Adolescere. 2017;V(3):19-32.
20. Ares Segura S, Rodríguez Sánchez A, Alija Merillas M, Casano Sancho P, Jesús Chueca Guindulain M, Grau Bolado G, et al. Hipotiroidismo y bocio. Protocolos diagnósticos y terapéuticos, Sociedad Española de Pediatría. 2019;1(1):183-203.
21. Fernández MS, Arnao MDR. Hipertiroidismo en infancia y adolescencia. Protoc diagn ter pediatr. 2019;1:157-70.

  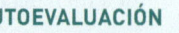 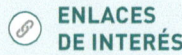

Cuidados enfermeros en situaciones crónicas neurológicas

30

A. Carrillo Mezquita

OBJETIVOS

- Describir las particularidades de la anatomía y fisiología neurológicas del paciente pediátrico.
- Diferenciar los tipos de cefaleas y los cuidados de enfermería en materia de educación para la salud.
- Describir los cuidados en la hidrocefalia.
- Diferenciar los principales trastornos paroxísticos epilépticos de los trastornos paroxísticos no epilépticos y los cuidados enfermeros.
- Describir el papel de la enfermera en los niños afectados por espina bífida, meningocele y mielomeningocele.
- Determinar el plan de cuidados a los niños con parálisis cerebral.

INTRODUCCIÓN

El incremento de la supervivencia de niños con enfermedades graves ha supuesto el aumento de niños con patología crónica altamente compleja[1,2]. La calidad de vida y la atención de esos niños son un desafío para los sistemas de salud. Los cuidados aplicados se han convertido en un problema emergente y prioritario[1-3].

Es imprescindible avanzar hacia un nuevo paradigma de atención centrado en una atención transversal, de calidad y sostenible dirigida a las personas con enfermedades crónicas complejas y avanzadas. Diferentes estudios demuestran que la gestión de casos es un valor añadido en términos de calidad, seguridad y coste-efectividad. Sin embargo, su implementación en España es desigual y heterogénea, no habiéndose desarrollado aún una normativa. Es imprescindible crear la figura de la **enfermera gestora de casos** como modelo de práctica avanzada, con una definición clara de sus competencias y funciones[1].

En el año 2008 se creó, en el Hospital Infantil La Paz, la Unidad de Patología Compleja, que fue pionera en España[2]. Posteriormente, se han ido implantando en otras regiones[3]. El papel de enfermería en la atención de los pacientes con enfermedades crónicas incluye:

- **Entrenadora en autocuidados**: función de los profesionales de enfermería orientada a capacitar a los pacientes y sus cuidadores para el autocuidado.
- La **enfermera de atención primaria como gestora de casos** (para pacientes de alto riesgo) trabaja de forma proactiva en la identificación y seguimiento de los pacientes con alta complejidad y/o dependencia, facilitando la coordinación entre los profesionales de los distintos niveles y sectores, potenciando una respuesta más eficiente para

la atención integral de las necesidades de salud de estos pacientes a través de la continuidad del cuidado, asegurando que los pacientes reciben el tratamiento y los recursos en tiempo, con la finalidad de mejorar los resultados en salud y disminuir la hospitalización.
- **Enfermera de enlace**: enfermera de atención hospitalaria que coordina la continuidad de cuidados que precisa el paciente crónico, con los recursos extrahospitalarios.
- **Enfermera de práctica avanzada**: tiene conocimientos expertos, habilidades y actitudes para la toma de decisiones complejas y competencias clínicas para una práctica ampliada (v. *Enlaces de interés*).

La relevancia de la exploración neurológica que forma parte del patrón cognitivo-perceptual de la valoración enfermera se pone de manifiesto en distintos ámbitos: la enfermera de atención primaria la realiza en las revisiones del niño sano, como papel primordial a la hora de evaluar el correcto neurodesarrollo del niño (v. **Cap. 9, Tabla 9-5**); también se lleva a cabo en urgencias pediátricas, plantas de hospitalización (enfermedades neurológicas, como un primer episodio de epilepsia, meningitis, un tumor cerebral o una cefalea a estudio), o en el ámbito extrahospitalario por traumatismos craneoencefálicos o politraumatismos (v. **Cap. 34**)[1-3].

CEFALEAS

Los dolores de cabeza son un problema muy común e incapacitante para niños y adolescentes. A nivel mundial, entre el 60 % y el 79 % de los niños y adolescentes, dependiendo de los estudios revisados, experimentan un dolor de cabeza significativo, y entre el 7,7 % y el 9,1 % tienen migraña[4]. Las cefaleas se clasifican en **cefaleas primarias**, como la migraña, y **cefaleas secundarias**, que se deben a una afección subyacente[5].

> Las cefaleas en niños y adolescentes afectan frecuentemente a las actividades escolares y sociales, y al desempeño laboral de los padres. Se debe mejorar el conocimiento del diagnóstico precoz y las terapias preventivas para prevenir las cefaleas crónicas y su impacto negativo en el rendimiento escolar y en el contexto social[6].

La cefalea es la causa más frecuente de consulta en neuropediatría y su prevalencia aumenta con la edad, siendo más elevada en la adolescencia. Aunque la mayor parte de las cefaleas son secundarias a procesos banales, es importante prestar atención a los síntomas de alarma (v. **Cap. 34**). Las causas que amenazan la vida, como los tumores cerebrales, ocurren en aproximadamente en el 2-3 % de los niños que acuden al servicio de urgencias por cefalea, y en aproximadamente el 1 % de los niños con cefalea atendidos en atención primaria.

> Las características más preocupantes al valorar una cefalea son un examen neurológico anormal, una enfermedad sistémica significativa y un patrón nuevo o que presenta un empeoramiento[5,6].

Tipos de cefaleas

Las cefaleas primarias se pueden clasificar en las que se describen a continuación[5-8].

Migraña

La **migraña** es un trastorno de dolor de cabeza primario caracterizado por episodios recurrentes, al menos cinco, de dolor de cabeza pulsátil, de moderado a intenso, que duran horas y se acompañan de náuseas, vómitos y sensibilidad a la luz y al sonido, presencia de auras, mareo, etc. Hay que destacar que, al contrario de la migraña en el adulto, más del 80 % de los niños refieren dolor bilateral, pulsátil y opresivo, de intensidad moderada a grave.

Migraña episódica

Pueden durar de 2 a 72 horas, pero por lo general duran menos de 4 horas. Puede ocurrir con o sin auras. Las **auras de migraña** (10-20 % de los casos) pueden ser: visuales, sensoriales, del habla y/o del lenguaje, motoras, del tronco encefálico y retinales (fotopsias, escotomas o amaurosis). Las alteraciones visuales (aparición de escotomas centelleantes, visión de puntos brillantes y reducción del campo visual) son el tipo más común de aura en los niños y preceden unos 60 minutos al proceso álgico. Otras auras incluyen síntomas sensoriales (entumecimiento u hormigueo), deficiencias en el habla o el lenguaje (afasia o disartria), deficiencias moto-

ras (hemiparesia), pérdida de atención, confusión, amnesia, agitación o síntomas del tronco encefálico (vértigo, disartria, *tinnitus*, diplopía o hiperacusia).

Migraña crónica

La cefalea crónica diaria es un trastorno en el que el diagnóstico se basa en la presencia de cefalea mayor o igual a 15 días de cefalea en 1 mes, durante un período de 3 meses consecutivos, y sin patología orgánica subyacente. Los dolores de cabeza duran más de 4 horas por día.

Cefalea tensional

La **cefalea tensional**, que ocurre entre un 10 % y un 24 % en niños y adolescentes, describe dolores de cabeza que son de leves a moderados, no incapacitantes y sin síntomas notables asociados, como vómitos.

> El dolor se presenta a ambos lados de la cabeza o frente, siendo de tipo opresivo o tensional, de intensidad leve a moderada.

Cefalalgias autonómicas del trigémino

El dolor se presenta de forma unilateral en el territorio inervado por el nervio trigémino, siendo de intensidad moderada a grave. Se han notificado muy raramente en niños pequeños. Se cree que la prevalencia de la cefalea es baja, del 0,1 % en adolescentes, pero muchos pacientes adultos con **cefalea en racimos** informan retrospectivamente que comenzaron durante la adolescencia o incluso durante la niñez.

Dolor de cabeza pulsante primario

Se describen episodios muy breves de dolor punzante sin características autonómicas asociadas y de intensidad leve a moderada.

El papel de las enfermeras es fundamental a la hora de realizar educación sobre hábitos de vida saludable y adherencia al tratamiento como prevención. La falta de sueño, la inactividad y saltarse el desayuno están asociados con una mayor probabilidad de dolor de cabeza en los adolescentes. Las medidas ambientales serán fundamentales: se recomienda permanecer en un lugar tranquilo con poco ruido, luz tenue y temperatura adecuada durante la cefalea[9].

Es importante la educación que reciban los pacientes y cuidadores sobre la patología, control de factores desencadenantes, conocimiento de los síntomas y uso racional de fármacos. La enfermera deberá individualizar los cuidados, pero podrá hacer grupos de trabajo: grupos de salud sobre control estrés, técnicas de relajación, higiene del sueño, uso responsable de tecnologías o hábitos de vida saludable. Para ello es importante la coordinación y comunicación con un equipo multidisciplinar. Además, es importante que enfermería desarrolle los roles de investigación y docencia o divulgación para avanzar en los cuidados de enfermería en este contexto[9-11].

Cuidados de enfermería en la cefalea

La enfermera valora de forma amplia el patrón cognitivo-perceptual haciendo hincapié en valorar el dolor adecuadamente: edad de inicio, frecuencia, periodicidad, forma de presentación, horario de aparición, duración, localización, irradiación, intensidad, factores desencadenantes (estrés, ejercicio físico, menstruación, consumo de alimentos o fármacos, exposición a determinados olores, ruidos, luces, falta de sueño, aumento de presión intracraneal por maniobras de Valsalva) y factores atenuantes (silencio, oscuridad, sueño o período vacacional)[11].

Los niños con diagnóstico de migraña precisan una administración precoz de la medicación analgésica (ibuprofeno, paracetamol o metamizol como primera línea, junto con coadyuvantes, como antieméticos o ansiolíticos) ya que con ello se conseguirá controlar mejor el episodio migrañoso. Posteriormente, la enfermera deberá evaluar la efectividad del tratamiento[9-11] (v. *Enlaces de interés*).

HIDROCEFALIA

La **hidrocefalia** consiste en una acumulación de líquido dentro del cráneo y se debe a un problema en la formación, circulación o absorción del líquido cefalorraquídeo (LCR). La acumulación excesiva de LCR tiene como consecuencia una dilatación anormal de las cavidades del cerebro, que se comunican entre sí, llamadas ventrículos cerebrales. Su dilatación, de no ser tratada, ocasiona un aumento excesivo del tamaño de la cabeza en el lactante, y una presión potencialmente perjudicial en los tejidos del cerebro[12-14].

 En el niño lactante el aumento de la presión intracraneal provoca una fontanela abombada, suturas craneales separadas, un aumento del perímetro cefálico, irritabilidad, somnolencia, llanto agudo, ingurgitación de la vena yugular, rechazo de las tomas y signo de «sol poniente»[12-14].

Existen dos tipos de hidrocefalia[12-14]:

- **Hidrocefalia congénita:** la obstrucción de la circulación del LCR puede estar presente al nacimiento debido a diversas causas, como malformaciones cerebrales o infecciones congénitas.
- **Hidrocefalia adquirida:** es aquella que se desarrolla después del nacimiento debido a diferentes problemas, como hemorragias intracraneales o infecciones como la meningitis o los tumores cerebrales.

El tratamiento más común de la hidrocefalia es la **derivación ventriculoperitoneal**, que consiste en drenar el LCR fuera de la cavidad craneal a otras cavidades del cuerpo, en este tipo concretamente a la cavidad abdominal, donde el LCR se

puede reabsorber fácilmente a la sangre (v. *Enlaces de interés*). También existen derivaciones de LCR a la aurícula derecha del corazón. El LCR fluye desde la válvula unidireccional, a una presión fija o variable mediante dispositivos magnéticos, situada por debajo de la piel, sobre el cráneo, hasta el abdomen o a la aurícula del corazón, a través de un tubo delgado de silicona que discurre entre la cabeza y el tórax o el abdomen, internamente por debajo de la piel[13,14] (v. *Enlaces de interés*).

La presencia de dichas derivaciones puede presentar complicaciones a corto plazo (infecciosas y obstructivas en la parte proximal del catéter) o a largo plazo (más de 3 meses de la implantación) la rotura o desconexión del catéter a nivel distal (generalmente abdomen). También se dan obstrucciones tardías por calcificaciones o adherencias peritoneales. Ante las complicaciones infecciosas, las válvulas de derivación internas pueden ser sacadas al exterior, denominándose **drenaje ventricular externo**. Otras posibles complicaciones son el drenaje excesivo o insuficiente y el fallo oculto del sistema, con frecuencia motivado por el largo tiempo que las válvulas están instaladas, pudiéndose degradar, calcificar o desarrollar tejido fibroso a su alrededor, lo que termina ocasionando la rotura del catéter con el crecimiento corporal del niño a lo largo de los años, o bien se detecta en una revisión rutinaria la necesidad de alargar su longitud, en ambos casos con ingreso en unidades neuroquirúrgicas[13,14].

Cuidados de enfermería en la hidrocefalia con válvulas de derivación interna

Los principales diagnósticos enfermeros en los niños con hidrocefalia portadores de derivaciones internas son: el *Riesgo de perfusión tisular cerebral ineficaz* (00201) por un aumento o disminución de la presión intracraneal por obstrucción o exceso de drenaje de la válvula de derivación ventriculoperitoneal, el *Deterioro de la integridad cutánea* [0046], el *Riesgo de infección de la herida quirúrgica* (00500) y el *Dolor agudo* (00132). Por ello, las intervenciones enfermeras se centran en la *Monitorización neurológica* [2620], la *Monitorización de la presión intracraneal* [2590], el *Control de infecciones* [6540], y los *Cuidados de las heridas* [3660][34]. A continuación, se detallan las principales actividades:

- Posicionar al paciente en decúbito supino con el cabecero de la cama a la altura indicada por el neurocirujano para optimizar la perfusión cerebral. Vigilancia neurológica estrecha.
- Evitar el aumento de la presión intratorácica o abdominal porque se transmite al cráneo elevando la presión intracraneal; por ello se deben evitar: estreñimiento, dolor, ruidos ambientales, tos, hipoxia, maniobras de Valsalva, aspiración de secreciones, percusión y favorecer la agrupación de las intervenciones para optimizar el descanso.
- Mantener la cabeza alineada para evitar la compresión yugular que dificulta el drenaje venoso del cráneo aumentando la presión intracraneal.
- Evitar el apoyo en la zona de la cabeza donde se ubica la válvula de derivación.
- Revisar con frecuencia la presión intracraneal y los signos de aumento o de disminución de esta.

- Se vigilarán los signos de infección en el recorrido de la válvula (desde el cráneo, cuello, zona torácica hasta el abdomen) con la realización de las curas hasta la pérdida de las suturas quirúrgicas externas.
- Medición diaria del perímetro cefálico.
- Vigilar el inicio de la tolerancia digestiva tras la inserción de la válvula en el peritoneo.
- Al alta, indicar a los padres las medidas preventivas del estreñimiento.

Cuidados de enfermería en la hidrocefalia con válvulas de derivación externa

Los principales diagnósticos enfermeros en los niños con hidrocefalia portadores de derivaciones internas son los citados en el apartado anterior. Las intervenciones enfermeras a abordar en estos pacientes están descritas en la intervención *Cuidados del catéter de drenaje de ventriculostomía/lumbar* [1878] y a continuación se detallan las principales actividades[15]:

- Posicionar al paciente en decúbito supino con el cabecero a 25-30°. Vigilancia neurológica estrecha.
- Colocar el sistema de drenaje a la altura del paciente: para que el sistema drene de forma adecuada, se posiciona al paciente de forma que el cero de la regleta graduada del drenaje esté a la misma altura que el conducto auditivo externo del paciente, que coincide con el orificio de Monro y los ventrículos cerebrales.
- Manipular el sistema de forma estéril y limitar las manipulaciones. Vigilar la posición y el punto de inserción del catéter, la permeabilidad y la fuga de líquido. Procurar mantener la esterilidad del drenaje y las conexiones con curas cada 24 horas y siempre que el apósito esté manchado o deteriorado, extremando al máximo las condiciones de asepsia.
- Cuando se vaya a movilizar, asear o realizar alguna prueba diagnóstica al paciente, el sistema debe permanecer cerrado. Tras movilizar o asear al paciente, volver a posicionar el sistema recolector como se ha indicado anteriormente y comprobar la permeabilidad del sistema (llaves de tres pasos abiertas en dirección a la bolsa y ausencia de acodamientos en el recorrido del sistema de drenaje).
- Vaciar o cambiar la bolsa recolectora si el LCR ocupa las tres cuartas partes.
- Registrar el color, aspecto y volumen del LCR drenado, según el protocolo de la unidad, y avisar al médico cuando drene más de 20 mL/h.
- Si el catéter estuviera roto, deteriorado o desplazado, la enfermera deberá pinzarlo proximalmente y avisar al neurocirujano.

TRASTORNOS PAROXÍSTICOS EPILÉPTICOS

Los **trastornos paroxísticos epilépticos** son episodios que se manifiestan de forma brusca y cuyo principal elemento son las convulsiones. La crisis epiléptica se puede definir como signos y síntomas transitorios por actividad neuronal anormal, excesiva o sincrónica, en el cerebro. La convulsión se trata de una contracción involuntaria (tónica o clónica) de la musculatura, son cambios bruscos en la actividad motora debidos a una descarga eléctrica de un grupo de neuronas en el cerebro[12].

Algunas pruebas a realizar en estas patologías son[12,16]:

- **Electroencefalograma**. Es una prueba médica en la que un aparato registra la actividad eléctrica del cerebro mediante electrodos situados sobre el cuero cabelludo. El equipo registra ondas eléctricas que constituyen patrones de actividad, y de acuerdo con las características pueden ser normales o anormales.
- **Electroencefalograma integrado por amplitud (aEEG) o monitor de función cerebral**. Es el registro de la actividad eléctrica de la corteza cerebral mediante el registro continuo de la amplitud de las ondas eléctricas del cerebro. Permite diagnosticar y monitorizar las convulsiones por descargas epilépticas.

Convulsiones

La **convulsión** es la urgencia neurológica más frecuente en pediatría. En cuanto al tipo de convulsiones, la **convulsión febril** es el trastorno más frecuente durante la infancia (v. **Cap. 25**). Su presencia es un indicador de posible alteración cerebral, pero no supone que exista un daño cerebral permanente. Alrededor de un 2-5 % de los niños tiene una convulsión febril antes de los 5 años, y la incidencia máxima es durante el segundo año de vida. Dos tercios de los casos son varones. Entre un 3-6 % desarrollarán más tarde una epilepsia. Las crisis epilépticas provocadas en general ocurren en el 0,5-1 % de los pacientes pediátricos, con mayor incidencia durante el período neonatal. Tras la primera crisis febril, el riesgo de recurrencia es del 25-30 %[17,18].

Epilepsia

La **epilepsia** es una enfermedad neurológica crónica que se produce por una descarga excesiva de las neuronas cerebrales, de forma recurrente. Es un fallo de la actividad eléctrica del cerebro. Se caracteriza por pérdidas súbitas y periódicas de conciencia y trastornos motores específicos, consecuencia de descargas eléctricas cerebrales anormales. La prevalencia de la epilepsia en la población pediátrica es de 4 a 6 casos por cada 1.000; entre un 5-7 % han sufrido varios ataques a la edad de 5 años[17-19].

Las crisis epilépticas se pueden clasificar de diversas maneras. A continuación, se exponen brevemente según la clasificación de la Liga Internacional contra la Epilepsia (ILAE)[35]:

- **Crisis generalizadas**. Involucran redes neuronales distribuidas bilateralmente:
  - *Crisis tonicoclónicas:* rigidez y espasmos del tronco y extremidades con un patrón rítmico.
  - *Crisis tónicas:* rigidez sin espasmos del tronco y extremidades.
  - *Crisis clónicas:* espasmos del tronco y extremidades con un patrón rítmico.

– *Crisis atónicas* (crisis generalizada no convulsiva): pérdida súbita del tono que puede afectar a la cabeza, tronco o extremidades.
– *Crisis mioclónicas:* espasmos musculares repentinos y breves, unilaterales o bilaterales.
– *Crisis de ausencia* (crisis generalizada no convulsiva): mirada fija o pérdida de conocimiento sin depresión posictal.
– *Mioclonías palpebrales* (con o sin ausencias).
- **Crisis focales** (anteriormente denominadas parciales): se afectan redes neuronales limitadas a un hemisferio cerebral. Pueden ser:
  – *Sin afectación de la consciencia:*
    ▪ Con componentes motores o autonómicos.
    ▪ Con fenómenos subjetivos sensitivos o psíquicos únicamente.
  – *Con afectación de la consciencia.*
  – *Con evolución a una crisis bilateral convulsiva* (antes denominadas crisis parciales secundariamente generalizadas).
- **De origen desconocido**:
  – *Espasmos epilépticos:* accesos bruscos de contracciones tónicas breves, con flexión o extensión del cuello, abducción o aducción de miembros superiores, flexión o extensión de miembros inferiores; de inicio y final brusco, como ocurre en el síndrome de West.

Tratamiento farmacológico de la epilepsia

El tratamiento agudo de un proceso convulsivo implica un tratamiento de soporte, además de la administración de fármacos para revertir la convulsión[19-22].

Tratamiento de soporte

- Administrar oxígeno al 100 % por gafas nasales o mascarilla.
- Valorar la necesidad de aspirar secreciones y/o cánula orofaríngea, si inconsciencia.
- Monitorizar la saturación de oxígeno, el electrocardiograma y la presión arterial.
- Toma de temperatura.

Tratamiento farmacológico agudo

Las benzodiacepinas son los fármacos de elección en el tratamiento inicial:

- **Midazolam intramuscular**: 0,2-0,25 mg/kg, máximo 10 mg.
- **Midazolam bucal**: 0,3 mg/kg, máximo 10 mg (Buccolam®).
- **Midazolam intranasal**: 0,2 mg/kg, máximo 10 mg. No está comercializado; se puede usar el preparado en la farmacia hospitalaria para administración intravenosa más concentrado (5 mg/mL), con atomizador nasal, media dosis en cada fosa nasal.

- **Diazepam rectal**: 0,5 mg/kg, máximo 10 mg (Stesolid®). Es menos eficaz que el midazolam por cualquier vía, por lo que está en desuso.

La depresión respiratoria es el efecto adverso más frecuente, aumentando el riesgo si se administran más de dos dosis de benzodiacepinas. Se recomienda continuar con fármacos de segunda línea por vía intravenosa:

- **Levetiracetam**: 30-60 mg/kg i.v. como primera elección.
- **Ácido valproico**: 20 mg/kg. Existe riesgo de hepatotoxicidad y está desaconsejado en < 2 años.
- **Fenitoína**: 20 mg/kg. Hay riesgo de arritmias e hipotensión; monitorización electrocardiográfica, muy lento y diluido, precipita con soluciones glucosadas.

Tratamiento farmacológico crónico

En el 60-70 % de los niños se consigue que el paciente esté libre de crisis con el primero o el segundo fármaco en monoterapia[18]. La monoterapia es el *gold standard;* se recomienda iniciarla en dosis bajas e ir ascendiendo progresivamente hasta el control de las crisis. Cuando sea necesario, se aplica un segundo fármaco para mejorar la efectividad del tratamiento (eficacia y tolerabilidad)[18,22] (v. *Enlaces de interés*).

 Los principales fármacos de tratamiento de primer nivel son el valproato sódico en las crisis generalizadas y en crisis focales, lamotrigina y oxcarbazepina (en sustitución de la carbamacepina). Revise las fichas técnicas en el recurso *Pediamecum* y valore las diferencias entre lamotrigina y oxcarbazepina referidas a tipo de preparado y forma de administración (disoluciones líquidas, disolventes granulados, comprimidos, etc.), vida media y reparto en tomas.

Estatus epiléptico

Se denomina **estatus epiléptico** a una crisis epiléptica anormalmente prolongada. Es una convulsión que persiste durante más de 30 minutos, o cuando se presentan convulsiones repetidas sin recuperación durante 30 minutos. Es una situación de riesgo vital y estos pacientes son candidatos a ingreso en unidades de cuidados intensivos[21,22].

Es la urgencia neurológica más frecuente. Puede ocurrir en el contexto de una epilepsia o ser sintomático de una amplia gama de etiologías subyacentes. El objetivo es instaurar rápida y simultáneamente cuidados que estabilicen al paciente, identifiquen cualquier condición precipitante y terminen las convulsiones. El control de convulsiones implica tratamiento con benzodiacepinas seguido de una terapia con otros medicamentos anticonvulsivos[21,22]. Se pueden definir distintos elementos en relación con el estatus epiléptico[21,22]:

- **Estatus epiléptico establecido** cuando las crisis no ceden tras administrar fármacos de primera línea a dosis correctas.

- **Estatus epiléptico refractario**, cuando persiste a pesar del tratamiento con dos tipos de fármacos de primera y segunda línea, superando el tiempo de la definición de estatus epiléptico.
- **Estatus epiléptico superrefractario**: estatus que persiste durante más de 24 horas.
- **Estatus epiléptico refractario de nueva aparición** (NORSE, por sus siglas en inglés de *new-onset refractory status epilepticus*): presentación clínica en un paciente sin epilepsia previa ni antecedentes neurológicos, que desarrolla un estatus epiléptico refractario o superrefractario sin causa conocida o evidente.
- **Síndrome FIRES** (por sus siglas en inglés de *febrile infection-related epilepsy syndrome*): subcategoría de NORSE donde el estatus epiléptico ocurre tras un episodio previo de fiebre entre 2 semanas y 24 horas antes del inicio de las crisis, con o sin fiebre al inicio del estatus epiléptico.

Cuidados de enfermería en la epilepsia

Las enfermeras desempeñan un papel central en el apoyo y manejo de la epilepsia. Las guías clínicas de epilepsia (*Guías NICE*, siglas en inglés de National Institute for Clinical Excellence) hacen hincapié en que los niños y jóvenes estén empoderados para autocontrolar su epilepsia a través de modelos activos de capacitación centrados en el niño[23-24].

Los objetivos son la atención holística, integral y gestión proactiva. La forma holística en que las ESN (*epilepsy specialist nurses*) abordan las necesidades de los pacientes, considerando sus desafíos clínicos, sociales y emocionales, es primordial para mejorar el bienestar y calidad de vida de los pacientes. En la fase aguda, la necesidad de seguridad es la más afectada, siendo fundamental centrarse en las medidas de prevención. Cuando el paciente esté hospitalizado será ideal aprovechar para el trabajo conjunto con la familia (entrenamiento, educación y optimización de recursos)[23-24].

M. Furones[25] determinó que un 84 % de la muestra estudiada presentaba alterado algún aspecto del sueño. Lo más frecuente fueron las alteraciones en la transición sueño-vigilia (53 %), en el inicio-mantenimiento del sueño (47,7 %) y la somnolencia diurna (44,4 %). El diagnóstico NANDA es *Patrón de sueño ineficaz* (00337). Su tratamiento puede suponer una mejora en la calidad de vida del paciente y su familia, así como una mejora en el pronóstico[22-25].

Dependiendo del grado de dependencia y discapacidad, así como la comorbilidad de la epilepsia, se podrán encontrar otros diagnósticos enfermeros, no en todos los casos, pero son algunos de los que pueden aparecer[24] (**Tabla 30-1**).

TRASTORNOS PAROXÍSTICOS NO EPILÉPTICOS

Los **trastornos paroxísticos no epilépticos** (TPNE) son episodios que se manifiestan de forma brusca, originados por una disfunción cerebral de origen diverso, que tienen en común el carácter excluyente de no ser epilépticos. Lo que

Tabla 30-1. Diagnósticos enfermeros en el paciente con epilepsia[34]		
	NANDA	**¿Por qué?**
Respiración	00039 Riesgo de aspiración	Debido al deterioro cognitivo que puede (o no) presentar el paciente existe un riesgo de obstrucción de las vías aéreas y broncoaspiración
Nutrición e hidratación	00328 Disminución de la capacidad de alimentación 00491 Riesgo de deterioro del equilibrio hidroelectrolítico	Debido al deterioro cognitivo que puede (o no) existir de incapacidad de deglutir alimentos de cualquier textura
Eliminación	00329 Disminución de la capacidad para ir al inodoro 00297 Incontinencia urinaria asociada a discapacidad 00424 Deterioro de la continencia fecal 00236 Riesgo de estreñimiento funcional crónico	En ocasiones, el paciente presenta relajación de esfínteres durante la convulsión; además puede existir deterioro cognitivo, y por ello se debe valorar la presencia de incontinencia urinaria y fecal
Movilidad	00085 Deterioro de la movilidad física	Debido al deterioro cognitivo que puede (o no) existir, y dependiendo del grado de afectación, el paciente puede estar encamado
Descanso y sueño	00337 Patrón de sueño ineficaz	El patrón del sueño se encuentra alterado en la mayoría de los pacientes con epilepsia
Vestirse	01109 Déficit de autocuidados: vestirse 00327 Disminución de la capacidad para vestirse	Debido al deterioro cognitivo que puede (o no) existir, puede haber incapacidad de elegir y ponerse la ropa adecuada
Higiene y piel	00326 Disminución de la capacidad para bañarse 00330 Disminución de la capacidad de aseo 00047 Riesgo de deterioro de la integridad cutánea	Debido al deterioro cognitivo que puede (o no) existir y dependiendo del grado de afectación, puede haber incapacidad de mantener una higiene corporal adecuada. Además, la posible inmovilidad del paciente induce a un riesgo de úlceras por presión
Comunicación	00051 Deterioro de la comunicación verbal	Dependiendo del grado de afectación, puede ser incapaz de comunicarse y expresarse tanto con lenguaje verbal como no verbal
Seguridad	00306 Riesgo de caídas del niño/a 00336 Riesgo de lesión física 00366 Excesiva carga de cuidados	Existe un riesgo de caídas y, por tanto, de traumatismo. Además, por ser una situación crónica, la familia puede que exprese sentimientos de cansancio debido al estado crónico de salud del niño

quiere decir que su mecanismo no depende de una descarga hipersincrónica neuronal[26].

Se trata de un grupo muy heterogéneo que cursa con alteración de las funciones neurológicas. En la infancia tienen una prevalencia del 5-20 %. La mayoría de los TPNE son benignos, pero generan una gran angustia a los cuidadores, y es muy frecuente su confusión con crisis epilépticas[26].

En definitiva, se manifiestan de forma brusca, con síntomas neurológicos variados que pueden ser confundidos con crisis epilépticas, son muy frecuentes en la infancia, sobre todo durante el primer año de vida, cuya incidencia es 10 veces mayor que la crisis epiléptica. Los más frecuentes son el espasmo del sollozo y el síncope en la adolescencia que están relacionados con la hipoxia, pero también se relacionan con el sueño (temblor neonatal, despertar confusional, síndrome de piernas inquietas) o el movimiento (tics, vértigos, distonías, estereotipias primarias, mioclonías). La evolución es favorable hacia su desaparición[26].

Los TPNE se clasifican en[8]:

- TPNE por anoxia-hipoxia cerebral, como espasmo de sollozo cianótico y pálido, o síncope.
- TPNE del sueño, como temblor neonatal, ritmias motoras del sueño o terrores nocturnos.
- TPNE motores, como mioclonías benignas del lactante o vértigo paroxístico benigno.
- TPNE secundarios a enfermedades sistémicas.
- TPNE psicógenos.

Espasmos del sollozo

Los **espasmos del sollozo** son episodios breves que comienzan con grito o llanto, precipitado por dolor o frustración, y se acompañan de una apnea de duración inferior a 1 minuto. Presentan una prevalencia del 5 % entre los 5 meses y pueden persistir hasta los 6-8 años[27].

La manifestación del episodio sigue una secuencia típica, el niño llora tras un factor precipitante (como dolor, enfado, frustración, traumatismo leve, etc.) y ocurre lo siguiente[27]:

- **Grado 1**: tras una espiración prolongada después del llanto retiene la respiración, y tarda unos segundos más de lo habitual en volver a llorar.
- **Grado 2**: tras una espiración prolongada retiene la respiración y presenta cianosis facial, hasta que vuelve a llorar desapareciendo la cianosis.
- **Grado 3**: la apnea se prolonga durante más tiempo y el paciente se queda hipotónico e inconsciente.
- **Grado 4**: si se prolonga la apnea pueden llegar a aparecer rigidez y clonías. El niño se recupera rápidamente en 1 o 2 minutos.

La evolución es favorable, hay que identificar el trastorno y tranquilizar a la familia y al entorno. Existen dos tipos de espasmos del sollozo en función del color de la piel: **espasmo pálido** (se debe a un reflejo vagal), y **espasmo cianosante** (tiene su origen en una apnea espiratoria prolongada). El pronóstico es bueno y no precisan tratamiento específico[27].

Síndrome vasovagal

El síncope consiste en la pérdida brusca de la conciencia y del tono postural, debido a una disminución de flujo sanguíneo. Es más frecuente en adolescentes y preadolescentes, en muchas ocasiones relacionado con baja ingesta hídrica. Presentarán sudoración, palidez, debilidad y parestesias. A veces asocian cierta rigidez generalizada, rigidez mandibular y, en ocasiones, sacudidas irregulares de los miembros (**síncope convulsivo**). Puede cursar con relajación de esfínteres o, incluso, mordedura de lengua. La duración suele ser corta (10-30 segundos). Algunos pacientes presentan síntomas antes del episodio, un presíncope caracterizado por mareo, hormigueo en miembros inferiores, sensación de calor, náuseas, palidez y visión borrosa, que desaparecen al tumbarse. La recuperación es rápida sin sintomatología de confusión[28].

Aunque puede deberse a un problema grave, en su mayoría son de naturaleza benigna. A pesar de ello, el electrocardiograma es una de las pruebas complementarias recomendadas ya que se estima que, en la edad pediátrica, el origen cardiogénico es la causa del 8 % de los síncopes[28].

Entre los tipos de síncope destaca el **síndrome vasovagal**, más común en escolares y adolescentes. La mayoría de los síncopes son autonómicos, debido al desequilibrio de reflejos vasomotores con aumento del tono vagal y desencadenado en diversas situaciones, como hipotensión, estrés, miedo, dolor, fiebre o espasmo del sollozo. Es muy importante identificar las circunstancias que rodeaban al paciente y los posibles factores desencadenantes[28].

Clásicamente, se han descrito una serie de signos de alarma: presentación durante el ejercicio, inicio brusco, en posición supina, desencadenado por ruido o un susto, sin cortejo vegetativo previo, asociado a dolor torácico, historia de palpitaciones previa al síncope, pérdida de conocimiento prolongada, necesidad de reanimación cardiopulmonar, antecedentes personales o familiares de muerte súbita o cardiopatía estructural o arritmias, presencia de soplos cardíacos patológicos o sospecha de otras causas[28].

Cuidados de enfermería al paciente con trastorno paroxístico no epiléptico

Es importante educar a la familia sobre cómo actuar en casa ante un **espasmo del sollozo**[27]:

- Lo principal es mantener la calma.
- Evitar agitar o golpear al niño.
- No es necesario realizar respiración boca-boca, ni otra maniobra de reanimación.
- Acudir a urgencias cuando se trate de un niño < 6 meses, si tarda en recuperarse más de 5 minutos, si nota a su hijo diferente después del episodio, o cuando el espasmo no haya sido desencadenado por un traumatismo, un susto, una frustración o una regañina.

Respecto al **síndrome vasovagal**, los cuidados de enfermería se dirigen a informar a la familia y educar en qué hacer en caso de síncope y cómo prevenirlo. La información debe ser clara y concisa, con lenguaje sencillo, actitud empática y favoreciendo un clima de confianza para que puedan plantear sus dudas y temores (v. *Enlaces de interés*). Algunas recomendaciones son[28]:

- **Reconocer los pródromos**: malestar general, nerviosismo, palidez, sudoración fría, náuseas, mareo, inestabilidad, visión borrosa, etc.
- **Evitar situaciones predisponentes**: como los ambientes calurosos, las aglomeraciones, permanecer mucho tiempo de pie, las emociones fuertes, situaciones aprensivas, ingesta excesiva de alcohol, comidas copiosas, falta de descanso, etc.
- **Hidratación adecuada**.

TRASTORNOS CONGÉNITOS

Los **defectos del tubo neural** son el segundo tipo más común de discapacidad congénita tras los defectos cardíacos congénitos. Hay dos tipos: **disrafismo espinal abierto** (lesión visible) o **disrafismo espinal oculto** (sin lesión externa visible). Este último puede asociarse a una o más manifestaciones cutáneas: hoyuelo o depresión en la piel, nevos angiomatosos «en vino de Oporto», mechones de pelo oscuro, lipomas blandos subcutáneos, y también puede haber alteraciones neuromusculares, como alteración progresiva de la marcha con debilidad del pie o afectación de los esfínteres vesical y anal[14].

Meningocele, mielomeningocele, lipomeningomielocele, raquisquisis o mielosquisis son los nombres basados en los hallazgos patológicos. La principal causa no se conoce, pero es probable que la deficiencia de ácido fólico, combinada con factores de riesgo genéticos y ambientales estén en el origen de este problema. La incidencia de los defectos del tubo neural oscila entre 1 y 10 por cada 1.000 nacimientos en todo el mundo[12,29].

El pronóstico depende del tipo de defecto, ubicación, cirugía, prevención y/o manejo de las infecciones y el tratamiento posquirúrgico. Estos son aspectos claves al informar a la familia para generar estrategias de anticipación[12,29].

Espina bífida

La **espina bífida** es una malformación congénita que se produce al inicio de la gestación del niño, cuando existe una alteración en la formación de la parte más distal del tubo neural. Los arcos de las últimas vértebras de la columna dorsal o lumbar quedan abiertos, la médula se hernia a través del defecto vertebral y queda contenida en una bolsa quística en la parte baja de la espalda. Si ni la médula ni las meninges salen a través de ese defecto vertebral, se denomina **espina bífida oculta**[12,29].

La médula espinal y los nervios no están alterados, pero con el crecimiento los niños pueden presentar incontinencia de esfínteres, deformidades de los pies o debilidad de las extremidades inferiores[12,29].

Meningocele

El **meningocele** es la forma más simple de defecto del tubo neural abierto, y se caracteriza por la dilatación quística de las meninges que contienen LCR sin tejido neural. El pronóstico de los pacientes con meningocele es excelente con la reparación quirúrgica simple de las meninges[12,29].

Mielomeningocele

El **mielomeningocele** es un defecto congénito en el que la columna vertebral y el conducto raquídeo no se cierran durante su formación, y la médula anómala (displásica) y las meninges se hernian en un saco que sobresale en la espalda[12,29].

Es posible realizar su diagnóstico prenatal en el segundo trimestre. Cuando se detecta a tiempo se puede considerar la interrupción del embarazo o intervenir intraútero, en aquellos centros que dispongan de cirugía fetal intrauterina para cerrar el defecto (v. *Enlaces de interés*), lo que parece reducir el riesgo de algunas complicaciones posteriores, particularmente la hidrocefalia y la malformación de Arnold-Chiari[12,29].

Un recién nacido con este trastorno puede presentar: *a*) parálisis total o parcial de las piernas, debilidad en caderas, piernas o pies y ausencia de reflejos miotáticos; *b*) falta de sensibilidad parcial o total de piernas, y *c*) pérdida del control de esfínteres. Otras manifestaciones pueden ser: contracturas de las articulaciones de las piernas, pies zambos e hidrocefalia (hasta un 90 % de los niños con mielomeningocele)[12,29].

Cuidados enfermeros de los defectos del tubo neural

El manejo requiere un enfoque multidisciplinar[12,29]. La cirugía consiste en liberar la médula de las adherencias, cerrar la médula abierta, reposicionar las meninges, el músculo y la piel cubriendo completamente el defecto y se exploran las malformaciones asociadas. La reparación quirúrgica conlleva unos cuidados enfermeros que se explican en la **tabla 30-2**, además de los cuidados generales que se deben tener en cuenta en pacientes con discapacidad motora y/o cognitiva[12].

PARÁLISIS CEREBRAL

La **parálisis cerebral infantil** es un grupo heterogéneo de alteraciones permanentes del movimiento y la postura que limitan la actividad, atribuidas a alteraciones no progresivas ocurridas durante el desarrollo cerebral del feto o hasta los 3 años. Estos trastornos motores se acompañan con frecuencia de alteraciones sensoriales, cognitivas, trastornos de la comunicación, de la conducta, epilepsia y de problemas musculoesqueléticos secundarios. Las manifestaciones clínicas, aunque permanentes, pueden ir cambiando con los años[12,30].

La prevalencia global, según datos publicados en 2020, oscila entre 2-3 por cada 1.000 recién nacidos. Tiene un origen multifactorial, resultado de diversos eventos que pueden suceder durante el período prenatal, perinatal o posnatal. Las principales causas por orden de frecuencia son: prematuridad (78 %), crecimiento intrauterino retardado (34 %), infección intrauterina (28 %), hemorragia anteparto (27 %), patología placentaria grave (21 %) y parto múltiple (20 %)[12,30,31].

Tabla 30-2. Cuidados prequirúrgicos y posquirúrgicos

Preoperatorio	Intraquirúrgico	Postoperatorio
Cuidado hemodinámico • Monitorización no invasiva de la función cardiorrespiratoria y tensión arterial • Pruebas analíticas y/u otras pertinentes para el preoperatorio	**Monitorización** • Monitorización de signos vitales y de la saturación de O_2 en forma permanente **Cuidado hemodinámico** • Manejo cuidadoso de líquidos • Utilizar bombas de infusión y registrar un balance estricto de los volúmenes	**Monitorización** • Monitor multiparamétrico • Vigilar valores de FC y FR, saturación de O_2 y tensión arterial **Cuidado hemodinámico** • Detectar precozmente signos de descompensación • Balance y ritmo de diuresis • Vigilar la posibilidad de globo vesical en el posquirúrgico inmediato • Pueden presentar una afectación permanente de la evacuación vesical de origen neurogénico
Termorregulación • Pérdidas insensibles aumentadas si el defecto es abierto • La incubadora permite mantener un nivel óptimo de humedad en el defecto evitando los efectos del calor radiante	**Termorregulación** • La temperatura del quirófano y la exposición del defecto abierto pueden provocar pérdida excesiva de calor • Alternativas: cirugía en servocuna o colchón térmico. Y uso de líquidos a temperatura corporal	**Termorregulación** • La incubadora favorece la termorregulación en el posquirúrgico y mantiene al neonato aislado
Cuidado de la piel • Inmediatamente después de nacer, el defecto se cubre de manera estéril con plástico, de tal forma que mantenga la humedad y evite el contacto con elementos externos (prevención de infecciones), y para mantener indemnes las membranas limitando la pérdida de líquido cefalorraquídeo	**Traslado a la UCIN** • Una vez estabilizado, trasladar en incubadora de transporte con monitorización y medidas para minimizar la pérdida de calor • No suspender las infusiones durante el traslado a la UCIN; continuar administrando las soluciones por bomba para mantener permeables los accesos vasculares y garantizar el aporte • Avisar a la familia desde el área de cirugía para que se dirijan a la UCIN para contactar con su hijo y recibir información acerca del acto quirúrgico	**Dolor** • Tratamiento farmacológico en el posquirúrgico inmediato; la vía intravenosa es la primera elección • La succión, contacto materno y cuidados de confort, contribuyen a disminuir el estrés y el dolor, favoreciendo el descenso de la dosis de analgesia y la rotación precoz de opiáceos a analgésicos no esteroides
Cuidado nutricional • La alimentación por vía enteral es la primera elección, y conservarla hasta intervención si no hay dificultades con la tolerancia • El balance horario permite evaluar el funcionamiento vesical		**Cuidado nutricional** • Nutrición: favorece la regeneración de los tejidos y disminuye los días de ingreso en la UCIN • Tras la estabilización y valoración del abdomen comienza la tolerancia por vía enteral (preferencia con leche materna) y se disminuye progresivamente el aporte intravenoso • Si la succión está conservada se progresa rápidamente a la alimentación con pecho materno o complemento con fórmula
Control de infecciones • Uso de antibióticos (profiláctico) por vía intravenosa según protocolo de servicio • Una complicación grave es la contaminación que provocaría infección del SNC		**Cuidados específicos de la herida quirúrgica** • Mantener la cura limpia, evitar la infección y favorecer la pronta cicatrización. Estrictas medidas de asepsia • La presencia de signos de infección en la herida quirúrgica requiere valoración precoz • La dehiscencia de la herida requiere evaluación cuidadosa para determinar si hay pérdida de líquido cefalorraquídeo

Continúa

Tabla 30-2. Cuidados prequirúrgicos y posquirúrgicos (*Cont.*)		
Preoperatorio	**Intraquirúrgico**	**Postoperatorio**
Cuidado de la familia • Conocer si hubo o no diagnóstico prenatal de la patología • Proteger defecto abierto para proporcionar oportunidad del primer contacto piel con piel y vinculación. Valorar y proteger previamente a cualquier manipulación • Una vez ingresado el neonato a la UCIN, incorporar la información relativa a la cotidianeidad en la unidad, el pronóstico inicial, la planificación de la cirugía y sus posibles complicaciones		**Cuidado de la familia** • La información en relación a la recuperación posquirúrgica, la evaluación de secuelas posquirúrgicas y la explicación acerca de las potencialidades • Fomentar la adquisición de habilidades parentales para cuidar a su hijo • Enseñar los cuidados básicos, enfatizando el cuidado de la herida quirúrgica, sondaje vesical y signos de alarma específicos

FC: frecuencia cardíaca; FR: frecuencia respiratoria; SNC: sistema nervioso central; UCIN: unidad de cuidados intensivos neonatales.

También se presentan varias comorbilidades que no forman parte de la definición central de parálisis cerebral: más comúnmente dolor (75 %), discapacidad intelectual (50 %), incapacidad para caminar (33 %), desplazamiento de la cadera (33 %), incapacidad para hablar (25 %), epilepsia (25 %), incontinencia (25 %) y trastornos del comportamiento o del sueño (20-25 %)[12,30,31].

La PC se manifiesta en los primeros 18 meses del niño. Se diagnóstica mediante el examen neurológico en el cual se evalúa el tono, la fuerza muscular, los reflejos miotáticos y los reflejos primitivos, así como las respuestas posturales de equilibrio y movimiento del bebé o del niño[12,30,31].

Clasificación

La parálisis cerebral se puede clasificar en relación con el tipo de trastorno motor que predomina y según su distribución anatómica, o en función de la limitación de la movilidad. De manera general se usa la escala Gross Motor Function Classification System (GMFCS) y según el tipo de trastorno motor se clasifica en cinco niveles (**Tabla 30-3**). A continuación, se describen las principales formas de parálisis cerebral[31,32].

Tabla 30-3. Clasificación según la escala de Gross Motor Function Classification System (GMFCS)	
GMFCS I	• Puede caminar, correr, saltar y subir escaleras • Marcha sin restricciones pero limitada para actividades motoras con mayores demandas
GMFCS II	• Dificultad para andar en superficies desniveladas • Sube escaleras con apoyos
GMFCS III	• Camina en superficies lisas con ayuda de dispositivos (andador o silla de ruedas)
GMFCS IV	• Camina solo distancias cortas con andador o silla de ruedas
GMFCS V	• Es transportado por otra persona en silla de ruedas • Falta de control de movimiento voluntario • No mantiene postura erguida

Adaptada de: Armero Pedreira P *et al.*[32]

Parálisis cerebral espástica

Es el tipo más frecuente (70 %) y se caracteriza por hipertonía muscular, rigidez de movimientos e incapacidad para relajar los músculos. Se distinguen tres tipos[31,32]:

• **Diplejia espástica**. Es la forma más frecuente y en ella se afectan con preferencia los miembros inferiores. Está asociada a lesión cerebral de la prematuridad.
• **Hemiplejia espástica**. Afecta predominantemente a un lado del cuerpo y suele existir una mayor afectación del brazo que de la pierna. Se relaciona con lesiones cerebrales unilaterales isquémicas, como el infarto arterial perinatal o la leucomalacia quística unilateral.
• **Tetraplejia espástica o cuadriplejia**. Es la forma más grave y en ella están afectados los cuatro miembros. Suele deberse a malformaciones cerebrales graves o lesiones destructivas extensas del cerebro, como las infecciones congénitas o isquemia cerebral grave del feto.

Parálisis cerebral discinética

Representa el 12-14 % de las parálisis cerebrales y se caracteriza por fluctuaciones y cambios bruscos del tono muscular, y movimientos involuntarios. Está relacionada con la lesión de ganglios basales y tálamo que ocurre en la encefalopatía hipóxico-isquémica o el kernícterus (encefalopatía por bilirrubina). Suele ser más invalidante que las formas espásticas, porque los movimientos involuntarios ocurren casi todo el tiempo e interfieren con los movimientos normales.

Parálisis cerebral atáxica

Presentan pérdida de equilibrio y alteración de la coordinación y del control fino de los movimientos.

Formas mixtas

Suponen una combinación de las formas anteriores.

Tabla 30-4. Plan de cuidados del paciente pediátrico con parálisis cerebral

	NANDA	NOC	NIC	Actividades
Respiración	00039 Riesgo de aspiración	0410 Función respiratoria: permeabilidad de las vías respiratorias	3140 Manejo de la vía aérea 3200 Precauciones en la aspiración 6610 Identificación de riesgos	• Aplicar las actividades de reducción del riesgo • Mantener la vía aérea permeable • Controlar el estado pulmonar • Colocar al paciente en la posición que permita que el potencial de ventilación sea el máximo posible • Mantener el equipo de aspiración disponible
Nutrición e hidratación	00328 Disminución de la capacidad de alimentación 00491 Riesgo de deterioro del equilibrio hidroelectrolítico	0303 Conducta de autocuidado: comer 0602 Hidratación 0606 Equilibrio electrolítico 1902 Control del riesgo	2020 Monitorización de electrolitos 4120 Manejo de líquidos 4140 Reposición de líquidos	• Observar si hay signos y síntomas de retención de líquidos • Observar si hay manifestaciones de desequilibrio electrolítico • Explorar las mucosas bucales, la esclera y la piel del paciente por si hubiera indicios de alteración del equilibrio hidroelectrolítico (sequedad, cianosis)
Eliminación		0310 Conducta de autocuidado: uso del inodoro 1101 Integridad tisular: piel y membranas mucosas	0610 Cuidados de la incontinencia urinaria 1750 Cuidados perineales 1804 Ayuda al autocuidado: micción/defecación	• Proporcionar dispositivos de ayuda (pañal) • Proporcionar ayuda hasta que el paciente sea totalmente capaz de asumir los autocuidados • Facilitar la higiene tras la micción/defecación
Movilidad	00085 Deterioro de la movilidad física 00365 Deterioro de la capacidad para caminar 00363 Deterioro de la capacidad para sentarse 00367 Deterioro de la capacidad de transferencia	0203 Posición corporal: autoiniciada 0204 Consecuencias de la inmovilidad: fisiológicas 0222 Marcha	0740 Cuidados al paciente encamado 0840 Cambio de posición 6486 Manejo ambiental: seguridad 6490 Prevención de caídas	• Colocar en posición de alineación corporal correcta • Identificar las necesidades de seguridad según la función física y cognitiva, y el historial de conducta del paciente • Disponer de dispositivos adaptativos (taburetes o barandillas) para aumentar la seguridad del ambiente • Utilizar barandillas laterales con longitud y altura adecuadas para evitar caídas de la cama • Revisar los antecedentes de caídas con la familia
Descanso y sueño	00337 Patrón de sueño ineficaz	0004 Sueño	1850 Mejora el sueño	• Determinar el patrón de sueño/vigilia del paciente • Determinar los efectos que tiene la medicación del paciente en el patrón del sueño
Vestirse	00327 Disminución de la capacidad para vestirse	0302 Conducta de autocuidado: vestir 0300 Conducta de autocuidado: actividades de la vida diaria (AVD) 1308 Adaptación a la discapacidad física	1800 Ayuda con el autocuidado 7110 Favorecimiento de la implicación familiar	• Ayudar a una persona a realizar de forma segura las actividades de vestido y arreglo personal • Facilitar los recursos necesarios para el vestido y arreglo personal • Facilitar la participación de los miembros de la familia para ayudar y promover en lo posible la independencia del paciente en las actividades • Instruir a la familia/cuidador en la técnica adecuada para el vestido del paciente

Continúa

Tabla 30-4. Plan de cuidados del paciente pediátrico con parálisis cerebral (*Cont.*)

	NANDA	NOC	NIC	Actividades
Higiene y piel	00326 Disminución de la capacidad para bañarse 00330 Disminución de la capacidad de aseo 00047 Riesgo de deterioro de la integridad cutánea	0305 Conducta de autocuidado: higiene 1101 Integridad tisular: piel y membranas mucosas	0840 Cambio de posición 3540 Prevención de las lesiones por presión	• Registrar el estado de la piel durante el ingreso y a diario • Vigilar estrechamente cualquier zona enrojecida • Aplicar protectores para los codos y talones, según corresponda • Controlar la movilidad y la actividad del paciente • Asegurar una nutrición adecuada • Colocar en posición de alineación correcta • Minimizar la fricción y las fuerzas de cizallamiento al cambiar de posición al paciente
Comunicación	00051 Deterioro de la comunicación verbal	0902 Comunicación	5460 Contacto	• Evaluar la preparación del paciente cuando se le ofrece contacto
Seguridad	00366 Excesiva carga de cuidados	2211 Desempeño del rol de padres 2609 Apoyo familiar durante el tratamiento 2202 Preparación del cuidador principal domiciliario	2380 Manejo de la medicación 2690 Precauciones en las convulsiones 7040 Apoyo al cuidador	• Determinar los recursos comunitarios adecuados para cubrir las necesidades vitales y la salud básica • Determinar la aceptación del cuidador de su papel • Informar al personal de atención domiciliaria sobre la estancia del paciente en casa, estado de salud y tecnologías utilizadas con el consentimiento del paciente o la familia
	00306 Riesgo de caídas del niño/a	1912 Caídas 1902 Control del riesgo	6486 Manejo ambiental: seguridad 6490 Prevención de caídas 6610 Identificación de riesgos 2690 Precauciones en las convulsiones	• Utilizar dispositivos de prevención: barandillas • Ayudar a la familia a identificar los peligros del hogar y modificarlos
	00004 Riesgo de infección	1902 Control del riesgo	6550 Protección contra las infecciones	• Observar los signos y síntomas de infección sistémica o localizada

Adaptada de: Hockenberry M *et al.*[14]; Vitrikas K *et al.*[30]; Novak I *et al.*[31]; NNNConsult[34].

Cuidados enfermeros

Los cuidados de enfermería dependen de cada paciente, del tipo de parálisis cerebral y de la morbilidad asociada. En su tratamiento participa un equipo multidisciplinario, por esto la enfermera de atención primaria tendrá que coordinar las acciones con el equipo, para ayudar a mejorar la calidad de vida de estos pacientes[33].

Estos niños pueden cursar con trastornos neurológicos diversos por lo que es importante evaluar la existencia de convulsiones, discapacidad intelectual, problemas neuropsiquiátricos y trastornos del movimiento, ortopédicos y del lenguaje[33].

Una valoración completa deberá incluir la forma de alimentación, valoración bucodental, problemas de visión y audición, así como la valoración de la función miccional alterada hasta en el 60 % de los casos (enuresis, incontinencia, vejiga neurógena, etc.). Es importante valorar los trastornos del sueño, cuyo principal tratamiento es la higiene del sueño. Son pacientes crónicos complejos que pueden necesitar cuidados paliativos pediátricos al final de su vida (v. **Cap. 32**). Es fundamental una detección precoz para poder afianzar habilidades de comunicación, locomoción, adaptar las necesidades educativas y promover las experiencias de socialización entre el grupo de edad. Respecto a la valoración del dolor, realizada por enfermería, se recomienda la escala revisada r-FLACC (siglas en inglés de *face*, *legs*, *activity*, *cry*, *consolability*) debido a su facilidad de uso y viabilidad[33].

El apoyo psicosocial incluye apoyo a los cuidadores y educación para el desempeño del rol de cuidador. Se valorará individualmente la necesidad de cada niño y familia para su derivación a los servicios sociales y servicios comunitarios de salud mental[33].

Los posibles diagnósticos enfermeros para detectar serán aquellos que cubren las necesidades básicas de la vida diaria, ya que pueden existir déficits en los diferentes tipos de autocuidados, así como aquellos riesgos relacionados con la seguridad del niño. No se deben olvidar los diagnósticos de ámbito familiar referidos al rol de cuidados y el afrontamiento familiar[33].

Las intervenciones enfermeras para abordar la parálisis cerebral (**Tabla 30-4**) pasan por proporcionar los cuidados adecuados en lo referente a medicación, manejo de crisis, alimentación por vías alternativas y atención a problemas respiratorios, así como el seguimiento del estado de salud de los afectados. Para todo ello es principal la intervención de educación a la familia, para que sean lo más autónomas posibles en el cuidado de sus hijos; la enfermera debe enseñarle estos cuidados tanto durante su estancia en el hospital, como en la consulta de atención primaria y en el domicilio[33].

PUNTOS CLAVE

- El patrón cognitivo-perceptual de la valoración enfermera es clave en las revisiones del niño sano, al evaluar el correcto neurodesarrollo del niño o al dar respuesta de cuidados en urgencias pediátricas o plantas de hospitalización pediátrica a niños con enfermedades neurológicas (convulsión, epilepsia, meningitis, cefalea o problemas congénitos, como la espina bífida o la parálisis cerebral infantil).
- La cefalea es la causa más frecuente de consulta en neuropediatría y su prevalencia es más elevada en la adolescencia. La enfermera se centrará conocer sus características, factores desencadenantes y factores atenuantes (silencio, oscuridad, sueño o período vacacional).
- La hidrocefalia con una acumulación excesiva de LCR ocasiona macrocefalia en el lactante y una fontanela abombada con una presión potencialmente perjudicial en el tejido cerebral, que se resuelve con una derivación ventriculoperitoneal que drena el LCR a otras estructuras. Se debe realizar monitorización neurológica y de la presión intracraneal por las posibles complicaciones a corto plazo (infecciosas y obstructivas en la parte proximal del catéter) o a largo plazo (rotura o desconexión del catéter a nivel distal).
- La convulsión precisa una actuación urgente de soporte: oxígeno al 100 %, aspirar secreciones y/o cánula orofaríngea, si hay inconsciencia, y monitorizar la saturación del oxígeno, temperatura y la administración de benzodiacepinas, con riesgo de depresión respiratoria.
- Los niños con espina bífida precisan la reparación quirúrgica y unos cuidados enfermeros relativos al déficit de autocuidados, deterioro de la movilidad con posible cansancio en el desempeño del rol de cuidador.

REFERENCIAS

1. Miguélez-Chamorro A, Casado-Mora MI, Company-Sancho MC, Balboa-Blanco E, Font-Oliver MA, Román-Medina Isabel I. Advanced practice in case management: An essential element in the new complex chronicity care model. Enferm Clin (Engl Ed). 2019;29(2):99-106.
2. Climent Alcalá FJ, García Fernández de Villalta M, Escosa García L, Rodríguez Alonso A, Albajara Velasco LA. Unidad de niños con patología crónica compleja. Un modelo necesario en nuestros hospitales [Children's medically complex diseases unit. A model required in all our hospitals]. An Pediatr (Engl Ed). 2018;88(1):12-18.
3. Aguilera Albesa S, Gorría Redondo N, Basterra Jiménez I, Llano Ordóñez K, Yoldi Petri ME, Aznal Sáinz E. Patología neurológica crónica compleja en Navarra. Bol. S Vasco-Nav Pediatr. 2020;52:151-4.
4. Szperka C. Headache in Children and Adolescents. Continuum (Minneap Minn). 2021;27(3):703-31.
5. Youssef PE, Mack KJ. Episodic and chronic migraine in children. Dev Med Child Neurol. 2020;62(1):34-41.
6. Nieswand V, Richter M, Gossrau G. Epidemiology of Headache in Children and Adolescents-Another Type of Pandemia. Curr Pain Headache Rep. 2020;24(10):62.
7. Olesen J. Headache Classification Committee of the International Headache Society (IHS) The International Classification of Headache Disorders. 3ª ed. Cephalalgia 2018, Vol. 38(1) p. 1-211.
8. Duat Rodríguez A. Urgencias neurológicas en Atención Primaria. En: AEPap (ed.). Congreso de Actualización en Pediatría 2022. Madrid: Lúa Ediciones 3.0; 2022, p. 141-50.
9. Pérez Villena A, Martín del Valle F. Patología neurológica infantil. Guía para profesores. Madrid, Asociación de Neuropediatría de Madrid; 2021. Disponible en: https://www.comunidad.madrid/sites/default/files/doc/educacion/guia_para_el_profesorado_sobre_patologia_neurologica_infantil.pdf [consultado en 04-06-2025].
10. Grupo de estudio de cefaleas de la Asociación Madrileña de Neurología. Documento de consenso del Grupo de estudio de cefaleas de la Asociación Madrileña de Neurología sobre el papel de la enfermería en las unidades de cefaleas [Internet]. Madrid, Asociación Madrileña de Neurología; 2022. Disponible en: https://www.amn-web.com/wp-content/uploads/2022/04/documento-consenso-papel-de-la-enfermeria.-grupo-de-estudio-de-cefaleas.-amn.pdf [consultado en 04-06-2025].
11. López Pisón J, Arana Navarro T. Cefalea. En: Guía de Algoritmos en Pediatría de Atención Primaria. AEPap 2024. Disponible en: https://algoritmos.aepap.org/adjuntos/Cefalea_act.pdf [consultado en 04-06-2025].
12. García-Alix Pérez A; Gómez Esteban C, Caserío Carbonero S, Moral Pumarega MT, Arnáez Solís J. NeNe diccionario: términos de neurología neonatal para padres. Barcelona: Fundación NeNe;2017. Disponible en: https://www.neurologianeonatal.org/images/Familia/Documentos y guias/diccionario.pdf [consultado en 04-06-2025].
13. Téllez Isla R, Mosquera Betancourt G. Complicaciones de la derivación ventriculoperitoneal en pacientes pediátricos. Revisión del tema. Gac Méd Espirit; 23(2):123-39.
14. Hockenberry M, Wilson D (1950-2015), Rodgers C. Wong enfermería pediátrica. 10ª ed. Wong, Barcelona:Elsevier; 2019.
15. Robles Sánchez M, del Cotillo Fuente MÁ, Tabarés Rodríguez M, De la Torre Calle L, Sánchez Vallejo A, Fernández García D. Cuidados de enfermería a pacientes portadores de drenaje ventricular externo. Tiempos de Enfermería y Salud. 2017;1(3):35-40.
16. Shorvon S, Sen A. What is status epilepticus and what do we know about its epidemiology? Seizure. 2020;75:131-136.
17. Tirado Requero P, Alba Jiménez M. Epilepsia en la infancia y la adolescencia. Pediatr Integral 2015; XIX (9): 609-21.
18. Mercadé Cerdá JM, Toledo Argani M, Mauri Llerda JA, López Gonzalez FJ, Salas Puig X, Sancho Rieger J. The Spanish Neurological Society official clinical practice guidelines in epilepsy. Neurologia. 2016;31(2): 121-9.
19. Laino D, Mencaroni E, Esposito S. Management of Pediatric Febrile Seizures. Int J Environ Res Public Health. 2018;15(10):2232.

20. Alshehri A, Abulaban A, Bokhari R, Kojan S, Alsalamah M, Ferwana M, Murad MH. Intravenous Versus Nonintravenous Benzodiazepines for the Cessation of Seizures: A Systematic Review and Meta-analysis of Randomized Controlled Trials. Acad Emerg Med. 2017;24(7):875-883.

21. González Hermosa A. Estatus epiléptico. Protoc diagn ter pediatr. 2020; 1:119-40.

22. Ríos Mendoza V, Martínez Granero MA. Crisis convulsiva. En: Guía de Algoritmos en Pediatría de Atención Primaria [en línea]. AEPap. Disponible en: https://algoritmos.aepap.org/adjuntos/81_Crisis_convulsiva.pdf [consultado en 04-06-2025].

23. Lewis SA, Noyes J, Hastings RP. Systematic review of epilepsy self-management interventions integrated with a synthesis of children and young people's views and experiences. Journal of Advanced Nursing. 2015;71(3): 478-97.

24. Locatelli G. The multifaceted role of the Epilepsy Specialist Nurse: Literature review and survey study on patient and medical Staff Perceptions. Prof Inferm. 2019;72(1):34-41.

25. Furones García M, García Peñas JJ, González Alguacil E, et al. Sleep disorders in children with epilepsy. Neurologia (Engl Ed). 2021: S0213-4853(21)00114-6.

26. Grattan-Smith P, Dale RC, Fernández-Álvarez E. Non-Epileptic Paroxysmal Movement Disorders. En: Arzimanoglou A, O'Hare A, Johnston M, Ouvrier R (eds.). Aicardi's Diseases of the Nervous System in Childhood. 4ª ed. Londres: Mac Keith Press; 2018.

27. Tizón García JL, Razquin Arias M, Torregrosa Bertet M. El llanto del lactante y el espasmo del sollozo. Pediatría en Atención Primaria. Elsevier. Barcelona 2017.

28. Rodríguez Morales MM, Cabrerizo Sanz MP, Matas Avellà M. Manual de Enfermería en Arritmias y Electrofisiología. Madrid, Asociación Española de Enfermería en Cardiología; 2013.

29. Nethi S, Arya K. Meningocele. J R Soc Med. 2022;32(11):1381-2.

30. Vitrikas K, Dalton H, Breish D. Cerebral Palsy: An Overview. Am Fam Physician. 2020;101(4):213-220.

31. Novak I, Morgan C, Fahey M, Finch-Edmondson M, Galea C, Hines A, et al. State of the Evidence Traffic Lights 2019: Systematic Review of Interventions for Preventing and Treating Children with Cerebral Palsy. Curr Neurol Neurosci Rep. 2020;20:3.

32. Armero Pedreira P, Pulido Vadeolivas I, Gómez Andrés D. Seguimiento en Atención Primaria del niño con parálisis cerebral. La parálisis cerebral infantil más allá de los mitos. Pediatr Integral 2015; XIX (8):548-555.

33. Cantero MJP, Medinilla EEM, Martínez AC, Gutiérrez SG. Abordaje integral del niño con parálisis cerebral. An Pediatr (Barc). 2021;95:276.

34. NNNConsult [Internet]. Barcelona: Elsevier; 2024. Disponible en: http://www.nnnconsult.com [consultado en 17-06-2025].

35. Scheffer IE, Berkovic S, Capovilla G, Connolly MB, French J, Guilhoto L, et al. ILAE Classification of the Epilepsies Position Paper of the ILAE Commission for Classification and Terminology. Epilepsia. abril de 2017;58(4):512-21.

 CASOS

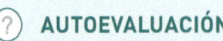 AUTOEVALUACIÓN
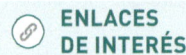 ENLACES DE INTERÉS
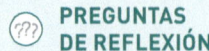 PREGUNTAS DE REFLEXIÓN

Cuidados enfermeros en situaciones de necesidades especiales cognitivo-sensoriales

31

A. Carrillo Mezquita

OBJETIVOS

- Describir brevemente las necesidades especiales y los tipos de accesibilidad.
- Determinar las características significativas de trastorno del espectro autista (TEA) y el trastorno por déficit de atención e hiperactividad (TDAH).
- Especificar los cuidados enfermeros específicos en relación con el TEA y TDAH.
- Describir las generalidades sobre la alta capacidad.

INTRODUCCIÓN A LAS NECESIDADES ESPECIALES

Se considera **niños con necesidades especiales** aquellos que presentan un proceso crónico de tipo físico, del desarrollo, conductual o emocional, o que están expuestos al riesgo de padecerlo. Son un grupo emergente y heterogéneo, con una amplia variedad de trastornos y diferentes usos de los servicios de salud, que precisan de una atención integral y de calidad[1,2].

A estos pacientes, en ocasiones se les clasifica según sus necesidades, en lugar de por su diagnóstico específico. Las necesidades se clasifican en seis áreas: *a)* atención médica especializada; *b)* uso o necesidad de medicamentos recetados; *c)* nutrición especial; *d)* dependencia de la tecnología; *e)* terapia de rehabilitación por limitación funcional, y *f)* servicios de educación especial[2].

Tipos de accesibilidad: física, sensorial y cognitiva[3]

Son los siguientes:

- **Accesibilidad física**. Los entornos que son accesibles de forma física permiten que las personas con diferentes necesidades de movilidad puedan utilizarlos.
- **Accesibilidad sensorial**. Los entornos que son accesibles de forma sensorial permiten que las personas con diferentes necesidades de visión o audición puedan utilizarlos.
- **Accesibilidad cognitiva**. Los entornos que son accesibles de forma cognitiva permiten que las personas con diferentes necesidades de comprensión puedan utilizarlos.

Para poder dar una verdadera accesibilidad universal, es necesario trabajar en los tres tipos de accesibilidad para crear entornos que sean realmente accesibles. En este capítulo es imprescindible conocer la accesibilidad cognitiva, como ejemplos la adaptación de entornos o el uso de los sistemas aumentativos o alternativos de comunicación (SAAC).

Trastornos del neurodesarrollo

Dentro de todas las situaciones que implican necesidades especiales, destacan los **trastornos del neurodesarrollo** (TND). El neurodesarrollo es el proceso por el que el sistema nervioso crece, madura y adquiere sus funciones. Los TND son un retraso o una desviación del desarrollo esperado para la edad, que está vinculado a la formación de circuitos cerebrales, provocando déficits crónicos de funcionamiento y pérdidas de conducta adaptativa a corto y largo plazo en varios dominios, incluidos los personales, sociales, académicos y profesionales. Los TND pueden afectar a distintas áreas (motricidad, lenguaje, cognición y conducta) o a varias al mismo tiempo[4-7]. La clasificación de los distintos TND del DSM-5 se puede apreciar en la **tabla 31-1**[5].

Tabla 31-1. Grupos de clasificación según el Manual Diagnóstico y Estadístico de los Trastornos Mentales (DSM-5)

- Discapacidad intelectual, retraso global del desarrollo o retraso psicomotor
- Trastornos de la comunicación: trastornos del lenguaje, trastornos del habla, trastorno de comunicación social, disfluencia de inicio en la niñez
- Trastorno del espectro autista (TEA)
- Trastorno por déficit de atención e hiperactividad (TDAH)
- Trastornos del desarrollo motor: trastorno del desarrollo de la coordinación, trastorno de movimientos estereotípicos, trastornos de tics, síndrome de Tourette, trastorno de tics crónicos, trastorno de tics transitorio
- Trastornos específicos del aprendizaje

Adaptada de: López I y Förster J[5].

Los TND que afectan a la motricidad tienen como prototipo la parálisis cerebral infantil (v. **Cap. 30**). El área del lenguaje y la conducta se ven afectados en el **trastorno del espectro autista** (TEA). El aprendizaje está afectado frecuentemente en el **trastorno por déficit de atención e hiperactividad** (TDAH). La cognición se puede estar alterada en cualquiera de ellos dificultando las tareas en el ámbito educativo (v. **Cap. 6**). Se deben usar herramientas de detección (Test de Denver II, Haizea-Llevant para detectar desviaciones del desarrollo normal y el M-CHAT para el cribado del autismo) así como la observación y la escucha atenta a los hechos que relatan los padres[4].

Las causas pueden ser genéticas o ambientales, o una compleja interacción entre ambas (son multicausales), y pueden suceder durante la gestación, en el período neonatal o en los primeros años de vida[4,5].

Epidemiología

Se estima que un 10 % de la población infantil tiene diagnóstico de uno o más TND con el consiguiente compromiso cognitivo, académico, conductual o de interacción social. Calcular la incidencia y prevalencia de los TND es complicado debido a la evolución que ha existido en los últimos años en la terminología, definiciones y criterios diagnósticos. Esta disparidad y diversidad provoca que las estimaciones realizadas en las diferentes poblaciones varíen. Además, cabe destacar la oscilación que provocan los diferentes contextos sociales y culturales a la hora de diagnosticarlas. Por ello, resulta difícil determinar si las diferencias de prevalencia entre estudios se deben a factores dependientes de la metodología o a verdaderas diferencias en los parámetros de la población[5].

Por ejemplo, en la discapacidad intelectual se han mantenido cifras globales en torno a 1 %; sin embargo, en otras condiciones, como el TEA, los cambios en los criterios de inclusión han podido ser una de las razones del aumento de prevalencia en los últimos años. Lo mismo ocurre con el TDAH, estando la prevalencia en el 10,7-13 % en aumento. Ambos trastornos presentan una gran heterogeneidad clínica y su diagnóstico es clínico. Los últimos estudios revelan que el TDAH es el TND más prevalente en la infancia[5,6].

TRASTORNOS DEL ESPECTRO AUTISTA

Durante los últimos años, se ha introducido el concepto de **trastornos del espectro autista** (TEA) en la sociedad, y con él, el concepto de autismo ha ido cambiando y evolucionando paulatinamente[6,8,9]. El TEA es un trastorno neurobiológico del desarrollo que se manifiesta durante los tres primeros años de vida y que perdura a lo largo de todo el ciclo vital, y se caracteriza por:

- Deficiencias persistentes en la comunicación y en la interacción social.
- Patrones restrictivos y repetitivos de comportamiento, intereses o actividades.

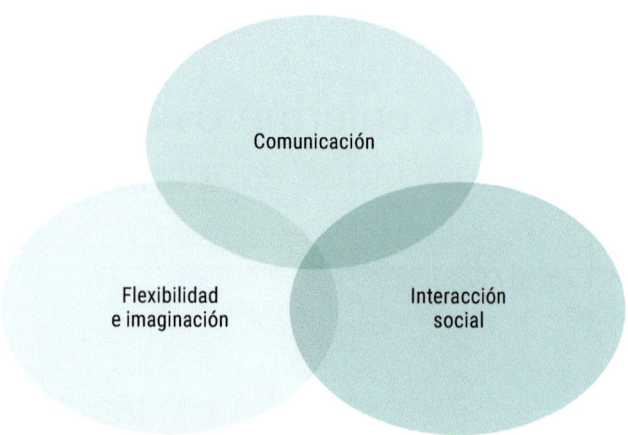

Figura 31-1. Triada de Wing.
Adaptada de: Martín del Valle F et al.[10]

La **triada de Wing** (**Fig. 31-1**) ha sido muy utilizada por los profesionales sanitarios, e incluye las principales áreas afectadas en el TEA: la interacción social, la comunicación y la falta de flexibilidad en el razonamiento y comportamiento. La tendencia actual incluye hablar de rasgos en lugar de síntomas[5,8,10].

Epidemiología

Si se revisan los estudios epidemiológicos de los últimos 50 años se puede observar que los casos diagnosticados de TEA han aumentado a nivel mundial, según se muestra en la **tabla 31-2**[6,11-14].

Fisiopatología, manifestaciones clínicas y diagnóstico

Aún con los recientes avances en el terreno de la neurociencia, actualmente se desconoce la causa del autismo. Debido a la complejidad de las manifestaciones clínicas y a la variabili-

Tabla 31-2. Epidemiología del trastorno del espectro autista (TEA)	
MUNDIAL: Organización Mundial de la Salud (OMS)	1 de cada 160 niños tiene un TEA
EEUU: Centro de Control y Prevención de Enfermedades (CDC)	Prevalencia de 1 por cada 88,6 en la población norteamericana, o incluso, un promedio de 1 de cada 59,10
EUROPA: Autism-Europe aisbl	Prevalencia de aproximadamente 1 caso por cada 100 nacimientos
ESPAÑA: Instituto de Salud Carlos III	En 2015, el Instituto de Salud Carlos III, puso en marcha el Registro de Personas Diagnosticadas de TEA a través de una plataforma llamada RETEA

Adaptada de: Autism spectrum disorders[6], Vidriales Fernández R et al.[11], Trastorno del Espectro del Autismo[12], Prevalence rate of autism[13], y Posada de la Paz M[14].

dad del trastorno, se sugiere una etiología multicausal que se muestra en la **tabla 31-3**. La tendencia actual de los estudios se dirige a la investigación genética[8-10].

Los TEA se dividen en numerosos subtipos recogidos en las clasificaciones de la CIE-10 y el DSM-5, y dependiendo del caso particular de la persona, las manifestaciones presentaran variabilidad. Dicha variabilidad dificulta la detección precoz provocando un retraso en el diagnóstico en muchas ocasiones hasta los 3 años. A pesar de dicha diversidad, existen unos indicios comunes en los niños[10]:

- A los 12 meses no responde a su nombre, a los 14 meses no señala objetos, a los 18 meses no tiene juego simbólico.
- Rehuye el contacto visual y elige estar solo.
- Existe retraso en la adquisición del lenguaje. Repite palabras o frases (ecolalia). Ofrece respuestas no relacionadas con las preguntas.
- Tolera mal los cambios o modificaciones en sus rutinas. Tiene intereses obsesivos.
- Presenta reacciones atípicas a sonidos, olores, sabores, imágenes, etc.
- Muestra falta de comprensión de los sentimientos de otros y dificultad para expresar los propios.

La aparición de los signos de TEA ocurre a temprana edad, por ello se debe hablar de rasgos. El diagnóstico se realiza entre los 3 y 4 años, e incluso puede ser más tardío cuando se trata del síndrome de Asperger[10,15]. El diagnóstico forma parte de un proceso multidisciplinar en el que trabajan pediatras, neurólogos, psicólogos, psiquiatras, foniatras, pedagogos, terapeutas ocupacionales y enfermeras[15].

Existen diferentes herramientas a disposición de los profesionales para diagnosticar este trastorno. Una de las más utilizadas en el manejo de sospecha de TEA es el **M-CHAT**, o su versión **M-CHAT modificada**. Se ha demostrado que su uso por parte de los profesionales aumenta la detección precoz, lo que permite intervenciones tempranas que pueden mejorar el pronóstico. También debemos hacer mención a la **ADOS-2** (siglas en inglés de Autism Diagnosis Observation Schedule-2 [Escala de observación para el desarrollo del autismo]), un completo sistema estandarizado de observación de la conducta que se utiliza en los pacientes con sospecha de TEA, en el que participan diferentes profesionales, entre ellos psicólogos especializados[8,10].

No hay un único método universal de tratamiento de los TEA que sea óptimo y definitivo. La elección es compleja e individualizada (orientada a la persona), debe basarse en la identificación de las características y dificultades que presenta el niño y en un proceso diagnóstico multidisciplinar que incluya una evaluación de las capacidades y necesidades individuales. El cuidado debe de ser individualizado y basarse en la identificación de las características y dificultades que presenta el niño[10].

Actuación de enfermería

El espectro es tan amplio que es necesario desarrollar servicios adaptados a los diferentes casos, adecuándose a las

Tabla 31-3. Etiología multicausal del trastorno del espectro autista (TEA)	
Factores genéticos	Alteración de un conjunto de genes interdependientes que se distribuyen en distintos puntos del genoma
Epilepsia	Se ha relacionado el síndrome de West con el desarrollo del autismo; asimismo, un alto porcentaje de niños con autismo presentan crisis epilépticas en la primera infancia
Alteraciones neuroquímicas	Ciertos neurotransmisores pueden alterar o modificar la maduración del sistema nervioso central en algunas etapas del desarrollo temprano (serotonina, oxitocina, dopamina, noradrenalina y acetilcolina)
Cambios anatómicos	Alteraciones neurorradiológicas en las áreas prefrontal y temporal, así como una disminución del número de células de Purkinje e hiperdensidad del sistema límbico
Factores ambientales	Complicaciones obstétricas, enfermedades infecciosas o tóxicas y otros

Adaptada de: Exss Cid KE *et al.*[3], Más Salguero MJ[4], De Castro Paiva GC *et al.*[9] y Martín del Valle F *et al.*[10]

necesidades individuales de cada persona, especialmente en los casos graves donde el cuidado es más exigente. Los niños con TEA suponen una carga económica y emocional para los cuidadores; por ello, un componente fundamental de la asistencia a los niños con TEA es empoderar a los cuidadores[6].

En la actualidad, la atención primaria es el primer nivel asistencial y donde se hace el seguimiento del desarrollo del niño y se atiende a los diferentes problemas de salud que pueda sufrir. Por tanto, la vigilancia conjunta enfermera-pediatra es fundamental para la detección precoz[15]. Enfermería, además de participar en el diagnóstico precoz, desempeña un papel importante en la **comunicación** con el paciente. La enfermera debe ser capaz de «establecer una comunicación eficaz con pacientes, familia, grupos sociales y compañeros, y fomentar la educación para la salud». La **comunicación terapéutica** es aquella en la que existe una relación profesional-paciente-familia; tiene una repercusión directa en el objetivo, y es fundamental desempeñar este papel de ayuda, escucha y diálogo con el paciente. Por ello, las enfermeras necesitan entender cómo se desarrolla la comunicación en niños con TEA, y conocer las aplicaciones prácticas que pueden mejorar el proceso de comunicación[15,16].

Por último, la valoración deberá ser integral, dirigida a los aspectos más relevantes del momento y a los déficit o problemas que se puedan detectar; de esta forma se podrá desarrollar un plan de cuidados de enfermería desde la perspectiva holística del niño y también de su familia.

Las intervenciones de enfermería deberán centrarse en: conocer las características y necesidades de los niños con TEA, crear una relación terapéutica, utilizar las estrategias de comunicación más adecuadas para cada niño, disminuir los estímulos ambientales, y el apoyo al paciente y la familia.

Los problemas detectados están relacionados con las características especiales de los niños con TEA, y con las barreras encontradas en el entorno sanitario. Para eliminar estas barreras, el entorno sanitario debe conocer sus características y necesidades específicas, facilitar la eliminación de estructuras arquitectónicas, adecuar el ambiente y los estímulos sensoperceptivos, utilizar los SAAC, y flexibilizar espacios, contextos, recursos humanos y tiempos[17,18].

TRASTORNO POR DÉFICIT DE ATENCIÓN E HIPERACTIVIDAD

El **trastorno por déficit de atención e hiperactividad** (TDAH) es un trastorno de origen neurobiológico de inicio en la infancia, cuyos síntomas pueden perdurar hasta la edad adulta, siendo uno de los trastornos neuropsiquiátricos más frecuentes en niños y adolescentes. Según el DSM-5 se define como «patrón persistente de inatención y/o hiperactividad-impulsividad que interfiere con el funcionamiento o desarrollo». Comprende patrones persistentes de falta de la atención, aumento de la actividad motora (hiperactividad) y de la impulsividad, que son lo suficientemente importantes como para producir un deterioro significativo de la vida cotidiana, siendo motivo común de consulta. Es uno de los trastornos más investigados en los últimos años[9,19,20].

Los niños con TDAH exhiben con frecuencia bajo rendimiento académico, relaciones problemáticas y problemas a nivel emocional, que evolucionan con la edad. Por otro lado, cabe destacar que en la adolescencia y la edad adulta temprana las personas con TDAH demuestran aumento de las tasas de abuso de drogas y alcohol, accidentes de tráfico y embarazo adolescente[9,20]. Los síntomas se inician en la infancia (antes de los 12 años), manifestándose en dos o más ambientes y produciendo una repercusión en la vida social, familiar o académica del sujeto[19].

Epidemiología

Hace unos años se estimaba la prevalencia del TDAH entre el 7-8 %[21]; sin embargo, en los últimos estudios se informan cifras que rondan el 20 %. Persiste en la edad adulta en un 4,5 % de los casos[19]. Por otro lado, el TDAH ha sido considerado tradicionalmente como un cuadro que predominaba ampliamente en los varones respecto a las mujeres, pero actualmente se estima que su prevalencia es muy similar en ambos sexos[19,21]. Además, se añade que la tasa de diagnóstico continúa aumentando en un 5 % cada año[20].

Fisiopatología, manifestaciones clínicas y tratamiento

El TDAH es un cuadro orgánico, con origen en alteraciones anatómicas que afectan preferentemente a ciertas estructuras cerebrales (zona prefrontal, ganglios de la base y cerebelo). La etiología puede ser tanto genética (heredabilidad superior al 70 %) como adquirida, pero en ambas circunstancias con la misma base bioquímica como origen del trastorno, la alteración de la recaptación presináptica de dopamina y noradrenalina que condiciona la función ejecutiva del cerebro y los mecanismos de autocontrol originando los principales síntomas: problemas en el control de la atención, el movimiento o los impulsos[19].

Es importante el diagnóstico diferencial con otras patologías, incluidas los trastornos del desarrollo[34]. Son frecuentes las comorbilidades que incluyen[20]:

- **Problemas neurológicos**: problemas de aprendizaje, habla, sueño y TEA.
- **Problemas psiquiátricos**: ansiedad, depresión, trastorno de oposición desafiante.
- **Problemas de visión y audición**.
- **Abuso de sustancias y conductas de riesgo**.

El tratamiento más efectivo para el TDAH es el multimodal (combinando tratamiento farmacológico y terapia cognitiva conductual). En los niños menores de 6 años se debe comenzar con tratamientos no farmacológicos (psicoeducación y psicoterapia), considerando la posibilidad de llevar a cabo una intervención psicoeducativa con los padres, individual o grupal, e intervenciones psicopedagógicas en la escuela. Los fármacos pueden ser estimulantes (inhiben selectivamente la recaptación presináptica de la dopamina o de la noradrenalina), que son los más usados (metilfenidato en sus diferentes formas de presentación y liberación, y lisdexanfetamina), o no estimulantes (intervienen sobre el metabolismo de la noradrenalina), como la atomoxetina[19].

Actuación de enfermería

La atención de los niños y adolescentes con TDAH debe considerarse de forma integral contemplando sus necesidades y problemas en todos los ámbitos de su vida, con la colaboración conjunta de diferentes profesionales sanitarios, siempre desde un punto de vista biopsicosocial. La enfermera debe realizar una evaluación detallada de los hitos del desarrollo psicomotor y la progresión del aprendizaje escolar siendo clave que se realice el cuestionario de Conner[19] (v. *Enlaces de interés*).

El objetivo general del tratamiento del TDAH es mejorar los síntomas, el rendimiento funcional y eliminar los obstáculos consecuencia de su comportamiento. Además de las medidas farmacológicas, se incluyen intervenciones conductuales, psicológicas, terapias y educación para los cuidadores. Las enfermeras desempeñan un papel activo en el proceso de atención del TDAH[20].

Respecto a las medidas farmacológicas, la enfermera trabajará la adherencia al tratamiento, siendo este difícil por los posibles efectos secundarios: pérdida de apetito y de peso, alteración del sueño, cefalea o dolor abdominal en los primeros días de su administración, labilidad emocional, nerviosismo o hipertensión[20]. Los datos clínicos sugieren que tratar el TDAH con estimulantes antes de los 18 años puede disminuir la tasa de comorbilidad de trastornos psiquiátricos/conductuales durante la edad adulta[9,20].

También llevarán a cabo las actividades en función de los síntomas principales, además de las actividades dirigidas a mejorar los diagnósticos NANDA utilizados en el plan de cuidados del paciente pediátrico con TDAH, siendo frecuente la

Autogestión de la salud ineficaz (00276), manifestada por la falta de adherencia terapéutica, dado que precisan de asesoramiento para un buen manejo de los efectos secundarios (insomnio si se administran por la tarde) y seguimiento durante los cambios de prescripción. La prescripción se debe revisar de manera periódica evaluando con el niño y la familia los beneficios y riesgos de la medicación para reconsiderar su continuidad. En niños con hiperactividad-impulsividad, las vacaciones son épocas para valorar la suspensión de la medicación. Si prevalece la sintomatología de inatención, se puede empezar un curso sin medicación y hacer seguimiento de la evolución[19].

Enfermería debe de ser consciente de la angustia que presentan estos pacientes: deberán tratar a la persona con un enfoque empático y comprensión, sin prejuicios, permitiendo un tiempo adicional para que el paciente exprese sus preocupaciones. La información deberá ser concisa y ofrecerse parcelada. Es importante que las enfermeras sean conscientes de sus propias emociones y frustraciones cuando trabajan con estos pacientes, para mantener una actitud profesional[22].

ALTAS CAPACIDADES: GENERALIDADES

La **teoría de los tres anillos**, de Joseph Renzulli, establece la **alta capacidad intelectual** como aquella que muestra una capacidad intelectual superior a la media, con altos niveles de creatividad y alta motivación y persistencia en las tareas. Al hacer uso de esta triada, Renzulli habla de dos tipos de inteligencia superior: la sobredotación académica y la sobredotación creativa-productiva. Por ello, se prefiere hablar de conjunto de capacidades, talentos o habilidades, y no centrarse solo en el coeficiente intelectual, como se hacía hace décadas[23].

Existen bases neurobiológicas que sustentan las altas capacidades: existe una mayor mielinización y densidad neuronal en las neuronas piramidales (corteza cerebral e hipocampo) y espinosas (cuerpo estriado de los ganglios basales), lo que genera rapidez y eficiencia neuronal, provocando mayor interconectividad entre hemisferios cerebrales (creatividad); estas estructuras potencian la velocidad de procesamiento, la memoria de trabajo y el pensamiento divergente. La corteza prefrontal, parietal y temporal madura más lentamente y de forma más compleja, lo que facilita un procesamiento más eficiente, flexible y creativo de la información[24].

Detectar altas capacidades implica el uso de diferentes herramientas objetivas e incluye un componente subjetivo en el diagnóstico; por ello, el diagnóstico de la alta capacidad ha variado en los últimos años, presentando actualmente un aumento en su prevalencia. Es, por tanto, fundamental contar con herramientas cualitativas, como las nominaciones de los padres, autonominaciones e incluso la información del centro educativo, junto con la información y formación necesaria en el tema, sobre todo en aspectos relacionados con el desarrollo evolutivo. De esta forma, ante la sospecha de una alta capacidad, se podrá derivar al servicio correspondiente para su evaluación por un equipo multidisciplinar y específico. Estos niños y niñas precisan de un ambiente motivador dada su eficaz adaptación al medio por su motivación intrínseca, perseverancia y búsqueda de la novedad. Por ello, a nivel educativo los niños y adolescentes pueden precisar adaptaciones curriculares de ampliación y/o enriquecimiento de una o varias áreas del currículo, que podrán realizar dentro del grupo de referencia del alumno o mediante la asistencia al curso inmediatamente superior al que estudia en ese momento[23,24].

La detección es primordial para individualizar los cuidados. Precisarán de un plan de actuación en el área educativa y, en ocasiones, apoyo psicológico para la comunicación o interacción dirigida a la gestión y control de emociones o al mantenimiento de las relaciones sociales o a la relación con iguales, entre otras muchas[23].

PUNTOS CLAVE

- El objetivo de la atención a niños con necesidades especiales es proporcionar una atención accesible y multidisciplinar centrada en el niño y su familia/entorno que les permita su inclusión social, cubrir sus necesidades especiales y potenciar sus habilidades.
- Los trastornos del neurodesarrollo están marcados por déficits de desarrollo que conducen a pérdidas adaptativas significativas a corto y largo plazo en varios dominios, incluidos los personales, sociales, académicos y profesionales.
- La triada de Wing, presente en el trastorno de espectro autista (TEA), incluye: interacción social, comunicación y falta de flexibilidad en el razonamiento y comportamientos (DSM-IV-TR).
- El espectro del TEA es tan amplio que es necesario desarrollar servicios adaptados a los diferentes casos, adecuándose a las necesidades individuales de cada persona.
- Las intervenciones de enfermería deberán centrarse en conocer las características y necesidades de los niños con TEA, crear una relación terapéutica, utilizar las estrategias de comunicación más adecuadas para cada niño (sistemas aumentativos o alternativos de comunicación [SAAC]), disminuir los estímulos ambientales, y apoyo al paciente y la familia.
- El TDAH es un trastorno de origen neurobiológico de inicio en la infancia, que se define como un patrón persistente de inatención y/o hiperactividad-impulsividad que interfiere con el funcionamiento o desarrollo.
- El tratamiento del TDAH busca mejorar los síntomas, el rendimiento funcional y eliminar los obstáculos consecuencia de su comportamiento.
- El proceso de atención del TDAH abarca medidas farmacológicas, se incluyen intervenciones conductuales, psicológicas, terapias y educación para los cuidadores.
- Los niños con altas capacidades presentan una capacidad intelectual superior a la media, altos niveles de creatividad, alta motivación y persistencia en la tarea, basada en unos sistemas corticales y subcorticales que operan de manera interactiva, con alta conectividad, retroalimentándose de la práctica y la adaptación eficaz al medio.

REFERENCIAS

1. Isolina RG. Aspectos éticos en la atención del niño crónicamente enfermo o con necesidades especiales. An Pediatr Contin. 2013;11(3):173-9.

2. Flores Cano JC, Lizama Calvo M, Rodríguez Zamora N, Ávalos Anguita ME, Galanti De La Paz M, Vargas Catalán N; Comité NANEAS Sociedad Chilena de Pediatría. Modelo de atención y clasificación de «Niños y adolescentes con necesidades especiales de atención en salud-NANEAS»: recomendaciones del Comité NANEAS de la Sociedad Chilena de Pediatría. Rev Chil Pediatr. 2016;87(3):224-32. Doi: 10.1016/j.rchipe.2016.03.005.

3. Exss Cid KE, Spencer González H, Vega Córdova V, et al. Investigación inclusiva y codiseño: Cocreación de un sistema de apoyo tecnológico para la discapacidad intelectual. Revista 180; 2022;49:95-106.

4. Más Salguero MJ. Detección de trastornos del neurodesarrollo en la consulta de Atención Primaria. En: AEPap (ed.). Congreso de Actualización Pediatría 2019. Madrid: Lúa Ediciones 3.0; 2019, p. 143-7.

5. López I, Förster J. Trastornos del neurodesarrollo: dónde estamos hoy y hacia dónde nos dirigimos. Rev Med Clin Condes. 2022;33(4):367-78.

6. Autism spectrum disorders [Internet]. World Health Organization. 2023. Disponible en: https://www.who.int/es/news-room/fact-sheets/detail/autism-spectrum-disorders [consultado en 04-06-2025].

7. Idiazabal MA, Palau M, Fernandez E, Fierro G. Estudios neurofisiológicos en los trastornos del neurodesarrollo: potenciales evocados cognitivos. Medicina (B Aires). 2023;83(Supl2):12-6.

8. Instituto Nacional para la Excelencia en la Salud y la Atención (NICE). Autism spectrum disorder in under 19s: support and management [en línea]. 2021. Disponible en: https://www.nice.org.uk/guidance/cg170 [consultado en 04-06-2025].

9. De Castro Paiva GC, De Souza Costa D, Fernandes Malloy-Diniz L, Marques de Miranda D, Jardim de Paula J. Temporal Reward Discounting in Children with Attention Deficit/Hyperactivity Disorder (ADHD), and Children with Autism Spectrum Disorder (ASD): A Systematic Review. Dev Neuropsychology. 2019;44(6):468-80. DOI: 10.1080/87565641.2019.1667996.

10. Martín del Valle F, García Pérez A, Losada del Pozo R. Trastornos del espectro del autismo. Protoc diagn ter pediatr. 2022;1:75-83.

11. Vidriales Fernández R, Hernández Layna C, Plaza Sanz M, Gutiérrez Ruiz C, Cuesta Gómez J. Calidad de vida y Trastorno del Espectro del Autismo [Internet]. España: Autismo España; 2017. Disponible en: https://www.autismo.org.es/sites/default/files/calidad_de_vida_y_tea_coleccion_calidad_de_vida_web.pdf [consultado en 04-06-2025].

12. Trastorno del Espectro del Autismo [Internet]. Confederación Autismo España. Disponible en: https://autismo.org.es/el-autismo/que-es-el-autismo/ Acceso 18 Junio 2025 [consultado en 18-06-2025].

13. Prevalence rate of autism. Autism Europe [Internet]. Autismeurope.org. Disponible en: https://www.autismeurope.org/about-autism/prevalence-rate-of-autism/ [consultado en 04-06-2025].

14. Posada de la Paz M, Canal-Bedia R. El trastorno del espectro autista en la Unión Europea (ASDEU) [Internet]. 2021;52(2):43-59. Disponible en: https://revistas.usal.es/tres/index.php/0210-1696/article/view/scero2021522435 [consultado en 22-06-2025].

15. Fortea Sevilla M, Escandell Bermúdez M, Castro Sánchez J. Detección temprana del autismo: profesionales implicados. Rev Esp Salud Pública. 2013;87(2):191-9.

16. Ministerio de Ciencia e Innovación. Orden CIN/2134/2008. Boletín Oficial del Estado, número 174; 3 de julio de 2008. Disponible en: https://www.boe.es/eli/es/o/2008/07/03/cin2134 [consultado en 04-06-2025].

17. Larraz C. Accesibilidad cognitiva. Colección 12 retos, 12 meses [Internet]. CEAPAT-IMSERSO. 2015. Disponible en: https://ceapat.imserso.es/documents/20123/758147/reto_diez_acc_cog.pdf/2047b280-f98a-17d5-a344-554f6c631cde?t=1651263472890 [consultado en 04-06-2025].

18. Samet D, Luterman S. See-Hear-Feel-Speak. A Protocol for Improving Outcomes in Emergency Department Interactions With Patients With Autism Spectrum Disorder. Pediatr Emerg Care. 2019;35(2):157-9.

19. Escofet Soteras C, Fernández Fernández MA, Torrents Fenoy C, Martín del Valle F, Ros Cervera G, Machado Casas IS. Trastorno por déficit de atención e hiperactividad (TDAH). Protoc diagn ter pediatr. 2022;1:85-92.

20. Jansen M. NPs' use of guidelines to diagnose and treat childhood ADHD. Nurse Pract. 2019;44(7):37-42.

21. Thomas R, Sanders S, Doust J, Beller E, Glasziou P. Prevalence of Attention-Deficit/Hyperactivity Disorder: A Systematic Review and Meta-analysis. Pediatrics.2015;135(4):e994-e1001. Disponible en: https://doi.org/10.1542/peds.2014-3482 [consultado en 04-06-2025].

22. Nicholson T. A nurse's introduction to attention deficit hyperactivity disorder. Br J Nurs. 2019;28(11):678-80. doi: 10.12968/bjon.2019.28.11.678.

23. Fernández Reyes MT. Altas capacidades intelectuales. En: AEPap (ed.). Congreso de Actualización Pediatría 2020. Madrid: Lúa Ediciones 3.0; 2020, p. 507-14.

24. Gómez-León, MI. La psicobiología de la motivación en el desarrollo de las altas capacidades intelectuales. Revisión bibliográfica. Psiquiatría Biológica. 2020;27(2):47-53. https://doi.org/10.1016/j.psiq.2020.01.003.

  CASOS   **AUTOEVALUACIÓN**   **ENLACES DE INTERÉS**   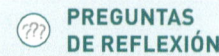 **PREGUNTAS DE REFLEXIÓN**

Cuidados enfermeros en situaciones crónicas oncológicas

32

S. Vozmediano Adán y M. T. Alcolea Cosín

«De lugares oscuros, luces eternas con nombre propio... siempre Andrea y Lucía»

OBJETIVOS

- Describir las características específicas del niño afectado de enfermedad oncohematológica.
- Determinar los principales problemas derivados de la enfermedad oncológica.
- Identificar el impacto de la enfermedad oncohematológica en el niño y su familia
- Identificar los cuidados de enfermería más habituales durante el manejo asistencial del niño afectado de enfermedad oncohematológica y su familia.
- Describir el área de actuación de cuidados paliativos pediátricos.

CÁNCER EN LA INFANCIA O CÁNCER DEL DESARROLLO: DESCRIPCIÓN, ETIOLOGÍA Y PREVALENCIA[1-4]

El **cáncer infantil** es una de las principales causas de mortalidad en la niñez y la adolescencia. Tras los accidentes, es la principal causa de muerte por enfermedad en la franja de edad entre 5 y 14 años, y la segunda entre los 15 y los 19 años. Cada año, unos 400.000 niños y adolescentes de entre 0 y 19 años padecen cáncer a nivel mundial, dependiendo su supervivencia del país en el que habiten[1]. En los países con ingresos altos, un 80 % se curan, pero en muchos países de ingresos bajos o medianos, apenas se alcanza el 30 %, debido a la falta de diagnóstico o diagnósticos incorrectos o tardíos, a las dificultades para acceder a la atención sanitaria, a la falta de adherencia al tratamiento, a problemas de toxicidad por efectos secundarios de la medicación o a recidivas oncológicas[1].

En España se diagnostican cada año a 995 niños menores de 15 años (993 casos incidentes en el año 2023) con un porcentaje del total de casos registrados del 33 % en el grupo de 1 a 4 años, frente al 28,4 % de los grupos de 5 a 9 y de 10 a 14 años. La supervivencia a los 5 años del diagnóstico es del 83,9 %, por lo que es necesario un seguimiento a largo plazo[3].

> La supervivencia a 3 y 5 años del diagnóstico es cada vez mayor (ver datos según el tipo de cáncer en el informe Registro Español de Tumores Infantiles[3]).

A diferencia de lo que ocurre con el cáncer en los adultos, la inmensa mayoría de los casos de cáncer infantil tienen una causa desconocida, puesto que a esas edades la exposición a factores ambientales o ligados al modo de vida es menor. No obstante, la alta ingesta de productos de origen animal, grasas y azúcares, la exposición a radiación ionizante, a pesti-

cidas, a productos de higiene animal y la presencia de asbesto en el pavimento de carreteras, zonas de estacionamiento de escuelas y parques escolares, pueden ocasionar alteración cromosómica, genotoxicidad, cambios celulares, mutaciones y muerte celular. Infecciones como las debidas al virus de la inmunodeficiencia humana, al virus de Epstein-Barr o al parásito del paludismo, constituyen factores de riesgo de cáncer infantil. En torno al 8 % de los niños que padecen cáncer tienen predisposición genética para ello.

TIPOS DE CÁNCER EN LA INFANCIA

El cáncer infantil más frecuente es la leucemia aguda, concretamente la leucemia linfoblástica aguda (LLA). Le siguen los tumores del sistema nervioso central (SNC), los linfomas, los tumores del sistema nervioso simpático (como los neuroblastomas), los tumores óseos y los sarcomas de tejidos blandos, como el rabdomiosarcoma, y los tumores renales. Existen otros tumores menos frecuentes (menos del 5 % de los casos), como el retinoblastoma, los tumores de células germinales, epiteliales y hepáticos (**Tabla 32-1**).

Leucemia

Las **leucemias** son el grupo de neoplasias más frecuentes en la edad pediátrica (27 % de los casos en España)[3]. Se pueden clasificar en agudas (95 % de ellas) o crónicas, según la rapidez con que se produce la alteración celular, y en linfoblásticas o mieloblásticas según el tipo de línea celular afectado.

La LLA es la primera causa de cáncer en el niño y el adolescente, y la edad de aparición entre 1-9 años se considera de buen pronóstico[4]. Es una enfermedad sistémica cuyos blastos leucémicos pueden diseminarse a vasos sanguíneos del cerebro

Tabla 32-1. Frecuencia de tumores infantiles en España	
Tipos de tumor	**Porcentaje (%)**
Leucemias	27
Sistema nervioso central	22
Linfomas	13
Sistema nervioso simpático	9
Óseos	7
Sarcoma de tejidos blandos	7
Renales	6
Retinoblastomas	3
Células germinales	3
Epiteliales	2
Hepáticos	1

Adaptada de: Cañete Nieto A[3].

Tabla 32-2. Sintomatología del niño con leucemia derivada de la infiltración de la médula ósea

Anemia	Leucopenia	Trombocitopenia
• Palidez • Astenia • Taquicardia • Acúfenos • Cefalea • Vértigos • Disnea	• Infecciones • Mucositis • Aftas orales	• Epistaxis • Sangrado gingival • Petequias • Equimosis • Hematomas • Hematuria • Melenas

Adaptada de: Huerta Aragonés J[2].

y médula espinal, testículos, ovarios, riñones y a cualquier otro órgano (hepatoesplenomegalia, adenopatías, masa mediastínica o lesión osteolítica)[2]. La infiltración tumoral de la médula ósea provoca anemia, leucopenia y trombocitopenia, originando los síntomas[2] que se recogen en la **tabla 32-2**. La presencia de dos o más afectaciones de la línea celular de la médula ósea y/o blastos en la sangre periférica en un paciente, condiciona su derivación a un centro especializado de forma inmediata para realizar un hemograma urgente (con frotis de sangre periférica para observar los blastos) y estudio de médula ósea, si procede.

La LLA es una proliferación clonal desarrollada a partir de una o varias células hematopoyéticas linfoides, bloqueadas en un estadio más o menos precoz de su diferenciación. Tiene un inicio insidioso, subagudo, de semanas de evolución y poco exclusivo de un proceso oncológico, con frecuencia presentan fiebre durante más de 14 días o persistente en el tiempo, linfoadenopatías ubicadas en diferentes zonas corporales, astenia, anorexia, pérdida ponderal, irritabilidad, aumento del tamaño del hígado y bazo, dolores osteoarticulares, impotencia funcional y/o problemas en la marcha. A nivel conductual los padres indican cambios de carácter o de comportamiento.

En la afectación del sistema nervioso puede aparecer cefalea, alteración de los pares craneales, hemorragia intracraneal, síndrome meníngeo, afectación de médula espinal y/o convulsiones. En varones el aumento del volumen testicular puede indicar la infiltración tumoral.

En las **leucemias mieloides agudas** los síntomas característicos son lesiones en la cavidad oral con hiperplasia gingival, los cloromas (neoplasia maligna de tejido mieloide de color verde que aparece en cualquier lugar del cuerpo en pacientes con leucemia mielógena) y los nódulos subcutáneos azulados-verdosos. Este tipo de leucemia tiene peor pronóstico que las linfoides porque la afectación se extiende también a glóbulos rojos, granulocitos, neutrófilos, eosinófilos, basófilos y a las plaquetas.

Los niños con algunas alteraciones cromosómicas o síndromes genéticos (síndrome de Down, anemia de Fanconi, neurofibromatosis, ataxia-telangiectasia, Bloom, Wiskott-Aldrich, Turner, Poland o inmunodeficiencias) tienen mayor predisposición genética a padecer leucemias. Los hermanos de sujetos afectados de leucemia tienen un riesgo 2-4 veces mayor que la población general; si son gemelos homocigotos, el riesgo en el hermano sano se eleva hasta un 20-25 %, aumentando si la leucemia se produjo en el primer año de vida.

Tumores del sistema nervioso central

Los **tumores del SNC** son la segunda forma más frecuente de cáncer infantil (22 % de los casos en España)[3] y primera forma de tumor sólido en esta franja de edad. Surgen de un crecimiento anormal de las células nerviosas o células de sostén inmaduras del cerebro, ocupando un espacio en el que puede afectar tanto al movimiento normal, como a la sensación, el pensamiento y/o el comportamiento.

Al inicio se presentan síntomas inespecíficos, lo que, unido a la escasa colaboración del niño, dificulta aún más el diagnóstico. Los síntomas están relacionados con la hipertensión intracraneal generada por el crecimiento del tumor o por la compresión-infiltración de las estructuras próximas: cefalea, náuseas y vómitos, triada de Cushing, síndrome de ojos «en sol poniente» (en lactantes), alteración de la marcha o de la coordinación, edema de papila, macrocefalia, irritabilidad y letargo. Pueden estar presentes la anisocoria, disminución de la agudeza visual, convulsiones afebriles, afectación de pares craneales, lateralización de la cabeza, signos de focalidad neurológica o signos cerebelosos y/o extrapiramidales.

La edad a la que aparezca el tumor en el SNC podría determinar la siguiente clínica[2]:

- **Niño menor de 2 años**:
  - Fontanelas a tensión, suturas craneales separadas, macrocefalia, vómitos «en escopetazo» o de presentación nocturna. También presentan rechazo del alimento, irritabilidad, adormecimiento, retardo en el logro de hitos del desarrollo y ojos con movimientos anómalos.
- **Niño mayor de 2 años**:
  - Cefalea matinal o que impide el sueño nocturno, con frecuencia o intensidad creciente.
  - Vómitos, trastornos de alimentación, tendencia al sueño, cambios de personalidad, humor o carácter, descenso en el rendimiento escolar y alteraciones del lenguaje.

Existen cuatro grupos de tumores cerebrales frecuentes en niños y adolescentes, dependiendo de los tipos de células cancerosas implicadas: astrocitomas, tumores neuroectodérmicos primitivos, gliomas del tronco encefálico y ependimoma.

Tumores cerebrales infantiles según su tipología celular:

- **Astrocitomas**: surgen de los astrocitos o los tejidos de sostén del cerebro.
- **Tumores neuroectodérmicos primitivos**: se originan de las células nerviosas primitivas y son más comunes en niños que en adolescentes.
- **Gliomas del tronco encefálico**: se originan en la red de tejidos nerviosos en la base del cerebro, donde se controlan funciones como la frecuencia cardíaca, la respiración y la deglución.
- **Ependimomas**: generalmente, se originan en el recubrimiento de los ventrículos cerebrales, los cuales producen el líquido cefalorraquídeo que rodea y protege el cerebro y la médula espinal.

Linfomas

El **linfoma** es un cáncer del sistema inmunitario que afecta a los tejidos linfáticos, y es el tercero en frecuencia en la etapa infantil (13 % de los casos en España)[3]. El **sistema linfático** está constituido por plasma y linfocitos. En el linfoma, los glóbulos blancos anormales e inmaduros no pueden combatir las infecciones, y además el tejido maligno termina desplazando al tejido linfático normal. Se diferencia de las leucemias en que la patología acontece en el sistema linfático y no en la médula ósea. Su sintomatología varía en función de su localización.

Los linfomas pueden afectar a las **células B**, responsables de la producción de anticuerpos, o a las **células T**, cuya función es proteger frente a virus, hongos y bacterias, así como a las *natural killer* (NK), también con función protectora. Se pueden dividir en dos tipos principales: el linfoma no hodgkiniano y el linfoma o enfermedad de Hodgkin.

Enfermedad de Hodgkin

Es más común en los adolescentes varones. Los síntomas son adenopatías indoloras supraclaviculares y/o cervicales, aunque también aparecen en el mediastino, la axila o alrededor de la aorta. Otros tejidos afectados son el bazo, el hueso o el pulmón. Estas adenopatías presentan signos patológicos (crecimiento lento, progresivo, duras, fijas o adheridas a planos profundos) y con frecuencia conviven síntomas específicos, denominados síntomas B (síntomas sistémicos asociados a linfomas, a saber: fiebre de origen inexplicable, de aparición intermitente y recurrente, sudoración nocturna y pérdida involuntaria de peso de más de un 10 % en menos de 6 meses, prurito, cansancio, somnolencia o anorexia).

Toda masa cervical no dolorosa que no cede con antibióticos deberá ser estudiada.

Linfoma no hodgkiniano

Es más frecuente y agresivo que el linfoma de Hodgkin. La clínica depende del tipo de linfoma no hodgkiniano: adenopatías periféricas asintomáticas, compresión de la vena cava superior, las vías biliares externas, los uréteres u obstrucción intestinal, entre otras. En los casos menos graves dependerá de su localización. Se puede ver afectado el sistema nervioso central o la médula ósea. Forman parte de este grupo el linfoma de Burkitt, el linfoma difuso de células grandes B, el linfoma linfoblástico y el linfoma anaplásico de células grandes.

Neuroblastoma y otros tumores del sistema nervioso simpático

El **neuroblastoma** es el tumor sólido ubicado fuera del cráneo más frecuente de la infancia (9 % de los casos)[3], sobre todo en menores de 4 años. Comienza con el crecimiento anormal de las células nerviosas inmaduras, en las glándulas suprarrenales o los ganglios simpáticos paravertebrales, siendo sus localizaciones más frecuentes en el abdomen, mediastino posterior, zona cervical y pelvis, pudiendo diseminarse, incluso, a la piel, la médula ósea, los huesos, los ganglios linfáticos y el hígado.

Los síntomas son inespecíficos, como la fiebre, pérdida de peso, cansancio, anorexia, fallo de medro, adenopatías o dolor osteoarticular. Otros síntomas son debidos a la localización de la masa (tos persistente, disnea, distensión abdominal, estreñimiento u obstrucción intestinal) o por la compresión medular o de raíces nerviosas (dolor de espalda, incontinencia urinaria y/o fecal). De forma poco frecuente puede cursar con hipertensión arterial debido a la compresión de la arteria renal.

Tumores óseos

Los **tumores óseos** de presentación pediátrica son el osteosarcoma y el sarcoma de Ewing (7 % de los casos)[3]. El primero se observa con mayor frecuencia en la segunda década de la vida, durante el estirón puberal, mientras que el segundo tipo se da en niños más pequeños.

Es frecuente que exista un retraso entre el inicio de los síntomas y el diagnóstico de estos tumores, de ahí que, en muchas ocasiones, estas neoplasias se acompañen de metástasis, generalmente en el pulmón o en la columna, en su diagnóstico. Suelen presentarse con dolor óseo localizado, sin antecedente traumático previo, que al inicio es intermitente pero evoluciona hacia un dolor continuo, que no cede con analgésicos y altera el sueño, y se acompaña de la palpación de una masa dura que altera la funcionalidad. A veces puede observarse pérdida de peso. En el caso del sarcoma de Ewing, puede ir acompañado de fiebre.

En cuanto a la localización, el sarcoma de Ewing tiene predilección por los huesos largos de las extremidades o por la pelvis. El osteosarcoma aparece en la región de la rodilla o del hombro.

Nefroblastoma (tumor de Wilms)

El **nefroblastoma** es el tipo más común de cáncer renal en los niños (6 % de los casos)[3]. Afecta a niños de entre 2 y 5 años, con un pico de incidencia a los 2-3 años. En la mayoría de las ocasiones se diagnostica al palpar una masa abdominal de forma casual. Se origina a partir de un crecimiento anormal de las células renales inmaduras, que con frecuencia genera una masa en el abdomen del niño y afecta la función renal (con manifestaciones de hematuria e hipertensión arterial). Puede diseminarse a pulmones, hígado, huesos, cerebro o ganglios linfáticos.

Cursa con dolor abdominal, vómitos, anorexia, estreñimiento, fiebre o infección del tracto urinario. Puede tener una presentación bilateral y está asociado a trastornos genéticos.

Sarcoma de tejidos blandos

El tumor más frecuente es el **rabdomiosarcoma**, que se produce por el crecimiento anormal de células musculares inmaduras. Existen dos picos de incidencia (2-6 años y adolescencia), con un ligero predominio en varones, constituyendo el 7 % de los casos notificados[3]. Existen dos tipos:

- **Rabdomiosarcoma alveolar**: más agresivo, su localización preferente es en el tronco y extremidades y en niños mayores de 6 años.
- **Rabdomiosarcoma embrionario**: más habitual en niños pequeños y lactantes. Aparece sobre todo en la cara, nasofaringe, cavidad nasal, conducto auditivo, región mastoidea, parótida, pelvis, vías biliares e hígado y la región paratesticular. La sintomatología varía por la localización (otorrea, pólipos, afonía, alteración de la visión, tos, ictericia, hematuria, masas no dolorosas en diferentes ubicaciones, firmes en ocasiones con sensibilidad anormal a la palpación).

Retinoblastoma

El **retinoblastoma** es el tumor ocular más frecuente en niños, generalmente menores de 4 años. Se debe explorar durante el primer año de vida, dado que existe una forma hereditaria, autosómica dominante, a menudo de presentación bilateral, que se manifiesta con reflejo pupilar blanco (leucocoria), estrabismo de reciente aparición, inflamación ocular mantenida, exoftalmos, agudeza visual disminuida y glaucoma.

Tumores de células germinales y gonadales

Provienen de un crecimiento anormal de células inmaduras en los óvulos y en los espermatozoides, provocando tumoraciones en ovarios y testículos o cambios hormonales anormales. Su clínica dependerá de su ubicación, que varía desde la región sacrococcígea, ovarios, testículos, mediastino o zona intracraneal.

Hepatoblastoma

El **hepatoblastoma** es poco frecuente (menos del 1 % de los tumores malignos infantiles). Cursa con hepatomegalia acompañada o no de distensión abdominal, ictericia, pérdida de peso, anorexia, vómitos, fiebre o dolor abdominal. Puede diseminarse en el pulmón y con menor frecuencia, en el hueso, el SNC y la médula ósea.

SIGNOS Y SÍNTOMAS INICIALES[2,5]

La clínica de la patología oncológica es muy variada (cefalea, adenomegalias, dolores osteoarticulares o fiebre) pero su detección precoz puede mejorar el pronóstico.

Hay que estar pendientes de los signos de alarma, como los cambios bruscos en el comportamiento, prolongados en el tiempo, de curso atípico, que se acompañan de síndrome constitucional (astenia, anorexia y pérdida de peso) o la presencia de una exploración física alterada que indicaría malignidad.

Las principales características que deben orientar a un proceso oncológico son:

- La **cefalea** de duración menor de 6 meses, en niños menores de 3 años, que evoluciona desfavorablemente, de aparición matinal, que altera el sueño, se acompaña de vómitos, alteraciones visuales y focalidad neurológica, y requiere estudio de lesión intracraneal.
- Las **adenomegalias** impresionan de malignidad si presentan: duración 4-6 semanas, un tamaño superior a 2,5 cm, evolución rápida, sin respuesta a antibióticos, localización supraclavicular, retroauricular o epitroclear con características patológicas, asociadas a alteraciones hematológicas, radiológicas o hepatoesplenomegalia y/o síndrome constitucional.
- Los **dolores osteoarticulares** con varios focos, de intensidad creciente y presentación nocturna, que no ceden con analgesia, sin antecedente traumático, que se acompañan de masa de partes blandas palpable y/o manifestaciones sistémicas, precisan estudio por posible tumor sólido o de origen hematológico.
- La **fiebre prolongada** (más de 14 días) de origen desconocido asociada a síndrome constitucional, palidez, púrpura, adenopatías y/o hepatoesplenomegalia, podría deberse a un origen tumoral[2].

 Ante esta clínica se precisan pruebas diagnósticas (analítica sanguínea, medición de marcadores tumorales, pruebas de imagen, citología o biopsia, punción lumbar) para determinar la existencia de un proceso oncológico.

TRATAMIENTOS[7-8]

El tratamiento del cáncer infantil ha mejorado de manera muy notable en los últimos 25 años debido a los estudios y a los ensayos clínicos. En la actualidad, su tasa de curación se encuentra por encima del 75 %. Los tratamientos tienen como objetivo limitar la toxicidad precoz y tardía, que sean más cómodos y cercanos, primar el tratamiento ambulatorio y mejorar el cuidado de soporte (dolor, infecciones, toxicidades) para mejorar la calidad de vida de los pacientes y de los supervivientes, disminuyendo las secuelas de la enfermedad y su tratamiento.

Los tipos de tratamiento dependerán del tipo de cáncer y del estadiaje en que se encuentren. Los tratamientos comunes son: cirugía, radioterapia, quimioterapia, trasplante de progenitores hematopoyéticos y terapias avanzadas.

En la mayoría de los tumores sólidos infantiles, el tratamiento multimodal del cáncer asocia cirugía y radioterapia para conseguir el control local del tumor, y la quimioterapia para erradicar la enfermedad sistémica.

Cirugía

Para muchos tumores sólidos es la primera elección de tratamiento. Se trata de un tratamiento local, cuyo fin es extirpar el tumor y algunos de los tejidos que lo rodean. Dependiendo del tipo de cáncer y de lo avanzado que esté, la cirugía puede usarse para extirpar todo el tumor, reducirlo o aliviar los síntomas que produzca la masa tumoral (paliativo). Los efectos secundarios de la cirugía son estéticos y funcionales, dependiendo mucho de la localización y de la agresividad de la intervención. Las secuelas funcionales más frecuentes son debidas a tumores cerebrales o en la cirugía de las extremidades, al precisar endoprótesis o amputaciones.

Radioterapia

Aunque supone un método terapéutico de gran eficacia en el tratamiento del cáncer en todos los grupos de edad, su aplicación en la infancia es cuestionada debido a sus potenciales efectos sobre los tejidos en fase de crecimiento y desarrollo y el riesgo de segundos tumores a largo plazo. La **irradiación corporal total** tiene limitado su uso a niños mayores de 3-4 años, precisamente por estos potenciales efectos y evitar así lesiones en el SNC. La **irradiación linfoide total** se emplea a cualquier edad para inducir un efecto inmunosupresor intenso en un paciente que va a ser sometido a trasplante de médula ósea (v. *Enlaces de interés*).

Los últimos avances han permitido radiar de forma más precisa el tumor, disminuyendo los posibles daños a los tejidos periféricos. Concretamente, con la **protonterapia** y su empleo de protones, en lugar de fotones, se permite una liberación más localizada de la radiación, consiguiendo así una mejor distribución de la dosis y una menor irradiación en los tejidos sanos circundantes, siendo este el motivo por el cual no tiene restricciones por la edad.

Las dosis de radiación empleadas y la forma de administración dependerán de la edad del paciente, la localización, el tipo y la radiosensibilidad del tumor. La toxicidad de la radioterapia sobre los tejidos normales puede observarse durante el tratamiento o años después (aguda, subaguda o tardía). Los efectos secundarios de la radioterapia dependen de los parámetros del tratamiento (dosis de radiación total, esquemas de fraccionamiento, dosis por fracción), de factores intrínsecos del paciente (estado nutricional, hipoxemia y factores genéticos celulares que predisponen al daño por radiación) y de la asociación de otros tratamientos de forma simultánea (cirugía y/o quimioterapia).

Quimioterapia[6]

Los **fármacos citostáticos** se suelen emplear en combinación para aprovechar el sinergismo que producen usándolos simultáneamente. De esta manera cubren un mayor espectro de resistencia de la célula cancerosa y evitan así la aparición de resistencias adquiridas a los antineoplásicos. Estos medicamentos ejercen su acción de diversa manera y en distintas fases del ciclo celular, interfiriendo en la estructura y/o en la función de los ácidos nucleicos.

Una de las importantes limitaciones de los quimioterápicos es la toxicidad que producen debido a que su mecanismo de acción sobre el ciclo celular es común a todas las células del organismo, sobre todo a aquellas que tienen una gran multiplicación celular: sistema hematopoyético (anemia, neutropenia, trombocitopenia), sistema digestivo (mucositis, diarrea, enterocolitis neutropénica o tiflitis), piel y anejos (alopecia, dermatitis), gónadas después de la pubertad (esterilidad). También se ven afectados otros sistemas u órganos como el riñón, hígado, miocardio, pulmón, SNC o los oídos.

Los **tipos de quimioterapia** son:

- **Adyuvante**: administrada para destruir las células que pueden haber quedado tras la cirugía o radioterapia en pacientes con alto riesgo de recaída.
- **Neoadyuvante**: administrada antes de la cirugía o radioterapia.
- **De inducción**: administrada para inducir una remisión.
- **De consolidación o intensificación**: administrada una vez que se logra la remisión de la enfermedad. Su objetivo es mantener dicha remisión.
- **De mantenimiento**: administrada en dosis menores para ayudar a prolongar la remisión de la enfermedad.
- **De rescate o de segunda línea**: se emplea cuando el paciente presenta una recaída.
- **Paliativa**: Se administra específicamente para controlar los síntomas del cáncer.

Trasplante de progenitores hematopoyéticos

La reconstitución de la **hematopoyesis** mediante la infusión de progenitores o células madre hematopoyéticas es un procedimiento usado en el tratamiento de múltiples enfermedades malignas infantiles. Su indicación viene determinada por: la enfermedad de base y el momento evolutivo de la misma, las condiciones generales del paciente y la disponibilidad de un donante apropiado en el momento preciso del curso de la enfermedad.

Existen dos tipos de trasplantes: el **autólogo**, cuyas células progenitoras hematopoyéticas proceden del propio paciente, y el **alogénico**, cuya fuente es un donante sano diferente del receptor. Pueden obtenerse de un hermano gemelo univitelino idéntico, denominándose entonces trasplante singénico; de un hermano que ha heredado el mismo antígeno humano leucocitario (HLA), denominándose trasplante familiar HLA idéntico. Puede también obtenerse de alguno de los dos progenitores, llamándose entonces haploidéntico. Si el donante procede de un registro internacional, se denomina no emparentado.

La problemática principal de los trasplantes alogénicos es el riesgo de enfermedad injerto contra receptor. Se trata de una complicación potencialmente mortal que puede ocurrir tras un trasplante de progenitores hematopoyéticos. No se trata de un rechazo del cuerpo hacia las células madre, sino al contrario. Las células madre del donante reconocen al cuerpo del receptor como extraño y lo atacan.

Las fuentes de progenitores hematopoyéticos son la médula ósea, la sangre periférica y la sangre de cordón umbilical. En la donación de médula ósea, mediante un procedimiento quirúrgico consistente en la punción directa de las crestas ilíacas del donante, se extrae la médula ósea. La sangre periférica a través de técnica de aféresis permite la obtención de estos progenitores tras la administración de fármacos (factores estimulantes de colonias granulocíticas) para aumentar el número de progenitores en la sangre circulante. Con este tipo de progenitores se consigue una recuperación hematopoyética más rápida que a través de médula ósea, pero también una mayor incidencia de enfermedad injerto contra receptor. Otra fuente son los progenitores hematopoyéticos obtenidos de sangre del cordón umbilical cuya recuperación hematopoyética es más lenta y tiene menor incidencia de enfermedad injerto contra receptor. El problema de su uso es la limitación del peso, que en los niños más mayores los progenitores obtenidos del cordón no son suficientes.

Terapias avanzadas

Los fármacos biológicos o terapias dirigidas han sido fruto de numerosas investigaciones. Se caracterizan por impedir la multiplicación celular atacando a las células del tumor únicamente sin dejar efectos secundarios sobre las células sanas.

Pueden administrarse solos, pero suelen ir acompañados de quimioterapia estándar. Los fármacos se clasifican en:

- **Inmunoterapia**[8]: utiliza el sistema inmunitario del paciente para combatir el cáncer:
  - *Anticuerpos monoclonales*: marcan las células cancerosas con el fin de potenciar el efecto citotóxico del sistema inmunitario contra el tumor. Pueden detectar las células cancerosas, destruir las membranas celulares, bloquear el crecimiento celular, prevenir el crecimiento de los vasos sanguíneos, bloquear los inhibidores del sistema inmunitario, atacar directamente a las células cancerosas o vehiculizar otros tratamientos, todo ello con la finalidad de acabar con la célula maligna. Por ejemplo, blinatumomab para la LLA en recaída.
  - *Receptor de antígeno quimérico de células T (CAR-T)*: las células CAR-T son linfocitos T modificados genéticamente para que expresen un receptor dirigido a un antígeno tumoral. La terapia de células CAR-T consiste en extraer los linfocitos T del paciente mediante aféresis, modificarlos genéticamente para que reconozcan y ataquen las células tumorales, y después volver a transferirlos al cuerpo del paciente. Por ejemplo, el tisagenlecleucel para la LLA en recaída.
- **Terapias hormonales**: enlentecen o detienen el crecimiento de los tumores sensibles a hormonas.
- **Inhibidores de la transducción de señales**: bloquean las actividades de moléculas que participan en la transducción de señales.
- **Moduladores de la expresión de genes**: modifican la función de las proteínas.
- **Inductores de la apoptosis**: inducen a la muerte celular programada al fragmentar su ADN.
- **Inhibidores de la angiogénesis**: bloquean el crecimiento de vasos sanguíneos nuevos para los tumores.
- **Vacunas o terapias génicas** (aún en ensayos).

Efectos secundarios de los tratamientos[9,10]

El aumento de la supervivencia de los pacientes pediátricos de cáncer ha supuesto un aumento de los efectos secundarios tardíos y de la mortalidad prematura respecto a la población general, por lo que precisan de un seguimiento individualizado continuo de cada paciente, favoreciendo hábitos de vida saludables, detección de recaídas o secuelas tardías, el fomento de la adherencia a los tratamientos crónicos, y reduciendo la gravedad de las posibles toxicidades. Las secuelas, tanto físicas como psicológicas, pueden manifestarse en los pacientes pediátricos incluso varios años después de haber superado la enfermedad, encontrando que un 95 % de los supervivientes de cáncer presentan algún problema crónico de salud. Las secuelas dependen de la localización del tumor, el diagnóstico o el tratamiento recibido, así como de las características del propio paciente, siendo la menor edad la que determina más efectos tóxicos sobre el crecimiento, maduración ósea, desarrollo madurativo sexual, funcionalidad orgánica e intelectual. Se plantea que se emita un pasaporte del superviviente que refleje los principales datos relativos al proceso oncológico, fecha del diagnóstico, tratamientos, recaídas y principales signos y síntomas a vigilar junto a la exploración física requerida en el seguimiento (v. *Enlaces de interés*).

Las secuelas afectan a diferentes sistemas (cardiovascular, pulmonar, neuropsicológico, endocrino, aparato reproductor, gastrointestinal, genitourinario, musculoesquelético, órganos de los sentidos) y a nivel psicológico, debido no solo a la toxicidad de algunos tratamientos, sino también al sedentarismo, la obesidad o la hipertensión.

El tratamiento del cáncer infantil es una experiencia que provoca mucho estrés en estos pacientes, lo que conlleva un riesgo mayor de depresión, ansiedad, somatizaciones y otras alteraciones psicológicas, sobre todo al principio del diagnóstico, cuando los ingresos son más frecuentes. Los adultos jóvenes sobrevivientes del cáncer infantil pueden tener un riesgo elevado de manifestar conductas suicidas.

A nivel físico, las complicaciones cardiovasculares son uno de los principales problemas de los supervivientes. Presentan un riesgo respecto a la población general de fallo cardíaco 15 veces superior, y de muerte prematura por causas cardíacas 7 veces por encima. La toxicidad pulmonar es también una complicación tardía frecuente. El daño crónico del aparato respiratorio puede estar relacionado con la enfermedad primaria o metastásica, las complicaciones infecciosas durante el tratamiento y las terapias multimodales. Muchos son los pacientes que presentan toxicidad neurológica, sensorial o cognitiva tardía impactando en su función cognitiva e integración psicosocial en la vida adulta. A nivel sensorial, las mayores secuelas se producen mayoritariamente en la visión o audición, limitando la capacidad social o laboral de los supervivientes. El olfato puede afectarse en forma de anosmia o de rinitis/sinusitis crónica. La afectación renal, manifestada por insuficiencia renal crónica, es una de las posibles complicaciones. Otras secuelas a largo plazo son las relacionadas con el sistema musculoesquelético; por eso es importante mantener unos hábitos de vida saludables, realizar ejercicio físico aeróbico regular (5 veces por semana durante 30 o 40 minutos) y mantener aportes suficientes de vitamina D y calcio en la dieta[9,10]. Para más información sobre afectación orgánica consultar los *Enlaces de interés*.

IMPACTO DE LA ENFERMEDAD ONCOLÓGICA INFANTIL EN EL NIÑO Y SU FAMILIA

El cáncer infantil supone un gran impacto para los pacientes pediátricos y sus familias. Al impacto emocional, físico, social y psicológico al que se tiene que ver sometido el niño con cáncer, hay que sumarle los efectos de la propia enfermedad y de su tratamiento. Se ve obligado a hacer frente a los cambios adquiridos y las complicaciones que vayan surgiendo. El impacto psicológico de un niño cuando le dicen que tiene cáncer está influenciado por su edad. De esta manera, los niños menores de 2 años no van a ser conscientes de la enfermedad ni de su significado. Será la separación de sus padres lo que les provoque ansiedad. Entre los 2 y 7 años ya entienden el concepto de enfermedad y de gravedad, pero pueden pensar que el cáncer es un castigo por su mal comportamiento. Desde los 7 hasta los 12 años, se les puede dar una mayor información general porque entienden mejor la enfermedad. A partir de los 12 años la comprensión es prácticamente total y su reacción para hacer frente al diagnóstico o al tratamiento es similar a la que pueden tener los adultos.

Para los padres el momento del diagnóstico supone una etapa de conmoción, dolor emocional, dificultad para hacer frente a los procedimientos y a lo desconocido, pensamientos reflexivos, inquietud por buscar información al respecto y un sentimiento de falta de control. A esto, además, hay que añadirle que no hay garantías de que el niño se cure. Viven emociones y sentimientos que en ocasiones no pueden controlar, pero la actitud que muestren ante los hijos puede influir notablemente en la aceptación de su enfermedad.

En el caso de los hermanos, las respuestas pueden ser muy variables: desde la sobreprotección o la asunción de un rol de adulto para sustituir la ausencia de los padres si hay otros hermanos, hasta los celos si se ven desplazados por el hermano enfermo. También aparecen sentimientos tales como culpabilidad por estar sanos, o si en alguna ocasión le han deseado algo negativo a su hermano, miedo a que fallezca o incluso a enfermar ellos, o a desatención por parte del resto de la familia, lo que los puede llevar a tener conductas regresivas o llamadas de atención[11].

VALORACIÓN ENFERMERA POR PATRONES FUNCIONALES DE SALUD DEL NIÑO ONCOHEMATOLÓGICO Y SU FAMILIA[12,13]

La enfermera deberá centrar su valoración en detectar aquellas alteraciones debidas a procesos patológicos o efectos secundarios del tratamiento aplicado.

Patrón de percepción y manejo de la salud

La enfermera indaga cómo el niño o adolescente percibe su salud y estado de bienestar (cómo se siente y cómo cree que es su salud actual), el cumplimiento terapéutico de las indicaciones de cuidado (cuidados de mucosas o piel) y tratamiento para prevenir complicaciones, como, por ejemplo, la pauta antibiótica preventiva. Le preguntará por la prevención de enfermedades transmisibles (por vía respiratoria), la cobertura de vacunación realizada hasta ahora, y la necesidad de cumplir nuevas pautas vacunales cuando finalice el tratamiento (trasplante de médula ósea) (v. *Enlaces de interés*). En función de la edad y actitud se valora su autogestión de la medicación actual: dosis y vía de administración.

Patrón nutricional-metabólico

Se valora el peso (la pérdida brusca), el índice de masa corporal, el apetito, anorexia o vómitos posquimioterapia o «en escopetazo» por el propio proceso (tumor cerebral), qué relación tienen con la ingesta de alimento, la dificultad o dolor para la deglución e intolerancia a alimentos. Se valora la palidez cutánea, equimosis, petequias o sangrado nasal o gingival que orienten a un déficit de plaquetas. La ulceración de las mucosas determina la ingesta alimentaria por el dolor, pudiendo precisar alimentación por sonda nasogástrica o por vía parenteral. También se valora la presencia de fiebre prolongada no explicada por patología conocida. En determinadas localizaciones puede observarse una masa o alteración infrecuente (lesión en piel o mucosas) o dificultad para la cicatrización. Valorar el riesgo de úlceras por presión mediante la escala Braden Q (v. *Enlaces de interés*).

Patrón de eliminación

Es el patrón habitual de eliminación urinaria y fecal. Se valora la presencia de diarrea, estreñimiento (efecto secundario de quimioterápicos como la vincristina y vinblastina, o de opiáceos), dolor al defecar, necesidad de fármacos para la eliminación, ostomías de eliminación (urinarias o digestivas), capacidad de autocuidado tras la eliminación, incontinencia o enuresis en mayores de 5 años, y las características de la orina (hematuria por cistitis hemorrágica).

Patrón de actividad-ejercicio

Es frecuente la presencia de fatiga ante actividades de escasa intensidad por la presencia de anemia, con dificultad para algunas actividades básicas de la vida diaria, como de higiene o movilidad, generando situaciones de dependencia. Se vigilan constantes como la frecuencia cardíaca, respiratoria y la presencia de tos. Se indaga en las actividades lúdicas y de ocio que lleva a cabo (incluida la práctica de ejercicio físico).

Patrón de sueño-descanso

Se valora el patrón de sueño habitual y las alteraciones con motivo de la hospitalización o por dolor, molestias o efectos secundarios de la radioterapia (la somnolencia posradiación aparece a las 5-8 semanas después de radiar el SNC y duran hasta 15 días).

Patrón cognitivo-perceptivo

Se valora la presencia de dolor (características, localización, duración, efectividad de las medidas farmacológicas), irritabilidad o llanto en niños pequeños. El dolor mandibular intenso puede ser un efecto neurotóxico adverso que puede originar problemas para hablar o masticar. Cuando se altera el nivel de conciencia (escala de Glasgow) o hay alteración en la orientación temporoespacial, reacción pupilar, capacidad comunicativa o crisis epilépticas, es candidato a valoración por un facultativo de forma urgente. Se indaga la presencia de alteraciones de los órganos de los sentidos: visuales (diplopía), gustativas (por los fármacos quimioterápicos) y táctiles (hormigueos, parestesias). Las alteraciones neurológicas, como hormigueos o parestesias, deben detectarse precozmente porque pueden requerir la retirada de los quimioterápicos que las provocan.

Patrón de autopercepción-autoconcepto

Se ha de valorar el estado anímico (esperanzado o depresivo, irritable o con ansiedad) y la percepción sobre su imagen corporal (si ha perdido el cabello o las cejas) o ha sufrido alguna marca corporal por intervención quirúrgica o por dispositivos intravasculares. También se indaga sobre las amenazas al autoconcepto cuando se dan cambios de rol, situación de dependencia para actividades previamente autónomas. Se observa la postura corporal o el contacto ocular.

Patrón de rol-relaciones

Es relevante conocer si los padres cuentan con apoyo social o familiar para hacer frente a una situación de cronicidad, con largos ingresos hospitalarios, o la necesidad de apoyo con otros miembros de la familia (hermanos). Es importante el apoyo del grupo de iguales, especialmente en adolescentes.

Patrón de sexualidad

En adolescentes puede tener sentido conocer la menarquia o fecha de la última menstruación, las preocupaciones por sus relaciones afectivas en esta situación, y su satisfacción con la sexualidad.

Patrón de adaptación y tolerancia al estrés

Se valora la tolerancia de esta situación, cómo lo ha afrontado en otras situaciones estresantes y qué elementos de apoyo ha utilizado. Este patrón con frecuencia se ve alterado en los familiares del niño o adolescente que tienen que dar consentimiento para pruebas o procedimientos cruentos y sobrellevar la incertidumbre de la evolución del proceso patológico, manteniéndose como soporte emocional para su hijo.

Patrón de valores y creencias

Indagar sobre lo más importante en la vida del niño o adolescente, sus valores y creencias para dar sentido a su día a día.

MANEJO ENFERMERO DEL NIÑO CON ENFERMEDAD ONCOHEMATOLÓGICA Y SU FAMILIA

Los principales problemas del niño con enfermedad oncológica se centran en dar respuesta a la inmunosupresión generada por los antineoplásicos, y la consecuente anemia, leucopenia y trombocitopenia, que requiere cuidados específicos. Además, se pueden producir lesiones en piel o náuseas como efecto secundario de los procedimientos terapéuticos (quimioterapia o radioterapia) y en el plano psicológico se plantean dificultades propias del cambio de imagen corporal, o las preocupaciones que genera una enfermedad con amenaza vital[14].

Detección de problemas enfermeros y de colaboración

Los principales problemas del niño con enfermedad oncológica se centran en los diagnósticos enfermeros relativos a: *Riesgo de infección* (00004), *Deterioro de la membrana mucosa oral*

(00045), *Riesgo de deterioro de la integridad cutánea* (00047), *Autogestión de las náuseas ineficaz* (00384), *Riesgo de retraso en el desarrollo del niño/a* (00305), *Riesgo de ingesta nutricional inadecuada* (00409) o *Ingesta nutricional inadecuada* (00343), *Deterioro de la eliminación intestinal* (00344), *Carga de fatiga excesiva* (00477), *Disminución de la tolerancia a la actividad* (00298), *Riesgo de hemorragia excesiva* (00374), *Disminución de la implicación en actividades recreativas* (00097), *Patrón de sueño ineficaz* (00337), *Imagen corporal alterada* (00497), *Conflicto excesivo del rol parental* (00387), *Afrontamiento familiar desadaptativo* (00373), *Deterioro de la función sexual* (00386), *Temor excesivo* (00390), *Ansiedad excesiva* (00400), *Dolor agudo* (00132) y *Dolor crónico* (00133)[14,15].

Actuación enfermera

La enfermera se centra en la cobertura de **necesidades básicas** como alimentación, higiene, sueño o termorregulación. En la alimentación se producen alteraciones como la ulceración de las mucosas de la cavidad oral, las náuseas o el cambio de sabor de los alimentos, que obliga a modificaciones en la dieta: alimentos no irritantes, húmedos, blandos y de su agrado. Se evitará proporcionar alimentos no cocinados (frutas, verduras que no se puedan pelar, para su consumo en crudo). Si se aporta dieta de fuera del hospital, esta garantizará su correcta conservación y cocinado.

> La teoría de los síntomas desagradables integra tres elementos a tener en cuenta en los vómitos del niño oncológico: los factores influenciadores (físicos, psicológicos, situacionales), el síntoma (intensidad, tiempo, angustia y calidad) y el rendimiento (físico en actividades de la vida diaria, cognitivo, o social) que determinan la respuesta individual ante este efecto adverso del tratamiento[16].

La intervención enfermera *Manejo de las náuseas* [1450] incluye aprender estrategias para su control (factores ambientales como olores o estímulos visuales), conocer los gustos y preferencias dietéticos, alimentación rica en hidratos de carbono y pobre en lípidos, consistente en líquidos fríos, que eviten olores o determinados colores, administración de fármacos antieméticos y el uso de técnicas no farmacológicas (relajación, imaginación simple dirigida, musicoterapia, distracción, acupresión) para controlar las náuseas. Si tiene lugar el vómito, el posicionamiento en decúbito lateral derecho con 45° de elevación del cabecero y reposo posterior puede mejorar el estado.

La higiene de la piel y mucosas es muy relevante para evitar infecciones ante un bajo nivel de defensas, manteniendo la piel hidratada (aceite de almendras) y evitando lesiones como cortes o uñas encarnadas. La posible pérdida del cabello tras la administración de quimioterapia o radioterapia en el cráneo puede originar una dificultad para el adolescente pudiendo ser adecuado una intervención de *Orientación anticipatoria* [5210] de las posibles afectaciones de los folículos pilosos de cabello, cejas, pestañas y vello corporal, ofertando la opción de retirar el cabello antes de su caída. Se indica la opción de uso de pelucas, gorros o pañuelos como alternativa estética, y la conveniencia de tejidos naturales (algodón) para protegerse del sol y el frío.

Los cuidados de la boca son imprescindibles tras cada ingesta, con cepillo de esponja y cada 2 horas para retirar residuos de la mucosa que son un caldo de cultivo de gérmenes, y con enjuagues con colutorios de clorhexidina o bicarbonato sódico. La ulceración de la mucosa bucal puede impedir hablar, comer y, en ocasiones, tragar, requiriendo aplicación tópica de anestésicos en función de la edad o la infusión de opioides y analgesia controlada por el paciente, o por enfermería a través de una bomba.

En esta situación clínica es importante no forzar la ingesta de nutrientes, pero puede ser necesario incluir intervenciones de *Terapia nutricional* [1120] con suplementos por vía enteral o parenteral.

En la mucosa rectal se aplican baños de asiento templados tras cada deposición para mantener la higiene de la zona ulcerada, con posterior aplicación tópica de pomada.

El sueño puede verse alterado por dolor, malestar físico o psicológico debiendo tratar el agente causal y favoreciendo las medidas de higiene del sueño, evitando el uso de pantallas antes de dormir.

La termorregulación puede estar alterada por los procesos febriles de origen tumoral o infeccioso debido al bajo nivel inmunitario durante el tratamiento o por la propia enfermedad (leucemia), precisando medidas físicas o farmacológicas.

La enfermera deberá promover la actividad física y lúdica en la medida que la astenia lo permita.

En los niños sometidos a radioterapia se puede comprometer el crecimiento por afectación ósea o de las glándulas reproductoras, o por disfunción hormonal por la quimioterapia; por ello, la enfermera debe monitorizar el crecimiento y la maduración sexual (estadios de Tanner) (v. **Cap. 12**).

También se proveerá seguridad al niño o adolescente, al evitar el contacto con personas con enfermedades infecciosas (gripe, infecciones de vías respiratorias altas, conjuntivitis), y durante la hospitalización se restringirán las visitas al máximo. Los juguetes deben ser de fácil limpieza y desinfección (no usar peluches o muñecas de trapo) garantizando el derecho al juego del niño por su efecto de liberación emocional al reducir la ansiedad y como vehículo de comunicación a través del juego en las intervenciones de *Ludoterapia* [4430][18].

En el plano cognitivo la enfermera favorece la estimulación, educación y comprensión de la realidad a través de intervenciones como la *Biblioterapia* [4680].

En el plano emocional, se busca el confort del niño a través de las técnicas de relajación y del acompañamiento permanente por sus familiares, el fomento de las relaciones con otros niños que han superado la terapia, la indicación de experiencias positivas en el hospital mediante intervenciones como la *Terapia de entretenimiento* [5360] (nuevos juegos, dramatización, colegio, etc.), creación de espacios de seguridad (salas de juego, teatro) buscando potenciar las actividades recreativas que con frecuencia están limitadas por su condición clínica[14]. El uso de estrategias de distracción mediante intervenciones de *Distracción* [5900], *Manejo ambiental* [6480] con la música, el ejercicio, el masaje y las terapias complementarias, son beneficiosas para la salud física, psicológica y social[17].

CUIDADOS PALIATIVOS PEDIÁTRICOS

Los **cuidados paliativos pediátricos** buscan proporcionar bienestar o soporte y confort a las familias, el niño o el adolescente en la fase final de una enfermedad terminal[14].

Según la OMS los cuidados paliativos consisten en el cuidado activo de los pacientes cuya enfermedad no responde al tratamiento, siendo prioritarios el control del dolor y de los síntomas terminales y problemas de orden psicológico, social y espiritual, buscando la mejor calidad de vida de los pacientes. Aunque en la década de 1970 el movimiento *Hospice* en Gran Bretaña inició la atención paliativa a las personas adultas, esta se demoró en la población menor de edad, si bien la primera unidad se creó en 1991 en el Hospital San Joan de Déu en Barcelona, no fue hasta 2006 cuando tuvo lugar la primera reunión científica sobre los cuidados paliativos pediátricos. Los principales retos presentes en la sociedad actual son: no se espera que un niño muera, existe una creencia de que los avances científicos pueden curar casi todas las enfermedades, priorizando los tratamientos con finalidad curativa frente a los paliativos, la muerte sigue siendo un tema tabú y el desarrollo cognitivo y emocional del niño determina su capacidad de tomar decisiones y recae en ocasiones en la familia y los profesionales decidir qué opción es la mejor para el niño, debiendo formarse estos en la toma de decisiones conjunta. Los objetivos de los cuidados paliativos son prestar atención por personal cualificado al niño y su familia durante la enfermedad y el proceso de duelo, independientemente del lugar de residencia, edad o patología en una atención continuada durante las 24 horas, los 7 días de la semana, valorando la necesidad de que dichos cuidados se presten el centro sanitario (mediante hospitalización o consulta ambulatoria) o en el domicilio. Los candidatos para recibir estos cuidados paliativos pediátricos se describen en el **recuadro 32-1**[19].

RECUADRO 32-1. Tipos de pacientes que precisan cuidados paliativos pediátricos según su patología

- **Grupo 1**. Enfermedades graves cuyo tratamiento curativo ha fracasado: cáncer, trasplante fallido de un órgano vital como corazón, hígado o pulmón.
- **Grupo 2**. Enfermedades con una muerte prematura previsible pero que, con el tratamiento adecuado, pueden prolongar su vida durante largos períodos de tiempo. Por ejemplo: fibrosis quística, distrofia muscular de Duchenne o epidermólisis bullosa.
- **Grupo 3**. Enfermedades progresivas con tratamiento únicamente paliativo: enfermedades neuromusculares, neurodegenerativas, metabólicas progresivas, o cáncer en estado avanzado de diseminación al diagnóstico.
- **Grupo 4**. Enfermedades irreversibles, no progresivas, que cursan con discapacidad grave y alta vulnerabilidad para presentar complicaciones, que pueden originar un fallecimiento prematuro: parálisis cerebral infantil grave o síndromes polimalformativos.

Adaptado de: Grupo de trabajo de la Guía de Práctica Clínica sobre Cuidados Paliativos en Pediatría[19].

Tabla 32-3. Manejo de síntomas en paciente pediátrico en cuidados paliativos

Síntoma	Medida farmacológica	Medida no farmacológica
Dolor	• Escala analgésica de la OMS: opioides mayores (morfina) si hay dolor intenso y complementar si hay dolor neuropático • Bloqueos anestésicos para el dolor regional • Anestésicos locales, si procede	• Posicionamiento, termoterapia
Fatiga/astenia	• Metilfenidato	• Reposo en cama
Disnea	• Morfina (25 % de dosis analgésica) • Corticoides • Oxigenoterapia • Anticolinérgicos • Lorazepam	• Acompañamiento tranquilizador • Aire fresco • Posicionamiento
Anorexia		• Platos pequeños, raciones pequeñas, dieta de su agrado
Náuseas, vómitos	• Antieméticos • Fármacos para gastritis	• Dieta fraccionada, líquida, enjuagarse la boca después del vómito
Estreñimiento	• Laxantes	• Ingesta de líquidos y alimentos con fibra
Diarrea	• Loperamida	• Dieta astringente
Ansiedad	• Lorazepam	• Distracción

Adaptada de: García Barreales S *et al.*[14], Grupo de trabajo de la Guía de Práctica Clínica sobre Cuidados Paliativos en Pediatría[19] y Kliegman R *et al.*[20]

El manejo de los síntomas más comunes es un reto de los profesionales sanitarios del equipo multiprofesional del que la enfermera forma parte: dolor, fatiga, disnea, anorexia, náuseas, vómitos, estreñimiento y diarrea, siendo los tres primeros junto a la ansiedad los que mayor sufrimiento generan a los pacientes[19]. Los síntomas se deben abordar mediante una monitorización de estos con herramientas validadas y dar respuesta mediante medidas farmacológicas y no farmacológicas (**Tabla 32-3**).

Se debe indicar a los padres algunas medidas de confort que pueden aliviar o atenuar el sufrimiento del niño, niña o adolescente en el final de la vida, como humedecer la boca con una gasa con agua, posiciones anatómicas más confortables, manta eléctrica, o la proximidad de objetos de apego o juguetes preferidos.

Se tratará de atender las necesidades psicosociales y espirituales de la familia. Para ampliar esta información se recomienda ver *Enlaces de interés*.

PUNTOS CLAVE

- Los múltiples avances en los tratamientos del cáncer infantil han logrado una supervivencia del 83 %.
- La sintomatología del cáncer infantil es muy inespecífica y puede cursar de forma silente; se debe vigilar especialmente cefaleas, adenomegalias, dolores osteoarticulares o la fiebre prolongada.
- Las secuelas que pueden presentar los supervivientes dependerán de la localización del tumor, el diagnóstico o el tratamiento recibido, y afectan a múltiples sistemas y a nivel psicológico precisando un seguimiento individualizado.
- La enfermera se centra en la cobertura de necesidades básicas, como alimentación, higiene, sueño o termorregulación, y busca el confort del niño a través de las técnicas de relajación y del acompañamiento permanente por sus familiares.
- Los cuidados paliativos pediátricos buscan proporcionar bienestar, soporte y confort a las familias y al niño o adolescente en la fase final de una enfermedad terminal.

REFERENCIAS

1. Cáncer infantil [Internet]. Organización Mundial de la Salud; 2025. Disponible en: https://www.who.int/es/news-room/fact-sheets/detail/cancer-in-children [consultado en 05-06-2025].
2. Huerta Aragonés J. Oncología para el pediatra de Atención Primaria(II): formas de presentación de las diferentes neoplasias infantiles. Form Act Pediatr Aten Prim. 2014;7(2):67-74.
3. Cañete Nieto A, Valderrama Zurián JC, Peris Bonet R, et al. Cáncer infantil en España. Estadísticas 1980-2023. Registro Español de Tumores Infantiles (RETI-SEHOP). Valencia: Universitat de València; 2024. Disponible en: https://www.uv.es/reti/documentos/Informe-reti-sehop-1980-2023.pdf [consultado en 05-06-2024].
4. Halfon Domenech C. Leucemia linfoblástica aguda del niño y el adolescente. EMC-Pediatría. 2021;56(1):1-9. Doi: https://doi.org/10.1016/S1245-1789(21)44720-7.
5. Losa Frías V, Herrera López M, Cabello García I, Navas Alonso PI. Diagnóstico precoz de cáncer en Atención Primaria. Pediatr Integral. 2016; XX(6):367-79.
6. Guillén Ponce C, Molina Garrido MJ. Guía actualizada de tratamientos [Internet]. Madrid: Sociedad Española de Oncología Médica; 2023. Disponible en: https://seom.org/guia-actualizada-de-tratamientos/que-es-como-funciona-y-tipos-de-quimioterapia [consultado en 05-06-2025].
7. Fernández Plaza S, Reques Llorente B. Bases del tratamiento del cáncer en Pediatría: principios de la terapia multimodal. Pediatr Integral. 2016; XX(7):465-74.
8. Rubio San Simón A, De Rojas de Pablo T. Avances en el tratamiento del cáncer infantil. Pediatr Integral 2021; XXV (7): 367-71.
9. Vázquez López MA. Supervivientes de cáncer infantil: retos actuales. Anales de Pediatría. 2024;100(5):363-75. Disponible en: https://doi.org/10.1016/j.anpedi.2024.03.004 [consultado en 05-06-2025].
10. Huerta Aragonés J, Mata Fernández C. Seguimiento en Atención Primaria del niño oncológico. Cómo detectar las secuelas tardías. Pediatr Integral. 2021;XXV(7):372-85.

11. Vilallonga J. Cáncer infantil: Impacto en la familia – Psicología en Cáncer [Internet]. Psicología en Cáncer; 2017. Disponible en: https://psicologiaencancer.com/es/cancer-infantil-impacto-familia/ [consultado en 05-06-2025].
12. Hockenberng MJ, Wilson D, Rodgers CC. Wong: Enfermería pediátrica. 10ª ed. Barcelona: Elsevier; 2019.
13. Gordon M. Manual de Diagnósticos enfermeros. 10ª ed. Madrid: Elsevier Mosby; 2003.
14. García Barreales S, Hernández Villar L, Martín Romero I, Nieva Feito GM, Melo M. Atención integral en el cuidado al niño oncológico. Fundación para el Desarrollo de la Enfermería, 1ª ed. Madrid: Fuden; 2016.
15. NNNConsult [Internet]. Barcelona: Elsevier. Disponible en: http://www.nnnconsult.com [consultado en 22-06-2025].
16. Gómez Neva ME, Briñez Ariza KJ, Pacheco Berdugo SP. Teoría de síntomas desagradables para el cuidado de enfermería en náuseas y vómito de niños con quimioterapia. Revista Cultura del Cuidado Enfermería. 2020;17(1): 63-79
17. Sánchez Avila MA, Córdova Mena GK, Vásquez Bravo MP, Briñez Ariza KJ. Resultados de distracción para el cuidado en oncología pediátrica desde la evidencia de enfermería: revisión integrativa. Enf Global [Internet]. 2022;21(4):638-69. Disponible en: https://revistas.um.es/eglobal/article/view/504291 [consultado en 06-06-2024].
18. Li W, Chung J, Ho K, Kwok B. Play interventions to reduce anxiety and negative emotions in hospitalized children. BMC Pediatr. 2016;16(36): 1-9. Disponible en: https://doi.org/10.1186/s12887-016-0570-5 [consultado en 05-06-2025].
19. Grupo de trabajo de la Guía de Práctica Clínica sobre Cuidados Paliativos en Pediatría. Guía de Práctica Clínica sobre Cuidados Paliativos en Pediatría. Ministerio de Sanidad. Instituto Aragonés de Ciencias de la Salud; 2022.
20. Kliegman R, Blum M, Nathan J. Nelson: Tratado de pediatría. 9ª ed. Barcelona: Elsevier; 2020.

  CASO   **AUTOEVALUACIÓN**   **ENLACES DE INTERÉS**   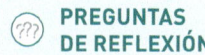 **PREGUNTAS DE REFLEXIÓN**

Cuidados enfermeros en situaciones urgentes y críticas

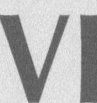

Cuidados enfermeros en situaciones de urgencia

33

H. Herráiz Soria

OBJETIVOS

- Describir las diferencias anatómicas y fisiológicas del niño, así como los rangos de las constantes vitales en cada grupo de edad, con el fin de dar una mejor respuesta a las situaciones de gravedad que se presenten.
- Determinar la valoración de los signos y síntomas que presenta el niño en situación de urgencia y emergencia vital con el fin de establecer los cuidados de enfermería.
- Determinar el procedimiento de actuación en el soporte vital básico y avanzado en la población pediátrica.

PARTICULARIDADES DEL PACIENTE PEDIÁTRICO[1,2]

En la atención urgente, aunque los grupos de edad se describen en relación con las etapas del desarrollo humano (v. **Cap. 1**), en urgencias y emergencias se agrupan en función de características anatomofisiológicas para estandarizar la atención. En la **tabla 33-1** se muestran junto con las constantes vitales esperadas en esos rangos de edad.

Es importante destacar las diferencias existentes entre el niño y el adulto en las esferas anatómica, fisiológica y psicológica. El profesional de enfermería ha de tener un amplio conocimiento de estas diferencias (v. *Sección II*) con el fin de conocer mejor la respuesta ante situaciones de gravedad y, en concreto, ante los diferentes aspectos a valorar y tratar en la parada cardiorrespiratoria en el niño[1,2].

Anatómicamente, el niño presenta menor tamaño, masa muscular, tejido adiposo y mayor elasticidad; todo ello favorece la aparición de un daño multiorgánico mayor respecto a un adulto. El peso es un dato fundamental para el manejo de los diferentes fármacos que puedan tener que administrase. En ocasiones, los familiares no siempre pueden indicar el dato, así que será necesario realizar una estimación atendiendo a distintos elementos:

- **Edad**: existen distintas fórmulas para estimar el peso según la edad (**Tabla 33-2**), aunque algunos autores[3,4] desaconsejan su uso debido a las variaciones de los pesos ideales según la edad en distintos entornos del mundo en el siglo XXI.
- **Altura**: la longitud es un estimador que se correlaciona con el peso teórico. La cinta de Broselow-Luten relaciona la talla con un peso ideal y una dosis de fármacos preestablecidas, si bien es cierto que la probabilidad de error aumenta según los niños ocupan percentiles alejados del 50[4].
- **Altura y complexión**[2]: estima el peso ideal para esa altura y aplica variaciones según tres posibles complexiones físi-

Tabla 33-1. Grupos de edad en la atención urgente y constantes vitales observables

Grupo de edad	Frecuencia respiratoria (rpm)	Frecuencia cardíaca (lpm)	Tensión arterial sistólica (mmHg)
Lactantes (< 1 año)	30-40	110-160	70-90
Niños pequeños (1-8 años)	25-30	95-140	95-140
Niños mayores (8-13 años)	20-25	80-120	80-120

Tabla 33-2. Fórmulas de estimación del peso en la infancia

Nombre	Edad de aplicación	Fórmula
ERC-EPLS/ APLS 2001	1-10 años	Peso (kg) = 2 × (edad en años + 4)
APLS 2011	1-12 meses	Peso (kg) = 4 + (edad meses × 0,5)
	1-5 años	Peso (kg) = 8 + (edad en años × 2)
	6-12 años	Peso (kg) = 7 + (edad en años × 3)
Best Guess Method	1-11 meses	Peso (kg) = (edad en meses + 9)/2
	1-5 años	Peso (kg) = 10 + (edad en años × 2)
	6-14 años	Peso (kg) = edad en años × 4

APLS: Advanced Pediatric Life Support; ERC-EPLS: European Resuscitation Council – European Pediatric Life Support.

cas del niño; la cinta PAWPER[5] y la cinta Bilbao 2019[4] son elementos con mayor precisión, que se ajustan a distintos entornos y a la prevalencia de obesidad o desnutrición que pueda haber en ellos.

Para realizar un manejo adecuado de situaciones de riesgo vital, se deben tener especialmente en cuenta estas particularidades[1,2,6,7]:

Vía aérea

Se observa en el lactante una cabeza de tamaño grande en comparación con el resto de su cuerpo; la parte del occipucio tan prominente es determinante en la colocación del niño para la permeabilidad de su vía aérea. Para facilitar la posición neutra, que es la que permite la apertura de la vía aérea en los neonatos y lactantes, es preciso colocar algún elemento (toalla o compresa) a nivel escapular, que impida la flexión de su cuello contrarrestando la tendencia del occipital hacia la flexión cervical.

El tamaño de la cabeza va disminuyendo según avanza la edad del niño, su cuello se alarga y la laringe igualmente se hace más resistente a la presión externa.

En el caso de la lengua, cuanto más pequeño es el niño, más grande es esta en proporción. Es importante conocer que existen unos tejidos blandos por debajo de la mandíbula que se ha de tener la precaución de no presionar durante las maniobras de apertura de la vía aérea, ni tampoco cuando ventilamos con bolsa y mascarilla.

El lactante hasta el sexto mes de vida respira solo por la nariz; por ello, es importante saber que cualquier obstrucción a ese nivel podría producir fallo respiratorio.

Respiración

Hay que tener en cuenta que la mecánica de la ventilación varía igualmente con la edad del niño. Al inicio, el diafragma es el músculo principal dentro de la dinámica de ventilación normal en pediatría, de modo que cualquier situación que dificulte la contracción de este da lugar a una ventilación ineficaz.

En los lactantes, las vías respiratorias inferiores tienden al colapso con más facilidad cuando se produce un aumento de la presión intratorácica debido a un aumento del esfuerzo respiratorio.

En los niños, la capacidad residual funcional es menor y, por tanto, su desaturación ocurre con más prontitud que en adultos, especialmente en posición de decúbito supino.

La frecuencia respiratoria es inversamente proporcional a la edad de los niños, debido a que su índice metabólico y consumo de oxígeno son más elevados en edades tempranas.

En el lactante, debido a que las costillas son más blandas y flexibles y sus músculos intercostales son considerados débiles, una situación de retracción costal, aparentemente no entrañaría tanta gravedad como en los niños mayores, donde esta pondría de manifiesto un compromiso respiratorio mayor y donde, a su vez, no aparece en estadios tan precoces.

Se ha de valorar el aumento de trabajo respiratorio que el niño presenta ya que pone de manifiesto situaciones de extrema gravedad. Es preciso conocer que este trabajo puede representar hasta el 40 % del gasto cardíaco.

Circulación

En los niños pequeños el volumen circulante es menor, por ello, cuanto menor es su edad, son más sensibles a las pérdidas de volumen o a la dilución. El volumen circulante de un recién nacido es cercano a los 240 mL, y cuando ha cumplido 6 meses de vida, su volumen será de aproximadamente 500 mL.

La frecuencia cardíaca va disminuyendo progresivamente con la edad del niño debido que, a edades tempranas, el índice metabólico y gasto cardíaco son mayores.

El niño y su respuesta al trauma

El traumatismo se considera la principal causa de muerte y discapacidad en niños mayores de 1 año a nivel mundial. El esqueleto del niño no está totalmente osificado, por lo que el número de fracturas es menor, y cuando estas aparecen son indicativas de una lesión interna importante en la mayoría de los casos. Cuando esta se produce, son frecuentes las lesiones internas de gravedad sin que externamente aparezcan manifestaciones llamativas. Un 60 % de los niños que presentan trauma grave sufrirán secuelas neurológicas, especialmente de tipo cognitivo o conductual.

Cabe destacar el riesgo de hipotermia, debido a que la relación existente entre superficie y masa corporal es mayor. Es más difícil la valoración del estado físico, neurológico y la reactividad.

Los niños, debido a su estructura anatómica y menor peso, son fáciles de movilizar por lo que el riesgo de posibles lesiones en movilizaciones no adecuadas es mayor que en el adulto, en especial, en el área cervical. La cabeza de los niños es proporcionalmente más grande y, por lo tanto, presentan una mayor incidencia de lesión cerebral.

VALORACIÓN DE ENFERMERÍA DEL NIÑO GRAVE[8]

La valoración que realiza el profesional de enfermería al niño en situación de gravedad es sistemática y permite obtener una recogida de datos completa, para poder aplicar las intervenciones de forma adecuada.

Cuando se asiste a una urgencia en un paciente pediátrico, recabar información sobre la anamnesis del niño, nunca debe retrasar la intervención si existe una alteración importante en la oxigenación y perfusión tisular.

Se deben valorar los signos clínicos de alarma de insuficiencia respiratoria y/o circulatoria y realizar de forma rápida esta acción, siguiendo una «secuencia ABCDE» ya que si se actúa en la fase de compensación llevando a cabo los cuidados adecuados, se puede revertir la situación de forma efectiva y evitar una situación de empeoramiento en el niño. El objetivo será la detección rápida para evitar daños fisiológicos en la perfusión y oxigenación tisular.

La valoración ha de realizarse en menos de 30 segundos, y su finalidad será determinar si existe una emergencia potencialmente mortal. La actuación enfermera irá encaminada en todo momento al establecimiento de las acciones esenciales y fundamentales, considerando siempre que los cuidados van orientados a salvar la vida del niño y manteniendo siempre una premisa fundamental, que es la comunicación y optimización del trabajo en equipo.

En todos los niños, la valoración en el contexto de urgencia y emergencia incluye:

- Una primera **impresión inicial** usando el triángulo de evaluación pediátrica.
- Una **valoración primaria** valorando y estableciendo los cuidados inmediatos siguiendo la secuencia ABCDE, que implica valorar los siguientes elementos:
  - A: *airway*, en castellano vía aérea.
  - B: *breathing*, en castellano respiración.
  - C: *circulation*, en castellano circulación.
  - D: *disability*, en castellano discapacidad referida a neurológico.
  - E: *exposition*, en castellano exposición.
- Realizar una **valoración secundaria** una vez se haya conseguido la estabilización primaria.
- La **valoración terciaria** se llevará a cabo en el servicio de urgencias hospitalario con pruebas diagnósticas.

 Los pacientes pediátricos precisan de una valoración sistemática donde con la identificación de un problema que pueda poner en peligro su vida, ha de procederse a su resolución. Generalmente, la atención enfermera va a estar principalmente centrada en el patrón de respiración del niño.

Impresión inicial: triángulo de evaluación pediátrica

La valoración inicial de un niño en un momento de gravedad consiste en una actividad rápida que tiene como finalidad obtener una impresión general que permita identificar alteraciones funcionales y anatómicas, determinar la gravedad del trastorno y la premura con la que se ha de intervenir.

Todas las sociedades científicas pediátricas estiman que la herramienta más adecuada para la impresión inicial es el **triángulo de evaluación pediátrica** (TEP)[8]; es fácil, rápido de aplicar y útil para los profesionales que tienen ante ellos niños de todas las edades con cualquier grado de enfermedad o lesión. No se trata de establecer un diagnóstico, sino que se considera un instrumento que facilita la evaluación funcional inmediata en situaciones de emergencia que exigen decisiones rápidas.

El TEP es el paradigma de la evaluación a primera vista; es un proceso intuitivo que forma parte de la evaluación inicial, se realiza sin tocar al paciente, solo es preciso mirar y escuchar para obtener una impresión general de su estado.

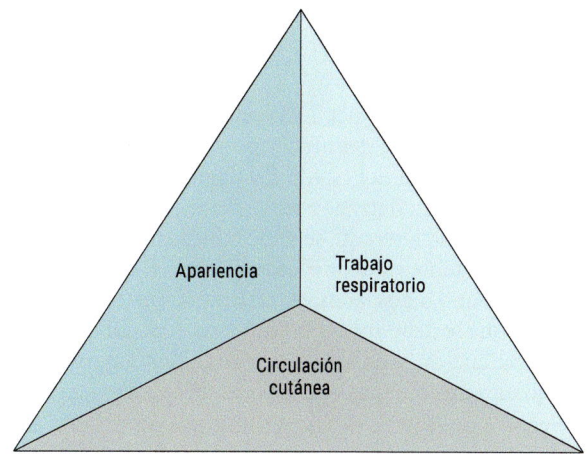

Figura 33-1. Triángulo de evaluación pediátrica.
Adaptada de: Luis J y Arribas F[8].

Está formado por tres componentes (**Fig. 33-1**): apariencia, respiración y circulación.

Apariencia

Se evalúa tanto el tono muscular, como el estado de interacción que presenta el niño. Es importante identificar situaciones anómalas como:

- Presencia de convulsiones o movimientos anómalos.
- Posición anormal, con tendencia a la sedestación.
- Llanto inconsolable.
- No permanencia de contacto visual con nosotros o de interacción con las personas y el entorno.
- Disminución del nivel de conciencia, poca reactividad, incluso no se resiste al contacto con personal sanitario.
- Llanto débil.

Respiración

Se evalúa el patrón respiratorio del niño, y de forma específica la presencia de trabajo respiratorio para conseguir una oxigenación y ventilación de forma adecuada y eficaz:

- Presencia de signos de trabajo respiratorio, como aleteo nasal, uso de musculatura intercostal, balanceo de cabeza y retracciones supraclaviculares.
- Presencia de sonidos respiratorios anormales.

Circulación cutánea

Se intenta identificar el estado de la función circulatoria del niño, especialmente en relación con la perfusión de la piel. Es importante determinar la presencia de:

- Palidez en la piel o mucosas, relacionada con una frialdad cutánea que pone de manifiesto la mala perfusión a nivel periférico.

- Piel moteada.
- Presencia de cianosis en piel y mucosas.

Los tres componentes del TEP, en conjunto, reflejan el estado fisiológico global del niño y proporcionan una valoración rápida y precisa del estado fisiológico del niño, independientemente de cuál llegue a ser su diagnóstico médico. Si no hay ningún lado alterado, se debe monitorizar y tratar al niño, que está estable y puede presentar o no lesiones graves; si hay alterado uno o dos lados, el paciente se encuentra inestable, por lo que se debe aplicar la secuencia ABCDE y actuar según los hallazgos. Con tres lados alterados hay muchas probabilidades de comenzar maniobras de soporte vital.

Valoración primaria y actuación guiada por ABCDE[2,8]

Se trata de una secuencia ordenada de valoración que permite priorizar las acciones según las necesidades del niño. Es importante no pasar a valorar el siguiente elemento de la secuencia hasta haber intervenido para restablecer la homeostasis en el elemento valorado, previniendo así cualquier evolución a fallo respiratorio o cardíaco.

A: vía aérea (Airway)

Una de las primeras acciones es determinar la permeabilidad y estabilidad de la vía aérea. La valoración de la respiración incluye la auscultación del movimiento del aire y recabar datos que facilita la pulsioximetría para determinar la oxigenación en ese momento. Las maniobras de apertura de la vía aérea se adaptarán a la edad, así como el manejo instrumental cuando sea necesario.

B: respiración (Breathing)

Cuando el niño tiene una disfunción respiratoria, intenta mantener una oxigenación de los tejidos adecuada mediante una serie de signos compensatorios que, en conjunto, mostrarán un aumento del esfuerzo respiratorio. Cuando esta situación se prolonga, los mecanismos compensatorios se agotan, por lo que pueden conducir a una parada cardiorrespiratoria. Los signos de gravedad serán:

- Aumento de la frecuencia respiratoria, **taquipnea**.
- Aumento de la profundidad de los movimientos ventilatorios, **hiperpnea**; también disminución de la expansión torácica.
- Respiración rápida y superficial, **polipnea**.
- Respiraciones escasas, **bradipnea**.

La taquipnea suele ser el primer signo que aparece en el niño con dificultad respiratoria; por ello hay que conocer los diferentes rangos de frecuencia respiratoria en cada una de las edades pediátricas (v. **Tabla 33-1**).

En cuanto a la mecánica respiratoria, los signos de compensación son principalmente el aleteo nasal, aumento de la apertura de los orificios nasales en cada inspiración; el tiraje costal, esternal y supraclavicular (uso de la musculatura accesoria); balanceo de la cabeza, uso de la musculatura esternocleidomastoidea como músculos accesorios de la respiración, respiración ruidosa (por estrechamiento de la vía aérea, principalmente) y respiración paradójica (presencia durante el momento de la inspiración de retracciones intercostales, a la vez que el abdomen se expande).

La cianosis es un signo de hipoxemia grave además de tardío, a diferencia que en los adultos; cuando observamos cianosis en el niño, el deterioro de la función respiratoria es importante. La pulsioximetría permite una valoración continua no invasiva de la oxigenación, pero no proporciona información sobre las anomalías de la ventilación.

C: circulación (Circulation)

En cuanto a la disfunción circulatoria, al igual que ocurre en el adulto, el niño compensará esta situación dando prioridad a la perfusión de los órganos vitales (corazón, pulmón, riñón y cerebro) en detrimento de otros no tan esenciales, y se observará así una situación de vasoconstricción periférica visualizándose en el niño frialdad en la piel y, a veces añadida, palidez cutánea marcada.

La taquicardia puede ser el reflejo de una hipoxemia por hipovolemia. La bradicardia es un signo muy grave de descompensación fisiológica. La circulación se valora mediante la palpación de los pulsos central y periférico, su presencia y calidad. Al identificar los pulsos periféricos, se puede afirmar que el niño presenta una presión arterial sistólica de, al menos, 90 mmHg. Sin embargo, si estos no se pueden palpar pero sí conseguimos identificar en la palpación los pulsos centrales (carotídeo, braquial y femoral) tendríamos un dato importante, y es que la presión arterial sistólica del niño estará comprendida entre unos niveles de 50-90 mmHg. La tensión arterial debe ajustarse a los rangos esperados según la edad.

La disminución de la perfusión periférica, el tiempo de relleno capilar enlentecido, la disminución de la temperatura de la piel, palidez o piel reticulada, son signos de aumento de las resistencias periféricas.

D: neurológico (Disability)

Las posibles alteraciones neurológicas secundarias al fallo respiratorio o circulatorio producido se deben valorar mediante el nivel de consciencia y la respuesta a estímulos.

En los niños se utiliza la escala AVPU-AVDN, que valora si el paciente está alerta o responde a estimulación verbal, dolorosa o no responde y tiene cierta equivalencia con la escala de coma de Glasgow, que tiene una versión validada para niños y cuyas puntuaciones se detallan en la **tabla 33-3**.

Además, se debe valorar la glucemia capilar, el tamaño y reactividad pupilar, las posturas anómalas o signos focales, así como entender las convulsiones como emergencia neurológica. No se debe olvidar la valoración del dolor.

Tabla 33-3. Escala AVPU – AVDN y su relación con la Escala de Coma de Glasgow (GCS) adaptada a la infancia

Escala AVPU	Escala AVDN	Significado	Puntuación equivalente de la Escala de Coma de Glasgow pediátrica
Awake	Alerta	El paciente está alerta	15 puntos
Verbal	Verbal	El paciente responde a la estimulación verbal	13 puntos
Pain	Dolor	El paciente responde a estímulos dolorosos	8 puntos
Unresponsiver	No responde	El paciente no responde	3 puntos

Adaptada de: López-Herce J *et al.*[9]

E: exposición (Exposition)

En este momento se realiza una valoración completa de la piel, abdomen y extremidades en busca de posibles anomalías anatómicas, con el niño desvestido. No se debe olvidar volver a cubrirle para evitar enfriamientos innecesarios.

EL NIÑO ANTE LA PARADA CARDIORRESPIRATORIA[1,2,6-9]

En los niños las paradas cardíacas secundarias a insuficiencia respiratoria son más frecuentes que las producidas por arritmias u otros problemas de origen cardíaco. La situación de **parada cardiorrespiratoria** en pediatría en la mayoría de los casos aparece como incapacidad del organismo de poder superar una enfermedad o un traumatismo grave. Generalmente, es consecuencia de una hipoxia tisular debido a un fracaso respiratorio con oxigenación deficiente, o también puede deberse a un fracaso circulatorio con hipoperfusión tisular significativa. Al inicio de estos cuadros, el organismo pone en marcha respuestas compensatorias tratando de preservar órganos diana de los efectos de la hipoxia. Cuando falla esta compensación, la situación del niño empeora, los fracasos respiratorio y circulatorio se combinan dando lugar al fracaso cardiocirculatorio y, posteriormente, a la parada cardiorrespiratoria.

El pronóstico de la parada cardíaca en el niño es malo y por ello debe ser prioritaria la detección del fallo respiratorio o circulatorio que precede a la parada cardíaca, para iniciar con prontitud unas actuaciones rápidas y eficaces.

Respecto a la supervivencia libre de secuelas del paciente pediátrico que ha sufrido una situación de parada cardiorrespiratoria en asistolia, es bastante menor que en una situación donde el niño presenta una situación de parada respiratoria pero cuyo corazón aún late en el momento de inicio de maniobras. De todo esto se traduce lo esencial que es reconocer y tratar de modo precoz las situaciones de riesgo vital y conocer las acciones correctas a implementar.

Los signos de parada cardíaca incluyen:

- Ausencia de respuesta al dolor (coma).
- Apnea o respiración ineficaz (respiración agónica o *«gasping»*).
- Ausencia de signos de circulación (signos vitales).
- Palidez o cianosis importante.

SOPORTE VITAL BÁSICO[2,6,7,10]

Las medidas de soporte vital son revisadas por organismos internacionales y nacionales para conseguir estandarizar la atención y la formación sobre soporte vital básico y avanzado (v. *Enlaces de interés*). En la **figura 33-2** se muestra el algoritmo de actuación publicado en 2021 que debe guiar la actuación en el **soporte vital básico** en población pediátrica. Esta incluye:

- Asegurar que la escena de actuación es segura para paciente y reanimador.

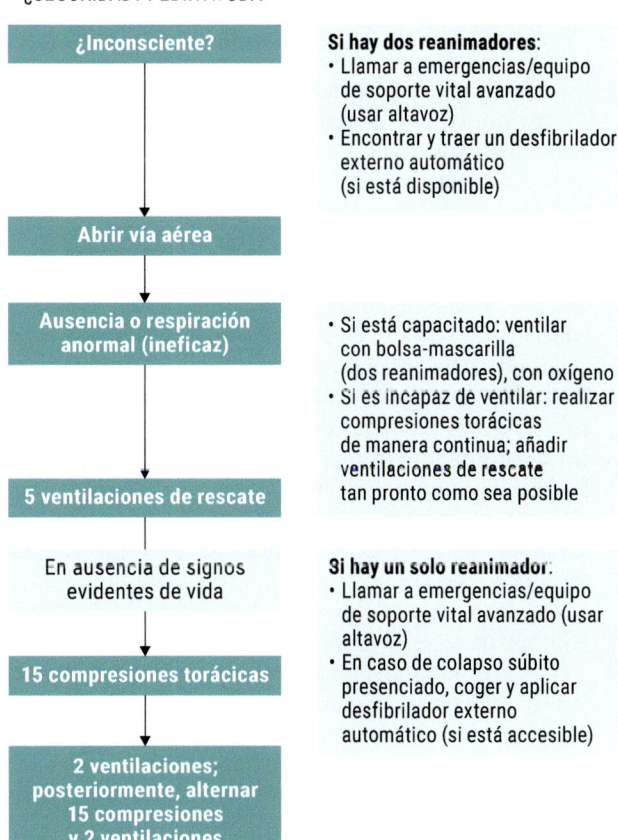

Figura 33-2. Algoritmo de soporte vital básico pediátrico.
Adaptada de: Perkins GD *et al.*[2]

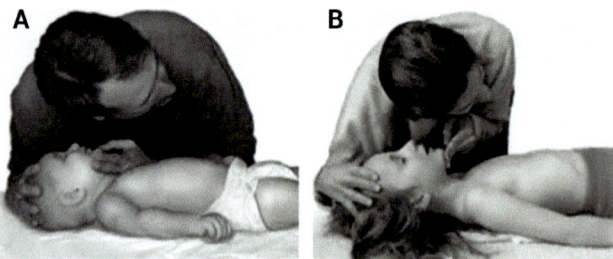

Figura 33-3. Apertura de vía aérea y comprobación de la respiración en: **A)** lactante y **B)** niño mayor.

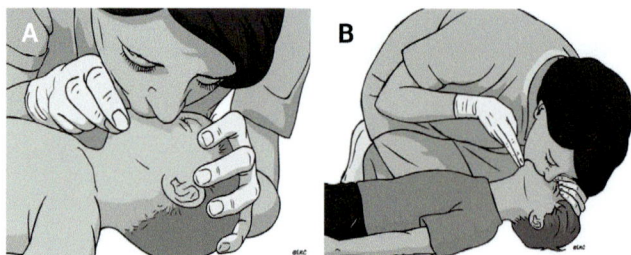

Figura 33-4. Aplicación de ventilaciones de rescate en: **A)** lactante y **B)** niño mayor.

- Comprobar el estado de consciencia del niño estimulándole con suavidad y preguntándole en voz alta cómo se encuentra; buscar respuesta a estímulos de cualquier tipo (llora o se mueve).
  - En caso de que el paciente responda se revalúa de manera frecuente y se actúa en consecuencia en función de la situación clínica, solicitando ayuda si se precisase.
  - En caso de no encontrar respuesta por parte del paciente, se estaría ante una situación de emergencia que precisa de actuación rápida: se gritaría pidiendo ayuda y se colocaría al paciente en decúbito supino sobre una superficie rígida para poder evaluarle y actuar. En caso de contar con una segunda persona en la reanimación, esta deberá llamar en modo altavoz al servicio de emergencias al reconocer la inconsciencia; también podrá buscar y traer un desfibrilador.
- Se abrirá la vía aérea con la maniobra frente-mentón (o tracción mandibular en caso de traumatismo). Teniendo en cuenta su edad se aplicará una extensión cervical hasta dejar la vía aérea abierta: lactante, posición neutra o de olfateo y niño mayor, ligera extensión (**Fig. 33-4**).
- Manteniendo la vía aérea abierta se deberá ver, oír y sentir si la respiración es normal, en un período no superior a 10 segundos. En caso de que se dude si la respiración es normal, se deberá actuar como si no lo fuera (**Fig. 33-3**).
- Si el niño respira con normalidad se debe colocar en decúbito lateral o posición lateral de seguridad si no existe politraumatismo asociado, y continuar revaluando hasta la llegada de los servicios de emergencia.
- Si el niño no respira o no lo hace con normalidad, se aplican 5 ventilaciones de rescate, manteniendo la vía aérea permeable, insuflando de forma sostenida y suave durante 1 segundo, comprobando la elevación del tórax. Después se separa la boca para permitir la salida del aire del niño, manteniendo la maniobra de apertura de la vía aérea (**Fig. 33-4**).
  - **Respiraciones de rescate en lactantes**: se cubrirán la boca y nariz del niño con la boca del reanimador insuflando el aire que previamente ha inspirado. En caso de que no sea efectiva una insuflación se deberá eliminar cualquier obstrucción visible, volviendo a corregir la posición de la cabeza del lactante.
  - **Respiraciones de rescate en niños mayores de 1 año**: se pinzará la nariz del niño con los dedos pulgar e índice de la mano posicionada en la frente para evitar la fuga de aire al cubrir la boca del niño con la boca del reanimador, que insuflará el aire que previamente ha inspirado.

En cualquier tipo de paciente se podrán realizar hasta cinco intentos para conseguir insuflaciones efectivas pasando a hacer compresiones torácicas si no se consigue y no existen signos vitales. Los reanimadores formados y que dispongan de materiales, priorizarán la ventilación con mascarilla y bolsa reservorio con oxígeno.

- Si solo hay un reanimador, deberá aplicar inicialmente estas 5 ventilaciones de rescate, conectando telefónicamente con los servicios de emergencias en modo altavoz tras aplicarlas. Si no tuviera posibilidad de contacto telefónico, deberá aplicar un minuto de reanimación cardiopulmonar antes de activar el sistema de emergencias.
- Si el niño se mueve intencionadamente, respira de manera normal o tose (signos de vida), será colocado en posición lateral de seguridad y será revaluado de forma continua.
- Si no hay signos de vida evidentes, se aplicarán 15 compresiones torácicas, en la mitad inferior del esternón, con fuerza suficiente para deprimir un tercio del diámetro anteroposterior del tórax del niño, permitiendo la descompresión completa entre cada una de estas y realizándolas a un ritmo de 100-120 compresiones por minuto. Las compresiones deben realizarse con el niño colocado sobre una superficie firme.
  - **En menores de 1 año**: se utilizará preferentemente la técnica de los dos pulgares (técnica del abrazo) siempre que haya dos reanimadores; con uno solo, utilizar la técnica de dos dedos (v. **Fig. 33-7B**, más adelante).
  - **En mayores de 1 año**: se comprimirá el tórax con el talón de una mano o dos, según se precise por el tamaño del niño y la fuerza a aplicar para conseguir deprimir un tercio el diámetro anteroposterior del tórax (**Fig. 33-5**).
- Tras las 15 compresiones se aplicarán 2 insuflaciones efectivas, y se seguirán alternando 15 compresiones con 2 insuflaciones hasta que el niño muestre signos de vida o el reanimador esté exhausto.
- En el caso de disponibilidad de desfibrilador externo automático (DEA) o probabilidad conocida de que la parada cardíaca esté relacionada con ritmos desfibrilables, un segundo reanimador deberá aplicar los parches mientras el otro reanimador está ejecutando las maniobras de RCP.

DESOBSTRUCCIÓN DE LA VÍA AÉREA[2]

Durante la infancia la exploración constante del medio en el que se encuentra el niño y la inmadurez en la deglución de ali-

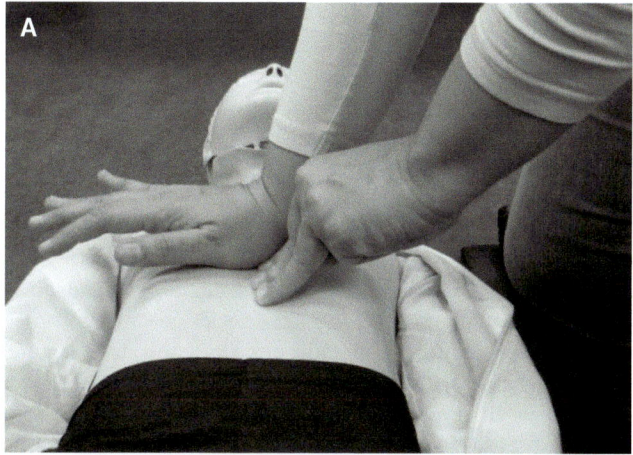

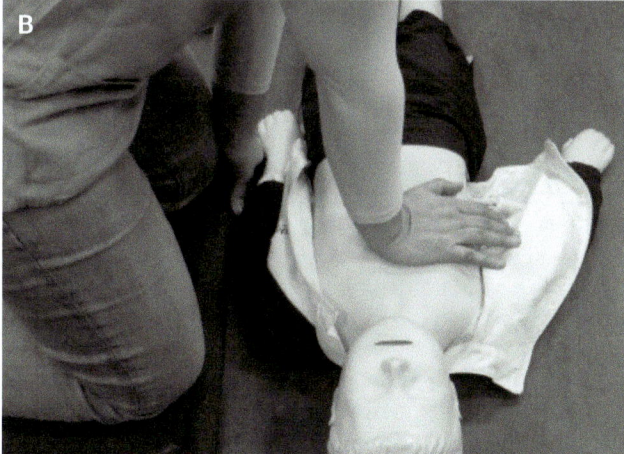

Figura 33-5. Compresiones torácicas en: **A)** lactante, técnica de los dos pulgares, y **B)** niño mayor, talón de la mano.

mentos o del reflejo de la tos, puede provocar atragantamientos. La aparición de dificultad respiratoria brusca en un niño o la apnea debe orientarnos a la determinación de la presencia de una obstrucción de la vía aérea por cuerpo extraño (OVACE).

La actuación debe ir encaminada a la detección precoz de la situación y al establecimiento de medidas que permitan mantener la vía respiratoria permeable al paso de aire, así como a tratar de restablecer la correcta ventilación y el intercambio gaseoso.

En lactantes no solo los cuerpos sólidos pueden producir esta obstrucción de vía aérea, sino que las secreciones espesas, flemas, moco o el vómito también pueden favorecerlo. En la **figura 33-6** se describe el algoritmo de actuación publicado en 2021[2] que debe guiar la actuación en la **desobstrucción de una OVACE**.

- La primera actuación que realizar ante un atragantamiento, siempre que la tos sea eficaz, es decir, que haya tos o llanto fuerte que constatan la movilización de flujo de aire en la vía aérea, pasa por animar a toser al niño y monitorizar la evolución de la situación.
- Si la tos deja de ser efectiva, hay que pedir ayuda a los servicios de emergencia (teléfono en modo altavoz o contacto iniciado por un segundo reanimador).
- Ante un niño consciente con tos ineficaz, se aplicarán cinco golpes en la espalda, a nivel interescapular, para tratar de movilizar y expulsar el cuerpo extraño.
  - En **niño menor de 1 año** (**Fig. 33-7**) se debe posicionar la cabeza del niño más baja que el resto del cuerpo, acomodándole sobre nuestro brazo. Si esta maniobra no es efectiva se realizarán cinco compresiones torácicas, volteando al paciente sobre el brazo contrario. Se continuará con esta secuencia alterna hasta lograr la expulsión del cuerpo extraño.
  - En **niño mayor de 1 año**, tras aplicar los cinco golpes interescapulares que se muestran en la **figura 33-8**, se procederá a aplicar cinco compresiones abdominales (maniobra de Heimlich).
  - En caso de **expulsión del cuerpo extraño** se debe realizar valoración médica del niño siempre, ante la posibilidad de que se hayan generado lesiones o parte del cuerpo extraño continúe en la vía aérea.

Obstrucción de la vía aérea por cuerpo extraño

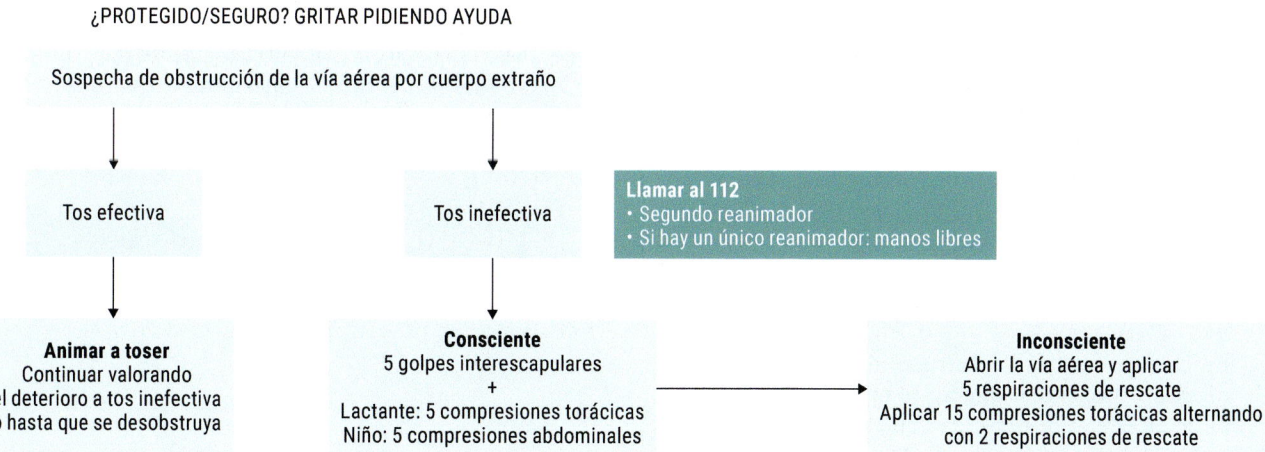

Figura 33-6. Algoritmo para la obstrucción de la vía aérea por cuerpo extraño (OVACE).
Adaptada de: Perkins GD *et al.*[2]

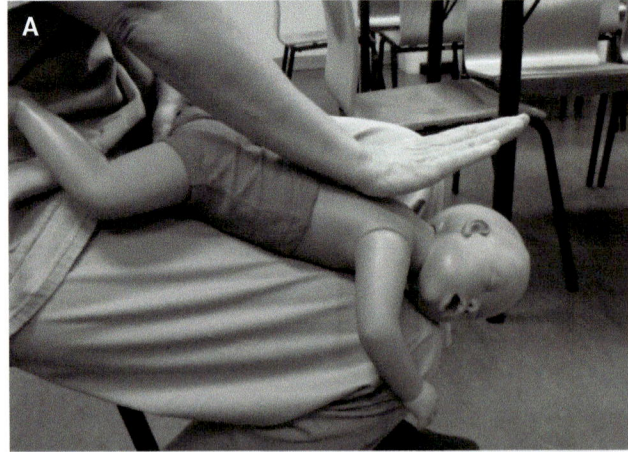

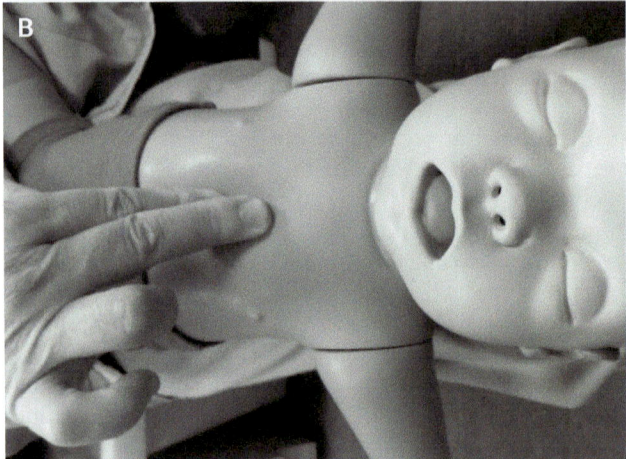

Figura 33-7. Golpes interescapulares (**A**) y compresiones torácicas en lactante (**B**).

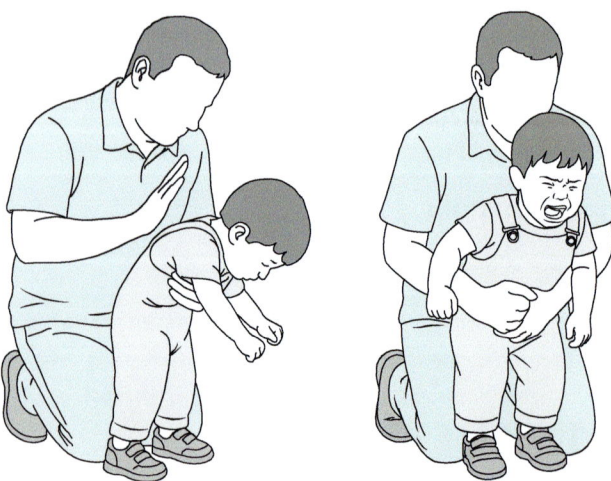

Figura 33-8. Golpes interescapulares y compresiones abdominales en niños mayores de 1 año.

– En caso de resolver la obstrucción se continuará ventilando al paciente si este no respira o colocándolo en posición lateral de seguridad en caso de recuperación de la ventilación espontánea.
• Si se produce una pérdida cuide de consciencia, se aplicará el algoritmo de soporte vital básico. Se comprobará si existe

algún cuerpo extraño visible en el interior de la boca del paciente y si fuese así y existiese la posibilidad de retirarlo, proceder a ello. Si no, se aplicarán 5 ventilaciones de rescate y la secuencia de 15 compresiones y 2 insuflaciones comentadas en el apartado anterior.

SOPORTE VITAL AVANZADO[2]

El profesional de enfermería en la asistencia extrahospitalaria se enfrenta a escenarios y situaciones complejas con el objetivo de optimizar el tiempo de valoración del paciente pediátrico, a la vez que se realiza una asistencia de calidad para conseguir revertir la situación de gravedad del niño.

En la **figura 33-9** se describe el algoritmo de actuación publicado en 2021 que debe guiar la actuación en el **soporte vital avanzado** en población pediátrica, iniciado a nivel extrahospitalario por los equipos de emergencias especializados en soporte vital avanzado. Las intervenciones se realizan en paralelo, por lo que es fundamental una formación teórico-práctica así como en coordinación y gestión del trabajo en equipo respecto al soporte vital avanzado. La secuencia de actuación en el soporte vital avanzado pediátrico sigue manteniendo la estructura ABCDE.

Una vez conseguida la permeabilidad de la vía aérea, el objetivo fundamental ha de ser conseguir una ventilación y oxigenación adecuadas. Para ello, se pueden precisar dispositivos para abrir la vía aérea, ventilación con mascarilla y bolsa autoinflable, mascarilla laríngea u otros dispositivos supraglóticos, intubación endotraqueal y ventilación mecánica con oxígeno al 100 %.

Se debe llevar a cabo una monitorización respiratoria con pulsioximetría (SpO_2) y capnografía, medición de dióxido de carbono espirado ($ETCO_2$, de sus siglas en inglés *end-tidal* CO_2).

Los profesionales sanitarios pueden realizar una ventilación excesiva durante el soporte vital avanzado pediátrico, para conseguir un volumen corriente adecuado y alcanzar una expansión torácica similar a la de una respiración normal. Una vez que la vía aérea del niño esté instrumentalizada se debe administrar ventilación con presión positiva ajustando la frecuencia al rango de edad que se muestra en la **tabla 33-4**.

Cuando aparezcan signos de recuperación de circulación espontánea, se ajustará la concentración de oxígeno inspirado (FiO_2) para mantener saturaciones entre el 94-98 %.

Tabla 33-4. Respiraciones por minuto a aplicar en vía aérea instrumentalizada según rangos de edad en soporte vital avanzado	
Rango de edad	**Respiraciones por minuto (rpm)**
Menores de 1 año	25
Mayores de 1 año	20
Mayores de 8 años	15
Mayores de 12 años	10

Adaptada de: Perkins GD *et al.*[2]

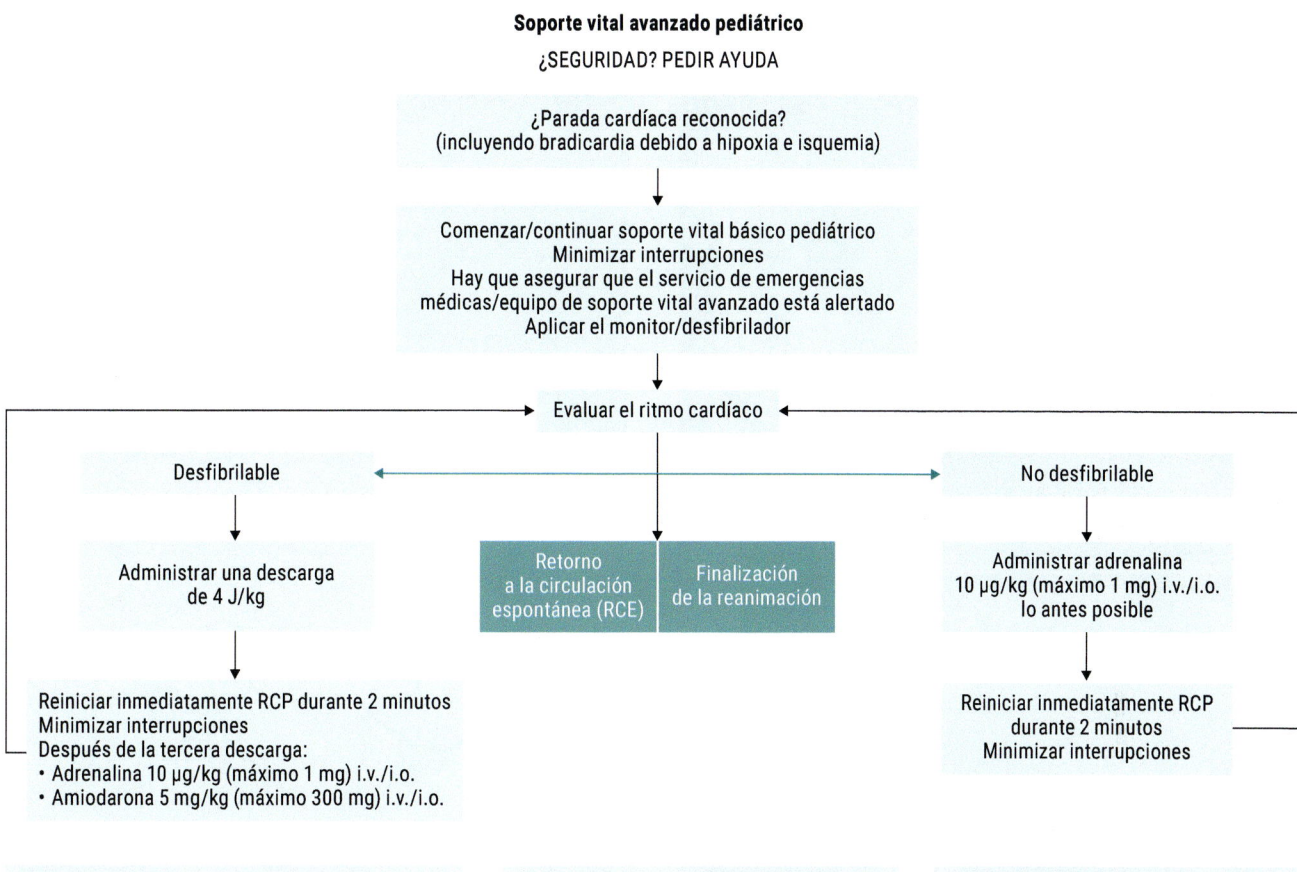

Soporte vital avanzado pediátrico

¿SEGURIDAD? PEDIR AYUDA

¿Parada cardíaca reconocida?
(incluyendo bradicardia debido a hipoxia e isquemia)

Comenzar/continuar soporte vital básico pediátrico
Minimizar interrupciones
Hay que asegurar que el servicio de emergencias
médicas/equipo de soporte vital avanzado está alertado
Aplicar el monitor/desfibrilador

Evaluar el ritmo cardíaco

Desfibrilable

Administrar una descarga
de 4 J/kg

Reiniciar inmediatamente RCP durante 2 minutos
Minimizar interrupciones
Después de la tercera descarga:
• Adrenalina 10 µg/kg (máximo 1 mg) i.v./i.o.
• Amiodarona 5 mg/kg (máximo 300 mg) i.v./i.o.

Retorno a la circulación espontánea (RCE)

Finalización de la reanimación

No desfibrilable

Administrar adrenalina
10 µg/kg (máximo 1 mg) i.v./i.o.
lo antes posible

Reiniciar inmediatamente RCP
durante 2 minutos
Minimizar interrupciones

Durante la RCP:
• Asegurar la calidad de la RCP: frecuencia, profundidad, descompresión
• Ventilar con bolsa y mascarilla con oxígeno al 100 % (mejor dos personas)
• Evitar hiperventilación
• Acceso vascular (intravenoso, intraóseo)
• Una vez administrada la adrenalina, repetirla cada 3-5 minutos
• Administrar bolo de 5-10 mL de suero fisiológico tras cada administración de fármaco
• Repetir amiodarona 5 mg/kg (máximo 150 mg) después de la quinta descarga
• Valorar aislar la vía aérea de forma avanzada y utilizar capnografía (si es competente)
• Tras la intubación traqueal, mantener compresiones torácicas continuas. Ventilar a una frecuencia de 25 (< 1 año), 20 (1-8 años), 15 (8-12 años), 10 (> 12 años) respiraciones por minuto
• Considerar dosis creciente de descargas (máximo 8 J/kg, máximo 360 J) en el caso de fibrilación y taquicardia ventriculares sin pulso refractarias (≥ 6 descargas)

Corregir causas reversibles (4H, 4T):
• Hipoxia
• Hipovolemia
• Hiperpotasemia/hipopotasemia, -calcemia, magnesemia, hipoglucemia
• Hipotermia/hipertermia
• Agentes tóxicos
• Neumotórax a tensión
• Taponamiento cardíaco
• Trombosis coronaria o pulmonar

Ajustar algoritmo a situaciones específicas (trauma, ECMO-PCR)

Inmediatamente tras RCE:
• Abordaje/manejo ABCDE
• Oxigenación controlada (SpO₂ 94-98 %) y ventilación controlada (normocapnia)
• Evitar hipotensión
• Tratar causas desencadenantes

Figura 33-9. Algoritmo de soporte vital avanzado pediátrico (SVAP).
Adaptada de: Perkins GD et al.[2]

Se debe realizar monitorización cardíaca con electrocardiografía y tensión arterial no invasiva (**Fig. 33-10**), aplicando lo antes posible el desfibrilador. Los parches deben colocarse en posición anterolateral (**Fig. 33-11A**), uno bajo la clavícula derecha y el otro en la axila izquierda; hay otra versión anteroposterior (**Fig. 33-11B**) para niños de menor tamaño, donde un parche se coloca en la mitad del esternón y el otro en la zona interescapular, a la misma altura.

Ante ritmos no desfibrilables (actividad eléctrica sin pulso, bradicardia y asistolia), se mantendrán las maniobras de RCP de calidad y se administrará adrenalina intravenosa a razón de 10 µg/kg (máximo 1 mg), repitiendo la administración cada 3-5 minutos.

Se debe asegurar un acceso vascular del mayor calibre posible (en función del tamaño del niño), en menos de un minuto. Si no fuese posible, se utilizará una vía intraósea

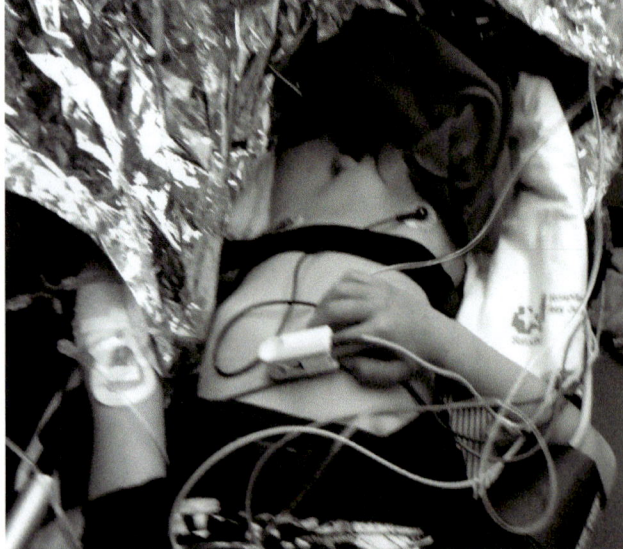

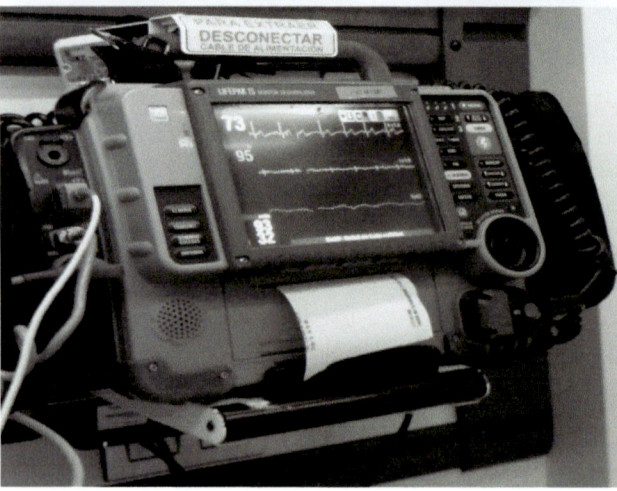

Figura 33-10. Monitorización.

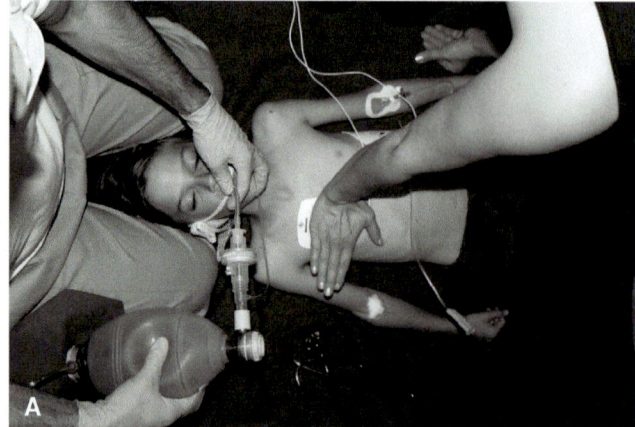

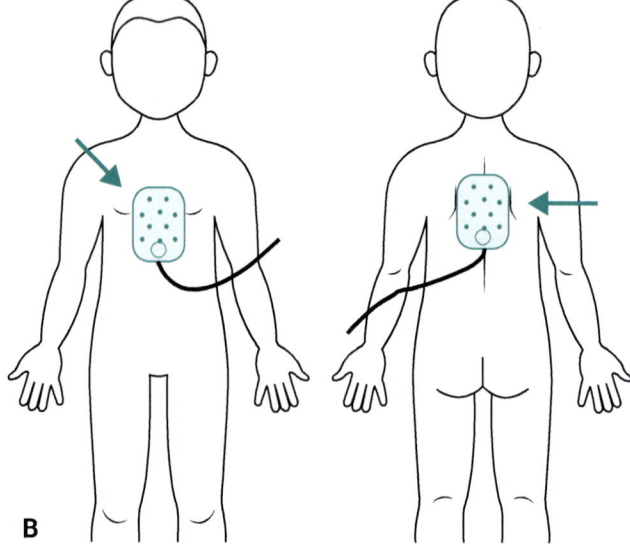

Figura 33-11. Soporte vital avanzado en escolar. **A)** Colocación anterolateral de parches DEA. **B)** Colocación anteroposterior de parches DEA.

que sustituye en estos casos las características de un acceso venoso central.

Ante ritmos desfibrilables (taquicardia ventricular sin pulso y fibrilación ventricular), se aplicarán compresiones torácicas mientras se carga el dispositivo. La descarga se ajustará a 4 J/kg y se reiniciarán compresiones torácicas. Cada 2 minutos se revaluará el ritmo, aplicándose nuevas descargas si se mantiene el ritmo desfibrilable. Tras la tercera descarga se debe administrar por vía intravenosa o intraósea, adrenalina a razón de 10 μg/kg, (máximo 1 mg) y amiodarona a razón de 5 mg/kg (máximo 300 mg).

Se debe intercambiar la persona que reanima para evitar fatiga, continuando hasta la aparición de un ritmo organizado o que existan criterios para el cese de las maniobras de reanimación.

Internacionalmente, la concentración de adrenalina se expresa como concentración en proporción (gramos por 1.000 mL). Así, la ampolla de adrenalina de 1 mg/mL se expresa como 1:1.000, es decir, 1 g:1.000 mL, o lo que es lo mismo, 1.000 mg:1.000 mL que al simplificar resulta 1 mg:1 mL.

Cuando se plantea la concentración ideal de dilución de la adrenalina previa a su administración, se expresa como 1:10.000, es decir, 1 g:10.000 mL que equivale a 1.000 mg:10.000 mL, que simplificando es 1 mg:10 mL.

La dilución se prepara añadiendo a 1 mg de adrenalina (contenido en 1 mL de ampolla), 9 mL de suero salino, generando una disolución final de 1 mg adrenalina/10 mL de disolución, o lo que es lo mismo 1:10.000.

PUNTOS CLAVE

- Existen diferencias anatomofisiológicas con el adulto y entre los niños según las etapas del desarrollo. En urgencias y emergencias se agrupan en menores de 1 año, de 1 a 8 años y mayores de 8 años para aplicar recomendaciones de actualización estandarizadas a nivel internacional.
- La valoración de un niño grave ha de ser sistemática e incluye una impresión inicial (mediante el triángulo de evaluación pediátrica), sobre el estado fisiológico global del niño.
- La valoración inicial sigue con la secuencia ABCDE e implica detección, intervención y resolución de los problemas, antes de continuar con la valoración del siguiente elemento de la secuencia.
- Las recomendaciones sobre soporte vital básico y avanzado pediátrico, así como las de desobstrucción de la vía aérea, están estandarizadas a nivel internacional y son actualizadas en base a las evidencias científicas cada 5 años. Es fundamental la actualización formativa en esta área.

REFERENCIAS

1. Marcdante K, Kliegman RM, Schuh A. Nelson. Pediatría esencial. 9ª ed. Barcelona: Elsevier; 2023.
2. Perkins GD, Graesner JT, Semeraro F, Olasveengen T, Soar J, Lott C, et al. European Resuscitation Council Guidelines 2021 Resumen ejecutivo. Traducción oficial del Consejo Español de Resucitación Cardiopulmonar (CERCP). 2021. Disponible en: https://cprguidelines.eu [consultado en 12-06-2025].
3. Wells M, Goldstein LN, Bentley A. It is time to abandon age-based emergency weight estimation in children! A failed validation of 20 different age-based formulas. Resuscitation.2017;116:73-83.
4. Ballesteros-Peña S, Fernández-Aedo I, Vallejo-De la Hoz G, Pérez-Llarena G, Echeandia-Lastra I, Arranz-Soriano L, et al. Desarrollo y validación de una fórmula de estimación del peso para emergencias pediátricas. Enferm Clin. 2021;31(1):45-50.
5. Wu MT, Wells M. Pediatric weight estimation: Validation of the PAWPER XL tape and the PAWPER XL tape mid-arm circumference method in a South African hospital. Clin Exp Emerg Med. 2020;7(4):290-301.
6. Wyckoff MH, Greif R, Morley PT, Ng KC, Olasveengen TM, Singletary EM, et al. 2022 International Consensus on Cardiopulmonary Resuscitation and Emergency Cardiovascular Care Science With Treatment Recommendations: Summary From the Basic Life Support; Advanced Life Support; Pediatric Life Support; Neonatal Life Support; Education, Implementation, and Teams; and First Aid Task Forces. Circulation. 2022;146:483-557.
7. López Herce J, Carrillo Álvarez A, MArtínez Manrrique I, Grupo Español de Reanimación Cardiopulmonar Pediátrica y Neonatal. Manual de reanimación cardiopulmonar avanzada pediátrica y neonatal. 6ª ed. Pediatría integral. Consejo Español RCP. 2022.
8. Luis J, Arribas F. Aproximación y estabilización inicial del niño enfermo o accidentado. Triángulo de evaluación pediátrica. ABCDE. Sociedad Española de Urgencias Pediátricas (SEUP). 2024.
9. López-Herce J, Manrique I, Calvo C, Rodríguez A, Carrillo Á, Sebastián V, et al. Novedades en las recomendaciones de reanimación cardiopulmonar pediátrica y líneas de desarrollo en España. An Pediatr 2022;96(2):146.e1-146.e11.
10. Van de Voorde P, Turner NM, Djakow J, de Lucas N, Martínez-Mejías A, Biarent D, et al. European Resuscitation Council Guidelines 2021: Paediatric Life Support. Resuscitation 2021;161:327-87.

Cuidados enfermeros en situaciones de politraumatismos

34

L. López Álvarez, M. C. Casal Angulo y R. Sáenz Mendía

OBJETIVOS

- Reconocer las particularidades de la atención al paciente politraumatizado pediátrico.
- Explicar la asistencia inicial al trauma pediátrico en la fase extrahospitalaria y hospitalaria.
- Utilizar herramientas para la evaluación (índice de trauma pediátrico) y triaje del paciente pediátrico politraumatizado basadas en guías de práctica clínica.
- Describir los cuidados iniciales y avanzados en pacientes pediátricos con politraumatismos.

INTRODUCCIÓN

Un paciente con un **politraumatismo** es aquel con dos o más lesiones traumáticas graves (o incluso solo una), cuando al menos una de ellas puede poner en peligro su vida[1]. En pediatría, la mayoría de los traumatismos suelen ser contusos o cerrados, y el traumatismo craneal es el de mayor incidencia, seguido de la afectación de la pelvis, las extremidades, el tórax, el abdomen y el cuello[1-3].

Siguiendo los principios de la biomecánica basados en las leyes de Newton, se debe tener en cuenta la importancia de la masa, la velocidad y la acción-reacción a la hora de valorar el impacto de un politraumatismo. En este sentido, el factor velocidad determina en general la magnitud de la energía y, por ello, el principal determinante de la gravedad es la velocidad del objeto incidente. La mayoría de los politraumatismos en la infancia son debidos a los accidentes de tráfico y caídas a gran altura, donde la velocidad y el impacto sobre una superficie rígida, como una pared, condiciona el impulso del desplazamiento de los ocupantes de los vehículos o de las estructuras corporales.

El politraumatismo constituye la principal causa de muerte e incapacidad en niños mayores de 1 año[11]. Los accidentes de tráfico fueron la primera causa externa de mortalidad infantil en España hasta el año 2021.

La edad escolar y adolescente son las de mayor riesgo de mortalidad por politraumatismo. Las causas más frecuentes del mismo son los accidentes de tráfico, los ahogamientos, lesiones intencionadas, quemaduras y caídas (se denominan de gran altura cuando se producen desde una distancia superior a 2 m). Como resultado se producen gran número de lesiones, una alta mortalidad y muchas necesidades asistenciales[5].

Las principales causas de mortalidad[6] que, potencialmente, se pueden tratar son: hipoxia (obstrucción de la vía aérea), hipovolemia (shock) e hipotermia. La aparición de las mismas y/o su resolución condicionan la mortalidad que se refleja en la **tabla 34-1**.

Las condiciones físicas, fisiológicas y psicológicas propias de la edad del paciente, en relación con sus características anatómicas, tienen una especial consideración en la atención: mayor exposición de la cabeza, por su mayor volumen con respecto a la superficie corporal total; mayor riesgo de

Tabla 34-1. Mortalidad por politraumatismo en la infancia y tratamiento

	Aparición	Causa	Tratamiento
Mortalidad inmediata (15 %)	«*In situ*»	• Lesiones letales de órganos o grandes vasos	Prevención
Mortalidad precoz (60 %)	3-4 horas siguientes	• Obstrucción de vía aérea • Neumotórax a tensión • Shock hipovolémico • Hematoma epidural	Sistema de atención integral al traumatizado. Mortalidad potencialmente evitable. Hora dorada, minuto de platino
Mortalidad tardía (20 %)	Días o semanas	• Fracaso multiorgánico • Sepsis • Complicaciones postoperatorias, etc.	Calidad y rapidez de las medidas de resucitación iniciales

Adaptada de: Lluna J *et al.*[9]

obstrucción de la vía aérea; mayor elasticidad de las estructuras óseas, lo que favorece las lesiones de órganos internos; mayor facilidad para la distensión gástrica, mayor riesgo de vómitos; y mayor riesgo de hipotermia, por su mayor superficie corporal en relación con el peso[9] (v. *Enlaces de interés* y *Preguntas de reflexión*).

La atención al paciente con politraumatismo se puede dividir en tres fases[9,10]:

- **Valoración inicial**, con el fin de identificar las situaciones que amenazan la vida y, simultáneamente, iniciar su tratamiento.
- **Valoración secundaria**, se realiza una exploración más detenida, por aparatos y sistemas, con el fin de determinar los órganos afectados y actuar en función de las alteraciones detectadas.
- **Tratamiento definitivo**, donde se instauran las medidas médico-quirúrgicas terapéuticas.

Las dos primeras fases pueden realizarse en el ámbito extrahospitalario, a ser posible en el mismo lugar del accidente. Aun así, se ha de tener en cuenta que, al ser una enfermedad tiempo-dependiente, la realización de la valoración secundaria se puede efectuar de forma rápida y pormenorizada con el fin de llevar al paciente lo más rápido posible al centro de atención sanitaria definitivo.

ATENCIÓN INICIAL EXTRAHOSPITALARIA AL PACIENTE CON POLITRAUMATISMO

Se debe valorar la situación antes de tomar contacto directo con el incidente. Valorar la ubicación del lugar del incidente (domicilio, vía pública, carretera, etc.), el mecanismo lesional principal y los asociados (quemadura por llama e inhalación de humo, asociados con bajo nivel de conciencia) y el número de afectados y las características individuales de cada persona (edad, embarazo, sexo, etc.)[9,10].

La valoración inicial debe ser lo más inmediata posible siguiendo los principios básicos del **ABCDE** e identificando las situaciones de riesgo vital, como apnea, obstrucción de la vía aérea y shock hipovolémico, entre otros. Este protocolo (**Fig. 34-1**) debe realizarse en un orden estricto de prioridad

A *(Airway)*	Apertura de la vía aérea con control de la columna cervical
B *(Breathing)*	Respiración, ventilación
C *(Circulation)*	Circulación
D *(Disability)*	Estado neurológico
E *(Exposition)*	Exposición con control ambiental

Figura 34-1. Valoración inicial ABCDE de un paciente politraumatizado pediátrico.
Adaptada de: Lluna J *et al.*[9]

con resolución inmediata al encontrar algún problema. En niños se recomienda la inclusión de **F**, en relación con la familia, dado que su presencia puede mejorar la evaluación al aminorar la ansiedad de los niños cuando se encuentran en ambientes desconocidos, mejorando así su atención[6].

La colaboración interdisciplinar es fundamental en esta primera atención. Teniendo en cuenta que la detección de signos y síntomas conducen al diagnóstico médico, la valoración y seguimiento de estos permite a la enfermera la detección precoz para la rápida instauración de medidas, así como la prevención de su aparición cuando sea posible.

Apertura de la vía aérea con control de la columna cervical

Si el paciente es capaz de hablar, es muy probable que su vía aérea no tenga compromiso inmediato; sin embargo, es prudente realizar evaluaciones repetidas de la permeabilidad de la vía aérea. En la evaluación de la persona con traumatismo, lo primero a ser examinado es la vía aérea superior, para determinar si está permeable. Esta evaluación rápida para detectar signos de obstrucción de la vía aérea debe incluir la inspección, buscando cuerpos extraños y fracturas faciales, mandibulares o de la tráquea y/o laringe que pueden causar obstrucción de la vía aérea.

Las maniobras de apertura de la vía aérea se pueden distinguir en técnicas manuales, instrumentales y quirúrgicas:

- **Técnicas manuales**: elevación/tracción mandibular (hacia arriba y hacia delante).
- **Técnicas instrumentales**:
  - Cánulas orofaríngeas o tubos de Guedel: del tamaño adecuado (**Figs. 34-2** y **34-3**) según la distancia entre los dientes incisivos superiores centrales y el ángulo de la mandíbula del paciente[9].

 La medición de la cánula orofaríngea (v. **Fig. 34-3**) se hará con una diferencia en la medida de ± 1 cm, siendo preferible una cánula orofaríngea que sea algo mayor de la distancia incisivos-ángulo mandibular que una de menor tamaño. Únicamente puede usarse en pacientes inconscientes o bajo sedación, porque en el paciente semiinconsciente o agitado puede provocar laringoespasmo o vómitos con riesgo de broncoaspiración.

  - Ventilación con balón resucitador con válvula PEEP, mascarilla y conexión a oxígeno, existiendo varios tipos en función de la edad; el tamaño adulto se usa en niños a partir de los 10 años[5].
  - Intubación endotraqueal o dispositivos alternativos como, por ejemplo, Fastrach®. Hay que tener en cuenta que el calibre y la longitud traqueal en los niños son variables, por lo que existe una regla para poder determinar el diámetro del tubo endotraqueal (DmTET): DmTET: (Años/4) + 4.
- **Técnicas quirúrgicas**: punción cricotiroidea, cricotirotomía.

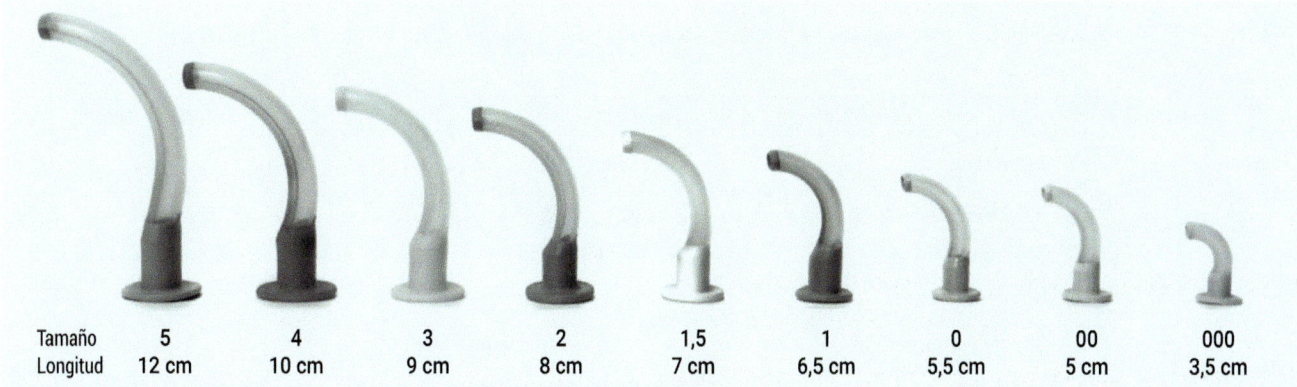

Tamaño	5	4	3	2	1,5	1	0	00	000
Longitud	12 cm	10 cm	9 cm	8 cm	7 cm	6,5 cm	5,5 cm	5 cm	3,5 cm

Figura 34-2. Cánulas de Guedel: tamaño y longitud (v. *Enlaces de interés*).
Imagen cortesía de Intersurgical.

Los diagnósticos enfermeros principales[12] a tratar son *Riesgo de asfixia accidental* (00463) y *Riesgo de aspiración* (00039). Una vez abierta la vía aérea se procederá a extraer, si es necesario, todo objeto que pueda producir su obstrucción; si es sólido se extraerá con el dedo en forma de gancho, y si es líquido, mediante el aspirador de secreciones. Mientras se evalúa y maneja la vía aérea del paciente se debe tener gran precaución para evitar movimientos excesivos de la columna cervical. Se debe obtener y mantener una protección adecuada de la médula espinal con una inmovilización bimanual de la cabeza para después colocar dispositivos de fijación apropiados (collarín tipo Philadelphia e inmovilizador lateral de cabeza) (**Fig. 34-4**). Estos dispositivos deben mantenerse colocados hasta que se haya descartado una lesión de columna cervical. Se realizará intubación orotraqueal si la escala de Glasgow es ≤ 8[9-11,14].

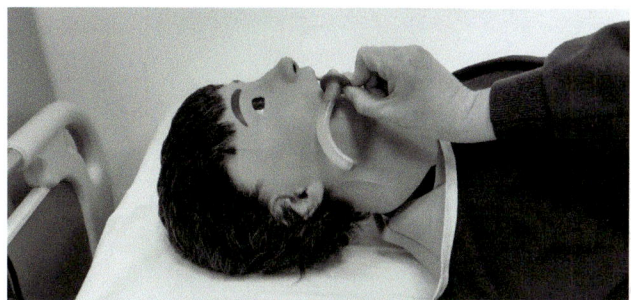

Figura 34-3. Medición de cánulas de Guedel.

Ventilación

La permeabilidad aislada de la vía aérea no asegura una ventilación satisfactoria. Para asegurar la máxima oxigenación y eliminación de dióxido de carbono es indispensable un intercambio gaseoso adecuado; por lo tanto, la ventilación necesita de una función adecuada de los pulmones, la pared torácica y el diafragma. El tórax del paciente debe estar expuesto para poder realizar correctamente la inspección visual, palpación, percusión y auscultación. Se deberán tratar las lesiones torácicas con riesgo inminente de muerte, como son el neumotórax a tensión, el tórax inestable (volet costal), neumotórax abierto, la contusión pulmonar bilateral y el hemotórax masivo[9-11] (v. apartado *Traumatismo torácico*, más adelante).

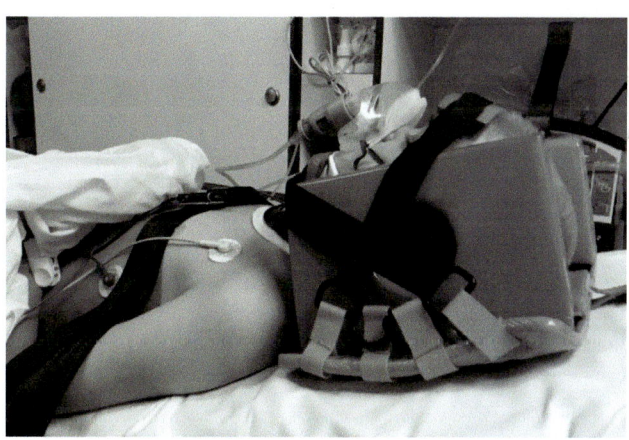

Figura 34-4. Paciente de 9 años con politraumatismos por precipitación de un 2º piso con inmovilizador lateral de cabeza.

Los diagnósticos enfermeros principales[12] son: *Patrón respiratorio ineficaz* (00032), *Deterioro de la ventilación espontánea* (00033), *Riesgo de aspiración* (00039) y *Deterioro del intercambio de gases* (00030). Por ello, las intervenciones enfermeras se centran en la monitorización de constantes, administración de la oxigenoterapia pautada (O_2 a altas concentraciones) y colocación de una sonda gástrica (v. **Cap. 18**). En situaciones de neumotórax a tensión es posible la necesidad de realizar una toracocentesis de urgencias, así como drenaje pleural en caso de hemotórax. Un neumotórax abierto requerirá de un taponamiento con parche de Asherman®, o bien con una gasa impregnada en vaselina, dejando sin fijar un lado para que actúe como válvula y permita la salida de aire, pero no la entrada.

Circulación

La hemorragia y la hipovolemia subsiguiente son causas de muerte habitual en los pacientes traumatizados; por lo tanto, la hipotensión después de un traumatismo debe considerarse de origen hipovolémico hasta que se demuestre lo contrario.

RECUADRO 34-1. Escala de Glasgow adaptada a la edad pediátrica

Valoración	Niño > 1 año	Niño < 1 año	Puntuación
Apertura ocular	Espontánea	Espontánea	4
	Respuesta a órdenes	Respuesta a la voz	3
	Respuesta al dolor	Respuesta al dolor	2
	No responde	No responde	1
Respuesta motora	Obedece órdenes	Movimientos espontáneos	6
	Ubica el dolor	Se retira al contacto	5
	Se retira al dolor	Se retira al dolor	4
	Flexión al dolor	Flexión al dolor	3
	Extensión al dolor	Extensión al dolor	2
	No responde	No responde	1

Valoración	Niño > 5 años	Niño 2-5 años	Niño < 2 años	Puntuación
Respuesta verbal	Orientada	Palabras adecuadas	Sonríe, balbucea	5
	Confusa	Palabras inadecuadas	Llanto consolable	4
	Palabras inadecuadas	Llora o grita	Llora ante el dolor	3
	Sonidos incomprensibles	Gruñe	Se queja ante el dolor	2
	No responde	No responde	No responde	1

Clasificación del TCE según la escala de Glasgow

Leve: 13-15. Pacientes prácticamente asintomáticos; si existe pérdida de conciencia, esta será menor de 1 minuto.

Moderado: 9-13. Puede existir deterioro progresivo tras la pérdida de la conciencia. Puede producirse déficit neurológico transitorio como disfasia o hipotonía de uno o más miembros.

Grave: ≤ 8. Clasificado una vez corregidos los factores extracraneales que puedan incidir sobre el nivel de conciencia, hipotensión arterial, hipoxemia o hipercapnia. También si va acompañado de fracturas de cráneo o lesiones penetrantes. En estas situaciones está indicada la intubación y ventilación mecánica; si es así, será mejor la intubación orotraqueal si no se ha descartado antes una fractura de la base del cráneo, y previa intubación habrá que colocar el collarín tipo Philadelphia.

Tener en cuenta la posibilidad de consumo, previo al traumatismo, de sustancias con acción sobre el nivel de conciencia, alcohol o diferentes drogas, que pueden alterar nuestra valoración.
Adaptado de: Lluna J *et al.*[9]

La hipotensión es un signo tardío que evidencia la descompensación circulatoria. Se valora la tensión arterial y la frecuencia cardíaca para asegurar una correcta perfusión de los tejidos. Es necesario recordar que una frecuencia cardíaca inferior a 60 lpm en lactantes se debe considerar como asistolia e iniciar las maniobras de reanimación cardiopulmonar. Se ha de procurar que los niños tengan una perfusión renal adecuada teniendo en cuenta que se considera normal una diuresis de 2 mL/kg/h en lactantes y 1 mL/kg/h en niños[9].

Los diagnósticos enfermeros principales son[12]: *Riesgo de shock* (00205), *Riesgo de deterioro del equilibrio hidroelectrolítico* (00491), *Riesgo de deterioro del equilibrio del volumen de líquidos* (00492), *Volumen de líquidos inadecuado* (00421), *Riesgo de perfusión tisular cerebral ineficaz* (00201) y *Riesgo de hemorragia excesiva* (00374).

Las intervenciones irán dirigidas a: *1)* control de hemorragias externas, si las hay, aplicando presión directa sobre las mismas, y *2)* control del shock; se hará reposición de líquidos a ser posible mediante vía venosa periférica (canalizar una o dos vías si es posible), o intraósea si no se consigue la venosa. Se administrarán cristaloides, suero fisiológico o solución de Ringer en dosis de 20 mL/kg en el menor tiempo posible (10-15 minutos). Posteriormente, pueden utilizarse coloides. Hay que recordar que el aporte de cristaloides tendrá solamente un tercio de efectividad en rellenar el espacio intravascular (dos tercios para el espacio intersticial), comparado con la sangre o con una sustancia análoga (regla 3 a 1: por cada mL de sangre perdida se repondrán 3 mL de cristaloides)[9].

Neurológico

Por sus características anatomofisiológicas, los niños pueden presentar graves lesiones medulares sin compromiso óseo

Tabla 34-2. Cuidados enfermeros en el paciente pediátrico politraumatizado en el ámbito extrahospitalario. Atención inicial

		Valoración	Diagnóstico de enfermería	Intervenciones
A	Apertura vía aérea con control cervical	• **Apertura vía aérea**: – *Técnicas manuales*: elevación/tracción – *Técnicas instrumentales*: Guedel, ambú, intubación orotraqueal, Dm TET: años/4 + 4 – *Técnicas quirúrgicas*: cricotiroidotomía • **Control cervical**/Inmovilización bimanual	00039 Riesgo de aspiración 00463 Riesgo de asfixia accidental	• Aspiración de secreciones y administración de O$_2$ lo más rápido posible • Intubación si estuviese indicada • Inmovilización cervical manual o con collarín a todos los pacientes
B	Ventilación	• Inspección, palpación, percusión y auscultación del tórax • Neumotórax a tensión • Tórax inestable • Neumotórax abierto • Contusión pulmonar bilateral • Hemotórax masivo	00032 Patrón respiratorio ineficaz 00033 Deterioro de la ventilación espontánea 00030 Deterioro del intercambio gaseoso 00045 Deterioro de la integridad de la mucosa oral 00039 Riesgo de aspiración	• Administración de O$_2$ en alta concentración • Monitorizar con pulsioxímetro. • Colocación de una sonda gástrica • Neumotórax a tensión: toracocentesis de urgencias • Hemotórax. Drenaje pleural • Neumotórax abierto. Parche Asherman
C	Circulación	• Control de constantes vitales • Estado hemodinámico: FC < 60 lpm en lactantes, **asistolia** • Hipotensión de signo tardío • Valoración de hipoperfusión renal: procurar 2 mL/kg/h en lactantes y 1 mL/kg/h en niños • Valorar coloración de la piel (palidez, relleno capilar)	00205 Riesgo de shock 00491 Riesgo de deterioro del equilibrio hidroelectrolítico 00421 Volumen de líquidos inadecuado 00374 Riesgo de hemorragia excesiva 00473 Riesgo de disminución de la temperatura corporal	• Maniobras de RCP en caso de PCR • Control de hemorragias externas • Canalizar una vía periférica (o dos) o intraósea si hay riesgo vital • Control del shock mediante la reposición de líquidos: administrar cristaloides, suero fisiológico o solución de Ringer en dosis de 20 mL/kg en el menor tiempo posible. **Regla 3 a 1**
D	Neurológico	• Valorar lesiones medulares sin compromiso óseo SCIWORA • Escala de Glasgow (grado de consciencia) • Niños pequeños (< 3 años), o la más simple AVDN • Comprobación del tamaño, simetría y reactividad pupilar	00201 Riesgo de perfusión cerebral ineficaz 00132 Dolor agudo 00336 Riesgo de lesión física	• Alineación de cabeza-cuello y tórax • Protección manual o con collarín de la columna cervical • Vigilancia y control de convulsiones • Administración de analgesia y/o sedación
E	Exposición con control ambiental	• Desvestir y cubrir posteriormente	00472 Disminución de la temperatura corporal 00004 Riesgo de infección	• Procurar confort • Prevenir la hipotermia

AVDN: alerta, responde a la voz, al dolor o no responde; SCIWORA (*spinal cord injury without radiographic abnormality*): acrónimo que describe una lesión de la médula espinal, con radiología normal.
Adaptada de: Hernando Lorenzo AE *et al.*[3] y Lluna J *et al.*[9]

(SCIWORA, siglas en inglés de *spinal cord injury without radiographic abnormality*), por lo que se recomienda considerar siempre que todo paciente traumatizado tiene una lesión medular hasta que la evaluación definitiva sea realizada por el especialista espinal pediátrico[9].

Se deben evitar las posibles lesiones cerebrales como consecuencia directa de un traumatismo craneoencefálico (TCE) o secundarias a una hipoxia o una hipovolemia, se debe comprobar el grado de consciencia mediante la escala de Glasgow adaptada a la edad pediátrica[7] (**Recuadro 34-1**) o su variante para niños pequeños (< 3 años), o la más simple AVDN (alerta, responde a la voz, al dolor o no responde). Es necesario realizar valoraciones continuas de la consciencia, pues una disminución progresiva indica una posible lesión grave del sistema nervioso central (SNC). Se debe comprobar también el tamaño, simetría y reactividad de las pupilas (v. *Enlaces de interés*).

Los diagnósticos enfermeros principales que tratar son[12]: *Dolor agudo* (00132) y *Riesgo de lesión física* (00336). Las intervenciones irán dirigidas a la administración de analgesia o sedación, vigilancia de convulsiones, y la protección manual o con collarín de la columna cervical, tratando de mantener la alineación de cabeza, cuello y tórax.

Exposición con control ambiental

Para facilitar una evaluación completa, el paciente debe ser desvestido totalmente, lo que requiere cortar la ropa si es necesario. Los diagnósticos enfermeros principales a tratar son: *Disminución de la temperatura corporal* (00472) y *Riesgo de infección* (00004). Las intervenciones irán dirigidas a procurar un ambiente confortable que prevenga la hipotermia, aplicar mantas, cubrir al niño, además de instaurar el máximo nivel de asepsia en nuestras intervenciones[12].

Las intervenciones enfermeras en la atención inicial al paciente pediátrico politraumatizado se describen en la **tabla 34-2**.

ATENCIÓN SECUNDARIA EXTRAHOSPITALARIA AL PACIENTE CON POLITRAUMATISMOS

Una vez realizada esta valoración inicial, y aún en el lugar del accidente, se somete al paciente con politraumatismos a una rápida valoración secundaria, tratando de descubrir posibles lesiones que puedan comprometer la estabilidad del paciente, sobre todo durante el traslado al centro hospitalario, así como complicaciones posteriores. Si se detecta alguna de estas lesiones (evisceración, cuerpo extraño penetrante o fracturas) se han de realizar los primeros cuidados *in situ*, pues de no hacerlo el paciente puede correr un riesgo vital:

- **Evisceraciones**. No intentar nunca introducirlas. Cubrir con gasas empapadas en suero fisiológico, manteniéndolas húmedas todo el tiempo.
- **Cuerpos extraños penetrantes**. Hay que fijarlos para evitar su movilización durante el traslado. No se deben extraer hasta no llegar al centro hospitalario siendo posible su fijación con medios de fortuna para evitar la movilización.
- **Fracturas de extremidades**. Mantener inmovilizados y lo más alineados posible con vendajes y dispositivos ortopédicos de urgencias (**Fig. 34-5**).

Se debe obtener la máxima información que permita interpretar adecuadamente el estado fisiológico del paciente, y para ello se debe interrogar tanto al propio paciente (si tiene edad suficiente y si permanece consciente y orientado) como a sus familiares y/o testigos del accidente. El examen físico se debe realizar de cabeza a pies (sin olvidarnos de la espalda) de forma exhaustiva y basado en la inspección, palpación, auscultación y percusión (**Tabla 34-3**).

En los pacientes con politraumatismos es importante iniciar pronto una sedación y analgesia. Asimismo, es necesario evitar la hipotermia, dado que repercute directamente sobre el medio interno provocando una bajada de la frecuencia cardíaca, tensión arterial y flujo sanguíneo que genera hipoxia y mala perfusión tisular[9-11].

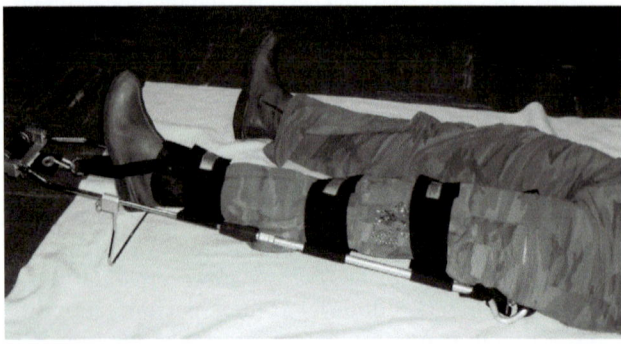

Figura 34-5. Dispositivos ortopédicos de urgencias.

TRANSPORTE Y TRANSFERENCIA AL CENTRO HOSPITALARIO

La utilización de herramientas de valoración del nivel de gravedad del trauma pediátrico como el **índice de trauma pediátrico** (ITP)[11] permiten categorizar de manera precisa la afectación y el daño teniendo en cuenta la anatomía y la fisiología del niño traumatizado (**Tabla 34-4**). El ITP valora tres componentes anatómicos (peso, heridas –incluyendo quemaduras– y fracturas) y tres funcionales (vía aérea, estado hemodinámico y nivel de consciencia). La escala otorga puntuaciones menores a mayor gravedad; por lo tanto, el resultado final entre – 6 puntos y + 12 puntos, correlaciona mayor gravedad con menor puntuación; por ejemplo, más de 9 puntos con atención adecuada, tienen mayor probabilidad de supervivencia, que puntuaciones negativas. La mortalidad aumenta cuanto menor es el número. Un niño con 8 puntos o menos ha de ser trasladado a un centro con unidad de cuidados intensivos pediátricos[9,11].

Inmovilización y movilización del paciente con politraumatismos

El examen de todo paciente debe hacerse en posición neutra y sin ocasionar movimientos de la columna. El objetivo es la inmovilización total de la columna vertebral. Se debe inmovilizar de forma segura, no solamente la cabeza y el cuello, sino también el tórax, la pelvis y las extremidades inferiores con el fin de proteger los segmentos torácico y lumbar.

Ante cualquier paciente accidentado inconsciente, hasta que no se demuestre lo contrario mediante la realización de placas radiológicas diagnósticas, se sospechará la existencia de una posible lesión medular a nivel de las cervicales o dorsolumbares, sobre todo en determinadas situaciones como: pacientes con lesión supraclavicular, accidentes de moto o coche, precipitaciones y ahogados. Cuando la gravedad de las lesiones lo permita, se deberá inmovilizar antes de movilizar a ese paciente, tratándolo como si fuera un bloque compacto, inmovilizando todas sus extremidades y respetando siempre el eje que forman la cabeza, el cuello y el tronco.

Los servicios de emergencias sanitarias disponen de diversos sistemas de inmovilización entre los que se encuentran el collarín Philadelphia, para la inmovilización de la flexión cervical; inmovilizador lateral de cabeza (v. **Fig. 34-4**), «Dama de Elche»; chaleco de extricación de Kendrich, para la inmovilización dorsolumbar, y las férulas de vacío, de aire o rígidas para la inmovilización de extremidades (v. **Fig. 34-5**). Para el traslado y la transferencia se utilizan el colchón de vacío y la tabla espinal o camilla de cuchara o pala, respectivamente[9].

ATENCIÓN ESPECÍFICA

A continuación, se definen los diferentes traumatismos que se pueden encontrar en un niño o adolescente con la valoración específica que podría hacerse en cada uno de ellos, tanto en el lugar del accidente como dentro del centro hospitalario donde vayan a realizarse los tratamientos definitivos, teniendo en

Tabla 34-3. Evaluación secundaria

Segmento corporal	¿Qué evaluar?	Cuidados de enfermería Fase extrahospitalaria
Cabeza	• Pupilas y pares craneales • Heridas, hundimientos y *scalp* • Otorragia o rinorragia y pérdidas de LCR • Quemadura de vía aérea • Ojos de Mapache y signo de Batlle	• Control de la vía aérea: maniobras elementales y/o avanzadas • Control de hemorragias • Inmovilizar la cabeza con control de movimientos laterales
Cuello	• Ingurgitación yugular • Pulso central carotídeo • Centralización traqueal • Heridas penetrantes • Enfisema subcutáneo • Hematomas expansivos y edemas • Contracturas musculares y dolor • Quemaduras/Abrasiones	• Inmovilizar el neuroeje con collarín Philadelphia (si no se ha realizado ya o revisar su colocación) • Control de hemorragias • Solidarizar elementos empalados (inmovilizar cuerpos extraños)
Tórax	• Heridas penetrantes y contusiones • Evaluar hemo-neumotórax abierto o cerrado • Evaluar dolor torácico • Estabilidad de pared torácica-fracturas, quemaduras, etc. • Agrandamiento del área de matidez cardíaca y/o ruidos cardíacos alejados	• Drenaje pleural y/o pericárdico • Control de hemorragias • Solidarizar elementos empalados • Estabilizar pared torácica • Taponamiento parcial con gasa impregnada en vaselina
Abdomen	• Heridas penetradas y contusiones • Abrasiones por cinturón de seguridad • Presencia de hemoperitoneo	• Control de hemorragias • Solidarizar elementos empalados • Sujeción antiséptica de evisceraciones con gasas embebidas en solución fisiológica
Pelvis Periné Recto	• Sangrado rectal y/o uretral • Elevación de próstata y/o hematomas deformantes en periné o expansivo • Lesión de recto y/o vagina • Estabilidad del anillo pelviano • Asimetrías óseas y fracturas expuestas internas y externas • Priapismo • Evaluar dolor y sensibilidad	• Control de hemorragias • Tacto rectal: ver tonismo esfinteriano, próstata, etc.
Dorso	• Buscar deformidades óseas y fracturas, edemas o quemaduras • Presencia de orificios de salida y/o heridas penetrantes • Evaluar hematomas y quemaduras, dolor y sensibilidad	• Control de hemorragias • Solidarizar elementos empalados
Extremidades	• Evaluar posición y ejes, hematomas, edemas • Quemaduras, fracturas • Pulsos, temperatura, crepitaciones y heridas • Sensibilidad y motricidad	• Inmovilización solidaria o ferulado • Vendaje estéril de fracturas expuestas • Control del dolor

Adaptada de: Hernando Lorenzo AE *et al.*[3] y Lluna J *et al.*[9]

Tabla 34-4. Índice de trauma pediátrico

Componente	Puntaje		
	+ 2	**+ 1**	**– 1**
Peso	> 20 kg	10-20 kg	< 10 kg
Vía aérea	Normal	Sostenible	Insostenible
Presión arterial sistólica	> 90 mmHg o pulso radial palpable	50-90 mmHg o pulso femoral palpable	< 50 mmHg o pulsos ausentes
Sistema nervioso central	Despierto o lúcido	Obnubilado o pérdida de conocimiento	Coma
Heridas (incluye quemaduras)	Ninguna	Menores	Mayores o penetrantes
Fracturas	Ninguna	Fractura cerrada	Fracturas múltiples o abiertas

Adaptada de: Ballestero Diez Y[11].

cuenta que son fundamentales las reevaluaciones continuas del paciente, ya que la patología traumática es dinámica y, por tanto, cambiante en el tiempo[11].

Traumatismo craneoencefálico[15]

El TCE se produce por un intercambio de energía de forma brusca que provoca o puede provocar lesiones en el cráneo y sus diferentes estructuras. Es el trauma más frecuente en niños (el 50-60 % de los niños que sufren un accidente, presentan TCE)[11] y suelen ser producidos por accidentes de tráfico (27-37 %), caídas (24 %) u otros (deportes, peleas, malos tratos, etc.). En menores de 12 meses la mortalidad duplica a otras edades y pueden ser motivados por maltrato[15] (v. **Cap. 5**) (v. *Preguntas de reflexión*).

Las lesiones producidas pueden clasificarse en daño primario y secundario[7]. El daño primario está directamente relacionado con el mecanismo del impacto y la energía, y el daño secundario origina lesión en regiones sanas del encéfalo con posterioridad al traumatismo. El daño primario se produce inmediatamente después del traumatismo cuando las fuerzas que intervienen pueden requerir contacto directo con el agente externo (fuerzas estáticas); el daño provocado puede ser deformante o penetrante y generalmente produce **lesiones focales** (hematoma subdural, hematoma epidural o contusión cerebral). Cuando las fuerzas que intervienen en el daño están relacionadas con mecanismos de aceleración y desaceleración, o no requieren contacto directo con el agente externo (fuerzas dinámicas), lo que se producen son **lesiones difusas** que suelen ser más graves, como las contusiones por golpe y contragolpe o daño axonal difuso. Estas lesiones incluyen conmoción cerebral, hemorragia intraventricular y hemorragia subaracnoidea (lesión grave más frecuente en los TCE). En el daño secundario las causas pueden ser de origen intracraneal, como isquemia, edema cerebral o hipertensión intracraneal; o de origen extracraneal, como hipotensión arterial, hipoxia, hiperglucemia o hipoglucemia severa, hipertermia o hipocapnia e hipercapnia. Las lesiones causadas en el daño primario pueden terminar provocando las lesiones tanto intracraneales como extracraneales del daño secundario[15].

Por ello, las lesiones craneales traumáticas se clasifican en difusas, focales o pérdida de solución de continuidad. Estas últimas pueden ser de varios tipos: fractura de la bóveda craneal, fractura de la base del cráneo, *scalp* o lesiones penetrantes (v. **Tabla 34-3**) (v. *Enlaces de interés*).

Evaluación

Cuando el niño llega al hospital se realiza la transferencia del paciente y se elabora su historia clínica. Son considerados traumatismos de alto riesgo las caídas desde una altura mayor a un metro, accidentes de tráfico, lesiones craneales penetrantes y lesiones por maltrato. Se preguntará sobre enfermedades previas que puedan predisponer a sufrir una hemorragia intracraneal, como malformaciones arteriovenosas o trastornos de la coagulación (siempre que sea posible al paciente o los familiares).

Se realizará de nuevo ABCDE para definir la progresión o la resolución de la sintomatología. Mantener la vía aérea permeable y una ventilación y circulación adecuadas son imprescindibles para asegurar una correcta perfusión y oxigenación del encéfalo y evitar una posible lesión secundaria.

Hay que valorar la presencia de signos y síntomas de lesión cerebral traumática, como pérdida de conciencia prolongada, cefalea, vómitos, el estado neurológico con valoración del tamaño, simetría y reacción pupilar, valoración del tono, movilidad y sensibilidad de miembros, exploración de pares craneales, reflejos, marcha (si fuera posible) y también el nivel de conciencia con la escala de Glasgow (v. **Recuadro 34-1**).

Los datos clínicos que pueden hacer sospechar de daño neurológico son:

- **Triada de Cushing** (bradicardia, hipertensión arterial y alteraciones respiratorias) que pueden indicar una herniación cerebral.
- **Reactividad pupilar lenta**, sugerente de lesión cerebral traumática.
- **Apnea** secundaria a parálisis del diafragma, indica lesión de la médula espinal.
- **Déficits motores** que pueden ser signos de lesión cerebral establecida o inminente (herniación).
- **Midriasis unilateral** estática o progresiva en ausencia de traumatismo directo periorbitario o de lesión en el plexo braquial, que hará sospechar de daño intracraneal. Este estará más justificado si, además, el niño está en coma o ha tenido un descenso del nivel de conciencia progresivo a pesar de RCP y/o estabilización hemodinámica. Es una situación de urgencia vital, donde el rápido diagnóstico, a ser posible antes de una hora, es fundamental.

Se deberá mantener una correcta ventilación ya que una $PaCO_2$ elevada produce vasodilatación cerebral y, por lo tanto, aumento de la presión intracraneal.

Se realizará examen craneal y general con inspección de la cabeza para valorar posibles fracturas, hematomas, equimosis y alteración de la tensión en las fontanelas.

Una vez estabilizado y valorado el paciente se procederá a realizar pruebas complementarias (tomografía computarizada, resonancia magnética, radiografía simple craneal-cervical, ecografía y analítica completa con comprobación de grupo sanguíneo) que ayuden a valorar los daños que no se pueden detectar con la inspección ocular y que colaboren a mejorar el diagnóstico y, por lo tanto, la rápida actuación.

Tratamiento y cuidados enfermeros

El tratamiento se centra en los cuidados posicionales, la vigilancia neuroquirúrgica para detectar empeoramiento clínico y la necesidad de tratamiento neuroquirúrgico y medidas antiedema cerebral.

Los cuidados posicionales del paciente con TCE se centran en evitar mayores lesiones; por ello, siempre se sospechará de lesión cervical por lo que se mantendrá la inmovilización cervical con el apoyo mentoniano y las inmovilizaciones cervicales que ya trae el niño de la atención extrahospitalaria.

La cabeza deberá posicionarse en posición neutra y ligeramente elevada (30°) para favorecer la perfusión cerebral.

Puede estar indicada una actuación temprana neuroquirúrgica para facilitar la descompresión y evacuar el hematoma intracraneal. Este provocará un aumento de la presión intracraneal (PIC) (presión existente en el interior de la bóveda craneal)[16] que precisa ser monitorizada (valores normales de PIC en la **tabla 34-5**). El control de la PIC con catéter es fundamental para medir la presión de perfusión cerebral (PPC), que es la presión necesaria para perfundir el tejido nervioso para un buen funcionamiento metabólico. La PPC es igual a la PAM (presión arterial media) menos la PIC, y valores de PPC < 40 mmHg y > 70 mmHg, están asociados con elevado riesgo de muerte o estado vegetativo[16].

Existe hipertensión intracraneal (HTIC) si los valores de PIC superan los valores establecidos como normales, y se recomienda iniciar tratamiento cuando los valores de PIC superen o sean iguales a 20 mmHg[16].

El tratamiento consiste en el inicio de medidas antiedema cerebral: hiperventilación moderada y soluciones salinas hipertónicas. Si es necesario reponer la volemia, esta deberá ser isoosmolar, es decir, primero se administrarán cristaloides (SSF 0,9 %) o coloides como seroalbúmina al 5 %; no está indicado reponer la volemia con soluciones hipotónicas (SSF 0,45 %) ya que aumentan el edema cerebral, ni con soluciones glucosadas, a no ser que exista hipoglucemia (glucemia capilar menor o igual a 75 mg/dL), ya que la hiperglucemia está relacionada con peor pronóstico en el daño cerebral.

Los principales diagnósticos enfermeros son: *Deterioro de la respiración espontánea* (00033), *Dolor agudo* (00132), *Riesgo de confusión aguda* (00173) y *Riesgo de perfusión tisular cerebral ineficaz* (00201)[12].

Tanto tras llegar el paciente de quirófano por neurocirugía, como si se decide tratamiento conservador ingresándolo en UCI para vigilancia neurológica, se deberán seguir evaluando los signos vitales: evitar la fiebre que podría provocar convulsiones y, por lo tanto, aumento de las demandas metabólicas; PAM normal para su edad para mantener la PPC superior a 50 mmHg; oxigenación con PaO_2 > 100; ventilación con $PaCO_2$ entre 35-38 mmHg, nivel de conciencia y control pupilar (tamaño, simetría y reactividad). Si tiene catéter de PIC mantener este en valores menores de 20 mmHg; normovolemia, con hemoglobina > 9 g/dL y con diuresis superior o igual a 0,5 mL/kg/h. La cabeza se colocará en posición neutra, procurando el decúbito supino con cabecero a 30°, evitando la flexión del cuello para favorecer el retorno venoso cerebral. Debe evitarse el dolor, porque el aumento de estrés (dolor no controlado) aumenta la PIC, para lo cual se administrará la analgesia y sedación pautadas.

En definitiva, los cuidados de enfermería en el paciente con TCE tienen como objetivo proporcionar una correcta perfusión cerebral y prevenir la isquemia cerebral secundaria; para ello es fundamental asegurar y mantener la vía aérea permeable, estabilizar la columna cervical, controlar signos y síntomas de posible hemorragia y reposición de líquidos, manteniendo además un ambiente lo más tranquilo posible, favoreciendo el reposo absoluto e incluyendo, en la medida de lo posible, a los padres.

Tabla 34-5. Valores normales de presión intracraneal
• Recién nacidos y lactantes: entre 1,5-6 mmHg
• Niños: entre 3-7 mmHg
• Adolescentes y adultos: entre 10-20 mmHg

Adaptada de: Rodríguez Boto G *et al.*[16]

 Si fuera necesario colocar sonda gástrica o realizar una intubación por bajo nivel de conciencia, deberá ponerse sonda orogástrica y no nasogástrica, y deberá realizarse intubación orotraqueal y no nasotraqueal.

Traumatismo espinal

Las lesiones de la columna cervical son lesiones poco frecuentes, pero difieren en el niño y en el adulto o niño grande (mayor de 8 años) debido a sus diferencias anatómicas. Existe una mayor probabilidad de afectación del segmento superior (columna cervical) en niños pequeños y, por el contrario, existirá mayor probabilidad de afectación del segmento cervical inferior, o columna lumbar, en los niños mayores.

En este tipo de traumatismo se puede observar **shock medular**, donde aparecen flacidez y pérdida de reflejos por lesión medular, y **shock neurogénico**, donde aparecen hipotensión arterial y bradicardia por lesión de las vías simpáticas descendentes[18].

Evaluación

Se tendrá sospecha de lesión raquimedular ante cualquier paciente inconsciente u obnubilado que haya sufrido un traumatismo de elevada energía, con signos externos de traumatismo en cabeza, cuello, cara, espalda, con dolor lumbar o tortícolis aunque estos sean transitorios; ante un niño en coma, la inmovilización del cráneo y cuello debe quedar alineada para evitar el efecto cizalla sobre el bulbo raquídeo y la médula en la unión craneocervical, por lo que es muy importante mantener la alineación craneocervical.

Se mantendrán las inmovilizaciones que trae el paciente y se realizarán las movilizaciones del mismo como si fuera un cuerpo rígido, haciéndolo girar como un tronco o mediante la técnica de elevar al paciente en bloque a pesar de llevar los mecanismos de inmovilización correspondientes. Con estas técnicas y continuando con la escrupulosa manipulación se procederá a retirar la tabla espinal para inspeccionar y palpar cuidadosamente la espalda en busca de signos externos de lesión, zonas de dolor o discontinuidad vertebral.

Esta valoración podrá determinar si existe una lesión raquimedular estable (sin déficit neurológico asociado) o ante una lesión raquimedular inestable, asociada a déficit neurológico. Tras confirmarse la ausencia de lesión medular con un estudio radiológico completo (radiografía, tomografía computarizada y resonancia magnética) podrían retirarse los mecanismos de inmovilización.

Tratamiento y cuidados

Se procederá a la evaluación neurológica tras asegurar la vía aérea, la ventilación y la circulación según se precise. Los cuidados de enfermería en el paciente con traumatismo espinal consisten en mantener al paciente politraumatizado (vía aérea permeable que asegure una adecuada oxigenación, vigilancia de signos de dificultad respiratoria y control de sangrado) con los dispositivos de inmovilización y con una escrupulosa manipulación, como mínimo hasta que se confirmen con las pruebas diagnósticas de imagen que no existe daño medular asociado al traumatismo.

Los principales diagnósticos enfermeros son: *Riesgo de disreflexia autónoma (00010)*, *Riesgo de deterioro de la eliminación intestinal (00346)*, *Deterioro de la eliminación urinaria (00016)*, *Riesgo de deterioro de la integridad cutánea (00047)*, *Deterioro de la movilidad física (00085)*, *Deterioro de la movilidad en cama (00091)*, *Deterioro de la deglución (00103)*, *Dolor agudo (00132)* y *Riesgo de lesión por presión en el niño (00286)*[12].

Traumatismo torácico

En el traumatismo torácico se incluye todo traumatismo sobre la caja torácica y órganos o estructuras anatómicas del tórax, como los pulmones, el corazón, los grandes vasos intratorácicos, el diafragma, las costillas y el mediastino.

Es la segunda causa de muerte traumática en la infancia tras los TCE, suponen el 4-8 % de todos los traumatismos de la infancia y son la consecuencia principal de los accidentes de tráfico (más del 70 %) y las caídas desde altura; las edades más frecuentes son entre los 8 y los 14 años[19].

En la **tabla 34-6** se resume la clasificación del trauma torácico según la afectación anatómica lesionada.

Evaluación

Tras comprobar la permeabilidad de la vía aérea, ante la sospecha de este tipo de traumatismos, se observa la ventilación (**B**) y se realiza una evaluación tras la inmovilización cervical, ya que los traumas torácicos suelen estar asociados a otras

Tabla 34-6. Lesiones en el trauma torácico

Riesgo vital inminente	• Neumotórax a tensión o abierto • Taponamiento cardíaco • Volet costal • Hemotórax masivo
Riesgo potencial	• Contusión pulmonar* • Contusión cardíaca • Rotura diafragmática, esofágica o traqueal
Sin riesgo vital	• Neumotórax simple* • Hemotórax simple* • Fractura costal*, escapular o clavicular

*Lesiones más frecuentes.
Adaptada de: González Fernández AM *et al.*[19]

lesiones extratorácicas. Se debe estar alerta ante signos de insuficiencia respiratoria grave, que suele estar asociada a neumotórax a tensión, neumotórax aspirativo o hemotórax, donde además pueden asociarse signos de hipoperfusión y shock por el sangrado. Si tras resolver estos problemas primarios continúa la insuficiencia respiratoria (movimientos respiratorios anormales, PaO$_2$ arterial < 80 mmHg y/o PaCO$_2$ en sangre arterial > 60 mmHg) se precisa intubación endotraqueal y medidas de ventilación mecánica y protección pulmonar. Una vez estabilizado, se realizarán pruebas diagnósticas para valorar y descartar las lesiones con riesgo inminente y potencial de muerte a las que están asociadas estas lesiones.

Tratamiento y cuidados

Consiste en garantizar el ABCDE, monitorización exhaustiva, también es importante descomprimir la cavidad gástrica para disminuir la presión abdominal y torácica con sonda gástrica (v. **Cap. 18**). El manejo de la vía aérea consistirá en asegurar la oxigenación, valorar la mecánica respiratoria, comprobar si existe desviación traqueal, ingurgitación yugular y/o presencia de enfisema subcutáneo. Para el control de las hemorragias, se controlará el estado hemodinámico, realizando hemostasia por compresión, si es preciso; se canalizarán accesos venosos o intraóseos (extrahospitalarios) para infundir líquidos (reponer la volemia con cristaloides en bolo de 20 mL/kg hasta 60 mL/kg) y será imprescindible valorar la diuresis.

Los principales diagnósticos enfermeros[12] son: *Riesgo de volumen de líquidos inadecuado (00420)*, *Deterioro del intercambio de gases (00030)*, *Patrón respiratorio ineficaz (00032)*, *Deterioro de la respiración espontánea (00033)*, *Riesgo de shock (00205)*, *Riesgo de perfusión tisular periférica ineficaz (00228)* y *Riesgo de disminución del gasto cardíaco (00240)*.

Traumatismo abdominal[9]

Es una lesión que daña el abdomen y sus estructuras; es frecuente en niños ya que estos tienen mayor elasticidad de la caja torácica y una pared abdominal más delgada, menor grasa perivisceral que aumenta el impacto interno, y una mayor concentración de órganos que predispone a una lesión de múltiples órganos sin evidencias externas de lesión. Es el segundo más frecuente después del TCE. Están principalmente causados por accidentes de tráfico, por el cinturón de seguridad, que, aunque previene accidentes torácicos y craneales, afecta más a esta zona por su disposición. También es común en los accidentes de bicicleta. Puede darse de forma aislada o en el contexto de un politraumatismo.

El abdomen se divide en cavidad peritoneal, espacio retroperitoneal y pelvis. La primera contiene el **abdomen superior**, que alberga bazo, hígado, estómago y colon transverso, estructuras más afectadas en los accidentes de bicicleta cuando el manillar golpea el abdomen, y el **abdomen inferior** que comprende intestino delgado y el resto del colon intraabdominal. El espacio retroperitoneal, donde se ubican la aorta abdominal, la vena cava inferior, el páncreas, los riñones y los uréteres, algunas porciones de colon y el duodeno, están más afectadas por el cinturón de seguridad. La **pelvis**, que comprende el recto, la vejiga, la próstata, los vasos ilíacos y los órganos genitales femeninos, se lesiona en traumas cerrados y con riesgo de hemorragia interna.

Evaluación

Además de ABCDE se deberá incluir un examen físico con inspección, palpación, percusión y auscultación del abdomen. La inspección ayuda a valorar si existe distensión, masas, lesiones, hematomas o petequias. La auscultación sirve para valorar ruidos peristálticos, y la palpación y percusión para determinar la posible defensa abdominal. Con un examen del recto se puede ver si existe sangrado (índice de perforación intestinal), si existe tono, para descartar un posible trauma raquimedular, para valorar si hay dilatación que puede ser un signo de abuso sexual, o para valorar la «próstata flotante» que es un signo de ruptura de la uretra posterior. En el caso de las niñas se hará también examen vaginal donde puede verse si existe sangrado por fractura de pelvis.

Tratamiento y cuidados

La valoración del abdomen permite detectar la presencia de abdomen agudo que se manifiesta fundamentalmente por dolor abdominal y hemorragia franca.

Ante cualquier trauma abdominal habrá que mantener al paciente en un ambiente cómodo y favorecer una posición antiálgica. Se coloca una sonda gástrica ya que es imprescindible descomprimir el estómago para disminuir la presión intraabdominal y prevenir así la aspiración traqueobronquial.

Si es posible, y siempre que no exista sangrado uretral, hematoma en escroto o trauma pélvico, también se colocará una sonda vesical para controlar la diuresis y valorar así el estado de la volemia y la perfusión renal; también servirá para comprobar la existencia de sangre en la orina (hematuria).

Los principales diagnósticos enfermeros[12] son: *Deterioro de la eliminación urinaria* (00016) y *Dolor agudo* (00132).

Traumatismo en miembros inferiores[9]

Muy frecuentes en la infancia y pueden producir heridas, luxaciones, esguinces o fracturas, entre otras complicaciones.

En el **recuadro 34-2** puede encontrar una clasificación de heridas, luxaciones, esguinces y fracturas. Las lesiones consideradas de riesgo vital son:

- **Fractura de pelvis** (abundante sangrado): no son frecuentes en niños (2,4-7,5 % de los ingresos por traumatismos cerrados). Tienen un 25 % de mortalidad, su epidemiología, incidencia y manejo son diferentes a los adultos, debido a las diferencias anatómicas: la pelvis absorbe más

energía antes de fracturarse de forma que cuando existe fractura de pelvis en niños, significa un trauma de alta energía y requiere abordaje multidisciplinario.
- **Síndrome de aplastamiento**: caracterizado por shock intenso e insuficiencia renal después de una lesión por aplastamiento del músculo esquelético.
- **Fractura de fémur**: junto con la pelvis es una de las más graves por la hemorragia que produce, siendo imprescindible vigilar signos de shock hipovolémico.
- **Embolismo graso**: posible complicación de las fracturas consistente en la presencia de partículas de grasa procedente de la médula ósea del hueso afectado que taponan parcial o totalmente el calibre de los vasos.
- **Síndrome compartimental**: posible complicación de las fracturas, debido al aumento de la presión externa o interna que compromete la circulación del miembro afectado produciendo isquemia y dificultad del retorno venoso, lo que a su vez dificulta el flujo arterial provocando isquemia muscular y nerviosa. Se caracteriza por dolor importante refractario a medidas como elevación de la extremidad o a la analgesia administrada, debiéndose valorar la disminución de la sensibilidad, debilidad y la coloración de la piel (palidez).

Evaluación

Ante cualquier miembro afectado habrá que valorar pulsos distales porque su ausencia puede significar que el miembro afectado está sufriendo una isquemia; esto se hará cada cierto tiempo valorando el relleno capilar, la coloración del miembro afectado y la temperatura. Se procederá a inmovilizar el miembro, mediante vendajes o con los diferentes dispositivos que existen, elevando el miembro, y se comprimirá la hemorragia en la medida de lo posible. La herida producida por un objeto penetrante debe mantenerse en el lugar de inserción (cualquier parte del cuerpo y sobre todo en cráneo y cuello) no deberán ser retirados y se realizará la inmovilización con ellos, ya que podrían estar taponando vasos arteriales cuyo sangrado podría provocar la muerte del niño. Si dificultan la inmovilización, se cortará la parte más externa con la herramienta adecuada para mejorar la inmovilización. Es imprescindible la canalización de una vía venosa para administrar rápidamente líquidos si fuera necesario y/o administrar analgésicos.

En definitiva, el cuidado irá enfocado a evitar y detectar signos de complicación, controlar la hemorragia, el dolor y prevenir la infección.

Tratamiento y cuidados

En el tratamiento, se procede a suturar, si es preciso, o se realizará cierre quirúrgico en caso necesario. Suele ser habitual la profilaxis antibiótica durante 7 días, sobre todo en caso de mordeduras. Una vez curada y valorada la herida, podrá realizarse vendaje compresivo de la zona traumatizada. En caso de fracturas habrá que realizar exploración neurovascular para valorar el dolor, la movilidad, la sensibilidad, los pulsos, el

RECUADRO 34-2. Clasificación de heridas, luxaciones, esguinces y fracturas

1. **Heridas**: Es la pérdida de continuidad de un tejido; pueden ser:

   1.1. *Limpias*: cuando tienen buen aspecto o fondo sangrante.

   1.2. *Sucias*: cuando tienen bordes irregulares y tejidos desvitalizados.

   1.3. *Simples*: cuando llegan como máximo a la hipodermis.

   1.4. *Complicadas*: si afectan a estructuras internas.

   1.5. *Punzantes*: producidas por un objeto afilado.

   1.6. *Incisas*: producidas por un objeto cortante.

   1.7. *Contusas*: producidas por un agente romo.

   1.8. *Abrasiones*: producidas por fricción.

   1.9. *Avulsiones*: aquellas que producen un tejido en colgajo.

2. **Luxaciones**: ocurren cuando un hueso se desplaza y se sale de su articulación; si se desplaza, pero no llega a salirse, se llama *subluxación*. Aquí se ven afectados los ligamentos, la cápsula articular y la musculatura que sustenta esa articulación.

3. **Esguinces**: es la distensión o estiramiento de un ligamento más de lo que normalmente puede, pero no existe desplazamiento del hueso. Pueden ser:

   3.1. *De primer grado*: cuando no hay rotura, se produce leve o mínima inflamación y dolor.

   3.2. *De segundo grado*: aquí existe rotura de algún ligamento o rotura parcial, la inflamación es más evidente (edema) y hay equimosis y dolor al movimiento.

   3.3. *De tercer grado*: hay rotura total del ligamento o los ligamentos, deformidad, dolor intenso, hematoma e inflamación

4. **Fracturas**: existe pérdida de continuidad de un tejido óseo. Se clasifican en:

   4.1. *Avulsión*: hay separación del hueso.

   4.2. *Conminuta*: la fractura es en múltiples fragmentos.

   4.3. *Desplazada*: los dos extremos fracturados del hueso están separados y desplazados uno del otro.

   4.4. *En tallo verde*: el hueso se dobla y se quiebra pero no se llega a romper.

   4.5. *Impactada*: se hunde, pero no se rompe el hueso.

   4.6. *Interarticular*: la fractura se produce dentro de la cápsula articular.

   4.7. *Longitudinal*: cuando la fractura es a lo largo del hueso..

   4.8. *Oblicua*: es la que tiene esta dirección respecto al eje transversal del hueso.

   4.9. *Patológica*: se produce por desmineralización del hueso, común en los procesos oncológicos.

   4.10. *Espiral*: la línea de fractura sigue una dirección espiral en relación al eje principal o longitudinal del hueso.

   4.11. *Estrés*: provocada por pequeñas fracturas que se van produciendo.

   4.12. *Transversa*: cuando la fractura es perpendicular al eje longitudinal del hueso, es la típica fractura.

   4.13. *Abierta*: aquí existe pérdida de la integridad de la piel y sangrado visible.

   4.14. *Cerrada*: también llamada interna, puede apreciarse deformidad o no, pero la piel sigue intacta.

Adaptado de: Lluna J *et al.*[9]

color y el relleno capilar; también se realizará inmovilización provisional y si se trata de fractura abierta habrá que limpiar y cubrir la herida antes de hacer la inmovilización.

Es importante valorar signos de hemorragia grave (aumento de la FC, taquipnea, ansiedad, intranquilidad, relleno capilar anómalo, diuresis disminuida) y verificar la ausencia de signos de hemorragia interna (signos de hemorragia grave y debilidad: palidez, mareos, sudor frío y pegajoso, tensión arterial disminuida, pulso débil y rápido, respiración rápida y superficial, zumbido de oídos, vértigos o pérdida del conocimiento).

Los principales diagnósticos enfermeros son[12]: *Riesgo de infección* (00004), *Riesgo de deterioro de la integridad cutánea* (00047), *Deterioro de la movilidad física* (00085), *Deterioro de la capacidad para caminar* (00365), *Deterioro de la movilidad en cama* (00091), *Dolor agudo* (00132), *Perfusión tisular periférica ineficaz* (00204), *Riesgo de hemorragia excesiva* (00374) y *Riesgo de deterioro de la función neurovascular periférica* (00425).

PUNTOS CLAVE

- El paciente politraumatizado pediátrico tiene una mayor exposición de la cabeza, riesgo de obstrucción de la vía aérea, mayor elasticidad de las estructuras óseas que favorece las lesiones de órganos internos y mayor riesgo de hipotermia.
- La atención inicial extrahospitalaria al paciente pediátrico con politraumatismos sigue los principios básicos ABCDE, con A (apertura de la vía aérea con control de la columna cervical), B (ventilación), C (circulación), D (neurológico) con valoración neurológica que incluye una escala de Glasgow adaptada a niños en función de la edad y E (exposición con control ambiental).
- La herramienta de valoración del nivel de gravedad del trauma pediátrico es el índice de trauma pediátrico (ITP) cuya puntuación menor a 8 puntos precisa traslado a una unidad de cuidados intensivos pediátricos.
- El traumatismo craneoencefálico y el torácico son las principales causas de muerte traumática en niños.
- El traumatismo craneoencefálico y abdominal son los más frecuentes.
- Los cuidados de enfermería en el paciente con politraumatismos tienen como objetivo asegurar y mantener la vía aérea permeable, estabilizar la columna cervical, controlar signos y síntomas de posible hemorragia y reposición de líquidos, manteniendo además un ambiente térmico adecuado y controlando el dolor.

REFERENCIAS

1. American College of Surgeons Committee on Trauma. Extremos de la edad: A trauma Pediatrico. En: ACSCOT, ed. Programa Avanzado de Apoyo vital en Trauma para médicos (ATLS). 10ª ed. (español). Chicago: ACS; 2018, p. 186-214.

2. Iñón AE, editor. Manual del curso AITP. Buenos Aires. Argentina: Akadia; 2009.

3. Hernando Lorenzo AE, Sánchez-Izquierdo Riera JA, Rodríguez Serra M, Ferrándiz i Santiveri S. Biomecánica del traumatismo En: Canabal Berlanga, A, Perales Rodríguez de Viguri N, Navarrete Navarro P, Sánchez-Izquierdo Riera JA. Manual de Soporte Vital Avanzado en Trauma. Barcelona: Elsevier-Masson; 2007, p. 31-53.

4. Junco I. Importancia sociosanitaria de las lesiones no intencionadas en la infancia. En: Guía para padres sobre la prevención de lesiones no intencionadas en la edad infantil. Madrid: Asociación Española de Pediatría y Fundación Mapfre; 2016.

5. Molina M, Peñaloza N, Roldán S. Trauma en el paciente pediátrico. En: Durán Muñoz-Cruzado VM, Pareja Ciuró F, Peñuela Arredondo JD. Manual de algoritmos para el manejo del paciente politraumatizado. Sevilla: Asociación Española de Cirujanos; 2018, p. 151-65.

6. Camargo-Arenas JF, Aguilar-Mejía JA, Quevedo-Florez LA. Aproximación a la evaluación y manejo del trauma en pediatría. Revista mexicana de pediatría [Internet] 2019;86(1):26-35. Disponible en: https://www.scielo.org.mx/pdf/rmp/v86n1/0035-0052-rmp-86-01-26.pdf [consultado en 12-06-2025].

7. Cordovés-Almaguer Y, Mantuano-Basurto LD, Baños-León WE, Litardo Fernández CR, Heredia Flores SM. Evaluación del comportamiento de los pacientes politraumatizados en edad pediátrica. Revista Pertinencia Académica. 2021;5(1);1-11.

8. Suárez E, Serrano A. Atención inicial al traumatismo pediátrico. Anales de Pediatría Continuada [Internet] 2013;11(1):11-22. Disponible en: https://doi.org/10.1016/S1696-2818(13)70113-6 [consultado en 12-06-2025].

9. Lluna J, Delgado MD, Fernández V, García C, Vazquez J. Asistencia Inicial al Trauma Pediátrico (AITP). Manual del curso. 3ª ed. Madrid: Aran; 2017.

10. Iñon AE, Vázquez Estévez J. Urgencias en Pediatría. Manual de Procedimientos. Buenos Aires: Editorial Panamericana; 2015.

11. Ballestero Diez Y. Manejo del paciente politraumatizado. Protoc Diagn Ter Pediatr. 2020;1:247-62. Disponible en: https://seup.org/wp-content/uploads/2024/04/19_Politrauma_4ed.pdf [consultado en 12-06-2025].

12. NNNConsult [Internet]. Barcelona: Elsevier [actualizado 2022; consultado 24 de octubre de 2022]. Disponible en: http://www.nnnconsult.com.

13. Soporte Vital Avanzado en Trauma. Comité de Trauma. 10ª ed. ATLS. EEUU: American College of Surgeons; 2019.

14. Pradas VI, Montejano RP. Calidad asistencial en la atención inicial al trauma pediátrico. An Pediatr. 2017;87(6):337-42.

15. González Balenciaga M. Traumatismo craneal. Protoc diagn ter pediatr. 2020;1:233-45. Disponible en: https://seup.org/wp-content/uploads/2024/04/18_Trauma_craneal_4ed.pdf [consultado 12-06-2025].

16. Rodriguez Boto G, Rivero Garvía M, Gutiérrez González R, Márquez-Rivas J. Conceptos básicos sobre la fisiopatología cerebral y la monitorización de la presión intracraneal. Neurología [Internet] 2015;30(1):16-22. Disponible en: http://dx.doi.org/10.1016/j.nrl.2012.09.002 [consultado en 06-01-2023].

17. Alarcon JD, Rubiano AM, Okonkwo DO, Alarcón J, Martinez-Zapata M, Urrútia G, Bonfill Cosp X. Elevation of the head during intensive care management in people with severe traumatic brain injury. Cochrane Database of Systematic Reviews 2017, Issue 12. Art. No.: CD009986. Disponible en: https://pmc.ncbi.nlm.nih.gov/articles/PMC6486002/ [consultado en 12-06-2025].

18. Paterna Valenzuela MP, Rodríguez Capote ME, González Rivera FJ. Lesiones medulares en edad pediátrica. Revista Sanitaria de Investigación [Internet] 2021. Disponible en: https://revistasanitariadeinvestigacion.com/lesiones-medulares-en-edad-pediatrica-revision-bibliografica/ [consultado en 12-06-2025].

19. González Fernández AM, Torres Torres AR, Valverde Molina J. Traumatismo torácico, neumotórax, hemoptisis y tromboembolismo pulmonar. Protoc diagn ter pediatr. [Internet] 2017;1:189-209. Disponible en: https://www.aeped.es/sites/default/files/documentos/12_traumatismo_toracico.pdf [consultado en 12-06-2025].

  CASO   **AUTOEVALUACIÓN** 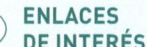 **ENLACES DE INTERÉS** 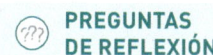 **PREGUNTAS DE REFLEXIÓN**

Cuidados enfermeros en situaciones de estado crítico

35

P. Luna Castaño, P. Piqueras Rodríguez y A. Bosch Alcaraz

 OBJETIVOS

- Describir las características específicas del paciente crítico pediátrico.
- Determinar los principales problemas que motivan ingreso en una unidad de cuidados intensivos pediátricos.
- Identificar los cuidados de enfermería más habituales durante el manejo asistencial.

INTRODUCCIÓN

Las **unidades de cuidados intensivos pediátricos** (UCIP) son áreas asistenciales altamente complejas que ofrecen cuidados a pacientes críticamente enfermos con edades comprendidas entre los 0 y los 18 años. Las primeras UCIP datan de la década de 1950 y eran espacios abiertos donde se ingresaba a pacientes críticamente enfermos, especialmente de afecciones como la poliomielitis, neonatos con síndrome de la membrana hialina y/o broncodisplasias pulmonares, así como niños que precisaban de unos cuidados postoperatorios complejos. Al inicio, estas unidades eran gestionadas y coordinadas por anestesiólogos pediátricos, los cuales se encargaban tanto del proceso de anestesia del paciente pediátrico durante la intervención quirúrgica, como del período de recuperación dentro de la unidad de críticos. Además, también eran los profesionales que asumían el rol docente a todo personal asistencial novel que se incorporaba a trabajar a la UCIP.

La primera UCIP de Europa fue creada en 1955 en el Hospital Infantil de Gotemburgo (Suecia) por el anestesiólogo Göran Haglund, y fue a partir de ese momento cuando se implantó la idea de que los niños críticamente enfermos tenían unas necesidades, manejo y cuidados específicos y, por tanto, no debían ser tratados como adultos en miniatura.

En el territorio español, la primera UCIP se creó en 1968 en el Hospital Maternoinfantil Vall d'Hebrón (Barcelona), hecho que conllevó años después a la apertura de otras UCIP[1]. Derivado de este hecho, fueron surgiendo diversas unidades de críticos pediátricos, estimándose que actualmente son unas 30 en todo el territorio español[2], perfilándose los servicios sanitarios que ofertan según las características y demandas, tanto de la población infantil como del área territorial que ocupan.

Paralelamente a la creación de las UCIP también se fueron definiendo las competencias que debían tener los profesionales sanitarios que atienden a los pacientes críticos pediátricos. Así, la Junta Directiva de la European Union of Medical Specialists (UEMS) aprobó, a propuesta del Multidisciplinary Joint Committee of Intensive Care Medicine, la definición de la Unión Europea que establece que estos profesionales deben ser capaces de «trabajar colaborativamente en el manejo de pacientes con fallo potencialmente letal de, al menos, un órgano o sistema vital, o con fallo multiorgánico o multisistémico»[3]. A la vez, enfatizan en el hecho de que dichos profesionales deben ser capaces de atender a niños que precisen estabilización después de una intervención quirúrgica grave. Por tanto, las UCIP y los profesionales que en ellas trabajan deben garantizar una cobertura asistencial del paciente crítico pediátrico que incluye, entre otras actividades, la monitorización, el diagnóstico, el soporte de las funciones vitales alteradas, así como el abordaje de enfermedades subyacentes.

La unidad de cuidados intensivos pediátricos

Según la Asociación Española de Pediatría, «una UCIP es una unidad física asistencial hospitalaria independiente especialmente diseñada para el tratamiento de pacientes pediátricos graves quienes, debido al shock, trauma u otras condiciones potencialmente letales requieren observación y cuidado intensivo integral y continuo»[3]. Por tanto, el paciente crítico pediátrico que ingresa en dichas áreas procedente de urgencias, quirófano, otras unidades de hospitalización u otros centros emisores, incluye a todos aquellos niños o adolescentes con una patología aguda, una agudización de una enfermedad crónica, patología traumática o con la necesidad de realizar un procedimiento invasivo programado y que por lo tanto pueden sufrir una inestabilidad orgánica, estructural o funcional y pueden padecer un fracaso de uno o más órganos vitales, precisando atención sanitaria con el equipamiento tecnológico complejo que vela por mejorar la supervivencia.

Los cuidados de enfermería deben ser individualizados y adaptados a cada una de las necesidades relacionadas con la situación de riesgo vital del paciente, con el objetivo de mantener estable su estado hemodinámico, en coordinación con el resto del equipo multidisciplinar.

Causas de ingreso en las unidades de cuidados intensivos pediátricos

Los principales **motivos de ingreso en las UCIP** son[3]:

- Enfermedad pulmonar o de la vía aérea grave.
- Enfermedad cardiovascular grave o que requiere monitorización continua y/o invasiva: incluye aquellos niños que requieren soporte cardiocirculatorio extracorpóreo.
- Enfermedad renal grave, infecciosa o gastrointestinal.
- Enfermedad neurológica actual grave o que requiera monitorización invasiva y/o continua.
- Enfermedad hematológica u oncológica grave o con sangrado activo o estado protrombótico que amenaza su vida o la funcionalidad de un órgano vital.
- Enfermedad endocrina o metabólica grave.
- Problemas quirúrgicos con necesidad de cuidados prequirúrgicos y posquirúrgicos en el contexto de un estado de enfermedad grave y/o sepsis y/o que requiera monitorización invasiva y/o que se acompañe o tenga riesgo de fallo/disfunción grave de al menos un órgano o sistema vital y/o de coagulopatía y/o de inestabilidad hemodinámica durante el período perioperatorio. También cuando el niño o adolescente sea candidato a donación de órganos o si requiere tecnología, monitorización invasiva o fármacos, como la sedoanalgesia, que superen la capacidad de cuidado fuera de la UCIP.

Los problemas respiratorios (30,2 %), quirúrgicos (26 %) e infecciosos (14,9 %) son los más prevalentes[4].

Gestión de los cuidados intensivos pediátricos

La **gestión de una UCIP** supone la coordinación de los servicios médicos, quirúrgicos, farmacia, compras, suministros e informática, con el fin de permitir el correcto funcionamiento diario de la unidad que tiene como pilares fundamentales la calidad y la seguridad del paciente, la cual sigue la estrategia de seguridad del paciente del Sistema Nacional de Salud bajo la cual se establecen proyectos de aplicación en cualquier unidad de cuidados críticos: bacteriemia Zero, neumonía Zero, infección del tracto urinario Zero y resistencia Zero.

La gestión de recursos humanos debe estar enfocada a la capacitación del personal de la unidad y la formación continuada, considerando una variabilidad etaria y patológica que aumenta la exigencia de todos los profesionales en mantenerse formados y actualizados en el cuidado del paciente. La relación paciente-enfermero no está regulada a nivel nacional, aunque la Sociedad Europea de Cuidados Intensivos sí que establece tres niveles: *nivel I*, con una relación paciente-enfermero de 4:1; *nivel II*, con una relación paciente-enfermero de 2,5:1, y *nivel III*, con una relación paciente-enfermero de 1:1. Estos niveles dependen de la complejidad de la patología, aunque a veces no se correspondan con un mayor requerimiento de tiempo y cuidados de enfermería. Por ello, existen escalas para medir la carga de trabajo en cuidados intensivos como la Therapeutic Intervention Scoring System (TISS)[4] validada en pediatría. La gestión de los recursos materiales también se ve determinada en gran medida por la variabilidad de la edad y patología del paciente, y existe un rango muy amplio de dispositivos que, teniendo la misma función, son entre ellos muy distintos para poder adaptarse a lactantes y adolescentes.

Aspectos éticos: conceptos generales y limitación del esfuerzo terapéutico

Uno de los objetivos esenciales como profesionales sanitarios dentro del área de críticos es el de cuidar y sanar al niño, y aumentar su calidad de vida. Aun así, la atención al paciente crítico pediátrico adquiere, en ocasiones, tal gravedad que es importante que el equipo interdisciplinar que lo atiende valore en cada momento cuál es la atención más beneficiosa que equilibre los conceptos de supervivencia, desarrollo de morbilidades y calidad de vida posterior al proceso patológico.

Por este motivo, uno de los aspectos esenciales a tener en cuenta durante la atención integral a estos pacientes críticos pediátricos es evitar lo que se llama **imperativo tecnológico**, definido como la posibilidad técnica de mantener la vida sin excepciones, de forma imperativa y categórica. Por ello, los profesionales sanitarios que trabajan en las UCIP deben tener siempre presentes los cuatro principios bioéticos descritos en 1979 por Beauchamp y Childress: beneficencia, no maleficencia, autonomía y justicia (v. **Cap. 4**).

Estos cuatro principios son esenciales y de gran ayuda para el personal sanitario a la hora de resolver algún problema bioético que se presente en las UCIP, en especial los relacionados con los principios de autonomía y beneficencia, como es el caso de la decisión de realizar o no una limitación del esfuerzo terapéutico (LET). Esta se entiende como la decisión de no iniciar (*withholding*) o de retirar las medidas de soporte vital o tratamientos previamente instaurados (*withdrawing*) cuando se percibe una desproporción entre estas y los fines a conseguir[5].

La decisión de llevar a cabo una LET suele proponerse inicialmente por los profesionales sanitarios (80 %), aunque los padres cada vez con mayor frecuencia plantean la adecuación de los tratamientos en función de la posible evolución de su hijo, por lo que la decisión final debe tomarse siempre de forma consensuada con la familia.

Actualmente, es óptimo hablar de adecuación del tratamiento o adecuación del esfuerzo terapéutico, eligiendo el tratamiento idóneo que en estas circunstancias estaría encaminado no a intentar una curación imposible, sino a proporcionar el mayor bienestar posible al niño críticamente enfermo (confort, la sedoanalgesia o los cuidados básicos)[5].

Tabla 35-1. Valoración de enfermería del paciente pediátrico ingresado en UCIP según los patrones funcionales de salud de M. Gordon

1. Patrón de percepción y manejo de la salud	
Motivo de ingreso en UCIP	
Características de la gestación y parto (especificar en menores de 24 meses)	• Edad materna, serologías maternas (VHB, VHC, VIH, etc.), enfermedades maternas • Control prenatal • Hábitos tóxicos maternos • Edad gestacional al nacimiento • Gestación múltiple o única • Complicaciones en el embarazo
Vacunación y revisiones médicas	Especificar si tiene las revisiones del niño sano al día, si ha recibido las vacunas del calendario vacunal de su comunidad autónoma, y las no financiadas por la sanidad pública
Antecedentes de interés	• Enfermedades e ingresos previos • Antecedentes familiares de interés • Medicación habitual
Alergias	A fármacos, alimenticias, a determinadas sustancias (p. ej., látex)
Hábitos tóxicos	Consumo de tóxicos (tabaco, alcohol, otras sustancias); especificar cantidad/frecuencia
2. Patrón nutricional-metabólico	
Tipo de dieta	• Lactancia materna exclusiva, artificial o mixta (menores de 6 meses) • Introducción de alimentos complementarios, edad, tipos de alimentos (menores de 1 año) • Especificar si consume algún tipo de complemento alimentario
Número de comidas/tomas al día	Especificar horas entre tomas (menores de 6 meses)
Dispositivos para la alimentación	Biberón, sonda oro/nasogástrica, sonda nasoyeyunal, gastrostomía
Restricciones alimentarias	
Peso	En kilogramos
Talla	En centímetros
Índice de masa corporal	Calcular a partir de los 2 años
Estado de piel y mucosas	• Coloración, integridad, hidratación y turgencia (signo del pliegue) • Presencia de heridas, aspecto y localización • Presencia de lesiones (p. ej., petequias), aspecto y localización. Problemas de cicatrización • Presencia de edemas
Accesos vasculares	Calibre, localización, número de días insertado, número de luces
Temperatura corporal	Fiebre
3. Patrón de eliminación	
Incontinencia	Urinaria y/o fecal, temporal o habitual en el niño/adolescente
Diuresis (mínima 0,5 mL/kg/h)	• Espontánea (pañal o botella/cuña y número de micciones/turno) • Mediada por sonda vesical, ureteral o talla vesical. Indicar calibre, permeabilidad y días de permanencia • Urostomía • Características de la orina: coloración, turbidez, olor, presencia de sedimento
Deposición	• Espontánea o a través de alguna derivación (colostomía) o a través de una sonda rectal • Características de las deposiciones: número (en caso de ser líquidas cantidad en mL), color y consistencia • Presencia de estreñimiento: temporal o habitual • Presencia de ruidos intestinales
Otros	• Sudoración: cantidad en relación al número de sábanas cambiadas por turno • Vómitos: presencia, tipo de vómito (en escopetazo, pospandrial, tardío) y aspecto (bilioso, acuoso, alimenticio, hemático, fecaloideo) • Drenajes: tipo de drenaje, cantidad y aspecto del débito

Continúa

Tabla 35-1. Valoración de enfermería del paciente pediátrico ingresado en UCIP según los patrones funcionales de salud de M. Gordon (*Cont.*)

4. Patrón de actividad-ejercicio	
Frecuencia respiratoria, saturación de oxígeno de la hemoglobina, signos de trabajo respiratorio (tiraje, aleteo, quejido espiratorio, disociación toracoabdominal)	**Ver capítulo 13** • Indicar localización del tiraje: subcostal, subesternal o intercostal • Puntuación del test de Silvermann (v. **Fig. 22-1**)
Oxigenoterapia	Dosis administrada
Soporte respiratorio	• Tipo: respirador, sistema de alto flujo • Modo ventilatorio, FiO_2 o L/min, PEEP, presión pico, tipo de interfase, fijación de la interfase
Secreciones	• Presencia, características (color, densidad) • Aspiración de secreciones y número de veces por turno
Frecuencia cardíaca	**Ver capítulo 13**
Tensión arterial	**Ver capítulo 13**
Presión venosa central	**Ver capítulo 13**
Relleno capilar	Normal (< 2 segundos) o retardado
Tono muscular	• Movimientos coordinados y simétricos • Tono muscular adecuado • Relajación muscular medida por fármacos
Actividad	
5. Patrón de sueño-descanso	
Horas de sueño	Diurno y nocturno
6. Patrón cognitivo-perceptivo	
Nivel de conciencia	Escala de Glasgow y escala de Glasgow modificada para menores de 2 años (v. **Recuadro 34-2**)
Órganos de los sentidos	Presencia de alteraciones en los órganos de los sentidos, uso de prótesis (gafas o audífonos)
Dolor	• Escalas validadas según la edad pediátrica • Características del dolor: tipo, localización, intensidad; cede con tratamiento o no • Alteraciones de la conducta, irritabilidad, intranquilidad o agitación por el dolor (**Cap. 21**)
7. Patrón de autopercepción y autoconcepto	
Estado emocional	Estado de ánimo, ideas, actitudes sobre sí mismo
Imagen corporal	Pretende valorar si la percepción personal está ajustada a las características definitorias reales de la persona o está confusa o equivocada
8. Patrón de rol-relación	
Cuidador principal	• ¿Quién es? Características personales • Actitud de los padres respecto al niño: satisfacción con el rol, capacidad y motivación • Compatibilidad del ingreso en UCIP con trabajo, pareja, familia
Estructura familiar	• Tipo de familia. Número de hermanos y posición que ocupa. Interacción de los miembros de la familia y el niño. Situación económica y sociofamiliar • Problemas familiares de importancia
Preocupaciones del paciente y/o familia por el ingreso en UCIP	
Comunicación con el paciente	Presencia de problemas de comunicación, barreras idiomáticas (con el paciente y/o familia), alternativas para pacientes con limitaciones de comunicación
9. Patrón de sexualidad-reproductivo	
Adolescente	• Fecha de la última regla. Posibilidad de embarazo • Tiene pareja

Continúa

Tabla 35-1. Valoración de enfermería del paciente pediátrico ingresado en UCIP según los patrones funcionales de salud de M. Gordon (*Cont.*)

10. Patrón de afrontamiento/tolerancia al estrés	
Presencia de miedo	Especificar a qué refiere miedo
Presencia de ansiedad	Tanto del paciente con de los progenitores y/o cuidador principal
Sistema de apoyo	• Apoyo recibido por personas de su entorno • Contacto con trabajador social
11. Patrón de valores-creencias	
Elementos culturales que influyen en el cuidado	• Tipo de religión, si existe conflicto entre las creencias y el tratamiento propuesto, precisa apoyo religioso • Indagar qué percibe como más importante en la vida

VALORACIÓN ENFERMERA POR PATRONES FUNCIONALES DE SALUD

En la **tabla 35-1** se pueden consultar los diferentes aspectos a valorar en el paciente crítico pediátrico.

Los cuidados estandarizados de enfermería al niño ingresado en una UCIP son:

• Monitorizar al paciente: frecuencia cardíaca, frecuencia respiratoria, tensión arterial, saturación de oxígeno y temperatura. Algunos otros parámetros variarán en función de la patología concreta.
• Canalización de vías venosas.
• Medición rigurosa de entradas y salidas de líquidos.
• Vigilancia hidroelectrolítica.
• Administración de medicación prescrita.

DETECCIÓN DE PROBLEMAS DE ACTUACIÓN INDEPENDIENTE Y EN COLABORACIÓN EN EL PACIENTE CRÍTICO PEDIÁTRICO

Los **diagnósticos de enfermería** generales más habituales en las UCIP son los siguientes: *Riesgo de infección* (00004), *Riesgo de deterioro de la eliminación intestinal* (00346), *Limpieza ineficaz de la vía aérea* (00031), *Patrón respiratorio ineficaz* (00032), *Deterioro de la ventilación espontánea* (00033), *Riesgo de shock* (00205), *Riesgo de deterioro de la función cardiovascular* (00311), *Riesgo de tensión arterial desequilibrada* (00362), *Riesgo de deterioro de la integridad cutánea* (00047), *Patrones de interacción familiar alterados* (00389), *Riesgo de deterioro del bienestar espiritual* (00460), *Lactancia ineficaz* (00371) y *Temor excesivo* (00390).

A continuación, se detallan las patologías más frecuentes que presentan los pacientes ingresados en una UCIP, detallándose en cada una de ellas los diagnósticos enfermeros específicos derivados de dicha situación clínica.

Atención al niño crítico con patología respiratoria

Las **patologías respiratorias** que motivan más ingresos en las UCIP son las obstructivas de la vía aérea superior e inferior.

Patología obstructiva de la vía aérea superior

Todas aquellas afecciones respiratorias que comportan una obstrucción parcial o total, congénita o adquirida, de la vía aérea superior del niño, entre las que destacan la laringotraqueomalacia (estenosis, generalmente congénita, de la longitud de la laringe y tráquea) y la estenosis subglótica. Los síntomas más frecuentes de presentación son la disnea, que oscila desde un grado moderado a severo, el estridor, tos crupal (laríngea), tos seca (traqueal) y disfonía, asociados a trastornos de la deglución y del sueño requiriendo para el diagnóstico la evaluación endoscópica con fibrobroncoscopio flexible o rígido. El tratamiento dependerá de la gravedad de la obstrucción, conservador con controles rutinarios, o farmacológico con broncodilatadores, o bien puede ser necesario practicar una traqueostomía en los casos más graves, en general transitoria, para mantener la vía aérea superior permeable y asegurar la respiración. En estas situaciones el paciente pediátrico permanecerá ingresado en la UCIP para asegurar su correcta adaptación a la vía aérea artificial, y garantizar unos adecuados conocimientos familiares en el manejo y cuidado del niño/a traqueostomizado (v. *Enlaces de interés*).

Patología respiratoria de la vía aérea inferior[6]

Consideraremos la bronquiolitis, el asma y la neumonía.

Bronquiolitis

La **bronquiolitis** es una enfermedad aguda de causa viral provocada por el virus respiratorio sincitial (v. **Cap. 24**) que es la infección del tracto respiratorio inferior más frecuente en el lactante que predomina en los meses de invierno, provocando que un 10 % de estos pacientes hospitalizados pueden requerir ingreso en una UCIP para ofrecer medidas de soporte general y respiratorio (ventilación no invasiva, ventilación mecánica u oxigenoterapia de alto flujo.

Son criterios de ingreso en una UCIP la insuficiencia respiratoria grave, la imposibilidad de mantener la saturación de la hemoglobina por encima de 92 % con oxígeno convencional o de alto flujo, pausas de apnea recurrentes con desaturación,

Tabla 35-2. Escala funcional de gravedad clínica	
Fase	**Signos y síntomas**
0	Sano, normal
1	Síntomas y signos leves, pero que le permiten hacer las actividades de andar, correr incluso con dificultad, actividades de vestido, comida y aseo
2	Puede caminar más de 5 m sin ayuda ni apoyo, pero no saltar o realizar actividades para su cuidado personal
3	Puede caminar más de 5 m, pero con ayuda o apoyo
4	Confinado en cama
5	Con ventilación asistida a tiempo total o parcial
6	Muerte

Adaptada de: Ureña Horno L *et al.*[22]

fallo respiratorio agudo ($PaO_2 < 50$ mmHg con $FiO_2 > 0,5$ y $PaCO_2 > 55$ mmHg (v. *Enlaces de interés*) (v. **Cap. 17**).

Asma

El **asma** es una enfermedad inflamatoria crónica de las vías respiratorias (v. **Cap. 27**) que produce crisis asmáticas caracterizadas por un inicio nocturno brusco de tos muy seca y continuada, sin expectoración, sensación de ahogo, dolor torácico, llanto, respiración abdominal, sibilancias y disnea precedida por rinitis o rinofaringitis. Cuando este cuadro no responde a tratamiento broncodilatador se denomina **estatus asmático**, que requerirá ingreso y manejo clínico en la UCIP. En el estatus asmático el paciente pediátrico puede requerir, además, ventilación mecánica, administración de sedoanalgesia y broncodilatadores de forma continua por vía intravenosa o inhalada[6].

Neumonía

Según la Asociación Española de Pediatría la **neumonía adquirida en la comunidad** es una infección aguda del parénquima pulmonar que afecta a pacientes no hospitalizados y que se caracteriza por la aparición de fiebre y/o síntomas respiratorios, junto con la presencia de infiltrados pulmonares en la radiografía de tórax. La etiología puede ser: infecciosa (la más habitual, cursa con inflamación del parénquima pulmonar), no infecciosa o aspirativa (combina un mecanismo físico y químico de agresión pulmonar). Las neumonías infecciosas pueden ser de origen bacteriano (puras o asociadas a un virus). La sintomatología incluye tos irritativa, disnea, polipnea y taquipnea, quejido espiratorio, fiebre y, en casos más graves, cianosis y alteración de la consciencia.

El tratamiento se focaliza en el manejo del agente causal, pero principalmente incluye fluidoterapia, fisioterapia respiratoria, tratamiento sintomático (oxigenoterapia y control de la fiebre) y antibioticoterapia en las neumonías bacterianas o complicadas[6].

Los criterios de ingreso en UCIP por patología respiratoria contemplan una evolución rápidamente progresiva con riesgo de progresión a fallo respiratorio y/u obstrucción total, se requiere oxígeno suplementario superior a FiO_2 a 0,5 para mantener una saturación de la hemoglobina por encima del 92 %, o se produce apnea observada por un médico o enfermera, o que se describe como cianosis y/o pérdida de conciencia y/o pérdida de tono muscular[6].

Atención al niño crítico con patología neurológica

Las patologías a considerar son el síndrome de Guillain-Barré y la hipertensión intracraneal.

Síndrome de Guillain-Barré[7]

Es una enfermedad autoinmune consistente en una polirradiculoneuropatía aguda desencadenada por una infección viral o bacteriana que afecta a los nervios periféricos causando una parálisis flácida. Sus manifestaciones más habituales son debilidad simétrica, rápidamente progresiva, de comienzo distal y avance proximal, llegando, a veces, a afectar la musculatura respiratoria, y que cursa con pérdida de reflejos osteotendinosos y con signos sensitivos leves o ausentes. Los microorganismos causantes más frecuentes son: *Campylobacter jejuni*, citomegalovirus, Epstein-Barr y *Haemophilus influenzae*[7].

Valoración clínica

Además de los problemas nerviosos puede aparecer fiebre, afectación de esfínteres y afectación del sistema nervioso central. El paciente pasa por distintas fases como se detalla en la **tabla 35-2**. Un 15 % de los pacientes requieren soporte ventilatorio (ventilación mecánica, traqueostomía). Existe una mortalidad del 1-5 % por complicaciones por insuficiencia respiratoria, infecciones, disfunción autónoma y tromboembolismo pulmonar.

El tratamiento de estos pacientes radica en la plasmaféresis y el tratamiento con inmunoglobulinas intravenosas (con una dosis total de 2 g/kg que se divide en dos dosis). Ambas terapias mejoran y aceleran la recuperación respecto al tratamiento conservador en niños, aunque no disminuye la mortalidad. Ello motiva la derivación de los pacientes a UCIP de nivel III. Sin embargo, debido a la larga duración de la enfermedad, los pacientes pediátricos pueden ser remitidos a un hospital de complejidad de nivel II a partir de las 4 semanas de evolución de la enfermedad, o si son portadores de traqueostomía, están estables a nivel hemodinámico y disponen de nutrición enteral funcionante[7].

 En sus formas más graves tardarán entre 6 meses y un año en recuperarse completamente, pudiendo quedar secuelas en los nervios motores o sensitivos, generalmente en los miembros inferiores.

Diagnósticos de enfermería

Los diagnósticos de enfermería relacionados con los pacientes ingresados en UCIP con síndrome de Guillain-Barré son los siguientes: *Riesgo de deterioro de la función neurovascular periférica* (00425), *Riesgo de disminución de la tolerancia a la actividad* (00299), *Deterioro de la movilidad en la cama* (00091) y *Riesgo de deterioro de la movilidad física* (00324).

Cuidados de enfermería

Además de los cuidados protocolizados, hay que considerar otras necesidades de cuidados que pueden ser muy diferentes dependiendo del grado de afectación de la enfermedad:

- Es prioritario la valoración del patrón cognitivo-perceptivo donde la valoración neurológica (nivel de conciencia, estado pupilar, escala de Glasgow modificada para pacientes pediátricos y los signos de hipertensión intracraneal) (v. **Cap. 34**) y especialmente la sensibilidad y tono muscular de las zonas periféricas con parestesias o pérdidas de sensibilidad.
- Cuidados posturales, desde movilización pasiva a cambios posturales programados en un estadio avanzado de la enfermedad.

Hipertensión intracraneal

Sin ser una patología en sí misma, es uno de los problemas neurológicos más graves de la infancia, que viene derivada por otro origen (metabólico, hipóxico, tóxico o traumático).

La **hipertensión intracraneal** (HTIC) consiste en un aumento de la presión del líquido cefalorraquídeo en el cráneo superando los mecanismos de compensación del organismo, siendo los valores anormales de presión intracraneal (PIC) en niños elevaciones sostenidas > 20 mmHg.

En la **tabla 35-3** se refleja la clasificación etiológica de la hipertensión craneal, que dependerá del componente del sistema nervioso central que esté afectado[8].

Valoración clínica

Entre las manifestaciones clínicas de la HTIC aparecen fenómenos como la bradipsiquia, preguntas repetitivas, la desorientación temporoespacial, irritabilidad, agitación, ausencia de contacto visual en lactantes, estupor y coma. La escala de Glasgow es un elemento esencial para la valoración de estos pacientes (v. **Cap. 39**).

Otro elemento fundamental para el diagnóstico de la HTIC es la medición de la PIC; para ello es necesario que el paciente esté ingresado en la UCI, pudiéndose medir en distintas zonas: intraventricular (más habitual), subaracnoidea, subdural, etc. El objetivo es mantener siempre la PIC por debajo de 20 mmHg; para ello el tratamiento irá orientado a evitar la hipoxemia (provoca vasoconstricción y a su vez un aumento mayor de la PIC) y la hipotensión (porque disminuye la perfusión cerebral), controlar la agitación y el dolor (debido a que aumentan la PIC), y evitar la hipoglucemia, la hiperglucemia y la fiebre[8].

Tabla 35-3. Clasificación etiológica de la hipertensión craneal

Aumento del volumen cerebral	**Procesos expansivos intracraneales:** • Tumores del sistema nervioso central • Colecciones subdurales • Quistes aracnoideos • Abscesos cerebrales **Edema celular:** • Lesión axonal traumática • Lesión hipóxico isquémica **Edema vasogénico:** • Infecciones del sistema nervioso central • Infartos isquémicos • Hematomas intracraneales **Edema intersticial:** • Hidrocefalia
Aumento del volumen sanguíneo	• Trombosis de senos venosos • Hipercapnia • Hipertensión arterial • Traumatismo craneal • Síndrome de vena cava superior
Aumento del volumen de líquido cefalorraquídeo	• Hipersecreción (papilomas plexos coroideos) • Obstrucción (tumores, hemorragias) • Alteraciones de la reabsorción (trombosis senos venosos) • Malfunción de válvula de derivación ventriculoperitoneal/atrial

Adaptada de: Míguez Navarro MC y Chacón Pascual A[8].

Diagnósticos de enfermería

Los diagnósticos de enfermería relacionados con los pacientes ingresados en UCIP que presentan HTIC son los siguientes: *Dolor agudo* (00132), *Autogestión de las náuseas ineficaz* (00384) y *Riesgo de tensión arterial desequilibrada* (00362).

Cuidados de enfermería

- Monitorizar al paciente: ECG, temperatura, tensión arterial, saturación de oxígeno, presión intracraneal cuando esté indicado y oxigenación tisular cerebral.
- Conseguir una posición corporal del paciente para el mantenimiento adecuado de la PIC, evitando posturas de Trendelenburg.
- Vigilancia de los niveles de glucemia.

Atención al niño crítico afecto de patología gastrointestinal y hepática

Patología gastrointestinal

Hemorragia digestiva

Se debe distinguir el lugar de aparición de la hemorragia digestiva, pudiendo ser alta o baja. En la **hemorragia digestiva alta** o superior, cuando surge en un punto localizado por encima

Tabla 35-4. Causas más frecuentes de hemorragia digestiva alta en función de la edad pediátrica

Lactantes	Niños y adolescentes
Cuerpo extraño esofágico o gastrointestinal Síndrome de Mallory-Weiss Enfermedad peptídica Gastritis o úlcera por estrés Varices esofágicas/gástricas Obstrucción intestinal	
Membrana gástrica/duodenal Malformaciones/tumores vasculares	Vasculitis Enfermedad de Crohn

Adaptada de: Villa X[9] y Ramos Boluda E[10].

Tabla 35-5. Causas más frecuentes de hemorragia digestiva baja en función de la edad pediátrica

Lactante	• Fisura anal
	• Colitis infecciosa
	• Enfermedad inflamatoria intestinal de aparición muy temprana
	• Colitis/proctocolitis alérgica
	• Invaginación intestinal
	• Divertículo de Meckel
	• Hiperplasia linfonodular
	• Quiste de duplicidad intestinal
	• Malrotación con vólvulo
Preescolar	• Fisura anal
	• Colitis infecciosa
	• Enfermedad inflamatoria intestinal de aparición temprana
	• Invaginación intestinal
	• Pólipos juveniles
	• Divertículo de Meckel
	• Púrpura de Schönlein-Henoch (vasculitis por inmunoglobulina A)
	• Síndrome hemolítico urémico
	• Hiperplasia folicular linfoide
	• Síndrome de úlcera rectal solitaria
Niños y adolescente	• Fisura anal
	• Colitis infecciosa
	• Enfermedad inflamatoria intestinal
	• Pólipo
	• Síndrome de la úlcera rectal solitaria
	• Púrpura de Schönlein-Henoch (vasculitis por inmunoglobulina A)

Adaptada de: Ramos Boluda E[10], Nishaben P y Marsha K[11].

del ángulo de Treitz, las manifestaciones más frecuentes son hematemesis (vómito de sangre roja brillante o similar a los posos del café) y melena (heces negras, alquitranadas, brillantes y fétidas). Las causas más comunes de hemorragia digestiva alta en niños en los países occidentales son las úlceras gástricas y duodenales, la esofagitis, la gastritis y las varices. En la **tabla 35-4** se pueden consultar las causas de hemorragia digestiva alta en función de la edad del paciente pediátrico.

Se considera hemorragia digestiva baja aquella que se produce de manera distal al ángulo de Treitz presentado como principales síntomas la hematoquecia o rectorragia (expulsión de sangre roja fresca por el ano), melena o sangrado gastrointestinal oculto en heces, no visible de manera macroscópica. Las causas más comunes de hemorragia digestiva baja en función de la edad pediátrica figuran en la **tabla 35-5**[11].

Valoración clínica

Lo principal es valorar la severidad de la hemorragia digestiva mediante la repercusión hemodinámica y el resto de los signos vitales: taquicardia (> 20 lpm por encima de la FC media para la edad), hipotensión arterial, taquipnea, relleno capilar > 2 segundos, disminución de la hemoglobina > 2 g/dL, letargia y oliguria, dolor intenso de la zona abdominal y distensión abdominal. Los pacientes con inestabilidad hemodinámica (shock, hipotensión arterial) deben ser ingresados en una UCIP para reanimación y vigilancia estrecha.

También se debe realizar una exploración física que incluya inspección de la piel y mucosas, en busca de petequias, hematomas, sangrado de mucosas, trastornos vasculares, exploración de la nariz, de la orofaringe, zona abdominal y región perianal. Es muy importante valorar la presencia de vómitos, así como su aspecto.

Diagnósticos de enfermería

Los diagnósticos de enfermería relacionados con los pacientes ingresados en UCIP que presentan hemorragia digestiva son los siguientes: *Riesgo de volumen de líquidos inadecuado* (00420), *Riesgo de confusión aguda* (00173), *Riesgo de shock* (00205) y *Riesgo de tensión arterial desequilibrada* (00362).

Cuidados de enfermería

Los cuidados de enfermería dependerán de la causa y gravedad de la hemorragia, aunque se pueden destacar:

- Monitorizar al paciente: ECG, tensión arterial, saturación de oxígeno y temperatura.
- Canalización de accesos venosos.
- Sondaje nasogástrico (v. **Cap. 18**) para prevenir la distensión gástrica y favorecer la eliminación del contenido del estómago.
- El lavado gástrico con solución salina fría está desaconsejado, ya que produce hipotermia, aumentando el tiempo de hemorragia y disminuyendo el flujo circulatorio, y por ello disminuyendo la oxigenación del tejido. En caso de precisar lavado gástrico se debe hacer con agua o con solución salina a temperatura ambiente.

Pancreatitis aguda

Enfermedad inflamatoria aguda del páncreas y de las estructuras peripancreáticas, cuya presentación clínica es dolor intenso abdominal de inicio brusco, generalmente epigástrico, que se irradia hacia la espalda y no desaparece ni se alivia con el vómito; está acompañado de aumento de las enzimas digestivas pancreáticas en suero o en orina, con o sin alteraciones radiográficas en el páncreas. Es una patología poco frecuente pero ha aumentado en los últimos años.

Las causas más frecuentes de pancreatitis aguda en niños son procesos infecciosos (rubéola, varicela, citomegalovirus, hepatitis A y B, entre otras), etiología mecánica o estructural, o por causa tóxica o metabólica. También pueden causarla enfermedades sistémicas como, por ejemplo, el síndrome hemolítico urémico, la enfermedad de Kawasaki, sepsis, trasplantes, etc. Un 25 % de los casos de pancreatitis aguda en el paciente pediátrico son idiopáticas.

 Se considera pancreatitis aguda grave cuando causa fallo de la función pancreática y/o afectación general y/o complicaciones locales. Por su gravedad requiere el ingreso en UCIP durante 24-48 horas[12].

Valoración clínica

Los signos y síntomas de la pancreatitis aguda son taquicardia, hipotensión, oliguria/anuria, fiebre, anorexia, distensión abdominal, ascitis, defensa abdominal/rebote, vómitos, equimosis abdominal, anorexia, ictericia y reducción de los ruidos abdominales.

En casos graves de pancreatitis aguda puede aparecer dificultad respiratoria, hipoxemia e incluso shock.

Diagnósticos de enfermería

Los diagnósticos de enfermería relacionados con los pacientes ingresados en UCIP que presentan pancreatitis son los siguientes: *Hipertermia* (00007), *Riesgo de volumen de líquidos inadecuado* (00420), *Volumen de líquidos inadecuado* (00421), *Dolor agudo* (00132), *Autogestión de las náuseas ineficaz* (00384), *Riesgo de autogestión del patrón de glucemia ineficaz* (00489), *Riesgo de deterioro del equilibrio hidroelectrolítico* (00491), *Deterioro de la motilidad gastrointestinal* (00423), *Riesgo de shock* (00205) y *Riesgo de tensión arterial desequilibrada* (00362).

Cuidados de enfermería

- Medición rigurosa de la diuresis.
- Realizar sondaje nasogástrico (v. **Cap. 18**), para favorecer la descompresión abdominal.

- Inicialmente, restricción de la ingesta oral, para favorecer la reducción de la secreción pancreática.
- Canalización de vías venosas, para rehidratación intravenosa con sueroterapia.
- Control del dolor.

Patología hepática

Insuficiencia hepática aguda

La **insuficiencia hepática aguda** (IHA) es enfermedad multisistémica, con afectación severa de la función hepática (INR > 1,5 o actividad de protrombina menor del 50 %) de aparición brusca y rápidamente progresiva, que ocurre en niños sin enfermedad hepática crónica.

La IHA grave es un síndrome clínico causado por la necrosis de las células hepáticas, siendo una situación crítica que precisa el ingreso en UCIP por las posibles complicaciones graves, como encefalopatía hepática, edema cerebral, convulsiones, coagulopatías, anemia aplásica, ascitis, hemorragia gastrointestinal, pancreatitis, alteraciones renales y cardiopulmonares. En los casos más graves de IHA el único tratamiento posible para mantener la supervivencia del paciente es el trasplante hepático[19].

Valoración clínica

- Se debe evaluar el estado nutricional, crecimiento y desarrollo para descartar causa metabólica subyacente.
- Valorar la presencia de hematomas, petequias, equimosis, púrpura o sangrados activos, por si existe coagulopatía.
- Valorar la presencia de ictericia, hepatomegalia, esplenomegalia, dolor abdominal, vómitos ascitis y edema.
- Valorar las características de las heces: hipo o acolia.
- Valorar la diuresis: oliguria.
- Valorar presencia de encefalopatía hepática, siendo difícil de evaluar en neonatos, lactantes y niños pequeños. En las **tablas 35-6** y **35-7** puede consultar los grados de encefalopatía hepática en niños pequeños y mayores.
- Valorar alteraciones respiratorias (edema pulmonar, hiperventilación).

Tabla 35-6. Grados de encefalopatía hepática en lactantes y niños desde el nacimiento hasta los 48 meses de edad

Grado	Clínica	Reflejos	Signos neurológicos
Estadio 0 (sin encefalopatía)	Normal	Normal	Ninguna
Estadio I y II	Llanto inconsolable, cambio de sueño, falta de atención a la tarea, el niño no se comporta como él mismo con los padres	Poco confiable/normal o hiperrefléxico	Inestable
Estadio III	Somnolencia, estupor, agresividad	Poco confiable/hiperrefléxico	Probablemente poco comprobable
Estadio IV	Comatoso, se despierta con estímulos dolorosos (estadio IVa) o sin respuesta (estadio IVb)	Ausente	Decorticación/descerebración

Adaptada de: Squires RH[13].

Tabla 35-7. Grados de encefalopatía hepática en niños mayores

Grado	Estado mental	Asterixis	Electroencefalograma (EEG)
Estadio I	Euforia/depresión Confusión leve Dificultad para hablar Sueño desordenado	Puede estar o no presente	Generalmente normal
Estadio II	Letargo Confusión moderada	Presente	Anormal
Estadio III	Confusión marcada Incoherente Durmiendo pero despierto	Presente	Anormal
Estadio IV	Coma	No presente	Anormal

Adaptada de: Squires RH[19].

- Valorar alteraciones cardiovasculares (hipotensión, hipovolemia, shock).

Diagnósticos de enfermería

Los diagnósticos de enfermería relacionados con los pacientes ingresados en UCIP que presentan IHA son los siguientes: *Riesgo de volumen de líquidos inadecuado* (00420), *Volumen de líquidos inadecuado* (00421), *Dolor agudo* (00132), *Autogestión de las náuseas ineficaz* (00384), *Riesgo de confusión aguda* (00173), *Riesgo de autogestión del patrón de glucemia ineficaz* (00489), *Riesgo de deterioro del equilibrio hidroelectrolítico* (00491), *Deterioro de la motilidad gastrointestinal* (00423), *Riesgo de perfusión tisular cerebral ineficaz* (00201), *Riesgo de shock* (00205) y *Riesgo de tensión arterial desequilibrada* (00362).

Cuidados de enfermería

- Medición de la presión intraabdominal.
- Medición rigurosa de entradas y salidas de líquidos. Restringir la introducción de líquidos por vía oral e intravenosa.
- En la medida de lo posible se debe mantener la nutrición enteral (v. **Cap. 19**) para evitar el estado catabólico.
- Control del dolor.

Atención al niño crítico afecto de sepsis

La **sepsis** se define como un síndrome de respuesta inflamatoria sistémica no explicado por otras causas y en presencia de una infección sospechada o confirmada. El espectro clínico comienza con una infección sistémica o una infección localizada que produce una afectación sistémica y que puede conllevar incluso la muerte del paciente. Para afirmar que un paciente pediátrico sufre sepsis se puede aplicar el Score Sepsis-related Organ Failure Assessment (SOFA), identificándose la disfunción orgánica como un incremento agudo en dicho *Score* de ≥ 2 puntos respecto a la situación basal[14].

Según la instrucción planteada por el código sepsis 2015 de Cataluña (https://hdl.handle.net/11351/1653), así como otro artículo publicado recientemente[15], los puntos clave de la cadena de supervivencia y del manejo de la sepsis en pediatría son:

1. Detección del foco, órganos funcionantes y aspecto del niño. Si existe un mal estado general en la primera valoración, administrar en esta etapa oxigenoterapia.
2. Control del foco infeccioso: administrar antibioticoterapia de forma precoz.
3. Mejorar la volemia y perfusión del paciente: administrar sueroterapia si el paciente lo precisa por alteración de la consciencia o estado general.
4. Monitorización: constantes vitales, estado mental, relleno capilar y pulsos periféricos/centrales.
5. Valorar traslado a una UCIP y necesidad de drogas vasoactivas.

La valoración del paciente incluirá la aplicación del triángulo de evaluación pediátrica (apariencia, respiración y circulación) (v. **Cap. 33**), anamnesis, examen físico detallado, nivel de consciencia con la escala de Glasgow adaptada a pediatría (v. **Cap. 34**) y realización de pruebas complementarias para determinar el foco infeccioso (analítica y cultivos sanguíneos, sedimento de orina con urinocultivo, aspiración de secreciones y cultivo y análisis del líquido cefalorraquídeo en las presentaciones más graves).

 El tratamiento de la sepsis es una emergencia médica y cada hora de retraso en el tratamiento aumenta el riesgo de mortalidad.

El manejo inicial se focalizará en preservar la vía aérea y administrar oxigenoterapia. Posteriormente, se procederá a monitorizar al paciente e intentar colocar uno o dos catéteres venosos periféricos de gran calibre. Tan pronto se disponga de acceso venoso se administrará la primera dosis de antibiótico. Las sociedades científicas recomiendan administrar dicho antibiótico dentro de la primera hora de diagnóstico de la sepsis (hora de oro). El manejo clínico y tratamiento posterior del paciente consistirá en un control exhaustivo de las constantes vitales, asegurando una adecuada volemia y perfusión mediante la administración de sueroterapia y, si se precisara, fármacos vasoactivos (dopamina, adrenalina o noradrenalina). La elección del tipo de antibiótico para administrar dependerá de la edad, características del paciente, el tipo de colonización y el origen del foco infeccioso[14].

Atención al niño crítico con patología nefrológica

Consideraremos el daño renal agudo y el síndrome hemolítico urémico.

Daño renal agudo[16]

El **daño renal agudo** (DRA) es un síndrome muy amplio en el que se produce un fallo de las funciones del riñón. La afectación va desde alteraciones hidroelectrolíticas hasta una afectación grave en la que se necesita terapia de sustitución. En cuanto a la etiología, puede ser renal (generalmente por síndrome hemolítico urémico) o extrarrenal. Es un factor que genera una elevada morbimortalidad, de entre las patologías habituales en una UCI. Los pacientes sometidos a cirugías cardíacas, sepsis y en tratamiento con fármacos nefrotóxicos o vasoactivos tienen mayor riesgo de padecer DRA. El paciente ingresado en UCIP tiene más riesgo de sufrir DRA, aumentando en el caso de estar intubado. Para su diagnóstico se utilizan diferentes escalas descritas en la guía KDIGO (v. *Enlaces de interés*). Ya que es muy difícil conocer la etiología de esta afección, el manejo de estos pacientes se basa en conocer los factores de riesgo y actuar lo más precozmente posible.

Valoración clínica

Se basa en la medición de la diuresis y de la creatinina sérica (**Tabla 35-8**). La valoración continua de la diuresis de estos pacientes es esencial para un diagnóstico precoz. Se recomienda una medición horaria y una valoración en franjas de 6 horas para poder establecer mejor los criterios en las diferentes escalas.

Diagnósticos de enfermería

Los diagnósticos de enfermería relacionados con los pacientes ingresados en UCIP que presentan DRA son los siguientes: *Deterioro de la eliminación urinaria* (00016), *Riesgo de volumen de líquidos inadecuado* (00420), *Volumen de líquidos inadecuado* (00421), *Riesgo de deterioro del equilibrio hidroelectrolítico* (00491), *Riesgo de shock* (00205) y *Riesgo de tensión arterial desequilibrada* (00362).

Cuidados de enfermería

- Manejo de los líquidos.
- Medición rigurosa de entradas y salidas de líquidos.
- Vigilar niveles de electrolitos: las alteraciones electrolíticas son complicaciones frecuentes de IRA.
- Vigilar signos de hipertensión arterial.

Síndrome hemolítico urémico[17]

El **síndrome hemolítico urémico** (SHU) es una de las causas más frecuentes del DRA en pediatría y es la causa del 4,5 % de los casos de niños con daño renal crónico en tratamiento

Tabla 35-8. Modificación pediátrica de la escala RIFLE de daño renal agudo

Estadios	Aclaramiento de creatinina	Diuresis*
R – Risk	Disminución 25 %	< 0,5 mL/kg/h × 8 h
I – Injury	Disminución 50 %	< 0,5 mL/kg/h × 16 h
F – Failure	Disminución 75 % o < 35 mL/min/1,71 m²	< 0,3 mL/kg/h × 24 h o anuria 12 h
L – Loss	Insuficiencia renal > 4 semanas	–
E – End Stage	Insuficiencia renal > 3 meses	–

*En recién nacidos < 1,5 mL/kg/h
Adaptada de: Touza Pol P et al.[16]

con depuración extrarrenal. Se caracteriza por la presencia simultánea de anemia hemolítica, microangiopatía (afecta principalmente al riñón), trombocitopenia e IRA, con afectación variable de otros órganos (hígado, páncreas, sistema nervioso central, etc.). Habitualmente, se da en pacientes menores de 5 años, aunque puede aparecer a otras edades; en esta edad temprana suele acompañarse de diarrea, en un principio acuosa, seguida de diarrea sanguinolenta con dolor abdominal, náuseas y vómitos[17].

Las causas más frecuentes del SHU son: infección por *Escherichia coli* enterohemorrágica o SHU típico (90 %), infección por *Streptococcus pneumoniae* y alteraciones de las proteínas reguladoras del complemento[17].

Valoración clínica

Aparecen alteraciones analíticas como elevación de urea, creatinina, potasio, fósforo y ácido úrico, hiponatremia, trombocitopenia y datos de hemólisis. La oligoanuria ocurre en un 50-60 % de los pacientes con una duración media de una semana. Un porcentaje importante de los pacientes requieren depuración extrarrenal por sobrecarga inicial de líquidos y por la duración de la oligoanuria. La hipertensión arterial es frecuente y se agrava por la administración excesiva de fluidos o hemoderivados[17].

Diagnósticos de enfermería

Los diagnósticos de enfermería relacionados con los pacientes ingresados en UCIP que presentan SHU son los siguientes: *Deterioro de la eliminación intestinal* (00344), *Riesgo de volumen de líquidos inadecuado* (00420), *Riesgo de desequilibrio de la tensión arterial* (00362), *Riesgo de perfusión tisular cerebral ineficaz* (00201) y *Riesgo de hemorragia excesiva* (00374).

Cuidados de enfermería

- Valoración del aspecto y composición de las heces.
- Llegado el caso, control y vigilancia durante la terapia de depuración extrarrenal.

Atención del paciente afecto de patología endocrina. Cetoacidosis diabética

La **cetoacidosis diabética**, según la declaración de consenso de la Sociedad Internacional de Diabetes Pediátrica y del Adolescente (2022), se define por la presencia de todos los siguientes factores en un paciente con diabetes[18]:

- **Hiperglucemia**: glucosa en sangre superior a 200 mg/dL (11 mmol/L).
- **Acidosis metabólica**: pH venoso < 7,3 o bicarbonato sérico/plasmático < 18 mEq/L (18 mmol/L).
- **Cetosis**: por la presencia de cetonas en sangre (beta-hidroxibutirato [BOHB] > 3 mmol/L [31 mg/dL]) u orina.

La cetoacidosis diabética es la causa de mayor morbimortalidad de pacientes diagnosticados con diabetes mellitus tipo 1. Esto ocurre por una disminución de la insulina efectiva circulante y por un incremento de las hormonas contrarreguladoras (glucagón, catecolaminas, cortisol y hormona del crecimiento). Todo ello causa alteraciones del equilibrio de líquidos y electrolitos provocando una depleción de volumen y una hiperosmolalidad sérica de leve a moderada. Las manifestaciones clínicas de la cetoacidosis diabética están relacionadas con la depleción de volumen, los desequilibrios electrolíticos y la acidosis, destacando la diuresis osmótica y deshidratación. El principal objetivo del tratamiento de este paciente es evitar el edema cerebral con una rehidratación adecuada e insulinoterapia[18].

Valoración clínica

La clínica va desde la clásica poliuria y polidipsia, en ocasiones acompañadas de polifagia y pérdida de peso; también puede aparecer deshidratación, respiraciones de Kussmaul (profundas y rápidas), náuseas, vómitos y dolor abdominal, pudiendo llegar a aparecer manifestaciones relacionadas con el edema cerebral, como el estupor o el coma.

Diagnósticos de enfermería

Los diagnósticos de enfermería relacionados con los pacientes ingresados en UCIP que presentan cetoacidosis diabética son los siguientes: *Riesgo de volumen de líquidos inadecuado* (00420), *Riesgo de autogestión del patrón de glucemia ineficaz* (00489) y *Riesgo de deterioro del equilibrio hidroelectrolítico* (00491).

Cuidados de enfermería

- Medición de glucemia y cuerpos cetónicos.
- Obtención de muestras analíticas para control hidroelectrolítico e iones.
- Medición de la escala de Glasgow (v. **Cap. 34**).

Atención al niño crítico afecto de muerte encefálica

La **muerte encefálica** es el cese completo y permanente de las funciones cerebrales y del tronco encefálico, impidiendo regular las funciones respiratorias y vegetativas[20]. Los pacientes pediátricos susceptibles a presentar muerte encefálica suponen alrededor del 15 % de aquellos que se encuentran ingresados en una unidad de cuidados intensivos. La muerte encefálica en niños ocurre generalmente como consecuencia de un traumatismo craneoencefálico grave y una encefalopatía hipoxia-isquémica tras una parada cardiorrespiratoria de origen multifactorial e infecciones del sistema nervioso central. El mecanismo fisiopatológico más frecuente de la muerte encefálica es la destrucción neuronal, con aumento de la PIC por encima del nivel de la presión de perfusión cerebral, y por ello se produce una alteración de la circulación cerebral[20].

Diagnóstico y certificación de muerte

Se basará en la confirmación del cese irreversible de las funciones circulatoria y respiratoria o de las funciones encefálicas (muerte encefálica), conforme establece el artículo 9 del Real Decreto 1723/2012[19].

Criterios diagnósticos de muerte encefálica

Condiciones diagnósticas

Para realizar el diagnóstico el paciente debe permanecer en coma de etiología conocida y de carácter irreversible. A su vez, es imprescindible que haya evidencia clínica o por neuroimagen de lesión destructiva en el sistema nervioso central compatible con la situación de muerte encefálica[20]. Los criterios son: coma arreactivo, ausencia de reflejos del tronco cerebral y ausencia de respiración espontánea[21].

Exploración neurológica[21]

Antes de realizar la exploración neurológica, es imprescindible asegurarse de que el paciente presenta: estabilidad hemodinámica, ventilación y oxigenación adecuadas, temperatura > 35 °C en niños hasta los 24 meses, y > 32 °C en el resto de los niños, ausencia de posibles alteraciones endocrinas y/o metabólicas que produzcan la situación de coma, ausencia de fármacos o sustancias depresoras del sistema nervioso central que produzcan la situación de coma, y ausencia de bloqueantes neuromusculares[20].

Para realizar el diagnóstico de muerte encefálica es imprescindible llevar a cabo una exploración neurológica completa, sistemática y extremadamente rigurosa. Dicha exploración neurológica, en neonatos y lactantes pequeños, debe incluir los reflejos de succión y búsqueda[25]. La exploración clínica de los reflejos troncoencefálicos es realizada por el equipo sanitario del que forman parte los profesionales enfermeros (**Recuadro 35-1**). Tras esa exploración se puede observar[20]:

- Coma arreactivo, sin ningún tipo de respuesta motora o vegetativa al estímulo algésico producido en el territorio de los nervios craneales; no deben existir posturas de descerebración ni de decorticación.
- Ausencia de los reflejos fotomotor, corneal, oculocefálico, oculovestibular, nauseoso y tusígeno.

RECUADRO 35-1. Exploración clínica de los reflejos troncoencefálicos

Reflejo fotomotor: estimulación bilateral pupilar con una luz brillante potente. En la muerte encefálica existe ausencia de respuesta pupilar a una luz en ambos ojos[20]

Reflejo corneal: estimulación del limbo corneal con un hisopo de algodón, una gasa o un chorro de suero salino. No se debe observar ninguna respuesta motora del párpado. Se debe tener cuidado de no dañar la córnea durante las pruebas[20].

Reflejo oculocefálico (ojos de muñeca): se realiza manteniendo ambos ojos abiertos al mismo tiempo, realizándose giros rápidos de la cabeza en sentido horizontal. En condiciones normales, los ojos se desvían al lado contrario del movimiento y vuelven luego a su posición de reposo. Sin embargo, en situación de muerte encefálica no se produce ningún movimiento ocular, quedando la mirada centrada y fija[20].

Reflejo oculovestibular: en primer lugar, se debe comprobar la permeabilidad del conducto auditivo externo. Tras ello, se eleva la cabeza del paciente a 30°. El canal auditivo externo es irrigado con 10 a 50 mL de agua helada (4 °C) manteniendo los ojos abiertos. El movimiento de los ojos debe estar ausente durante 1 minuto de observación, indicando muerte encefálica. La prueba se realiza de modo bilateral, con un intervalo de espera de 5 minutos[20].

Reflejo nauseoso: se comprueba tras la estimulación del paladar, úvula y la faringe posterior con un depresor o un dispositivo de succión. En situación de muerte encefálica no se observa respuesta nauseosa[20].

Reflejo tusígeno: se prueba de forma más fiable examinando la respuesta de la tos tras la estimulación de la carina traqueal con una sonda de aspiración. El catéter debe insertarse en la tráquea y avanzar hasta el nivel de la carina seguido de 1 o 2 actos de succión. En situación de muerte encefálica no se observa tos tras esta maniobra[20].

Test de la atropina: se administran 0,04 mg/kg de sulfato de atropina intravenosa. Tras su administración, el aumento de la frecuencia cardíaca no puede superar en 10 % de la basal. No administrar por la misma luz de la vía que se esté administrando aminas, ya que alteraría el resultado de la prueba. Este test puede provocar un aumento de la presión intracraneal, lo que motiva que sea una de las últimas pruebas que se realizan[20].

Test de apnea: previa a la realización de la prueba se debe asegurar la normalización del pH y PaCO$_2$, medida por una gasometría de sangre arterial, manteniendo la temperatura central a 35 °C, la normalización de la presión sanguínea apropiada para la edad del niño, así como la corrección de los factores que podrían afectar al esfuerzo respiratorio. El paciente debe ser preoxigenado mediante oxígeno al 100 % durante 5-10 minutos antes de iniciar esta prueba. A continuación, se desconecta al paciente del respirador y se proporciona oxígeno a través de una cánula traqueal, cuya punta debe estar en la carina, a 6 L/min, o mediante un sistema de pieza en T con flujo de oxígeno a 12 L/min. Se produce un período de observación de 8 a 10 minutos de ausencia del esfuerzo respiratorio. Tras ello se realiza de nuevo una gasometría arterial, previamente a la conexión de nuevo al respirador[20].

- Ausencia de respuesta al test de atropina (v. **Recuadro 35-1**).
- Apnea, demostrada mediante el test de apnea, comprobando que no existen movimientos respiratorios torácicos

ni abdominales cuando la PCO$_2$ en sangre arterial sea superior a 60 mmHg.

Pacientes con graves destrozos del macizo craneofacial o cualquier otra circunstancia que impida la exploración de los reflejos troncoencefálicos, pacientes con intolerancia al test de apnea, pacientes con una temperatura ≤ 35 °C y/o intoxicación o niveles elevados de drogas depresoras del sistema nervioso central, son situaciones que no permiten realizar una exploración neurológica completa; por ello pueden dificultar el diagnóstico de muerte encefálica.

Período de observación

El período de observación debe valorarse individualmente, teniendo en cuenta la edad, el tipo y gravedad de la lesión causante, así como las pruebas instrumentales llevadas a cabo[21]:

- **Neonatos pretérmino**: aunque no existen guías internacionalmente aceptadas, se recomienda un período de observación de 48 horas.
- **Neonatos** (desde la 37 semana de gestación hasta los 30 días de edad): 24 horas.
- **Niños** (de más de 30 días hasta los 18 años): 12 horas.

Los períodos de observación pueden reducirse a criterio médico, en función de las pruebas instrumentales de soporte diagnóstico realizadas, y podrán omitirse si se realiza una prueba diagnóstica que demuestre ausencia de flujo sanguíneo cerebral[21] (**Tabla 35-9**)

Pruebas instrumentales de soporte diagnóstico

Desde un punto de vista científico, no son obligatorias, excepto en las situaciones que no permiten realizar una exploración neurológica completa, en situaciones con ausencia de lesión destructiva o cuando la lesión causal sea primariamente infratentorial[21].

El número y tipo de las pruebas diagnósticas deberán ajustarse a la edad, a las condiciones clínicas y a los estándares y recomendaciones internacionales de las diferentes

Tabla 35-9. Pruebas instrumentales para el soporte diagnóstico

Evaluación función neuronal	• Electroencefalograma • Potenciales evocados
Evaluación flujo sanguíneo cerebral	• Arteriografía cerebral de los 4 vasos • Angiografía cerebral por sustracción digital (arterial o venosa) • Angiografía cerebral mediante tomografía computarizada multicorte, con o sin estudio de perfusión cerebral • Angiografía cerebral mediante resonancia magnética • Angiogammagrafía cerebral con radiofármacos capaces de atravesar la barrera hematoencefálica intacta • Sonografía doppler transcraneal

Adaptada de: Real Decreto 1723/2012[19].

sociedades científicas. Las pruebas instrumentales para el soporte diagnóstico son de dos tipos: de evaluación funcional neuronal mediante electroencefalograma o potencia- les evocados, y de evaluación del flujo sanguíneo cerebral mediante pruebas de imagen (angiografías de diversos tipos) (v. **tabla 35-9**).

PUNTOS CLAVE

- La UCIP es una unidad física asistencial hospitalaria diseñada para el tratamiento de pacientes pediátricos graves por shock, trauma u otras condiciones potencialmente letales requieren observación y cuidado intensivo integral y continuo.
- Se elige el tratamiento idóneo para proporcionar el mayor bienestar posible al niño críticamente enfermo (confort, la sedoanalgesia o los cuidados básicos).
- Los problemas respiratorios (patología obstructiva de vías aérea superior o inferior), quirúrgicos e infecciosos (sepsis, neumonía) son los más prevalentes.
- Los niños con hemorragias digestivas, pancreatitis, insuficiencia hepática, cetoacidosis diabética, patología neurológica o fallo renal son candidatos a tratamientos y cuidados en esta unidad.
- Los cuidados estandarizados de enfermería al niño en UCIP son monitorizar al paciente frecuencia cardíaca, frecuencia respiratoria, tensión arterial, saturación de oxígeno y temperatura, diuresis y otros parámetros (ECG, EEG, presión intracraneal) variables en función de la patología concreta y canalización de vías venosas para soporte farmacológico.
- Un 15 % de los pacientes pediátricos ingresados en una UCIP son susceptibles a presentar muerte encefálica y se deben seguir los protocolos establecidos para su atención.

REFERENCIAS

1. García-Nieto V, Zafra-Anta MA. Historia de la Pediatría en España. Pediatría Integral. 2015;4:235-42. Disponible en: https://www.pediatriaintegral.es/wp-content/uploads/2015/xix04/01/n4-235-242_20anivers-PI.pdf [consultado en 13-06-2025].
2. Sociedad Española de Cuidados Intensivos pediátricos. Cuidados Intensivos Pediátricos en España. [Internet]. Disponible en: https://www.secip.com/cuidados-intensivos-pediatricos-en-espana/ [consultado en 13-06-2025].
3. De la Oliva P, Cambra-Lasaosa FJ, Quintana-Díaz M, Rey-Galán C, Sánchez-Díaz JI, Martín-Delgado MC, et al. Guías de ingreso, alta y triaje para las unidades de cuidados intensivos pediátricas en España. Anal Pediatr (Barc.). 2018;88(5):287e1-288e11.
4. Vivanco-Allende A, Rey C, Concha A, Martínez-Camblor P, Medina A, Mayordomo-Colunga J. Validación de la escala simplificada de puntuación de intervenciones terapéuticas (TISS-28) en niños críticamente enfermeros. Anal Pediatr (Barc.). 2020;92(&):339-44.
5. Cambra Lasaosa FJ, Iriondo M. Limitación del esfuerzo terapéutico en pediatría. Bioètica & Debat. 2015;21(76):3-7.
6. Castaños C, Rino PB, Rodríguez MS. El niño con problemas respiratorios. Series de Pediatría Garrahan. Buenos Aires (Argentina): Editorial Médica Panamericana. 2018.
7. Vera-Carrasco O. Síndrome de Guillain Barré. Cuad. – Hosp. Clín. [Internet]. 2019;60(2):59-64. Disponible en: http://www.scielo.org.bo/scielo.php?script=sci_arttext&pid=S1652-67762019000200010 [consultado en 13-06-2025].
8. Míguez Navarro MC, Chacón Pascual A. Síndrome hipertensivo endocraneal. Protoc diagn ter pediatr. 2020;1:105-17. Disponible en: https://seup.org/wp-content/uploads/2024/04/9_HTIC_4ed.pdf [consultado en 13-06-2025].
9. Villa X. Approach to upper gastrointestinal bleeding in children [Internet]. UpToDate. 2020. Disponible en: https://www.uptodate.com/contents/approach-to-upper-gastrointestinal-bleeding-in-children [consultado en 13-06-2025].
10. Ramos Boluda E. Gastritis, úlcera y hemorragia digestiva. Pediatr Integr. 2015;XIX(2):83-91.
11. Nishaben P, Marsha K. Lower gastrointestinal bleeding in children: Causes and diagnostic approach [Internet]. UpToDate. 2020. Disponible en: https://pmc.ncbi.nlm.nih.gov/articles/PMC10807079/ [consultado en 13-06-2025].
12. Folgado Toledo D, Delgado Ledesma F, Pérez-Caballero Macarrón C, Coca Pérez A, Vázquez Martínez J. Manejo de la pancreatitis aguda grave en niños. Serie de 3 casos. Acta Pediátrica Española. 2018;76(5-6):e69-72.

13. Squires RH. Insuficiencia hepática aguda en niños: tratamiento, complicaciones y resultados [Internet]. UpToDate. 2019. Disponible en: http://112.2.34.14:9095/contents/acute-liver-failure-in-children-management-complications-and-outcomes [consultado en 13-06-2025].
14. Gómez Cortés B. Sepsis. Protoc. Diagn ter pediatr. Asociación española de Pediatría [Internet]. 2020. Disponible en: https://seup.org/wp-content/uploads/2024/04/12_Sepsis_4ed.pdf [consultado en 13-06-2025].
15. Yébenes JC, Lorencio C, Esteban E, Espinosa L, Badia JM, Capdevila JA, et al. Código sepsis interhospitalario en Catalunya: modelo organizativo territorial para la atención inicial al paciente con sepsis. Med Intens. 2020;44(1):36-45.
16. Touza Pol P, Rey Galán C, Medina Villanueva JA, Martinez-Camblor P, López-Herce J. Daño renal agudo grave en niños críticos: epidemiología y factores pronósticos. An Pediatr. 1 de diciembre de 2015; 83(6):367-75.
17. Martínez de Azagra Garde A, Iglesias Bouzas MI, Belda Hofheinz S. Microangiopatía trombótica. Síndrome hemolítico urémico. Protoc la Soc Cuid Intensivos Pediátricos [Internet]. 2021;1(1):671-91. Disponible en: https://www.aeped.es/sites/default/files/documentos/46_microangiopatia_s_hemolitico_uremico.pdf [consultado en 13-06-2025].
18. Glaser N, Fritsch M, Priyambada L, Rewers A, Cherubini V, Estrada S, Wolfsdorf JI, Codner E. ISPAD clinical practice consensus guidelines 2022: Diabetic ketoacidosis and hyperglycemic hyperosmolar state. Pediatr Diabetes. 2022;23(7):835-56. Disponible en: https://doi.org/10.1111/pedi.13406 [consultado en 13-06-2025].
19. Real Decreto 1723/2012, de 28 de diciembre. Boletín Oficial del Estado. Núm. 313. Ministerio de Sanidad, Servicios Sociales e Igualdad [Internet]. 2012;313:89315-48. Disponible en: https://www.boe.es/eli/es/rd/2012/12/28/1723/con [consultado en 13-06-2025].
20. Young G. Diagnosis of brain death [Internet]. UpToDate. 2020. Disponible en: https://www.uptodate.com/contents/diagnosis-of-brain-death/print#! [consultado en 13-06-2025].
21. Ramil Fraga C, González Rivera I, Martínez Azcona O. Muerte encefálica en Pediatría: criterios diagnósticos clínicos. Protoc diagn ter pediatr. 2021;1:873-83. Disponible en: https://www.aeped.es/sites/default/files/documentos/60_muerte_encefalica.pdf [consultado en 13-06-2025].
22. Ureña Horno L, Jadraque R, Gómez F. Protocolo de manejo de síndrome de Guillain Barré. Servicio de Pediatría, Departamento de Salud, Hospital General de Alicante. 2018. Disponible en: https://serviciopediatria.com/wp-content/uploads/2020/02/Protocolo-SÍNDROME-GUILLAIN-BARRÉ.-SP-HGUA-2018.pdf [consultado en 13-06-2025].

  CASO   **AUTOEVALUACIÓN**   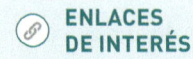 **ENLACES DE INTERÉS**